# Vivre sa grossesse et son accouchement

Isabelle Brabant

# Vivre sa grossesse et son accouchement

Une naissance heureuse

Comprendre
les personnes

synthèse

Chronique Sociale — 1, rue Vaubecour 69002 Lyon
Tél. : 04 78 37 22 12

Je veux remercier les femmes et les hommes qui nous ont donné accès à des moments de leur intimité par le biais de leurs photos personnelles. Ces images ont enrichi *Une naissance heureuse* en faisant découvrir aux lecteurs et lectrices, dans toute leur diversité, les émotions des neufs mois de la mise au monde et de l'accueil d'un bébé.

Laurence, Julie, Geneviève, Marie-Josée, Martine, Mélissa, Mylène, Valérie, Cloé, Valérie, Magdel, Mauve, Staifany, Véronique, Catherine, Nathalie, Angela, Dominique, Sara, Anka, Sandra, Eli, Josiane, Élise, Marie-Christine, Geneviève, Marie-Ève, Geneviève, Marie-Karine, Marie-Pier, Audrey, Mathilde, Anaïs, Anne-Sophie, Julie, Florence, Karène, Cindy, Sylvie, Églantine, Valérie, Laurie, Jannick, Marie-Alice, Stéphanie, Annick, Véronic, Liliana, Gwendolyn, Julie, Maryse, Andrea, Esther, Stéphanie, Marie-Véronique, Catherine, Marie-Hélène, Sophie, Marie, Caroline, Josiane, Cindy, Sophie, Élise, Marie-France, Sylvie, Caroline, Aline, Sarah-Line, Emilie, Véronique, Catherine, Régine, Annie, Julie, Marie-Jo, Ariane, Lynn, Karine, Maeve, Marie-France, Sophie, Evelun, Lennie, Émilie, Giuliana, Annie, Anick, Samira, Elsa, Catherine, Julie, Amélie, Ode, Sabrine, Nelly, Geneviève, Mylène, Emily, Caroline, Annie, Marie-Eve, Catherine, Karine, Tania, Anik, Catalina, Anicka, Nina, Marie-France, Mylène, Virginie, Stéphanie, Marie-Andrée, Emmanuelle.

Alexandru, Mathieu, Martin, Olivier, Anthony, Alex, Leonardo, Quentin, Ami, Luc, Ivon, Dominic, Gaspar, François, Jonathan, Thomas, Mathieu, David, Maxim-Olivier.

Merci, bien sûr, à tous les nouveau-nés, bébés et enfants de tous âges qui font partie de nos vies et de ces images.

Merci aussi à tous les autres, sages-femmes, doulas, médecins, infirmières, massothérapeutes, technicienne, amis qui apparaissent sur les photos, dont: Isabelle, Joanne, Marie-Paule, Élizabeth, Marika, Marie-Hélène, Martine, Véronique, Constance, Karine, Anne, Caroline, Fanny, Hélène, Lisanne, Mariam, Véronique, Roxane, Titou, Marie-Françoise, Anne-Sophie, ainsi que tous ceux et celles dont le prénom n'apparaîtrait pas ici.

Tous les efforts ont été faits pour rechercher les ayants droit des photos contenues dans cet ouvrage. Malgré tout, certains ayants droit n'ont pu être identifiés ou rejoints. Ils sont invités à communiquer avec l'éditeur. Merci aux personnes qui, de leur propre initiative, ont envoyé à l'auteure leur(s) photo(s) afin qu'elle(s) soi(en)t publiée(s) dans cet ouvrage.

Crédits photographiques:
P. 8: © Zabell Photo, p. 11: © Famille Queval/Magenta Studio Photo, p. 16: © Catherine Giroux, p. 25: © Catherine Giroux, p. 34: © Catherine Roy, p. 52: © Catherine Giroux, p. 62: © Catherine Giroux, p. 69: © Tyna Mathews, p. 83: © Geneviève Lagrois, p. 98: © Éric Jean, p. 101: © Denis Dalmasso, p. 161: © Jali, p. 168: © Mathilde Robeau, p. 188: © Florence Thomas, p. 199: © Annie Fafard Photographe, p. 220: © Michaël Lalancette, p. 234: © Tyna Mathews, p. 260: © Tyna Mathews, p. 285: © Annie Lachance, p. 305: © Martin Betelu, p. 357: © Élaine Poulin, p. 376: © Louise M. de Passillé, p. 422: © Tyna Mathews, p. 457: © Tyna Mathews, p. 440: © Julye Fortier photographe, p. 463: © Julie Beaulieu, p. 519: © Magalie Queval.

Photo de la première de couverture: © Catherine Giroux
Photos de la quatrième de couverture (de gauche à droite):
© Isabelle Brabant, © Isabelle Brabant, © Bruno Lamoureux, © Julie Artacho.

Directrice de l'édition: Guylaine Girard
Éditrice adjointe: Jenny de Jonquières
Directrice de la production: Carole Ouimet
Conception graphique et mise en pages: Bruno Lamoureux
Illustrations: Bertrand Lachance

La *Chronique Sociale* est à la fois un organisme de formation et de recherche et une maison d'édition. Fondée à Lyon en 1892, elle s'est préoccupée dès ses origines de sensibiliser aux évolutions de la société et de suggérer une organisation de la vie collective, plus solidaire et plus respectueuse des personnes.
Actuellement, les *Éditions de la Chronique Sociale* publient des ouvrages et des jeux pédagogiques qui contribuent à mettre en œuvre ces orientations. Issus de pratiques professionnelles et sociales, ils sont au service de tous ceux qui s'efforcent de mieux comprendre le monde.
Chacun pourra s'approprier ces outils et les utiliser, tant pour son développement personnel que pour une action collective efficace.

**© Groupe Fides**
7333, place Des Roseraies, bureau 100
Anjou (Québec) H1M 2X6
Tél.: (514) 745-4290
Téléc.: (514) 745-4299
www.groupefides.com

Diffusion Europe
**Chronique Sociale**
1, rue Vaubecour
69002 Lyon (France)
Tél.: 04 78 37 22 12
Téléc.: 04 78 42 03 18
www.chroniquesociale.com

**Tous droits réservés**
Aucune partie de ce livre ne peut être reproduite ou transmise sous aucune forme ou par quelque moyen électronique ou mécanique que ce soit, par photocopie, enregistrement ou par quelque forme d'entreposage ou système de recouvrement, sans la permission écrite de l'éditeur.

# Avant-propos

J'AI DÉCIDÉ, il y a presque vingt ans, de m'adresser aux parents qui préparent l'arrivée de leur bébé, alors qu'il existait déjà de nombreux livres sur ce sujet, car aucun me semblait aborder la naissance dans toute sa richesse, sa profondeur, sa réalité. Depuis la parution d'*Une naissance heureuse*, j'ai été plus que comblée par les témoignages de femmes et d'hommes qui m'ont dit combien ce livre les avait guidés dans ce moment si particulier de leur vie, les avait nourris dans leur réflexion et stimulés à se préparer eux-mêmes à vivre «une naissance heureuse». Les années ont passé et j'ai continué à réfléchir, à observer et à m'enrichir d'expériences extraordinaires. Ma profession de sage-femme m'offre une position privilégiée au cœur même de la naissance, me donnant ainsi accès à un véritable trésor de connaissances et de sagesse. C'est ce qui m'a procuré l'énergie, l'inspiration, et a instillé en moi un sentiment de responsabilité pour remettre le livre en chantier afin qu'il continue de répondre à vos besoins et à vos questionnements. J'ai donc fait les modifications et les ajouts qui me semblaient s'imposer pour plusieurs raisons.

Tout d'abord, quand j'ai terminé la première version de mon livre, en 1991, j'avais décidé de ne pas aborder la physiologie de l'accouchement, les informations sur le sujet existant en abondance dans de nombreux livres. Mais j'ai constaté combien les explications trouvées ailleurs sont souvent incomplètes, simplifiées jusqu'à dénaturer les délicats mécanismes du processus de la naissance et, surtout, basées sur une vision extrêmement passive et statique de la mère. Je me suis rendu compte que, sous bien des aspects, il existe des différences fondamentales entre ce que les sages-femmes comprennent des phénomènes physiologiques du travail et de l'accouchement et la vision médicale des

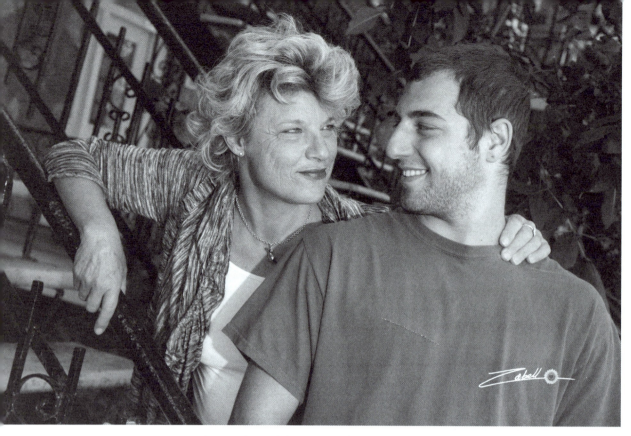

Johanne Fontaine et son fils, en 2012, qui apparaissaient sur la couverture de 1995

mêmes phénomènes. Surtout, je vois combien ces différences ont un impact extrêmement important sur la façon dont les accouchements sont « conduits » à l'hôpital, sur la nécessité apparente de recourir à un nombre élevé d'interventions et sur le besoin de soulager la douleur par des moyens médicaux. Cette différence de vision est donc à la source de conséquences importantes sur ce que les femmes vivent, sur ce que *vous* vivrez pendant votre accouchement.

J'ai eu le privilège d'observer des centaines de femmes dans la liberté de leur maison ou de la maison de naissance. Mes lectures et mes contacts avec des sages-femmes et des médecins qui poursuivent les mêmes recherches que moi m'ont donné accès à des connaissances extrêmement utiles pour faciliter le travail et l'accouchement et en protéger la normalité. Non pas en tant qu'objectif idéologique, mais parce qu'en plus d'avoir un impact positif sur la santé de la mère et de son bébé, un accouchement qui se déroule bien est une source de fierté, de confiance en soi, de bonheur. Les parents ont alors beaucoup plus d'énergie, physiquement et affectivement, pour accueillir leur bébé, découvrir et apprécier les réalités du quotidien avec lui. Pour le reste de la vie, quoi !

J'ai donc inclus cet aspect de l'accouchement dans la version révisée. Non pas qu'il faille être « calée » en biologie et en physiologie pour « mieux » accoucher. Mais parce que c'est en ouvrant et leur corps et leur cœur que les femmes accouchent. Elles le font dans l'intimité de leur être, en communion de corps et d'âme avec leur petit. Et s'il faut parfois un guide pour se retrouver dans les méandres des émotions qui se bousculent, il en faut aussi un pour faciliter le passage, découvrir les mouvements qui ouvrent des chemins plus faciles au petit qui travaille à sa naissance en quittant le corps de sa mère. J'espère que, au moment de votre accouchement, mes suggestions auront stimulé votre imagination, votre créativité, et vous donneront envie de bouger, de sentir, d'explorer votre propre manière de mettre votre bébé au monde.

Par ailleurs, le paysage de la périnatalité a changé ces dernières années! Certains des messages lancés par les femmes ont été entendus. Quelques politiques hospitalières se sont assouplies. L'obstétrique a amorcé une réflexion sur sa pratique, alimentée par des recherches de plus en plus nombreuses sur l'impact des interventions sur la santé, sur l'expérience des parents, et parfois même tout simplement sur leur efficacité. Mais tout n'est pas gagné, loin de là! Bien des couples continuent de se heurter à la rigidité d'un milieu médical encore peu enclin à bousculer ses habitudes, à renouveler sa pratique et à respecter leurs choix. Un milieu, disons-le, affligé d'un manque chronique de confiance dans les parents, dans les femmes en particulier et dans le processus de la naissance. J'ai donc remis à jour la discussion si importante sur les interventions proposées en cours de grossesse et d'accouchement, en me basant sur les recherches et recommandations les plus récentes.

Autre bouleversement: la profession de sage-femme a enfin été reconnue dans notre pays et intégrée dans le système de santé, après des années de travail, de concert avec les femmes rassemblées dans le mouvement d'humanisation de la naissance. Des maisons de naissance se sont implantées, proposant un autre lieu, mais surtout une autre façon de voir la naissance et de l'entourer. Bientôt, les sages-femmes pourront exercer là où les femmes veulent accoucher, c'est-à-dire à la maison et à l'hôpital, en plus de la maison de naissance. J'ai inclus ces trois lieux de naissance comme s'ils faisaient déjà partie des choix offerts aux parents, puisque ce sera bientôt le cas! Enfin, ma pratique aussi a changé depuis la première parution de *Une naissance heureuse*. Et parce que je continue d'observer, de réfléchir, d'apprendre, elle continuera d'évoluer. Mes observations me font maintenant modifier des propos que j'ai tenus et auxquels je croyais, des gestes que je posais, des conseils que je donnais. En les transformant complètement, parfois. En les replaçant dans

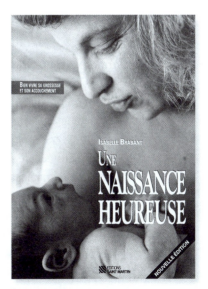

Édition de 1995

*Avant-propos*

une autre perspective, souvent. J'ai inséré un peu partout les changements que m'ont inspirés ces découvertes. Cela fait maintenant plus de vingt ans que je suis sage-femme. Ma volonté de soutenir les femmes qui veulent se réapproprier leur accouchement est intacte. Ma croyance profonde dans l'importance de l'accouchement et de la naissance dans la vie des femmes, des enfants et des pères demeure inaltérée. Ma conviction que les sages-femmes ont un rôle à jouer, avec les femmes, dans la redéfinition de la naissance en tant qu'événement profondément humain et si intensément féminin continue de m'inspirer quotidiennement.

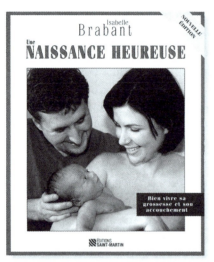

Édition de 2001

Chaque étape de ce labeur, de cette entreprise universelle et magnifique de la naissance continue de m'émerveiller. J'espère qu'il en sera de même pour vous, et que les ajouts et les changements que j'ai faits au texte initial, pour y inclure le fruit de mon expérience et de mes réflexions des dernières années, vous serviront à préparer l'arrivée de votre bébé et à l'accueillir dans votre vie avec le respect de vos besoins et des siens, avec le sentiment de votre propre force, de votre capacité à créer la vie, entourée de solidarité et de tendresse.

*Janvier 2001*

Au moment de terminer la deuxième révision d'*Une naissance heureuse*, je relis les avant-propos des éditions précédentes et y retrouve la même émotion qui m'habite aujourd'hui. Je n'en changerais pas un mot tant ils révèlent encore avec clarté les raisons profondes de l'impulsion de ce livre. Et ce sont les mêmes aujourd'hui: transmettre ce que les femmes et leurs bébés m'ont appris durant ces trente années de pratique sage-femme; donner une voix à ma vision de la grossesse, de la naissance et de toute la vie qui vient avec.

Beaucoup de choses ont changé depuis la dernière édition d'*Une naissance heureuse* en 2001. À commencer par la pratique sage-femme elle-même, maintenant bien implantée dans le système de santé québécois. Je songe aussi aux avancées technologiques et en particulier aux tests prénatals qui se sont multipliés, aux taux de césariennes qui connaissent une nouvelle croissance aussi inquiétante que spectaculaire. Je pense également aux changements d'ordre

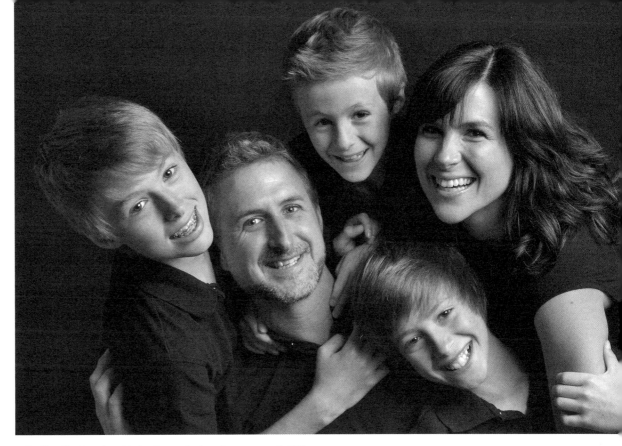

La famille Miller-Queval, en 2012, qui apparaissait sur la couverture de 2001

culturel qui ont fait glisser l'accouchement dans le cercle de la performance, ouvrant ainsi autour d'un acte millénaire et instinctif un espace de succès et d'échec personnel. Tous ces changements, et bien d'autres, ont un impact réel sur l'expérience des femmes, de leurs partenaires et de leurs bébés. Je les aborde ici avec le même désir sincère qu'il y a vingt-deux ans: que ce livre vous permette de vivre une grossesse et un accouchement qui vous ressemblent, qui contiennent ce que vous avez voulu y rassembler pour accueillir votre bébé.

J'ai mis tout mon cœur dans cette troisième édition. J'ai voulu m'adresser à votre intelligence comme à votre cœur, alors que vous préparez l'arrivée au monde de votre petit. J'ai cherché, à chaque page, à retrouver le fil qui nous lie, toutes et tous, humains de cette terre, pour renforcer le grand réseau dont nous sommes, chacun, un maillon minuscule et indispensable à la fois.

Puisse mes mots vous guider, avec tendresse et courage, sur les sentiers d'une naissance heureuse.

*Janvier 2013*

# Remerciements

Ce livre est né d'une très longue gestation. Je remercie de tout cœur celles et ceux qui, au fil des années, m'ont encouragée et soutenue et qui ont directement contribué à son écriture par leurs commentaires, leurs propres recherches et leurs témoignages.

Merci à toutes les sages-femmes que j'ai côtoyées pendant ces années et qui, comme moi, ont choisi cet extraordinaire travail d'aider les femmes à mettre leur bébé au monde. Leurs connaissances et leurs intuitions se retrouvent à toutes les pages de ce livre. Merci à Naissance-Renaissance et à toutes celles et ceux qui ont fait progresser l'humanisation des naissances au Québec. Merci à Dhyane Iezzi, collaboratrice de la première heure, et à ma partenaire Kerstin Martin pour m'avoir si fidèlement épaulée. Un merci tout particulier à Hélène Valentini, qui a inlassablement lu et relu les versions successives du livre et qui m'a généreusement communiqué ses commentaires éclairés et ses réactions de femme et de mère.

Merci aux femmes et aux hommes qui m'ont donné le privilège de partager leur expérience de grossesse, d'accouchement et d'accueil de leur bébé et qui ont été mes sources d'inspiration. Merci à ceux d'entre eux qui nous ont fait entrer dans leur intimité en nous prêtant leurs photos de famille. Merci, enfin, à mes enfants, Zoé et Gaspar, pour m'avoir, par leur naissance, plongée dans l'extraordinaire transformation de ma vie comme mère d'abord, puis comme sage-femme. Et merci d'avoir patiemment partagé ma vie pendant les années où j'ai travaillé à mettre ce bébé-ci au monde.

*1991*

J'ai pensé bien naïvement que réviser ce livre serait facile, un peu comme on imagine l'accouchement d'un deuxième bébé... Il n'en fut rien. Le travail a été moins long, les étapes un peu plus prévisibles, mais encore m'a-t-il fallu replonger dans chaque sujet, chaque page, et accepter de laisser naître ce qui devait en venir. J'ai eu mille fois besoin du soutien de mes proches et je tiens à les remercier.

Merci à mes collègues de la Maison de naissance Côte-des-Neiges, qui m'ont remplacée auprès des femmes pendant les absences nécessaires pour compléter ce projet. Merci à mes amies et collègues sages-femmes qui ont relu pour moi certaines sections du livre, en particulier Dominique Porret. Merci surtout à Hélène Valentini qui, près de dix ans plus tard, a une seconde fois lu et commenté chaque page avec une patience infinie. Elle m'a aidée, parmi les informations à transmettre et les corrections à apporter, à rester fidèle à l'esprit qui m'anime et à trouver les mots qui viennent du cœur.

Merci à Richard Vézina, à Vivianne Moreau et à toute l'équipe des Éditions Saint-Martin pour leur patience et leur confiance. Merci à mes enfants, maintenant jeunes adultes, qui demeurent toujours pour moi une source d'inspiration. Et enfin, merci à Nicole pour son soutien de tous les instants.

Comme quoi les auteures ont aussi besoin de sage-femme.

*2001*

Je n'imaginais pas l'envergure que prendrait le projet de réviser pour une deuxième fois *Une naissance heureuse*. Ayant écrit la première version à la fin des années quatre-vingt, je me trouvais à m'adresser cette fois aux filles de mes premières lectrices. Une révision en profondeur s'imposait. Un tel travail n'aurait pu être possible sans la généreuse complicité de nombreuses personnes qui ont soit contribué directement à la nouvelle version, soit pris ma relève pendant mes absences de la Maison Bleue, où j'exerce maintenant comme sage-femme.

Merci de tout mon cœur à mes collègues sages-femmes pour leur soutien, notamment Marleen Dehertog, Mejda Shaiek, Peggy Bedon et Valérie Perreault.

Merci à mes collègues et amies de la Maison Bleue, dont Bernadette Thibaudeau, Anne-Marie Bellemare, Amélie Sigouin, Marie-Véronique Décary, Dr Fanny Hersson-Edery, Dr Vania Jimenez et Dr Hélène Rousseau.

Merci aux parents qui ont partagé avec moi les photos extraordinaires et souvent très intimes autour de la naissance de leurs bébés. Ma reconnaissance s'étend à tous ceux dont les magnifiques photos n'ont malheureusement pu figurer dans cette présente version, faute d'espace. Merci à Geneviève Michaud et Sophie Lesiège pour leur aide dans le tri de plus de mille photos.

Merci à Johanne Fontaine et Raphaël Fontaine-Joubert pour la photo de la couverture de l'édition 1991 et celle d'aujourd'hui, vingt-deux ans plus tard. Merci à Isabelle Queval, Jean-Marc Miller et Elliot Miller pour la photo de la couverture de l'édition 2001 et à la famille Miller-Queval pour la version d'aujourd'hui. Et un grand merci à Valérie Paquin et Guillaume Turcotte pour la photo de la couverture de cette nouvelle édition.

Merci à Hélène Rousseau, médecin de famille passionnée de périnatalité, ainsi qu'à Hélène Vadeboncoeur, chercheure en périnatalité, pour leurs précieux commentaires.

Merci aux femmes et familles que je côtoie dans mon travail et qui continuent de m'apprendre sur les mille facettes de ce qu'est porter et mettre au monde un bébé. Un merci tout particulier aux femmes de la Maison Bleue, qui affrontent de grands défis alors même qu'elles se préparent à donner la vie et avec qui je redécouvre chaque jour la joie d'être ensemble.

Merci à tous ceux et celles qui travaillent à améliorer les conditions qui entourent la naissance, que ce soit à titre de parent, de mère, de professionnel.

Et maintenant, j'arrive à France Paradis, ma collaboratrice de tous les instants, témoin de mes doutes, questionnements et grands vertiges. Je n'ai pas de mots pour dire l'importance de sa présence, de sa confiance, la patience de ses mots dans mes moments de découragement. Pour raconter les rires et l'indignation, les émotions partagées au souvenir de naissances. Et ce désir infiniment partagé de rejoindre les femmes et les hommes qui les aiment, de transmettre la confiance, de remettre le courage quotidien et la générosité des parents à l'avant-scène, au jour de la naissance comme à tous les jours de la vie avec leurs enfants. Je veux saluer en elle la grande sage-femme qu'elle est pour tous ceux qui ont la chance de la côtoyer.

Enfin, je tiens à remercier l'équipe des Éditions Fides pour l'immense travail que cette réédition a impliqué, en particulier Guylaine Girard et Bruno Lamoureux.

Je suis maintenant grand-mère, et je remercie Gaspar et Marie-France d'être les merveilleux parents qu'ils sont pour Léopol et Liliane. Et je tiens mon cœur tout prêt pour les enfants dont rêvent Zoé et Norbert.

Merci à Paule, ma mère, et à Pierre, mon père, qui continuent tous deux d'être fiers de leur grande fille. Et merci à la vie qui se renouvelle à chaque naissance, toujours généreuse.

*Isabelle Brabant*
*Janvier 2013*

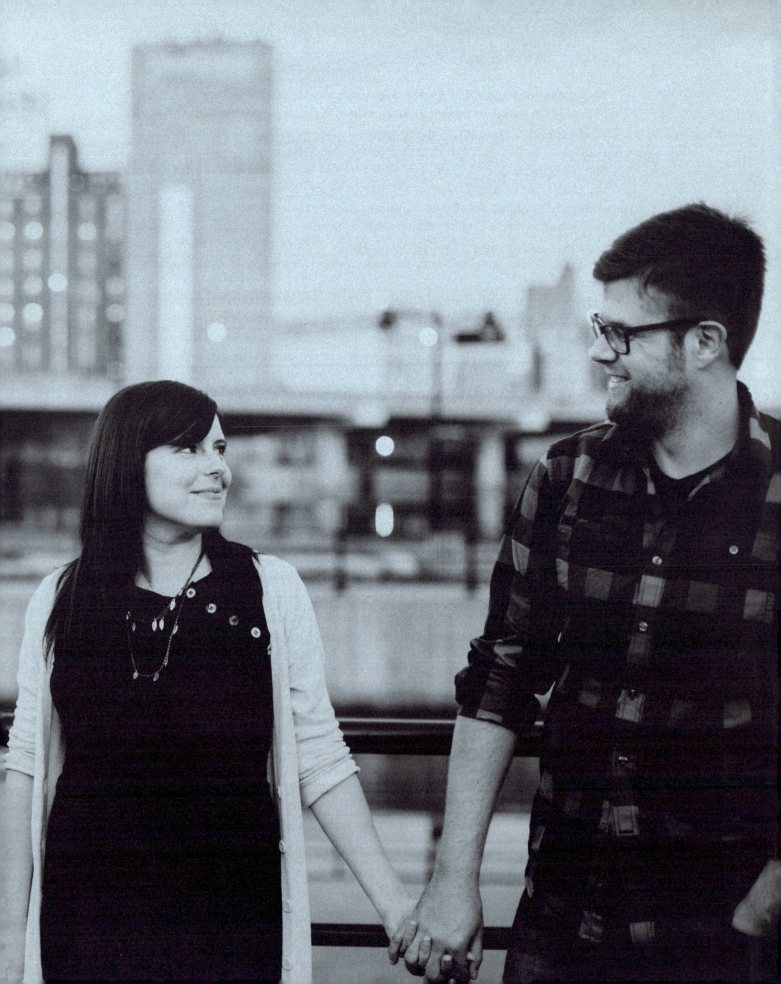

CHAPITRE 1

# Le début du voyage extraordinaire

*Grossesse et bouleversements*

# Être enceinte : les premières réactions

LE DÉBUT D'UNE GROSSESSE marque un point tournant dans la vie d'une femme et d'un homme. Une famille va naître, ou s'agrandir. Toutes les facettes de la vie s'en trouveront transformées : l'organisation pratique de la maisonnée, le travail, les conditions financières, la relation de couple, le regard des autres, la place de ce petit enfant et de ses parents dans la famille élargie. Comme futurs parents, on entend abondamment parler de tout ce qu'il faut se procurer, de l'échographie qui dévoilera le sexe du bébé, des congés parentaux. On entend moins parler des transformations intérieures, des bouleversements du cœur enclenchés par l'annonce de l'arrivée d'un enfant. Or, pour chaque petit œuf fécondé qui fait son chemin vers sa naissance, bien à l'abri dans le ventre de sa mère, deux personnes vivent un processus fait de multiples ajustements... qui les transformera en parents. Cette mutation s'effectuera, qu'on y accorde ou non du temps et de la place. S'y ouvrir en toute conscience est sans doute le premier et le plus beau des cadeaux à faire à l'enfant qui nous vient et à nous-mêmes. Cela permet de choisir où seront nos priorités comme parents.

Que l'arrivée de cet enfant soit désirée, que ce soit une surprise ou que vous ayez déjà deviné sa présence, voici le fait accompli : vous êtes enceinte. Cette nouvelle peut vous réjouir ou vous déconcerter. Rien ne sera plus comme avant ! Lorsque j'ai appris que j'attendais un bébé, je me rappelle d'avoir répété « Je suis enceinte » à plusieurs reprises, essayant d'en comprendre un peu mieux le sens. « Je suis enceinte ! Je suis enceinte et je sens que ça va changer ma vie. » Je désirais ce bébé avec ferveur mais, tout d'un coup, j'ai eu peur.

En fait, pour bien des femmes, la première réaction est souvent l'incrédulité : cela ne se peut pas vraiment ! Surtout si aucun changement physique n'est venu confirmer ce nouvel état, la nouvelle paraît bien abstraite. Parfois, c'est un flot d'émotions qui accueille la nouvelle : l'excitation, le triomphe, le doute, l'appréhension, la joie, l'impression de porter en soi un grand mystère. Et parfois tout cela en même temps ! Plusieurs femmes ont le sentiment d'être prises au piège, sans pouvoir reculer, ou qu'il est beaucoup trop tôt, qu'elles ne sont pas prêtes... Pourraient-elles se reprendre dans quelques mois ? Vous pouvez penser que vous n'y connaissez rien et que vous ne saurez jamais être mère, encore moins une «bonne mère». Le plus curieux, sans doute, c'est de voguer d'un état à l'autre, du grand bonheur à l'inquiétude, puis au bonheur encore, et de ressentir en même temps des émotions si contradictoires. Tout ça fait partie de l'expérience de devenir enceinte.

Les émotions humaines sont infiniment complexes et nuancées, et «le cœur a des raisons que la raison ne connaît pas». Une grossesse suscite généralement toutes sortes d'émotions. C'est ce qui vous permet de vous ouvrir à ce qui s'en vient et d'en sentir peu à peu les implications. Si un compagnon partage cette aventure avec vous, lui aussi aura sa part de réactions: fierté, joie, préoccupations financières, peur de la responsabilité qui s'en vient. Certaines femmes devront peut-être même affronter l'indifférence ou le rejet de sa part. Tout cela fait partie des histoires de grossesse.

Absolument toutes les réactions à l'annonce d'une grossesse sont normales: elles sont là, elles existent, et les naissances les plus heureuses n'ont pas toujours commencé par l'extase! L'important est plutôt ce que vous ferez de ces émotions. Partagez-les, laissez-vous surprendre par des petits bouts de vous-même qui vous étaient inconnus. Vous aurez besoin d'en parler ensemble et d'apprendre à mieux vous connaître. Accepter vos réactions, quelles qu'elles soient, est la façon la plus simple de les laisser se transformer et de faire place à cette nouvelle étape dans votre vie.

### Quand il faut choisir...

L'accessibilité aux moyens de contraception donne parfois l'impression que toutes les naissances ou presque sont planifiées. Il n'en est rien! On évalue qu'une grossesse sur deux n'est pas planifiée. D'abord, aucune méthode contraceptive n'a un taux d'efficacité de 100%; et une ambivalence bien compréhensible par rapport à la maternité et la paternité peut parfois expliquer certains oublis, calculs fautifs et erreurs pratiques qui se mêlent de faire basculer les choses! Certaines de ces grossesses accidentelles se transforment en «belle surprise», mais dans d'autres cas, elles posent de douloureuses questions.

Certaines femmes se demanderont si elles désirent garder ce bébé ou non, alors que d'autres ne se poseront même pas cette question. Celles qui décident de poursuivre leur grossesse malgré un premier mouvement de refus ont souvent passé de longs moments à peser le pour et le contre, à tenter de concilier leurs sentiments avec la réaction de leur partenaire, qui n'est pas toujours identique à la leur, à essayer, de tout leur cœur, de prendre la bonne décision. On peut se sentir envahie, et même agressée, par une grossesse qui nous est venue sans être invitée. Une fois le grand «oui» prononcé, plusieurs craignent que leur bébé ne se sente pas le bienvenu et qu'il porte cette première réaction de rejet comme une blessure qui l'accompagnera toute sa vie. Personne ne peut répondre à la place des bébés. Mais peut-être comprennent-ils que cette hésitation est déjà la preuve de votre préoccupation à leur endroit.

Une femme qui se questionne par rapport à l'avortement se demande si elle a tout ce qui lui semble essentiel pour bien accueillir ce bébé à ce moment-là de sa vie. Les conditions économiques, la relation avec le père, les projets en cours et surtout la disponibilité affective font tous partie de ce qu'elle évaluera avant de prendre une décision souvent très douloureuse. Dans le chaos émotif que certaines ressentent souvent, elles tentent de trouver le meilleur chemin. Et ce questionnement est vital: chacun connaît l'importance pour un enfant de grandir en se sentant désiré, aimé. Ne faut-il pas honorer cette capacité d'introspection, sans chercher à juger de la décision finale?

Choisir de vivre une grossesse fournit toujours une occasion exceptionnelle de se transformer au contact de la vie, même quand elle nous bouscule. Rien ne sera plus comme avant, c'est sûr. Cela fait peur. Voici la possibilité d'en faire une belle aventure où vous devrez vous adapter, aller puiser dans vos ressources, tirer parti de ce qui arrive, y trouver du plaisir, apprendre et grandir. ❖

# Les chavirements de la grossesse

### Premiers pas dans la maternité

La grossesse est un temps de stress normal, sain et naturel. On a tendance à assimiler la notion de stress à un état néfaste dont il faut se débarrasser. Mais le stress n'est pas nuisible en soi, c'est un fait de la vie, comme la joie, la colère... et la pluie! C'est lorsqu'il y en a trop qu'il devient nocif, ce qui est bien différent. En fait, le stress est la réponse de l'organisme à des facteurs qui demandent une adaptation. La grossesse correspond certainement à cette définition. C'est un temps de croissance et de changements physiques et psychologiques en préparation à la maternité et à ses exigences nouvelles.

Certains symptômes, comme la fatigue et la nausée, peuvent venir ombrager le début de votre grossesse. Le grand besoin de dormir du début de la grossesse n'est pas le signe «qu'on n'est pas en forme», mais un effet secondaire de l'augmentation fulgurante des hormones de la grossesse. Celles-ci peuvent vous rendre d'humeur changeante, la larme facile. Plus de la moitié des femmes ont des périodes d'insomnie ou de sommeil difficile et même des moments temporaires de déprime. On peut se sentir incommodée par notre corps qui change: les seins qui s'alourdissent (sujet de fierté pour d'autres), les mamelons qui changent de couleur et, plus tard dans la grossesse, la lourdeur et la lenteur générales. Physiquement, la grossesse n'affecte pas toutes les femmes de la même manière, et cela peut même changer d'un bébé à l'autre. Si certaines femmes «portent bien», comme disaient nos grands-mères, et se sentent magnifiquement en forme, plusieurs se sentent essoufflées, encombrées, vraiment moins mobiles, presque handicapées. Certains désagréments peuvent se corriger ou s'améliorer par des exercices, des postures, des remèdes naturels, une consultation auprès de certains professionnels... mais pour le reste, vous aurez besoin d'un peu de philosophie, d'une bonne dose d'humour et de patience!

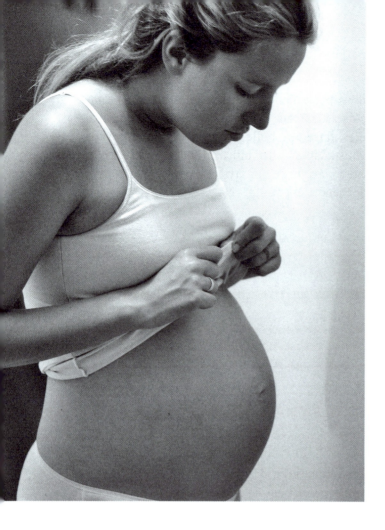

Enceinte, on peut se sentir très sensuelle, tous les sens en éveil, un peu comme quand on est amoureuse. On peut ressentir un débordement d'énergie sexuelle, une sensation de liberté par rapport à notre pudeur habituelle ou aux contraintes de la contraception, et connaître un merveilleux sentiment de plénitude, de fertilité. J'aime à penser que c'est l'utérus qui est content: il accomplit ce pour quoi il a été créé! On peut se sentir excitée, impatiente, indifférente au monde extérieur, plutôt attentive à son univers intérieur maintenant habité, chargé de ce qu'il y a de plus précieux au monde. D'autres femmes ressentiront au contraire une baisse importante de leur libido, comme si cette énergie était entièrement détournée vers la grossesse. Là aussi, la communication et la patience sont les clés de l'adaptation inévitable.

Avoir peur d'accoucher d'un bébé handicapé ou mort et en rêver est universel et probablement aussi vieux que le monde. La nature semble avoir pourvu les femmes enceintes d'une immense capacité d'inquiétude. «Mon bébé sera-t-il en santé?» Il est non seulement normal d'y penser, mais nécessaire, puisqu'il faut se préparer à cette éventualité (rare, mais possible) comme aux plus heureuses. Cela nous rappelle aussi comment la vie, toute généreuse qu'elle soit, est imprévisible et obéit à des lois qui nous échappent. Elle ne nous doit rien. Elle ne nous donne pas nos enfants, elle nous les prête pour que nous en prenions soin, alors qu'ils font leurs premiers pas sur le chemin de leur propre vie. Ces peurs normales sont essentielles pour assurer la survie de nos petits. Elles nous amènent à les protéger, à créer pour eux un environnement matériel et affectif où il fera bon grandir. L'inquiétude devient alors une force positive et créatrice, qui nous pousse à faire des changements bénéfiques dans nos vies et dans notre environnement.

On entretient parfois une attente irréaliste d'être toujours heureuse, épanouie et paisible, comme dans les images romantiques de «bonheur obligé» souvent véhiculées autour de la grossesse. Mais les mères absolument détendues en tout temps, jamais tristes, jamais bouleversées ou en colère n'existent pas. Enceinte ou non, la vie a ses bons et mauvais jours. Les connaissances sur le fœtus démontrent clairement qu'il ressent les états d'âme de sa mère. C'est précisément là, à l'abri dans votre ventre, qu'il apprend les émotions humaines qu'il ressentira, lui aussi, le jour venu. C'est le propre de notre condition humaine! Les émotions font partie de la vie, comme la pluie, le vent et le beau temps. Et elles ont besoin de s'exprimer librement. Les émotions trop longtemps refoulées par peur, honte ou culpabilité, celles qu'on perçoit parfois comme «négatives», peuvent devenir destructrices à la longue. Elles sapent l'énergie, la vitalité et la liberté. Manifester de la colère quand on est fâchée, pleurer quand on est triste, quoi de plus normal et de plus sain. On fait un grand cadeau à nos enfants quand on leur enseigne, par l'exemple, la légitimité de nos émotions et l'écoute qu'elles méritent. Faisons-leur et faisons-nous ce cadeau.

Les difficultés de la vie ne s'interrompent pas parce qu'on est enceinte. Des situations particulières peuvent ajouter un stress significatif et même considérable à la grossesse. Ce sont parfois des situations familiales difficiles, la maladie d'un proche, des soucis d'argent. Plusieurs femmes doivent affronter des préjugés, les très jeunes femmes, par exemple, ou les couples de lesbiennes, et parfois, même aujourd'hui, celles qui n'ont pas de compagnon. Les femmes dont la situation économique est précaire, par exemple, font face à des conditions de vie et de santé qui peuvent compromettre le bon déroulement et, à tout le moins, la quiétude d'une grossesse. Même chose pour les nouvelles immigrantes, isolées par la différence de langue et de culture qui devront mettre leur bébé au monde là où elles ne se sentent pas encore en sécurité, dans un «nid» dont elles ne reconnaissent pas l'odeur. Travaillons, chacune dans notre milieu, à créer un climat de tolérance et une plus grande solidarité, pour resserrer le réseau de soutien dont nous avons toutes besoin.

La grossesse est parfois assombrie par des inquiétudes de source médicale. Des résultats anormaux dont on ne comprend pas la signification ou la portée peuvent créer de l'angoisse. Des réponses ambiguës peuvent générer une grande inquiétude. Des incidents de la grossesse peuvent mettre nos projets en péril ou les changer tout à fait. Le suivi prénatal lui-même et la multiplication de tests de tous genres ont ajouté une pléthore d'informations qui n'ont fait qu'augmenter le niveau général d'anxiété des femmes enceintes. Il n'est pas toujours facile de trouver des réponses à nos nombreuses questions, ni de reconquérir une certaine sérénité dans l'adversité.

Pour moi qui rencontre des femmes enceintes et des couples depuis plus de 30 ans, il ne fait pas de doute que le niveau général d'anxiété est en constante augmentation. Désormais, être «zen» à propos des multiples éventualités évoquées par tous ces tests devient un choix. Auquel je vous convie, parce que la réalité, elle, ne change pas sous prétexte qu'on s'en inquiète! L'inquiétude consomme une quantité incroyable d'énergie. Utilisez-la plutôt à explorer des façons d'améliorer votre santé, votre vitalité, votre bien-être et celui de votre bébé.

Les femmes de ma génération s'inquiétaient «d'avoir assez de fer» et trouvaient réponse dans les seules prises de sang de toute la grossesse au début du suivi. La préoccupation universelle d'avoir un bébé en bonne santé finissait par

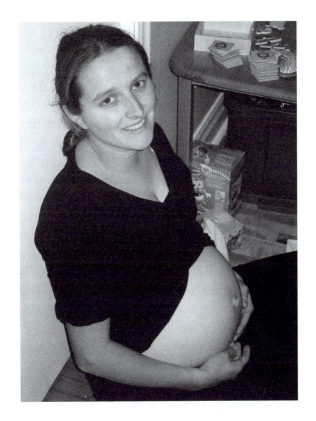

trouver sa résolution dans un apaisement « organique » qui s'installait petit à petit, à mesure que le bébé grandissait et démontrait sa vigueur en bougeant dans notre ventre. Je ne veux pas faire l'apologie du « bon vieux temps », mais aucune de nous n'envie le sort des jeunes femmes d'aujourd'hui, qui doivent se préoccuper de tellement plus d'informations potentiellement négatives et prendre tellement plus de décisions... dans une seule grossesse. Tous ces tests et examens empiètent toujours un peu plus sur le mystère, sans créer plus de sentiment de sécurité. Pourtant, le processus intérieur d'acceptation de l'enfant qui vient et des risques inhérents à la vie elle-même doit se déployer pour elles aussi. Peut-être qu'un peu de recul par rapport à tout ça ramènerait un peu de la sérénité si nécessaire à la paix du cœur.

Faites-vous la grâce, enceinte, de vous aimer telle que vous êtes. C'est essentiel pour vous et pour votre bébé. Vous aurez besoin de vous entourer, de trouver quelqu'un à qui dire : « J'ai besoin de toi. » Ce n'est pas facile à faire pour bon nombre d'entre nous : on a appris à être des grandes filles, à se débrouiller seules. On peut facilement ressentir cette dépendance comme une menace à l'autonomie qu'on a peut-être gagnée au prix de longs efforts. Être autonome ne veut pas dire se passer des autres ; cela signifie plutôt savoir répondre à nos propres besoins sans attendre que quelqu'un d'autre le fasse à notre place. Cela veut dire demander, et à plus d'une personne. Attendre de notre partenaire qu'il réponde à tous nos besoins est irréaliste et ne peut mener qu'à la déception. Il ne peut pas être toujours disponible, écouter sans jugement, appuyer sans réserve. Il est lui-même pris émotionnellement dans cette grossesse et il a ses limites. Tournez-vous vers vos proches : laissez-les pénétrer dans l'intimité de ce miracle, laissez-vous gâter. Donnez-vous du temps pour vous-même. Aimez-vous ! Vous êtes la mieux placée pour le faire !

La grossesse et le bébé qui s'en vient exigent tellement de nous qu'on ne peut pas attendre passivement que le hasard réponde à nos besoins accrus. Il faut trouver des façons de les combler nous-mêmes : prendre du temps pour soi, pour connaître ses propres ressources et limites, aller chercher sa dose quotidienne de contacts chaleureux avec des gens pour qui on est unique, cultiver une estime de soi inconditionnelle, se préparer un soutien affectif et concret pour l'après-naissance.

### Premiers pas dans la paternité

À son tour, votre compagnon apprend un jour qu'il sera père. Cet événement aussi vieux que le monde n'a pas toujours eu le même sens pour eux. L'idée même du lien avec le père est assez récente dans l'histoire de l'humanité. Pendant des milliers d'années, on n'a même pas su qu'il avait quelque chose à y voir. Les cinquante dernières années, à elles seules, ont vu le rôle paternel passer de pourvoyeur à celui de parent à part entière, engagé de plus en plus tôt dans la grossesse. Les pères d'aujourd'hui sont les enfants de la première génération d'hommes à avoir vécu ce changement de conception de la paternité. Ils ont peut-être même des souvenirs de leur propre père engagé dans le quotidien de ses enfants. Mais tout ne s'invente pas en si peu de temps et la route est encore à construire. Ils doivent donc improviser un modèle personnel dans un monde en rapide évolution, qui n'est déjà plus celui de leur père. Voilà une perspective excitante... et peut-être un peu inquiétante aussi ! Heureusement, les pères-à-la-poussette, quand ce n'est pas « en porte-bébé », les papas-experts en pleurs consolés et en fous rires partagés se multiplient autour de nous... et c'est tant mieux pour tout le monde.

Les futurs pères devront d'abord, eux aussi, intégrer la nouvelle même de la grossesse : la fierté, le bonheur de voir leur amour se concrétiser en un enfant, l'excitation à l'idée de devenir père. Eux aussi connaîtront la peur des responsabilités à venir, humaines autant que financières, et l'appréhension devant l'inconnu de la nouvelle vie à trois (ou quatre ou cinq). Plusieurs craignent de se sentir tenus un peu à l'écart et redoutent de voir s'évanouir la relation amoureuse dans tout cela. Ils ne rêvent pas: des hommes de leur entourage ont vécu ce bouleversement parfois fatal pour le couple. L'éventualité n'est pas rassurante. Cela leur fait parfois vivre une ambivalence inconfortable: l'impression de désirer et de craindre à la fois cette expérience de la paternité.

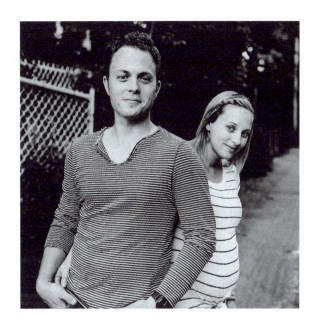

Certains hommes réagissent avec enthousiasme à l'annonce de cette grossesse. C'est une occasion pour eux de se rapprocher de leur compagne et de développer cette partie d'eux-mêmes qui nourrit, qui prend soin. Plusieurs se sentiront plutôt bousculés et parfois même incapables de s'adapter rapidement à cette nouvelle situation. Ils peuvent même sembler se désintéresser de la question, sinon carrément fuir dans le travail, les sorties, ou n'importe quoi d'autre, laissant leur compagne se débrouiller seule avec ce qu'elle vit. Certains opteront pour la voie de l'action, prenant les initiatives, arrivant chaque semaine avec une nouvelle théorie sur l'accouchement ou l'éducation des enfants, surveillant avec fermeté ce que leur compagne boit, mange, fume et la quantité d'exercices quotidiens qu'elle fait, au point de lui donner l'impression qu'elle n'est pas vraiment habilitée à prendre soin d'elle-même. Le contrôle de l'événement les sécurise. D'autres essaieront de s'approprier la grossesse au point de se proclamer «enceint», de penser «accoucher» avec leur femme, en confondant empathie et fusion totale. Chacun aura sa façon d'intégrer cette nouvelle réalité et d'y trouver sa place.

La plupart des hommes ont besoin, eux aussi, d'un certain temps pour «retomber sur leurs pattes» et trouver la façon dont ils veulent s'engager. Cela ne veut justement pas dire faire quelque chose à tout prix, mais plutôt être avec ce qui se passe. Pour les hommes dont on a surtout valorisé les actions, ce peut être difficile à apprendre et à vivre. Les femmes ont le droit, en début de grossesse, aux débordements de manifestations émotives qu'on leur pardonne, «vu leur état». Les hommes, eux, ont rarement l'occasion d'exprimer ce qu'ils vivent à ce moment-là, en dehors de la fierté paternelle conventionnelle. Ce manque d'espace pour parler de ce qui se vit à l'intérieur peut créer des tensions, des incompréhensions, voire des conflits inutiles.

Je me rappelle certaines rencontres prénatales où les hommes s'en allaient ensemble discuter de ce qui leur arrivait avec un père qui avait l'expérience de ce genre d'échange. Un peu sceptiques au début et mi intéressés, ils embarquaient rapidement, au point où à la fin de la soirée, il fallait les arracher à leur discussion. Ils étaient quelques hommes ensemble à parler simplement de la façon dont ils avaient réagi à l'annonce de «leur» grossesse, ou comment ils

*Le début du voyage extraordinaire*

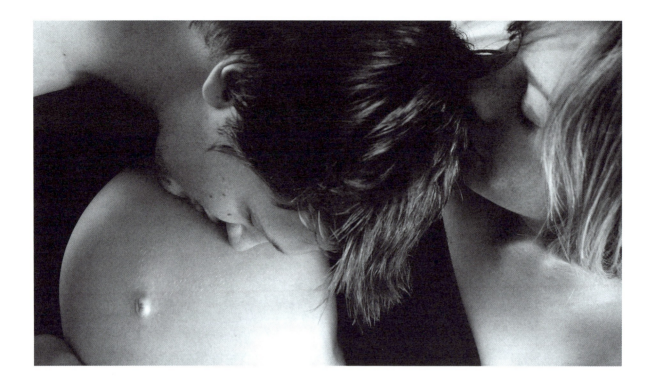

répondaient aux humeurs changeantes de leur compagne et aux transformations de son corps. Ils disaient comment la grossesse avait changé leur vie sexuelle et s'ils se sentaient prêts à devenir pères, par delà le «classique» de la chambre du bébé à repeindre. C'étaient des hommes sans femmes-témoins et sans sensibilité à ménager. Les yeux étaient souvent brillants en fin de soirée et tout le monde repartait, curieux de savoir ce qui s'était dit dans le groupe de l'autre sexe. J'aurais bien voulu être un petit oiseau pour écouter aux portes! J'y ai appris, en tout cas, que les hommes en ont longs à dire et qu'ils feraient bien de commencer à parler. Les conversations féminines informelles sur la grossesse ont lieu tout le temps, en toutes occasions. Il n'en est pas de même pour les hommes. Ils pourraient cependant choisir d'en créer l'occasion pour inventer autour d'eux le réseau de complicité et de solidarité dont nous avons tous tant besoin.

## Les changements dans la vie de couple

La venue d'un enfant change la perspective dans laquelle se place l'engagement d'un couple. Le sens du mot «toujours» prend soudain une profondeur tout autre. Un arrangement un peu temporaire, du style «tant que ça va durer», fait peut-être très bien l'affaire quand on n'a que soi à qui penser. Mais maintenant? Une femme qui assume déjà la fonction de parent-à-la-maison et qui voit son mandat se prolonger de quelques années encore regrette peut-être son retour au travail? Qui, au juste, voulait cet enfant? Elle, lui ou les deux? D'ailleurs, pourquoi sont-ils ensemble? Pour élever une famille, pour partager certains moments, pour s'épauler mutuellement dans la vie?

Je n'invente pas ces questions. Elles se posent, et beaucoup d'autres encore, parmi les couples que je côtoie durant cette période de leur vie. C'est un questionnement fécond. Se préparer à la naissance d'un enfant ne veut pas simplement dire faire des exercices, se procurer des accessoires de bébé et attendre le grand jour. C'est surtout un processus par lequel deux personnes vont grandir en tant qu'êtres humains, se préparant ensemble à accueillir un enfant dont ils seront responsables pour des années à venir.

*David attendait son premier bébé avec Anne-Marie, sa compagne depuis sept ans, et vivait avec elle un chambardement profond. « La grossesse, nous disait-il, c'est la "loupe du couple". »* J'aime bien son image, qui exprime combien tout ce qui est imparfait, imprécis ou insatisfaisant dans une vie de couple, combien tous ces détails, dont on avait pris son parti, prennent soudain des proportions nouvelles, énormes, tragiques parfois. On devient plus conscients et plus exigeants face à la qualité de la relation amoureuse. Il existe peu de moments dans la vie qui génèrent autant que la grossesse le besoin et surtout l'envie de changer des choses à l'intérieur d'un couple.

La grossesse est une occasion pour la femme de découvrir en elle sa force, son pouvoir de donner la vie. Cela pourrait être menaçant pour le couple, surtout si son compagnon croit qu'elle ne peut développer cette force qu'à son détriment à lui, que si lui devient faible ou perd sa place. Ou si cela ébranle l'idée qu'ils se font habituellement du partage des rôles entre eux. C'est aussi le temps d'une grande vulnérabilité. Enceinte, la femme a besoin de plus d'attention et de tendresse, si bien que les besoins de l'homme risquent parfois de passer au second rang sinon inaperçus. Chacun peut être inquiet de perdre sa liberté, d'avoir à changer ses plans, d'avoir à insérer une responsabilité de plus dans le reste de la vie qui n'est déjà pas si simple. « Il ne me comprend pas », « Il n'a jamais le temps », pense-t-elle. « Je ne sais plus quoi faire avec toutes ses émotions », « Elle attend trop de moi » ou « Il n'est plus question que de ça », pense-t-il. Si la communication n'est pas ouverte, on se retrouve de part et d'autre avec des sentiments de frustration. Mais qui dit communication n'a pas tout dit! Nos façons respectives, hommes et femmes, de fonctionner dans le monde ne nous sont pas toujours transparentes l'un pour l'autre.

Tous les couples passent par des transformations, et c'est bon de savoir que d'autres partagent ces crises de croissance. La communication, une fois de plus, aidera les deux partenaires à opérer cette transition ensemble, sans trop de tiraillements. Même lorsque l'enfant n'était pas attendu, que les obligations de travail ou d'études écourtent les moments d'intimité disponibles, ou que les attentes de l'un envers l'autre ne sont pas claires, s'ouvrir le cœur simplement est toujours un bon départ. Chaque couple trouvera finalement sa propre façon de vivre la grossesse.

### Notre bébé aura deux mamans...

Un nombre grandissant de lesbiennes choisissent d'avoir une vie de famille. Par la force des choses, la grossesse est presque toujours, pour elles, le

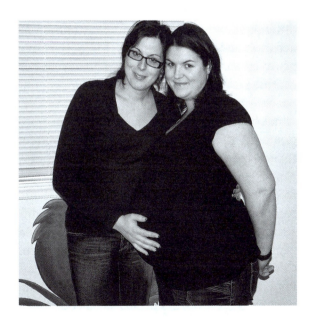

fruit d'une longue démarche parsemée de multiples décisions à prendre, à commencer par la façon de procéder: avec un donneur, connu ou non, une banque de sperme ou autre. Les défis particuliers à relever pendant la grossesse sont nombreux et s'additionnent à ceux que vivent toutes les femmes enceintes. Malheureusement, il n'est pas rare qu'elles se heurtent aux préjugés de leur entourage, ainsi que de certains des professionnels de la santé qu'elles auront à côtoyer. Le premier de tous est peut-être de ne pas reconnaître leur présence. Alors, disons-le: les mères lesbiennes existent, et tout en ayant leurs propres réalités, elles partagent les joies et défis quotidiens de la maternité avec toutes les autres mères. Tout au long de ce livre, quand je parle du «compagnon», je sais que parfois, il s'agira d'une compagne. Je ne mentionnerai pas l'existence du pendant féminin chaque fois. J'aimerais cependant qu'elles se sentent incluses et bienvenues.

### La grossesse dans un contexte difficile

Déjà pleine d'émotions de toutes sortes, la grossesse peut être une période particulièrement difficile si elle arrive à un moment où l'on se débattait déjà avec des problèmes importants. Je pense en particulier aux femmes qui vivent des conflits graves ou une rupture avec leur conjoint pendant cette période, ou qui sont seules. Certains couples ne sont pas prêts, sur le plan émotionnel, à affronter ce processus de maturation. Il peut exposer au grand jour d'importants problèmes de fond. Certaines femmes doivent faire face à la possibilité ou même à la réalité d'une rupture. La fin d'une relation est toujours difficile à vivre, mais quand on est enceinte, cela peut être encore plus douloureux et désespérant. Chaque jour vient rappeler une absence qui n'aurait pas dû être. Il n'y a personne, au quotidien, pour partager les petits détails au sujet du bébé, sa croissance, ses mouvements. Les préoccupations financières, le fardeau de la responsabilité, l'absence de contacts sexuels et sensuels réguliers, l'impression de ne plus être «aimable», sont des réalités qui peuvent aussi préoccuper une femme qui a un partenaire, mais qui se vivent avec encore plus d'acuité chez une femme seule. Certains jours, la solitude peut être insupportable. C'est le temps ou jamais de sortir de son isolement et d'aller chercher du soutien dans son entourage ou auprès de femmes qui vivent une situation semblable. Non seulement pour partager ce qu'on vit, mais aussi pour apprendre à transformer nos sources d'angoisse en acquis positifs. Une situation délicate dans un couple ne doit pas nécessairement résulter en une grossesse triste et déchirée. En cessant de vouloir trouver des torts et des coupables, il devient plus facile de trouver des solutions à des problèmes qui paraissaient insolubles, de changer en soi-même certaines attitudes, de s'ouvrir.

La grossesse fait partie de la vie et peut se vivre en même temps que toutes sortes d'événements difficiles: conjoint malade, enfant malade, deuil, déménagement, perte d'emploi, soucis financiers... Les exemples sont nombreux, et peuvent même se combiner! Chaque situation difficile exige des capacités d'adaptation et de résolution considérables, qui s'ajoutent à celles que demande déjà la grossesse. Ne vivez pas ces épreuves toute seule: entourez-vous, allez chercher de l'aide, professionnelle s'il le faut. Prendre soin de vous à ce stade-ci, c'est déjà prendre soin de votre bébé.

Ces neuf mois sont donc bien loin d'être un temps d'attente passive. Ils peuvent sembler bien longs quand on a hâte «de lui voir la binette», mais ce n'est pas trop pour se préparer à être parents ensemble en respectant les besoins et capacités de chacun, y compris ceux du bébé qui s'en vient!

### Une grossesse qui n'est pas la première

La plus grande surprise, quand on attend un deuxième bébé, est sans doute de se rendre compte à quel point c'est différent de la première fois. L'émerveillement face au ventre qui change de forme, aux mouvements du bébé, aux plans d'avenir qu'on chuchote et à la chambre qu'on prépare amoureusement, fait un peu place à la routine. Ce n'est pas parce que vous n'avez pas envie de cet enfant-là, mais le travail, l'enfant plus vieux et l'expérience, ma foi, font que ces petits moments se perdent un peu dans un quotidien déjà trop chargé. Le conjoint est peut-être, lui aussi, moins excité, moins attentif. Il peut être préoccupé du poids des responsabilités familiales qui s'alourdit et dont il comprend les implications mieux que la première fois. On peut se sentir déçue, un peu abandonnée. Comme si après avoir déjà « produit » un bébé une fois, la suite était sans intérêt. Cette différence peut être ressentie comme un deuil, comme la perte de cette première grossesse émerveillée qu'on ne vivra plus. Chaque étape est comparée avec l'autre. On finit par perdre le plaisir de vivre le moment présent. Sans compter qu'il est souvent plus difficile de trouver du temps pour soi.

Chaque grossesse apporte un trésor à découvrir. Chaque bébé est complètement différent du précédent. Si on choisit de ne regarder que superficiellement les ressemblances, on peut avoir l'impression de refaire le même parcours. Si on s'attarde à des observations sensibles, à des perceptions plus subtiles, si on s'ouvre à des niveaux plus profonds, nous voilà dans une aventure unique où les voyages précédents servent de guide et d'inspiration, non pas de modèles. Les deuxième, troisième, quatrième bébés et les autres sont des êtres tout aussi uniques que leurs aînés. Ces grossesses sont libérées des préoccupations plus primaires (et bien normales, nous y passons toutes!) que connaissent celles pour qui c'est le premier enfant. Elles sont des occasions de s'enrichir humainement et spirituellement, de grandir au contact de ce qui reste toujours un mystère, peu importe combien on a de bébés.

Une deuxième grossesse soulève assez souvent une vague de tristesse chez la mère. Comme s'il lui fallait abandonner l'enfant plus vieux pour pouvoir s'occuper de celui qu'elle porte. Elle peut avoir l'impression qu'elle ne réussira jamais à en aimer un autre avec autant d'intensité et que le premier souffrira de l'abandon et de la rivalité inévitables. Il est vrai qu'on passe parfois par une certaine période de repli sur soi ou d'éloignement de l'enfant plus vieux soudain devenu trop lourd ou, au contraire, on se colle davantage, comme avant un départ, une longue séparation. Tout cela fait partie des étapes nécessaires de croissance qui comporte aussi une sorte de deuil. La famille que vous composiez n'existera plus, elle sera remplacée par une autre, plus grande, plus riche. Car un nouveau bébé dans la famille est un cadeau, un enrichissement pour tous, y compris pour le premier enfant. Il gagnera un petit frère, une petite sœur... pour la vie! Il apprendra à partager et à considérer les besoins d'un autre que lui. Cette naissance l'invitera à se tourner plus fréquemment vers son père, un grand-parent, vers d'autres personnes de son entourage pour y trouver attention et affection, et élargir ainsi son champ de relations humaines. Lui aussi va grandir. Cela fait partie de l'attachement-détachement qu'on vit avec nos enfants dès le début, où chacun évolue vers une plus grande autonomie. Cela n'empêche pas l'amour d'être toujours disponible et abondant. Hélène disait, après son deuxième bébé : « L'amour, ça ne se divise pas, ça se multiplie. » L'impossible va finalement se réaliser : le cœur, que l'on croyait rempli à pleine capacité, s'agrandira pour faire place à chaque nouvel enfant. ❖

# Regards vers l'intérieur

### La conscience de l'enfant

Quand on devient enceinte, on sait qu'on va avoir un bébé, c'est sûr, mais on ne sait pas encore qui sera cette petite personne. C'est encore un mystère, et cela, même si de plus en plus de couples choisissent de connaître le sexe de l'enfant avant la naissance. On a longtemps cru que les bébés naissaient sans aucune personnalité, vierges, vides, et que tout commençait à s'imprimer après la naissance. Les mères avaient probablement déjà l'intuition du contraire, elles qui, depuis longtemps, pouvaient différencier dès la grossesse les bébés plus tranquilles, plus actifs ou plus sensibles. En fait, nos bébés tètent, sentent, goûtent, entendent et réagissent à nos émotions et au monde extérieur pendant qu'ils sont encore à l'intérieur de nous, à leur façon à eux. Les recherches qui s'accumulent sur le comportement des fœtus continuent de confirmer la diversité de leurs réactions. Et vous, comment percevez-vous ce bébé qui est déjà une petite personne? Comme une partie de vous-même encore vaguement indifférenciée? Comme un étranger ayant un horaire toujours différent du vôtre? Comme un complice déjà très proche? Avez-vous l'impression de comprendre ses signaux ou êtes-vous plutôt déroutée par ses réactions? Il est bien possible que votre sentiment varie d'une journée à l'autre, comme d'ailleurs son propre niveau d'éveil.

Cela prend un certain temps pour connaître le bébé qu'on porte, pour percevoir ses cycles de sommeil et d'éveil, ou se rendre compte qu'ils varient. Pour reconnaître lesquelles de nos positions il préfère, ce qui le fait sursauter, ce qui le calme. Au jour le jour, une précieuse cueillette d'informations se réalise, qu'aucune machine ne pourrait faire à la place d'une mère. Il n'est pas rare qu'on ne leur accorde pas vraiment de valeur et pourtant, elles sont uniques, et elles comptent! Non pas en contradiction ou en opposition à celles qui sont fournies par un professionnel ou une machine. Mais comme un ensemble de données parfaitement valables qui ont leur place dans la connaissance de ce bébé unique avec qui vous passez 24 heures par jour depuis plusieurs mois, après tout. On dirait parfois qu'on fait plus confiance aux machines et techniques complexes qui nous donnent l'impression de voir à travers l'utérus, comme l'échographie, ou de percer le mystère des chromosomes, pour nous donner la «vraie» information concernant notre bébé, au détriment de toute autre. Mais ce que vous connaissez de votre bébé, personne d'autre ne le sait. Ne laissez personne vous faire croire que ce sont là des renseignements de second ordre. Le monde extérieur, lui, ne le fera pas et pourrait même faire passer ce que nous ne ressentons comme pas vraiment sérieux ni même vérifiable. C'est à nous de valoriser la connaissance que nous avons de notre bébé.

Il existe aussi un niveau d'échanges plus profond, très riche, entre vous et votre bébé, en plus de cette connaissance intime de ses réactions et mouvements. Une communication d'humeurs et d'émotions qu'on a parfois de la peine à croire, au début, tant on craint que ce ne soit le fruit de notre imagination. Quand je touche un bébé à travers le ventre de sa mère, je reçois parfois des petits coups que je sens joyeux, stimulés par l'activité. D'autres fois, j'ai l'impression très nette qu'il n'a pas envie de se faire toucher. Ce message « codé », qui tient presque de la télépathie, est très courant entre une mère et son bébé. Il ne dépend pas d'une opération mentale ou d'une habileté particulière, mais plutôt d'une disponibilité de votre part, d'une ouverture à communiquer avec lui par des moyens inhabituels (ou négligés) dans la vie courante. La communication se fait le plus souvent spontanément et ne demande qu'un peu d'espace et de temps pour s'épanouir.

Un lien précieux se tisse pendant la grossesse. On ne commence pas à aimer nos enfants le jour de leur naissance! On commence bien avant. Au début, on est habitée par un enfant imaginaire, un être encore imprécis, idéalisé. Avec le temps, l'enfant réel que vous portez se fait connaître, il entre en relation avec vous, il émerge du néant pour devenir une personne ayant sa façon d'être, ses besoins, ses possibilités. Autour de la naissance, cet enfant imaginaire et l'enfant réel vont se fondre l'un dans l'autre. La grossesse aura été un temps d'apprivoisement graduel pour vous permettre d'accueillir votre bébé comme un être entier, avec son corps, son cœur, son esprit, son âme.

### D'où vient la vie?

La grossesse soulève inévitablement cette question primordiale. L'histoire des religions et des grandes philosophies côtoie de très près cet éternel questionnement des êtres humains, qui se pose avec une acuité nouvelle quand on s'apprête à mettre au monde une nouvelle version de la conscience humaine. On a beau connaître les diagrammes des organes génitaux internes et de la rencontre entre l'ovule et le spermatozoïde, cela ne résout pas la question. Il n'y a pas de réponse toute faite. Ni dans ce livre ni dans aucun autre. Cette rencontre prochaine avec un petit être qui habitait il n'y a pas si longtemps les noirceurs du néant (ou les clartés, ou une autre vie, je l'ignore) suscite pour beaucoup de parents une réflexion personnelle, tout comme la mort peut le faire. Beaucoup de femmes enceintes, à leur grande surprise et peut-être à l'encontre de leurs croyances premières, se sentent habitées par un « esprit ». Déjà le mot suggère un je-ne-sais-quoi d'ésotérique ou de religieux qui fait un peu peur. C'est pourtant le mot dont on dispose, à moins qu'on ne lui préfère le mot « âme ». Il faut bien parler de ce qui n'est pas l'enveloppe charnelle de cet enfant, mais son être même.

Les nouveaux développements de la technologie de reproduction nous donnent parfois à penser qu'un bébé n'est qu'une mécanique extrêmement complexe, dont il faut s'assurer de la qualité à l'aide de tests de plus en plus perfectionnés. Si le but de la grossesse était de fabriquer un petit paquet de chair et d'os en bonne santé, il suffirait probablement d'ingérer le bon nombre de protéines et de vitamines de toutes sortes. Mais la grossesse n'est pas un simple mécanisme de fabrication. C'est un processus de création qui comprend, et comprendra toujours, une part d'imprévu et d'inexplicable. La naissance permet le passage d'un état que nous ne pouvons qu'imaginer à celui d'être vivant sur cette planète. C'est encore un mystère.

C'est sur la pointe des pieds que je m'approche de ce qui se passe dans le corps de chaque femme enceinte. On peut mesurer, « échographier », contrôler, analyser. On peut organiser artificiellement la rencontre d'un ovule et d'un spermatozoïde loin des profondeurs qui les protègent habituellement des regards. Mais on n'a pas encore créé la vie de toutes pièces! Et c'est ce qui se passe dans votre ventre, en ce moment même. *Alice disait: « Je me revois, enceinte, participant à la vie de tous les jours, aux discussions entre amis. Tout à coup, un mouvement du bébé, une vague, un instant de buée sur l'écran de mes idées, me distrayait de tout cela et me renvoyait à "ma bulle". Tout me paraissait soudain tellement futile: les mots, les opinions, les choses à faire, le monde extérieur. J'avais l'impression de porter l'Univers entier dans mon ventre et je l'encerclais de mes bras comme pour lui faire savoir que je connaissais parfaitement l'importance d'une telle mission. Une fois cette vague passée, elle m'apparaissait bien poétique, bien "décrochée", mais je sentais aussi qu'elle m'approchait du sens réel des choses, et qu'au fond, c'était bien vrai que je portais l'Univers entier!»*

Chaque être humain a droit à ses propres croyances par rapport à ces questions et nul ne peut imposer les siennes à son voisin. Occasionnellement, mes propres croyances vont transparaître dans ce que j'écris, mais en aucun cas je n'oserai prétendre qu'elles sont les bonnes. Elles sont celles que mon éducation, mon intuition et mon expérience ont graduellement fait émerger en moi, et elles me guident et m'inspirent quotidiennement, tout comme les vôtres! Utilisez donc, dans ce livre, les concepts et les valeurs qui concordent avec les vôtres. Si vous le voulez bien, permettez-vous aussi de laisser votre grossesse les ébranler, les renouveler, les confirmer ou les transformer. Voici que se poursuit, à travers vous, la grande marche de l'humanité.

### La conscience de soi et la maternité

La grossesse, l'accouchement et le fait de devenir parent s'inscrivent dans le récit d'une vie, dans l'histoire et les valeurs d'une famille, d'une société. On arrive à la maternité chargée de toutes les leçons qu'on a tirées de notre existence: celles qui sont justes et qui nous aident à comprendre et à faire des choix, et les autres, qui ne sont pas toujours appropriées et qui peuvent limiter nos options.

On s'imagine souvent qu'on prend nos décisions importantes en se basant sur des données rationnelles et défendables. En fait, cela se passe rarement ainsi. Chaque être humain emmagasine toute sa vie des sensations et des impressions liées aux expériences qu'il vit. Il en tire des conclusions qui s'organisent tranquillement en un système de croyances qui sert à modeler sa perception de la réalité. L'idée que chaque être humain se fait du monde est donc le résultat d'un nombre incroyable de souvenirs, de choix, d'interprétations et d'événements dont l'effet se fait ressentir tout au long de la vie. Plus les souvenirs remontent à loin, plus les croyances qui en découlent sont inconscientes. Des milliers d'événements, certains banals en apparence, ont ainsi façonné notre perception des choses. La liste des conclusions qu'on traîne avec nous est interminable. Il suffit d'avoir été mordue par un chien un jour (ou d'avoir eu peur de se faire mordre) pour les regarder tous avec méfiance, même quand on nous assure que celui-ci est doux et affectueux!

Certaines de ces idées fermement ancrées ont été fort utiles au moment où elles se sont imposées. Mais peut-être pourraient-elles maintenant s'avérer inefficaces et même nuisibles alors qu'on s'apprête à vivre cette expérience toute nouvelle qu'est la maternité. Il n'y a rien de tragique dans tout cela, c'est notre lot à tous. Périodiquement, la vie nous amène à revoir un de ces «automatismes». Cela permet de réexaminer cette façon de faire et de choisir de la transformer pour mieux répondre à notre réalité et nos besoins actuels. Comme, par exemple, se retrouver vulnérable alors que l'on déteste demander de l'aide. Ou intransigeante dans nos opinions, quand ce serait le temps d'écouter l'autre et d'arriver à une résolution.

La grossesse représente probablement l'une des motivations les plus puissantes de changement dans nos vies, si on veut bien s'y ouvrir. C'est une invitation à laisser tomber des idées désormais inutiles. Comme de tout faire «toute seule» («j'suis capable!»), sans jamais demander

## Naissance et mort

Il est fascinant de voir la persistance de l'ombre de la mort dans les histoires familiales... de naissance. Des fausses couches qui datent de cinquante ans sont parfois restées dans la «chronique» familiale comme des tragédies qui ont fragilisé pour toujours la confiance dans la vie de toute une famille. On ne peut qu'imaginer les traces que laissent les histoires de bébés mort-nés ou, pire encore, de mères mortes en couches, heureusement rarissimes dans les pays occidentaux, mais malheureusement beaucoup plus courantes dans les pays en développement. Si l'histoire de votre famille contient l'une de ces histoires, faites-en le tour avec les gens qui peuvent vous en dire plus. Honorez l'horreur d'une telle perte et la peine qui se sont rendues jusqu'à vous. Puis, laissez cet épisode retourner là d'où il vient, dans l'histoire de quelqu'un d'autre. Vous ne vivez pas cette vie-là, mais la vôtre, aujourd'hui.

de l'aide, par exemple, une idée qu'on traîne parfois depuis qu'on a... trois ans!

Prenez le temps de regarder ce que vous apportez avec vous dans l'expérience de la grossesse et de l'accouchement. Avoir un enfant vient toucher de très près notre expérience de l'amour, de l'argent, de la sexualité, de la sécurité, des questions très émotives. C'est un bon temps pour passer cela en revue, pour devenir plus consciente de ce qui s'est accumulé au long des années. Autant par rapport à soi-même, dans la vie de couple, que dans notre façon d'appréhender la grossesse et la naissance qui s'en viennent. Certaines convictions appuient l'idée que l'accouchement est un événement naturel et normal et que vous avez toutes les ressources pour passer à travers. D'autres peuvent contenir des émotions pénibles ou des peurs qui pourraient vous freiner. En devenir consciente vous permettra de vous en libérer au besoin.

Toutes vos expériences passées ont un effet sur votre perception de la santé, du bien-être physique, de la «forme». Elles aident parfois à expliquer des phénomènes qu'on pourrait croire exclusivement physiques comme les problèmes de poids, les infections vaginales à répétition, la pénétration douloureuse ou les menstruations difficiles. Elles teintent les rapports que vous avez eus à ce sujet avec des professionnels de la santé, parfois respectueux de votre intimité, parfois uniquement centrés sur l'organe à soigner, pas toujours sensibles dans leurs commentaires, pas toujours délicats dans leur toucher... Autant d'expériences du corps qui parlent de victime ou de pouvoir de guérison, de complicité ou d'inquiétude.

### La grossesse dans nos expériences de femmes

Nos expériences de fausse couche, d'avortement, de curetage et d'accouchement contiennent souvent beaucoup d'émotions qu'on n'a pas eu la chance ou le temps d'intégrer, parce qu'on a été surprise par l'événement, envahie par sa réalité physique, occupée à le vivre dans l'instant. Nos souvenirs ont des trous! Et tant qu'on ne les aura pas comblés à notre satisfaction, on

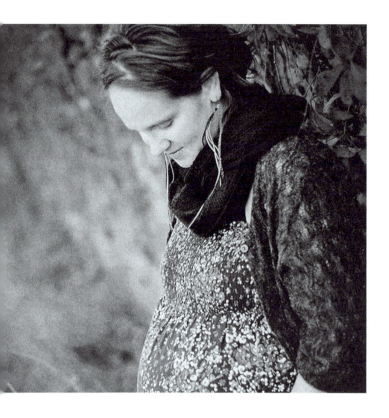

aura tendance inconsciemment à y retourner en recréant des situations similaires. Vous avez peut-être déjà vécu cela: par exemple, rompre une relation amoureuse insatisfaisante pour en commencer une autre semblable!

Plusieurs femmes amorcent une grossesse avec, au cœur, le souvenir, parfois difficile, de l'avortement qu'elles ont choisi lors d'une grossesse précédente. L'amour des femmes pour leurs enfants et leur sens de la responsabilité font qu'elles veulent pour eux les meilleures conditions possibles: leur donner un bon père, les ressources économiques et affectives propices à leur épanouissement, leur disponibilité complète à sa venue dans leur vie... On ne donne pas le cadeau de la vie à moitié. En l'absence de ces conditions, je crois que c'est sa conscience qui incite une femme à se conduire en mère aimante et responsable et à choisir l'avortement.

«Avorter n'est pas un refus de la maternité, mais la première décision maternelle qu'une femme est parfois obligée de prendre[1].» Cette histoire d'amour qu'il lui est impossible de vivre en ce moment ne change en rien sa capacité actuelle à devenir mère avec bonheur à un autre moment de sa vie. Au contraire, elle est une occasion de grandir, de ressentir profondément l'importance de la maternité dans sa vie et de s'y préparer encore mieux. Et l'occasion de faire la paix avec elle-même.

Certaines femmes ont gardé d'un accouchement précédent un souvenir amer, triste ou confus. Avant de se préparer à une nouvelle naissance, il est parfois indispensable de bien comprendre ce qui s'est passé la première fois. Revoir ainsi une expérience d'accouchement qui n'aurait pas été tout à fait heureuse pourrait ouvrir la porte à bien des sentiments de culpabilité. Ne vous y laissez pas prendre. Voyez plutôt ce que vous pourriez en apprendre. Parfois, dans les jours et semaines qui ont suivi un accouchement difficile, un mécanisme de protection nous fait reporter la responsabilité sur quelqu'un d'autre: le médecin qui n'a pas tenu parole, la sage-femme qui ne nous a pas suffisamment soutenues, l'infirmière plus préoccupée par l'efficacité que par la sensibilité, ou même le partenaire qui n'a pas su tenir bon. Qu'importe. L'idée n'est pas d'absoudre quiconque de ce qui a peut-être été, en effet, un manque de leur part. Mais peut-être serait-il plus fructueux de voir comment vous pourriez y changer quelque chose aujourd'hui, si une situation semblable se représentait. Pas pour vous blâmer, mais pour vous préparer différemment cette fois-ci et nourrir votre force et votre pouvoir.

En vous rappelant le déroulement des événements, ayez de la tendresse pour vous-même, pour cette femme qui accouche et qui fait absolument de son mieux. Observez-la avec

# Un nouveau regard sur notre histoire

Voici des questions qui pourraient vous emmener sur des terrains que vous n'auriez pas foulés autrement. Vous pouvez vous installer tranquillement et les parcourir d'un bout à l'autre en laissant venir à vous les souvenirs qui émergent spontanément. Ou choisir un cahier (réel ou virtuel) et noter vos pensées. Faites l'exercice seule, ou partagez-le avec votre amoureux qui pourrait se poser des questions équivalentes pour lui-même. Inventez votre propre formule.

- Quelle image avait-on des femmes dans ma famille? De leurs capacités, de leur rôle, de leur importance? Dans la famille de mon compagnon?
- Quels ont été mes rapports avec mes parents lorsque j'étais toute petite? Et plus tard, à l'adolescence, au moment de m'affirmer? C'est avec nos parents qu'on vit notre première relation et cela affecte toutes les relations amoureuses qu'on aura par la suite.
- Comment s'est passée mon éducation sexuelle? Quel était le message qui se transmettait dans ma famille au sujet du corps et de la sexualité?
- Comment ai-je vécu mes premières menstruations? Dans l'ignorance? Coincée dans une information froide qui ne laissait pas de place à l'échange? Mal préparée pour la douleur, dans une atmosphère de gêne... ou de fête à l'idée de devenir femme?
- Dans quelles circonstances ai-je vécu (ou subi) mes premiers rapports sexuels? Aussi amoureuse et maladroite que mon partenaire? Ou brusquée malgré moi dans une relation sans tendresse ni respect?
- Est-ce que j'aime mes seins, mon ventre, mon vagin, dans leur apparence, leur fonction biologique, dans le plaisir?
- Comment se sont passées mes relations amoureuses?
- Est-ce que ma vie sexuelle a été (est) un espace d'apprentissage à deux, où la tendresse et l'expression de chacun ont une place? Ou un lieu de tiraillements, de silences et de solitude? Découvrir sa sexualité avec un partenaire est une telle expérience de vulnérabilité. On peut avoir envie d'explorer cette partie de nous avec un être aimé, comme on peut en ressortir assez blessée pour renoncer à s'ouvrir à nouveau.
- Quelle est mon expérience de la contraception? Un fardeau à assumer seule? Un privilège qui m'a coûté cher en efforts ou en santé? Une occasion de connaître ma fertilité et de partager cette responsabilité?
- Ai-je vécu des expériences de violence sexuelle : harcèlement, viol, inceste? Le corps conserve le souvenir de certaines blessures, qui n'en sont pas moins profondes parce qu'elles sont cachées. On peut certainement guérir, mais pas effacer ces traumatismes. Toute situation humiliante, menaçante ou honteuse qui touche la sexualité laisse un arrière-goût amer, surtout si on se sent, à tort ou à raison, partiellement responsable. Quels moyens me suis-je donnés pour m'aider à en guérir?
- Dans quelles circonstances suis-je prête à demander de l'aide? Qu'est-ce qui pourrait me retenir? Ou m'encourager? Ai-je gardé des mauvais souvenirs d'occasions où j'en ai demandé?
- Qu'est-ce qu'une bonne mère pour moi? Qu'est-ce qu'un bon père? Qu'est-ce que j'ai apprécié de la façon dont ma mère m'a maternée et que je voudrais reproduire auprès de mes enfants? Qu'est-ce que je voudrais éviter à tout prix?
- Comment est-ce que je concilie en moi l'image de la mère et de l'amante? Comment j'imagine une vie de couple épanouie, y compris dans la sexualité, tout en étant la mère que je veux être pour mes enfants?

indulgence et soufflez-lui à l'oreille ce que vous auriez aimé qu'on vous chuchote à ce moment-là. «N'aie pas peur de demander ce que tu veux clairement. Fais-toi confiance, donne-toi la chance d'aller au bout des choses plutôt que de renoncer maintenant» ou «Tu sens le désarroi de ton amoureux et n'oses rien lui demander. Parle-lui, dis-lui maintenant combien tu as besoin de lui». N'ayons pas honte de nos points faibles, apprenons seulement à les reconnaître et à les travailler avec l'aide de ceux qui nous aiment.

Pour vous aider à comprendre ce qui s'est passé, vous pourriez choisir de faire venir les dossiers médicaux relatifs à ces interventions. Faites-vous aider dans cette lecture par une personne qui comprend le langage médical et qui respecte aussi votre version des choses, parce que c'est celle-là que vous avez vécue. C'est à vous seule de refaire le lien entre les deux. Être en paix avec notre passé, pardonner à soi-même et aux autres nos propres blessures ainsi que celles subies par nos enfants et notre compagnon nous aide à nous ouvrir à l'énergie de la naissance. Il sera nécessaire, sans doute, de laisser aller les soupirs, les larmes, les déceptions, les rancœurs, les colères, les sentiments d'impuissance qu'on avait gardés enfermés. Il est nécessaire aussi de se regarder lucidement et de s'aimer avec nos forces, nos faiblesses et nos espoirs.

Il n'existe pas de recettes-miracles pour y arriver. Certaines vont longuement raconter à une oreille amie ce qui les a blessées et ce qu'il en reste. D'autres vont écrire ce qu'elles ont vécu, quitte parfois à adresser la lettre à la personne à qui elle est destinée, afin de vraiment compléter leur geste. Le but de ces lettres et de ces conversations n'est pas de blâmer ou de se venger, mais de laisser aller des émotions devenues encombrantes et nuisibles. Laissez aller les émotions et pensées qui grignotent votre énergie jour après jour, même quand vous n'y pensez pas. Écoutez-vous sans jugement, entourez-vous de compassion, soyez créative dans votre démarche.

Appréciez la richesse de ces expériences de vie. La grossesse est souvent un moment privilégié pour entamer une démarche, rencontrer une professionnelle, psychologue ou thérapeute, parfois sur une courte période seulement. S'offrir cette écoute, ce temps de réflexion (dans les deux sens du mot: réfléchir, oui, mais aussi recevoir le reflet renvoyé par l'autre) peut contribuer à vous donner des ailes pendant cette grossesse.

La grossesse est un bon temps pour faire le tour de notre vie, jeter le vieux, retrouver des richesses oubliées, faire place au neuf. On n'a pas deux fois la chance de vivre une même grossesse; on n'a que la possibilité d'en vivre une autre, ce qui est différent. Le but de cette recherche intérieure n'est pas de ressortir les vieilles blessures et de s'apitoyer sans fin. C'est de les reconnaître et de se donner le pouvoir de les transformer en énergie créatrice.

L'important n'est pas d'être complètement guérie avant l'accouchement, mais d'avoir entamé un processus de guérison. En soi, c'est suffisant pour changer la direction des énergies qui nous entourent. C'est incroyable comment l'amorce d'une guérison vient nous chercher loin dans nous-même, dans l'ouverture que cela demande, dans le pardon. C'est un processus qui demande amour et courage. La paix intérieure qui en résulte en vaut cent fois la peine.

# Prendre soin de soi

### Reconnaître ses propres besoins

Dès les premiers jours, la grossesse exige de l'organisme des changements importants. Caché dans le secret des profondeurs, l'embryon encore minuscule se nourrit directement de sa mère. Il est nourri, au sens physique, par la circulation sanguine, mais aussi affectivement et psychiquement. Un bébé qui grandit, même s'il est encore dans le ventre de sa mère, réclame temps et énergie. Pour en donner, sa mère doit d'abord en avoir! Les êtres vivants fonctionnent en suivant ce double mouvement: donner-recevoir. Ni l'un ni l'autre n'a une valeur positive ou négative. Les deux sont essentiels à la poursuite de la vie: la plante prend, par ses racines et ses feuilles, et donne par ses fruits. On inspire et on expire. On ne peut pas «donner» au bébé sans recevoir en abondance nourriture et énergie. Il nous faut prendre soin de nous-mêmes, physiquement et sur le plan émotionnel, pour que cette aventure de la grossesse se passe autant que possible dans l'abondance. D'attention, d'affection, de vitalité.

Plusieurs changements s'effectuent pendant la grossesse. Choisissez de les vivre en visant la vitalité et le plaisir. Cela devrait être le but premier de la grossesse tellement cela influence à long terme le bien-être physique et psychologique de toute la famille. Plusieurs femmes ont grandi en priorisant les besoins des autres plutôt que les leurs. La grossesse est un bon temps pour devenir sainement égoïste et reconnaître la beauté et la valeur du travail de créer la vie. Ne passez pas neuf mois sous le joug d'obligations telles que manger plus, manger moins, manger des aliments que vous n'aimez pas. Optez pour le plaisir! Choisissez d'être attentive à vous-même et à vos besoins. La grossesse aiguise nos sens et réveille nos émotions, ce qui nous laisse beaucoup moins le choix de les ignorer, comme on est tentée de le faire habituellement. Nos besoins augmentent. À quel autre moment de notre vie s'accorderait-on la permission de faire une sieste en plein jour quand on est fatiguée? La grossesse est donc une magnifique occasion de s'écouter enfin, de se faire plaisir, de manger lorsqu'on a faim, ce dont on a vraiment envie, de se reposer quand on en ressent le besoin, de prendre le temps de nager, de marcher, de s'étirer de tout son saoul, de

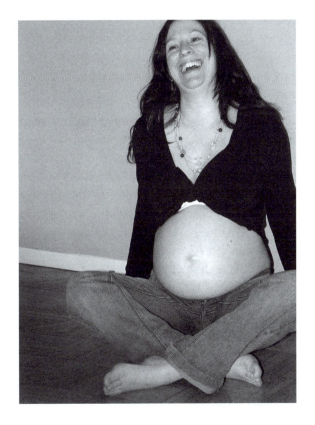

prendre de longs bains qui détendent. Ce qu'on devrait toujours se permettre, au fond.

Le bien-être tient de la capacité spontanée du corps à bouger, jouer, s'adapter et guérir. Nous avons toutes ces capacités même si on a parfois un peu de travail à faire pour se libérer des pressions extérieures ou intérieures qui freinent cette tendance naturelle. Lorsqu'une femme parle de fatigue ou de maux de dos ou d'insomnie, la plupart du temps, elle détient les premiers indices de la cause et des remèdes possibles. Il suffit de le lui demander. Au début, elle dira peut-être : « Ah, je ne sais pas vraiment », puis elle ajoutera enfin qu'elle trouve difficile de cumuler le travail au bureau et les tâches de la maison, ou qu'elle se couche trop tard ou d'autres choses encore. Ce genre de questionnement, on peut le faire soi-même ou avec l'aide d'un proche qui peut nous aider à objectiver un peu. Il faut apprendre comment réorganiser ses ressources afin de ne pas se retrouver à court d'énergie.

### Les nausées et vomissements : mal nécessaire ?

Ils font partie du paysage de la grossesse pour plus des trois quarts des femmes. On comprend mal leurs causes, puisqu'ils sont pratiquement absents dans certaines cultures et plus présents encore pour d'autres. Sans nier qu'ils puissent avoir une composante d'ordre affectif, c'est très clair que « ça ne se passe pas dans la tête ». Une femme sur 100 souffre de vomissements graves causant déshydratation, perte de poids importante (plus de 5 % de son poids) et déséquilibre des électrolytes qui nécessitent l'hospitalisation et des soins énergiques, sans quoi cela pourrait même conduire à la mort (une situation qu'on ne rencontre plus dans les pays développés). Comme la gravité de cette condition se situe sur un continuum, une proportion appréciable de femmes, sans être malades à ce point, le sont au point de ne plus être fonctionnelles. Et de très nombreuses autres passent des journées misérables, sans aucune « jouissance de la vie »! Ce n'est pas nécessaire.

Beaucoup de femmes, soucieuses d'éviter tout médicament pendant la grossesse, hésitent à prendre « quelque chose » pour remédier à des nausées qui dépassent l'inconfort supportable. C'est sous-estimer l'effet des nausées et vomissements sur le bien-être et la santé. Vous êtes la seule juge du degré d'inconfort et d'atteinte à votre capacité de fonctionner qu'elles vous causent. Sachez que, au-delà des trucs de grands-mères (qui peuvent aussi aider, bien sûr), deux méthodes non pharmacologiques ont fait l'objet de recherches et sont reconnues comme efficaces : le gingembre et l'acupuncture (avec aiguilles ou en acupression). L'un comme l'autre ne vont pas nécessairement faire *disparaître* les nausées complètement, mais les diminuer de quelques degrés peut faire la différence entre l'insupportable et le déplaisant, une amélioration non négligeable tout de même.

Dans le cas du gingembre, il se prend en comprimés, en infusions chaudes, ou combiné à une limonade fraîche, selon les saisons. Comme le gingembre est un aliment et non un médicament, il n'est pas soumis aux règlements qui s'appliquent à ces derniers pour en démontrer l'innocuité. On ne connaît pas la dose maximale à ne pas dépasser (pas plus que les carottes, d'ailleurs, et sans que ça pose problème!), mais la recherche citée par la SOGC dans sa directive clinique a démontré l'efficacité de 1000 mg par jour de gingembre[2].

Pour ce qui est de l'acupuncture, voici ce qu'en dit la Société des obstétriciens et gynécologues du Canada[3] : « La stimulation du point P6 (Neiguan), situé à la largeur de trois doigts en amont du poignet, est pratiquée depuis des millénaires par

### Inconfort de grossesse... dans le cœur?

Plusieurs malaises de grossesse gagnent à être explorés plus loin que dans leur manifestation physique. Se donner accès à leurs aspects émotifs est parfois un exercice très fécond de prise de conscience. Nous sommes des êtres capables d'émotions complexes et celles qui sont plus difficiles à accepter doivent quelquefois se manifester par le corps. La nausée de grossesse en est un exemple. Sans vouloir nier ses composantes strictement physiques et encore mal comprises d'ailleurs. Parfois, il y a des aspects de cette grossesse qu'on ne peut pas «digérer», qu'on voudrait rejeter. C'est l'estomac qui se charge de nous transmettre le message à travers ces nausées. Pourquoi ne pas aller voir pour vous-même ce qu'il y a dans ce «mal de cœur» (même le nom est très suggestif, ne trouvez-vous pas?). Profitez d'une pause, d'une relaxation pour laisser monter en vous, sans jugement ni analyse rationnelle, les images associées à la nausée, et pensez à ce que vous aimeriez changer de cette grossesse, si vous en aviez le pouvoir. Laissez venir des images sans lien apparent, peut-être sans raison. Peu à peu, s'il y a lieu, les images se placeront d'elles-mêmes pour vous livrer un message. Vous pourrez alors en parler, vous «vider le cœur», aller chercher le soutien nécessaire... tout en continuant à grignoter des biscuits secs le matin, du gingembre ou des médicaments s'il le faut!

les acupuncteurs afin de traiter les nausées et vomissements occasionnés par diverses causes.» Des recherches ont démontré que cela diminuait les symptômes de plus de 50%. Vous trouverez facilement (sur Internet par exemple) comment situer ce point sur vos poignets. Bien qu'un traitement d'acupuncture soit peut-être plus global, stimulant aussi d'autres points qui peuvent aider, la façon la plus facile d'exercer cette stimulation est d'utiliser des bracelets vendus pour contrer le «mal des transports», nausées occasionnées par le fait d'être dans un véhicule en marche, auto, bateau ou avion.

Si ça ne suffit pas, vous pourriez avoir à vous tourner vers le médicament de choix pour traiter les nausées et vomissements de la grossesse, une combinaison d'un antihistaminique (démontré comme étant sans risques pendant la grossesse) et de vitamine $B^6$. Votre médecin ou votre sage-femme pourra vous les prescrire. Si les vomissements sont importants et le rendez-vous encore loin, n'hésitez pas à appeler: on devrait pouvoir vous fournir une prescription rapidement ou même communiquer directement avec votre pharmacie. Ce médicament ne fonctionne pas comme un analgésique qu'on prend de façon ponctuelle, au besoin. Il doit être pris en continu. Après quelques semaines de soulagement, vous pourrez progressivement réduire la dose, selon votre tolérance.

### Grossesse et sommeil

Le besoin irrésistible de sommeil qu'on ressent souvent au tout début de la grossesse, est un exemple de signal que le corps envoie pour qu'on lui donne le plus tôt possible ce dont il a besoin. Dans ce cas-ci, il a besoin de repos pour lui permettre de faire la transition vers son nouvel état, pour mettre en branle les changements circulatoires, hormonaux et métaboliques que la grossesse exige. Le message est clair: il doit y avoir des moments de la journée où être enceinte est la seule activité en cours, où toute l'énergie physique et psychique doit y être consacrée. On est déjà mère, quand on est enceinte! La fatigue n'est pas un signe de faiblesse ou une diminution de capacité. C'est un effet secondaire de l'afflux massif d'hormones en cours dans votre corps, une manifestation de l'énorme travail du corps.

Il ne sera pas toujours facile d'écouter ces messages intérieurs et de les intégrer au reste de la journée: le travail, les tâches de la maison et l'énergie que vous consacrez normalement aux autres s'en ressentiront. Dans une société axée sur la production et la performance, on a bien peu de succès quand on s'emploie à créer une œuvre qui ne se manifeste vraiment, pour les autres, qu'au bout de neuf longs mois! À cet égard, les milieux de travail varient énormément: certains connaissent chaque année un certain nombre de départs dus à des congés de maternité, et on y comprend bien les réalités du début de la grossesse. Ailleurs, le programme de retrait préventif[4] s'applique, en lien avec le poste de travail. Les risques qui y sont associés sont généralement connus parce que d'autres travailleuses avant elles se sont prévalues de ces mesures de réaffectation à un poste sans danger ou de retrait complet du travail avec compensations. Le moment de la grossesse varie selon le type de travail et les risques encourus. Pour les travailleuses de garderie, par exemple, les mesures s'appliquent dès la confirmation de la grossesse, et les serveuses de restaurant, vers 24 semaines, selon le poids des plateaux de service, etc.

Mais de très nombreuses femmes occupent des emplois qui ne se qualifient pas pour ce programme, comme le travail dit «de bureau», de gestion, d'enseignement (à l'exclusion de l'enseignement aux tout-petits), par exemple. Ce qui n'enlève rien au stress qu'elles vivent, à la difficulté d'être à l'écoute de leurs besoins quand l'emploi requiert une efficacité de tous les instants. Le milieu de travail fera parfois la différence, mais il y a là un défi majeur pour celles qui souhaitent continuer de travailler *et* mener une grossesse dans des conditions acceptables, et même, pourquoi pas, optimales.

Les valeurs sociales et collectives concernant la maternité nous affectent quotidiennement pendant notre grossesse. Or, ces valeurs ont grandement changé dans les dernières décennies. Nous avons gagné le droit et la liberté de choisir pour nous-mêmes ce que nous ferons de nos vies, y compris d'y laisser ou non de la place pour des enfants. Nous avons aussi développé d'autres valeurs et objectifs: la réussite dans le travail, la recherche d'un certain confort, la poursuite de buts personnels autres que la maternité. C'est certainement un progrès par rapport à la destinée tracée d'avance de nos arrière-grands-mères. Mais la société n'a pas encore fait tous les changements nécessaires pour s'adapter à ces nouvelles réalités des femmes. Qu'on pense seulement aux problèmes de garderie et aux congés parentaux encore inaccessibles pour certains. Entre-temps, les femmes absorbent comme elles le peuvent la tension entre les nouveaux objectifs collectifs à atteindre et leur réalité personnelle de tous les jours, où elles sont souvent isolées, avec très peu d'appui concret et un surplus de préoccupations matérielles, financières et bureaucratiques. «T'as décidé de prendre des vacances?» disait-on à Nancy, qui venait tout juste d'arrêter de travailler à huit mois de grossesse! Comme si porter un enfant à terme, se préparer à sa naissance imminente, matériellement et sur le plan émotif, c'était des vacances!

### Enceinte... comme si de rien n'était?

On agit parfois comme si la grossesse parfaite était celle qui nous permet de ne rien changer à nos habitudes. On adhère inconsciemment à cette idée et on organise nos semaines comme si rien n'avait changé. À la fin de la grossesse, on travaille à l'extérieur le plus longtemps possible pour bénéficier de plus de temps après, parce que les congés de maternité (quand on en a) sont faits comme cela. La cadence au travail est plus exigeante qu'à l'accoutumée, parce qu'on doit conclure certains dossiers, terminer des tâches avant son départ, en plus d'entraîner une remplaçante. On prend soin des enfants plus vieux en essayant de ne pas les priver d'attention à la veille de l'arrivée d'un autre. On met les bouchées doubles pour repeindre la chambre qui deviendra celle du petit. On prend de l'avance dans la cuisine. On se démène, sans penser que faire un bébé est déjà un travail à temps plein! Trop souvent, cela permet aussi de «ne pas embêter les autres avec ça», mais le poids véritable de la charge en plus, on le porte seule et en silence. Mais l'impact de cette surcharge ne s'en fait pas moins sentir. Cela prend la forme de fatigue, d'insomnie, d'une recrudescence de symptômes de grossesse inconfortables, d'irritabilité, peut-être même d'un sentiment de solitude. Le prix à payer en vaut-il la peine? Donnez-vous le droit d'être plus rapidement fatiguée, de ne pas terminer ce que vous aviez commencé, de marcher plus lentement. Et prenez le parti d'en rire: vous n'êtes pas la seule!

L'impératif de la performance a, depuis quelques années, envahi le territoire de la maternité. Qu'on en soit consciente ou non, il existe un modèle de la femme enceinte «moderne». Il ne suffit plus de porter son petit pendant neuf mois. Il faut être belle, radieuse, en forme, continuer d'être sexy, porter des vêtements qui nous avantagent. Il faut être informée et avoir lu tout ce qu'il fallait, avoir un «bel» accouchement (peu importe la norme visée), et se plier à tous les tests prénatals possibles et imaginables. Bien sûr, cela ne touche pas toutes les femmes de la même manière. Mais chaque femme doit composer avec la pression créée par les photos resplendissantes de l'une ou l'autre des vedettes enceintes à la une des magazines. L'offre infinie de massages traitements d'ostéo, de chiro, etc. fleurissant dans le marché illimité du désir des parents donne parfois l'impression de proposer une «course» à la préparation idéale plutôt qu'un cadeau occasionnel et bienvenu.

En fait, la grossesse ne devrait pas être l'occasion d'augmenter la pression vers l'excellence, mais de façon symbolique autant que concrète un temps pour créer de l'espace. Pour soi. Pour notre bébé. Un espace où se poser soi d'abord, et où il va lui, se déposer puis se déployer, nourri et protégé par le corps de sa mère. Quelle importance, me direz-vous? Les transformations prodigieuses de la grossesse réclament une attention accrue vers l'intérieur, et cela demande une pause, un silence même. Car il faut que les choses aient le temps de nous atteindre, de nous surprendre, de nous faire réagir. Ce processus est pratiquement incompatible avec une course ou même juste une pression vers un objectif *extérieur à soi*. L'intérieur parle déjà d'une voix si douce, mais facilement masquée par le vacarme quotidien du travail, des tâches de la maison, des enfants et de toutes ces activités quotidiennes qui remplissent nos journées. Il faut le temps et l'espace pour trouver où et comment ce «nouveau» va s'intégrer dans et avec l'ancien qui s'en trouvera transformé.

Ce n'est pas facile de prendre une distance par rapport à cette exigence de performance. Car elle vient nous séduire exactement là où nous sommes: dans l'envie folle de faire ce qu'il y a de mieux pour notre bébé. Même si certains mènent

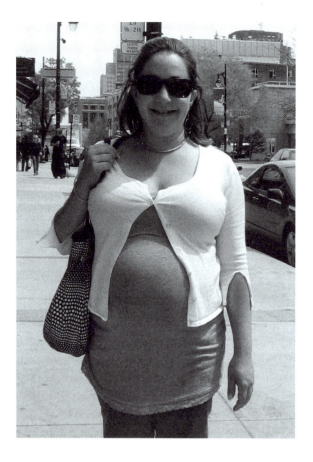

parfois le concept à son extrême, achetant littéralement «tout» ce qui se vend pour le bébé à venir, par exemple, c'est une envie que nous partageons toutes et tous. Comment faire alors? Différents chemins, là aussi. Mais je dirais: commencer en premier lieu par reconnaître ce choc de deux cultures. Car c'en est un. L'une entièrement tournée vers l'extérieur, le paraître, la consommation d'objets et de services (non sans utilité, quand même), l'autre humble, sans grand bruit, tournée vers l'intérieur, curieuse de ce qui éclot dans la pénombre de l'intimité. Une fois nommée et partagée avec son partenaire, avec les proches, cette envie de recueillement peut enfin s'épanouir. Et puis, on peut peut-être lui trouver un temps, un lieu, un appui pour encourager ce qui émerge de l'intérieur à prendre sa place: des lectures, des amies avec qui échanger, du temps d'intimité à deux.

Cette pression vers la performance, chacun de nous la rencontre, dans toutes les sphères de la vie. Pour ma part, en commençant à réviser ce livre, j'ai passé de nombreuses semaines à m'inquiéter de ne pas arriver à pondre le livre «parfait». Si je lisais quelque chose d'intéressant, je m'affolais immédiatement de ne pas avoir écrit exactement cela, ou de ne pas avoir inclus cet autre élément rencontré au gré de mes recherches. J'étais stressée et cela paralysait mon écriture. Jusqu'au moment où j'ai pensé à vous, les mamans qui veulent tout faire bien, plus que bien, et mieux encore, si c'est possible. J'ai vu comment cette pression s'était immiscée jusque dans le processus de mettre au monde cette nouvelle version de mon livre. Je me suis donné la permission de prendre une grande respiration et d'accepter que le livre contienne ce que je pouvais y mettre de mieux, maintenant, avec les limites et les forces qui sont les miennes. Pas moins, mais pas plus. Ça s'est fait bien simplement, dans l'accueil de moi-même. Mais je dois régulièrement retourner dans cet accueil de moi-même, parce que le stress de la performance n'attend qu'un moment d'inattention de ma part pour revenir au galop!

## La grossesse est-elle un phénomène public?

Quand une femme est enceinte, on dirait que chacun se donne le droit de commenter librement les changements dans son corps ainsi que sa façon de mener sa vie. «Tu es donc petite... ou grosse... tu portes haut... ou pointu...» feront désormais partie des échanges quotidiens, même de la part de gens qu'on ne connaît pas, au magasin, dans l'ascenseur, n'importe où. Vous êtes maintenant d'intérêt public! Chacun semble avoir le droit de veiller à ce que les femmes enceintes suivent à la lettre les règles de vie saine qui semblent aller de pair avec leur état. Ce comportement généralisé prend racine dans une sollicitude collective vieille comme le monde. De tout temps et dans toutes les cultures, on s'est préoccupé de la santé et du bien-être des femmes enceintes, porteuses de l'avenir de la communauté. Mais aujourd'hui, plutôt que d'inciter à nourrir, aider, soutenir les femmes enceintes, cet élan légitime et essentiel semble être devenu un exercice public d'évaluation et de surveillance. C'est la perversion d'un devoir collectif millénaire de préservation. Bien des femmes aimeraient plutôt que ce souci pour leur grossesse leur fasse gagner un peu plus souvent une place assise dans l'autobus, des aménagements de leurs conditions de travail ou une proposition d'aide pour porter des sacs d'épicerie ou prendre soin des enfants plus vieux. Malheureusement, il semblerait qu'on commente parfois plus aisément qu'on ne soutient. Les femmes dont les besoins primaires sont remplis adéquatement, qui sont entourées, qui reçoivent une information appropriée, font pour elles-mêmes des choix sensés et judicieux. On pourrait leur faire un peu plus confiance et diminuer la pression qu'on leur inflige avec nos commentaires.

La grossesse entraîne une mobilisation extraordinaire en vue des changements qui vous permettront de devenir mère et d'accueillir votre enfant dans un milieu de vie où il aura sa place. C'est donc un temps tout indiqué pour développer vos ressources, ce qui influencera aussi d'autres domaines de votre vie. La préparation se fera sur le plan physique autant que sur les plans affectif et spirituel. Au bout du compte, il vous revient de déterminer ce que vous ferez pour vous-même. Ouvrez les yeux et les oreilles à ce qui se passe à l'intérieur de vous pour comprendre les signaux que votre corps ne manquera pas d'envoyer. Évaluez lucidement vos forces, vos besoins, vos limites, en apprenant à les respecter et à demander de l'aide quand il le faut. Ce ne sera pas toujours facile! Laissez-vous guider par le plaisir d'être enceinte, de donner la vie.

## L'exemple du tabac

L'effet nocif du tabac sur le fœtus et la grossesse est connu depuis fort longtemps et fait l'objet de campagnes visant les femmes enceintes pour les informer du danger et les exhorter à en arrêter l'usage[5]. Si bien que toutes les femmes savent

### Enceinte et vulnérable

Si ces observations sur le besoin de s'occuper de soi sont vraies en général, imaginez un peu pour celles qui vivent des situations difficiles, que ce soit une immigration récente, une séparation, de la violence conjugale ou des problèmes de santé mentale. Nous avons une responsabilité sociale de soutien envers toutes les femmes enceintes. Elle est encore plus urgente vis-à-vis de celles qui vivent leur grossesse dans la pauvreté, la solitude ou les problèmes psychologiques. Ces conditions de vie difficiles les obligent à s'occuper de survie avant de s'occuper d'elles-mêmes et de leurs bébés. Comme société, nous nous devons de tout faire en notre pouvoir pour améliorer leurs conditions, leur donner des moyens, les aider à porter le fardeau qui est le leur, pour qu'elles puissent à leur tour « porter » leur bébé, comme toute mère le souhaite.

désormais que le tabac n'est pas recommandé pendant la grossesse. Mais fumer la cigarette ne relève pas d'une décision libre, prise sur le moment, comme celle de manger ou non des sushis. C'est une toxicomanie, une dépendance à la nicotine et au geste de fumer.

Quand je rencontre une femme enceinte fumeuse, je lui dis d'emblée que je tiens pour acquis que si elle pouvait arrêter, elle le ferait. Et nous partons de là, pas d'un jugement moral sur le tabagisme pendant la grossesse. Je sais déjà que celle qui réussit à diminuer sa consommation de 20 cigarettes à 8 par jour, par exemple (quel exploit!), doit faire face à des commentaires désobligeants ou des sermons bien intentionnés chaque fois qu'elle allume l'une de ces 8 cigarettes. Je ne ferai pas partie de ceux qui la jugent. Nous partons de sa réalité à elle, cette future mère qui veut ce qu'il y a de mieux pour son bébé, comme n'importe qui d'autre, faut-il le rappeler. Nous verrons plutôt quels sont ses objectifs, pour elle, maintenant, et quels moyens on pourrait mettre en place pour l'aider dans la mesure de ce qui est possible pour elle. S'adresser aux fumeuses comme si elles fumaient par négligence, ou par caprice, c'est insulter leur intelligence et leur maturité. «Plus on me disait d'arrêter de fumer, plus je fumais!» disait France qui, chaque fois, sentait monter sa culpabilité en même temps que sa colère. Rien de tout cela n'est fait avec méchanceté, évidemment. Mais l'enfer n'est-il pas pavé de bonnes intentions, justement?

### Le problème avec l'alcool...

La question de l'alcool se pose différemment, parce que pour la plupart des femmes, il s'agit simplement d'adapter leur consommation au nouvel état de grossesse. Alors que le tabagisme en soi est une toxicomanie (au moins pour la très grande majorité des gens), seul un petit nombre de femmes ont un problème de dépendance, plus ou moins grave, qui peut les porter à consommer de l'alcool autrement que de façon très modérée et malgré le fait qu'elles se sachent enceintes.

Tout le monde sait que l'alcool n'est pas recommandé pendant la grossesse et peut créer des effets négatifs irréversibles. Mais «... personne ne sait quelle quantité d'alcool nuit au développement du bébé[6]». La consommation excessive occasionnelle est particulièrement dommageable. Mais on ne sait pas ce qu'il en est d'une consommation occasionnelle et modérée (un verre ou deux, par exemple). La question est extrêmement sensible et souvent chargée de culpabilité et de honte pour les femmes pour qui le contrôle est problématique. Elles ont besoin de sentir qu'elles peuvent en parler et obtenir du soutien, pas un jugement moral. Elles connaissent aussi les recommandations... mais des circonstances complexes font en sorte que ce n'est ni simple ni facile de réduire ou d'arrêter leur consommation. Malheureusement, le message d'abstinence atteint surtout celles qui, de toute manière, n'ont pas de difficulté à contrôler leur consommation et déclenche parfois chez elles une anxiété qui n'a pas sa raison d'être. Par exemple, celles qui n'ont pas de problème de dépendance à l'alcool et qui en ont consommé avant de savoir qu'elles étaient enceintes ne devraient pas s'inquiéter. C'est généralement sans conséquence, à moins qu'il ne s'agisse d'une très grande quantité générant une véritable intoxication (avec perte de mémoire, etc.).

Pour des raisons éthiques évidentes, il est impossible de faire des recherches de type «à double insu» sur l'effet de l'exposition prénatale à l'alcool chez les bébés humains, c'est-à-dire une recherche où des femmes enceintes seraient réparties en deux groupes, l'un où elles boiraient de l'alcool sans restrictions, l'autre où elles s'abstiendraient. Toutefois, bien qu'on ne puisse déterminer scientifiquement la dose d'alcool en deçà de laquelle on peut garantir son innocuité pour le fœtus, nous savons qu'un usage occasionnel, une consommation à la fois, ne semble pas avoir laissé de séquelles aux bébés. Des générations de femmes ont bu de l'alcool modérément pendant leur grossesse, ici comme ailleurs, sans qu'on ait observé d'anomalies chez leurs enfants. Pour cette raison, certaines femmes pourraient choisir de se permettre une consommation occasionnelle et mesurée, et c'est leur droit. On souhaite qu'elles ne rencontrent pas le jugement sévère et sans nuance de leur entourage.

# Un temps pour grandir

Pour avoir confiance en son corps, il faut être familière avec lui et sentir qu'on peut compter sur lui. Bouger, s'étirer, sentir nos muscles travailler nous garde en contact avec nous-mêmes, avec notre corps. Le choix des exercices est matière de goût et d'accessibilité, en autant que tout le corps y participe et qu'ils soient axés sur le mouvement et le plaisir plutôt que sur la performance et l'effort. Quand on parle d'être en forme pour l'accouchement, on doit en avoir une vision plus large que celle de la force musculaire ou des capacités de performance. Une vision mécanique du corps, où les muscles font séparément leur travail, est erronée et détourne notre attention et nos efforts du véritable bien-être, qui, lui, forme un tout.

## L'exercice pendant la grossesse

Le but premier des exercices est d'augmenter la vitalité du corps, de le rendre plus «vivant» et plus proche de soi. On sait aussi qu'il améliore l'humeur, un effet non négligeable quand on sait que beaucoup de femmes sont touchées par la déprime sinon la dépression pendant leur grossesse. Il donne de l'énergie et favorise le sommeil. Bref, on pourrait croire qu'il s'agit d'un remède à plusieurs des inconforts de la grossesse! Chez beaucoup de gens, des années de banc d'école et de travail en position statique les ont confinés dans des espaces et des mouvements restreints. Rares sont ceux ou celles qui utilisent encore ne serait-ce que la moitié du très large éventail de mouvements dont ils étaient capables à deux ans. Quand, pour la dernière fois, avez-vous fait une culbute arrière? Ou un saut en hauteur ou en longueur digne de ce nom? La vie quotidienne nous oblige à accomplir une quantité de tâches qui ne sollicitent pas suffisamment le corps, que ce soit le travail, plus souvent assis, ou figé dans une seule position, ou des «corvées» comme les courses, le lavage, aller chercher les enfants à la garderie. Ces activités occupent beaucoup de temps, sans jamais fournir une réelle occasion de bouger librement et de fournir un effort. Or, c'est primordial, la vie durant, et plus particulièrement pendant la grossesse: voici que le corps s'occupe de mener à bien un processus normal, certes, mais d'une infinie complexité. Si les ponts sont coupés entre nous et notre corps, comment pourrons-nous réagir consciemment lorsque cela s'avérera nécessaire? Quand il faudra, par exemple, changer volontairement une posture qui gêne ou qui sollicite exagérément certains muscles?

L'exercice n'est pas un devoir à faire, mais l'expression d'un corps «bien dans sa peau». Longtemps avant l'accouchement, le corps s'ajuste pour répondre aux changements: les muscles s'étirent, les ligaments et les articulations s'assouplissent pour faire place au bébé, les organes se déplacent. Les exercices prénatals ne servent pas uniquement à préparer l'accouchement: ils sont indispensables pour assurer le bon fonctionnement du corps (et de l'esprit!) pendant la grossesse.

Si vous pratiquez déjà un sport, il y a de bonnes chances que vous puissiez continuer en adaptant votre niveau d'effort à la progression de la grossesse et de ses contraintes physiques. Les sports d'équipe font exception, à moins qu'ils ne soient pratiqués de façon très relaxe, en vous permettant de ne pas dépasser vos limites. Si l'exercice ne fait pas partie de votre vie en ce moment, c'est un bon temps pour choisir une activité qui vous attire et vous fait plaisir. Certaines femmes aiment intégrer une routine d'étirements dans leur journée. Le yoga en propose d'excellentes et il existe plein de livres sur les exercices pré et postnatals qui pourraient vous orienter[7]. Allez vers ce que vous aimez déjà ou vers ce que vous avez envie d'essayer. Comme dans la vie, cherchez à développer votre souplesse autant que votre force, à vous détendre autant qu'à bouger. S'il s'agit d'un sport ou d'une activité physique, visez un niveau d'effort qui vous permet de tenir

## Mal au dos... inévitable?

Beaucoup de femmes souffrent de maux de dos, qu'elles soient enceintes ou pas: elles passent tellement de temps penchées sur leur bureau, au-dessus du lavabo et du comptoir de cuisine, penchées vers les enfants et penchées encore pour ramasser les «traîneries»! L'exercice est essentiel pour rééquilibrer tout cela. Essayez cet exercice tiré de la gymnastique douce: trouvez deux balles de tennis, ou deux balles du même format, en caoutchouc. Glissez-les dans une chaussette pour empêcher qu'elles roulent. Allongée sur un lit, mettez les balles de part et d'autre de votre colonne vertébrale, et prenez quelques respirations lentes, en vous laissant «fondre» sur les balles. Déplacez-les de quelques centimètres en vous rapprochant de la région douloureuse. Chaque fois que vous respirez, vous laissez aller un peu de la tension qui entoure la région douloureuse, ce qui la relâche indirectement. Si les balles arrivent sur un point trop douloureux pour que vous puissiez vous y détendre, éloignez-les. Vous pourrez probablement vous y rendre dans quelques jours. Cet exercice simple contribue à diminuer la tension qui s'accumule autour des muscles endoloris et perpétue l'inconfort. Quelques minutes deux fois par jour feront vraiment une bonne différence. Si l'exercice et le repos quotidiens ne suffisent pas, consultez à temps! Ne laissez pas un mal de dos s'installer et devenir problématique. Si vous le pouvez, c'est une bonne idée de consulter: ostéopathe, massothérapeute, physiothérapeute, chiropraticien ou médecin.

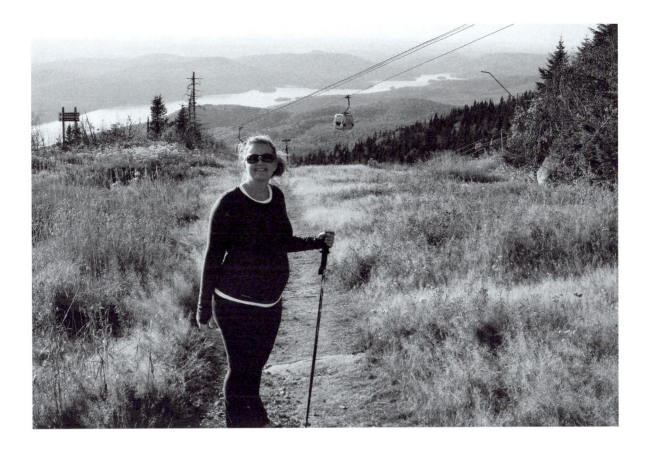

une conversation. Si cela vous fatigue trop, diminuez l'intensité et la durée.

Les exercices d'étirement sont particulièrement bénéfiques pour aider à préparer l'accouchement, parce qu'ils offrent une bonne occasion de confronter la douleur et la résistance. Des positions ou des mouvements inhabituels nous font ressentir distinctement la résistance du corps et l'inconfort qui en résulte. En étirant un muscle jusqu'à sa limite (c'est-à-dire jusqu'à ce que cela soit inconfortable) et en gardant cette position, vous pourrez explorer votre réponse spontanée à la douleur. Vous découvrirez probablement que la douleur est liée à la peur que vous en avez et que plus vous l'acceptez, plus elle diminue. Vous pourrez ainsi envisager des réponses nouvelles au défi du dépassement physique. Tout travail du corps dans ce sens suscite une ouverture mentale équivalente.

Intégrer des exercices dans sa vie quotidienne est probablement plus facile que vous ne le pensez. Simplement marcher une demi-heure par jour est déjà excellent! Prenez le temps de savourer le mouvement, l'air frais, le temps qu'il fait. Si vous êtes assise toute la journée, arrêtez plusieurs fois pour faire des étirements du dos vers le haut, comme si un fil au-dessus de votre tête vous tirait vers le plafond. Faites des rotations des épaules, du bassin, du cou, des chevilles. Enlevez vos souliers et roulez une balle de tennis avec un pied, puis l'autre, en exerçant une certaine pression. Faites-en chaque jour, fréquemment plutôt que longuement, jamais jusqu'à la fatigue. Il n'y a pas d'habiletés particulières requises pour

*Le début du voyage extraordinaire*

### Un programme d'activités physiques prénatales peut comprendre :

- des mouvements d'étirement qui visent à relâcher les muscles (comme en yoga et en gymnastique douce);
- des exercices cardiorespiratoires doux, pour améliorer le rendement du cœur et des poumons (comme la natation et le vélo);
- de la relaxation;
- des exercices pour améliorer la posture et préparer le corps à porter un bébé de plus en plus lourd.

faire des exercices prénatals, seulement de la bonne volonté et le goût d'en faire. L'intégration d'exercices quotidiens dans sa routine est un signe très sain de respect et d'appréciation de son corps.

### La relaxation

Si la nécessité de faire des exercices prénatals semble presque une évidence, l'importance de s'arrêter et de faire de la relaxation est encore bien souvent à intégrer dans nos vies occupées. Chacun aime à penser qu'il « relaxe » régulièrement devant la télévision ou avec des amis, par exemple. Bien sûr, il est important de se réserver des temps de détente et de loisirs. La relaxation est cependant plus que cela: c'est une occasion de relâchement intentionnel des tensions musculaires, mentales et émotives. L'esprit ralentit momentanément ses pensées de toutes sortes, le corps arrête tout effort. C'est le silence, le calme, la plénitude de l'instant présent, sans aucun désir que ce moment passe plus rapidement ou soit différent.

La relaxation est un état très personnel et donc non comparable d'une personne à l'autre. La compétition, le jugement et l'impatience devant les résultats sont incompatibles avec elle. Il est aussi difficile de s'acharner à atteindre un état de relaxation que de s'acharner à vouloir s'endormir. Plus on le veut et plus on s'en éloigne. Je pense à cette caricature où on voit une jeune femme dans une position méditative et dont la légende dit: « Alors ça vient la paix intérieure? Je n'ai pas toute la journée! » Elle fait sourire, mais elle illustre bien notre impatience d'y arriver. Essayez plutôt de réunir les conditions dans lesquelles la relaxation apparaît habituellement: le relâchement des muscles, l'immobilité, l'abandon des préoccupations, le silence. N'attendez aucun résultat. Le seul fait de renoncer à relaxer à tout prix dégage déjà d'une source de tension.

Dès qu'on relaxe, on peut sentir passer un courant d'énergie à travers tout le corps, l'énergie même qui était fixée dans les muscles tendus et qui peut enfin circuler. Cette faculté de laisser couler librement l'énergie se cultive. Il suffit d'un peu d'attention, de motivation, de temps et de soutien. Les moyens d'y parvenir sont très variés. Des techniques simples qui visent à relâcher un certain groupe de muscle peuvent se pratiquer facilement, seule ou à plusieurs. L'imagerie mentale, la méditation et le yoga sont de très anciens moyens de faire taire les préoccupations mentales et de recentrer son énergie. Vous trouverez aisément des ressources sur CD ou sur Internet. Votre respiration change spontanément selon les différentes activités et les émotions qui surgissent. À tout instant, on peut devenir conscient de sa respiration, ce qui en fait un extraordinaire baromètre de nos états intérieurs. Pour se détendre, il ne s'agit pas de contrôler sa respiration. Si vous essayez pendant une minute de respirer à un rythme déterminé, vous serez surprise de constater l'effort que cela représente! La laisser couler librement, au contraire, dissout la résistance.

Plusieurs types de méditation proposent des techniques simples pour soutenir ce travail de pause dans le tourbillon de la vie, des pensées, des choses à faire. Cela paraît simple, simplet même, mais ce n'est pas facile. Laissez venir les émotions et les pensées qui surgissent (il en surgit toujours!), sans essayer de les freiner ou de les contrôler. L'agitation cherche toujours à reprendre le dessus et il faut être patiente et indulgente avec soi-même. En fait, je soupçonne que parfois, l'insomnie est un ultime effort de notre conscience pour nous «rencontrer», obtenir notre attention, dans le creux de la nuit, quand tout le reste est interrompu. Si vous avez vécu un épisode d'insomnie la nuit précédente, réservez-vous un moment de calme, dans la journée, pour y repenser. De toutes les pensées qui ont tourné dans votre esprit, laquelle vous revient? Vous parle-t-elle d'une inquiétude, d'une insatisfaction? Y a-t-il quelque chose que vous pouvez changer à la situation, même modestement, aujourd'hui même? Cela ne prend parfois qu'un tout petit geste vers une résolution pour entraîner un apaisement appréciable, et même de meilleures nuits.

Une autre belle façon de reprendre contact avec notre respiration pourrait être par notre voix. Chantez tous les jours! Des berceuses, des comptines de notre enfance, les derniers tubes de vos chanteurs préférés, qu'importe! Chantez de tout votre cœur. Au diable tous ceux qui vous ont dit que vous n'aviez pas la voix juste et vous ont empêchée de vous exprimer avec elle. Votre bébé n'aura pas ce jugement sur votre voix: il appréciera vos chansons!

### Le rythme travail-repos

À moins d'habiter un coin idyllique à la campagne, loin du bruit et de l'agitation, il y a de fortes chances pour que votre rythme de vie soit rapide, voire essoufflant. Le monde bouge autour de vous, il y a plein de choses à faire et les moments de silence et de tranquillité sont rares. Pendant la grossesse, il vous faudra trouver un nouveau rythme, le vôtre, qui changera selon les périodes, les saisons et la sensation du moment. C'est d'ailleurs une excellente préparation pour la vie avec un tout jeune bébé: lui aussi aura son rythme, qui ne sera pas nécessairement compatible avec votre emploi du temps habituel.

Vous pourriez vous permettre davantage de petites pauses pendant la journée, de soirées libres où vous ne faites rien d'autre qu'être enceinte, de randonnées pédestres dans la nature, de siestes quand vous en ressentez le besoin, de soirées qui se terminent tôt au lit, avec un bon livre, sous les couvertures! Tout cela demande un réaménagement que vous seule pouvez faire. Pas toujours facilement d'ailleurs: pour certaines, les exigences du travail se font pressantes; pour d'autres, ce sont les enfants encore jeunes (ou moins jeunes, ceux-ci demandent encore bien de l'énergie!), le fait de cumuler le travail extérieur et les tâches liées aux enfants et à la maison, ou encore la peur de se trouver ennuyante. Pour pouvoir laisser entrer le «nouveau» de la grossesse et des activités qui gravitent autour, il va falloir accepter de laisser aller du «vieux». Ce n'est pas nécessairement un sacrifice. C'est plutôt créer un espace neuf où accueillir cet état nouveau et tous les changements qu'il apportera dans votre vie.

Il vaut toujours mieux arriver reposée à l'accouchement, non seulement parce que vous y aurez besoin de toute votre énergie, mais surtout parce que ce n'est pas une fin, mais un commencement! La vie avec votre bébé sera d'autant facilitée que vous aurez eu le temps de vous reposer pleinement dans les dernières semaines de votre grossesse. Il est souvent difficile de déterminer tôt dans la grossesse quels seront nos besoins de repos juste avant l'accouchement. Si votre emploi vous le permet, retardez cette décision autant que possible, pour mieux évaluer vos besoins en fin de grossesse. Beaucoup de femmes qui se croyaient assez reposées ont passé les deux premières semaines d'arrêt de travail terrassées par la fatigue accumulée, quand ce n'est pas par la grippe qui a lâchement profité de leur vulnérabilité nouvelle pour les mettre au lit.

Lorsque c'est possible, il est bon de prévoir au moins un mois d'arrêt avant la date prévue pour l'accouchement, ce qui ne donne qu'une ou deux semaines à celles qui accoucheront un peu à l'avance. Il est vrai que dans le cadre actuel des congés de maternité accordés aux travailleuses (qui diffèrent d'un pays à l'autre), les semaines de repos prises avant l'accouchement raccourcissent d'autant le congé après la naissance. «Je veux rester plus longtemps avec mon bébé» est une préoccupation bien compréhensible. Mais vous êtes déjà avec votre bébé, et il se peut que tous les deux, vous ayez besoin de temps de repos ensemble, loin du stress du travail. Il est aussi vrai qu'un grand nombre de travailleuses (ou d'étudiantes) n'ont pas droit à ces congés payés. Prenez quand même la peine de voir ce que vous pouvez raisonnablement aménager. Plus votre travail réclame une performance physique, sociale ou intellectuelle, plus vous aurez besoin de temps pour recentrer votre énergie vers vous-même et votre bébé. Passer directement d'un travail extérieur exigeant au travail beaucoup plus intérieur, émotif et instinctif du début de la maternité cause souvent plus de tiraillements et de sentiments dépressifs que nécessaire. Une période de transition permet de passer plus doucement de l'un à l'autre, d'intégrer peu à peu les changements de rythme et d'intérêts, et d'éviter une cassure encore plus grande dans le rythme de la vie quotidienne.

Les femmes qui n'ont pas de travail à l'extérieur mais qui s'occupent de leurs enfants travaillent tout de même. Elles ont aussi besoin de se ménager du temps à elles. Ces moments, il faut les trouver partout où l'on peut: pendant la

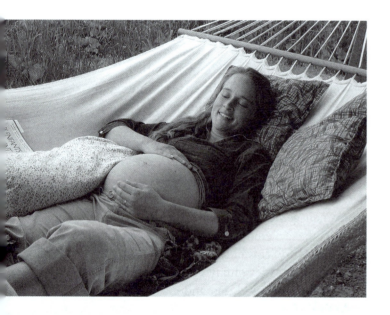

sieste ou lorsque les enfants sont à la garderie ou à l'école. Si possible, il est bon de se ménager une fin de semaine complète de vacances pour se ressourcer avant qu'un autre petit vienne demander quotidiennement sa part d'amour et de soins. L'enfant qui n'a pratiquement jamais été gardé gagnera à aller régulièrement chez ses grands-parents ou chez des amis. Il a besoin d'apprendre que d'autres personnes peuvent lui apporter l'attention et l'affection dont il a besoin et qu'il peut aussi, à l'occasion, s'occuper tout seul. Ces nouvelles acquisitions lui seront précieuses quand il vivra l'arrivée de son petit frère ou de sa petite sœur et qu'il devra s'adapter à la disponibilité réduite de sa mère.

## L'alimentation pendant la grossesse

La grossesse est un bon moment pour améliorer son alimentation, mais, ici encore, à condition de le faire dans une perspective de plaisir et de satisfaction par rapport à la nourriture. Des organismes comme Santé Canada publient la liste des besoins nutritifs des femmes enceintes et de celles qui allaitent ainsi que des recommandations alimentaires[8]. Ces informations peuvent servir de référence, mais non pas d'obligation. Se forcer à boire du lait quand on déteste cela, à manger des portions de viande qu'on digère mal ou s'astreindre au foie et aux épinards hebdomadaires, par devoir, ne serviront qu'à faire de vos repas des activités alimentaires sans plaisir. Je ne veux pas dire ici que tout effort est exclu. Si vous voulez augmenter la quantité de crudités que vous mangez, par exemple, vous devrez sans doute en faire l'effort. Mais allez-y plutôt en favorisant la découverte et le plaisir. Commencez par les légumes que vous aimez, essayez des recettes nouvelles, ajoutez aux salades des ingrédients-vedettes qui vous réjouiront. Faites preuve d'ingéniosité et de gourmandise!

Les changements alimentaires pendant la grossesse devraient surtout résider dans la qualité de ce que l'on mange. Ne cherchez pas les changements draconiens, ce n'est pas le moment. C'est plutôt le temps d'augmenter la quantité de légumes (plus encore que de fruits) cuits, crus, en salade, tellement variés en couleurs, textures et goûts. Si l'option existe dans votre région, les paniers de légumes bio directement venus de la ferme vous offrent chaque semaine d'excellents produits à coût raisonnable. Osez passer du pain blanc au pain fait de grains entiers, tellement plus nutritif, si ce n'est déjà fait. Sinon, vous trouverez des pains qui vous aideront à faire la transition, parmi l'immense choix disponible sur le marché. Augmentez légèrement votre consommation de protéines, peut-être en explorant les légumineuses, riches en fibres et vitamines, faibles en gras. Là encore, les recettes inspirantes ne manquent pas. Enfin, le lait n'est pas l'aliment irremplaçable que l'on prétend. Les femmes qui n'aiment pas ou ne tolèrent pas le lait peuvent le remplacer par d'autres sources alimentaires de calcium et peuvent consulter un professionnel ou des ouvrages de référence pour trouver une solution de rechange qui leur convient.

Vous êtes la mieux placée pour savoir ce qui vous convient, selon vos goûts, votre appétit, votre réaction (et celle de votre famille) à certains aliments, vos possibilités de cuisiner, etc. Il faut apprécier pleinement sa nourriture pour en profiter vraiment. Bien des menus gagneraient à être révisés selon ce critère!

Bien que l'analyse fine des besoins alimentaires des femmes enceintes soit intéressante du point de vue scientifique, je ne crois pas que vous devriez passer votre grossesse à additionner des grammes de protéines, des unités de vitamines et des microgrammes de minéraux mystérieux. Si la grossesse est une étape normale et naturelle de la vie, ce que je crois fermement, une alimentation

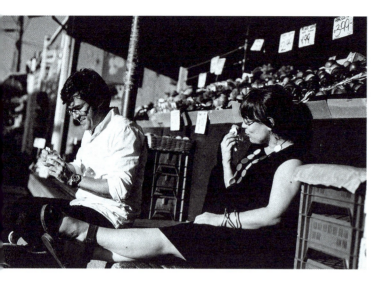

d'hémoglobine pendant la grossesse est une réaction physiologique normale, vu l'augmentation du volume sanguin[10]. Seule une anémie véritable, démontrée par des tests sanguins plus poussés, devrait être traitée.

Chose certaine, et vous le saviez déjà, il faudra arrêter ou diminuer autant que possible tout ce qui entre dans la catégorie malbouffe: les croustilles, les liqueurs douces, les aliments transformés, tout ce qui contient additifs, colorants, sucre en excès, tout ce qui est préparé à la chaîne, à mille kilomètres des champs qui l'ont vu pousser! Pas seulement pour votre bébé: pour vous-même! Tout aliment perd de sa vitalité à chaque étape de transformation. Si l'envie vous ronge, choisissez parmi les produits les moins transformés, faits d'ingrédients de qualité, et savourez sans remords!

Pour ce qui est de la caféine, des effets néfastes ont été observés chez des femmes qui en consommaient plus de cinq tasses par jour (soit environ 750 mg de caféine). On recommande de ne pas consommer plus de 300 mg de caféine par jour pendant la grossesse. Cela équivaut à environ 250 g de chocolat noir ou deux tasses de café, sachant que la variété de grain ainsi que le mode

saine, abondante et variée devrait suffire à tous vos besoins. L'ajout routinier de suppléments alimentaires, quels qu'ils soient, ne m'apparaît pas comme une pratique essentielle. Même le classique supplément de fer est souvent une source de problèmes beaucoup plus qu'une solution, puisqu'il cause souvent des brûlures d'estomac et de la constipation... rien qui n'améliore vraiment votre alimentation! Une certaine baisse du taux

### Surtout, ne mange pas de...

La liste des interdits s'allonge d'une année à l'autre. On se demande comment nos mères ont pu y arriver, elles qui ont mangé... de tout finalement! Santé Canada garde à jour des recommandations à ce sujet[9], mais permettez-vous de faire vos choix parmi ces «risques-là» aussi. Certaines substances ont par elles-mêmes des effets indésirables, alors que d'autres comportent un certain degré de risque qu'il vous incombe de juger à la lumière de vos propres critères. Les fromages au lait cru, par exemple, sont interdits parce que possiblement vecteurs de listériose, une infection potentiellement mortelle pour le fœtus. Mais la charcuterie non séchée et les saucisses de Francfort (saucisses «à hot-dog») sont aussi des vecteurs, sans pour autant qu'on en interdise la consommation! Et l'infection demeure très rare. Alors à vous de juger.

> ### Superflu comme... des vitamines prénatales ?
>
> Curieusement, aucune recherche n'a démontré que les vitamines prénatales amélioraient la santé des mères ou des bébés, à l'exception de l'acide folique. Pourtant, on les présente souvent comme si le bon déroulement de la grossesse en dépendait. Eh bien, il n'en est rien! De plus, beaucoup de femmes les trouvent très difficiles à digérer et elles sont même un facteur d'augmentation significative de la nausée. Tirez vos propres conclusions!
>
> #### L'exception de l'acide folique
>
> Les recherches ont clairement démontré que la prise quotidienne d'un supplément d'acide folique pendant les trois mois précédant la grossesse ainsi que les trois premiers mois de cette dernière diminuaient le nombre de malformations du tube neural chez le bébé. On trouve l'acide folique entre autres dans le brocoli, les épinards, les pois, les choux de Bruxelles, le maïs, les haricots, les lentilles et les oranges. Mais il est difficile de s'assurer de prendre chaque jour la dose protectrice. On recommande donc un supplément d'acide folique de 0,4 à 1 mg d'acide folique, soit seul, soit dans une multivitamine. Si vous la prenez seule, ne prenez pas en même temps une multivitamine qui en contient et vous ferait dépasser la dose quotidienne recommandée.

de préparation du café influent grandement sur la quantité de caféine libérée. Il en va de même pour le thé. Quant aux boissons énergisantes, elles affichent leur teneur en caféine.

## Le poids!

Évidemment, en parlant d'alimentation, la question de la prise de poids se pose. Chacune a son chiffre idéal ou «normal»: 8 kilos, ou 12, ou pas plus de 15... Certains de ces chiffres sont des reliquats des années 1960, alors que des théories liaient, à tort d'ailleurs, certains problèmes de grossesse avec une prise de poids excessive. On a même décomposé la prise de poids idéale en kilos pour le placenta, pour l'augmentation de volume de l'utérus, pour le fœtus, le liquide amniotique, etc. Cette opération nous donne une idée de «qui pèse quoi», mais ne peut pas servir de règle à suivre. D'abord, beaucoup de femmes prennent plusieurs kilos dès les premières semaines de grossesse, parfois même avant de savoir qu'elles sont enceintes. Comme si leur corps, comprenant soudain le travail qu'il aura à faire, s'empressait de se faire des réserves. Cela nous vient des 100 000 ans pas si lointains où la nourriture n'était pas accessible de façon régulière tout au long de l'année. Quand une femme devenait enceinte en période d'abondance, son corps stockait littéralement tout ce qu'il pouvait en prévision de la période de pénurie qui suivrait sûrement. Mais nous vivons maintenant toujours en période d'abondance, à tout le moins du point de vue des chasseurs-cueilleurs qui devaient compter sur les saisons et les caprices de la météo. C'est une situation unique dans

### Grossesse végétarienne

De nombreuses femmes végétariennes reçoivent de leur entourage ou de leur médecin des commentaires inquiets et souvent mal informés sur leur type d'alimentation et les carences qu'elles pourraient faire subir à leur bébé. De fait, les régimes très stricts sont difficilement compatibles avec la souplesse et l'attention aux demandes spécifiques du corps pendant la grossesse. Si votre diète est saine, flexible et variée, ne vous inquiétez pas. Vous devrez peut-être faire un effort particulier pour absorber une part suffisante de protéines, mais vous ne manquerez certainement pas de céréales complètes, de légumes et de fruits frais qui font parfois défaut ailleurs ! Il se peut, surtout si vous êtes une végétarienne de fraîche date, que vous ayez des envies pressantes de manger de la viande. Votre corps vous fait ainsi part de son besoin de protéines. Il semble sage de répondre à cette demande, quitte à vous limiter à la volaille bio ou à augmenter votre consommation de poisson. Si vous ne consommez aucun aliment d'origine animale, faites vérifier par un professionnel votre réserve de vitamine B12, la seule qui ne se trouve à l'état naturel que dans les aliments de source animale. Si la réserve n'est pas suffisante, vous pourrez voir comment y pallier.

l'histoire de l'humanité. Aucune diète ne réussirait à empêcher ce processus d'accumulation de réserves: elle ne servirait probablement qu'à renforcer la sensation que la nourriture se fait de plus en plus rare et qu'il est préférable d'en emmagasiner encore plus.

Pendant la grossesse, on ne peut pas assujettir l'alimentation au contrôle du poids. C'est inversement qu'il faut procéder: d'abord bien manger, puis réajuster la diète selon qu'il y a excès ou manque véritables. Les femmes qui pèsent plusieurs kilos de moins que leur poids-santé avant leur grossesse commencent souvent par reprendre ce poids. Ne vous en inquiétez pas: c'est justement un signe de bonne santé ! Bien manger est important pour elles, mais aussi ralentir, se reposer, se donner du temps pour bien percevoir les changements dans le corps et se sentir bien avec eux. Elles auront besoin de se sentir appréciées dans leur nouvelle rondeur !

Celles qui commencent avec plusieurs kilos en trop ont aussi besoin de fruits et de légumes, de protéines, de céréales et de produits laitiers. Le seul endroit où elles pourraient couper, c'est en gardant au minimum les fameuses « calories vides »: les desserts riches, les portions trop généreuses de pain ou de féculents, le beurre, les huiles et les fritures, histoire de ne pas en demander trop à leur système à la fin des neuf mois. Nourri généreusement, avec des aliments variés, de qualité, le corps saura bien quoi choisir pour se garder en forme, plein de vitalité.

Au-delà de ces considérations de santé, le regard des autres et la perception qu'on en a jouent un rôle dans notre capacité ou plutôt notre disponibilité à ce changement majeur dans notre image corporelle. En fait, aucune autre période de la vie n'implique un changement d'image aussi important sur une période aussi courte. Juste ça, c'est un défi. Se regarder dans le miroir et distinguer ce qui a changé depuis la veille ou la semaine d'avant peut être fascinant, réjouissant même, mais peut aussi être une source d'angoisse. Celle de ne pas correspondre aux critères de beauté habituels, ni même à ceux de la «femme enceinte épanouie», de ne plus plaire, ou même simplement de ne plus se reconnaître. Il m'est arrivé de rencontrer des femmes pour qui avoir un ventre qui demeurait tout petit, une grossesse presque invisible, était une source de fierté dont les racines s'allongeaient très loin dans des zones sensibles... Que ce soit la danseuse ou l'athlète qui craint de perdre ce corps avec lequel elle travaille d'arrache-pied pour en obtenir des performances, alors qu'elle est maintenant essoufflée en montant un escalier. Ou cette femme dont le compagnon ne cherche pas à cacher son attirance pour les corps minces, très minces. Ou celle qui ne se sent plus désirable, plus «en forme», et que l'émotion du moment ne se souvient plus que la grossesse a une fin. Permettez-vous d'explorer ces espaces ambivalents autour de votre silhouette qui change. Vous pourriez y découvrir un autre coin caché de vous-même, que la grossesse vous révèle.

### Enceinte, obèse... et sereine

Depuis plusieurs années, on assiste à une augmentation marquée des problèmes de poids excessif, couplée à une attention grandissante envers la question de l'obésité comme enjeu de santé publique. Le surpoids se situe au début d'un continuum où on rencontre successivement les divers degrés de l'obésité. Quelle que soit sa définition, en indice de masse corporelle ou autre, l'obésité n'est pas une réalité nouvelle pour celle qui la porte. Au contraire, elle est habituellement l'histoire d'une vie adulte (souvent même d'une enfance) marquée par le jugement, celui des autres mais aussi le sien propre, par de multiples tentatives de maigrir, la lutte pour arriver à s'aimer telle qu'on est, etc. L'obésité est une réalité complexe, avec des causes physiques, hormonales, mais aussi familiales, sociales et culturelles. Si les personnes obèses pouvaient «choisir» d'être minces, elles le feraient! Mais les définitions chiffrées omettent de s'intéresser à la vitalité, à la bonne forme physique, au bonheur, toutes réalités probablement bien plus signifiantes une fois conjuguées, que le seul poids en kilos! L'obésité, lorsqu'elle est importante, est liée à une augmentation des risques de tous genres autour de la maternité. Mais voilà, c'est un fait de la vie, on ne peut pas, d'un coup de baguette, se retrouver «plus du tout obèse». De plus, aucune recherche n'a démontré qu'on abaissait ce niveau de risque en restreignant la prise de poids pendant la grossesse, voire en perdant des kilos. Et s'il est vrai que les risques augmentent, ils ne touchent pas *toutes* les femmes obèses, loin de là. C'est la même chose pour les femmes de plus de 40 ans, ou toute autre catégorie qui ne peut jamais rendre compte des différences individuelles. Soyez cette femme enceinte bien ronde, certes, mais en bonne forme, mangeant bien, prenant soin d'elle-même et de son bébé, sereine. Voilà ce que vous pouvez faire pour mettre toutes les chances de votre côté!

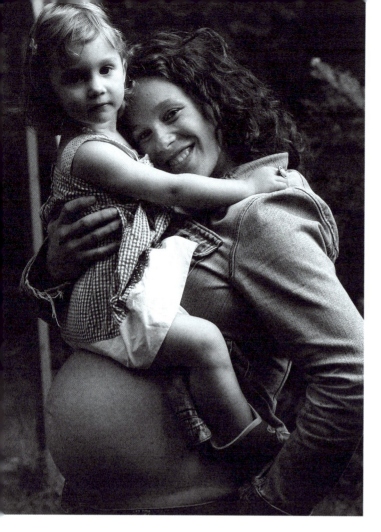

### Grossesse et médicaments

Les médicaments traversent le placenta et se rendent jusqu'à votre bébé. Pour cette raison, il est primordial de connaître ceux que vous pouvez prendre en toute sécurité pendant la grossesse. Il existe un petit carnet qui contient les noms des médicaments en vente libre que l'on peut prendre pour remédier aux malaises courants: maux de tête, toux, allergies…[11] Dans les cas où l'usage d'un médicament sur prescription est inévitable, assurez-vous que le médecin sait que vous êtes enceinte. Si vous prenez déjà un médicament, consultez le pharmacien à ce sujet et retournez voir votre médecin si vous devez en changer. Vous pouvez aussi consulter le site Motherisk[12] (en anglais seulement), tenu à jour par le Hospital for Sick Children de Toronto, où vous pouvez même adresser vos questions particulières.

### Grossesse et herbes médicinales

Depuis des millénaires, les herbes médicinales ont contribué au bien-être des humains, partout sur la planète. On sait cependant que certaines d'entre elles ont des effets indésirables ou même néfastes pendant la grossesse ou l'allaitement. Ces dernières années, le gouvernement du Canada a exigé que pour chaque herbe médicinale vendue au pays, il existe une banque de données rigoureuses sur leurs indications, leurs effets démontrés, les risques et effets secondaires. L'herboristerie ne fait pas partie de la formation des médecins et des pharmaciens. En l'absence de ces connaissances sur l'action des plantes médicinales, on diffuse largement le message de les éviter complètement pendant la grossesse, ce qui est dommage. Si certaines doivent être évitées parce qu'elles comportent des risques pour la grossesse ou le fœtus, plusieurs ont un effet bénéfique, que ce soit pour traiter des symptômes courants (toux, problèmes digestifs, etc.) ou simplement pour améliorer le bien-être. La Guilde des Herboristes du Québec publie une liste des plantes contre-indiquées pendant la grossesse selon Santé Canada et d'après la pratique traditionnelle d'herboristerie[13]. Ne démarrez un traitement d'herbes que si vous êtes accompagnées d'une herboriste d'expérience, bien au fait des précautions à prendre pendant la grossesse. Rappelons aussi que les plantes médicinales, pour avoir un effet quelconque, doivent être préparées adéquatement et utilisées pendant une certaine période de temps. Par exemple, si ce sont les feuilles qui contiennent le principe actif, on doit en infuser une bonne quantité pendant au moins 20 minutes. Il est donc inutile de s'inquiéter de la tisane occasionnelle infusée une ou deux minutes. ❖

# Un temps pour nourrir le cœur

**Sensualité et sexualité**

Il ne suffit pas de savoir qu'on est aimée: on a besoin de le ressentir quotidiennement dans son corps. Les caresses, les touchers doux, les petits massages d'épaules ou de dos, les gros câlins et les plaisirs sensuels et sexuels partagés font tous partie de l'expression physique d'une relation amoureuse. Plusieurs couples font l'amour pendant toute la grossesse, même si la fatigue et la nausée du début ont pu imposer une trêve temporaire. Mais pour d'autres, les changements apportés par la grossesse sur le corps de la femme et sur le désir de l'un et de l'autre viendront bousculer leur intimité. Plusieurs femmes et plus d'hommes qu'on ne le pense sont inconfortables avec leur sexualité pendant certaines périodes de la grossesse. Les causes sont diverses et souvent plus de l'ordre des émotions et des peurs que de la raison. La difficulté de concilier les images de maternité et de sexualité, de s'adapter à des nouvelles positions, de parler de la transformation du désir qui fait que ce qui « marchait » avant ne fait plus le même effet, la peur de déclencher le travail ou de faire mal au bébé en sont quelques-unes. Beaucoup de couples, tout en partageant leur sexualité, n'ont pas développé l'espace de partage, l'intimité confortable qui permet de discuter simplement de ce qui se passe entre eux à cet égard. Or, la nouvelle réalité de leur sexualité a besoin de leur attention pour s'épanouir. Il y a là un territoire à explorer, et une complicité gagnée qui leur sera plus qu'utile après la naissance de leur bébé.

Très peu de parents osent aborder ce sujet lors de leur visite prénatale mensuelle ou aux cours prénatals. Une discussion ouverte avec votre sage-femme ou votre médecin pourrait vous aider à clarifier et apaiser des appréhensions normales qui freinent inutilement votre besoin de rapprochement pendant la grossesse. Le désir sexuel varie beaucoup d'une femme à l'autre pendant la grossesse. Parfois, la femme se sent plus ouverte qu'à l'habitude face à sa sexualité. Elle peut avoir le sentiment de former un tout avec ce qui vit dans son ventre à elle, une sensation à la fois érotique et spirituelle bien particulière. Elle se sentira souvent plus sélective dans la qualité de l'énergie qu'elle veut autour d'elle, une façon de protéger son petit. Voici un temps privilégié pour s'approcher de soi-même encore plus, pour développer une nouvelle sensibilité du vagin et du périnée, de l'utérus, ces parties du corps tellement sollicitées par la grossesse. À mesure que le ventre grossit, les positions confortables changent: graduellement, vous préférerez peut-être celles où la femme est au-dessus de son partenaire ou celles où la pénétration se fait sur le côté ou par-derrière. L'important est de sentir que vous pouvez vous donner du plaisir l'un l'autre. La pénétration peut s'avérer inconfortable pour vous, mais sachez qu'elle est sans danger pour votre bébé, à moins d'un avis contraire de votre professionnel pour une raison documentée comme une menace d'accouchement prématuré. Le bébé demeure bien en sécurité pendant une relation sexuelle. Les mouvements occasionnés s'additionnent à tout ce qu'il ressent dans une journée, protégé comme il l'est par le liquide amniotique, les parois de l'utérus et le col.

L'orgasme de la femme déclenche toujours, même en dehors d'une grossesse, une vague de contractions de l'utérus. Il est tout à fait normal

*Le début du voyage extraordinaire*

de la ressentir pour quelques minutes après un orgasme, et pour certaines dès le début de la grossesse. N'ayez crainte, ces vagues de contractions ne déclenchent pas le travail avant que vous ne soyez absolument prête. Seule une indication médicale précise, discutée avec votre médecin ou votre sage-femme (comme le travail qui menace de commencer bien avant son temps ou la rupture des membranes), peut justifier de suspendre les rapports sexuels. Dans les toutes dernières semaines, un début de dilatation du col ne doit pas vous empêcher d'avoir des rapports sexuels s'ils vous sont encore plaisants et confortables.

### Et la tendresse...

Ce qu'une mère donne à son bébé dépasse de loin l'oxygène et les protéines. Elle est son premier lien avec le monde, elle le berce de ses mouvements, de son toucher, elle le fait vibrer de ses émotions, de sa voix. Elle lui fait goûter à la vie. Dès le tout début, son père, s'il veut bien s'approcher de corps et de cœur, vient aussi lui faire connaître sa présence, sa différence, son amour. Cette circulation de tendresse ne peut exister que s'il y a, autour de cette femme et de cet homme, suffisamment d'amour pour qu'ils en aient à donner. Qui se préoccupe de l'alimentation en amour des femmes enceintes ? Pourtant, c'est une composante indispensable de la santé physique et mentale, à tout âge, et à plus forte raison quand tant d'énergie est consacrée à nourrir une nouvelle vie ! Malgré un régime impeccable, les bons exercices prénatals, etc., une femme enceinte peut se sentir absolument vide et incapable d'alimenter son bébé si elle ne se sent pas aimée, si elle n'est pas remplie d'une énergie intérieure positive.

Ce besoin d'amour est sans doute le besoin le plus ignoré de toute la grossesse. Le regard médical ayant isolé l'aspect biophysique de la grossesse du reste de la personne, l'obstétrique n'a pas vraiment de place pour en parler dans ses manuels ou dans sa pratique. Le pas suivant est d'aller chercher soi-même l'amour qu'on mérite, dans nos relations amoureuses, auprès de nos amis et, quand c'est possible, au travail et dans notre famille. Certaines femmes vivent leur grossesse dans l'amour et l'affection de leurs proches. Mais beaucoup d'autres devront aller chercher une large part de tendresse qui ne se trouve pas spontanément dans leur vie. Bien sûr, certaines réalités resteront les mêmes, mais une part importante de la transformation possible peut venir d'un changement dans notre façon de percevoir notre besoin d'amour et d'y répondre.

D'abord, ce n'est pas toujours facile de reconnaître nos besoins. Je ne parle pas de nos désirs ou nos souhaits, mais bien de nos besoins. Ils sont souvent moins bruyants, plus discrets, pas

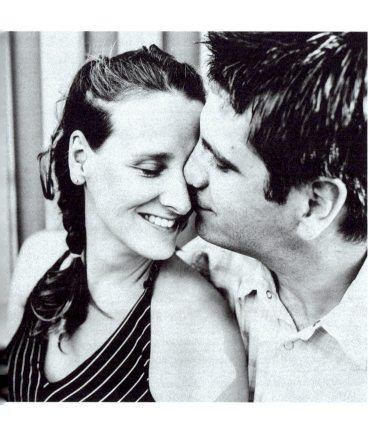

facilement reconnaissables. Ils demandent qu'on prenne le temps de s'arrêter, de sentir, d'entendre la voix intérieure qui ne prend pas toujours la parole au moment où on le voudrait. Et quand on les reconnaît, qu'on prenne les mesures nécessaires pour y répondre.

Plusieurs d'entre nous ont eu, enfant, une expérience de l'amour liée à notre performance. « Quand tu es gentille, tu fais plaisir à maman ! » On a peut-être gardé l'impression qu'on doit faire quelque chose de spécial ou être quelqu'un de bien pour mériter l'amour des autres. On n'est pas aimée tout court, sans condition, juste pour qui on est. Beaucoup d'entre nous ont continué à agir comme des « bonnes filles » pour conserver l'amour des autres. Au bout de quelques années, on se rend compte que cela nous éloigne considérablement de qui nous sommes en réalité, et cette distance devient de plus en plus douloureuse et impossible à assumer. Un jour, il nous faut reprendre notre droit d'être aimée pour qui nous sommes ! Si nous n'avons pas reçu cet héritage dès les premières années de la vie, nous devons apprendre, au fil des jours, à nous bâtir une image positive de nous-mêmes. Il est essentiel de s'aimer soi-même avant d'aimer les autres et d'être aimée en retour.

Les chansons populaires continuent de véhiculer une image romantique mais fausse de l'amour. « Je ne suis rien sans toi » et « Tout ce que je fais, je le fais pour toi » forment l'essentiel de cette vision très passive : on attend l'amour, on en reçoit ou pas, on est parmi les chanceuses ou parmi les victimes ! Pourtant, tous les couples heureux témoignent du patient travail quotidien essentiel pour nourrir un amour qui dure, même à travers les moments difficiles. Et les amitiés sont aussi construites de moments partagés, d'intimité... et de désaccords finalement résolus ou acceptés. Se créer un contexte d'amour dans sa vie est une démarche active de notre part, qui demande de s'ouvrir, de se rendre vulnérable, de communiquer, de se laisser connaître... C'est accepter de prendre des risques : celui d'être ignorée ou même rejetée. Mais aussi celui d'être heureuse !

### Femme et indépendante... jusque dans la maternité ?

La reconnaissance des femmes comme personnes à part entière s'est peu à peu imposée au cours du dernier siècle. Au point que pour les jeunes femmes d'aujourd'hui, elle relève de l'évidence. Et bien qu'elle soit complètement inéluctable quand il s'agit de l'accès à l'éducation, aux soins de santé ou au marché du travail, pour bien des femmes, l'« égalité » est encore à négocier dans l'espace privé du couple et de la famille, avec des résultats extrêmement variés, il va sans dire. C'est sur cette toile de fond que se pose la question de la vulnérabilité relative, ou en tout cas temporaire, qui accompagne la maternité. Peut-on être autonome et avoir besoin d'amour en même temps ? Le besoin d'être entourée... et même, disons-le, protégée, est-il un recul ? Chaque femme répond pour elle-même, bien sûr. Mais il est peut-être bon de se dire entre nous que ce besoin de protection amoureuse est tout à fait approprié pour cette période particulière qu'est le début de la maternité.

Ne confondons pas l'autonomie, notre capacité à choisir pour nous-mêmes, l'autosuffisance, qui nous permettrait de nous passer complètement des autres, et l'interdépendance qui est, en fait, la réalité de notre condition humaine depuis la nuit des temps. Nous avons besoin les uns des autres. Et en ce moment où vous portez et donnez la vie, votre entourage a le devoir plusieurs fois millénaire de veiller à votre bien-être. C'est réel, temporaire, et c'est un geste parfaitement autonome que de le reconnaître. Non par des

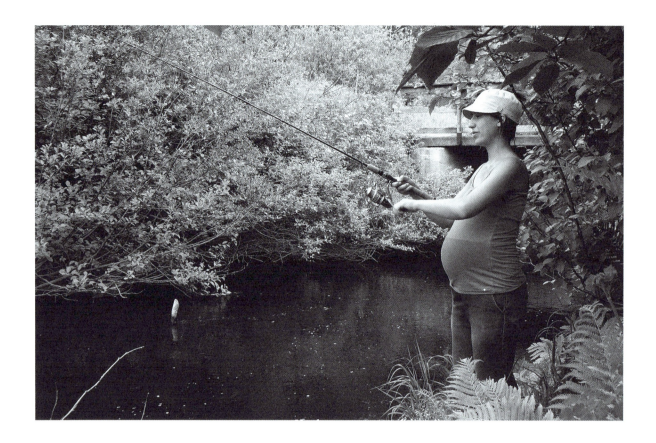

attentes irréalistes, mais par l'expression de nos besoins à ceux qui nous entourent et qui nous aiment. C'est dans cet esprit que, en couple, vous discuterez de la contribution aux dépenses de la maisonnée (en temps de diminution inévitable des revenus), du partage des tâches et des nouvelles responsabilités entourant la venue de votre bébé. L'apprentissage d'une nouvelle forme d'autonomie, dans une période de vulnérabilité, vous donnera une force et une clarté intérieures qui demeureront, une fois cette période passée.

### L'amour de ses amis, l'amour pour soi-même

Le besoin de tendresse dépasse souvent ce qu'il est réaliste d'espérer à l'intérieur de la relation de couple. Tout attendre de son conjoint le place dans une position extrêmement inconfortable qui ne lui donne aucun espace pour ses propres besoins, ses insécurités, ses moments de fatigue. C'est se condamner, tôt ou tard, à ne pas en recevoir assez. La grossesse change la composition du cercle d'amis: à mesure que les préoccupations se centrent autour du bébé qui s'en vient, certains amis ne trouveront ni leur place ni leur intérêt dans votre voisinage. D'autres, par contre, se rapprocheront, par amitié ou par une sorte de fascination pour cette étape de la vie. Gâtez-les et laissez-vous gâter! Faites-leur savoir combien vous appréciez leurs petites attentions, faites-leur connaître celles qui vous feraient plaisir. Offrez-vous une douceur dont vous rêvez: ce petit voyage pour lequel vous n'aviez jamais le temps, une sortie spéciale, ou seulement du temps de flânerie, au lit, avec un bon livre.

La tendresse envers soi-même, c'est aussi se pardonner les moins bons jours, ne pas se juger. C'est se permettre les émotions qu'on dit négatives comme la tristesse, la colère, en sachant que si elles vous soulagent, vous, elles en font autant pour votre bébé. Une saine colère, qui ouvre la porte à tout ce que vous aviez à dire et laisse le champ libre pour passer à autre chose, fait beaucoup plus de bien à votre bébé qu'un régime de retenue qui voudrait lui éviter les sensations fortes. Il sent l'état de contrainte dans lequel vous êtes et toute l'énergie qui y est bloquée! C'est bon de pleurer et il n'est pas mauvais qu'il l'apprenne aussi tôt!

Au soir de certaines journées moches, de celles dont on se passerait, endormez-vous en imaginant une personne aimée (ou vous-même), caressant doucement vos cheveux et vos épaules, vous disant: «Dors, chère amie. Dors et ne t'en fais pas, tu as fait de ton mieux toute la journée, demain est un autre jour. Dors, tu as bien mérité ce repos...» Et laissez-vous bercer, sans regret, avec votre bébé, vers un doux sommeil. ❖

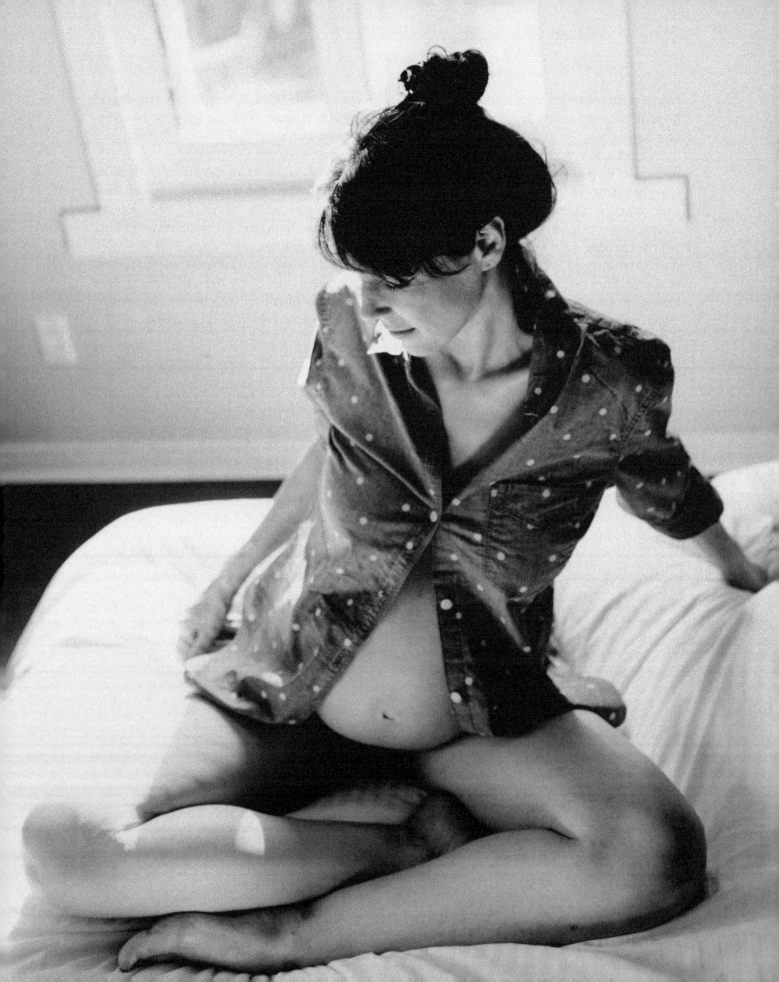

CHAPITRE 2

# Les grands préparatifs

*Les choix à faire pendant la grossesse*

# Comment voulez-vous vivre votre accouchement ?

C'est l'une des premières questions que je pose au début des rencontres prénatales. Une question toute banale ! Mais chaque fois elle surprend un peu : on veut que le bébé soit en santé et que l'accouchement se passe bien, mais peut-on demander autre chose de plus ? Certains ont parfois une longue liste de ce qu'ils ne veulent pas, mais très peu d'idées de ce qu'ils veulent vraiment. D'autres n'osent pas se faire des idées. On dirait que devant l'ampleur de cet événement, on s'interdit presque de rêver. C'est pourtant de ce rêve, du désir d'amour, d'intimité et de respect pour soi, pour l'autre et pour l'enfant à naître que viendront les actions concrètes qui rassembleront, en temps voulu, les conditions propices à leur réalisation.

Bien sûr, au début, on pense à l'accouchement en se disant que c'est encore bien loin. Puis vient un jour où on réalise que ça s'en vient ! Neuf mois, c'est vite passé ! Il y a tant de choses à prévoir et à préparer. C'est bien plus tôt dans la grossesse qu'il faut choisir l'endroit où l'on donnera naissance, choisir si c'est un médecin ou une sage-femme qui nous accompagnera, trouver quelques bons livres, des sources d'information fiables et inspirantes sur Internet, et décider si on veut s'inscrire à des rencontres ou activités prénatales individuelles ou de groupe. Une suite de choix, en somme, pour lesquels on n'a pas toujours l'impression d'être prête. Pourquoi à l'hôpital, dans une maison de naissance ou à la maison ? Pourquoi un obstétricien, un médecin de famille ou une sage-femme ? Mais surtout, à quoi se prépare-t-on au juste ? Comment se prépare-t-on à accoucher ? Le corps ne connaît-il pas déjà le processus puisqu'il sait si bien mener le bébé à terme ? Que faut-il apprendre exactement ? Dans notre culture, beaucoup de femmes enceintes abordent la maternité à la case zéro, sans vraiment bénéficier de l'expérience de leur mère ou de leurs sœurs, et même en étant entourées de femmes qui ne partagent pas leurs souhaits.

La préparation d'un accouchement dépend de l'idée qu'on s'en fait. C'est un peu simplet comme raisonnement, mais ce n'en est pas moins vrai. Si on pense que l'accouchement est un événement athlétique, on se prépare en faisant des exercices de musculation et d'endurance. Si on pense qu'il faut contrôler l'accouchement, on cherche à maîtriser des techniques pour y parvenir. Si on

> **« On n'a pas toujours le choix ! »**
>
> C'est bien vrai. On aimerait un médecin de famille, ou une en particulier, mais elle ne prend plus de nouvelles patientes. On aimerait changer d'hôpital mais il n'y en a qu'un dans la région. On voudrait une sage-femme, mais il n'y a pas de place sur les interminables listes d'attente. On voudrait faire de l'haptonomie, recevoir des traitements d'ostéopathie ou prendre une doula, mais on n'a pas ces moyens à notre disposition. Alors pourquoi se casser la tête avec les choix ? Parce qu'avant de choisir, on doit commencer par reconnaître et nommer nos besoins. Et ça, tout le monde en a. Ensuite, on peut mieux voir comment y répondre avec les ressources qu'on a sous la main... quitte à déployer un brin de créativité. On peut aussi estimer qu'un de ces besoins est si primordial qu'il justifie la mobilisation de moyens hors de l'ordinaire. Vous en jugerez quand vous aurez les éléments sur la table.

pense que c'est un événement spirituel, on s'y prépare en méditant. Toutes les formes de préparation prénatale renvoient à une conception de la naissance.

### Chaque naissance est la toute première

Je crois que, tout au long de notre vie, nous avons au plus profond de nous un guide qui nous aide à choisir ce qui est bon pour nous. On n'y a pas toujours accès : nous sommes parfois distraites de cette source intérieure de sagesse par l'opinion des autres, ou par l'envie d'avoir raison (quitte à être malheureuse), par les obligations, la pression sociale, bref, par toutes sortes de contraintes. On fait parfois des choix de « raison » qui ne sont pas toujours les meilleurs. Pendant ce temps, le guide intérieur reste là, patient et conscient, prêt à être entendu dès qu'on lui prêtera l'oreille et le cœur. Vous connaissez déjà sans doute ce guide intérieur : il est présent lorsqu'on prend les décisions les plus importantes de notre vie, celles dont on se dit pendant longtemps : « Voilà une décision que je ne regretterai jamais ! »

J'ai moi aussi des convictions sur ce qu'est un accouchement, basées sur mes propres expériences de la maternité et sur ma présence pendant de longues années auprès de femmes qui accouchent. Je les partage avec des milliers de sages-femmes qui se sont approchées de la naissance en suivant une trajectoire semblable à la mienne : ancrées dans leurs expériences de femmes et de mères et guidées dans leur apprentissage par une curiosité et un respect infinis à l'égard de ce processus presque miraculeux. Comme bien d'autres, y compris des médecins qui y sont arrivés par des chemins différents, je crois profondément que l'accouchement est un processus physiologique et instinctif. C'est à la fois un aboutissement et un début, qui affecte la femme en entier, dans sa réalité intime, physique, sexuelle, psychique, spirituelle, familiale et sociale. C'est un grand saut dans l'inconnu, un passage, une transformation. Un événement très personnel, mais aussi hautement social, puisqu'il vient changer la vie du couple, de la famille et, finalement, de toute la collectivité. Ma façon d'aborder la question de la préparation à l'accouchement découle directement de cette vision de la naissance. J'y apporte aussi les notions d'«autosanté», de respect de soi et de pouvoir sur sa propre vie que m'ont enseignées le féminisme et la réflexion autour de la santé des femmes partout dans le monde.

La préparation à la naissance d'un enfant devrait tenir compte de cette globalité, répondre à notre désir de comprendre, reconnaître les besoins et réalités de chacun, prendre soin du corps dans sa recherche de force et de souplesse, et entendre la voix du cœur et de l'âme, qui parlent d'amour et du sens de la vie. Il n'existe pas une seule bonne manière de se préparer; il en existe autant qu'il y a de femmes enceintes, de pères et de bébés à naître.

### Accoucher est un passage, pas un «problème»

Ouvrir sa vie à l'arrivée d'un enfant nous expose à une série de transformations et donc d'ajustements et de choix à faire. Chaque fois, c'est nous qui devrons vivre avec les conséquences de nos décisions, en porter la responsabilité. Or, la médecine, telle qu'elle s'est développée en Occident, nous a éloignés de cette responsabilité en se donnant trop souvent la place d'autorité, le droit de décider de ce qui est bon ou mauvais, de donner des réponses médicales à des questions fondamentales relevant plutôt de l'éthique personnelle, du sens que nous donnons à notre vie et à *la* vie. Nous avons trop souvent endossé le rôle passif du patient dans le processus de notre propre santé.

Même pour la naissance, cette façon de voir est très présente: quand une femme vit un bel accouchement, simple et normal, quelle est l'explication la plus courante? «J'ai été chanceuse», dira-t-elle, ou encore «Mon médecin, ma sage-femme, mon accompagnante a été extraordinaire». Qu'elle-même ait quelque chose à voir avec le bon déroulement de son propre accouchement ne semble pas lui effleurer l'esprit! Et que penser de l'indéfinissable «Elle a bien fait ça» lancé par les témoins de l'événement, dont on se demande toujours à quel comportement de «première de classe» il correspond.

L'idée que l'accouchement est un problème médical à régler s'est imposée dans nos esprits beaucoup plus qu'on ne voudrait le croire. Il ne suffit pas d'affirmer que la grossesse n'est pas une maladie pour s'en libérer complètement. Le «au cas où» règne en maître sur notre façon de voir les choses. Les relations que nous avons avec la médecine se sont développées dans ce contexte. On pense qu'on gère le déroulement de la grossesse aussi longtemps que tout va bien, mais au premier soupçon, on s'en remet totalement au médecin. Quand il est question de la

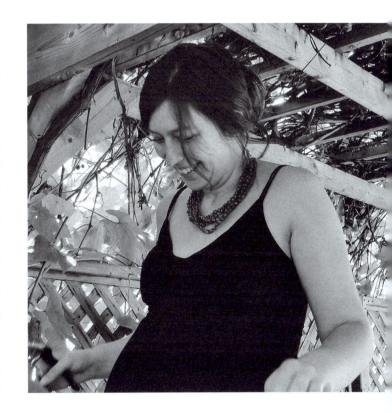

santé, de l'intégrité et de la vie de nos enfants, nous ne sommes pas difficiles à convaincre qu'il ne faut surtout rien négliger. Nous ferions n'importe quoi pour nos enfants! Cet engagement total envers leur bien-être, tout à fait normal et souhaitable, s'est insidieusement doublé d'une peur de la culpabilité de n'avoir pas fait tout ce qu'il fallait. Du coup, on n'ose plus se fier à notre instinct. Mais est-ce qu'y renoncer complètement nous rapproche du but poursuivi, celui de bien prendre soin de nos petits? Pourquoi les données « objectives » de la médecine devraient-elles être vues comme supérieures ou contradictoires à nos intuitions, nos désirs, nos valeurs? N'est-ce pas renoncer à exercer notre responsabilité d'adulte, notre capacité de prendre la meilleure décision pour nous-mêmes et nos enfants?

Quand nous serons tentées de tout laisser dans les mains de la médecine, rappelons-nous qu'elle évolue aussi. Que certaines « vérités » médicales absolues d'il y a 20 ans font désormais partie du folklore. Non, ce n'est pas vrai que «l'épisiotomie protège le périnée et diminue le risque de déchirure grave»: on a démontré clairement qu'elle en augmente le risque, au contraire (je raconte cette histoire plus en détail, dans le chapitre sur les interventions obstétricales). Et heureusement, la pratique a suivi, et a donc considérablement réduit son utilisation. D'autre part, les connaissances médicales sur des processus complexes comme la naissance sont d'abord des outils qui soutiennent le jugement clinique des professionnels de la santé. Elles ne doivent jamais s'appliquer à l'aveugle sans tenir compte des valeurs, des convictions, des particularités de la personne en cause. Vous, en l'occurrence. Pourquoi faudrait-il accoucher toutes de la même façon? Comme s'il n'y avait qu'une seule manière d'assurer la sécurité de la mère et de l'enfant à naître. Comme si toutes les autres manières, depuis que le monde existe, avaient été dangereuses et insensées? Occupez la place qui vous revient.

Les choix que nous faisons s'appuient sur nos valeurs et besoins individuels, tout en s'inscrivant dans un contexte particulier, à l'intérieur d'une famille, d'une culture et d'une société. Nous sommes donc obligés de pondérer, d'accepter certains compromis pour mieux concorder avec les valeurs et les habitudes de la collectivité dont nous faisons partie. Mais nous sommes aussi amenés parfois à nous affirmer à contre-courant du consensus général, à faire des choix qui ne sont pas ceux de la majorité. Comme décider d'accoucher à la maison, par exemple. D'ailleurs, on exerce déjà ce droit à la différence dans bien d'autres domaines, fort heureusement!

Au Québec et ailleurs, le mouvement d'humanisation de la naissance est né de ce désir des parents de reprendre leur place légitime dans l'événement de la naissance. Non pas contre le système médical, bien qu'ils aient dû parfois s'y confronter, mais pour eux-mêmes, pour leur santé et celle de leur famille. Parce qu'il est sain, normal et adulte d'être responsable de sa vie. Ce mouvement, présent ici et à l'échelle du monde occidental, a initié des changements dans les soins entourant la naissance dont peuvent maintenant bénéficier les femmes d'ici. Ce n'est pas une idéologie à laquelle il faut adhérer. C'est une affirmation de notre droit fondamental de choisir, lors d'un des événements les plus significatifs de notre vie.

### Le sentiment de sécurité

Pour accoucher, nous avons besoin de nous sentir en sécurité. C'est beaucoup plus qu'un besoin individuel: c'est un réflexe de protection de l'espèce inscrit dans notre biologie. Avez-vous déjà vu une chatte chercher son nid, sa place pour accoucher, en miaulant de ce cri si particulier?

Rien n'y fera, tant qu'elle ne l'aura pas trouvé! Elle aussi cherche sécurité et intimité. Cette sensation de sécurité prend sa source d'abord dans la confiance. Confiance en notre corps, en sa capacité de mener à bien son travail, confiance en notre pouvoir de sentir, de questionner, de comprendre. Mais attention: confiance ne veut pas dire une croyance aveugle que rien ne peut nous arriver, que le corps est tout-puissant, que tout ira bien sans qu'on imagine même une autre éventualité. C'est plutôt un sentiment qui fait qu'on se fie à soi-même et à ses propres forces, à l'intérieur de ses limites, pour faire face aux éventualités même moins heureuses. Confiance aussi en ceux qui nous entourent et dont c'est le travail de veiller au bien-être des mères et des bébés. Là non plus, la confiance aveugle n'est pas la bonne attitude! La confiance est une relation vivante et continue qui se bâtit sur l'expérience commune du respect d'un engagement.

Lors de l'accouchement, la confiance s'adjoint la vigilance, une partenaire essentielle. Celle qu'on exerce, tournée vers l'intérieur, vers les premiers signes, les premières intuitions qui peuvent annoncer un besoin d'aide, et l'autre, tournée vers l'extérieur, vers chaque détail qui n'a l'air de rien à lui tout seul, mais qui pourrait cacher ou préparer quelque chose de plus grave.

Finalement, c'est savoir que notre pouvoir d'action peut faire la différence, notre capacité de réagir en tout temps, à toute éventualité, de questionner à haute voix, de proposer, de négocier, de refuser parfois, et de changer d'idée aussi quand les circonstances changent. C'est la capacité de devenir un interlocuteur valable, prêt à coopérer avec les autres personnes en cause plutôt qu'à se soumettre. Cela ne veut dire que chaque geste posé par un membre du personnel médical doit être argumenté à l'infini, ralentissant occasionnellement une action qui aurait demandé à être rapide. Il s'agit plutôt de se garder le droit,

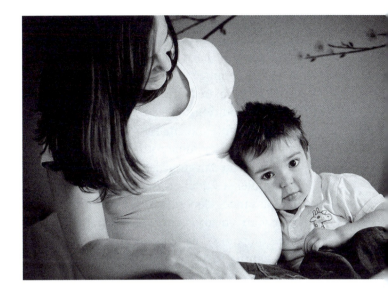

en toute occasion, de faire entendre sa voix afin de participer activement aux prises de décision. C'est votre corps, votre bébé et votre vie! Il n'y a pas de sujet, pas de moment, pas de circonstance (aussi tragique soit-elle) qui puisse vous enlever ce droit. La vraie sécurité découle de l'exercice de notre responsabilité et de notre autonomie.

### Rien n'est garanti!

La technologie médicale développée au cours des années a réussi à sauver des vies et nous pouvons nous réjouir de vivre dans un siècle et dans un pays où elle est accessible. Elle ne peut toutefois pas être responsable à elle seule de la sécurité de nos bébés. La part d'inconnu présente dans chaque naissance a servi à justifier l'augmentation constante et parfois démesurée des moyens technologiques mobilisés pour «sécuriser» l'arrivée du bébé. On croirait parfois qu'on cherche à garantir la santé du bébé. Or, vivre avec un risque zéro, ça n'existe pas. Rien n'est garanti. Jamais. Je le répète: jamais. Des bébés meurent à la naissance, ou naissent handicapés, prématurés ou malades... entourés de toute l'expertise et la machinerie possibles. Non pas qu'elles soient inutiles, mais elles ne sont pas magiques et ne participent à l'amélioration de la santé que comme partie d'un tout qui comprend l'éducation, la prévention, le soutien, la bonification des conditions de vie, etc.

L'importance que nous attachons à la santé de nos enfants, ici comme partout ailleurs, explique l'effort fourni dans tous les pays du monde pour rassembler les meilleures conditions possibles de naissance. Cependant, les moyens utilisés pour y arriver présentent des différences parfois étonnantes d'un pays à l'autre, même parfois d'un centre hospitalier à l'autre. On voit donc qu'un accouchement «sécuritaire» peut prendre des formes très différentes et que la culture joue un rôle important dans cette définition. La pratique médicale ne peut pas être considérée comme un absolu en face duquel nos désirs ne sont que des caprices qu'il faut apprendre à contrôler. L'histoire des changements dans la pratique obstétricale des dernières années au Québec nous en donne un excellent aperçu. Par exemple, quand des parents ont réclamé la présence du père dans la salle d'accouchement, au début des années 1970, le système médical s'est empressé d'y opposer des arguments tous plus «scientifiques» les uns que les autres: ils apporteraient des microbes dans la salle, ils perdraient connaissance et nuiraient au bon déroulement des soins prodigués à la mère et au bébé, ils seraient traumatisés pour toujours après avoir vu leur compagne donner naissance. Certains médecins, plus audacieux, peut-être pères eux-mêmes, ont finalement osé laisser entrer d'autres pères dans le lieu sacré, au grand bonheur des parents qui l'avaient réclamé. La pratique s'est rapidement généralisée au point qu'on n'imaginerait pas aujourd'hui de leur interdire l'entrée de la chambre de naissance sous l'un de ces prétextes désuets. Les parents, vrais responsables de ce changement, n'ont jamais été reconnus pour leur détermination, et on n'a jamais avoué que les arguments invoqués au départ s'étaient tous démentis!

Il en est de même pour d'autres demandes des parents: avoir le bébé sur son ventre dès la naissance, accoucher autrement que couchée sur le dos, cohabiter avec son bébé. Autant d'«hérésies» devenues pratiques courantes. On commence tout juste à reconnaître la nécessité d'une dynamique constante entre les contraintes du système médical et les désirs légitimes des parents. Seul un échange constant entre ces deux approches protégera l'intégrité de la naissance.

Les pratiques actuelles dans le domaine de l'accouchement continuent d'évoluer. Comme pour n'importe quelle sphère d'activité humaine, l'évolution dépend d'une volonté populaire, elle-même faite de la voix de milliers d'individus, y compris la vôtre! Pour se rapprocher de l'accouchement qu'on veut vivre, tout en bénéficiant de l'évolution des pratiques, il faut tout d'abord s'informer pour comprendre ce qui se passe lors d'un accouchement et être en mesure de faire des choix. L'information reçue, jumelée avec votre propre sens des valeurs, vous permettra de prendre les décisions qui vous conviennent.

Ces dernières années, le système médical s'est ouvert à plusieurs choix des parents. Pourtant, il arrive encore qu'exercer son droit de choisir ou de refuser certaines interventions soulève des réactions de peur, de méfiance, peut-être même d'agressivité de la part des membres du personnel médical, s'ils sont peu habitués à rencontrer cette attitude. Elle peut leur apparaître comme une menace, un procès d'intention à leur égard, comme s'ils n'avaient pas à cœur, eux aussi, votre bien-être et celui du bébé. La façon de s'y prendre pour se faire entendre comptera beaucoup, et nous en reparlerons en discutant des interventions obstétricales. Que leur réaction éventuelle ne vous éloigne pas de votre sens intérieur de la responsabilité: c'est un bien précieux.

Cela nous ramène à la question du début: comment voulez-vous vivre votre accouchement? Explorez l'image que vous vous faites d'un accouchement normal, naturel, ou simplement heureux, satisfaisant. Vérifiez si vos choix et vos habitudes de vie sont compatibles avec l'accouchement dont vous rêvez. Si ce n'est pas le cas, vous pouvez y remédier dès maintenant en les transformant. Dans ce processus, vous reconnaîtrez vos forces, votre pouvoir de donner la vie, votre capacité à vous ouvrir, et vous pourrez leur donner encore plus d'espace et d'expression dans votre vie. Chaque maternité, chaque paternité constitue une étape de croissance. En ayant le goût d'apprendre, vous en sortirez grandis. ❖

# Le choix d'un professionnel de la santé

Q<small>UI VOUS ACCOMPAGNERA</small> dans votre grossesse et votre accouchement? Cette décision est porteuse de conséquences: il en découle souvent le choix du lieu de naissance, ainsi qu'une approche et des pratiques différentes. Il n'est pas toujours facile à faire, surtout s'il s'agit d'une première grossesse et que vous ne savez pas encore à quoi vous attendre. Différents professionnels travaillent autour de la naissance. Plusieurs de leurs fonctions se chevauchent. C'est à vous de voir quels sont vos besoins et d'être réaliste dans vos attentes. Surtout, ne perdez pas de vue qu'aucune de ces personnes ne vous accouche: c'est vous qui accouchez!

### Le médecin

Le médecin est généralement la première personne à laquelle on pense pour assurer le suivi prénatal et assister l'accouchement. C'est dans son bureau qu'on va pour les visites prénatales. La grande majorité des médecins sont organisés en équipes de garde pour les accouchements, avec un calendrier de disponibilités fixé à l'avance. Très peu d'entre eux assurent une disponibilité quasi complète pour leurs propres patientes, ce qui exige, avouons-le, de sacrifier toute vie personnelle et d'avoir un extraordinaire réseau de soutien si on est en même temps médecin-accoucheur et parent! C'est le grand défi de la continuité des soins (c'est-à-dire accoucher avec le professionnel qui a fait le suivi de grossesse) si chère aux femmes qui accouchent, si exigeante pour les professionnels. Comme les femmes sont très présentes parmi les médecins de famille et obstétriciens, j'emploierai alternativement le féminin et le masculin pour parler de votre médecin.

À l'hôpital, ce n'est pas le médecin mais les infirmières qui accueillent les femmes et assurent la surveillance du travail, une fois la première évaluation faite. Par la suite, elles restent en contact avec le médecin en charge pour le tenir au courant de l'évolution du travail et le consulter s'il survient des situations particulières. Le médecin viendra évaluer sur place si la situation le demande et décidera, avec les parents on l'espère, de la suite des choses et des interventions appropriées au besoin (stimulation du travail, antibiothérapie, etc.). Le médecin arrive généralement vers la fin du travail, au moment de la poussée, et quitte peu après la naissance du bébé. Il revient visiter la mère pendant son séjour à l'hôpital et la revoit à son bureau pour la visite postnatale de six semaines.

La description des rôles de chacun que je fais ici ne correspond peut-être pas à ce qui se passe dans votre région ou votre pays. J'espère que vous trouverez utiles les questions que je soulève en rapport avec vos besoins comme femmes enceintes et jeunes parents face aux différents professionnels que vous serez amenées à rencontrer.

### *Médecin de famille ou gynécologue-obstétricien?*

La pratique de la médecine familiale et son approche de l'accouchement en font souvent un professionnel plus approprié au suivi d'une grossesse normale que l'obstétricien-gynécologue, spécialisé dans la grossesse et l'accouchement pathologiques. Ce ne sont pas tous les médecins de famille qui incluent la pratique des accouchements dans leurs activités. Ceux qui le font ont souvent pour la périnatalité un engagement personnel, un «coup de cœur» qui fait qu'ils maintiennent cette pratique malgré ses exigences de travail de nuit et d'horaires atypiques. Certains, cependant, ne gardent que le volet «prénatal» et transfèrent les femmes à un obstétricien au troisième trimestre. Le médecin de famille suit les

### Un suivi prénatal? Pas toujours facile à trouver!

Le Québec a connu depuis quelques années une augmentation du nombre de naissances qui a atteint 15%. La cause la plus fréquemment évoquée pour expliquer cette hausse est l'avènement d'un programme de congé parental beaucoup plus accessible et plus adapté aux besoins des jeunes familles. Du coup, de nombreux couples ont pu vivre cette deuxième ou troisième grossesse désirée mais jusque-là impossible à concrétiser en l'absence de soutien financier. Toutefois, le nombre de professionnels en périnatalité n'a pas augmenté pour autant, avec pour résultat que de nombreuses femmes passent des semaines sinon des mois à chercher éperdument un professionnel pour leur suivi de grossesse. Plus du tiers des Québécois n'ont pas de médecins de famille, les obstétriciens sont débordés et le nombre de sages-femmes actives n'augmente que très lentement, malgré tous les efforts pour former la relève. Difficile, dans les circonstances, de parler de choix, sauf pour quelques chanceuses. Mais je ne veux pas présumer de ce qu'est la réalité de votre région à cet égard. Je poursuis donc cette section sur le choix du professionnel et du lieu de naissance en espérant que cela sera à nouveau pertinent pour toutes, dans un avenir rapproché.

### Au Québec et ailleurs

L'organisation des soins en périnatalité varie énormément d'un pays à l'autre. Au Québec, les accouchements sont assistés par les médecins de famille et les obstétriciens, dans une proportion de un tiers-deux tiers, qui s'inverse selon qu'on est dans une grande ville ou en région. Contrairement à l'Europe, ce sont des infirmières qui assurent le rôle important de surveillance du travail. Les sages-femmes n'assurent en ce moment qu'environ 2% des suivis de grossesse et accouchements, un pourcentage freiné par leur petit nombre, alors que la demande pour leurs services va en s'accroissant. En Europe, les sages-femmes sont au cœur même des soins périnatals avec les obstétriciens. Les médecins de famille ne font pas partie du portrait, ni les infirmières d'ailleurs. Le rôle de la doula et sa position dans le système de santé varient aussi d'un endroit à l'autre.

---

grossesses normales, dites « à bas risque », ainsi que celles « à risque modéré », c'est-à-dire hypertension, diabète, grossesse pré-terme à partir de 34 semaines, par exemple. Il est habilité à faire plusieurs interventions si cela s'avère nécessaire : déclenchement du travail, augmentation des contractions, etc. Il consulte un obstétricien et y réfère certaines patientes s'il survient des complications obstétricales et pour certaines interventions qu'il juge au-delà de ses compétences ou qui ne sont pas de son ressort : césarienne, forceps, etc.

Par sa formation, l'obstétricien est le spécialiste de la pathologie obstétricale. Dans les faits, au Québec, il est souvent le premier médecin consulté et celui qui assiste le plus d'accouchements étant donné le nombre insuffisant de médecins de famille et de sages-femmes qui exercent. Mais alors qu'ils sont irremplaçables dans le suivi des vraies grossesses « à risque », leur expertise peut s'avérer un désavantage lors de suivis de grossesses normales. C'est que la formation et l'approche spécifique aux situations pathologiques poussent de nombreux obstétriciens à voir même la grossesse normale et l'accouchement physiologique comme autant d'occasions de poser problème ! Cette attitude les amène souvent à utiliser de façon excessive des interventions et des technologies inappropriées pour les accouchements physiologiques.

L'accouchement est une fonction normale, physiologique et naturelle que les femmes ont mené à bonne fin, dans la très grande majorité des cas, depuis que le monde est monde. Trouver un médecin qui vous accompagnera en respectant ce principe de base est un défi. Dans les manuels d'obstétrique, un nombre grandissant de pages est consacré aux multiples complications possibles et à leurs traitements, ce qui a relégué l'accouchement normal à une sorte de variante mineure et sans intérêt de l'obstétrique moderne, occupant tout au plus les quelques premiers chapitres. Ainsi, un peu partout dans le monde, l'accouchement physiologique est tout simplement en voie de disparition. Les taux d'interventions augmentent partout. L'explication d'un tel état de fait ne se trouve pas dans le corps des femmes, qui aurait subitement changé, une hypothèse indéfendable, mais plutôt dans des changements de pratique et de contexte. Seulement

## Les attitudes des professionnels envers la naissance

En 2009, une recherche pancanadienne a cherché à voir comment se comparent les attitudes des professionnels en périnatalité relativement à l'accouchement. Obstétriciens et sages-femmes se situaient, comme prévu, aux antipodes quant à l'usage des technologies et au rôle des femmes en ce qui concerne leur accouchement. Pour ce qui est des médecins de famille, ceux qui ne font que du prénatal ont des positions comparables à celles des obstétriciens, alors que ceux qui assistent des accouchements sont beaucoup plus proches des sages-femmes dans leur vision de la naissance[1].

au Québec, les chiffres sont éloquents: 23% des femmes accouchent par césarienne, 13% avec forceps ou ventouse, et plus de 75% subissent une forme quelconque d'anesthésie[2].

Les médecins sont formés pour s'occuper de maladies: les diagnostiquer et les traiter. Assister une femme qui accouche demande une attitude et des aptitudes très différentes: c'est *elle* qui accouche, et son accouchement est normal jusqu'à preuve du contraire. C'est vrai que la naissance est un passage délicat et que, parfois, mère et bébé peuvent avoir besoin d'aide. Par contre, il y a un monde entre la vigilance attentive et respectueuse et la prise en charge intrusive. L'obstétrique moderne s'est malheureusement développée avec une nette tendance vers la seconde, avec pour résultat une augmentation constante des interventions ainsi que des complications qui en découlent souvent. La plupart des jeunes médecins finissants n'ont jamais vu un accouchement physiologique, c'est-à-dire sans intervention aucune, et, selon toute probabilité, ils n'en verront pas pour un certain temps, parce qu'ils n'ont pas appris comment ne pas intervenir. Cet effritement de l'expertise et de l'enseignement du physiologique pose problème à tous les niveaux de formation des médecins. L'organisation des départements d'obstétrique, en mêlant grossesses normales et pathologiques, amplifie la difficulté pour les professionnels d'adapter leur approche en quelques minutes à peine, quand ils ont deux femmes en travail, l'une en travail spontané et normal, l'autre dans une situation pathologique complexe.

Un dicton dit que les trois grandes vertus d'un accoucheur ou d'une sage-femme sont la patience, la patience et la patience. Il faut savoir garder ses mains dans ses poches! Certains médecins

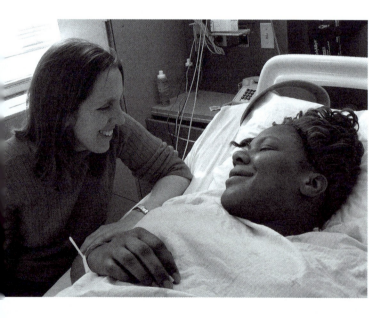

plus ouverts savent faire exactement ça et se permettent une distance salutaire par rapport à la vision strictement médicale et interventionniste. Pour trouver le médecin qui vous convient, consultez des femmes qui ont accouché récemment et qui partagent votre vision de la naissance. Les sages-femmes et les animatrices de cours prénatals ont souvent quelques noms de médecins reconnus pour leur pratique plus ouverte, comme d'ailleurs les personnes-ressources en allaitement, les centres de santé des femmes et les groupes de femmes qui s'occupent d'humanisation de la naissance dans votre région. Rappelez-vous aussi que la culture hospitalière est souvent plus puissante que les professionnels eux-mêmes et que choisir un hôpital est probablement plus important que de choisir un individu.

### *L'étudiant, le résident, et quoi encore ?*

On les rencontre généralement dans les hôpitaux dits «universitaires», mais ils peuvent être en stage dans un hôpital qui n'a pas cette vocation.

*Le résident* est un médecin ayant terminé sa formation générale et qui est en cours de spécialisation pour devenir obstétricien-gynécologue (ou autre). C'est souvent lui ou elle qui fait les examens vaginaux, l'évaluation du travail et tient l'obstétricien au courant du déroulement de l'accouchement. Selon son niveau d'expérience et quand le travail se déroule bien, il peut assister l'accouchement sous sa responsabilité.

*L'étudiant en médecine* est en stage pendant les premières années de ses études. On lui demande parfois de faire l'histoire de santé ou de poser certains gestes de base comme de prendre la tension artérielle ou autre.

### *La relation avec son médecin*

Le médecin n'est pas seul responsable de créer une relation basée sur l'honnêteté, la confiance et le partage des prises de décisions. Cela demande peut-être un engagement de votre part à créer un rapport différent de ce que vous pourriez avoir connu jusqu'ici. Permettez-vous un échange significatif avec lui ou elle afin de vérifier si les éléments de confiance mutuelle sont présents. Ne vous laissez pas intimider par le «personnage docteur»: s'il vous appelle par votre prénom, faites de même, s'il vous tutoie, imitez-le. Refusez de discuter pendant un examen gynécologique ou un toucher vaginal, alors que vous êtes étendue et déshabillée. Attendez d'être rhabillée et assise. Idéalement, votre médecin devrait s'intéresser à votre vision de l'accouchement, vous parler d'égal à égale, respecter votre point de vue et vos émotions, considérer la présence et l'opinion de votre conjoint comme pertinentes et importantes.

Posez des questions. Il n'est pas impossible que celles-ci puissent incommoder votre médecin, même ouvert. Voyez quand même comment elle prend le temps de discuter avec vous. Et voyez si vous vous sentez à l'aise avec elle, comment elle se comporte avec vous, soyez attentive à ce que révèle son attitude envers vous. L'honnêteté, la simplicité et l'ouverture avec lesquelles on vous répondra vous renseigneront beaucoup sur la personne que vous avez devant vous. La création d'une relation médecin-patiente est difficile quand chacun est sur la défensive. Tout médecin qui réagit en se sentant attaqué lorsqu'on le questionne ne fait que protéger son ego, et non pas votre bien-être ni celui de votre bébé. Même chose pour une sage-femme d'ailleurs!

Si votre médecin ne répond pas à cette image et que vous revenez insatisfaite de vos visites prénatales, prenez le temps de comprendre pourquoi exactement. Voyez ce que vous pouvez attendre de façon réaliste comme changements et jugez si cela vous convient. Sinon, vous pourriez envisager de changer de médecin ou chercher ailleurs les éléments que vous ne trouvez pas et l'appui que vous ne sentez pas. Vous pourriez par exemple vous assurer, pendant l'accouchement, de la présence d'une doula, dont je parlerai plus loin.

Certains médecins trouvent difficile de devoir assumer ou du moins recevoir une méfiance qui ne s'adresse pas à eux, mais à d'autres qui l'ont suscitée par leur manque de respect. Ce sont des êtres humains, comme vous et moi, et plusieurs travaillent du mieux qu'ils le peuvent dans un système qui ne leur facilite pas toujours la tâche. Mais vous avez le droit de vous assurer de ce qui vous attend à l'accouchement. Vous devriez arriver à trouver le ton juste pour poser vos questions tout en ne présumant pas de l'attitude du professionnel devant vous.

### *Changer de médecin*

La relation avec votre médecin dépend de lui ou d'elle, mais aussi en grande partie de vous, de l'énergie que vous mettrez à faire connaître vos besoins, à partager vos souhaits pour la naissance, à discuter de vos divergences quand il y en a. Si, malgré vos efforts, il devient impossible de maintenir une relation satisfaisante avec le médecin qui vous suit, ou si vous vous rendez compte que son approche est trop différente de la vôtre, vous pourriez penser à changer. Pour beaucoup d'entre nous, changer de médecin est difficile, alors qu'on n'hésiterait pas à changer de professionnel ou d'entreprise si on n'était pas satisfaite dans d'autres domaines. Les médecins représentent encore souvent l'autorité ou la supériorité des experts, malgré notre désir de nous défaire de ce genre de stéréotypes.

Si vous hésitez à changer de médecin alors que vous n'êtes pas satisfaite, demandez-vous ce que lui a investi dans cette relation qu'il vous coûte d'interrompre. Plusieurs femmes se sentent obligées envers eux, alors que l'inverse est rarement vrai. Si vous avez peur de le vexer maintenant, demandez-vous si vous serez prête à le «vexer» pendant votre accouchement pour obtenir ce que vous voulez, alors que la pression pour vous conformer sera encore plus forte et que vos moyens seront réduits par l'intensité du travail. Certaines femmes ont changé de médecin quelques semaines à peine avant la date prévue pour leur accouchement et se sont plus tard félicitées de leur initiative.

En écrivant ces lignes, je sais qu'un nombre grandissant de médecins, obstétriciens ou non, ont transformé leur pratique pour arriver à mieux répondre aux besoins et aux demandes des femmes. Certains sont très engagés à améliorer les conditions de la naissance, que ce soit dans leur équipe de travail, à l'intérieur d'activités de formation continue ou autres. À tous les médecins qui travaillent à cet objectif dans un milieu très hiérarchisé, dont les pratiques (et les praticiens) n'évoluent pas facilement, je lève mon chapeau, en mon nom, et au nom des femmes et des familles qui ont la chance de bénéficier de vos soins. Et ne vous laissez pas décourager!

N'oubliez pas, cependant, que le médecin n'est pas la personne la plus importante pendant votre accouchement. C'est vous la personne la plus importante! Vous et votre partenaire. En fait, vous passerez beaucoup plus de temps avec les infirmières qu'avec votre médecin, qui n'arrive qu'à la toute fin de l'accouchement... quand c'est lui qui vient! Misez sur vous-même, sur votre préparation et possiblement sur la présence d'une doula ou de toute autre personne qui pourrait vous accompagner.

## La sage-femme

Depuis que le monde est monde, les femmes se sont entourées de femmes pour accoucher. Dans les jours qui ont suivi mon premier accouchement, une certitude s'est tranquillement imposée à moi: aucune femme ne devrait avoir à vivre

## Choisir un médecin

Voici des exemples de questions à poser pour choisir un médecin et pour mieux connaître sa pratique. Choisissez celles que vous considérez importantes pour vous et le moment approprié pour en discuter et posez toute autre question que vous jugerez pertinente.

- À quel hôpital êtes-vous affilié?
- Travaillez-vous en équipe avec d'autres médecins? Comment fonctionne votre système de garde?
- Comment organisez-vous votre disponibilité pour les accouchements de vos clientes? Quel pourcentage d'entre elles assistez-vous?
- Êtes-vous prêt à discuter d'un plan de naissance avec moi? Comment comptez-vous respecter ce plan lors de l'accouchement?
- Le médecin qui pourrait vous remplacer respectera-t-il les ententes que nous aurons prises ensemble dans ce plan de naissance?
- Acceptez-vous la présence d'une ou de plusieurs personnes avec moi autres que mon partenaire?
- Exigez-vous un soluté? Si oui, à quel moment du travail?
- Exigez-vous le monitorage électronique fœtal? Selon quelles modalités: de façon continue, intermittente?
- Pourrai-je boire, manger et marcher pendant le travail?
- Comment définissez-vous un travail «trop lent»? Quelles sont les solutions que vous avez à proposer si cela se présente?
- Rompez-vous habituellement les membranes? Quand? Pourquoi?
- Quelle est votre politique par rapport à l'usage d'analgésiques pendant le travail? L'usage de la péridurale?
- À quel moment considérez-vous qu'une grossesse est «post-terme»? Dans ce cas, comment intervenez-vous?
- Quelles positions est-ce que je pourrai prendre pendant le travail actif? Pendant la poussée? Semi-assise, sur le côté, accroupie, à genoux?
- Quel pourcentage de vos clientes ont eu une épisiotomie? Une césarienne? Des forceps?
- À quel moment clampez-vous le cordon du bébé?

Plusieurs de ces questions trouvent leur explication dans le chapitre sur les interventions obstétricales.

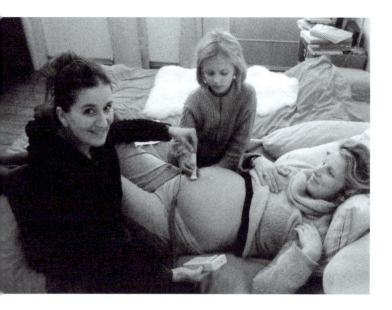

cela seule! Je n'étais pas vraiment seule, remarquez bien: mon compagnon était avec moi, mon médecin est venu me voir à quelques reprises et les infirmières étaient très gentilles. Mais mon pauvre partenaire, aussi novice que moi, accumulait maladresses et bonnes intentions, les infirmières changeaient constamment et mon médecin ne s'intéressait qu'à la dilatation de mon col. Il me manquait la présence de quelqu'un qui me connaît, me guide, qui puisse respecter mes souhaits pour cette naissance, et intervenir au besoin. J'avais envie d'une présence qui combine les fonctions de vigilance et d'accompagnement. C'est ce chemin que j'ai moi-même emprunté dans les années qui ont suivi, « appelée » par des femmes qui sont venues me demander justement cette présence et cette connaissance.

Je voudrais pouvoir énumérer objectivement les avantages d'avoir une sage-femme avec vous pendant votre grossesse et votre accouchement. Je me demande plutôt comment vous pourriez vous passer d'avoir à vos côtés une personne que vous avez choisie, qui s'intéresse à votre vision de la naissance, qui connaît les remèdes à bon nombre de malaises de la grossesse et qui est prête à passer des heures à répondre à vos questions, à vos appréhensions, et à réviser avec vous vos intentions pour l'accouchement. Une sage-femme est prête à vous entendre décrire longuement au téléphone la texture du bouchon muqueux que vous commencez peut-être à perdre, est disponible à toute heure du jour, de la nuit, de la fin de semaine, pour venir vivre les premières contractions avec vous, prête à vous expliquer les étapes qui s'en viennent et à vous soutenir le nombre d'heures qu'il faudra. Elle sera là pendant le travail pour veiller à son bon déroulement, au bien-être de votre bébé, pour relayer votre partenaire, vous encourager tous les deux, vous soutenir dans la position de votre choix et accueillir votre bébé avec vous. Elle sera encore là quelques jours plus tard, chez vous pour vous aider à ajuster l'allaitement, calmer vos inquiétudes de jeune maman ou simplement rire et pleurer avec vous des bonheurs et angoisses des premières semaines de maternité.

### L'exemple des Pays-Bas

Dans leur définition propre, les rôles respectifs des sages-femmes et des médecins devraient être complémentaires: les unes s'occupant de l'accouchement physiologique, les autres, des pathologies. Peu de pays occidentaux ont conservé cet équilibre délicat entre les deux professions dans leur système de santé. Les Pays-Bas constituent une exception: voici un pays où les sages-femmes suivent 80% des grossesses, où l'accouchement demeure un événement normal dans la très grande majorité des cas, où près de 25% d'entre eux ont lieu à la maison et où les statistiques de périnatalité servent d'exemple. Des circonstances historiques propres à l'Amérique du Nord ont fait disparaître les sages-femmes et ont rompu cet équilibre. L'accouchement est alors devenu un événement pathologique, dangereux, et les taux d'interventions ont grimpé en flèche. Les femmes ont perdu l'accompagnement expérimenté et chaleureux qui est pourtant la clé des accouchements normaux et heureux.

Si l'accompagnement humain des sages-femmes est précieux, leur expertise est tout aussi importante. Dans les pays où elles sont reconnues, leur formation dure quatre ans et leur spécialité est la grossesse et l'accouchement normaux. Ce qui inclut évidemment de connaître et de comprendre les déviations et les complications possibles, pour savoir les dépister le moment venu et réagir de façon appropriée. La présence continue de la sage-femme pendant l'accouchement en fait une observatrice privilégiée des signaux subtils que le corps envoie. Elle peut autant protéger les conditions qui font que l'accouchement se déroule harmonieusement que proposer des changements quand les choses ne vont pas comme elles le devraient.

### Les sages-femmes au Québec : revenues grâce à la demande des femmes

Reconnue partout ailleurs dans le monde, la présence des sages-femmes dans le système de santé québécois est pourtant toute récente. En 1999, après avoir fait l'expérimentation de leur pratique pendant plusieurs années, le gouvernement du Québec a légalement reconnu la profession et l'a intégrée dans le système de santé. Cette reconnaissance est l'aboutissement de 20 années d'efforts du mouvement d'humanisation de la naissance et, plus largement, d'un grand nombre de groupes de femmes et de parents qui ont milité pour avoir des sages-femmes à leurs côtés au cours de leur expérience de la maternité.

À l'origine de cette victoire extraordinaire, il y a des femmes insatisfaites de ce que le système de santé leur offrait. Plutôt que de ruminer leur déception personnelle, elles ont appliqué le slogan « le privé est politique » et ont l'immense mérite d'avoir identifié leurs besoins et remué ciel et terre pour y obtenir réponse. Les femmes ont littéralement recréé la profession de sage-femme telle qu'elles l'imaginaient. Tout en correspondant pour l'essentiel à ce qui existe ailleurs dans le monde, leurs demandes ont façonné la pratique québécoise. Elles ont cherché autour d'elles quelqu'un qui croyait vraiment que l'accouchement est un événement normal et naturel de la vie des femmes et qu'il leur appartient. Elles ont réclamé l'espace et le temps dont elles ont besoin pour parler d'elles, de leur vie et de leurs rêves, pendant le suivi de la grossesse et après. Elles nous ont interdit, à tout jamais, de dire que nous les accouchons, parce que ce sont *elles* qui accouchent. Elles ont exigé qu'on leur fasse confiance, qu'on respecte leur rythme et celui de la naissance. Qu'on soit auprès d'elles tout au long de la grossesse et de l'accouchement, dans un rapport humain, vivant, égalitaire, de soutien. Qu'on les aide à accueillir leurs bébés avec tout l'amour, le recueillement, la joie qu'elles veulent y mettre. Avec elles, les sages-femmes ont cherché le sens de la présence d'une femme auprès d'une autre qui accouche. C'est de leurs demandes, de leurs besoins, que les sages-femmes sont nées.

*Les grands préparatifs*

Ses interventions, la plupart du temps non médicales, peuvent aider à redémarrer un travail qui a ralenti, à faire descendre un bébé qui s'engage difficilement dans le bassin, à optimiser les efforts de la mère quand la poussée est laborieuse ou à corriger dès le début un engorgement de sein qui pourrait devenir une mastite. Il n'y a pas d'étape de la grossesse, de l'accouchement et de la période postnatale où son savoir et son expérience de la normalité ne peuvent être mis à contribution.

La sage-femme offre ses services aux femmes en bonne santé qui vivent une grossesse normale, c'est-à-dire, la grande majorité des femmes. Elle s'intéresse non seulement à leur santé, mais aussi à leurs conditions de vie, à leur bien-être général et passe de longs moments à les aider à se préparer pour l'accouchement et la période qui suit. Elle les assiste là où elles choisissent d'accoucher et assure leur suivi et celui de leurs bébés pendant plusieurs semaines après la naissance. En cas de problème, à n'importe quel moment de la grossesse, de l'accouchement ou de la période postnatale, elle peut consulter le médecin et, au besoin, lui transférer la responsabilité des soins, tout en demeurant aux côtés de la mère et de la famille dans tous les aspects non médicaux de leur nouvelle vie, surtout lorsque les choses deviennent plus difficiles.

La Loi sur les sages-femmes adoptée en 1999 par le Gouvernement du Québec officialise plusieurs des caractéristiques de la pratique qu'elles ont elles-mêmes développées à la demande des femmes et des familles, comme la globalité de l'approche, le respect des choix des parents et la continuité des soins (le fait d'accoucher avec une professionnelle qui a fait le suivi de grossesse). Les sages-femmes sont maintenant reconnues, intégrées au système de santé, et leurs services sont gratuits, ou plutôt assumés collectivement comme les autres services de santé. Elles font partie d'un ordre professionnel dont le mandat, comme tous les autres, est d'assurer la protection du public. Elles ne peuvent obtenir un permis de pratique qu'en satisfaisant à des normes rigoureuses de formation et de pratique.

Les sages-femmes peuvent accompagner les femmes dans le lieu de naissance de leur choix: hôpital, maison de naissance ou domicile. Les suivis pré et postnatals se font à la maison de naissance, et c'est au cours de la grossesse que les couples lui font part de leur choix du lieu de naissance. L'accouchement à l'hôpital par choix (par opposition à un transfert à l'hôpital après un début de travail à la maison ou en maison de naissance) peut être offert à la suite d'ententes à ce sujet avec un centre hospitalier des environs. Dans quelques cas, cette entente n'arrive pas en même temps que l'implantation d'une maison de naissance dans une région donnée. Mais les discussions se poursuivent avec les professionnels du centre hospitalier afin de pouvoir offrir ce choix aux femmes qui le désirent dès que possible.

Vu le jeune âge de la profession au Québec, les sages-femmes ne sont pas assez nombreuses pour répondre à la demande. La relève s'en vient: depuis 1999, la formation est au programme de l'Université du Québec à Trois-Rivières dans le cadre d'un baccalauréat de quatre ans en pratique sage-femme. Il faudra quand même attendre plusieurs années encore pour que toutes les femmes du Québec qui le désirent aient accès à une sage-femme dans leur région ou leur quartier. Si vous désirez faire appel aux services d'une sage-femme, adressez-vous à une maison de naissance ou à l'Ordre des sages-femmes du Québec.

### *Changer de sage-femme*

Il peut arriver que ça «ne clique pas» avec la sage-femme que vous voyez pour la première fois ou depuis quelques rencontres déjà. La relation est au cœur du travail de la sage-femme. Comme

## Choisir une sage-femme

Voici quelques questions que vous pourriez poser pour mieux connaître la sage-femme que vous rencontrerez, son expérience, sa pratique et sa vision de la naissance.

- Où et comment a-t-elle acquis sa formation et son expérience?
- Combien d'accouchements a-t-elle assisté à la maison de naissance, à la maison, à l'hôpital?
- Travaille-t-elle en équipe? Selon quelle formule?
- Quand rencontrerez-vous la ou les autres sages-femmes de son équipe?
- Comment voit-elle son rôle dans votre accouchement?
- Se sent-elle à l'aise avec les choix que vous et votre partenaire pourriez faire?
- Quels sont les critères de transfert vers le médecin ou l'hôpital pendant la grossesse, pendant l'accouchement?
- Quel équipement d'urgence utilise-t-elle?
- Quels sont ses rapports avec les médecins et le personnel hospitalier?

Vous sentez-vous bien avec elle? Vous sentez-vous à l'aise de poser des questions et de discuter avec elle de sa pratique, de son expérience ainsi que de vos attentes?

---

tout rapport humain, elle est faite d'attentes, de perceptions, de communications plus ou moins bien reçues, et surtout, elle est vivante et elle évolue. Vous pourriez commencer par nommer votre malaise ou votre insatisfaction. Voyez ce qui en résulte. Plusieurs femmes ont été surprises de l'écoute et de l'échange constructif qui en a découlé. Si ce n'est pas le cas, adressez-vous à la responsable sage-femme de la maison de naissance et expliquez-lui la situation. Elle verra à vous diriger vers quelqu'un d'autre ou à faire les arrangements nécessaires pour vous. Ne vous en faites pas: cela m'est arrivé à de nombreuses reprises ainsi qu'à chacune de mes collègues sages-femmes. On ne peut pas plaire à tout le monde! Mais c'est important que vous vous sentiez bien avec votre sage-femme.

### La doula ou accompagnante à la naissance

L'accompagnante est née du besoin de soutien des femmes dans leurs grossesse et accouchement d'abord, puis dans la période postnatale, soutien qu'elles ne trouvent pas toujours autrement. Aux États-Unis et en Europe, on la nomme doula, un terme d'origine grecque qui signifie « au service de ». L'accompagnante est exactement cela: une femme expérimentée, passionnée par ce qui touche la naissance, qui offre de l'information et un soutien physique et émotionnel à la mère avant, pendant et après la naissance. Un nom « moderne » pour une fonction qui a toujours existé! Son rôle a été abondamment étudié par de nombreux chercheurs qui ont observé les effets

## La philosophie des sages-femmes du Québec

L'énoncé qui suit a été adopté en 1996, puis entériné par l'Ordre des sages-femmes du Québec:

- La pratique des sages-femmes est basée sur le respect de la grossesse et de l'accouchement comme processus physiologiques normaux, porteurs d'une signification profonde dans la vie des femmes.

- Les sages-femmes reconnaissent que l'accouchement et la naissance appartiennent aux femmes et à leur famille. La responsabilité des professionnels de la santé est d'apporter aux femmes le respect et le soutien dont elles ont besoin pour accoucher avec leur pouvoir, en sécurité et dans la dignité.

- Les sages-femmes respectent la diversité des besoins des femmes et la pluralité des significations personnelles et culturelles que les femmes, leur famille et leur communauté attribuent à la grossesse, à la naissance et à l'expérience de nouveau parent.

- La pratique des sages-femmes s'exerce dans le cadre d'une relation personnelle et égalitaire, ouverte aux besoins sociaux, culturels et émotifs autant que physiques des femmes. Cette relation se bâtit dans la continuité des soins et des services durant la grossesse, l'accouchement et la période postnatale.

- Les sages-femmes encouragent les femmes à faire des choix quant aux soins et services qu'elles reçoivent et à la manière dont ils sont prodigués. Elles conçoivent les décisions comme résultant d'un processus où les responsabilités sont partagées entre la femme, sa famille (telle que définie par la femme) et les professionnels de la santé. Elles reconnaissent que la décision finale appartient à la femme.

- Les sages-femmes respectent le droit des femmes de choisir leur professionnel de la santé et le lieu de l'accouchement en accord avec leurs normes de pratique. Les sages-femmes sont prêtes à assister les femmes dans le lieu d'accouchement de leur choix, incluant le domicile.

- Les sages-femmes considèrent que la promotion de la santé est primordiale dans le cycle de la maternité. Leur pratique se base sur la prévention et un usage judicieux de la technologie.

- Les sages-femmes considèrent que les intérêts de la mère et de son enfant à naître sont liés et compatibles. Elles croient que le meilleur moyen d'assurer le bien-être de la mère et de son bébé est de centrer leurs soins sur la mère.

- Les sages-femmes encouragent le soutien des familles et de la communauté comme moyens privilégiés de faciliter l'adaptation des nouvelles familles.

bénéfiques de sa présence auprès des femmes qui accouchent. Une recherche datant de près de 20 ans dont les résultats continuent d'être confirmés par des études plus récentes a démontré que lorsque les femmes sont accompagnées par une doula, on observait une réduction:

- de 50% du nombre de césariennes;
- de 25% de la durée du travail;
- de 60% de l'usage d'ocytocine synthétique;
- de 30% de l'usage d'analgésique;
- de 40% de l'usage des forceps[3].

Une revue de recherches faites en 2011 portant sur plus de 15 000 femmes montrait que les femmes qui bénéficiaient d'une doula étaient plus nombreuses à avoir eu un accouchement spontané, qu'elles étaient moins susceptibles de nécessiter une analgésie régionale, de subir une césarienne, de connaître un accouchement vaginal avec ventouse ou forceps, ou de ressentir de l'insatisfaction[4]. S'il s'agissait d'un médicament, on voudrait en offrir à chaque femme qui accouche!

La doula n'est ni sage-femme ni médecin et n'assure aucune des tâches plus «techniques» du suivi de la grossesse et de l'accouchement (tests et analyses, écoute du cœur du bébé, toucher vaginal). Son rôle est d'accompagner, justement, d'être là pour la femme enceinte, le couple, de répondre à leurs questions, d'éclairer au mieux les décisions qu'ils auront à prendre, de compléter leurs connaissances sur le déroulement de l'accouchement, y compris les imprévus possibles, bref, à les y préparer avec réalisme, selon leurs besoins et leurs choix. Pour ce faire, elle se doit de bien connaître le processus de l'accouchement ainsi que les pratiques obstétricales et

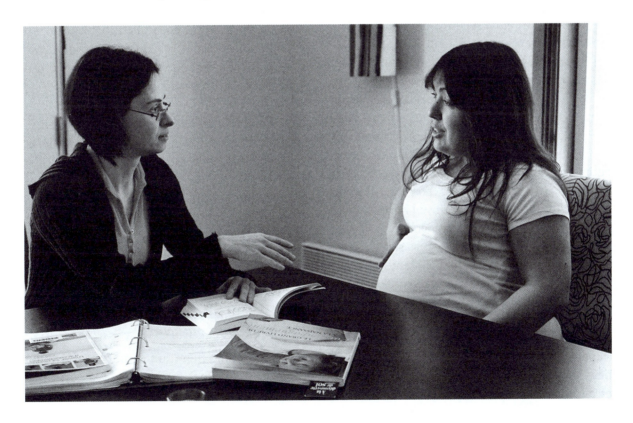

*Les grands préparatifs*

### « Doula » ou « accompagnante à la naissance »

Au Québec, c'est le terme «accompagnante» qui a désigné, dans les années 1980, les premières femmes à faire ce travail. Il y a quelques années, on y a ajouté «à la naissance» pour être plus précis et pour les distinguer de personnes qui font d'autres types d'accompagnement, auprès de personnes handicapées, ou en fin de vie, par exemple. J'ai choisi d'utiliser le terme doula qui est utilisé ailleurs en Amérique et dans la francophonie en général. L'un et l'autre désignent exactement la même présence et la même fonction auprès des femmes.

les politiques des hôpitaux de sa région. Bien qu'elle soit généralement convaincue du caractère normal et naturel de la grossesse et de l'accouchement, elle sait aussi que des interventions peuvent être nécessaires soit pour la santé de la mère et du bébé, soit parce qu'elles sont souhaitées par la femme pour son propre sentiment de confort et de sécurité. Mais comme elle est «au service», justement, son objectif est d'aider les couples à obtenir l'accouchement qu'ils désirent en les informant sur les choix qu'ils auront à faire et en les soutenant concrètement le moment venu.

Pendant l'accouchement, son travail est double: elle vous soutient par une multitude de petits gestes concrets autant que par sa confiance en votre capacité d'accoucher et sa connaissance des variantes possibles d'un travail normal. Vous apprécierez ses bonnes paroles dans les moments plus difficiles, ses suggestions et son soutien physique dans des positions qui facilitent le travail, ses massages à tour de rôle avec votre compagnon et plus encore. Loin de supplanter votre amoureux dans son rôle de soutien, sa présence a de fortes chances de le rassurer, lui, de stimuler sa participation en lui suggérant des gestes qui peuvent vous soulager, de le relayer au besoin et de lui laisser le temps de vivre ses propres émotions. Bien sûr, il vous connaît beaucoup mieux que la doula, mais il n'a probablement qu'une expérience limitée des accouchements. L'énergie et la présence des deux ensemble vous entoureront encore mieux.

La doula peut aussi agir comme personne-ressource, prête à vous appuyer dans vos décisions si on vous propose une intervention, en examinant avec vous ses avantages et désavantages au stade où vous en êtes dans votre travail, et en vous proposant des alternatives si c'est possible. Souvent, ses explications permettent aux parents d'éviter une intervention non essentielle ou même inutile. Il est parfois difficile, dans l'émotivité du moment, de rester clairs et fermes dans ses choix. Les hôpitaux acceptent maintenant leur présence à vos côtés pendant le travail et l'accouchement, mais parlez-en directement à votre médecin. Faites-lui connaître votre choix et votre vision du rôle de la doula, et votre désir de former équipe avec le personnel de l'hôpital.

### *Une doula ou... ma sœur ?*

Il arrive qu'une mère, une sœur ou une amie ayant une certaine expérience de la naissance puisse jouer efficacement ce rôle d'accompagnement. Elles peuvent s'y préparer en lisant, en allant avec vous à des cours prénatals ou en participant aux visites prénatales avec votre sage-femme. Cependant, j'ai observé combien il est parfois difficile d'accompagner quelqu'un dont on est très proche: on peut se sentir beaucoup plus émotif, avoir moins de recul par rapport à ce qui se passe. Les conjoints, les mères et les amies intimes ont parfois tendance à vouloir «épargner» la mère, qu'elle arrête de souffrir, plutôt que de la soutenir dans les moments exigeants du travail. Plusieurs infirmières sont témoins que c'est parfois pour soulager la détresse du père que la femme a recours à la péridurale! Sans compter que pour bien comprendre les enjeux des interventions proposées, il faut une solide connaissance des pratiques obstétricales courantes. D'ailleurs, les recherches confirment aussi que les bénéfices énumérés plus haut ne s'appliquent pas quand l'accompagnement est assuré par un proche. Il existe évidemment des exceptions. N'hésitez pas à suivre ce que votre cœur vous dit! Si vous tenez à la présence d'une amie très chère, vous pourriez l'inviter en plus de la doula.

La grande majorité des couples qui font appel à une doula ne regrettent pas leur choix! Le découragement et l'épuisement des ressources viennent parfois à bout du courage et de la détermination des parents qui vivent un accouchement exigeant ou différent de ce qu'ils avaient imaginé. Plus d'une fois, la seule présence d'une doula aura évité le recours à des médicaments non souhaités ou encouragé des changements de positions, des mouvements qui ont finalement évité une césarienne. Et plus d'une fois, leurs interventions discrètes auront protégé l'espace fragile autour des parents pendant leurs premiers contacts avec leur bébé.

### La formation de doula

La doula n'est pas une professionnelle. Bien que certaines militent en faveur d'une telle reconnaissance, la majorité des doulas ressentent plutôt l'importance de maintenir cette fonction-là d'où elle vient, dans la collectivité, l'entourage des femmes qui accouchent. Certes, une formation est nécessaire. Les grandes organisations internationales de doulas, comme DONA ou CAPPA aux États-Unis, proposent une formation standardisée de trois jours, assortie de multiples occasions de formation continue. Aux yeux de plusieurs doulas, ces trois jours sont trop peu et ne permettent que de couvrir la base de ce qu'est le travail d'une doula. Comme le fait remarquer Lesley Everest, une doula et formatrice depuis près de 20 ans: «Les situations difficiles n'attendent pas qu'une doula ait de l'expérience pour se présenter! Aider une femme lors d'un accouchement vaginal après une césarienne, soutenir des parents autour du décès de leur bébé et créer une relation positive avec le personnel hospitalier ne sont *pas* des options de formation avancée.» Plusieurs organismes québécois donnent des formations de doulas généralement plus étoffées que les trois jours mentionnés, y compris un mentorat auprès d'une doula expérimentée et de nombreuses activités connexes de formation.

*Changer de doula*

Pourquoi pas. Les mêmes considérations s'appliquent que pour la sage-femme: vous la choisissez pour la complicité et la confiance. Si elles ne sont pas au rendez-vous, mieux vaut en discuter maintenant. Si la relation n'est pas à la hauteur de vos attentes, mieux vaut changer de doula maintenant qu'être déçue au moment où vous aurez le plus besoin d'elle.

## L'infirmière

Lors d'un accouchement à l'hôpital, ce sont les infirmières qui vous accueillent et assurent la surveillance du travail: écoute du cœur du bébé, examens internes (à l'exception des hôpitaux universitaires, où ils sont faits par les résidents) et autres. Leur expérience leur permet souvent de suggérer des positions confortables et d'encourager les femmes de diverses manières. Elles

## Choisir une doula

Voici quelques questions qui pourraient vous aider à mieux connaître une doula, sa vision de son rôle auprès de vous et du personnel que vous serez appelée à côtoyer, son niveau d'expérience et de connaissances. Étant donné la nature extrêmement personnelle de votre rapport, cherchez à retrouver les qualités humaines qui font de la doula une alliée précieuse: la chaleur humaine, la maturité, la tolérance, une bonne capacité de communication, la souplesse, une présence rassurante et confortable.

- Quelle est son expérience d'accompagnement?
- Quelle est sa formation?
- Comment voit-elle son rôle auprès de vous et de votre compagnon pendant l'accouchement?
- Combien de fois la verrez-vous pendant la grossesse et après la naissance?
- A-t-elle déjà assisté des accouchements avec votre médecin, votre sage-femme ou à l'hôpital ou maison de naissance où vous comptez aller?
- Est-elle prête à vous informer continuellement et à s'incliner devant vos choix?
- Sentez-vous qu'elle encourage votre sens des responsabilités?
- À quel moment la contacterez-vous quand le travail commencera?
- A-t-elle une remplaçante si elle n'est pas disponible?
- A-t-elle l'habitude de faire une partie du travail avec vous à la maison?
- À quel moment juge-t-elle approprié d'aller à l'hôpital?
- Combien demande-t-elle pour ses services?

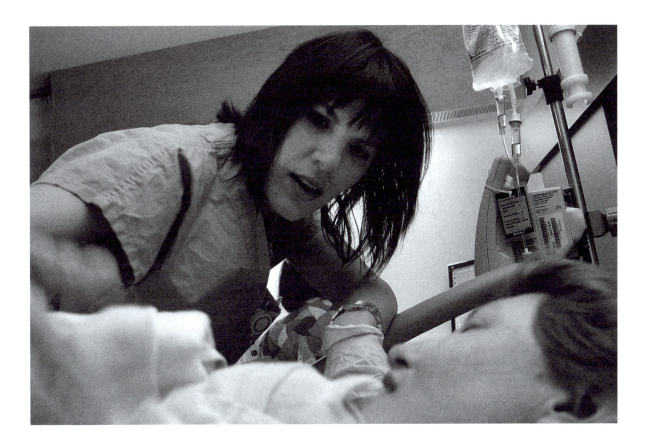

sont présentes auprès de vous à la poussée et à la naissance. Ce sont généralement d'autres infirmières qui vous accompagnent lors du reste de votre séjour à l'hôpital. Parmi le personnel hospitalier, ce sont elles qui passent le plus de temps avec les femmes en travail. Elles doivent cependant se relayer selon leurs horaires et leur charge de travail, et la définition de leur fonction comporte malheureusement beaucoup d'autres choses que le soutien de la femme qui accouche, à laquelle elles ne peuvent consacrer autant d'énergie qu'elles le souhaiteraient. Malgré cela, de nombreuses femmes ont pu apprécier leur gentillesse, leur compassion et leur aide concrète. Plusieurs autres auraient aimé ne pas avoir à changer en cours de route (parfois deux ou trois fois) alors qu'elles se sentaient bien avec l'une d'elles. Ou encore elles auraient aimé pouvoir choisir l'infirmière avec qui elles avaient le plus d'affinités. Les politiques d'organisation des équipes ont généralement préséance sur ce genre de souhaits, mais il peut arriver qu'elles aient la souplesse de s'adapter. S'il arrivait que, pendant votre travail, vous ne vous sentiez pas à l'aise avec une infirmière, votre partenaire (ou vous-même, dépendant du moment) peut aller parler de cette difficulté avec l'infirmière-chef et demander que ce soit une autre qui continue avec vous.

Les infirmières sont aussi amenées à jouer un rôle pendant la grossesse. Elles donnent les cours prénatals dispensés par les CLSC, un travail que plusieurs d'entre elles prennent à cœur. Si le cadre de ces rencontres ne permet pas toujours des échanges personnalisés, plusieurs sont très disponibles pour répondre aux questions et aux besoins plus spécifiques des parents qui veulent se préparer activement à l'accouchement. En certains endroits, les infirmières assurent même un suivi de la grossesse, soit en alternance avec le médecin, soit sous leur entière responsabilité. C'est le cas, notamment, des nouvelles infirmières-cliniciennes qui peuvent assurer le suivi prénatal jusqu'à 32 semaines, après quoi elles dirigent les femmes vers un médecin-accoucheur. Enfin, elles assurent une présence dans la période postnatale en allant visiter les nouvelles mères et en offrant divers services de suivi, de consultation et d'encadrement de plusieurs ressources, comme des groupes d'entraide d'allaitement, par exemple. Ces services et la place des infirmières sont appelés à prendre de l'ampleur à mesure que le séjour à l'hôpital s'écourte et que le système de santé développe des services de proximité. Malheureusement, on ne trouve pas la continuité qu'on souhaiterait entre les différents services: vous serez donc amenée à rencontrer plusieurs infirmières. ❖

# Le choix du lieu d'accouchement

« Où devrais-je accoucher ? » C'est une question que peu de femmes se posent tant il est évident, pour elles, que ce sera à l'hôpital. Elle mérite toutefois d'être examinée parce que le lieu d'accouchement ne sera véritablement un choix que lorsque vous aurez pesé, en toute connaissance de cause, les avantages et désavantages de chacune des options qui s'offrent à vous. Quelles sont ces options? L'hôpital, la maison de naissance ou la maison. Et même, un hôpital plutôt qu'un autre. Même si votre région ne semble offrir que peu d'alternatives, ne négligez pas cette recherche: il y a parfois de grandes différences dans la « culture hospitalière » autour des services de périnatalité qui pourraient avoir un impact important sur votre expérience et vos options.

Les arguments des autres ne peuvent vous dicter l'endroit où vous voulez accoucher. Vous choisirez avec votre cœur, et surtout avec vos tripes, le nid où vous vous sentirez bien et en sécurité. Ce choix, évident pour les uns, difficile pour les autres, aura une importance certaine dans la façon dont votre accouchement se déroulera. Mais ce n'est pas le choix crucial. Comme me disait une mère qui avait été aux prises avec ce questionnement: « Je suis "tombée en amour" avec mon bébé… pas dans la chambre de naissance, ni dans la salle d'accouchement: ça s'est passé dans mon cœur! » Certains lieux, il est vrai, laissent plus de place au cœur!

Les raisons invoquées pour choisir l'hôpital, la maison de naissance ou la maison sont multiples. Votre décision sera liée à qui vous êtes, à votre situation, aux disponibilités réelles dans votre milieu. Plusieurs régions du Québec (et de France, et de Belgique, pour ne nommer que ces pays) n'offrent pas l'option d'une maison de naissance, ni même celle d'accoucher à la maison. Mais ici encore, la réflexion pourrait vous être utile pour clarifier vos priorités et vous permettre d'aller chercher ce qui se rapproche le plus de ce dont vous rêvez pour cette naissance.

### Accoucher à l'hôpital

Les hôpitaux varient beaucoup entre eux par les services offerts, le volume de leur clientèle, leur personnel et leur approche. Dans les petites villes ou les régions rurales, le nombre restreint d'hôpitaux ne permet pas toujours un grand choix. De nombreuses femmes ont eu à se rendre dans une ville voisine pour recevoir des services qu'elles ne trouvaient pas dans leur hôpital local, ce qui finit parfois par obliger celui-ci à élargir son éventail de services afin de ne pas perdre sa clientèle.

Quand on parle d'environnement plus humain, on parle de la qualité de la présence des gens autour de vous, de leur respect pour votre travail et pour le processus naturel de la naissance. Est-ce que l'attitude du personnel encourage les femmes à se faire confiance dans leur accouchement? Est-ce qu'on les écoute? Ce ne sont pas des questions faciles à poser. D'abord parce qu'on manque d'informations pour en juger vraiment, mais surtout, parce qu'il est difficile d'imaginer que l'hôpital lui-même puisse être à la source d'interventions non désirées. C'est une question qui demande courage et honnêteté, tant pour la poser que pour y répondre. En devenant conscient de l'abus de ce qui, dans d'autres cas, sauve des vies, vous pourrez plus facilement aller chercher, à l'hôpital, la sécurité et l'accompagnement dont vous avez besoin et vous protéger d'une approche trop interventionniste.

Les femmes choisissent souvent le médecin d'abord et vont accoucher à l'hôpital auquel il est rattaché. Toutefois, les politiques de l'hôpital influenceront le déroulement de votre accouchement et des jours suivants plus que la pratique du médecin, qui n'arrive souvent que quelques minutes avant la naissance. Sans compter que, dans les grands centres, la plupart des médecins font partie d'une équipe et ont des calendriers de «garde» à tour de rôle dans lesquels ils n'ont que peu de disponibilités pour leurs propres clientes. Je vous suggère donc de procéder à l'inverse, c'est-à-dire de choisir l'hôpital qui répond le mieux à vos attentes, puis d'y chercher le médecin qui vous convient. Questionnez les femmes de votre entourage sur leur expérience récente à l'hôpital, en n'oubliant pas que leur degré de satisfaction dépend largement de ce qu'elles attendaient et de leur conception d'un «bel accouchement». Et prenez le temps de clarifier ce que serait l'accouchement ou plutôt l'environnement «idéal» pour votre accouchement. La plupart des hôpitaux permettent aux futurs parents de visiter leur département d'obstétrique et vous devriez vous en prévaloir afin d'avoir une idée réaliste de ce qui vous y attend. Posez des questions à l'infirmière qui guide la visite et tentez d'y trouver les éléments de ce que j'appellerais la «culture hospitalière» autour de l'accouchement. Voyez si cela répond

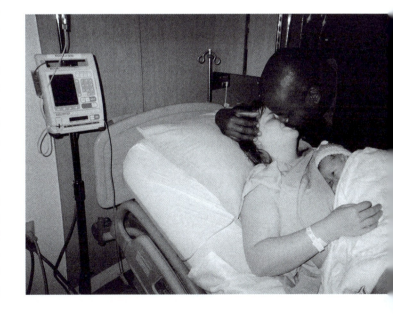

## Choisir un hôpital

Voici quelques questions que vous pourriez poser au sujet de l'hôpital où vous envisagez d'accoucher. Elles ne sont qu'un aperçu de ce qu'on peut demander pour se faire une idée claire des services offerts à l'hôpital. Ces questions traitent à la fois des politiques de l'hôpital, de celles des médecins et des habitudes du personnel.

- Quelle est la routine d'admission à l'hôpital (vêtement d'hôpital obligatoire, moniteur, etc.)?
- Pouvez-vous boire et manger pendant le travail?
- Pouvez-vous circuler librement pendant le travail et donner naissance dans la position de votre choix?
- Est-il possible de baisser l'éclairage pendant la naissance?
- Quelles sont les pratiques autour de l'accouchement vaginal après une césarienne?
- Dans quelle proportion les femmes allaitent-elles leur bébé?
- Quelles sont les pratiques par rapport à l'allaitement (première tétée, horaires des tétées le jour et la nuit, suppléments de préparation lactée, etc.)?
- Avez-vous accès à une personne-ressource en allaitement?
- Est-ce un hôpital universitaire? (Un hôpital universitaire dispose d'équipements spécialisés et de spécialistes, mais aussi d'étudiants en médecine et de résidents; vous pourriez vérifier la possibilité d'en limiter le nombre).
- Si le bébé a besoin de soins spéciaux, les parents peuvent-ils le visiter à l'unité de soins néonataux et participer aux soins?
- Quelles sont les possibilités de visite pour les enfants plus vieux?
- Quelles sont les politiques de l'hôpital concernant les césariennes (présence du père ou d'une autre personne, durée de la séparation mère-bébé, etc.)?
- Y a-t-il toujours un anesthésiste et un chirurgien sur place?
- Quel est le temps requis pour faire une césarienne d'urgence?
- Pouvez-vous cohabiter avec votre bébé et dans quelles conditions?

à vos attentes les plus réalistes. Visitez deux hôpitaux, si vous le pouvez, la comparaison entre les deux vous servira à mettre les choses en perspective.

### La chambre de naissance

Il y a quelques années, l'étroite table de métal, les étriers obligatoires et le chrome de la salle d'accouchement conventionnelle constituaient l'environnement-type d'une naissance. La chambre de naissance est maintenant la norme partout. Le concept actuel de la chambre de naissance a perdu beaucoup de son sens premier. Aujourd'hui, toutes les interventions peuvent y avoir lieu, à l'exception de la césarienne. L'endroit n'est donc plus consacré exclusivement aux accouchements physiologiques. Décorer une pièce sans modifier vraiment ce qui s'y passe dans la pratique ne change pas grand-chose. Modifier les attitudes du personnel face à la naissance, vous apporter la confiance et le soutien dont vous avez besoin, voilà ce qui compte! Toutefois, cela représente quand même un progrès, ne serait-ce qu'en termes de confort.

On commence à voir se répandre une variante intéressante de la chambre de naissance: c'est la chambre unique de séjour, qui porte peut-être un nom différent selon les hôpitaux et les régions. Ce sont des chambres qui servent à la fois pour la naissance et le séjour après. Nul besoin, donc, de changer de chambre une ou deux heures après l'arrivée du bébé. Cette transformation va souvent de pair avec une détermination du département d'obstétrique de s'orienter plus clairement vers des soins centrés sur la famille, ce qui amène un changement dans l'organisation du travail

## L'origine de la chambre de naissance

L'idée de départ vient de France, de la maternité de Pithiviers dirigée dans les années 1970 par le Dr Michel Odent. Leur chambre de naissance était une petite pièce comportant pour tout meuble une plate-forme recouverte d'un matelas et de coussins en quantité. Les femmes et leur conjoint étaient libres de leurs mouvements, libres de trouver dans la pièce l'endroit et la position qui leur convenait, et la présence des sages-femmes et du médecin respectait au maximum le déroulement spontané de l'accouchement et l'intimité du couple. Vingt ans plus tard, la chambre et surtout la philosophie qui lui avait donné naissance avaient fait leurs preuves. Mieux encore, les statistiques de mortalité et de morbidité de Pithiviers ont montré clairement que cet environnement est plus sécuritaire pour les mères et leurs bébés et qu'il conduit à une diminution notable des interventions considérées ailleurs comme inévitables. La première adaptation québécoise de la chambre de naissance, à l'hôpital de Saint-Georges-de-Beauce, à la fin des années 1970, respectait cet esprit. Malgré la satisfaction des parents qui avaient obtenu son implantation, malgré l'engagement des médecins qui avaient accepté de transformer leur vision de la naissance pour y travailler et qui s'en trouvaient heureux, les obstétriciens de la ville voisine ont obtenu sa fermeture après quelques années seulement de fonctionnement.

des infirmières. Ça, c'est important! Tous les hôpitaux n'ont pas les moyens financiers d'effectuer des rénovations majeures. Mais tous peuvent travailler à un changement de philosophie qui sera porté par les personnes, au-delà des murs. Évidemment, la disposition des locaux proclame une philosophie. Les pouponnières remplies de bébés en rangées de l'ancien temps révélaient tout de suite l'idée qu'on avait des bons soins à donner à un nouveau-né! Des petits lits dans chaque chambre me semblent plus réjouissants. À l'heure où j'écris ces lignes, le ministère de la Santé et de la Politique sociale de l'Espagne recommande aux maternités des hôpitaux de mettre à la disposition des nouvelles mères des lits de type *side-car* pour favoriser le sommeil partagé et, par le fait même, l'allaitement. On peut rêver!

### Accoucher à la maison

Contrairement aux opinions les plus répandues, l'accouchement à la maison n'est ni une hypothèse farfelue, ni un choix dangereux en soi, ni l'affaire de quelques rêveurs fervents de la nature. C'est une option réaliste, pratiquée en toute sécurité dans un grand nombre de pays industrialisés comme l'Angleterre, la France, les États-Unis et surtout les Pays-Bas, où c'est le lieu de naissance de près du quart des bébés. La sécurité de l'accouchement à la maison a été maintes fois démontrée, quand celui-ci est planifié, assisté par des personnes compétentes avec la participation active des parents et qu'il inclut un processus minutieux de dépistage de toute condition médicale qui augmente le risque de complications, ainsi que l'organisation de modalités de transfert vers l'hôpital à l'apparition de conditions défavorables. J'en discute plus longuement dans le chapitre sur l'accouchement à la maison.

### Accoucher dans une maison de naissance

Les maisons de naissance doivent leur existence à l'insistance des femmes qui les demandaient depuis des années comme alternative à l'hôpital. Elles sont apparues au Québec en 1994, à l'occasion de l'expérimentation de la pratique sage-femme que le gouvernement du Québec a choisi de faire avant de procéder à la légalisation de la profession. Les maisons de naissance fonctionnent en respectant l'autonomie professionnelle des sages-femmes, leur capacité à poser les gestes essentiels au suivi des femmes en bonne santé et de leurs bébés, y compris la prescription de tests, d'échographies, de certains médicaments, le tout selon des règles bien précises. Enfin, tous les services y sont gratuits et donnés par des sages-femmes. Au Québec, les maisons de naissance ne constituent pas un lieu d'exercice pour les médecins de famille, en raison notamment de la difficulté d'assurer la continuité des soins par le professionnel responsable et sa présence constante dès le début du travail et jusqu'à plusieurs heures après la naissance, deux conditions essentielles pour la sécurité de ce lieu. Mais quelques médecins-accoucheurs y réfléchissent et pourraient bien arriver avec des solutions pratiques... et un choix de plus pour les femmes!

La maison de naissance est porteuse d'une vision de la naissance comme étant un événement normal qui appartient aux femmes et à leur famille. C'est un petit établissement, une maison à vrai dire, où les femmes en bonne santé dont la grossesse se déroule normalement peuvent accoucher. C'est là aussi qu'elles viennent pour leurs visites pré et postnatales, les rencontres prénatales de groupe et tout autre service lié à la maternité: rencontres de nouveaux parents, rencontres postnatales de groupe, etc. Pour protéger sa philosophie, elle doit conserver des dimensions modestes, quelques centaines d'accouchements par année par exemple, pour que les échanges entre les femmes, les familles et les sages-femmes restent eux aussi de dimension humaine. La continuité des soins est beaucoup plus facile à assurer quand quelques mois de fréquentation suffisent pour connaître tout le monde et se sentir chez soi.

En fait, la maison de naissance, c'est un peu le pont entre la maison et l'hôpital, le chaînon manquant! C'est la liberté et la philosophie de l'accouchement à la maison transportés dans un petit établissement qui, sans être «chez soi», parvient à créer une atmosphère chaleureuse et familiale. La femme elle-même est le centre de son accouchement: elle choisit les positions qui lui conviennent, mange et boit quand bon lui semble, s'entoure de qui elle veut. Son travail pourra s'y dérouler à son rythme, et elle est guidée et soutenue par les sages-femmes qui l'ont suivie pendant sa grossesse. Les interventions simples, parfois utiles lors d'un accouchement normal, y sont possibles: suture en cas de déchirure du périnée, injection de médicaments pour contrôler un début d'hémorragie, oxygène pour soutenir l'établissement de la respiration autonome chez un bébé, etc. Bien que vouée aux femmes en bonne santé dont l'accouchement s'annonce sans complications, la maison de naissance est équipée pour répondre aux urgences qui pourraient se présenter. Elle a des ententes avec un hôpital à proximité pour y transférer les femmes ou les bébés dont l'état de santé demande des soins médicaux, à n'importe quel moment de la grossesse, de l'accouchement ou de la période postnatale.

La sécurité des femmes et des bébés est assurée par la compétence des sages-femmes et par la façon d'établir très clairement la distinction entre un accouchement physiologique et un autre dont le déroulement dévie du normal et annonce une augmentation des risques de complications.

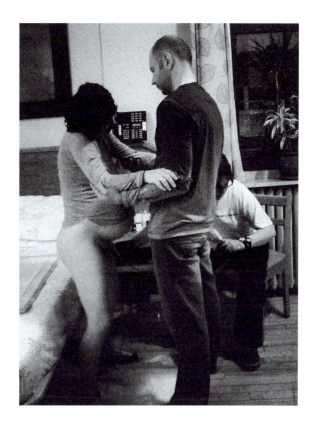

Environ 16 à 18% des accouchements qui commencent à la maison de naissance se terminent à l'hôpital. Un pourcentage similaire à ceux qu'on trouve dans des établissements semblables ailleurs dans le monde, selon les recherches effectuées à ce sujet. De ce nombre, une infime minorité est un transfert d'urgence. Ces chiffres peuvent sembler élevés, mais c'est justement cette prudence, qui consiste à transférer avant que les problèmes graves ne se présentent, qui contribue à maintenir les bons résultats des maisons de naissance. Le dépistage précoce des conditions qui pourraient mener à des complications est une des clés de la sécurité des accouchements hors hôpital. C'est aussi le cas pour les accouchements à la maison et cela explique comment, pour des femmes en bonne santé, le taux de complications pour elles et leurs bébés est

semblable sinon meilleur que celui des femmes de santé comparable qui ont choisi d'accoucher à l'hôpital[5].

La maison de naissance n'est pas une alternative à l'accouchement à la maison, mais à l'accouchement à l'hôpital! Dans les faits, 95% des femmes qui choisissent la maison de naissance ne se sentiraient pas à l'aise d'accoucher à la maison. Mais elles ont l'audace, le courage de choisir un endroit qui affirme, dans son organisation même, que l'accouchement est un événement naturel et normal dans la vie d'une femme. Que l'accompagnement, le suivi et la vigilance des sages-femmes leur procureront, pour elles, les meilleures conditions pour bien vivre cette naissance. Que leur corps a ce qu'il faut pour mener la naissance à bien, avec ce qu'il faut d'intimité, de liberté, de soutien. Qu'elles auront probablement la force de la vivre sans être anesthésiées. Qu'on va à l'hôpital quand quelque chose ne va pas. Que les ressources de l'hôpital, la péridurale entre autres, sont encore disponibles: il suffit de s'y rendre et de les demander.

Quand le gouvernement du Québec a fait l'analyse des résultats de l'expérimentation de la pratique des sages-femmes, les usagères des maisons de naissance ont minutieusement fait leur propre bilan[6]. Leur constatation est que les maisons de naissance ont créé plus qu'un compromis entre la maison et l'hôpital: elles ont ouvert un lieu de confiance, d'intimité, de liberté. Un lieu qui dit que les femmes sont capables de mettre leurs bébés au monde.

Après y avoir travaillé plus de 18 ans, permettez-moi de vous faire part de mes réflexions. Ma découverte, et celle de mes collègues sages-femmes, c'est de voir des femmes y découvrir leur force, leur pouvoir dans un espace qui leur offre l'intimité et la liberté dont elles ont besoin. Elles ressortent de leur accouchement grandies, transformées comme jamais elles ne l'auraient imaginé. Je croyais que l'accouchement à la maison fournissait à lui seul l'alternative essentielle à celles qui ne désiraient pas l'hôpital. Mais la maison de naissance élargit ce choix à un très grand nombre de femmes pour qui la maison n'est pas le lieu qui convient, pour toutes sortes de raisons. Le sentiment de sécurité, que j'aurais cru en première place de ces raisons, est rarement nommé. Les parents mentionnent plutôt des questions de confort, de commodité (n'avoir ni à préparer avant ni à nettoyer après), une façon de préserver la quiétude des aînés qui n'auront pas besoin d'être déplacés. «J'aime savoir que je m'en viens dans un endroit consacré à la naissance», me dit une femme, avec un accent plein d'émotions sur le mot «consacré».

Avec le temps, il me semble de plus en plus essentiel que la maison de naissance fasse partie intégrante des options de lieu de naissance pour les femmes en bonne santé qui le désirent. C'est une question de choix, mais aussi de santé publique! Cela fait partie de l'effort que nous devons tous fournir, que le système de santé doit fournir pour protéger l'accouchement physiologique.

Espérons qu'un jour, très bientôt, chaque région, chaque quartier aura une maison de naissance qui réponde aux besoins de sa population et qui poursuive les principes de normalité, de participation des parents, de respect des choix et de continuité qui en ont inspiré l'apparition.

### Choisir le lieu d'accouchement… en cours de grossesse

La planification et la préparation d'un accouchement sont plus faciles quand le choix du lieu est clair depuis le début. Toutefois, les connaissances amassées au long de la grossesse, l'approfondissement de leurs convictions personnelles et la confiance gagnée en cours de route peuvent amener certains parents à changer d'idée assez tard dans la grossesse. Ce changement de cap est en soi un signe de souplesse et de capacité d'adaptation. En début de grossesse, la question n'est peut-être pas encore assez précise pour que vous puissiez prendre une décision éclairée. Prenez le temps qu'il vous faut. Informez-vous encore, questionnez des couples qui ont vécu l'expérience. Les listes de questions et d'items à vérifier vous paraissent peut-être bien fastidieuses à l'heure qu'il est et vous vous dites peut-être que vous n'arriverez pas à les maîtriser en temps et lieu. Les mots vous deviendront peu à peu familiers, vous approfondirez ce qui est important pour vous dans cet accouchement et votre instinct vous guidera vers l'endroit qui vous convient pour la naissance de votre bébé. ❖

# La préparation pour l'accouchement

Les « cours prénatals » font partie du paysage de la périnatalité depuis fort longtemps. Les activités prénatales sont de pratique courante et très variées : rencontres de groupe, yoga prénatal, danse prénatale, gymnastique prénatale en piscine, hypnonaissance et plus encore. Bref, il y a de quoi s'y perdre !

Les raisons invoquées pour assister à des rencontres prénatales varient beaucoup et se complètent. « Je suis venue chercher de l'information », diront les unes. « Je viens chercher de l'assurance, une confiance en moi », dira une autre. « On a des semaines chargées, c'est le seul moment de la semaine où l'on se prépare ensemble à la venue du bébé. » « J'ai eu une césarienne au premier. Je veux comprendre ce qui s'est passé et accoucher naturellement cette fois-ci. » « J'ai peur de la douleur. » « Je veux me préparer à prendre soin du bébé, en commençant dès maintenant. » « Je veux savoir comment aider ma femme le moment venu. » « Je veux connaître les respirations, les positions, les trucs pour que ça se passe bien. » La mise en commun de toutes ces préoccupations ne pourra qu'enrichir chaque participant.

Quels devraient être les objectifs des cours prénatals ? Donner de l'information ? Préparer les gens à toutes les éventualités ? Les préparer à être des « patients coopératifs » ? Donner des trucs ? Leur dire quoi apporter à l'hôpital et comment donner le bain au bébé ? Créer une occasion de rencontrer d'autres couples ? Bref, en quoi consiste une bonne préparation prénatale ? Voilà une question qui déclencherait sans nul doute une passionnante discussion parmi les personnes qui donnent des cours prénatals, parce qu'il n'y a évidemment pas de réponse absolue. Permettez-moi de vous faire part de ce qui me semble important dans une préparation prénatale. Elle devrait vous familiariser avec le processus de la naissance, mais aussi faciliter votre rencontre avec l'inconnu et l'inattendu qui en font toujours partie. Vous encourager à participer activement à nommer et à respecter vos besoins pour cette naissance. Vous aider à développer une attitude faite de confiance en vous-même et de souplesse, au point de faire fondre vos inhibitions. Elle devrait vous préparer à accepter votre propre travail tel qu'il se présentera et à le vivre comme une expérience d'apprentissage profondément positive, même s'il s'avère plus difficile que prévu.

L'existence des cours prénatals est vraiment un fait de culture: ce n'est que tout récemment, et encore, dans les pays industrialisés seulement, que les femmes ont besoin de cours pour accoucher. Avec les meilleures intentions, les cours prénatals se sont développés, spécialisés, en incluant des techniques de respiration plus sophistiquées, des informations plus détaillées, l'audiovisuel aidant. Pourtant, l'activité principale des cours prénatals devrait probablement être de quitter la sphère du mental, du rationnel, des informations, pour entrer petit à petit en contact avec cette partie instinctive de nous qui sait parfaitement comment accoucher, qui est capable d'y aller d'instinct, comme le font les femmes depuis que le monde est monde.

*Il y a bien des années, je suis allée aider Christiane, qui avait planifié d'accoucher à la maison avec une autre sage-femme, exceptionnellement retenue dans un autre accouchement en cours. Je ne la connaissais pas. En arrivant, je l'ai vue fébrile, haletante, toute à l'excitation de ses premiers centimètres, complètement submergée par les sensations de chaque contraction. «Comment est-ce qu'il faut que je respire? me demandait-elle avec chaque contraction. Dis-le-moi, je ne m'en souviens plus.» Je m'appliquais à lui rappeler de respirer doucement, profondément...*

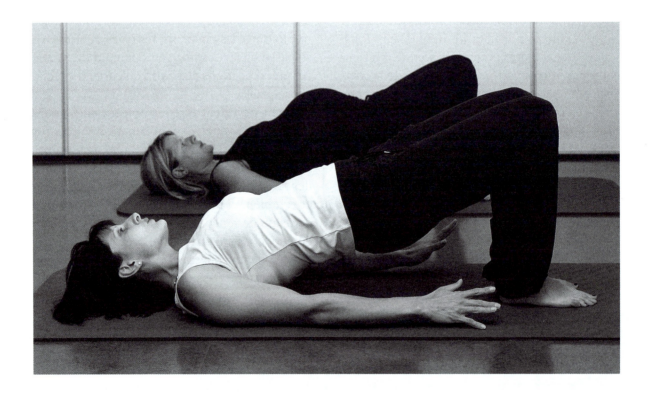

*mais dès que la contraction arrivait, l'énervement lui imposait un rythme saccadé, artificiel, où l'inspiration dépassait largement l'expiration, la laissant essoufflée, étourdie, en hyperventilation. «Redis-moi comment», me suppliait-elle entre chaque contraction. Après plusieurs minutes de ce manège, le ridicule de la situation tout comme le pathétique de son besoin me sont devenus évidents: «Christiane, lui dis-je, je n'ai pas à t'enseigner comment respirer: il y a en toi une femme qui sait parfaitement comment accoucher! Je ne te quitterai pas, je resterai avec toi, mais je ne te dirai pas comment respirer.» Christiane a été saisie. «C'est vrai!» me dit-elle. Et à partir de cette contraction, elle a respiré, respiré, gémissant parfois, haletant parfois, complètement absorbée par ses sensations intérieures... jusqu'à la naissance de son bébé, des heures plus tard.*

N'oubliez pas cette vérité en cherchant une préparation prénatale quelconque: votre corps sait déjà comment accoucher. Un cours prénatal devrait se construire là-dessus: faire confiance dans le processus de la naissance, calmer les inquiétudes qui pourraient l'empêcher de bien fonctionner et vous donner des moyens de soutien qui vous faciliteront la tâche. L'accouchement n'est pas un examen que vous devez réussir sinon vous coulez! Ce n'est pas non plus un procédé mécanique où il suffit de contrôler le bon fonctionnement de chaque pièce et de chaque étape de production pour assurer la qualité du produit final. C'est un moment charnière de la vie. La transformation physique évidente est accompagnée d'une transformation psychique tout aussi réelle, bien qu'invisible, et d'une transformation de tout le système familial et social autour de la mère et de l'enfant. Dans ce vaste mouvement, les humains que nous sommes ne peuvent qu'avancer à tâtons, attentifs à l'énergie directrice et à son effet sur nous. Plus que jamais, le corps, les émotions, le mental doivent avoir leur place pour fonctionner harmonieusement.

## Grossesse, Internet et les réseaux sociaux

On ne peut plus passer à côté: Internet est dans nos vies, chaque jour, et pour certaines d'entre nous... presque chaque heure. Cette tendance ne peut aller qu'en s'amplifiant. Comme sage-femme, j'ai vu arriver cette source illimitée d'information dans la vie des femmes dont je suis la grossesse, et son effet anxiogène incroyable. Tout, je veux dire tout, peut être un signe de quelque chose d'horrible qui se prépare à nous tomber dessus. Le moindre mal de tête banal pourrait être le premier signe... d'une tumeur au cerveau, d'une maladie dégénérative, que sais-je encore. Et les femmes enceintes sont sérieusement tombées dans le panneau. On veut faire pour le mieux pour notre bébé, et on peut toujours y trouver une autre liste d'aliments à éviter, un autre forum de partage d'histoires souvent terribles, ou des informations incomplètes et alarmistes. *Ninon: «Lors de ma première grossesse, je suis allée sur Internet dès le début. Et là, l'horreur! Je suis tombée sur des histoires plus horribles les unes que les autres et je me suis mise à stresser. Alors que je me sentais pleinement heureuse, je me suis retrouvée à penser que finalement, arriver au bout d'une grossesse sans perdre son bébé en cours de route ou connaître les pires ennuis de santé, c'était comme une exception et qu'il fallait être chanceuse. Bref, j'ai arrêté d'aller sur ces forums!»* Comme dit Magali: *«Internet est une mine d'or, mais aussi une mine de charbon, il faut choisir ce qu'on y lit.»*

Il me semble qu'avec le temps, nous avons toutes appris à mieux utiliser Internet, à en vérifier les sources et à aller y chercher ce dont nous avons besoin. Heureusement! Je constate l'effet bénéfique de sites et de forums pertinents qui encouragent l'échange, créant une communauté virtuelle fort bienvenue. *Élise: «Après deux accouchements difficiles et enceinte de mon troisième bébé, les sites de vidéos se sont avérés une véritable mine*

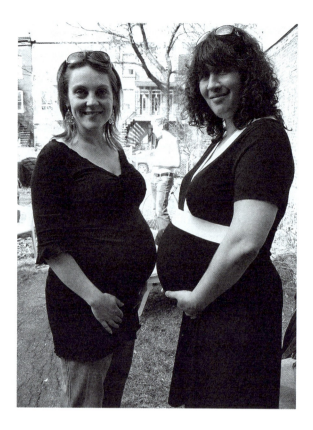

*d'or de films d'accouchements naturels. En écouter plusieurs, souvent, me motivait et me donnait le courage d'envisager de vivre cette puissance et cette aventure encore une fois. Il va sans dire que je choisissais mes vidéos! Je ne laissais place qu'au positif et qu'au naturel. Pour moi, c'était l'équivalent pour un sprinter olympique de faire de la visualisation précompétition, j'imagine!!»* Ninon à nouveau: *«Pour ma deuxième grossesse, je ne suis pas allée sur les forums... Par contre, pour l'allaitement, j'ai usé et abusé du site du Dr Jack Newman (un pédiatre spécialisé dans l'allaitement), super bien fait, avec des vidéos qui aident vraiment!»*

Pour plusieurs femmes, les réseaux sociaux ont été une source de soutien, un réservoir de complicité entre femmes enceintes et jeunes mères. *Nathalie: «Sincèrement, si je n'avais pas eu mon réseau de futures mamans de mai 2009, Internet pour répondre à mes 10 000 questions sur la grossesse, les sites sur le développement de bébé... j'aurais été bien plus nerveuse et dépassée par les événements. Surtout avec mon groupe de mamans, on était et on est toujours, quatre ans plus tard, un merveilleux groupe de soutien sans jugement!»* Quelle précieuse ressource, toujours disponible, quelle que soit l'heure du jour ou de la nuit, un avantage que nos meilleures amies peuvent difficilement nous offrir... sur une base quotidienne en tout cas! Et c'est sur des réseaux sociaux que s'échangent des coordonnées de ressources intéressantes, des lectures inspirantes, des adresses de sites qui nourrissent la réflexion... Bref, clarifiez ce que vous voulez y trouver, vérifiez vos sources quand il s'agit d'informations et allez chercher le soutien et l'inspiration dont vous avez besoin.

### Quatre clés pour bien se préparer

Quatre facteurs me semblent essentiels dans une préparation prénatale qui respecte au mieux cette participation de tous les aspects de la personne. Une bonne préparation prénatale encourage la création de liens avec d'autres parents, donne accès à une information juste et pertinente, ouvre l'esprit et le cœur à l'énergie de la naissance et propose des moyens pour mettre en place l'environnement et le soutien nécessaires lors d'un accouchement.

#### *Créer des liens avec d'autres parents*

Les activités prénatales en groupe ont l'avantage indiscutable de vous mettre en présence d'autres femmes et couples qui préparent aussi la venue de leur bébé et qui ont choisi d'y consacrer, comme vous, ces quelques heures par semaine. Ces contacts sont importants, parce que le cheminement de chacun sert d'éclairage et de stimulation aux questionnements des autres. On se sent moins seule et on apprend à dédramatiser les problèmes qui se posent, quand on se rend compte que ce qui est difficile chez soi n'est pas facile chez les autres non plus! La taille du groupe et le style d'animation devraient permettre un échange ouvert et sans jugement entre participants. Ce pourrait même être un critère dans votre choix. Malheureusement, trop de rencontres prénatales finissent par ressembler à un cours magistral où les participants peuvent poser des questions d'éclaircissements, mais ne sont pas encouragés à partager leurs expériences, leurs craintes, leurs aspirations. J'ai su que j'avais bien fait mon travail d'animation quand, lors de la dernière rencontre de la série, tout le groupe est allé manger ensemble, une invitation qu'ils s'étaient faite entre eux la semaine d'avant!

On a besoin d'une communauté, de gens autour de nous. Maintenant, pendant la grossesse, mais aussi après, avec tous les questionnements que la vie avec un jeune bébé ne manquera pas de vous apporter. Et après encore, quand vous essaierez de coupler l'idée de discipline avec celle d'amour inconditionnel... et après encore. Vous ou votre compagnon n'êtes pas des gens «de groupe»? Qu'à cela ne tienne. Une bonne animation ne force personne à participer contre son gré. Même sans ouvrir la bouche (hormis pour se nommer le premier jour), de nombreux couples m'ont témoigné de combien ils avaient appris en écoutant les autres exprimer des préoccupations auxquelles ils n'avaient pas encore pensé, discuter de sujets intimes, nommer des ressources jusque-là inconnues. Les autres nous ouvrent des portes vers lesquelles nos yeux ne s'étaient pas encore tournés.

### *Obtenir une information juste et pertinente*

Pour comprendre, on a besoin d'une information claire, pertinente, complète et critique. Mais dans le domaine de l'humain, les vérités absolues sont rares, pour ne pas dire inexistantes. L'information doit donc refléter cette relativité, le fait que selon d'où on se place, on ne verra pas la même chose, on ne tirera pas les mêmes conclusions. Parce que les points de vue diffèrent. Et j'utilise l'expression «point de vue» dans son sens littéral: tous, autant que nous sommes, nous voyons la réalité, le monde, notre vie, à partir du point précis où nous nous trouvons dans notre parcours personnel. J'ajouterais... et culturel, et social, etc. Donc, qu'on parle du déroulement du travail, des interventions obstétricales, des choix qu'on peut faire, l'information doit être aussi juste et complète que possible, mais aussi ouverte au fait qu'elle s'insère dans un ensemble composé de vos valeurs et vos choix de vie. Là où un risque infime est perçu comme inacceptable pour certains, d'autres verront plutôt qu'il découle d'un choix qui permet une plus grande liberté, une valeur qu'ils apprécient au plus haut point. Il n'y a pas de bonne et de mauvaise interprétation. Seulement des choix différents faits par des personnes différentes. Cela s'applique également aux professionnels et autres intervenants qui communiquent l'information: eux aussi ont des valeurs et des convictions qui jouent sur leur interprétation des faits, des statistiques, des résultats de recherche.

Une information juste et pertinente vous permettra de poser les bonnes questions au bon moment, de juger de ce qui vous convient, de choisir parmi plusieurs solutions possibles. Recherchez, dans un cours prénatal, le genre d'information qui donne envie d'en savoir plus, qui accueille les autres façons de voir les choses, qui fait corps avec les autres éléments que vous connaissez de vous-même. Les informations qui ne visent qu'à vous avertir de ce qui va se passer tiennent pour acquis que vous traverserez votre accouchement comme une ligne de production, où les objets sont soumis aux mêmes gestes, étape après étape. Rien n'est plus éloigné de ce que sont un travail et un accouchement! Cherchez un cours prénatal qui propose plusieurs scénarios possibles et vous encourage à faire vos propres choix. Vous serez plus à même d'exercer ce pouvoir, car c'en est un, pendant votre travail, et d'être vraiment des sujets actifs, plutôt que des témoins passifs et démunis.

### *Apprivoiser l'énergie de la naissance*

Bien qu'essentielle, l'information seule ne pourra pas vous aider à bien vivre cet accouchement si elle ne tient pas compte du cheminement de vos émotions, de cette partie de vous qui a «des raisons que la raison ne connaît pas». Ce cheminement est beaucoup plus complexe à explorer que la simple acquisition de connaissances. Quand on accepte de s'ouvrir, d'exprimer ses besoins, de délaisser un peu ses bonnes manières pour écouter les messages de son corps, on entre dans un processus de transformation parfois évident, parfois imperceptible, toujours inachevé. On ne peut jamais se dire: «Bon, là, on a couvert le programme!» La grossesse est tout naturellement un moment parfait pour ce genre d'apprentissage, puisque l'on se retrouve dans une sorte de déséquilibre sain, de bouillonnement préparatoire aux changements que la maternité et la paternité ne manquent jamais d'apporter.

Des cours prénatals sensibles aux aspects émotionnels de la naissance fournissent des occasions d'apprivoiser ces parties de nous qui ne se raisonnent pas. Qui ont peur, qui sont mal à l'aise ou tendues, qui aimeraient mieux ne pas entendre parler de douleur, d'ouverture ou de perte de contrôle. On peut y discuter de sujets ordinairement exclus des conversations de salon, et nos opinions ou sentiments y sont respectés et entendus. Les questions et les échanges y sont bienvenus, et on s'y familiarise avec la relaxation. On y parle abondamment de la puissance du travail et de sa grande variabilité possible, pas seulement du scénario moyen, celui qu'on lit dans les livres, mais qui n'arrive jamais exactement comme ils le disent! Des vidéos, des histoires, des photos d'accouchements illustrent ces grandes variations. Le travail peut être long, ou très court et intense, ou douloureux «dans le dos» et vous devriez avoir le temps de vous imaginer dans chacune de ces situations: elles pourraient vous arriver. Comment réagiriez-vous? Comment vous sentiriez-vous? Comment feriez-vous pour continuer à réagir positivement à chaque contraction? Vous avez besoin d'avoir un aperçu le plus concret possible des sensations du travail et de l'intensité du défi que cela vous posera.

Un profond sentiment de sécurité est indispensable à la femme qui accouche pour qu'elle puisse se laisser aller à la puissance des sensations de la naissance. Mais cela ne s'acquiert pas à force d'arguments logiques, si convaincants soient-ils. Les explications rationnelles sur la nécessité de se laisser aller sans crainte n'ont jamais réussi à calmer un petit enfant bouleversé. Il a besoin d'une réelle sensation de sécurité, d'une image qui va l'aider à se détendre en le ramenant vers quelque chose qu'il connaît, qui le rassure. Il a besoin d'un vrai contact avec quelqu'un. Quand on accouche, et malgré tout le courage et toute la force que cela demande, on ressemble beaucoup plus à ce petit enfant qu'à une consommatrice avertie négociant un achat. Ne reconnaître que cette fragilité, c'est se rendre vulnérable à la prise en charge par les autres, comme s'ils pouvaient toujours savoir ce qui est bon pour nous et décider à notre place. Ne voir que notre force pourrait nous porter à croire que c'est en «super-femme» qu'on accouchera, une image irréaliste qui risque d'engendrer beaucoup de déception. Reconnaissons plutôt cette coexistence de notre force et de notre vulnérabilité, pour laisser l'un et l'autre exercer pleinement son rôle pendant le travail, alors que nous devons nous abandonner, certes, mais avec courage.

*Se créer un environnement de soutien*

La femme qui accouche a besoin d'intimité, de calme, de sécurité. Le soutien que peut lui apporter son compagnon commence par la création, avec elle, d'un espace virtuel où elle se sent à l'aise de ressentir, exprimer, bouger, gémir, chanter. Par la suite, il pourrait en être le gardien et veiller à le protéger des invasions de l'extérieur, involontaires peut-être, mais invasions quand même. C'est que le travail de la femme consiste à plonger dans un monde intérieur fait de sensations et d'émotions, à abandonner toute idée de « contrôle des opérations » et à suivre son corps qui, lui, sait comment accoucher. Pas facile si on se sent observée, jugée, chronométrée. Ou si notre propre rationalité analyse, évalue et décortique à mesure que le travail avance. Les plus tendres massages n'auront pas d'effet si on ne commence pas par installer une atmosphère douce et légère où l'on peut se permettre de découvrir ensemble chaque étape du travail, d'explorer comment y répondre en y allant à tâtons parfois. Et de rire un peu si on se prend trop au sérieux!

Le soutien dont on peut avoir besoin pendant l'accouchement exige la participation active et confiante du compagnon. Si le père ne peut être présent à l'accouchement, toute personne choisie par la mère peut jouer ce rôle, en autant qu'elle s'y soit préparée avec elle, possiblement par sa participation aux cours prénatals. C'est pendant la grossesse et au long de rencontres prénatales que s'acquiert, pour le père, une confiance dans sa capacité d'aider sa compagne. Pour cela, sa présence doit être non seulement acceptée mais encouragée, et adaptée à ses besoins à lui. Il n'est pas là que pour accompagner sa femme, mais pour participer avec elle à la préparation de cet événement de leur vie commune. Rencontrer d'autres hommes dans la même situation que lui l'aidera à mieux comprendre son rôle, sa place, le sens même de sa participation. Il peut y apprendre, s'il le désire, les gestes fermes et doux qui soulagent, les positions confortables qu'il peut soutenir de ses bras solides, les massages qui détendent entre les contractions. Il apprendra surtout que ce que les femmes apprécient le plus pendant l'accouchement, c'est leur présence. Mais alors là, leur présence entière: de cœur, d'esprit, de corps. Ce qu'ils font avec leurs mains importe moins que leur plus total engagement à rester auprès d'elle, à la soutenir jusqu'à la naissance. À faire ce qu'il faut pour l'aider à mettre leur bébé au monde et à amorcer avec lui une nouvelle vie.

Les cours prénatals doivent être une occasion d'enrichir notre réserve de moyens de soutien disponibles. Toute méthode ou approche devrait être discutée et apprivoisée, non pas comme *la* recette, mais comme une ressource en plus qui pourrait s'avérer utile selon les circonstances.

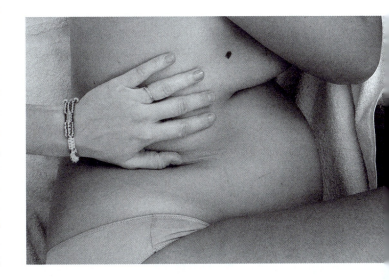

*Les grands préparatifs*

La relaxation et la respiration sont des outils pratiques qui peuvent faire toute la différence lors d'un accouchement. Comme chaque femme et chaque accouchement sont éminemment différents, il serait bien étonnant que la même technique de respiration serve également pour chacune et en toutes occasions. Respiration et relaxation devraient donc être travaillées dans une variété de contextes et de styles. C'est une invitation à en faire l'expérience, plutôt qu'une leçon à apprendre par cœur! L'aptitude à se détendre s'acquiert progressivement. Chaque moment que l'on consacre à respirer et à se détendre consciemment nous facilite la tâche. Les moments de calme et de silence, comme le soir, au moment du coucher, sont particulièrement propices à ce genre d'exercices, à deux quand c'est possible. Toutefois, vous pourriez aussi exercer vos nouvelles acquisitions dans des moments de stress, ou lorsque vous ne disposez que de quelques minutes, comme entre deux contractions.

Tous les cours prénatals ne répondront pas également à vos besoins. Vous pouvez décider d'aller chercher ce que vous voulez à plus d'un endroit. Si les cours prénatals de votre quartier répondent à votre besoin d'information, c'est peut-être aux séances de yoga prénatal que vous trouverez l'occasion d'apprendre à vous détendre, à communiquer encore plus avec votre bébé, à parler de la façon dont vous vous sentez. Si vous ne manquez pas d'occasions d'échanges, c'est peut-être à travers des exercices en piscine que vous aimerez apprivoiser votre peur de l'eau, votre peur de «perdre pied», et renouer avec les messages de votre corps, de votre respiration. Si vos lectures comblent déjà votre soif de connaître, vous aurez peut-être envie de contacts plus informels, plus détendus avec d'autres femmes enceintes, comme dans un cours de danse prénatale.

Quelquefois, c'est la personnalité de l'animatrice qui fait toute la différence: une présence chaleureuse, ouverte, honnête peut compenser largement les contraintes d'un programme un peu terne ou incomplet. Sa confiance dans le processus de la naissance, son respect pour la compétence et la force des femmes qui viennent à ses cours, sa curiosité pour tout ce qui touche la maternité peuvent en faire une précieuse alliée pour vous dans ces mois d'apprentissage. Une animatrice qui assiste régulièrement à des accouchements, comme une sage-femme, par exemple, apportera à ses cours une expérience fraîche et concrète que vous apprécierez.

Il existe aussi des préparations spécifiques qui enseignent des techniques à employer pendant le travail, comme la préparation en «autohypnose», la sophrologie, la méthode Bonapace. En lisant les chapitres consacrés au travail et au soutien, vous verrez si l'une de ces approches pourrait vous convenir. Certaines doulas offrent aussi des cours individuels, parfois même à la maison. Finalement, il vous faudra, là aussi, magasiner. Les groupes d'humanisation de la naissance, d'entraide d'allaitement, les sages-femmes et les infirmières en périnatalité ainsi que certaines boutiques d'accessoires pour bébé disposent souvent d'une liste des cours offerts dans votre région. Allez voir. Faites votre programme. Offrez-vous une activité dont vous avez toujours eu envie, yoga, natation, danse. Faites-vous plaisir. ❖

# Le plan de naissance : un ambassadeur sur papier

Le plan de naissance est un document à l'intention des professionnels qui vous accompagneront et qui rassemble vos souhaits pour l'accouchement. Sa rédaction vous amènera, avec votre partenaire, à réfléchir aux valeurs qui sont importantes pour vous et votre couple, à préciser vos besoins et à nommer des craintes particulières, si vous en avez. En lui-même, ce processus de réflexion est précieux et vous permettra de préciser vos priorités et peut-être même de guider vos choix jusqu'au grand jour.

Le principal objectif d'un tel plan est de contribuer à ouvrir un espace de communication entre les parents et les gens qui seront en cause durant l'accouchement. C'est dire que le ton dans lequel il sera rédigé a son importance. Loin d'une liste d'exigences envers le personnel médical, il devrait plutôt faire état de ce qui est important pour vous et que vous aimeriez voir respecter autant que possible. Comme l'accouchement comporte sa part d'imprévu, certains parents font deux plans distincts, l'un « si tout va bien », l'autre prenant en compte des situations inattendues où des interventions s'avéreraient nécessaires. D'autres, vont simplement glisser des phrases comme « si l'accouchement se déroule normalement » ou « dans la mesure du possible ». L'important est de communiquer une flexibilité et une volonté de collaboration ; deux ingrédients essentiels à une bonne expérience et qu'il est plus facile de rencontrer chez les autres quand on commence par en faire preuve soi-même.

Le plan de naissance peut prendre plusieurs formes, allant de quelques points précis à un texte narratif ou même une lettre adressée aux professionnels qui vous entoureront. Prenez la peine d'indiquer vos désirs en ce qui a trait au soulagement de la douleur en spécifiant à quel point vous y tenez (plutôt qu'un simple oui ou non). Vous trouverez sur Internet des modèles qui pourraient vous aider à le préparer. Prenez le temps d'adapter ceux qui se présentent sous forme de cases à cocher, qui ne permettent pas vraiment d'y apporter des nuances et votre touche personnelle. Vous pourriez aussi consulter le dépliant de l'Association pour la santé publique du Québec (ASPQ) sur les droits des femmes pendant la grossesse et l'accouchement[7]. C'est aussi l'occasion, pour certaines femmes, de mentionner l'existence d'expériences traumatisantes qui pourraient les affecter pendant le travail (une histoire de violence sexuelle, par exemple). En discutant avec leur médecin ou sage-femme, elles pourront demander une attention particulière à certains aspects des soins qu'elles recevront, pour augmenter les chances que l'expérience soit positive pour elles. Présentez votre plan de naissance lors d'une visite prénatale, même dans une version incomplète. La conversation qui s'ensuivra avec votre médecin ou votre sage-femme vous aidera à le mettre au point. Demandez-leur la meilleure manière de partager les préférences qu'il contient : en le joignant à votre dossier ? En le présentant lors de votre arrivée ? Bien que certains professionnels soient encore réticents à accueillir les plans de naissance comme un soutien au dialogue, vous pouvez vraiment en faire un outil de collaboration. Faites-en l'ambassadeur de vos rêves. ❖

# Se préparer pour l'allaitement

L'ALLAITEMENT est en continuité naturelle avec la grossesse et la naissance. C'est le moyen que la nature a mis en place non seulement pour nourrir votre nouveau-né, mais aussi pour alimenter entre vous et lui cette relation amoureuse à travers laquelle il a tout à apprendre. Fort heureusement, ces liens amoureux peuvent aussi se former en dehors de l'allaitement maternel. Des raisons d'ordre personnel ou social peuvent justifier que vous n'allaitiez pas. Vous seule pouvez prendre cette décision, mais comme pour l'accouchement, allez chercher de l'information et surtout du soutien.

La plupart d'entre nous ignorons l'allaitement instinctif et simple que connaissent des millions de mères ailleurs dans le monde. Avant nous, quelques générations de femmes se sont fait décourager sinon interdire d'allaiter par leurs médecins, sous prétexte que ce n'était pas bon pour leurs bébés ou que leur lait n'était pas adéquat. La médecine avait trouvé la formule « scientifique » pour alimenter les bébés. Pourquoi vouloir rester aux anciennes méthodes, artisanales et approximatives ? Nos grands-mères les ont crus et se sont converties aux biberons et aux produits de remplacement. On a depuis « perfectionné » la recette en y ajoutant les ingrédients miracles à mesure qu'on découvre leur présence dans le lait maternel, en cherchant à l'imiter. Mais on ne pourra jamais fabriquer des anticorps ni plusieurs des composantes qu'on trouve dans le lait maternel. Néanmoins, les grandes compagnies font fortune avec ce qu'on appelait auparavant les « laits maternisés », mais qui ne peuvent plus porter ce nom au Canada, tant ils sont éloignés du lait, de quelque source qu'il soit (on recommande maintenant l'appellation « préparation lactée »). En quelques années, l'art de l'allaitement, qui s'était toujours transmis de génération en génération, a été collectivement perdu.

Le monde scientifique a depuis reconnu l'infinie supériorité du lait maternel pour les bébés et on encourage maintenant l'allaitement. Mais tout comme l'accouchement, l'allaitement a grand besoin d'être dédramatisé. L'approche médicale de l'allaitement prévaut encore dans certains milieux : on enseigne à la mère à se laver les seins à l'eau stérile avant et après la tétée, à minuter soigneusement les premières tétées, et on pèse parfois les bébés avant et après pour évaluer leur consommation de lait. Cette approche est contraire à l'atmosphère qui doit entourer une nouvelle mère qui allaite : elle a besoin d'intimité, de contacts illimités avec son bébé et de la confiance de son entourage.

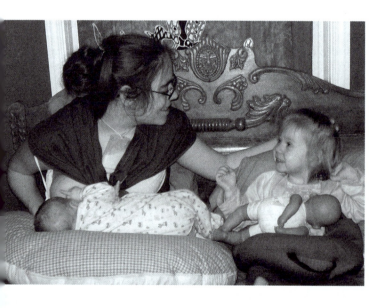

Pour vous préparer à l'allaitement, apprenez à bien connaître cette fonction de votre corps. Il existe d'excellents livres sur le sujet[8], ainsi que des sites Internet très bien documentés. Vous y trouverez réponse aux questions qui, inévitablement, se poseront à vous: les changements inattendus dans l'appétit du bébé, les premiers signes d'un début d'engorgement et les trucs pour l'éviter, comment augmenter la production de lait, etc. Plusieurs associations de soutien à l'allaitement existent. La mieux connue à l'échelle internationale est sans doute la Ligue La Leche (mot espagnol voulant dire «lait» et qu'il faut prononcer lé-tché), qui s'est donné pour mission de rassembler et de développer les connaissances au sujet de l'allaitement, de les rendre accessibles aux femmes partout dans le monde et de leur offrir du soutien dans leur expérience d'allaitement. Au Québec, Nourri-Source est un réseau de groupes de soutien à l'allaitement qui a développé un service de marrainage où les femmes qui en font la demande sont mises en contact avec une mère qui a allaité et a suivi une formation pour soutenir d'autres mères. Vous trouverez facilement les groupes de soutien à l'allaitement de votre région. Si vous le pouvez, allez rencontrer les femmes qui y participent dès votre grossesse: vous verrez des mères qui allaitent à leur manière, des bébés ayant des besoins différents, vous entendrez parler de difficultés et de solutions. Vous trouverez des réponses à vos questions, et ces femmes pourront vous suggérer de la documentation, des forums Internet pertinents, une liste des professionnels de l'allaitement dans votre région, etc. Le rapport humain, personne à personne, reste le soutien le plus précieux et il facilitera d'éventuels échanges téléphoniques quand vous aurez besoin d'aide à votre tour.

Le plus important pour se préparer à allaiter est probablement cela: rencontrer des mères qui allaitent et qui aiment allaiter. Pas pour avoir une version «rose» de l'allaitement, bien au contraire. Pour entendre leurs expériences heureuses, bien sûr, mais aussi les histoires moins faciles. Pour apprendre comment elles ont relevé, avec leur bébé, les défis qui se sont présentés à elles. Elles vous communiqueront leur enthousiasme, leur confiance. Elles partageront avec vous la petite histoire de leur expérience, celle qui se vit au jour le jour, avec les moins bonnes journées et les moments extraordinaires, avec l'appui de leur compagnon ou ses réticences. Quand on rencontre surtout des femmes qui ont arrêté d'allaiter à cause de problèmes d'allaitement, on garde l'impression qu'allaiter est compliqué et que la seule solution aux problèmes... c'est d'arrêter. Dans les faits, presque toutes les femmes qui ont allaité avec succès ont eu, à un moment ou l'autre, des problèmes d'allaitement mineurs qu'elles ont surmontés.

Certaines femmes s'inquiètent de la forme de leurs seins ou de leurs mamelons en relation avec l'allaitement. Elles les croient trop petits, trop gros, trop ronds ou pas assez «quelque chose» pour allaiter correctement. Comme un reliquat d'un manque de confiance dans les capacités de notre corps. Rappelons-nous que notre corps est fort, capable, compétent. Et nos bébés sont, eux aussi, capables et compétents. Et ils s'adaptent aux seins de leur mère. Avec un peu d'aide parfois, mais ils s'adaptent. Depuis que le monde est monde!

Les mamelons invaginés posent parfois un défi particulier: c'est ainsi qu'on désigne des mamelons qui ne peuvent pas saillir quand ils sont stimulés, que ce soit manuellement, au froid ou lors d'une excitation sexuelle. Au contraire, ils se rétractent. Vous pouvez facilement vérifier vous-mêmes. Si vous ne pouvez les faire saillir d'aucune façon, discutez-en avec votre médecin, votre sage-femme ou une consultante en lactation. On recommande parfois, pendant la grossesse, de porter une coupole de plastique rigide dans le soutien-gorge, quelques heures par jour, pour étirer les muscles minuscules qui les font saillir. Les recherches n'ont pas démontré l'effet positif de cette méthode sur le succès de l'allaitement, mais certaines femmes ont trouvé que cela les avait aidées. Après la naissance, on peut aussi utiliser un tire-lait électrique pour faire ressortir le bout du mamelon quelques minutes avant la tétée. Les bébés réussissent généralement à s'y adapter avec ces quelques mesures.

Certaines femmes observent, tôt dans la grossesse, la présence de colostrum dans leurs seins. D'autres n'en verront pas une goutte avant d'accoucher... mais en produiront abondamment après l'arrivée du bébé. Vous en produirez aussi, ayez confiance ! Il n'est pas nécessaire ni d'en observer ni d'en extraire avant l'accouchement. L'allaitement est simple, important et bon pour les mères et leurs bébés ! D'ailleurs, il fallait que ce le soit pour assurer la survie de la race humaine !

# La préparation en vue de la période postnatale

Le chapitre sur les lendemains de la naissance décrit abondamment ce dont les femmes ont besoin comme aide dans les premières semaines. Chaque situation est différente, bien entendu. Certaines femmes ont besoin d'une aide continue pendant plusieurs semaines, d'autres, seulement d'un coup de main les premiers jours. Mais surtout, c'est maintenant que vous devez organiser le soutien pour les jours et les semaines qui suivront votre accouchement. Ne négligez pas cette partie de la préparation en pensant « on verra » et en présumant que tout « devrait aller ». J'ai trop souvent assisté à des naissances heureuses... pour retrouver quelques semaines plus tard des mères épuisées, en larmes, découragées. Ne vous jouez pas ce vilain tour.

Allez dès maintenant visiter des nouvelles mères. Si vous n'en connaissez pas dans votre entourage, contactez les femmes qui ont suivi des cours prénatals avec vous et qui viennent d'accoucher. Voyez comment elles vivent ces premiers temps après la naissance... et offrez votre aide. Il nous appartient de briser l'isolement des nouvelles mères, de briser *notre* isolement comme nouvelle mère et de recréer une solidarité dont nous ne pouvons nous passer. Notre confiance en nous, notre force, notre équilibre et donc le bien-être de nos enfants en dépendent !

# Préparer les autres enfants à l'arrivée du bébé

Lorsqu'on attend un enfant qui n'est pas le premier, la question se pose tôt ou tard: comment réagiront les enfants plus vieux? Comment les aider à faire cette délicate transition entre enfant unique et aîné, entre «bébé de la famille» et «grand frère, grande sœur»? Nous avons tous entendu parler des réactions de jalousie à l'égard du nouveau bébé dans la famille. Cette réaction est normale et elle a besoin d'espace pour exister, s'exprimer et se transformer. Comme parents, nous devons être attentifs à ne pas exagérer cette réaction ou la rendre plus douloureuse par des comportements ou des commentaires qui ne seraient pas appropriés. Comme de laisser les visiteurs s'extasier devant le nouveau-né sans accorder d'attention à l'aîné, par exemple. Par contre, on ne peut pas empêcher la jalousie, ce qui est bien différent. Faire place à un petit frère ou une petite sœur peut parfois être douloureux. C'est nous qui devons nous préparer à aider nos enfants à vivre ces douleurs de croissance. Lorsqu'on prépare l'enfant à «bien» réagir à l'arrivée du bébé, c'est qu'on introduit l'idée qu'il y a de bonnes et de mauvaises manières de répondre et que la jalousie appartient à la seconde catégorie. Mais ce n'est pas vrai! La jalousie est une réaction normale. Rappelons-nous que l'enfant ne peut commander aucune de ses émotions! Vouloir à tout prix «empêcher» sa jalousie, c'est lui voler sa capacité de ressentir ses propres émotions. Et il a le droit de ne pas bien s'ajuster ou de prendre le temps qu'il faudra pour le faire. Exactement comme nous. Préparez-vous plutôt à accueillir sa réaction et à encourager sa résolution normale. Il y aura aussi de ces jours où vous vous demanderez ce qui vous a pris d'en avoir un deuxième! Il vous faudra être patients, avec eux comme avec vous-mêmes.

Dans les semaines et les mois qui suivront la naissance, vous accompagnerez votre enfant dans son adaptation. Les ajustements ne sont pas des processus rapides ni linéaires. Et les enfants sont bien souvent aux prises avec des émotions intenses et contradictoires qu'ils n'ont pas assez de maturité pour gérer. «*Il était si mignon*», dit Fiona, six ans, de son petit bébé frère, «*et il avait un si beau petit nez que j'ai voulu y goûter un petit peu... mais j'ai mordu trop fort!*» Exprimer nos propres sentiments normaux d'ambivalence devant nos enfants leur donne le droit de se sentir ambivalents aussi. D'être contents à certains moments et agacés ou fâchés à certains autres. Mais les émotions et les comportements sont deux réalités bien différentes! Nous devons expliquer très clairement à nos enfants ce qui est acceptable dans leur comportement et ce qui ne l'est pas. «Tu n'es pas obligé d'aimer le bébé, tu peux même le détester et souhaiter qu'il ne soit jamais venu ici, *mais tu ne peux pas lui faire mal.*» Toutes ses réactions sont saines: elles expriment ce qu'il ressent. Vous développerez avec lui des stratégies douces d'apprivoisement. Acceptez son désir d'aider aux soins du bébé, profitez des moments d'allaitement pour lui raconter une histoire, prévoyez des activités ensemble «comme avant». Vivre avec un nouvel enfant lui fera connaître des moments difficiles, peut-être, mais aussi des moments absolument magiques de bonheur et d'émerveillement. Quelquefois, une visite de quelques jours chez grand-maman ou une amie

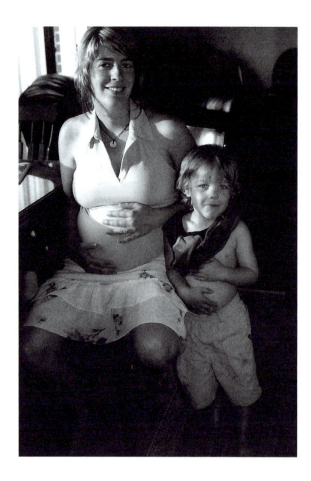

bien connue peut le soulager d'avoir à être l'aîné sans répit. Chez mamie, il redeviendra momentanément « enfant unique » et il pourra absorber tranquillement sa nouvelle position dans la famille.

La fin de la grossesse correspond probablement à un temps où vous êtes plus fatiguée, physiquement limitée dans vos mouvements et dans votre capacité à prendre votre petit de deux ans dans vos bras. Cela vous obligera à encourager la participation plus active de votre partenaire ou d'autres membres de votre entourage, à favoriser des activités plus tranquilles, bref, à composer déjà avec votre disponibilité réduite, une autre bonne façon de le préparer à ce qui s'en vient.

### D'où viennent les bébés ?
### Et comment ils sortent de là ?

Pendant la grossesse, il existe de multiples façons d'annoncer et de préparer la venue du nouveau bébé, selon l'âge et l'intérêt de votre enfant. Des jeux qui expliquent la conception, la croissance du fœtus et la naissance, des histoires choisies pour leur contenu pertinent, des moments de détente où l'on sent le bébé dans le ventre, où l'on essaie d'écouter son cœur ou son hoquet, des jeux de simulation avec des poupées, etc. La liste est longue et votre imagination ainsi que la connaissance que vous avez de vos enfants la complèteront.

Les enfants sont curieux de tout, y compris du processus qui fera sortir le bébé du ventre de maman. *« C'est vrai maman ? dit Mathieu après avoir appris par où son petit frère sortirait. Ben, j'aimerais ça, moi, la voir la petite porte ! »* Que vous prévoyiez leur présence ou non, les enfants ont besoin qu'on réponde à leurs questions à ce sujet. S'il subsiste des mystères, ils auront tôt fait de se les expliquer par une version imaginaire probablement plus alarmante que la réalité. Si vous planifiez sa présence, parlez-lui de tous les aspects de l'accouchement : les sons que vous pourrez faire, les positions que vous pourrez prendre, le fait que vous ne pourrez pas lui répondre pendant une contraction. Selon son âge et son intérêt, parlez-lui du placenta, du liquide amniotique, du cordon, du fait que le bébé sort mouillé, quelquefois couvert d'une crème blanche qui protège sa peau (le vernix), parlez du sang, des odeurs, des touchers vaginaux. Il devrait être familier avec les différents scénarios possibles : un travail très long ou rapide, votre besoin occasionnel d'être seule, les interventions possibles.

Ne vous perdez pas dans des explications longues ou abstraites. Simulez certains moments de l'accouchement comme les positions, votre respiration pendant les contractions, les sons plus intenses de la fin. Expliquez-lui la place que son père tiendra auprès de vous, le rôle que jouera le médecin ou la sage-femme et ce que vous attendez de lui. Les explications doivent être à son niveau: couper le cordon, c'est comme couper les ongles ou les cheveux, cela ne fait pas mal. Amusez-vous à pousser différents objets en faisant semblant qu'ils sont très lourds et en faisant des gros bruits d'efforts qui pourraient ressembler à ceux de la poussée. Les vidéos peuvent être un bon outil pour apprivoiser l'accouchement, mais visionnez-les avant. Certains présentent une image très passive, très interventionniste et pas très naturelle de l'accouchement. Il peut en rester une impression de danger difficile à effacer après que l'image a fait son œuvre! Si l'enfant a plus de 10 ou 12 ans, informez-vous de la possibilité de l'amener à un cours prénatal avec vous. Si vous accouchez à l'hôpital, visitez la chambre de naissance avec lui. Emmenez-le rencontrer votre sage-femme ou votre médecin.

### La présence des enfants à la naissance

Quelques parents ont le sentiment qu'en assistant à la naissance du bébé, ses frères et sœurs pourront créer avec elle ou lui un lien encore plus fort. Que cela leur permettra de vivre plus doucement le choc inévitable de son arrivée dans la famille. Certains invoquent l'importance pour les enfants de ne pas être écartés des grandes expériences de la vie, comme la naissance et la mort. Pour d'autres encore, c'est l'envie toute

---

### La présence de votre enfant à l'accouchement… est-ce une bonne idée?

Voici quelques facteurs qui pourraient influencer votre décision:

▸ son intérêt à être présent (primordial);

▸ votre envie de l'avoir présent avec vous (primordial aussi);

▸ son besoin d'attention, surtout dans un contexte inhabituel;

▸ ses craintes;

▸ votre propre besoin d'intimité et de liberté;

▸ la disponibilité de personnes familières pour s'occuper de lui pendant le travail;

▸ l'organisation des lieux (l'enfant peut-il se reposer, manger ou jouer sans vous déranger?);

▸ sa familiarité avec la nudité.

Restez attentif, restez flexible et, surtout, n'oubliez pas que son acceptation harmonieuse du nouveau bébé ne dépend pas de sa présence au moment même de la naissance.

simple de partager cet événement avec eux. Comme les personnes présentes seront normalement tournées vers les besoins de la mère, prévoyez la présence d'une personne entièrement consacrée à répondre aux besoins de l'enfant. Ce devrait être quelqu'un qu'il aime, qu'il connaît bien, calme et à l'aise avec le processus de l'accouchement. J'ai eu connaissance de centaines d'accouchements à la maison ou en maison de naissance où des enfants étaient présents. Leur âge variait de 18 mois à 18 ans. S'il y a une conclusion à tirer de ces expériences, c'est que c'est souvent la chose la plus simple du monde! La majorité des enfants avaient reçu les explications toutes simples que la grossesse impose de toutes façons et quelques autres explications sur le déroulement de l'accouchement, sans plus. Nous n'avons jamais vu d'enfant traumatisé, ni pendant l'accouchement ni après. En fait, c'est simple comme la vie!

*Pour l'arrivée de leur troisième bébé à la maison, France et Réjean avaient vraiment envie d'un événement de famille. Le travail s'est passé tout simplement. À la poussée, leurs petites filles de quatre et six ans, sagement assises au pied du lit, se tenaient par l'épaule et commentaient doucement l'arrivée du bébé. «On lui voit les cheveux maman, c'est beau!» Il y avait tellement d'amour dans leur présence, pour*

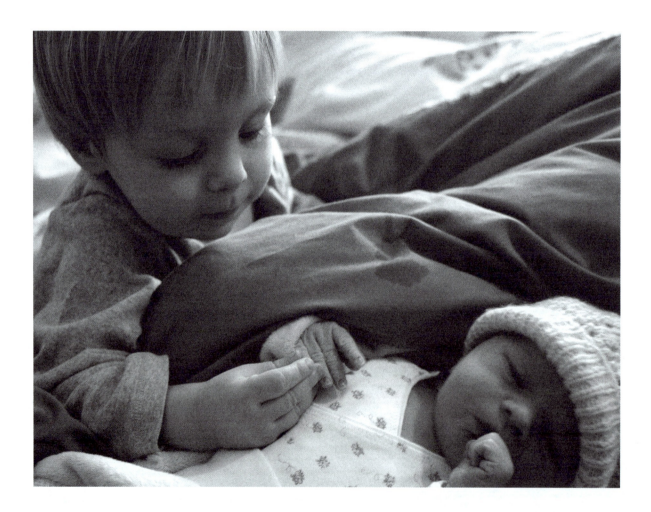

*le bébé, pour leur mère, d'excitation doucement chuchotée pour ne pas déranger le processus, que tous en étaient émus! Leur accueil du bébé a été extraordinaire de tendresse et de spontanéité!*

L'accouchement à l'hôpital est généralement moins opportun pour ce qui est de la présence des enfants. Plusieurs facteurs peuvent l'expliquer: l'aspect inhabituel des lieux et des objets, l'atmosphère qui y règne parfois, plus stressée, plus directive, plus «étrangère» à l'enfant, l'aspect plus médical de l'accouchement. Pratiquement, il y manque aussi un lieu familier où l'enfant peut régulièrement se retirer pour faire autre chose. Si vous y tenez, parlez-en avec votre médecin et avec d'autres familles qui ont vécu une expérience semblable, vous trouverez la meilleure formule pour vous tous.

La présence des enfants à l'accouchement soulève parfois des inquiétudes et des théories diverses sur les séquelles possibles, probablement parce que l'accouchement lui-même continue d'être perçu comme un traumatisme! En fait, ceux qui s'en inquiètent le plus n'ont probablement jamais assisté à un accouchement avec des enfants. La simplicité de leurs réactions aurait tôt fait de les rassurer. Les enfants réagissent beaucoup plus à l'ambiance qui règne dans la pièce et à l'état d'esprit des adultes qu'au fait de voir du sang ou d'entendre des cris inhabituels. Cela dit, si vous vous préparez à leur présence lors de l'accouchement, restez très attentifs à décoder les signes qu'ils pourraient donner pour vous communiquer leur crainte d'y participer. *Simiane, six ans, à qui on redemandait si elle voulait toujours assister à la naissance de sa petite sœur, déclare un jour: «Je ne sais pas! Je me sens encore fatiguée des fêtes de Noël!» Sauf qu'on était au mois de mars! Les parents ont difficilement retenu leur fou rire devant la raison invoquée... mais le message était bien clair! Ils ne l'ont réveillée que lorsque la petite sœur s'est retrouvée dans leurs bras.*

Un mot enfin sur une situation particulière: accoucher de son premier bébé en présence de l'enfant de son conjoint. Dans l'ordre habituel des choses, si votre enfant est présent, c'est que vous avez déjà accouché. L'existence d'un nombre grandissant de familles reconstituées a bouleversé cela. La naissance d'un premier bébé étant souvent plus longue, plus exigeante, et de tournure plus souvent inattendue, vous aurez probablement besoin de vous éprouver vous-même dans cette première expérience avant d'être assez confortable avec vos réactions pour y inviter un enfant. Des arrangements pour que l'enfant soit le premier arrivé dans les minutes qui suivent la naissance seraient peut-être un meilleur choix.

## L'accueil du bébé par les aînés

Que vos enfants aient été présents ou non à la naissance de ce petit frère, cette petite sœur, son arrivée ne peut pas passer inaperçue. Pourquoi ne pas préparer une vraie fête? Les enfants aiment les rituels: vous pourriez préparer ensemble un gâteau pour cette occasion. Vous pourriez l'inviter à choisir un cadeau pour le bébé, ou l'aider à en fabriquer ou en dessiner un, s'il le désire, ou encore, pratiquer une chanson qui signifie quelque chose de spécial pour votre famille. Ces moments préparés avec amour restent cristallisés dans la mémoire pour longtemps. ❖

# Choisir, préparer... puis couler avec la vie

L'ARRIVÉE D'UN BÉBÉ est un événement transformateur qui s'annonce plusieurs mois d'avance, heureusement. Vous aurez nécessairement fait des choix: le lieu de naissance, votre équipe de sages-femmes ou de médecins, une doula peut-être. Vous aurez lu, fouillé, regardé, discuté, rêvé. Vous aurez préparé la maison, les vêtements pour le bébé, vous vous serez préparée. Mais au final, c'est dans l'instant présent que se vit un travail, un accouchement, l'accueil d'un bébé. Comme tout le reste d'ailleurs. Mais ce qui vous soutiendra dans cet instant, c'est ce que vous aurez nourri en vous tout au long de la grossesse: la confiance, le courage, l'écoute de vos besoins, l'attention aux choses du cœur. Le lien d'amour avec votre bébé.

Quand vous hésiterez entre un cours prénatal ou un autre, une méthode de préparation à la douleur ou une autre, rappelez-vous surtout d'y chercher ce que vous avez envie de nourrir en vous. Rappelez-vous que chaque pas vous rapproche de votre bébé et de la vie de famille que vous êtes en train de construire pour lui et avec lui. ❖

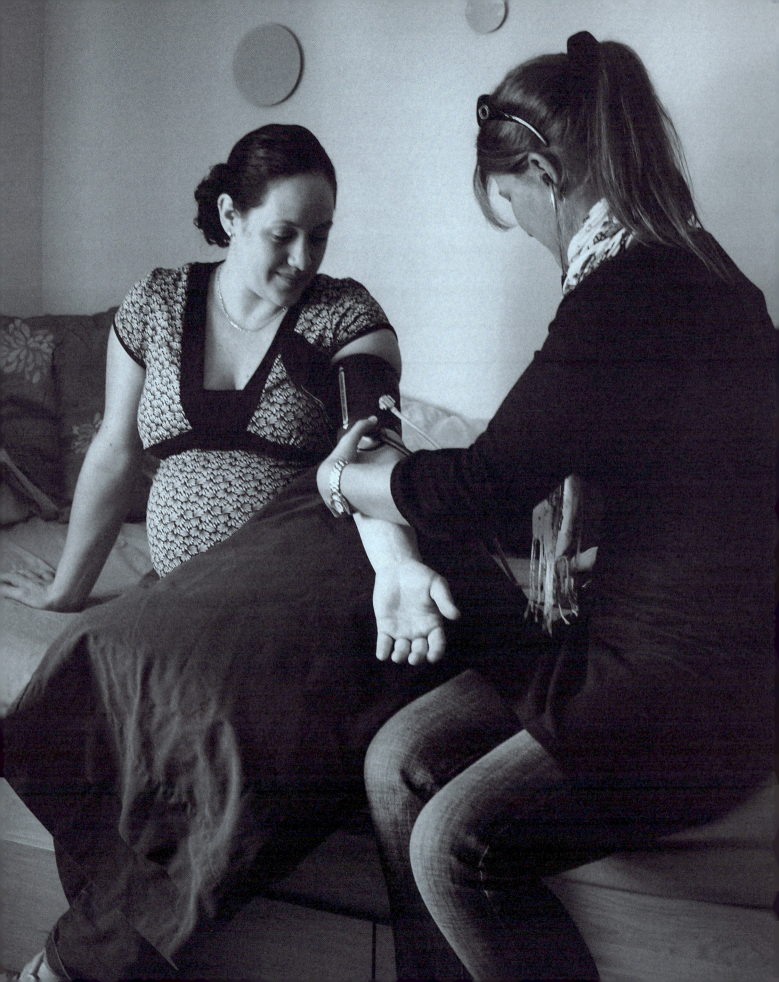

CHAPITRE 3

# La vigilance partagée

*Le suivi prénatal*

DE TOUTES LES GRANDES découvertes médicales concernant la grossesse, le suivi prénatal est responsable à lui seul de la plus grande part de l'amélioration de la santé des mères et des bébés que nous avons connue au XXᵉ siècle. Aujourd'hui, les grandes organisations caritatives de ce monde soutiennent les initiatives qui tentent de rejoindre les femmes enceintes des pays pauvres pour les faire bénéficier d'un suivi prénatal et diminuer ainsi les terribles statistiques de mortalité des mères et des bébés.

Dans les pays développés, le suivi prénatal est assez semblable d'un pays à l'autre, pour ce qui est de son contenu, tout en comportant certaines différences parfois surprenantes. Comme le nombre de visites, qui, en Europe seulement et selon les pays, varie de 3 à 15 par grossesse! Ou le nombre d'échographies de routine lors d'une grossesse normale. Certains gynécologues se munissent d'un appareil dans leur bureau privé et « complètent » chaque visite avec une échographie dont l'utilité n'est pas scientifiquement démontrée, alors qu'au Québec, par exemple, on n'offre qu'une seule échographie systématique. Mais ces écarts ne diminuent pas pour autant l'intérêt du suivi prénatal pour la santé de la mère et de son bébé.

## Quarante semaines ? Je pensais que c'était neuf mois !

Une grossesse dure neuf mois. Enfin, c'est ce que l'on pense jusqu'à ce qu'on devienne enceinte... en semaines! En pratique, on calcule le temps de la grossesse en semaines, parce que c'est plus précis qu'en mois. D'autant plus que neuf mois est une approximation de la durée. C'est un chiffre rond! En fait, la grossesse dure neuf mois *moins* une semaine à partir de la conception, c'est-à-dire 38 semaines. Ou encore, si on calcule à partir des règles, neuf mois *plus* une semaine, soit 40 semaines. Pourquoi a-t-on choisi de parler de 40 semaines? C'est une convention. On mesure la durée de la gestation depuis le premier jour des dernières règles, un phénomène observable, même si, manifestement, ce n'est que deux semaines plus tard que bébé a fait son apparition dans sa plus simple forme! La fameuse « date prévue » est la moyenne des dates où accoucheraient un groupe de femmes ayant

*La vigilance partagée*  117

eu leurs règles le même jour. Les dates effectives d'accouchement se répartissent sur une courbe en forme de cloche, comme beaucoup de phénomènes naturels d'ailleurs. Donc, ce n'est qu'une moyenne statistique: 90% des femmes accouchent entre deux semaines avant et deux semaines après la date prévue, et seulement 5% le jour même! Ce calcul est basé sur le cycle régulier de 28-30 jours, sachant que les règles surviennent 14 jours exactement après l'ovulation. Celles d'entre vous qui ont un cycle de 35 jours, par exemple, ovulent donc au vingt-et-unième jour, plutôt qu'au quatorzième comme dans le scénario classique, ce qui retarde la date prévue de 7 jours.

L'échographie donne une date prévue en se basant sur un tableau de mesures moyennes du fœtus selon l'âge. Plus l'échographie est réalisée tôt dans la grossesse, plus ces mesures sont précises, car elles sont pratiquement identiques pour tous les bébés. Plus elle avance, plus les futurs «gros» bébés se distancent des futurs «petits» bébés, tous normaux au demeurant, ce qui fait perdre de la précision à la prédiction échographique. Comme la mesure d'un fœtus sur une image video n'est pas une science exacte, cela explique pourquoi les femmes se retrouvent parfois avec plusieurs «dates». S'il y a eu plusieurs échographies, c'est celle de 8-10 semaines qui est la plus précise.

Entre la dix-huitième et la vingtième semaine, la date où est généralement faite l'échographie morphologique, la précision est de plus ou moins une semaine, et cette précision diminue considérablement par la suite. C'est-à-dire que si votre date diffère de celle de l'échographie de 20 semaines par moins de 7 jours, la date calculée avec les règles demeure la bonne. La différence ne reflète qu'une variation normale dans les grandeurs et grosseurs des bébés. Un écart plus grand que sept jours pourrait révéler que la conception a eu lieu plus tôt ou plus tard que présumé, et la date prévue sera celle qui sera déterminée par l'échographie. Dans environ 80% des grossesses, la date calculée avec les dernières règles est la bonne.

Il est important de bien calculer cette fameuse date, parce qu'à la fin de la grossesse, c'est là-dessus qu'on se basera pour déterminer qu'une femme est «en retard» et qu'il faudra discuter de déclenchement. Souvenez-vous alors des limites de précision de la prédiction échographique. Le déclenchement sera discuté plus loin, dans les interventions médicales.

### Des semaines ou des mois?

Pour calculer le nombre de semaines, partez du premier jour de vos dernières menstruations et calculez les semaines complétées. N'oubliez pas qu'un mois a plus que quatre semaines, c'est pourquoi 24 semaines n'équivalent pas à 6 mois, ni 40 semaines à 10 mois!

Voici un tableau de concordance approximative:

| | |
|---|---|
| 4 semaines | 1 mois |
| 9 semaines | 2 mois |
| 13 semaines | 3 mois |
| 18 semaines | 4 mois |
| 22 semaines | 5 mois |
| 27 semaines | 6 mois |
| 31 semaines | 7 mois |
| 35 semaines | 8 mois |
| 40 semaines | 9 mois |

> ### Votre rapport avec votre santé
>
> Vous pourriez profiter de votre grossesse pour observer vos rapports avec votre santé et «la médecine» en général. Êtes-vous généralement une «patiente» passive? Ou informée et active? Y a-t-il des parties de vous qui réclament régulièrement une attention médicale? Vous présentez-vous à la clinique au premier signe d'un problème quelconque? Avez-vous plutôt tendance à essayer d'y remédier par vous-même avant de consulter? Vous considérez-vous comme quelqu'un qui prend bien soin de sa santé? Ou qui a plutôt tendance à la négliger… jusqu'à ce que ça devienne un problème? Vous découvrirez peut-être des attitudes que vous aurez envie de changer pendant cette grossesse.

Le suivi prénatal est composé de visites régulières comportant une série de gestes précis, complétée par des tests et examens faits à divers moments de la grossesse. L'autonomie ne commence pas le jour de l'accouchement, alors qu'on veut faire connaître ses demandes. Elle commence dès le début de la grossesse, en s'informant sur les tests et interventions qu'on vous propose. Vous devenez ainsi une participante active, capable de décisions éclairées. De plus, bien comprendre l'utilité du suivi prénatal vous rend encore plus apte à prendre part à la prévention des complications. Vos observations sur votre grossesse sont précieuses. D'une part, vous êtes la personne la plus proche de votre bébé, et une observation particulière de votre part peut amener une investigation plus attentive de la part de la sage-femme ou du médecin qui vous suit. D'autre part, leur expérience et leurs connaissances leur permettent d'interpréter des renseignements qui pourraient vous paraître anodins. Le meilleur des soins prénatals vient de votre collaboration!

Que vous soyez suivie par une sage-femme, un médecin de famille ou un obstétricien, les gestes d'un examen prénatal de base sont à peu près les mêmes. Par contre, le temps accordé à la visite, à vos questions, à vos préoccupations et à vos attentes varie beaucoup d'un professionnel à l'autre.

Les sages-femmes accordent habituellement beaucoup de temps aux visites prénatales. Les femmes peuvent donc la questionner, pratiquer certains gestes avec elles, comme la palpation du bébé et discuter de leurs observations depuis la dernière visite. Les médecins de famille ont généralement moins de temps à consacrer à une visite, pour des raisons surtout organisationnelles. Mais ils demeurent ouverts et intéressés à vos questions et préoccupations. Quant aux gynécologues-obstétriciens, la plupart ont un horaire de visites très chargé. Mais ne renoncez pas! Faites la liste de vos questions et procédez par priorité, cela sera plus facile d'obtenir les réponses ou les discussions que vous souhaitez vraiment, et vous aidera à repartir satisfaite de votre rencontre mensuelle. ❖

# Les visites prénatales

UNE VISITE PRÉNATALE type comporte des gestes que vous connaissez peut-être déjà. Vous pouvez vous-même poser plusieurs de ces gestes. C'est une occasion de mieux connaître votre corps, votre anatomie, les organes, muscles et ligaments qui participent à la grossesse et à l'accouchement. Même si vous avez peu de temps à consacrer à cet apprentissage, vous serez surprise de la confiance que vous y gagnerez! Déjà, vous vous sentirez un peu plus responsable, plus partenaire: il s'agit de votre corps, après tout! Passons ces gestes en revue pour bien comprendre ce qu'ils signifient.

## L'histoire de santé

La première visite prénatale comporte l'histoire de votre santé, y compris certains renseignements sur celle des membres de votre famille. Plusieurs maladies ou états de santé ont des conséquences possibles sur votre grossesse ou ont tendance à se retrouver dans une lignée familiale. Connaître les antécédents personnels et familiaux permet donc d'anticiper certains problèmes, de prévoir, le cas échéant, certains tests de dépistage particuliers et d'évaluer à leur juste valeur certains signes en apparence bénins. Ne vous gênez pas pour poser des questions sur les événements qui attireront l'attention de votre sage-femme ou de votre médecin.

## L'écoute du cœur du bébé

Les battements du cœur du bébé sont le petit métronome de sa vie et de ses activités: normalement entre 110 et 160 pulsations à la minute. Lorsque le bébé dort, son cœur bat plus lentement, mais dès qu'il bouge un peu, son cœur accélère aussitôt, comme le ferait le vôtre si vous vous mettiez à courir. On peut commencer à entendre le cœur entre la 8e et la 11e semaine environ avec un fœtoscope à ultrasons, ces petits appareils électroniques manuels qu'on applique sur le ventre après y avoir déposé une gelée conductrice. Avec un fœtoscope régulier, on doit attendre autour de la 16e semaine pour l'entendre, parfois même un peu plus tard. On l'écoute à chaque visite prénatale.

On peut entendre le cœur du bébé à l'oreille nue dans les derniers mois de grossesse et parfois même avant, s'il est particulièrement bien placé. Toutefois, puisqu'il est plus petit, il est aussi moins bruyant! «On», cette fois-ci, ne veut pas dire la mère, puisqu'il faut poser la tête sur le ventre, ce qui lui est évidemment impossible! Les pères sont souvent très fiers de ce geste dont ils ont le privilège exclusif.

D'abord, retirez-vous dans un endroit tranquille. Puis, déterminez de quel côté se trouve le

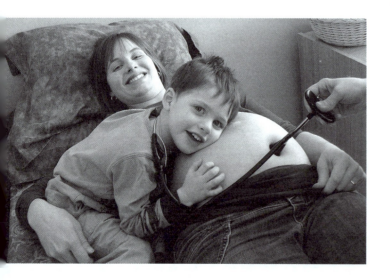

dos de votre bébé. C'est à travers son dos qu'on écoutera son cœur, puisque par devant ses bras et ses jambes repliés gêneraient l'écoute. Le père pose sa tête sur le côté du ventre où se trouve le dos du bébé, pour que son oreille soit à peu près à mi-chemin entre le nombril et le pubis. C'est probablement à cette hauteur que vous entendrez son cœur le plus clairement. Ensuite, laissez aller la tête de tout son poids, comme si on s'installait pour y faire un petit somme. Au début, on n'entend rien ou toutes sortes de bruits: la friction de l'oreille sur la peau, des clapotis d'eau, les boum boum des petits coups de pied, des pulsations sourdes et lentes (celles des vaisseaux sanguins de la mère) et les bruits de l'extérieur. Si on reste là quelques instants encore, on risque fort de percevoir finalement un petit battement rapide, régulier et lointain, comme s'il y avait une montre sous un oreiller! Quelquefois, il faut se reprendre et déplacer un peu son oreille. Ne vous découragez pas si vous n'entendez rien aux premiers essais. Souvent, le bébé est tout simplement dans une position telle qu'il vous présente ses membres seulement. Quand vous aurez perçu son battement à quelques reprises, ce sera pour vous un jeu d'enfant de le retrouver. Profitez des rencontres avec votre sage-femme pour vous exercer: elle vous aidera à trouver l'endroit le plus propice, ou demandez où se situe le dos du bébé à la prochaine visite prénatale. Les aînés aimeront ce jeu de cache-cache avec le bébé! Et attention: le plaisir croît avec l'usage!

### La mesure de la tension artérielle

Que veulent dire ces fameux chiffres: 110/65 ou 125/80? C'est 110 quoi? Sur 65 quoi? Et quel rapport avec la grossesse? La tension artérielle mesure la force avec laquelle le cœur pompe le sang dans les vaisseaux sanguins (le chiffre du haut) ainsi que la pression minimale qui reste dans les artères entre les pulsations (celui du bas). Elle se calcule en millimètres de mercure, le mercure étant dans l'appareil, évidemment! La tension normale d'une femme enceinte se situe entre 90/50 et 130/80. Au-dessus de 140/90, on parle d'hypertension. Au milieu de la grossesse, la tension peut être légèrement plus basse qu'à l'accoutumée, et un peu plus haute qu'habituellement vers la fin.

On vérifie la tension artérielle pour dépister l'hypertension gravidique (c'est-à-dire de grossesse), l'hypertension chronique (donc existant avant la grossesse) et la pré-éclampsie, trois conditions qui peuvent avoir un impact négatif sur la grossesse.

L'hypertension cohabite mal avec la grossesse, qu'elle soit apparue avec elle ou qu'elle ait été présente avant. Un suivi médical minutieux est important. Toutefois, une partie de l'hypertension peut être liée à l'effet du stress sur la mère. C'est la partie sur laquelle nous pouvons travailler. *« Christiane montrait, depuis quelque temps déjà, une tendance à l'hypertension. On a donc discuté de*

### Fœtoscope et ultrasons

On ne connaît pas encore l'effet des ultrasons sur les fœtus. Pour cette raison, certaines femmes préfèrent en limiter l'usage à ces rares situations où l'on doit absolument vérifier que la grossesse se poursuit alors que des saignements ou d'autres signes pourraient en faire douter. De toute façon, tôt dans la grossesse, la croissance de l'utérus confirme qu'il y a bien là un petit bébé qui pousse!

*repos et de sa façon de se détendre, que Christiane voulait améliorer. Mais un mois plus tard, la tendance était encore à l'augmentation! Assez pour qu'il soit question de traitement, sinon, le mot était lâché, d'hospitalisation. Il lui fallait arrêter de travailler et se reposer vraiment! La première fin de semaine ne fut pas facile: passer sa journée couchée quand on a l'habitude de trotter et qu'on ne se sent pas malade, c'est dur. Deux jours plus tard, elle qui ne s'était pas encore sentie fatiguée, même à cinq semaines de sa date d'accouchement, se rendait compte tout d'un coup de l'immensité de cette fatigue, qui l'a frappée comme une grande vague. Il avait fallu qu'elle commence à se reposer un peu pour arriver à la ressentir. Avant, elle fonctionnait... sur l'élan! Ce repos, cette retraite en elle-même ont réussi à stabiliser sa tension jusqu'à la fin de sa grossesse, si bien qu'elle a pu vivre son accouchement sans s'en préoccuper. »*

### L'analyse d'urine

Ce test consiste à plonger dans un peu d'urine un bâtonnet où sont collés des petits carrés de buvard. En comparant la couleur avec celle des carrés-témoins, on peut déceler la présence de diverses substances dans l'urine. Il s'agit d'un moyen de dépistage simple et peu coûteux, mais qui ne peut pas servir de diagnostic. Des tests plus précis et plus fiables sont nécessaires avant de poser un diagnostic. Mais ils « lèvent un petit drapeau », indiquant quelles personnes devraient subir ces tests plus poussés si la présence est importante et persistante. Vous pouvez aisément faire ce test vous-même lors de votre visite prénatale: il suffit de comparer des couleurs. On utilise soit de l'urine fraîche, soit celle du matin, plus concentrée mais embêtante à transporter!

## La pré-éclampsie

C'est une complication de grossesse dont la cause exacte est très complexe et encore mal connue malgré les très nombreuses recherches qui s'y consacrent. Elle est probablement liée à un défaut d'implantation et conséquemment de fonctionnement du placenta. Elle touche 1 à 2% des grossesses, plus chez les femmes qui souffrent déjà d'hypertension. La pré-éclampsie est systématiquement dépistée et prise en charge pour éviter une évolution potentiellement critique. *Non soignée*, elle peut causer des atteintes graves au foie, aux reins, au cerveau, au sang, en plus de complications graves chez le fœtus. La pré-éclampsie est une cause majeure de mortalité maternelle dans les pays en développement, où justement le suivi prénatal et la prise en charge font défaut.

Les premiers signes de la pré-éclampsie sont l'hypertension artérielle et la présence de protéines dans l'urine. Elle se présente à des degrés divers et peut aller de très légère et sans conséquence jusqu'à causer de graves séquelles, si elle n'est pas traitée, d'où l'importance d'un dépistage et d'un suivi minutieux.

En cas de pré-éclampsie, la surveillance accrue qui s'impose inclut des analyses de sang et d'urine, des échographies régulières et des mesures du bien-être fœtal. D'autres mesures et traitements pourraient être apportés si la condition s'aggravait, allant jusqu'à provoquer la naissance, ce qui est la seule méthode connue pour arrêter l'évolution de la pré-éclampsie.

Pendant la grossesse, on surveille la présence de protéines ou de glucose dans l'urine. Pour ce qui est des protéines, il est normal d'en trouver des «traces», c'est-à-dire juste assez pour savoir qu'il y en a, mais pas assez pour en déterminer la quantité. Par contre, leur présence en quantité dénote une infection de la vessie, un mauvais fonctionnement des reins ou une pré-éclampsie. Des tests sanguins sont prescrits, le cas échéant, pour en connaître la cause exacte. Certains professionnels ne font pas ce dépistage des protéines de façon systématique, mais seulement en présence d'une tension artérielle élevée, des études ayant démontré qu'il est inutile quand la tension est normale.

Quant au glucose dans l'urine, en grande quantité, cela pourrait signifier qu'il y en a en excès dans votre sang. Cependant, il peut aussi être attribuable au taux de filtration de vos reins, plus élevé qu'à l'accoutumée, ce qui est normal! Une mesure de votre taux de sucre dans le sang clarifiera lequel des deux est l'explication la plus plausible. Cela peut se faire sur place, avec un appareil à glycémie capillaire, celui-là même que les diabétiques utilisent pour surveiller leur taux de sucre.

### La surveillance du poids

Le poids! Il se fait parfois plus d'échanges verbaux entre un professionnel de la santé et sa cliente au sujet de son poids que sur n'importe quel autre sujet. Cela reflète plus l'obsession qu'entretient notre culture au sujet de la minceur qu'une préoccupation d'ordre strictement médical. Les femmes enceintes prennent du poids, c'est clair! D'ailleurs, je n'aime pas entendre dire: «J'ai engraissé.» Ce n'est pas de la graisse, c'est du bébé! Les femmes en bonne santé qui ont un bébé en bonne santé prennent *en moyenne* de 11 à 16 kilos pendant leur grossesse. Mais ces chiffres

### L'œdème fait partie de la vie!

L'œdème, c'est-à-dire l'enflure inhabituelle des tissus, a déjà compté, à tort, parmi les signes de pré-éclampsie. Il n'est plus considéré comme un symptôme spécifique de quoi que ce soit: une grande proportion de femmes en fait lors de grossesses parfaitement normales.

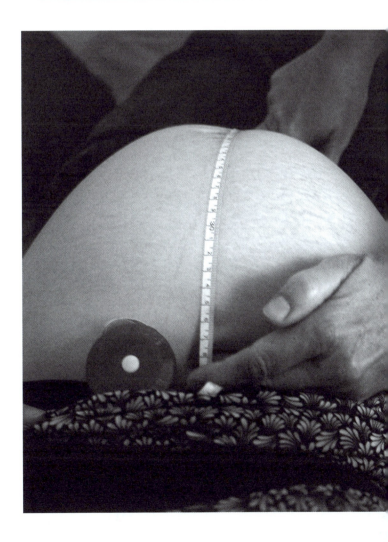

### Une prise de poids qui vient de loin...

Nous, les humains, sommes des « chasseurs-cueilleurs », nos ancêtres des 200 000 dernières années. Selon les jours, les repas étaient copieux, quand la chasse avait été bonne… ou très pauvres. Cela explique que, dès le début de la grossesse, en période d'abondance, le corps se créait une réserve de graisse en prévision des jours maigres ou même des famines. L'agriculture et l'élevage d'animaux sont tout récents dans notre histoire. Quant à l'abondance qu'on connaît aujourd'hui, elle est une grande première dans l'histoire des humains. Mais notre organisme n'a pas changé pour autant. Dans nos pays industrialisés où on ne manque pas de nourriture, ces mécanismes sont devenus inutiles, mais ils sont encore bien en place! Pour cette même raison, les sucres raffinés, qui n'existent pratiquement pas dans la nature, sont très mal métabolisés pendant la grossesse. Conclusion? On s'occupe de bien manger sans regarder la balance… Et on diminue les sucres raffinés autant que possible.

varient sensiblement et certaines en prennent 18, 22, sinon plus, sans problème, alors que d'autres prennent à peine 5 ou 6 kilos! Mais voilà, il n'y a pas de corrélation entre la prise de poids totale et le développement de complications de grossesse.

Une femme enceinte qui se nourrit bien prend du poids graduellement pendant sa grossesse, mais pas nécessairement de façon très régulière. La prise de poids peut se faire « en dents de scie », avec des augmentations importantes certains mois, suivies d'un plateau le mois suivant. Certaines perdent quelques kilos en tout début de grossesse à cause des nausées qui leur coupent l'appétit. D'autres gagnent plusieurs kilos rapidement, alors que d'autres prennent du poids par à-coups. Tout ça est normal! Nulle n'est tenue de prendre du poids selon un calendrier rigide, ou avec un régime restrictif. Ne laissez personne vous culpabiliser avec votre poids: le stress est bien plus dommageable pour la santé qu'une courbe de poids qui refuse de suivre celle du livre! Les femmes qui commencent leur grossesse en deçà de leur poids santé ont parfois tendance à prendre plusieurs kilos dès le début, comme si leur corps se décidait à prendre les réserves dont il se passe habituellement. À l'inverse, les femmes qui commencent leur grossesse avec un surpoids n'en prennent parfois que très lentement. L'un et l'autre sont tout à fait souhaitables, si elles mangent bien. L'alimentation a clairement un rapport avec la bonne santé. Regardez votre assiette plutôt que votre balance! Restez active, et incluez des exercices dans votre vie quotidienne.

### La mesure de la hauteur de l'utérus

Un bébé en bonne santé grandit tout au long de la grossesse et l'observation de cette croissance nous renseigne sur sa bonne forme. En mesurant la hauteur de l'utérus, on se trouve à mesurer indirectement le bébé, puisque c'est lui, en grandissant, qui étire sa maison! La mesure se prend quand la mère est couchée, en partant de l'os du pubis jusqu'au sommet de l'utérus, c'est-à-dire jusqu'à la courbe en haut du ventre. Vous pouvez sans peine faire de même avec un simple ruban à mesurer, en position couchée. Les mesures peuvent varier quelque peu d'un professionnel à l'autre, parce que chacun a sa façon d'arrondir avec la main le haut de l'utérus et d'appuyer plus ou moins profondément.

On ne commence à mesurer qu'à partir de la 20e semaine de grossesse. À ce moment, le sommet de l'utérus est à peu près vis-à-vis du nombril de la mère. L'utérus grandit d'environ un centimètre par semaine jusque vers la 36e semaine. Pendant les dernières semaines, le bébé grandit encore puisqu'il prend environ un kilo dans le dernier mois, mais il descend aussi dans le bassin, en dessous de l'os du pubis d'où part la mesure. Ce qui veut dire qu'on ne le mesure plus dans son entier. D'autre part, à la même période, la quantité de liquide amniotique diminue légèrement. Bref, il ne faut pas s'étonner que le rythme de croissance de la hauteur utérine semble s'arrêter ou ralentir à partir du moment où bébé s'engage dans le bassin. Avant de s'inquiéter d'une mesure qui semble stagner, on peut vérifier si cela ne correspond pas tout simplement à la descente du bébé dans le bassin.

Habituellement, l'utérus mesure quelques centimètres de moins que le nombre de semaines de grossesse. Par exemple, à 28 semaines, on s'attend à ce que la hauteur utérine soit de 25 à 28 centimètres environ; à 34 semaines, de 31 à 34 centimètres. La mesure elle-même, à moins d'un extrême, évidemment, compte moins que la progression continue d'un mois ou d'une semaine à l'autre. Une mesure qui progresse régulièrement annonce tout probablement un bébé qui grandit bien. Il peut sembler parfois n'y avoir aucun progrès pendant deux ou trois semaines, même quand le bébé n'est pas encore engagé, seulement parce que le bébé a une façon de se placer qui camoufle sa grandeur réelle. À ce moment-là, on se rassure en le palpant bien et en surveillant sa croissance d'un peu plus près. Les centimètres « manquants » devraient réapparaître bientôt. Sinon, une échographie pourrait permettre de vérifier s'il y a problème.

### Les bébés « de petit poids »

On s'inquiète des bébés qui ont un petit poids à la naissance. On les a déjà définis comme pesant moins de 2,5 kilogrammes, mais cela ne rendait pas compte des bébés en bonne santé... nés un peu trop tôt. On les définit maintenant comme les bébés dans les 3 premiers percentiles (c'est-à-dire les trois plus petits dans un groupe de 100 bébés normaux), peu importe à quel moment ils naissent. On les appelle, « petits pour l'âge gestationnel ». Ces bébés ont souffert d'un retard de croissance pendant la grossesse, la plupart du temps causé par une insuffisance placentaire qu'on n'arrive pas toujours à expliquer. Elle peut avoir eu lieu tout au long de la grossesse, mais parfois seulement dans les dernières semaines. Ces bébés souffrent plus fréquemment de problèmes de santé et ont besoin de soins spécialisés dès la naissance. C'est entre autres pour dépister ces bébés plus fragiles qu'on mesure soigneusement la hauteur de l'utérus tout au long de la grossesse. En cas de suspicion d'un retard de croissance intra-utérine, on surveillera plus étroitement le bien-être du bébé, en faisant par exemple des échographies à intervalles réguliers.

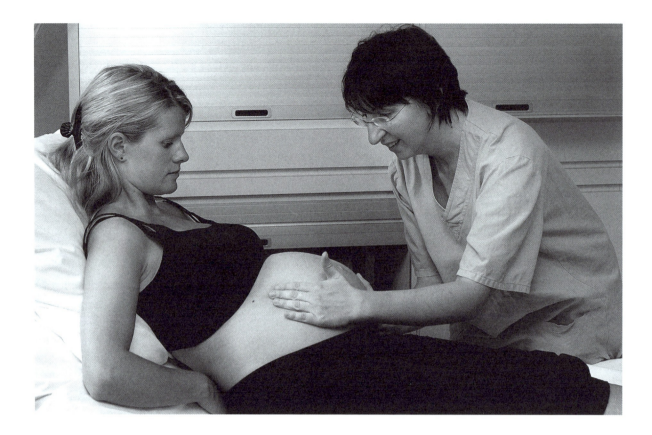

À l'inverse, la mesure est parfois de un ou deux centimètres plus élevée. C'est une observation commune chez les femmes ayant un surpoids, parce qu'on mesure aussi l'épaisseur de la couche adipeuse sur le ventre. Là aussi, une bonne progression est rassurante. Parfois, cela s'ajuste au cours des mois suivants. Une mesure de quatre ou cinq centimètres de plus que prévu, enregistrée deux fois à quelque temps d'intervalle, demande qu'on vérifie avec soin les dates des dernières menstruations (on pourrait être enceinte d'un mois de plus qu'on pensait) et qu'on s'assure qu'il ne s'agit pas d'une augmentation anormale du liquide amniotique, un problème peu commun qui nécessite une attention particulière, ou encore... de jumeaux!

### L'identification de la position du bébé

Dans le dernier trimestre de la grossesse, on peut déterminer la position de votre bébé par quelques mouvements et pressions des mains sur votre ventre. Dans les premiers mois, le bébé change souvent de position, faisant littéralement des culbutes, bien que quelques-uns semblent affectionner un petit coin plus particulièrement et s'y tenir la plupart du temps. Autour de la 32e semaine, le bébé se place la tête en bas. La raison en est bien simple: peu à peu, sa tête est devenue la partie la plus lourde de son corps, et lorsqu'un mouvement amène sa tête en bas, cela devient plus difficile, voire impossible de la remonter. À partir de ce moment, il est fort probable qu'elle y reste, bien que son dos pivotera occasionnellement de gauche à droite.

### Que faire si votre bébé reste en siège ?

À 32 semaines, environ 85% des bébés se présentent la tête en bas. À terme, la proportion est de 97%. C'est donc que plusieurs d'entre eux mettent un peu plus de temps à s'y décider. Il est impossible de deviner à l'avance lequel se tournera finalement et lequel restera en siège. Certaines postures semblent favoriser le déplacement du bébé même si une revue de recherches n'a pas réussi à en démontrer l'efficacité. Comme il n'y a pas d'effets secondaires négatifs, à part l'inconfort, à vous de juger s'ils en valent la peine ! Vous pouvez les commencer dès la 32-33ᵉ semaine et les poursuivre sans crainte jusqu'à ce qu'il se mette la tête en bas ou jusqu'au jour de l'accouchement. Le but de ces exercices est surtout d'empêcher votre bébé d'engager ses fesses dans votre bassin, ce qui rendrait sa culbute beaucoup moins probable.

Pour des raisons évidentes, ces exercices doivent se faire avant de manger. Des deux exercices qui suivent, faites celui qui vous est le moins inconfortable ! Ils sont également efficaces :

▸ Couchez-vous sur une surface ferme et mettez deux ou trois oreillers sous vos fesses. Vos hanches devraient être de 15 à 20 centimètres plus élevées que vos épaules. Restez dans cette position une quinzaine de minutes et répétez l'exercice au moins deux fois par jour.

▸ Ou encore, mettez-vous à genoux, avec les épaules au sol et les fesses en l'air, comme certains enfants se placent parfois pour dormir.

Si vous soupçonnez qu'il a tourné, soit que vous l'ayez senti ou que ses coups de pieds se font sentir en haut plutôt qu'en bas, faites vérifier sa position avant de continuer l'exercice. Lorsqu'il aura la tête en bas, vous l'encouragerez à s'engager tête première dans votre bassin en faisant de longues marches ou en adoptant une position accroupie à quelques reprises dans la journée. Si rien ne semble bouger, n'oubliez pas de faire confiance à votre bébé. Peut-être a-t-il une bonne raison de rester dans cette position, comme un cordon trop court pour lui permettre la culbute, par exemple. Encouragez-le, invitez-le, facilitez-lui la tâche, oui, mais sans vous acharner ! L'acupuncture propose aussi un traitement, dont l'efficacité est reconnue, pour aider un bébé à se mettre la tête en bas, et ce, dès la 32ᵉ semaine. Pour celles qui redoutent les aiguilles, sachez que ce traitement n'en utilise pas. Vous pouvez aussi envisager d'avoir recours à une version céphalique externe vers 36 ou 37 semaines. ◆

Comment palper votre bébé? Installez-vous confortablement, étendue, la tête et les épaules soutenues par des oreillers. Prenez quelques secondes pour vous détendre, la palpation n'en sera que plus facile. Sachez que vous pouvez vous permettre de le toucher probablement plus fermement que vous ne le pensez. Il est bien protégé par votre peau, une couche de graisse plus ou moins garnie, vos muscles abdominaux, l'épaisseur de la paroi de l'utérus et le liquide amniotique. Vous vous feriez sans doute mal avant de le blesser!

Jusque vers le milieu de la grossesse, c'est en pressant vos doigts ensemble sur votre ventre que vous reconnaîtrez la présence de votre bébé: vous sentirez sa masse, d'un côté ou de l'autre, alors qu'ailleurs, vous ne rencontrerez pas la même résistance. Parfois, vous sentirez une petite rondeur plus dure que le reste, avec cette particularité de revenir vers la surface quand on l'a pressée vers le fond, comme le ferait un glaçon dans un verre d'eau: c'est sa tête. Ne soyez pas surprise par ses dimensions, dès le début, c'est la plus grosse partie de son corps. À 20-22 semaines de grossesse, elle a facilement la grosseur d'une mandarine! À cette même époque, le sommet de l'utérus, appelé le fond utérin ou *fundus* (toujours ces noms latins!) est à peu près au niveau du nombril. On peut assez facilement cerner le contour de l'utérus: il est de texture plus ferme que son environnement. En plaçant votre main au travers du ventre et en pressant légèrement, vous sentirez la courbe que décrit son sommet.

À partir de la 28e ou 30e semaine, votre bébé a probablement adopté une position verticale qu'il ne quittera plus. Pour trouver où est son dos, placez vos mains à plat de chaque côté de votre ventre, les paumes se faisant face, en quelque sorte. Pressez fermement vers le centre, une main à la fois. Après plusieurs essais, vous sentirez probablement que l'un des côtés semble plein, massif, alors que l'autre donne l'impression d'être vide ou rempli de bosses. Le dos du bébé est du côté plein. De l'autre, vous avez les bras, les jambes et les petits coups de pied! Un peu au-dessus de votre pubis, vous pourrez sentir sa tête, en plongeant vos doigts vers l'intérieur. Cela peut être inconfortable pour vous: c'est que la vessie est située par-dessus l'utérus… et elle proteste! En haut de l'utérus, vous pourrez sentir les fesses qui sont fermes, mais sans la rondeur et la dureté caractéristiques de la tête. Pour faire le même examen, votre conjoint devrait s'asseoir à côté de vous, les mains pointant vers votre tête pour trouver le dos de votre bébé, et vers vos pieds pour sentir sa tête.

## L'examen gynécologique et le toucher vaginal

### En début de grossesse

À l'une des premières visites au début de la grossesse, on fait un examen gynécologique pour dépister les maladies transmises sexuellement (chlamydia et gonorrhée) et obtenir une cytologie, aussi appelé test PAP (du nom de son inventeur, le Dr Papanicolaou). Celle-ci détecte les changements dans les cellules du col utérin qui peuvent mener au cancer sur une période de plusieurs années. Par la suite, il n'y a pas de raison de refaire un examen gynécologique pendant la grossesse. Pour ce qui est du toucher vaginal, c'est un examen tactile du col, fait avec les doigts. Il arrive qu'en début de grossesse, il soit utile pour révéler certains signes qui confirment la grossesse et aident à en déterminer l'âge. À ce stade, en effet, la taille de l'utérus change d'une semaine à l'autre et la différence est perceptible. L'usage systématique de l'échographie a maintenant supplanté ce moyen clinique pour dater la grossesse, mais il est encore pertinent quand on a besoin d'une estimation rapide du nombre de semaines, et que l'échographie n'est pas immédiatement disponible.

### *Dans le dernier trimestre de la grossesse*

Dans les derniers mois, le toucher vaginal fera occasionnellement partie de la visite prénatale, pour observer la descente du bébé et la texture, l'effacement et la dilatation du col. Jusque-là, le col était resté bien clos et ferme pour protéger la maturation du bébé. Les hormones de fin de grossesse accomplissent maintenant un travail invisible et la plupart du temps indolore pour préparer le corps au déclenchement spontané de l'accouchement. Le col s'amollit, s'efface, c'est-à-dire qu'il perd peu à peu de son épaisseur, pour bientôt se fondre complètement dans le corps de l'utérus et commencer à s'entrouvrir. Le vagin devient plus souple, plus extensible et produit plus de mucus. La présence de quelques gouttes de sang dans ce mucus (qui s'appelle alors le bouchon muqueux) laisse supposer que le col est suffisamment stimulé, «bousculé», pour que de petits vaisseaux capillaires se soient brisés. Vous pouvez vous-même aller toucher votre col et sentir ces changements. La plupart des femmes y arrivent difficilement en fin de grossesse, parce que le volume de leur ventre le rend plus malaisé, mais ce n'est pas impossible! Si cela vous intéresse, votre sage-femme pourra vous guider (ou votre compagnon) dans cet apprentissage.

Dans les dernières semaines, le bébé commence tout doucement à s'engager dans votre bassin. C'est le terme qu'on emploie pour désigner ce processus le plus souvent graduel de descente dans le bassin. Et c'est là, dans le bassin où la tête du bébé s'enfonce peu à peu, qu'on peut véritablement observer qu'il s'engage progressivement, et non grâce à la forme du ventre! Cela dit, on peut rarement en tirer des conclusions convaincantes quant au temps qui reste avant d'accoucher. Chez certaines femmes, le travail de préparation se fait rapidement plusieurs semaines avant le terme, puis reste stationnaire en attendant que le bébé soit prêt. D'autres prennent tout le monde par surprise en descendant juste au début du travail lui-même! C'est toujours un bon signe quand le bébé s'engage une ou deux semaines avant son terme, mais il arrive assez souvent qu'il ne le fasse pas du tout et cela ne doit pas vous inquiéter: quelques heures de bonnes contractions devraient le convaincre de la direction à prendre pour sortir!

Pour certaines femmes, le toucher vaginal ou l'examen gynécologique est le moment désagréable de la visite. Ce n'est pas étonnant! La position qu'on doit adopter justifie à elle seule le sentiment de vulnérabilité sinon d'humiliation qui l'accompagne parfois. On a un jour demandé à des étudiants en médecine, majoritairement des hommes, de s'installer eux-mêmes sur la table d'examen, les pieds dans les étriers, pour se faire une idée de l'expérience des femmes qu'ils auraient à examiner. La réaction a été unanime: inconfort extrême, gêne, sensation d'être exposé, sans défense... même s'ils étaient tout habillés! Pour pallier cette réaction commune, les centres de santé des femmes et plusieurs bureaux de médecins et de sages-femmes ont modifié l'installation et le déroulement des examens gynécologiques pour que les femmes s'y sentent plus confortables et plus entières, pas seulement un vagin sous observation!

Que ce soit un examen gynécologique avec spéculum ou un simple toucher vaginal, cela vaut la peine de les rendre plus confortables pour vous... et les femmes qui vous suivront. Vous pourriez demander, par exemple, d'être semi-assise plutôt que couchée, que l'examen soit fait avec vos pieds à plat sur la table plutôt que dans des étriers, avec un coussin de chaque côté, pour appuyer vos jambes, ou encore que les étriers soient recouverts d'un tissu quelconque pour qu'ils ne soient pas glacés. S'il s'agit d'un examen avec un spéculum, vous pouvez demander à l'insérer vous-même: c'est très simple et cela peut faire toute la différence! Un spéculum de métal peut être passé quelques instants à l'eau chaude pour l'amener à la température du corps. Vous pourriez demander un miroir pour voir votre col, une expérience qui émerveille la plupart des femmes, surtout quand vous pensez que cette ouverture qui a l'allure d'un point devra s'ouvrir pour laisser passer votre bébé! On devrait vous expliquer les gestes et les tests qui sont faits. Chez la sage-femme, le toucher vaginal est habituellement fait simplement sur un lit, la femme étant soutenue par des coussins. Cela peut vous demander du courage pour dire que cet examen vous rend inconfortable et suggérer des accommodations. Mais cela fait partie du respect que vous vous devez à vous-même, le même dont vous aurez besoin et que vous aurez peut-être à réclamer lors de votre accouchement.

# Les tests et examens prénatals

Le suivi des grossesses pathologiques a bénéficié du progrès des connaissances et des technologies pendant le dernier demi-siècle. Certaines complications peuvent maintenant être évitées ou leurs effets significativement diminués grâce à ces avancées scientifiques appréciables. Les grossesses normales, quant à elles, continuent d'évoluer normalement et ne sont pas «améliorées» par quelque test que ce soit. Alors qu'on pouvait facilement différencier les tests dédiés aux grossesses normales de ceux qui visaient les grossesses à risque, on voit maintenant que de plus en plus de tests, dont certains sont complexes et coûteux, s'appliquent à toutes les femmes, dans une quête sans fin vers le risque «zéro». Pour comprendre les enjeux et juger de la pertinence de ces tests, il faut désormais être capable de lire des statistiques, des fractions de 1%, des intervalles de confiance, et jongler avec les concepts d'incidence et de faux négatifs.

Depuis de nombreuses années, les taux de mortalité périnatale (décès d'un bébé entre 28 semaines de grossesse et une semaine de vie) au Canada, comme dans la majorité des pays développés, sont extrêmement bas, de l'ordre de 7 sur 1000. Il est difficile d'envisager qu'ils puissent baisser encore de façon significative. Malgré cela, ces tests et examens ont pris une place de plus en plus grande dans la grossesse et probablement aussi dans la manière dont elle est vécue par les parents. On pourrait penser qu'ils sont tous indispensables, mais pour peu qu'on s'y intéresse, on peut voir que les pratiques varient grandement selon les pays, les hôpitaux, les professionnels, et aussi selon les attentes des parents. Car ces tests, qui font partie du domaine médical, ont acquis, en se répandant, une très forte connotation sociale et culturelle. Maintenant, l'échographie et le diagnostic prénatal «marquent» en quelque sorte le vrai début de la grossesse. Tout l'entourage se sent concerné et attend leurs résultats impatiemment. Y compris l'annonce «officielle» du sexe qui est venue tout à coup remplacer des siècles d'intuition, de prédictions, d'indices subtils rassemblés par les uns et les autres dans une tentative si humaine de percer le mystère avant l'heure. Les parents qui aimeraient «garder la surprise» trouvent difficile de ne pas regarder l'écran au moment où la technicienne examine cette partie de leur bébé et que la «clé du mystère» est soudainement si accessible… et désormais détenue par une étrangère.

Plusieurs des tests dont je parlerai plus loin sont tellement intégrés dans la nouvelle culture autour de la grossesse, que les parents eux-mêmes ignorent souvent qu'aucun d'entre eux n'est obligatoire. Si certains tests donnent des renseignements de base (groupe sanguin, taux de fer dans le sang, etc.) que peu de femmes songeraient à refuser, d'autres soulèvent des enjeux qui dépassent de loin le suivi médical proprement dit. Le diagnostic prénatal en est sans doute l'exemple le plus frappant. La découverte d'une anomalie peut entraîner l'offre d'une interruption de grossesse, une décision majeure que peu de parents sont préparés à prendre… le jour où ils se rendent à l'échographie de routine. La décision de subir ou non certains tests doit donc se prendre après une discussion avec votre médecin ou votre sage-femme sur les avantages qu'on attend des informations qu'ils fournissent, la possibilité de faux négatifs et de faux positifs (c'est-à-dire contraires à la réalité), les répercussions potentielles sur le suivi de la grossesse et les interventions qui pourraient être proposées lors de résultats anormaux. Un autre exemple. Au Québec, le dépistage du VIH (le virus du sida) ne peut se faire sans le consentement de la personne. Pourtant, un très grand nombre de femmes enceintes le subissent en même temps que les autres analyses de sang de début de grossesse, sans en être informées. Il en va de même pour les tests sanguins du dépistage prénatal précoce, trop souvent prescrits au milieu des autres, sans les explications appropriées. Manque de temps pendant la visite prénatale? Oubli, paresse, négligence en regard des obligations éthiques envers les femmes? C'est peut-être un fin mélange de toutes ces raisons. Sans mauvaise intention, bien sûr, mais nous pouvons et nous devons nous attendre à mieux des professionnels qui font du suivi prénatal.

> En 1974, enceinte de mon premier bébé, j'ai patiemment attendu le jour de l'accouchement tout en allant voir mon médecin tous les mois après avoir fait quelques analyses sanguines en début de grossesse. Moi aussi j'ai pensé: «… Et s'il n'était pas normal, s'il arrivait quelque chose.» Le temps, le cumul des rêves, des moments de tendresse, l'alternance des inquiétudes et de la confiance ont peu à peu tricoté une sorte de sérénité, de capacité d'accueil envers ce qui allait venir. Une vieille amie disait: «On prend ce qu'il y a dans le panier!» et cela résume comment je me sentais: prête à prendre le contenu du panier. Je suis un peu nostalgique quand je vois les jeunes femmes, aujourd'hui, subir autant de tests et d'examens, pendant leur grossesse, qu'elles ou leur bébé doivent «réussir». Que de stress!

Un professionnel de la santé a l'obligation de fournir toute information pertinente à ses patientes clientes pour leur permettre de faire des choix au sujet des soins qu'elle reçoit. Mais cette obligation légitime d'évoquer l'existence d'un test et de l'offrir à tous les parents change complètement la dynamique du «choix». Nommer le test et en discuter fournit un éclairage qui lui donne inévitablement une importance qu'il ne mérite peut-être pas, selon les valeurs du couple à qui il est proposé. Mais, du coup, un doute s'installe: «Devrions-nous le passer?» «Est-ce raisonnable de le refuser?» Un questionnement qui fait presque toujours pencher la balance vers le consentement. Pas chez ceux qui ont déjà décidé de refuser quelle qu'en soit la raison, mais chez la vaste majorité des gens.

C'est dans ce contexte que vous aurez à choisir les tests et examens qui feront partie de votre suivi de grossesse, selon votre condition physique, mais aussi selon vos valeurs et vos convictions. Vous aurez parfois besoin, au-delà des explications techniques ou biologiques, de vous arrêter pour y réfléchir, pour en discuter en couple: vous êtes en train, en ce moment, de poser les assises de votre famille.

Pour vous guider, j'essaierai de décrire les tests le plus objectivement possible, tout en vous transmettant des bribes de l'expérience de femmes qui les ont passés ou déclinés. Bien qu'il y ait des tests incontournables à certains moments de la grossesse, la liste des tests et le moment de les faire varient légèrement d'un professionnel à l'autre. Ne vous en étonnez pas. Certains, tout en étant utiles, ne sont pas essentiels; certains sont faits de façon routinière; d'autres, à la discrétion du professionnel ou selon votre situation. Quand on vous donne une feuille de requête pour le centre de prélèvements de votre région, demandez à connaître quels tests on vous envoie passer: ils vous concernent directement, après tout! Mieux connaître les tests prénatals vous aidera à choisir ceux qui conviennent à votre condition et à vos souhaits ainsi qu'à en comprendre les résultats.

## EN DÉBUT DE GROSSESSE
## *Les analyses de sang*

On fait plusieurs tests à partir du sang, d'où la nécessité d'en prendre quelques tubes, ce qui, rassurez-vous, ne représente encore qu'une infime partie du volume sanguin total. On vérifie entre autres: le taux d'hémoglobine, d'hématocrite, le nombre de plaquettes et de globules blancs, la présence d'anticorps à la rubéole, à l'hépatite B et à la syphilis, le groupe sanguin, le facteur rhésus et la présence d'anticorps Rh. Au Québec, on offre à chaque femme enceinte la possibilité d'être testée pour la présence d'anticorps au VIH, le virus responsable du sida, mais on doit vous en informer et obtenir votre autorisation. À cela s'ajoutent des dépistages particuliers, selon votre histoire de santé.

### L'immunité à la rubéole

La rubéole est une maladie contagieuse de l'enfance, assez bénigne, mais qui, chez une femme enceinte, peut causer de graves malformations au fœtus, surtout dans les 16 premières semaines de grossesse (surdité, anomalies cardiaques, ophtalmiques, neuromotrices, etc.). D'où l'importance de s'assurer de la présence des anticorps à la rubéole qui vous en protégeraient. Contracter la rubéole confère une immunité permanente, alors qu'un vaccin déclenche une immunité qui peut diminuer avec le temps. Le taux d'anticorps mesuré par ce test permettra de dire si vous êtes encore considérée comme immunisée. Si vous n'avez pas d'anticorps, il est quand même très peu probable que vous veniez en contact avec la rubéole pendant les quatre premiers mois de grossesse. En effet, cela fait longtemps qu'on vaccine systématiquement contre la rubéole, ce qui a eu pour conséquence de faire pratiquement disparaître les cas de cette infection. Après votre accouchement, vous pourriez décider de recourir à la vaccination pour protéger votre prochain bébé, lors d'une autre grossesse.

### L'immunité à l'hépatite B et à la syphilis

Il s'agit de vérifier si vous avez été en contact avec l'une ou l'autre de ces maladies, ou si vous êtes possiblement infectée. Vos conditions de travail, vos voyages et d'autres facteurs peuvent vous avoir mis en contact avec l'une ou l'autre de ces maladies qui peuvent avoir un impact important sur la santé du bébé. Dans le cas de l'hépatite B, une personne peut demeurer porteuse à vie, après avoir été infectée. Selon la situation, il faudrait alors user de mesures pour prévenir la transmission au bébé ou traiter l'infection.

### Le taux d'hémoglobine et le taux d'hématocrite

Ces deux valeurs donnent une mesure de la quantité de globules rouges dans votre sang: l'hématocrite calcule le pourcentage de leur volume par litre de sang, alors que l'hémoglobine en rapporte le poids en milligrammes par litre. La raison de cet intérêt pour les globules rouges est que ce sont eux qui transportent l'oxygène dans l'organisme, une fonction vitale pour la mère comme pour son bébé. Dans son évolution normale, la grossesse occasionne une augmentation importante du volume de sang, soit environ 40%, en raison surtout de l'accroissement de la quantité de sérum. Cela a pour effet de diluer le sang et donc de diminuer les valeurs normales (hors grossesse) qui sont habituellement entre 120 et 140 grammes par litre.

Une femme enceinte en bonne santé aura le plus souvent entre 100 et 120 grammes par litre d'hémoglobine, et environ 0,33 d'hématocrite. Ces résultats légèrement inférieurs aux valeurs normales en dehors de la grossesse sont fréquemment mal interprétés et qualifiés d'anémie,

### Pourquoi le fer au juste ?

Le développement normal du fœtus exige une bonne quantité de fer: il vient au monde avec une réserve pour six mois! C'est donc une bonne idée de manger tous les jours des aliments riches en fer et en acide folique comme les légumes verts feuillus, le jaune d'œuf, les noix et fruits secs, les légumineuses et le foie. Il n'y a cependant aucune preuve scientifique que les suppléments de fer donnés aux femmes qui ont plus que 110 grammes par litre d'hémoglobine en début de grossesse améliorent leur santé et celle de leur bébé. Au contraire, des recherches bien menées ont démontré que les suppléments de fer augmentent les risques de prématurité et de petit poids pour le bébé chez les femmes *qui n'en avaient pas besoin*. Ils ne sont pas sans désavantages non plus pour la mère puisqu'ils causent fréquemment de la constipation et des brûlures d'estomac. Le but n'est pas de redonner à une femme enceinte les résultats d'hémoglobine qu'elle devrait avoir si elle n'était pas enceinte, mais plutôt de s'assurer qu'elle a toutes les réserves en fer nécessaires pour les transmettre à son bébé et demeurer en bonne santé.

> ### Un vaccin ?
>
> Les immunoglobulines antiRh sont communément appelées « vaccin », mais n'ont pas une origine microbienne comme les vaccins qu'on connaît habituellement. Ils contiennent une substance qui se lie aux cellules du sang du bébé et empêche le système immunitaire de la mère de les reconnaître comme « étrangers » et de fabriquer des anticorps contre eux.

alors qu'ils n'en sont pas. L'anémie véritable, qu'on peut soupçonner quand les taux d'hémoglobine sont inférieurs à 100 grammes par litre, doit être confirmée par des tests plus poussés avant d'être traitée par des suppléments de fer et d'acide folique. Demandez à connaître votre taux d'hémoglobine plutôt que de vous contenter d'apprendre que « vous faites de l'anémie ». Vous pourrez être plus proactive si votre taux est effectivement très bas. Au contraire, ne vous inquiétez pas d'une baisse normale de votre hémoglobine causée par le processus physiologique de dilution dû à la grossesse. Après tout, comme le reste du processus de la grossesse, la dilution du sang de la mère résulte de millions d'années d'évolution: il doit y avoir une bonne raison à cela!

Certaines formes plus rares et plus graves de l'anémie, soit la thalassémie et l'anémie falciforme, sont connues pour affecter les femmes originaires de certaines régions du monde en particulier, soit le bassin méditerranéen, l'Afrique, les Antilles et certaines régions de l'Asie. Si c'est votre cas, on les dépistera en plus des analyses de base.

### Le groupe sanguin et le facteur rhésus

Le groupe sanguin est une notion assez complexe qui n'est connue que depuis une centaine d'années. Notre sang est de type A, B ou AB, selon le type d'antigène accolé aux cellules du sang, et est du groupe O, s'il n'en a pas. Si on venait en contact avec des antigènes que nous ne possédons pas, des B, par exemple, si on est du groupe A, il s'ensuivrait une vive réaction de rejet de la part du système immunitaire. Donc, dans le cas d'une transfusion de sang, il est impératif de connaître le groupe sanguin du receveur et du donneur pour protéger la vie de celui qui reçoit la transfusion.

Le facteur Rh est un autre antigène qui vient s'agglutiner aux cellules du sang. Si vous en avez, vous êtes Rh positif, et inversement, Rh négatif si vous n'en avez pas. Si vous êtes Rh négatif, comme 15% de la population, et que le père du bébé est Rh positif, il se peut que le bébé soit Rh positif comme son père. Habituellement, le sang de la mère et celui du bébé ne se mélangent pas. Mais il peut arriver qu'une petite quantité du sang du bébé entre accidentellement dans la circulation de la mère. Cela peut arriver notamment après la naissance, au moment de la séparation du placenta (plein de sang du bébé) d'avec l'utérus (irrigué par le sang de la mère). Ou encore à l'occasion d'un décollement placentaire pendant la grossesse, même léger, à la suite d'une chute par exemple, ou lors d'une amniocentèse ou d'une fausse couche.

Si une femme Rh négatif reçoit une petite quantité de sang Rh positif de son bébé, elle fabrique automatiquement des anticorps pour détruire cette substance étrangère. Ceux-ci resteront en permanence dans son sang par la suite. Si elle venait à être enceinte à nouveau, d'un autre enfant Rh positif, ces anticorps franchiraient le placenta pour se retrouver dans la circulation du bébé, où ils détruiraient ses globules rouges à lui, ce qui pourrait avoir des conséquences graves. Auparavant, près de 13% des bébés étaient affectés plus ou moins gravement par cette incompatibilité Rh. La compréhension du phénomène, le développement de traitements pour les bébés et surtout l'utilisation d'un vaccin préventif pour les mères ont considérablement diminué son occurrence et pratiquement éliminé le taux de mortalité des rares bébés affectés.

On comprend donc l'importance de vérifier qu'il n'y ait pas d'anticorps déjà présents, ce qui se fait dès le début de la grossesse pour toutes les femmes et à nouveau vers la 28e semaine chez les femmes Rh négatif. Le suivi recommandé pendant la grossesse pour les femmes Rh négatif en Amérique du Nord inclut un vaccin à la 28e semaine pour empêcher la formation de ces anticorps permanents. En France, on privilégie plutôt des tests mensuels de surveillance pendant le troisième trimestre.

Dans les 72 heures après l'accouchement, les femmes Rh négatif dont le bébé est Rh positif reçoivent ce même vaccin pour empêcher la formation d'anticorps qui pourraient affecter le bébé suivant, même quand on ne prévoit pas de bébé suivant! On fait de même lors d'une fausse couche, d'un avortement, d'une amniocentèse, d'un saignement prénatal, d'une chute, d'un accident de la route ou de toute autre situation où il y a un risque d'échange de sang entre la mère et son bébé.

## La culture d'urine

Elle sert à dépister les infections urinaires. Celles-ci sont relativement plus fréquentes pendant la grossesse qu'en d'autres temps. Cela est principalement causé par les changements hormonaux qui ralentissent le passage de l'urine dans les uretères (les petits conduits entre les reins et la vessie) et laissent donc aux bactéries le loisir d'y proliférer. Les symptômes possibles comprennent: une douleur locale vive au moment d'uriner, le fait d'uriner très fréquemment, de la fièvre, des douleurs dans le dos, à la hauteur des reins (c'est-à-dire au-dessus de la taille), des douleurs abdominales et parfois même des nausées et des vomissements. Chez environ 5% des femmes, cependant, l'infection est totalement «asymptomatique», c'est-à-dire sans aucun symptôme, et la culture d'urine demeure le seul moyen de la dépister. Les «colonisations» urinaires, comme on les appelle quand il n'y a pas de symptômes, peuvent atteindre les reins et causer une pyélonéphrite, quand elles ne sont pas traitées. Cela peut entraîner des problèmes pour la mère et son bébé, y compris un accouchement prématuré, par exemple. Le traitement consiste à prendre des antibiotiques compatibles avec la grossesse. La culture d'urine systématique peut être faite plus tard dans la grossesse, mais elle sera faite à n'importe quel moment si vous vous plaignez de symptômes.

> Les règles de l'hérédité font que si les deux parents sont Rh négatif, le bébé sera forcément Rh négatif. Sachant cela, certains parents, qui savent être tous les deux Rh négatif, décident d'omettre ce vaccin prénatal. Si c'est votre cas, discutez-en avec votre médecin ou votre sage-femme.

### Se soigner par les médecines douces

Certaines femmes familières avec les médecines douces choisissent d'y recourir pendant la grossesse, en particulier lors d'infections urinaires ou de vaginites. Plusieurs de ces méthodes, certaines transmises depuis des milliers d'années, ont fait leurs preuves. Mais la grossesse introduit un facteur de plus à prendre en considération dans le choix des herbes et autres substances utilisées. Pendant la grossesse, certaines herbes ou traitements pourraient être nocifs ou trop puissants pour vous ou votre bébé. N'utilisez des herbes ou d'autres moyens pour vous aider à guérir que si vous avez un accès direct aux connaissances et à l'expérience appropriées[1]. Si vous choisissez cette voie, informez-en votre médecin ou votre sage-femme et demandez à vérifier l'efficacité de votre traitement. Dans le cas d'une infection urinaire, par exemple, une nouvelle culture d'urine, après le traitement naturel, confirmera la disparition des bactéries indésirables, s'il a bien fonctionné. Sinon, vous pourriez avoir à recourir aux moyens médicaux conventionnels. Dans le cas d'une candidose, le retour de votre confort sera la preuve de son efficacité.

# Les prélèvements vaginaux

Lors de votre première visite, votre sage-femme ou médecin vous proposera un dépistage des maladies transmises sexuellement, comme la gonorrhée et la chlamydia. La chlamydia en particulier ne présente souvent aucun symptôme qui vous permettrait de deviner sa présence. Or, elle est associée à une augmentation des risques d'accouchement prématuré et de retard de croissance intra-utérine. On la traite avec un antibiotique oral, généralement en une seule prise. On refait un prélèvement dans les semaines qui suivent pour confirmer sa disparition. Le partenaire (et tous les contacts potentiels des derniers mois) doit aussi être traité, sans besoin de faire un dépistage chez lui.

Les hormones de grossesse changent l'acidité du milieu vaginal, ce qui favorise la multiplication du *Candida albicans*, responsable de la candidose, qu'on appelle familièrement « une vaginite à champignons ». Les symptômes sont des démangeaisons à la vulve ou dans le vagin, ainsi que des pertes blanches épaisses, parfois même avec des grumeaux. Elles sont habituellement traitées par des fongicides en crème ou en ovule, vendus sans prescription en pharmacie et compatibles avec la grossesse. En cas de doute, vérifiez auprès de votre pharmacien, médecin ou sage-femme. Il se pourrait que vous n'arriviez pas à vous en débarrasser complètement pendant votre grossesse, mais seulement à la tenir en respect. Vous pourriez alors répéter le traitement quelques mois plus tard. Cette vaginite est sans danger pour le bébé, et on ne la traite que lorsque les symptômes sont inconfortables pour la mère.

EN COURS DE GROSSESSE

## Le test de tolérance au glucose

Aussi appelé «hyperglycémie provoquée», il s'agit d'un test sanguin qui vise à dépister le «diabète gestationnel». Mais voilà, les choses sont plus compliquées qu'elles n'y paraissent au sujet du diabète gestationnel, l'une des grandes controverses actuelles en obstétrique. Pardonnez-moi les explications fastidieuses qui suivent, mais elles sont essentielles pour bien comprendre pourquoi vous pourriez envisager d'éviter ce test de dépistage souvent fait de façon systématique.

Le concept de diabète gestationnel (ou diabète de grossesse), quant à lui, est né de l'hypothèse qu'il pourrait exister une sorte de stade précoce de la maladie, un «pré-diabète» qui comporterait aussi des dangers pour le bébé. Cependant, après plusieurs années et malgré d'innombrables études sur le sujet, aucune recherche n'a pu établir clairement l'existence de liens entre ces risques supposés et cette nouvelle condition baptisée «diabète de grossesse». Non plus qu'il existe une définition internationalement reconnue et utilisée dans les recherches qui s'y consacrent. Et surtout, il n'existe aucune preuve que les thérapies suggérées pour traiter le diabète de grossesse diminuent le nombre ou la gravité des complications appréhendées chez les bébés. Cette absence remarquable de base scientifique n'a pas empêché les tests de dépistage, le diagnostic et les «traitements» de s'implanter dans la pratique obstétricale moderne pour traquer et soigner une «maladie» qui, dans l'état actuel des connaissances, n'existe toujours pas.

Habituellement fait entre les 24$^e$ et 28$^e$ semaines, le test de dépistage du diabète gestationnel consiste à faire une prise de sang une heure après avoir bu une solution contenant une quantité de glucose (50 grammes, soit l'équivalent d'environ 10 cuillères à thé de sucre) et à y mesurer le taux de sucre, la «glycémie». Quand le résultat est plus élevé que la norme préétablie, on doit alors subir un autre test, celui-là diagnostique, comportant trois prélèvements à intervalles d'une heure, après avoir absorbé une dose plus importante de glucose (habituellement 75 grammes). On appelle ce test «hyperglycémie provoquée» et c'est exactement ce qu'il fait: mettre l'organisme dans une situation artificielle d'excès de glucose dans le sang pour voir comment il y réagit.

Quand les résultats se situent au-dessus de valeurs limites préétablies, on diagnostique une «intolérance au glucose» ou un diabète de grossesse, selon qu'il y a un ou deux résultats «anormaux». Le traitement consiste à suivre une diète spéciale, habituellement supervisée par une diététicienne, visant à contrôler le taux de sucre dans le sang et à le garder dans les valeurs dites normales. Les femmes doivent donc tester leur glycémie en se piquant le bout du doigt plusieurs fois par jour et faire voir les résultats obtenus lors de leur visite hebdomadaire. S'ils demeurent plus élevés que la norme fixée, on pourra leur prescrire des injections quotidiennes d'insuline. Dans les dernières semaines de grossesse, on ajoutera des tests de réactivité fœtale hebdomadaires et des échographies régulières. Généralement, et selon le contrôle du taux de glycémie obtenu, on ne laisse pas la grossesse se poursuivre au-delà de 40 semaines et l'accouchement sera provoqué s'il ne s'est pas déclenché spontanément avant cette date.

Voici ce que recommande la Société des obstétriciens et gynécologues du Canada après étude minutieuse de toutes les recherches sur le sujet: «À l'heure actuelle, il n'est pas possible de recommander une approche unique pour le dépistage du diabète sucré gestationnel puisqu'il n'existe pas assez de résultats scientifiques démontrant l'effet favorable d'un programme de dépistage à grande échelle. D'ici à ce qu'un vaste essai randomisé et contrôlé prospectif ait démontré un avantage clinique évident à faire le dépistage du diabète sucré gestationnel, et par la suite, à le traiter, les recommandations à cet égard devront forcément se fonder sur l'opinion et le consensus des experts[2]. »

La SOGC propose des marches à suivre qui, au vu des connaissances actuelles, sont toutes acceptables.

- Faire un dépistage systématique entre 24 et 28 semaines (tel que décrit plus haut), sauf chez les femmes à bas risque (moins de 25 ans, de race blanche ou appartenant à un groupe ethnique chez qui le diabète a une faible incidence, avec un indice de masse corporelle ≤ 27, sans aucun antécédent personnel ou familial de diabète).
- Ne faire aucun dépistage.
- Faire un dépistage tôt dans la grossesse chez les femmes à risque élevé de faire un diabète sucré gestationnel et le répéter entre 24 et 28 semaines quel que soit le premier résultat.

À lire ces recommandations, on réalise que des milliers de femmes passent le test d'hyperglycémie provoquée, reçoivent un diagnostic de « diabète gestationnel », sont étiquetées « à risque » et doivent subir, pour le reste de leur grossesse, des examens et des interventions sans bénéfice reconnu pour elles ou pour leurs bébés. L'importance de ce suivi particulier et l'ampleur des répercussions qu'il a sur la vie des femmes sont troublants, quand on pense à la fragilité de l'hypothèse sur laquelle ils reposent et à l'absence de tout bénéfice démontré sur la santé du bébé.

### Alternative au test d'hyperglycémie provoquée

Vous pourriez décider d'éviter ce test de dépistage. Côté alimentation, il est sage, pour toutes les femmes enceintes, de diminuer la consommation de sucre raffiné pendant la grossesse tout en augmentant celle des légumes, fruits, céréales entières et protéines, ainsi que de faire de l'exercice régulièrement, deux façons simples d'aider à régulariser le taux de sucre dans le sang.

### … Et le « vrai » diabète ?

Le diabète sucré de type 1, ou diabète insulinodépendant, est une maladie complexe qui altère le métabolisme des hydrates de carbone et du sucre. Il affecte la grossesse et peut avoir des conséquences graves pour le fœtus s'il est mal contrôlé. Le suivi des femmes affectées de ce type de diabète doit donc être très serré et relève des soins combinés de leur endocrinologue et de leur obstétricien. Il est toujours possible, quoique rare, que le diagnostic de ce type de diabète soit fait à l'occasion des analyses du début de la grossesse, chez une femme qui ignorait son état jusque-là. Ce serait là, justement, l'avantage du suivi prénatal systématique, puisqu'elle recevrait alors un suivi prénatal approprié à sa condition.

**Attention :** Si vous faites partie des femmes à risque de développer un vrai diabète, si l'un de vos parents proches en fait, par exemple, ou si vous avez un surpoids marqué, prenez le temps de discuter avec votre médecin ou votre sage-femme de la meilleure manière pour vous de dépister un déséquilibre majeur de votre glycémie. Vous pourriez choisir le dépistage précoce et le refaire à 24-28 semaines. Ou encore surveiller votre glycémie de façon quotidienne, par périodes, au long de la grossesse, à jeun et après les repas. Tant que les taux demeurent normaux, votre grossesse l'est aussi. Il s'agit d'être plus vigilant, tout simplement. Discutez de l'éventuelle présence de ces facteurs de risque avec votre sage-femme ou votre médecin. Et prenez un soin tout particulier de votre alimentation et de votre niveau d'exercice, un souci de prévention qui devrait demeurer... même après la naissance.

## Les rayons X

Les rayons X ont déjà été, il y a longtemps, le seul moyen de « voir » à l'intérieur de l'utérus. À l'époque, on se réjouissait de cet atout extraordinaire et « sans danger » pour le fœtus. Leurs effets sont maintenant connus : au-delà d'une certaine dose, ils augmentent le risque de malformations chez le fœtus, surtout dans les premiers trois mois. Cependant, « il importe de noter que la plupart de ces effets ne s'observent pas habituellement au-dessous de 100 mGy, soit plus de trois tomodensitométries pelviennes (utilisant des rayons X) ou encore 20 radiographies abdominales[3] ». Ce sont là des doses que bien peu de femmes reçoivent ! La quantité de radiations émises lors d'une radiographie abdominale d'une femme enceinte augmente de 1 pour 1000 le risque pour son bébé d'être atteint de leucémie pendant l'enfance, alors que le risque dans la population en général est de 2 à 3 pour 1000. Cela dit, il peut arriver qu'une situation exceptionnelle justifie de courir un tel risque, quand la santé ou la vie de la mère est en jeu.

Dans la vie de tous les jours, nous sommes tous exposés à d'infimes doses de radiations en provenance de la terre et de l'atmosphère. À titre d'exemple, voici quelques doses approximatives de radiations reçues par le fœtus, selon Santé Canada.

- Rayonnement naturel accumulé durant toute la grossesse : 0,5 mGy (milligray)
- Radiographie de l'abdomen : 1,4 mGy
- Radiographie dentaire : < 0,01 mGy
- Tomodensitométrie du bassin : 25 mGy
- Aller-retour Toronto-Vancouver en avion : 0,05 mGy

La radiographie dentaire, quant à elle, utilise une dose très faible de radiations, qui ne sont pas du tout dirigées vers le fœtus. De plus, on couvre le corps avec un tablier de plomb. La santé buccale est importante pendant la grossesse : l'infection des gencives (la gingivite), si elle n'est pas soignée, est associée à une augmentation du risque de prématurité, alors que les bactéries se répandent, par le sang, dans l'organisme de la mère, y compris dans son utérus. C'est à prendre en considération au moment de choisir d'avoir un traitement dentaire.

### EN FIN DE GROSSESSE
## Le dépistage des Streptocoques B

Parmi les infections qui peuvent toucher les nouveau-nés, la plus fréquente est l'infection à Streptocoques B, une infection virulente qui peut laisser des séquelles importantes. Jusqu'à l'implantation de différentes approches de prévention, au cours des années 1990, elle affectait de 2 à 3 nouveau-nés sur 1000, avec un taux de mortalité autour de 10%. Depuis l'utilisation d'antibiotiques pendant le travail, la prévalence est passée à 0,5 nouveau-né sur 1000.

Les streptocoques du groupe B font partie de la flore vaginale normale; de 10 à 30% des femmes en sont colonisées. Et l'immense majorité de leurs bébés se portent très bien même s'ils ont été en contact avec la bactérie à leur naissance, tandis que 2 à 3 bébés sur 1000 contractent l'infection. De nombreuses recherches ont eu lieu pour trouver comment protéger les nouveau-nés, parce que l'infection à streptocoques B est particulièrement virulente: non seulement son évolution peut être foudroyante, mais même après qu'un traitement à l'antibiotique soit initié, les toxines qu'elle crée dans le système du bébé continuent de causer des dommages parfois irréversibles.

Dans les années 1990, deux de ces méthodes avaient fait l'objet de validation et semblaient efficaces pour diminuer le nombre d'infections. Les recommandations de 1997 de la SOGC considéraient les deux approches comme acceptables, soit celle du dépistage universel et antibiothérapie pendant le travail pour les femmes porteuses de Streptocoques B, et l'approche dite « des facteurs de risque », sans dépistage, n'utilisant l'antibiothérapie qu'en présence de facteurs augmentant le risque pour le bébé de faire l'infection. Les facteurs de risque en question sont: avoir déjà eu un bébé infecté aux Streptocoques B, accoucher avant 37 semaines, avoir fait une infection urinaire à Streptocoques B pendant cette grossesse, faire de la fièvre en travail ou avoir les membranes rompues plus de 12 à 18 heures. Traiter la mère par des antibiotiques pendant la grossesse ne réduit pas le nombre de bébés affectés à la naissance. De nombreuses recherches faites depuis pour comparer l'efficacité des deux approches montrent une différence significative en faveur du dépistage universel.

Les recommandations actuelles de la SOGC[4] proposent donc d'*offrir* le dépistage à toutes les femmes entre 35 et 37 semaines de grossesse. Pendant le travail ou à la rupture des membranes, on recommande d'administrer une antibiothérapie intraveineuse:

▸ chez toutes les femmes ayant obtenu des résultats positifs au dépistage de 35-37 semaines de grossesse;

▸ chez toutes les femmes ayant déjà eu un bébé infecté aux Streptocoques B;

▸ chez toutes les femmes ayant eu une infection urinaire aux Streptocoques B pendant cette grossesse, même si elle a été traitée (nul besoin de faire le dépistage vaginal à ce moment-là);

▸ chez les femmes accouchant avant 37 semaines (à moins d'avoir un résultat négatif datant de moins de 5 semaines);

▸ chez les femmes qui font de la fièvre en travail;

▸ chez les femmes qui n'ont pas eu de dépistage 18 heures après la rupture des membranes;

Chez les femmes ayant obtenu des résultats positifs au dépistage de 35-37 semaines de grossesse et dont les membranes se rompent avant le début de travail, on recommande l'antibiothérapie et le déclenchement du travail à l'aide d'ocytocine.

### En pratique

Le dépistage est offert à toutes les femmes enceintes entre 35 et 37 semaines de grossesse. Il s'agit d'un prélèvement dans le vagin et la région autour de l'anus effectué à l'aide d'un coton-tige et qui prend quelques secondes (pas besoin d'un spéculum). Les femmes peuvent le faire elles-mêmes à la salle de bain, et leurs prélèvements ont été démontrés tout aussi valides que ceux qui sont faits par un professionnel.

Pendant le travail, l'antibiotique utilisé est habituellement la pénicilline G, sans danger pour le bébé. En fait, c'est celui qu'on lui donnerait s'il était malade. Il existe quelques substitutions d'antibiotiques possibles dans le cas d'allergies de la mère. Le bébé ne peut pas avoir d'allergie, puisque cela prend au moins une deuxième exposition à un produit quelconque pour développer une réaction de type allergique. Le traitement se fait par voie intraveineuse, en doses données toutes les quatre à six heures. Comme chaque dose prend une quinzaine de minutes seulement à administrer, on peut demander à ce qu'on enlève le soluté quand elle est terminée, en ne gardant en place qu'un dispositif d'accès veineux, beaucoup moins dérangeant, jusqu'à la dose suivante. C'est un avantage certain quand on pense à la contrainte créée par le fait d'être reliée à un soluté.

### Les conséquences possibles pour la mère et le bébé

Plusieurs parents s'inquiètent de l'effet des antibiotiques sur leur bébé, spécialement à ce moment de sa vie. En effet, dans l'utérus, les intestins du fœtus étaient stériles. Le bébé développe sa flore intestinale en entrant en contact avec des bactéries lors de sa naissance, du passage dans le vagin, du contact peau à peau avec sa mère, et de son arrivée dans notre univers entièrement colonisé par des bactéries. Plus le bébé est proche de sa mère dans les premiers instants de sa vie, plus son premier contact sera avec des bactéries «amies», alors qu'un séjour loin d'elle, dans une unité de soins de l'hôpital, par exemple, le mettra tout d'abord en contact avec un assortiment de bactéries pathogènes qui se retrouvent toujours dans un hôpital. Les antibiotiques que le bébé reçoit pendant le travail, par l'entremise du placenta, affectent la formation de sa flore intestinale, qui joue un rôle capital dans le développement du système immunitaire. Pour cette raison, certains parents souhaitent éviter les antibiotiques pendant le travail.

Voici un exemple de prophylaxie, c'est-à-dire de traitement préventif, qui profite à quelques rares bébés, mais dont les effets potentiellement indésirables sont portés par l'ensemble des femmes enceintes et des bébés. Le risque que votre bébé soit affecté est minime, c'est vrai, et il n'y a aucun moyen de savoir à l'avance quel sera le prochain bébé touché par cette infection. J'ai eu la grande tristesse de connaître des parents bouleversés par la mort de leur bébé, foudroyé par les Streptocoques B, et je sais combien tous ceux qui les connaissent auraient volontiers accepté n'importe quel test, n'importe quel désagrément temporaire pour leur éviter cette peine si cruelle. Chacun d'entre nous doit apprécier, au plus profond de lui-même, le poids des enjeux de chacune des stratégies de dépistage et de prévention: que ce soit celle-ci ou l'échographie, l'amniocentèse ou la vaccination. Être parent nous demandera continuellement de choisir ce que l'on croit être le mieux pour nos enfants, sans qu'il existe où que ce soit une liste toute faite qui énumère les «bons» choix. Discutez avec le professionnel qui vous suit de ces recommandations, et n'hésitez pas à poser toutes les questions que cela soulève pour vous.

## Le test de réactivité fœtale (TRF)

Le test de réactivité fœtale (*non-stress test* en anglais) consiste à observer de près la fréquence des battements de cœur du bébé. On installe un moniteur électronique externe sur le ventre de la mère. Celui-ci enregistre les battements de cœur du bébé et imprime leur fréquence sur une bande de papier sous la forme d'une ligne sinueuse continue. Chaque fois que le bébé bouge ou que la mère a une contraction (les petites, qu'on appelle aussi « Braxton-Hicks »), elle presse un bouton qui enregistre un signal sur le même graphique. Un bébé en bonne forme y réagit en accélérant son rythme cardiaque d'au moins 15 battements par minute, pendant environ 15 secondes. Généralement, une écoute de 20 minutes suffit à observer au moins deux épisodes de mouvements ou de contractions. L'examen peut être prolongé, au cas où le bébé serait en période de sommeil.

La grossesse est un processus normal et naturel de la vie, et dans la très grande majorité des cas, les bébés naissent en bonne santé. Le cœur d'un bébé en santé, tout comme le nôtre, ajuste continuellement son rythme en réponse aux stimuli externes (une contraction, un bruit, une palpation vigoureuse) ou internes (ses propres mouvements ou son sommeil). Certaines situations cependant peuvent compliquer la grossesse et demander une surveillance accrue pour assurer la santé du bébé. Le test de réactivité fœtale est l'une de ces méthodes d'évaluation. On le fait chaque fois qu'on a des raisons de penser que le bébé pourrait souffrir de certaines conditions comme un retard de croissance intra-utérine, l'hypertension, la pré-éclampsie, le diabète préexistant ou le diabète gestationnel nécessitant un traitement d'insuline chez la mère, ou un décollement du placenta. On utilise aussi le test de réactivité fœtale quand une condition particulière exige plus de vigilance, comme lorsque la grossesse dépasse 42 semaines ou quand la mère perçoit une diminution des mouvements du bébé. On peut le répéter aussi souvent que nécessaire. Pour une grossesse qui dépasse son terme, par exemple, il est courant de commencer à 41 semaines et de le refaire tous les deux ou trois jours par la suite.

Selon la situation, le type d'évaluation du bien-être fœtal ainsi que le moment de la faire et la fréquence vont varier. Si cela concerne votre grossesse, faites-vous expliquer quels types d'évaluation votre médecin pense employer, à quel moment et à quelle fréquence. Un résultat qui demeure non réactif n'est pas une indication de détresse fœtale, mais indique le besoin de le compléter par un examen plus poussé: le profil bio-physique, expliqué un peu plus loin. Il se pourrait aussi que les variations observées dénotent une situation potentiellement inquiétante chez le bébé. Votre médecin ou votre sage-femme discutera avec vous des mesures à prendre selon la situation.

On a déjà accordé au test de réactivité fœtale une valeur prédictive appréciable. C'est-à-dire qu'on pensait qu'un test réactif permettait de penser que le bébé était en bonne santé et le demeurerait au moins pour un certain nombre de jours. Mais comme les complications graves chez le nouveau-né sont très rares, il est difficile de concevoir des recherches qui examineraient un nombre suffisamment grand de grossesses pour pouvoir mesurer la capacité de ce test de diminuer les issues négatives. « La valeur de prédiction de l'examen de réactivité fœtale pour la détection de l'acidose métabolique (signe d'un manque d'oxygène, note de l'auteure) à la naissance n'est que de 44 pour cent », dit la SOGC, tout en recommandant de ne rien négliger pour assurer la santé des bébés à la naissance[5]. Si ses résultats sont douteux ou inquiétants, on doit compléter l'évaluation par une investigation plus précise comme le profil bio-physique. On en voit l'utilité dans des situations précises où l'on pourrait craindre une détresse actuelle du bébé: lors d'une réduction soudaine de ses mouvements, après un événement traumatique comme un accident de voiture, une chute, etc.

## Le profil bio-physique

Il s'agit d'une observation par échographie de facteurs dont l'appréciation globale vise à donner une idée de la santé du bébé. Il doit être interprété en ayant à l'esprit l'âge gestationnel du bébé, qui ne réagit pas de la même manière à 34 et à 40 semaines de grossesse. On l'emploie dans les mêmes circonstances que le test de réactivité fœtale. C'est le professionnel qui décidera d'utiliser l'un ou l'autre de ces tests ou la combinaison des deux selon l'indication. Les recherches récentes montrent que l'utilisation du profil bio-physique réduit la mortalité et la morbidité périnatales. Les facteurs observés sont:

- les mouvements respiratoires du bébé (oui, il s'exerce déjà à l'intérieur!);
- son tonus musculaire;
- ses mouvements, et;
- la quantité de liquide amniotique (une réduction significative de celui-ci est reliée à une augmentation du niveau de risque pour le bébé).

Une appréciation de la maturité du placenta est parfois ajoutée.

Le profil bio-physique et le TRF sont offerts aux femmes dont la grossesse présente une augmentation du niveau de risque pour le bébé. Dans le cas d'une grossesse post-terme, on recommande le TRF à partir de 41 semaines et deux fois par semaine par la suite. Certains parents pourraient juger que l'évaluation de la santé de leur bébé n'est raisonnable qu'à partir de 42 semaines, puisque l'augmentation des risques pour le bébé est minime avant ce terme, et même après. Pour d'autres, les informations secondaires qui ressortent de cette échographie, comme l'estimation du poids du bébé, sont des sources d'inquiétude qu'ils ne souhaitent pas vivre, à quelques jours du travail. Dans toutes ces situations, les parents ont le droit de discuter avec leur médecin ou leur sage-femme de ce qui constitue «une augmentation du niveau de risque pour le bébé» et des mesures à prendre pour assurer une vigilance adéquate en concordance avec leurs choix.

## L'échographie obstétricale

L'échographie est une technique qui permet de visualiser l'intérieur du corps en utilisant des ondes sonores à très haute fréquence. Des «ultrasons», envoyés dans l'abdomen de la femme enceinte, rebondissent sur les structures et surfaces à différentes vitesses, selon leur densité. À leur retour, ces ondes produisent des échos qui sont transformés en signaux électroniques, eux-mêmes convertis en images sur un écran vidéo. Un certain type de balayage à ultrasons produit une image statique du fœtus. Un autre type, de plus en plus employé, émet des ondes d'ultrasons pulsées et extrêmement rapides, et produit une image mouvante. Un troisième type, qu'on emploie pour écouter le cœur fœtal, utilise des ondes continues pour produire des signaux sonores. Dans tous les cas, pour assurer la transmission des ondes, on doit utiliser une gelée conductrice entre l'appareil et la peau. Au tout début de la grossesse, on utilise aussi une sonde transvaginale (qu'on introduit dans le vagin): l'utérus ne peut pas encore être visualisé à travers l'abdomen parce qu'il est encore sous le pubis. Elle demande, on le devine, une utilisation délicate pour le bébé comme pour la mère.

Avant 20 semaines, la vessie doit être pleine, lors d'une échographie, pour améliorer la visibilité de l'utérus. On vous demandera donc de boire abondamment et de ne pas aller vider votre vessie, ce qui peut se révéler un exploit assez inconfortable, surtout si l'attente est longue!

Une fois étendue, on mettra une gelée sur votre ventre et l'on y passera un transducteur, un instrument rectangulaire qui tient dans la main. Le technicien passera et repassera le transducteur jusqu'à ce qu'il ait recueilli toutes les informations qu'il cherche. Selon le cas, cela peut durer de 20 à 40 minutes.

Voici une intervention « sympathique » que chacun connaît et anticipe quand une femme est enceinte. « As-tu eu ton écho ? » et « Est-ce un garçon ou une fille ? » sont des questions désormais tout à fait banales. On s'attend à ce que l'échographie de routine permette un « premier contact » avec le bébé et fournisse des bonnes nouvelles de santé et de normalité. Pourtant, il arrive aussi que l'échographie soit porteuse de tristesse et d'angoisse pour des parents qui y apprennent l'existence d'une anomalie grave chez leur bébé. Et pour plusieurs autres, elle constitue une source importante de stress et d'anxiété quand elle génère une information partielle, ambiguë ou dont on devra attendre l'évolution pour en comprendre la portée. En fait, l'échographie est très complexe dans son fonctionnement, ses usages, ses interprétations et l'effet qu'elle crée chez les parents. Parce qu'elle est directement tributaire d'une technologie en évolution constante, les dernières générations d'appareils fournissent des informations dont on ne comprendra le poids réel qu'après des années de compilations et d'analyses. Entre-temps, les parents repartent parfois chez eux avec des mots comme « kystes du plexus choroïde », « intestin échogène », « pli nuchal » ou « gros bébé » et « petite tête ». Dans leur tête, ça sonne vraiment moins bien que « tout est beau » !

L'échographie est un outil de diagnostic précieux lorsqu'il y a un problème, et son apparition dans la panoplie obstétricale a permis un progrès réel dans les cas difficiles. Cependant, chose étonnante, les bénéfices de l'échographie de routine, la plus courante de toutes, restent assez modestes ! Le seul avantage démontré est qu'elle précise la date prévue de l'accouchement, et donc diminue les effets négatifs liés aux interventions faites trop tôt ou trop tard.

Bien qu'elle ait maintenant complètement envahi le paysage de la grossesse normale, l'échographie n'est pas garantie sans risque. Et son effet sur le cours de la grossesse peut être plus important que prévu. Quelques questions se posent donc pour les parents qui veulent choisir en toute connaissance de cause. Quand l'échographie est-elle un instrument véritablement utile, au service de la bonne évolution de la grossesse et de la santé du bébé ? À quel moment les parents peuvent-ils choisir d'utiliser ou non cette intervention, en accord avec leurs valeurs et leurs rêves pour leur bébé ?

### Les indications de l'échographie obstétricale

Ce qui rend l'échographie obstétricale complexe à présenter, c'est qu'elle est employée avec des intentions différentes. L'échographie peut être

---

#### En résumé

La discussion sur les indications, risques et enjeux de l'échographie est aride, je le reconnais. Si ce genre de lecture vous rebute, retenez cette conclusion : malgré le fait qu'on l'utilise largement, personne ne peut garantir l'absence de risques liés aux ultrasons utilisés lors de l'échographie. Utilisons-la avec précaution, dans les seuls cas où elle est vraiment nécessaire.

## D'où vient l'échographie ?

C'est vers le milieu des années 1950 qu'un gynécologue écossais, le Dr Ian Donald, a songé à utiliser la technique des ultrasons issue des découvertes technologiques de la Première Guerre mondiale pour l'aider dans le diagnostic de certaines tumeurs abdominales. Occasionnellement, la tumeur s'avérait plutôt... une grossesse, et l'idée ne fut pas longue à germer d'utiliser les ultrasons pour y voir de plus près. À partir de 1965, la technique permet de déceler les grossesses très tôt. Dès la fin des années 1970, les ultrasons ont dépassé l'utilisation expérimentale pour se répandre largement et devenir une pratique obstétricale réservée aux situations spéciales d'abord, et une pratique universelle maintenant. D'ailleurs, l'utilisation de l'échographie pour les grossesses sans complication augmente constamment.

---

faite à des fins diagnostiques, quand des signes ou symptômes donnent à penser qu'il pourrait y avoir un problème et qu'on veut en connaître la teneur.

Elle peut aussi être faite à des fins de dépistage, où elle sert justement à dépister, c'est-à-dire à découvrir (quelque chose) au terme d'une recherche systématique. L'échographie aux fins de dépistage s'applique à toute grossesse, même complètement normale, sans aucun indice préalable requis. La discussion est donc bien différente selon qu'on utilise l'échographie à l'une ou l'autre de ces fins. Enfin, on peut la faire à des fins de localisation et de datation.

Les indications et les enjeux de l'échographie sont très nombreux et on peut les regrouper de plusieurs manières, selon le trimestre de la grossesse où on l'emploie, par exemple. J'ai plutôt choisi d'y aller selon l'objectif poursuivi.

### L'échographie diagnostique

Lors d'une grossesse, il peut survenir des signes cliniques qui font soupçonner la présence d'un problème sous-jacent, comme des douleurs abdominales inexpliquées, des saignements, une suspicion de retard de croissance du bébé. L'échographie vient alors confirmer ou infirmer ces soupçons, et donner l'information nécessaire pour décider de la conduite à adopter: interventions, tests complémentaires, surveillance échographique, etc. La liste des problèmes possibles peut être longue puisqu'elle inclut des complications peu fréquentes. En voici une énumération non exhaustive:

- suspicion de grossesse ectopique (c'est-à-dire implantée ailleurs que dans l'utérus, le plus souvent dans une trompe de Fallope);
- menace d'avortement spontané (fausse couche) pour confirmer soit la présence d'un fœtus vivant ou la fin de la grossesse;
- suspicion de présence de jumeaux;
- évaluation de la quantité de liquide amniotique quand il y a des signes d'hydramnios ou d'oligoamnios (c'est-à-dire d'une quantité anormalement élevée ou réduite de liquide amniotique);
- localisation et visualisation du placenta lorsqu'il y a un saignement vaginal important pendant la grossesse;

- suspicion de retard de croissance chez le bébé;
- suivi des bébés de mères ayant des problèmes médicaux particuliers (diabète sucré de type 1, problèmes cardiaques, hypertension chronique, etc.);
- suspicion d'une présentation autre que de la tête (siège ou transverse).

*L'échographie de localisation du bébé ou du placenta*

- Effectuée avant une amniocentèse, l'échographie sert à visualiser la position du bébé et du placenta pour que le médecin puisse choisir le meilleur endroit où insérer l'aiguille qui retirera le liquide amniotique. Elle dure quelques minutes à peine.

- Lors d'une version céphalique externe, une intervention où le médecin fait basculer le bébé d'une position de siège à une position céphalique (c'est-à-dire la tête en bas) par des manipulations à travers la paroi abdominale de la mère. Une meilleure compréhension de sa position exacte facilite la version et en réduit les risques.

- La localisation du placenta est aussi vérifiée lors de l'échographie de routine du deuxième trimestre. On veut s'assurer que le placenta est bien inséré dans la partie supérieure de l'utérus. Le placenta prævia, nommé ainsi quand il recouvre le col en tout ou en partie, est rare (3 à 4 sur 1000), mais il comporte des risques importants d'hémorragie avant la naissance, pour la mère et le bébé. Si l'échographie montre que le placenta est inséré près du col,

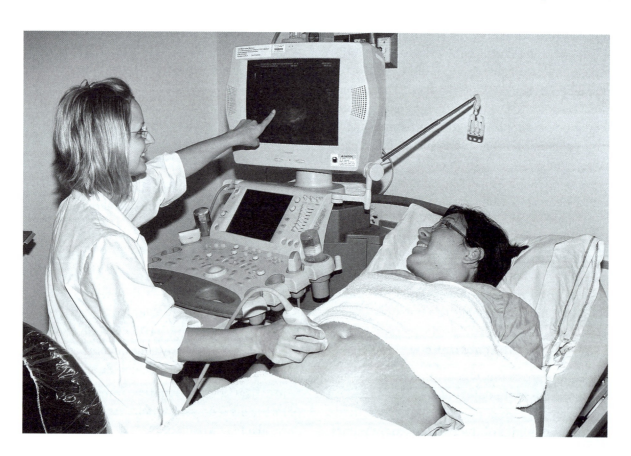

elle sera répétée vers la 32ᵉ semaine pour évaluer si sa position par rapport au col est encore problématique. Comme l'utérus grandit vers le haut, dans la très grande majorité des cas, le placenta s'éloigne du col à mesure que la grossesse avance.

### *L'échographie de datation de la grossesse*

▸ Pour dater la grossesse quand le nombre de semaines est inconnu ou que les observations cliniques ne concordent pas avec l'âge supposé.

▸ La datation de la grossesse est faite d'emblée lors de l'échographie de routine et chaque fois qu'une échographie est faite.

Entre 8 et 12 semaines, la datation de la grossesse est la plus précise. À mesure que la grossesse avance, la précision diminue. Entre 16 et 20 semaines, le degré de précision de la prédiction de la date probable de l'accouchement est de plus ou moins une semaine. Cela veut dire que si la date calculée avec les dernières menstruations diffère de *moins* d'une semaine, c'est elle que l'on conservera comme date prévue d'accouchement. À l'opposé, si elle diffère de *plus* d'une semaine, c'est la date de l'échographie qui sera conservée. Après 20 semaines, la précision diminue rapidement, et bientôt, l'échographie n'a plus de fiabilité pour évaluer l'âge du fœtus.

Il y a plusieurs avantages à mieux connaître l'âge de la grossesse. En effet, certaines interventions de fin de grossesse reposent sur une connaissance présumée de l'âge du fœtus, comme l'usage de médicaments pour arrêter un travail prématuré, la césarienne programmée et le déclenchement du travail quand la grossesse dépasse le terme d'une ou deux semaines. La datation par l'échographie a eu pour effet de diminuer le nombre de complications liées à l'usage de ces interventions ou médicaments au mauvais moment de la grossesse. C'est-à-dire que moins de bébés naissent prématurément après une césarienne programmée trop tôt par erreur; moins de femmes reçoivent des médicaments destinés à arrêter une menace de travail prématuré… qui ne l'est pas; on procède à moins de déclenchements du travail sur des bébés que l'on croit en retard mais qui, en fait, ne le sont pas.

### *L'échographie de dépistage*

C'est l'échographie systématique, c'est-à-dire celle qui est pratiquée sans indication médicale. Elle se fait dans le deuxième trimestre, entre 16 et 22 semaines de grossesse. C'est l'un des tests de dépistage les plus couramment utilisés en obstétrique. La Société des obstétriciens et gynécologues du Canada recommande que l'échographie de routine soit offerte systématiquement à toutes les femmes pour «chercher à déterminer le nombre de fœtus, l'âge gestationnel et l'emplacement du placenta… et chercher à dépister les anomalies fœtales[6]». On l'appelle parfois l'échographie «morphologique» parce qu'on y vérifie les structures anatomiques du bébé: tête, corps, membres et organes principaux, cœur, reins, etc. C'est la partie que les parents aiment, qui leur permet de «voir» leur bébé, un moment encore plus excitant si la personne qui fait l'échographie prend le temps d'expliquer en même temps ce qu'elle mesure et vérifie.

Mais on y fait bien plus que de vérifier la présence et l'intégrité des structures anatomiques du bébé. L'échographie sert aussi à rechercher systématiquement des «signes d'appel», c'est-à-dire des variations minimes du normal qui ne sont pas en soi des problèmes, mais qui sont liées à une augmentation du risque d'anomalies. Celles-ci sont le plus souvent génétiques, c'est-à-dire liées aux chromosomes, comme la trisomie 21, mais pas toujours. On appelle ces signes des «marqueurs faibles fœtaux» et ils sont classés comme mineurs ou majeurs. Selon leur nombre, leur gravité ainsi que d'autres facteurs (comme l'âge de la mère), on suggérera aux parents de compléter l'investigation avec une amniocentèse (vers 15-16 semaines) ou des échographies de contrôle plus tard dans la grossesse. Dans tous les cas, l'échographie ne fait pas de diagnostic comme tel: elle ne fait que signaler une augmentation du risque. Seule l'amniocentèse permettra de poser un diagnostic, pour les femmes qui choisissent de la subir. J'en discute aussi dans la section qui suit sur le dépistage génétique fœtal. La liste des marqueurs que l'échographie observe en ce moment ainsi que le suivi à faire lorsque leur présence est démontrée sont appelés à changer à mesure que les connaissances et la technologie évoluent. Certains marqueurs, considérés comme majeurs aujourd'hui, seront rétrogradés quand on aura démontré qu'ils ont peu de valeur prédictive d'une anomalie, alors que de nouveaux «marqueurs faibles fœtaux» apparaîtront. Peu de parents réalisent que l'échographie qu'ils ont si hâte de passer et dont ils espèrent les photos sera aussi en train de recueillir des informations extrêmement complexes sur ces «signes d'appel» associés à une augmentation du degré de risque d'anomalie fœtale.

Par ailleurs, comme parents, on a tendance à surévaluer les capacités de détection des anomalies de l'échographie. «Il est reconnu que même dans les meilleures circonstances et en présence d'un opérateur expérimenté, l'échographie menée à 18-22 semaines compte des limites et ne peut déceler toutes les anomalies fœtales et maternelles[7].» En clair, de nombreuses anomalies ne sont pas décelées lors de cette échographie.

Inversement, on reconnaît aussi l'existence de faux positifs, c'est-à-dire l'observation d'anomalies qui n'en sont pas. On peut facilement imaginer les difficultés que cela soulève pour les parents confrontés à l'une ou l'autre de ces réalités. Certains repartent de l'échographie avec un faux sentiment de sécurité parce qu'on leur a dit que «tout était beau», pour se retrouver à la naissance avec une anomalie non annoncée. D'autres, au contraire, vivront inquiétude et angoisse tout au long de la grossesse... jusqu'à la naissance d'un bébé tout à fait normal. Les médecins connaissent l'existence des faux négatifs et des faux positifs, et certains en avisent leurs clientes... Malgré tout, cela n'est pas encore l'image collective que nous avons de l'échographie de routine, qui demeure plutôt associée au bonheur de pouvoir enfin «voir» le bébé!

Apprendre la présence d'anomalies n'accorde pas à la médecine le pouvoir d'y changer quoi que ce soit même quand elles sont clairement identifiées. Tout au plus, cela permet à certains parents de choisir l'avortement si cela leur semble approprié. C'est que l'échographie est un examen qui recueille de l'information, point à la ligne. La technologie d'investigation ultrasonique s'est développée beaucoup plus vite que les possibilités offertes par la chirurgie et la néonatalogie. Depuis l'avènement pratiquement universel de l'échographie de routine, le nombre de naissances de bébés ayant une anomalie a été réduit, mais seulement dans la proportion équivalente au nombre d'avortements du deuxième trimestre effectués pour cette raison. Il en naît moins, parce que la grossesse a été interrompue volontairement avant la fin de la grossesse. Et les dernières statistiques continuent de démontrer que les échographies de routine n'ont pas diminué la mortalité périnatale.

## Les risques de l'échographie obstétricale

### *Les risques biologiques pour le fœtus*

L'échographie est-elle dangereuse pour votre bébé? Voici ce qu'en dit la SOGC: «Bien qu'aucun effet biologique indésirable avéré n'ait été associé à l'échographie obstétricale diagnostique, il ne faut pas perdre de vue la possibilité d'un risque n'ayant pas encore été identifié. Les recherches épidémiologiques sur l'innocuité de l'échographie sont limitées[8].» Ces recherches sont difficiles à mener à terme, poursuit le document de la SOGC, étant donné la prévalence de l'exécution systématique d'une échographie lors d'une grossesse, ce qui empêche de former un groupe témoin de bébés n'en ayant jamais subi. En clair, pour mesurer les effets de l'échographie sur les bébés, on a besoin de comparer un groupe de bébés qui en a subi avec un autre où les bébés n'en passent aucune. C'est ce dernier groupe qu'on n'arrive plus à former. «Parmi les effets indésirables... qui ont déjà fait l'objet d'études, on trouve... la dyslexie, le retard de langage et l'insuffisance de poids à la naissance[9].» Mais justement, on ne peut arriver à des conclusions parce que pratiquement tous les bébés ont été exposés à des échographies.

Même si on peut écarter la probabilité d'anomalies majeures causées par l'échographie, il est impossible d'exclure des effets subtils ou des répercussions sur des phénomènes complexes. À titre d'exemple, de nombreux facteurs biologiques, génétiques, familiaux et sociaux peuvent jouer sur l'apparition de troubles d'apprentissage chez un enfant. Bien malin celui qui pourra démontrer hors de tout doute le rôle particulier des ultrasons qu'il aurait reçus pendant la grossesse parmi cet ensemble de facteurs associés.

Dans les recherches médicales, on met dans une classe différente les études qui *n'ont pas démontré* qu'il y avait un effet nocif, et celles qui arrivent *à démontrer* qu'il n'y en a pas. Vous saisissez la différence? Eh bien, avec l'échographie, nous n'en sommes qu'au premier type: les recherches n'ont pas démontré d'effet nocif jusqu'à maintenant, mais on est loin d'avoir démontré qu'il n'y en avait aucun. Certaines répercussions pourraient n'apparaître qu'à l'âge adulte ou à la deuxième génération. La réponse quant à l'innocuité des ultrasons pourrait tarder à venir! Michel Odent, obstétricien, chercheur et auteur français, dit pour sa part qu'il attendra vers les années 2020 ou 2030 pour se prononcer sur l'échographie, quand plusieurs générations de fœtus l'auront subie et qu'on pourra juger des conséquences!

Un autre défi se pose pour arriver à des conclusions utiles dans une recherche: il faudrait pouvoir calculer les doses d'ultrasons reçues par chaque sujet pour pouvoir comparer les conséquences. Or, les taux d'émission d'ultrasons varient d'un appareil à l'autre (et aussi selon l'indication et la durée). On trouve donc en usage dans les centres hospitaliers des appareils qui produisent beaucoup plus d'ultrasons que d'autres, pour une capacité diagnostique équivalente. Et il n'existe aucune norme dans l'industrie des appareils à ultrasons qui détermine les seuils maximums acceptables.

On s'inquiète en particulier des répercussions de l'effet thermique des ultrasons sur le fœtus. Les ultrasons, en effet, créent de la chaleur là où ils touchent le bébé. Cela oblige les techniciens d'échographie à bouger le capteur de manière à minimiser le plus possible cet effet secondaire indésirable. On s'en préoccupe d'autant plus qu'on utilise maintenant l'échographie plus longuement, à cause de la complexité des informations qu'on recherche, et plus tôt dans la grossesse, à un moment où l'embryon est très vulnérable.

Pour ma part, il me semble que, dans le cas de l'échographie, le principe de précaution s'impose, c'est-à-dire adopter une attitude prudente dans son utilisation afin de parer à l'éventualité d'un risque, tant qu'on n'a pas toutes les données en main. Finalement, comme le résume la SOGC: «L'échographie obstétricale ne devrait

## L'échographie 3D et les vidéos-souvenirs : préoccupantes

Autant Santé Canada que la SOGC s'inquiètent de l'arrivée de ces échographies non médicales, dites ludiques ou encore de loisir. Ils ont de bonnes raisons d'être préoccupés : « Dans le cadre d'une utilisation non médicale commerciale de l'échographie fœtale, le maintien de mesures de protection techniques, l'expertise de l'opérateur et les mesures régissant la compétence ne sont plus d'aucune façon assurés... Les examens peuvent être de durée prolongée (pour produire de « belles » images, note de l'auteure) et faire appel à l'échographie 4D, au Doppler et au Doppler codage couleur, ce qui accroît l'exposition du fœtus aux ondes échographiques[10]. » De plus, les techniciens ne sont pas tenus de faire part de préoccupations au sujet du bébé, s'il advenait qu'ils observent une anomalie quelconque. À y bien penser !

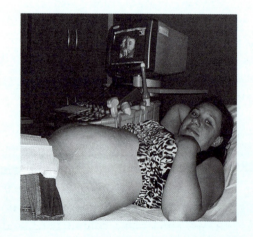

être utilisée que lorsque les avantages médicaux potentiels l'emportent sur les risques théoriques ou potentiels. » Ces mises en garde trouvent d'ailleurs écho dans les prises de position de Santé Canada et d'autres grandes organisations internationales en matière de santé, autant aux États-Unis qu'en Europe.

Vous pourriez, comme parents, choisir de peser les risques de la subir par rapport à ceux qui découleraient de *ne pas* la subir avant de déterminer si elle aura lieu ou non. Par exemple, si vous avez choisi de passer une amniocentèse, s'assurer par échographie que l'aiguille ne touchera pas au bébé semble un usage judicieux (et limité dans le temps). La situation n'est cependant pas toujours aussi simple à juger. Vous devrez donc vous poser la question : cela vaut-il le risque ? Malheureusement, de très nombreuses femmes ne savent pas qu'elles ont ce choix !

### *Les conséquences de l'échographie sur le suivi obstétrical de la grossesse*

L'échographie a un impact lié aux diagnostics et interventions qui en découlent. Elle génère parfois plus d'inquiétudes qu'elle n'en soulage, spécialement pour les parents qui doivent compter sur une prochaine échographie pour confirmer ou infirmer une suspicion d'anomalie. Par exemple, bien des mères se sont inquiétées à l'annonce « d'un très gros bébé » lors d'une écho de fin de grossesse. Certaines femmes se sont même vu offrir une césarienne élective, étant donné ce poids « excessif » (estimé, rappelons-le), offre que quelques-unes ont accepté parce qu'elles ont eu peur, tout d'un coup, des complications qu'on leur prédisait. On sait pourtant que la césarienne, dans ce cas, ne réduit aucunement les risques pour la mère et le bébé... De plus, il est assez fréquent que le bébé ait finalement un poids tout à fait normal ! Pour d'autres, c'est une suspicion de retard de croissance du fœtus qui donne lieu à une multiplication des échographies, voire un déclenchement du travail, et malheureusement, pas toujours pour un bébé trop petit. C'est que l'échographie produit sa part de «faux positifs», c'est-à-dire de diagnostics erronés posés sur des bébés normaux, ce qui entraîne souvent une cascade d'interventions qui, au final, s'avèrent inutiles. *Héloïse: «Au sujet des échos de routine, le point le plus important à savoir, c'est qu'il y a plein de faux diagnostics qui occasionnent beaucoup de tracas. Quand on commence à parler de cela entre mamans, tout le monde y va de son témoignage. C'est plus courant qu'on le croie! Du genre: "Votre bébé a un pied bot." Et l'enfant de naître avec deux pieds parfaits. Ou "Votre bébé a un problème à un rein." Et l'enfant de naître avec deux reins en parfaite santé. Ou encore: "Madame, OU BIEN votre bébé est trop petit, OU BIEN vous l'avez conçu quelques semaines plus tard que ce que vous croyez." Et la femme de répondre: "Impossible, mon mari était en voyage!" Et le mari de s'inquiéter de sa paternité... La fin de l'histoire, c'est que le bébé est né vers la date prévue, et qu'il était petit, comme les autres bébés de cette toute petite femme.»*

L'usage répandu de l'échographie de routine a porté certains médecins à négliger d'exercer des habiletés de base comme la palpation du ventre de la mère pour déterminer la position du fœtus. Moins ils la pratiquent, plus ils sont obligés de recourir à l'échographie pour confirmer la présentation d'un bébé, que des mains exercées auraient pourtant déterminée aisément. Parfois encore, certains médecins renoncent à leur jugement clinique pour adopter commodément les conclusions d'une échographie, plutôt que de combiner ses résultats avec leur connaissance de la situation et de la personne avec tout le discernement nécessaire. C'est bien dommage.

### Les anomalies non décelées

Les parents se sentent évidemment rassurés quand l'échographie de leur bébé montre que «tout est beau». Mais contrairement à ce qu'on pourrait penser, l'échographie a des limites importantes quand il s'agit de déceler les anomalies potentielles chez le fœtus. Une recherche menée en 1999 et portant sur plus de 25 000 femmes avait montré que, dans les grands centres hospitaliers, on ne détectait que 76% des anomalies majeures chez les bébés, et que dans les petits centres, on n'en détectait que 36%. Bien que les images soient de meilleure qualité aujourd'hui, on est encore loin de déceler tous les problèmes possibles. Cela veut dire qu'un nombre non négligeable de bébés naissent avec des anomalies non détectées, une éventualité à laquelle peu de parents ont songé. *Sophie: «À chaque grossesse, je voulais une échographie pour m'assurer que tout allait bien pour mon bébé. Mais ça ne détecte pas tout, il faut garder ça en tête. Mon deuxième bébé est né avec une malformation cardiaque complexe NON détectée à l'échographie de 20 semaines.»*

En fait, aucune technologie ne viendra garantir la perfection de votre bébé, ni maintenant ni après 100 ans de progrès scientifiques. C'est la nature même de la vie. S'ouvrir à l'arrivée d'un enfant demande de faire la paix avec l'imperfection de notre humanité et avec l'incertitude qui restera toujours présente. Malgré la plus grande prudence, nous sommes tous exposés aux accidents et maladies qui pourraient complètement chambouler notre vie, sans pourtant passer nos journées à nous en inquiéter. Réjouissons-nous quand l'échographie dit que «tout est normal», et n'oublions pas qu'au bout du compte, notre bébé naîtra... comme il est.

### Autant de parents, autant d'expériences

Pour beaucoup de parents, l'échographie représente une première «rencontre» avec leur bébé, surtout pour les pères en fait. *Marie-Claude: «La première échographie fut un beau moment pour visualiser le bébé, le rendre plus vrai, pour moi mais aussi pour mon conjoint, pour qui la grossesse n'était pas encore très évidente. Je me souviendrai de son regard tout ému en voyant ce petit bébé en devenir.»* Comme l'échographie fournit la plupart du temps des informations «rassurantes», cela en fait un moment le plus souvent heureux, fréquemment partagé avec d'autres membres de la famille.

Cependant, certaines femmes vivent des situations particulières qui soulèvent pour elles des inquiétudes légitimes. *Gabrielle: «Pour ma part, j'ai eu plusieurs échographies en début de grossesse et j'ai apprécié. Ayant fait trois fausses couches, mon médecin m'a fait une échographie par semaine à partir de la 6ᵉ semaine. Pourquoi me direz-vous? Eh bien parce que le stress joue un rôle majeur et que de garder espoir et un esprit positif de semaine en semaine est beaucoup plus facile que d'attendre à 12 semaines avant de savoir si le petit cœur de notre trésor bat toujours...»* Si l'échographie apaise certaines craintes, elle peut aussi être en elle-même une source d'anxiété. *Aurélie: «Toutes ces échographies et mesures ont été pour moi une source de stress intense, car si mon bébé était petit, on n'a pas pu en déceler la cause ni surtout me dire ce que je pouvais faire pour remédier à la situation. Je me demandais bien ce que je devais faire pour aider mon petit. Je me sentais totalement impuissante.»*

Avant de passer l'échographie «de routine», puisqu'elle vise le dépistage d'anomalies congénitales ou chromosomiques, les parents doivent se poser des questions fondamentales, s'ils ne veulent pas courir le risque de se retrouver non préparés devant un choix crucial. La première question étant : que feriez-vous si le résultat révélait une anomalie? Envisageriez-vous un avortement pour ce motif et à ce moment

## Moniteur électronique fœtal et «doppler» portatif

Un mot sur le monitorage électronique fœtal et sur les appareils portatifs pour écouter le cœur du bébé (parfois appelés Doppler). Oui, ce sont aussi des ultrasons. Les ondes ne sont pas tout à fait les mêmes, cependant, puisqu'elles ne produisent pas des images mais des sons. Selon la SOGC qui s'est penchée sur la question: «Le monitorage électronique de la fréquence cardiaque fœtale fait appel à des intensités si faibles qu'il n'entraîne aucune préoccupation d'ordre thermique, et ce, même lorsqu'il est effectué pendant des périodes prolongées[11].» Lors des visites prénatales, le cœur de votre bébé est audible avec un fœtoscope, c'est-à-dire un stéthoscope conçu spécifiquement pour écouter le cœur du fœtus au travers du ventre de sa mère. Il n'émet évidemment aucun ultrason et on peut entendre le cœur aussi tôt qu'à 14 semaines, mais le plus souvent autour de 16 ou 18 semaines. À vous de choisir. On peut aussi continuer d'utiliser le fœtoscope pendant le travail. Cependant, il demande que la mère soit allongée sur le dos pour permettre l'écoute du cœur, ce qui n'est pas un problème pendant une visite prénatale mais peut être contraignant pendant le travail.

de la grossesse? Est-ce que votre partenaire pense la même chose que vous? Sinon, comment arriveriez-vous à une décision commune et sereine? Si, dans certains cas, on connaît la gravité de l'anomalie, on ne peut pas toujours prédire l'importance de ses conséquences sur la santé: elles pourraient tout aussi bien constituer une difficulté sans pour autant empêcher cet enfant de mener une vie pleine et entière. Seriez-vous capable de trancher et de prendre une telle décision? Voudriez-vous même vous retrouver dans la situation d'avoir à prendre une telle décision? *Anne: «Nous allions à l'échographie avec tellement de joie et d'excitation, mon copain et moi. L'annonce de la présence de signes inquiétants nous a frappés comme la foudre. On nous a proposé l'amniocentèse l'après-midi même pour ne pas retarder encore plus le retour des résultats (jusqu'à trois semaines). Nous étions complètement sous le choc. Nous avons été incapables de parler de la grossesse pendant des semaines, craignant d'ajouter à l'inquiétude de l'autre. Comme si la grossesse était déjà terminée. Cela m'a fait vivre une détresse infinie, dont je me suis difficilement remise, même après l'annonce des résultats normaux.»*

Pour certains parents, la question se pose différemment, parce que leur histoire de santé comporte des risques accrus, comme la présence de problèmes génétiques dans l'histoire familiale, la naissance précédente d'un bébé ayant des anomalies, l'exposition à certaines maladies infectieuses, etc. Mais ces circonstances différentes n'enlèvent rien à l'importance de la réflexion pour eux aussi...

Quand les parents décident de poursuivre la grossesse après l'annonce d'une anomalie, certains considèrent comme un atout de pouvoir se préparer à la naissance d'un enfant handicapé. D'autres, au contraire, souffrent de porter cette nouvelle pendant les semaines et les mois qui restent avant la naissance. Plusieurs parents d'enfants atteints d'une malformation ont apprécié ne l'apprendre qu'à la naissance, en présence du petit être qui la porte, et de l'avoir ainsi attendu paisiblement dans la hâte et l'émerveillement. Ce ne sont pas là des questions faciles, et les réponses le sont encore moins. Leurs enjeux sont cruciaux dans votre expérience de mère, de père, de famille, et essentiellement d'être humain. Pour beaucoup de parents, elles doivent être posées et reposées à chaque grossesse, parce que la vie change, la vie nous change, et que la réponse doit venir du plus profond de nous-même et concorder avec qui nous sommes.

Enfin, l'échographie constitue de par sa nature même une intrusion dans l'expérience de la grossesse que certains parents préfèrent éviter. À moins, bien sûr, d'une indication précise. *Mélanie: «J'ai eu une échographie seulement pour ma première grossesse. Cela m'a créé du stress: penser au rendez-vous, avoir peur qu'ils découvrent une anomalie, attendre, penser juste à ça, prendre congé, attendre encore. Et quand c'est mon tour, eh bien le technicien est pressé. Il regarde à l'intérieur de moi pour y découvrir mon enfant, sans un sentiment, en me parlant à peine, alors que moi j'ai les larmes qui coulent sur les joues. J'aime mieux attendre mon bébé sans le voir. Un jour viendra où on se rencontrera en vrai, et peu importe comment sera mon bébé, je l'accepterai inconditionnellement. Si j'ai un autre enfant, je n'aurai tout simplement pas d'échographie!»*

## Le secret qui n'en est plus un

Peu de couples, aujourd'hui, résistent à la tentation d'apprendre le sexe de leur bébé lors de l'échographie. J'accompagne des futurs parents depuis plus de 30 ans et j'ai vu arriver puis se répandre cette nouvelle réalité. J'ai aussi pu ressentir les différences subtiles que cela amène dans l'expérience même de la grossesse. Mon observation, c'est qu'on n'attend pas de la même manière une « Léa » ou un « William »... et un « bébé ». L'annonce du sexe du bébé façonne inévitablement la représentation que les parents et leur entourage s'en font. Et en l'absence de relation soutenue avec le bébé lui-même, avec son propre tempérament, ce sont les stéréotypes qui prennent le dessus. Et ce, même chez des parents qui se croient au-dessus de ces clichés. D'ailleurs, le rose et le bleu triomphent comme jamais dans les boutiques de vêtements et accessoires pour bébé.

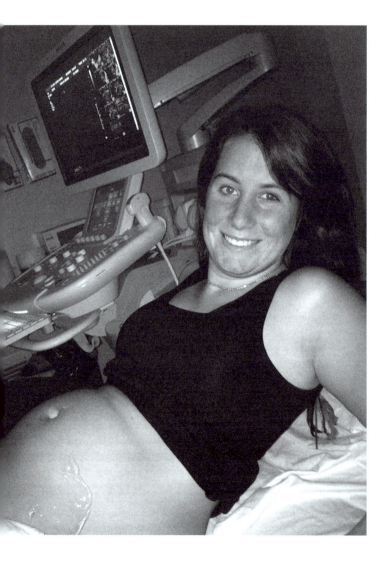

Lors d'une recherche à ce sujet, on avait offert à des femmes enceintes une liste d'adjectifs où elles devaient choisir ceux qui décrivaient le mieux les mouvements de leur bébé dans leur ventre. Leur choix de mots restait soit confiné aux adjectifs typiquement liés à un sexe (doux, calme et caressant, par rapport à vigoureux et combatif) lorsqu'il était connu de la mère, soit qu'il pigeait partout dans la liste chez celles qui ne le connaissaient pas. Mais le résultat le plus fascinant de cette recherche, c'est que quand on leur présentait la liste à nouveau un mois après la naissance du bébé, leur choix d'adjectifs restait similaire à celui qu'elles avaient fait pendant la grossesse !

L'annonce du sexe d'un bébé peut aussi être une source de déception pour les parents. Encore plus aujourd'hui, peut-être, où les familles sont peu nombreuses. Malheureusement, à l'échographie, l'annonce du sexe « décevant » se fait en l'absence du bébé lui-même. Il arrive que cela fasse ombrage au reste de la grossesse. J'ai connu des dizaines de femmes qui, à chaque visite prénatale, me redisaient leur déception d'attendre un troisième garçon, ou une autre fille quand leur partenaire espérait tellement un garçon. Tout ça les bras vides. Il en va autrement quand le bébé lui-même est porteur de la nouvelle le jour de sa naissance. La déception peut encore être là, mais elle vient avec le bébé, son regard, son odeur, son abandon confiant dans les bras de ses parents...

La connaissance du sexe du bébé change notre rapport avec « lui ou elle » en fermant la porte, justement, à l'une de ces possibilités. *« Il y a bien longtemps, je me suis réveillée un matin enceinte de quatre mois, et je savais que je portais une fille et qu'elle s'appelait Zoé. Comme ça, sans raison. Tout le monde autour de moi a essayé de me convaincre du contraire, ou du moins de la futilité de ma certitude. Conciliante, j'ai cherché aussi des noms de garçon... mais c'était Zoé qui était dans mon ventre, j'en étais sûre. J'avais le sentiment qu'elle était venue à moi pour me le laisser savoir de l'intérieur, et que ce secret partagé nous liait déjà pour toujours.* » Comment aurais-je pu vivre cette complicité si une technicienne m'avait montré sur l'écran l'image révélatrice? En forçant l'entrée dans l'utérus, virtuellement du moins, dans cet espace qui devait rester secret, ne sommes-nous pas en train de perdre un peu de ce contact précieux? Sommes-nous en train de céder à l'envie de contrôler au moins cet élément de la grossesse, en échange de pouvoir «gérer» l'achat des vêtements et la décoration de la chambre? Est-ce que le fait de percer le mystère du sexe du bébé ne nous éloigne pas d'un contact «brut» avec la nature même de la naissance? Évidemment, il n'y a pas de bonnes ou de mauvaises réponses à ces questions, juste une occasion de plus de choisir ce que l'on veut vraiment.

Les parents qui choisissent d'apprendre le sexe à la naissance s'amusent à questionner leurs intuitions, à noter leurs rêves et à recueillir les prédictions de chacun tout au long de la grossesse. *Geneviève, mère de trois enfants: «Pendant le travail, quand je n'en peux plus, là, dans les derniers centimètres, le fait de savoir que je vais enfin connaître le sexe de mon petit trésor me donne un peu de courage. Je sais, ça peut paraître bien peu, mais je vous le dis, quand on est rendue là, chaque miette de motivation compte!»* À la naissance, la rencontre avec leur bébé se fait presque toujours dans l'ignorance de son sexe. Le bébé arrive dans les bras de sa mère, et en général de longues minutes se passent en baisers, en regards et en mots doux avant que l'un des parents ne s'exclame: «Et alors, c'est une fille ou un garçon?» Et je peux vous confirmer que l'ampleur de la surprise est bien des fois multipliée par rapport à celle que vivent les parents dans la petite salle d'échographie.

## Les parents ont-ils leur mot à dire?

L'échographie est devenue incontournable, au point que la plupart des parents ignorent qu'elle n'est jamais obligatoire! Certains parents se questionnent, à bon droit, sur les enjeux soulevés par cette technologie apparemment inoffensive.

Si la seule apparition des mots «risques pour le bébé» suffit à imposer un nombre grandissant d'investigations et les interventions qui en sont parfois la suite inévitable, cela signifie pour les parents la disparition de la possibilité de choisir de vivre la grossesse, l'arrivée de leur bébé, et finalement leur vie selon leurs propres croyances fondamentales. Non, ce n'est pas de la négligence ou de l'insouciance grave que de décider autrement que les protocoles médicaux en cours. Évidemment, une information complète et juste doit être disponible pour chacun d'entre eux afin qu'ils puissent prendre des décisions éclairées. Dans la vraie vie, on voit tout de suite la difficulté d'obtenir une information juste ainsi que l'espace nécessaire pour en discuter et en disposer quand elle est essentiellement fournie par des gens qui croient sincèrement aux bienfaits de l'intervention et endossent l'intrusion de la médecine dans toutes les sphères de la vie, y compris la naissance. Ce n'est pas par malhonnêteté, mais le fait de côtoyer quotidiennement ces interventions crée parfois un manque de recul envers leur banalisation la plus totale. Or, elles ne sont pas banales. Elles affectent des gens dans leur corps, leur cœur, leur vie, et ils ont le droit et devraient avoir la possibilité de les choisir dans un contexte plus large qu'un simple calcul statistique de risques. Encore une fois, le pouvoir des parents de choisir les interventions qui leur conviennent va main dans la main avec la responsabilité de trouver l'information nécessaire, d'en discuter et d'en juger le plus honnêtement possible, en dehors de toute rigidité idéologique, pour le mieux-être de leur enfant.

*La vigilance partagée*

L'introduction des nouvelles techniques favorise toujours les données objectives et mesurables qui viennent de l'extérieur au détriment des facteurs subjectifs et personnels qui proviennent de la mère. Au lieu d'un espace pour vivre une inquiétude normale, pour l'exprimer, pour agir quand il devient clair qu'il y a vraiment lieu de s'inquiéter, la technologie offre aux parents de la contourner, de la régler, d'y répondre par la voix de ses appareils. L'angoisse, faute d'un espace pour s'exprimer, ne fait que s'enfoncer plus profondément: chaque nouveau test trouve rapidement une clientèle avide de calmer ses peurs, que le test précédent devait pourtant régler! Dans ce domaine très particulier de la naissance, est-ce que savoir, prévoir, contrôler est toujours mieux? Est-ce que parce qu'on peut savoir quelque chose, on doit le savoir? Vraisemblablement, nous n'avons pas tous la même réponse à ces questions. Et c'est tant mieux. Il n'y a que l'intégrisme, religieux ou autre, pour prétendre qu'il n'y a qu'une seule vérité et qu'elle doit s'appliquer à tous de la même manière. *Marie: «On ne devrait jamais aller passer un test si on ne connaît pas la proportion de faux positifs, car ça fait partie de la donne. Et il ne faut pas mettre de côté la part d'inconnu. Mettre un enfant au monde, accompagner un enfant (un ado, un adulte...) comporte une grande part d'inconnu, et la grossesse est le premier apprentissage de cette réalité.»* L'incertitude fait partie de l'expérience humaine. Sinon, il n'y aurait jamais de ces moments de la vie où, devant plusieurs avenues, on doit conjuguer nos connaissances, notre expérience, nos valeurs et nos élans du cœur pour choisir une voie dont on ne sait pas encore où elle nous mènera! L'incertitude fait partie de notre capacité de choisir. C'est l'ingrédient premier de la liberté.

## Le dépistage prénatal précoce de la trisomie 21

Le dépistage prénatal précoce se fait à partir d'analyses sanguines, seules ou combinées avec une échographie. Lorsqu'une femme enceinte porte un bébé atteint de trisomie, cela change la proportion de certaines protéines et hormones qui proviennent du fœtus et du placenta et qui sont normalement présentes dans son sang. On les appelle des «marqueurs biochimiques». Les quantités normales de ces protéines et hormones changent de semaine en semaine, à mesure que la grossesse avance. Les données connues ne sont valables qu'à des moments très précis de la grossesse. En ce moment, le programme québécois de dépistage prénatal utilise le «dépistage biochimique intégré», constitué de deux prélèvements sanguins, l'un fait entre 10 et 14 semaines de grossesse, l'autre, entre 14 et 17 semaines. Pour pouvoir comparer les résultats de ces mesures avec ceux que l'on connaît comme étant normaux, on doit être assuré de l'exactitude de l'âge de la grossesse. On devra donc faire une échographie de datation entre 10 et 14 semaines, pour déterminer le plus précisément possible l'âge de la grossesse. D'autres programmes de dépistage ou laboratoires privés joignent aux marqueurs biochimiques les données recueillies par une échographie qui mesure la clarté nucale et d'autres signes d'appel anatomiques chez le fœtus.

Je n'irai pas plus avant dans les détails des différents marqueurs biochimiques étant donné la complexité de la chose, mais surtout, parce qu'un programme de dépistage prénatal doit pouvoir s'adapter à l'évolution rapide de la technologie dans ce domaine (nouveaux marqueurs, changements du moment des prélèvements, intégration de la clarté nucale, etc.). Les marqueurs observés, l'adjonction de l'échographie,

## La trisomie 21, ou le chromosome qui dérange...

La trisomie 21 n'est pas une maladie. C'est une singularité de la nature causée par une erreur de distribution dans les chromosomes du bébé qui fait en sorte qu'à la 21e paire... il y a trois chromosomes plutôt que deux. Cela génère quelques particularités notables dans le développement du fœtus. Pourquoi la trisomie 21 fait-elle l'objet de tant d'efforts de dépistage? Deux raisons: d'abord, parce qu'il est possible de l'identifier facilement par l'examen des chromosomes, contrairement à des anomalies plus complexes et encore non-détectables, ainsi que de nombreuses autres qui ne sont pas de nature génétique. Et ensuite, parce que c'est l'anomalie génétique la plus fréquente. Cela s'explique parce que la majorité des embryons y survivent, du fait, justement, que les altérations sont mineures, alors que quand l'anomalie est plus importante, la grossesse se termine presque toujours par une fausse couche précoce. La trisomie 21 touche un bébé sur 800 en moyenne mais l'incidence varie selon l'âge de la mère, allant de 1/1500 à 20 ans, pour augmenter graduellement, à 1/900 à 30 ans puis 1/384 à 35 ans et 1/112 à 40 ans.

Les bébés qui naissent avec la trisomie 21 présentent des caractéristiques physiques particulières: les yeux bridés, le visage rond, une taille plus petite que la moyenne... tout en ressemblant à leurs parents, comme les autres enfants: avec les yeux bruns de leur père, le petit menton de leur mère, etc. Ils sont plus à risque de présenter des malformations cardiaques (environ 40%) ou gastro-intestinales (5 à 10%). Mais plusieurs d'entre eux n'auront aucun de ces problèmes de santé. Ils manquent de tonus musculaire, ce qui ralentit en particulier l'acquisition du langage, en affectant les différents muscles impliqués dans la parole. Leur développement intellectuel et moteur est plus lent, notamment à cause de leur faible tonus musculaire, mais avec un programme de stimulation précoce, les enfants progressent bien. La grande majorité d'entre eux apprendra à parler et fréquentera l'école. Ce sont des personnes sensibles, qui aiment socialiser et développer des rapports affectifs étroits avec les gens de leur entourage. Dans un environnement qui les soutient et les respecte pour ce qu'ils sont, leur vie a toutes les chances d'être gratifiante et heureuse, pour eux et pour ceux qui les entourent. Avant de prendre une décision sur le dépistage prénatal de la trisomie 21, vous pourriez en apprendre plus sur les personnes qui vivent avec ce syndrome, le syndrome lui-même, ainsi que sur les ressources disponibles pour eux et leurs familles[12].

*La vigilance partagée*

la combinaison de plusieurs approches, les calculs de probabilité faits à partir des résultats, tous ces éléments font en sorte qu'il existe maintenant de multiples variations de ce qui mène à un « dépistage prénatal ». Parmi les pays industrialisés, tous n'utilisent pas la même approche, et de toutes manières, toutes ces approches sont appelées à changer dans un avenir rapproché.

Instauré graduellement au Québec depuis les années 2010, le programme québécois de dépistage prénatal de la trisomie 21[13] offre à toutes les femmes enceintes qui le désirent la possibilité de faire un dépistage prénatal de la trisomie 21, au sein du réseau public de santé. Avant l'instauration de ce programme, les parents qui désiraient faire le dépistage prénatal devaient s'adresser à des laboratoires privés et débourser des frais pouvant atteindre 1000 $.

### Les résultats et les limites du test de dépistage

Le résultat du test de dépistage se présente sous la forme d'une appréciation chiffrée de la *probabilité* d'avoir un enfant ayant la trisomie 21. Cependant, seul un test diagnostique, l'amniocentèse, permet de *confirmer* que le bébé a ou non la trisomie 21. On connaît déjà le taux de risque par groupe d'âge : à 30 ans, le risque est de 1/909, à 35 ans, de 1/384, par exemple. À l'opposé, le résultat du test de dépistage est individuel plutôt que collectif, et donnera la probabilité pour une femme en particulier, selon les marqueurs étudiés.

On considère actuellement que le seuil entre risque faible et risque élevé est de 1/300. Donc, si le résultat du dépistage prénatal est inférieur à 1/300 (comme 1/800, 1/1500), on ne recommandera pas l'amniocentèse. Mais cela ne signifie pas qu'il n'y a aucun risque d'avoir un bébé trisomique, parce que le test ne permet pas de détecter les bébés qui présentent la trisomie 21. Le risque est jugé faible, c'est tout.

Par contre, s'il indique un risque élevé (1/250, 1/100), on proposera l'amniocentèse qui posera le diagnostic comme tel. Mais attention, même quand le risque est élevé, la majorité des femmes qui passent l'amniocentèse ont un résultat normal.

À noter : le dépistage prénatal précoce n'est pas disponible pour les femmes enceintes de jumeaux, parce que les données normales pour ces grossesses sont différentes et ne sont pas disponibles à l'heure actuelle.

### Les risques du dépistage précoce

- Pour la partie constituée d'analyses sanguines, le test en soi ne comporte que les risques rarissimes reliés à une prise de sang (infection au site de la ponction, etc.).

- Pour ce qui est de l'échographie, vous pouvez vous référer à la section qui en traite.

- Pour les femmes dont le résultat montre un risque élevé, cela peut les amener à opter pour une amniocentèse, ce qui les expose à des complications, dont le risque de fausse couche. Voir à ce sujet la section suivante sur l'amniocentèse.

D'autre part, chez les femmes de 35 ans et plus qui ont accès directement à l'amniocentèse, plusieurs choisissent de faire le dépistage précoce, dans l'espoir que le résultat démontrera un risque faible, leur évitant ainsi de passer l'amniocentèse et de s'exposer aux risques qu'elle comporte.

### Les enjeux éthiques des programmes de dépistage prénatal de la trisomie 21

Dès l'annonce de la création du programme québécois, de nombreuses voix se sont élevées pour attirer l'attention sur les enjeux éthiques autour du dépistage prénatal. Je veux me joindre à elles. Je reconnais entièrement la compétence des parents dans les choix qu'ils font pour eux-mêmes, leurs enfants et leur famille. Mais pour cela, l'accessibilité au dépistage prénatal ne doit pas glisser vers une offre systématique qui limiterait l'autonomie des parents, ce que reconnaît d'ailleurs le gouvernement du Québec lui-même. Or déjà, de nombreuses femmes se font prescrire les tests de marqueurs sanguins parmi les analyses habituelles de début de grossesse, sans les explications et discussions essentielles à une décision éclairée de leur part. D'autres parents témoignent de l'abondance des informations reçues sur les risques de porter un enfant atteint de trisomie 21... comparativement à l'absence de toute information sur la trisomie elle-même, dont ils ne connaissent pratiquement rien. Certains parents ne se sentent pas complètement libres de leur choix. *Anne-Marie: « J'ai senti que le "bon choix" était de passer le test de dépistage et qu'il faudrait que je me justifie si jamais je décidais de ne pas le faire. »* Ces accrocs à une application totalement libre du programme de dépistage prénatal, je les ai moi-même fréquemment observés. Mais ils sont aussi mentionnés, au sein d'une fort intéressante réflexion, dans *Consultation sur les enjeux éthiques du dépistage prénatal de la trisomie 21, ou syndrome de Down, au Québec*, un excellent document publié par le gouvernement du Québec à la suite de la consultation publique qui a eu lieu sur le sujet[14].

Nous devons collectivement rester très vigilants pour que la possibilité de faire un dépistage prénatal demeure un choix pour les parents et en aucun cas une « obligation ». Peu importe que celle-ci soit attribuable à l'ignorance des options disponibles, aux pressions sociales, à la discrimination envers les personnes atteintes de trisomie 21 ou celle exercée envers les parents qui ont fait le choix de mettre leur bébé au monde et de l'accueillir comme il est. Pour que les parents puissent véritablement choisir entre interrompre ou poursuivre la grossesse d'un bébé atteint de trisomie, il faut que la société offre des conditions de vie acceptables pour cet enfant. Nous avons tous une responsabilité dans la création de la société où nous vivons. Pour ma part, je souhaite vivre dans un pays où tous les choix à cet égard sont possibles et respectés. Un pays où on peut ralentir la cadence pour accompagner les enfants qui apprennent plus lentement. Un endroit où tous les enfants sont les bienvenus, même ceux qui ne nous épateront jamais avec leurs prouesses académiques. Où les enfants différents sont d'abord et avant tout des personnes uniques et entières, pas des « diagnostics ». Un pays où on croit qu'il n'existe pas de vie « sans valeur » et qui fait de la place, sans distinction, à tous les enfants.

### L'expérience des parents

Malheureusement, beaucoup trop de parents s'engagent dans le processus du dépistage prénatal sans en comprendre les enjeux; parce que leur professionnel de la santé ne leur en parle pas. *Anaïs: « Ce que j'aurais aimé comprendre avant d'accepter le Prénatest (nom commercial d'une combinaison de marqueurs sanguins et échographie), c'est que ce sont des probabilités et non un résultat définitif que ce test offre. Et aussi les suites de ce test: échographies au pluriel, amniocentèse, stress, décisions quant à l'avenir du fœtus... »*

À ce stade de la grossesse, de nombreux parents sont encore dans le rêve du bébé « parfait », tout simplement parce que cela prend généralement toute une grossesse pour arriver à composer avec le bébé réel qui arrive le jour de la naissance... pas seulement quatre mois! Plusieurs d'entre eux sont très vulnérables à la force d'attraction d'un test dont l'image qui circule dans la population en général est qu'il promet «la grossesse zéro risque...», ce qui est loin d'être le cas.

Certains parents en font le choix réfléchi, parce qu'à ce moment de leur vie, c'est ce qui leur convient. *Madeleine: « Pour mes deux premières grossesses, nous n'avons jamais senti le besoin d'un diagnostic prénatal très poussé. Mais voilà... aujourd'hui enceinte à 40 ans d'un troisième bébé arrivé dans nos vies comme une totale surprise, on a eu besoin « d'en savoir plus » sur ce qui se cachait dans mon ventre. Nous avons décidé, en toute conscience, de faire plus de tests que les autres fois. Cela m'a permis non seulement de me connecter avec ce bébé que je n'avais pas désiré, mais en plus de m'apporter une sérénité dont j'avais grandement besoin pour la suite des choses. Tout cela pour dire que je me réjouis de vivre à une époque où ces différents examens sont possibles et que je célèbre cette liberté que j'ai de choisir de les faire ou non selon les circonstances de ma vie de famille. »*

## *L'amniocentèse*

L'amniocentèse est un test de diagnostic prénatal. Elle diffère donc des examens discutés précédemment qui, eux, font un dépistage. Le dépistage recherche et reconnaît des signes associés à une augmentation de risques d'anomalies, tandis que le diagnostic identifie et confirme l'anomalie.

L'amniocentèse est une procédure médicale faite à l'hôpital, dans des conditions aseptiques. On retire 20 ml de liquide amniotique de l'utérus à l'aide d'une longue aiguille, après qu'une échographie a localisé le bébé et le placenta avec précision. La composition du liquide est analysée en laboratoire et les cellules fœtales qu'il contient sont cultivées pour y déceler des anomalies chromosomiques. Les résultats sont connus entre 10 et 20 jours environ après le prélèvement. L'amniocentèse peut déceler la présence de la trisomie 21 (aussi appelée «syndrome de Down»), ainsi que les trisomies 13 et 18, beaucoup plus rares (1/10 000), mais aussi plus graves. Elle décèle aussi certaines anomalies majeures du tube neural (c'est-à-dire du cerveau et de la moelle épinière du fœtus), notamment le *spina bifida*, une malformation de la colonne vertébrale qui laisse la moelle épinière partiellement à découvert. Elle se fait le plus souvent vers la 16e semaine, mais peut se faire tout au long de la grossesse, dans des situations particulières. Au Québec, cela fait plusieurs décennies que l'amniocentèse est offerte et remboursée par le système de santé aux femmes qui auront 35 ans ou plus lors de leur accouchement.

### Les indications de l'amniocentèse

L'amniocentèse, précisons-le, n'est jamais obligatoire. Elle est offerte aux femmes dans les situations suivantes:

▸ quand les femmes ont 35 ans ou plus au moment de l'accouchement (l'âge «seuil» varie selon le pays ou la province);

▸ quand il y a des antécédents d'anomalies chromosomiques dans leur famille ou celle de leur conjoint. L'amniocentèse est offerte aux parents qui ont déjà eu un enfant atteint d'une anomalie génétique, ou qui ont dans leur famille proche une personne atteinte d'un trouble génétique ou encore qui sont tous deux porteurs d'un trouble génétique comme la maladie de Tay-Sachs ou la thalassémie. Elle fait alors suite à une consultation génétique qui prend en compte tous les éléments de l'histoire familiale afin d'évaluer le risque spécifique de ce couple que leur bébé soit porteur de la même anomalie. Le liquide amniotique est alors soumis à des analyses spéciales pour détecter ces anomalies particulières;

- à la suite d'une échographie où on a identifié soit des « signes d'appel » (voir plus haut, dans l'échographie de dépistage), soit des anomalies morphologiques parfois associées à des anomalies chromosomiques.
- quand les résultats des tests de marqueurs sanguins montrent un risque élevé d'anomalies chromosomiques;
- quand la grossesse présente certaines conditions pathologiques très particulières, il arrive que l'amniocentèse puisse apporter des informations utiles au suivi. Dans ce cas, elle peut être faite jusqu'à la fin de la grossesse.

### Les risques de l'amniocentèse

Le principal risque de l'amniocentèse est de provoquer une fausse couche. Ce risque est estimé à entre 0,6 % et 1 %[15]. De plus, environ 0,5 % des bébés auront un petit poids à la naissance (un signe de malnutrition intra-utérine) ou des problèmes respiratoires à la naissance. Les accidents de la procédure, comme la perforation d'un vaisseau sanguin, la rupture prématurée des membranes, les risques de blessure au bébé, mineure ou majeure, sont plus rares. Dans le cas où la mère est Rh-, elle doit recevoir l'injection de gammaglobulines qui prévient la formation d'anticorps dangereux pour le bébé puisque la procédure pourrait occasionner un échange de sang entre elle et son bébé. Parmi les problèmes rencontrés, il arrive qu'on doive reprendre l'intervention, soit qu'on n'ait pas réussi à retirer assez de liquide, soit que la culture des cellules ait été inadéquate. Cela multiplie évidemment les risques et allonge les délais d'attente des résultats. Si cette prolongation ajoute à l'anxiété de l'attente, pour certaines femmes, cela pourrait même compromettre l'idée d'un avortement à une date si tardive, si les résultats s'avéraient anormaux.

Malgré sa réputation de grande fiabilité, l'amniocentèse peut, quoique rarement (moins que 1 %), donner un faux résultat: elle manque une anomalie pourtant présente ou elle diagnostique une anomalie qui n'est pas présente. Cela se présente en particulier dans le cas du *spina bifida*, dont le diagnostic dépend non pas de la culture de cellules, mais de l'analyse de la proportion de certaines substances dans le liquide amniotique; une proportion qui varie normalement selon l'âge de la grossesse, la présence de jumeaux, et d'autres facteurs.

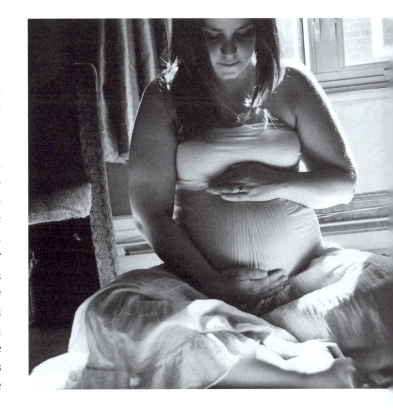

L'amniocentèse ne peut pas garantir un bébé « parfait » car la grande majorité des anomalies génétiques ne sont pas décelables par amniocentèse. L'amniocentèse ne recherche que les trisomies. Il naît environ 2% de bébés qui ont des malformations ou des problèmes majeurs nécessitant des soins médicaux. Depuis l'avènement de l'amniocentèse, ces valeurs n'ont pas changé, sauf pour la trisomie 21. La diminution du nombre de bébés atteints de trisomie à la naissance ne fait que refléter le nombre d'avortements sélectifs faits en cours de grossesse, à la suite de l'annonce des résultats de l'amniocentèse.

### L'expérience des parents

Toutes les femmes du monde connaissent, pendant leur grossesse, un sentiment d'inquiétude quant à l'intégrité physique et mentale de leur bébé. Quand elle annonce des résultats normaux, l'amniocentèse semble contribuer à diminuer le niveau d'anxiété chez les mères. Mais la progression de la grossesse abaisse la crainte de toutes les mères face à de possibles anomalies chez leur bébé qu'elles aient subi, ou non, une amniocentèse. Une grande partie de l'anxiété qui se résout au moment des résultats provient du test lui-même: le fait d'attendre pendant trois semaines une réponse qui va décider de l'avenir d'une grossesse déjà bien installée fait vivre beaucoup d'angoisse aux femmes. Un certain nombre de parents sont, par ailleurs, mis en présence de résultats ambigus comme la découverte de changements chromosomiques mineurs, dont la médecine ne connaît pas encore les conséquences sur le fonctionnement futur des bébés atteints.

Pour les femmes de 35 ans et plus, l'offre systématique d'avoir recours à l'amniocentèse a transformé cette procédure délicate, tant par ses risques que par ses conséquences sur la poursuite de la grossesse, en un simple test de « routine ». Certains parents pensent même qu'elle est obligatoire, passé un certain âge. Dans l'entourage, on demande « c'est pour quand ton amnio? » et « as-tu eu tes résultats? » comme s'il s'agissait d'un test banal. La pression sociale à passer l'amniocentèse s'exerce sur toutes les femmes, mais elle a aussi quelque chose d'absolument culturel et arbitraire. En France, par exemple, où l'amniocentèse de routine n'est proposée qu'aux femmes de 38 ans et plus, celles de moins de 38 ans n'angoissent pas de ne pas y avoir accès! La décision de subir une amniocentèse devrait pourtant faire l'objet d'une réflexion idéalement partagée dans le couple, qui prend le temps d'évoquer les choix qui s'offriraient en cas de résultats douteux ou clairement anormaux. Chaque histoire est unique et inscrite dans la réalité d'un couple, d'une famille.

*« Décider de ne pas passer d'amniocentèse a été l'aboutissement d'un long processus de questionnement et de réflexion avec mon mari, dit Céline, et nous étions vraiment à l'aise avec notre décision finale. Mais vivre le reste de la grossesse en se faisant demander par tout le monde si ça ne nous inquiétait pas de l'avoir refusée, ça, ç'a été difficile! Nous n'avions pas de répit. On nous l'a demandé jusqu'à la fin! »*

*Danielle est enceinte pour la deuxième fois à 37 ans. Il y a un an et demi, elle a perdu son premier bébé à l'âge de quatre mois, du syndrome de mort subite du nourrisson, une condition mystérieuse et cruelle qui frappe un bébé sur 1000 dans la première année de vie. Cette mort soudaine les a laissés le cœur déchiré, elle et Antoine, son compagnon. Plus sereins aujourd'hui, ils partagent néanmoins l'inquiétude des femmes de cet âge d'avoir un enfant trisomique. Le risque n'est que de 1 sur 350, mais cette probabilité relativement faible leur souligne cruellement qu'elle s'est un jour appliquée à leur bébé. Ils se sentent inca-*

pables de penser que ce « 1 sur 350 » ne « devrait » pas tomber sur eux. Ensemble, après avoir pesé les risques de l'intervention elle-même, ils décident que Danielle passera l'amniocentèse.

Marie-Lise a 41 ans et attend son deuxième bébé. Elle a fait une fausse couche l'année dernière et se sent généralement plus inquiète face à cette nouvelle grossesse. La question de l'amniocentèse la torture depuis les premières semaines: il lui semble qu'il faut qu'elle y aille, mais en même temps, elle en a peur. Comme un malaise sourd et persistant. Elle s'y résout finalement et reste anxieuse pendant les semaines d'attente de la réponse. Un téléphone au centre de génétique après trois semaines confirme que les résultats préliminaires sont encourageants: il y a 46 chromosomes, tout semble normal, le résultat définitif devrait venir d'ici quelques jours. Le lendemain: c'est le choc! Elle vient de perdre un peu de liquide clair et sanglant. À l'hôpital, l'examen confirme que ses membranes sont rompues et que le cordon ombilical est là, dans le vagin. À 20 semaines de grossesse.

Leila et Bill avaient longuement réfléchi à l'amniocentèse lors de leur première grossesse, alors qu'elle avait 37 ans. Ils avaient alors décidé de ne pas la passer et, en paix avec leur décision, avaient vécu l'attente de leur bébé avec bonheur. Cette fois, à 43 ans, la question se posait autrement. C'est le cœur gros mais tout de même prête à assumer leur choix que Leila s'y est prêtée. Quand le verdict est tombé, trisomie 18, leur chagrin a été immense. Les enfants atteints de trisomie 18 ne peuvent espérer se développer normalement et dépassent rarement l'âge de un an. Ils ont ensemble vécu cet avortement comme la naissance et l'accueil, en tout petit, de la petite fille dont ils avaient rêvé. Des mois, des années plus tard, Leila porte encore le deuil de ce qu'elle a choisi de ne pas vivre avec sa fille. « Qui suis-je pour décider que cette année de vie possible n'avait pas de valeur, que mourir tout de suite, à 18 semaines de grossesse, était mieux pour elle? » Encore aujourd'hui, elle apprend à vivre en paix avec les terribles choix que la science moderne permet aux parents de faire, des choix qui les laisseront souffrants, quels qu'ils soient.

Martine est enceinte pour la première fois. Elle a 38 ans et craint d'avoir un enfant atteint du syndrome de Down. Son médecin lui suggère une amniocentèse. Martine prend le temps de faire une recherche pour mieux connaître cette intervention. Elle découvre que les risques de fausse couche à la suite de l'amniocentèse sont aussi élevés, à son âge, que les risques d'avoir un enfant trisomique. Elle ne sait pas quoi faire! Elle parle de son inquiétude dans son entourage. Son amie Christine, qui a eu quatre enfants, lui dit: « Tu pourrais essayer d'aller toi-même à l'intérieur, d'aller sentir ton bébé. Parles-en avec ton mari. Ne vous laissez pas bousculer par toute la pression autour de vous. Ça demande un acte de foi, et beaucoup de courage, exactement ce dont tu auras besoin pour l'accouchement, d'ailleurs. » Après mûres réflexions, Martine décline l'amniocentèse. Aujourd'hui, à 41 ans, elle est enceinte de nouveau et n'en aura pas cette fois-ci non plus!

Diana a 26 ans et s'en va, exaltée, à son échographie de routine avec Luc, son conjoint. Ils ont bien hâte de voir leur bébé à l'écran. Mais plutôt que le très attendu « tout va bien », on leur annonce que les bassinets des reins de leur bébé sont plus grands que la normale, que cette anomalie est parfois accompagnée de malformations cardiaques et qu'elle est plus fréquente chez les enfants avec des anomalies génétiques. C'est le choc! On les envoie dès le lendemain à l'amniocentèse pour éliminer cette dernière hypothèse. Les résultats n'arriveront que dans trois semaines, trois très longues semaines alors qu'elle commence tout juste à sentir son bébé bouger dans son ventre. Tout sera éventuellement normal, mais longtemps après la naissance de leur bébé en santé, Luc et Diana se souviendront du stress, de la coupure brutale dans la grossesse jusque-là heureuse et insouciante, surtout que ni l'un ni l'autre n'avaient idée qu'ils pourraient être confrontés à la décision de passer une amniocentèse, à l'intérieur d'un si court délai.

Ces exemples illustrent bien, il me semble, combien la décision de passer ou non une amniocentèse est personnelle à chaque femme, chaque couple, et relève d'un ensemble de facteurs subjectifs autant qu'objectifs. Que les parents soient porteurs d'un gène déficient qui les oblige à une investigation génétique complète ou qu'ils essaient seulement de composer avec des risques statistiques, le processus de décision et l'expérience de vivre avec les résultats ne sont jamais simples. Il n'y a pas de bonne réponse, mais étant donné l'importance des enjeux, celle à laquelle les parents arrivent se doit d'être issue d'une véritable réflexion.

### L'amniocentèse... et après?

Quand une anomalie est détectée, on offre aux parents de procéder à un avortement, s'ils le désirent, ou de poursuivre la grossesse. C'est une lourde décision à prendre. Les quelques anomalies décelables par l'amniocentèse n'impliquent pas toutes une vie de souffrance ou une vie végétative pour l'enfant touché, loin de là. Malheureusement, la pression sociale est unidirectionnelle: on décèle les anomalies pour les éliminer quand on les trouve. On entend rarement un autre discours que celui-là. Il va de pair avec cet autre: aucun parent ne voudrait vivre avec un enfant handicapé. Il est vrai qu'aucun parent ne choisirait que son enfant soit handicapé. Mais bien des parents sont prêts à vivre avec l'enfant que la vie leur donne, handicapé ou non.

*Maude: « Mon frère et sa femme ont eu un enfant trisomique. Ça fait curieux de l'appeler comme ça parce que, pour nous, il est ce qu'il est, c'est-à-dire Alexis, deux ans, adorable, affectueux, gai, une joie dans la maison! Jamais je n'aurais une amniocentèse pour avorter d'un enfant trisomique. Je l'accepterais et l'aimerais sans problème, et c'est évident pour Michaël aussi! »* Vu de loin, l'avortement d'un enfant handicapé peut sembler un moindre mal, une façon relativement simple de gérer le problème. Mais pour beaucoup de mères et de pères, c'est une expérience déchirante. Si un enfant était de toute façon non viable, a-t-on nécessairement moins de peine de le forcer à quitter à cinq mois de grossesse plutôt que de le laisser vivre jusqu'à sa naissance? Est-ce que c'est toujours « pour le mieux », comme disent souvent les gens de l'entourage qui essaient d'aider? La question n'est pas de décider si avorter d'un bébé handicapé est bien ou mal, mais de trouver, pour soi, pour le couple, la décision avec laquelle on pourra vivre en paix.

Tous les parents vivent un choc au moment où ils apprennent que leur enfant est touché par un handicap. Leurs réactions varient énormément selon leurs croyances, leur culture, leurs attentes, le soutien de leur entourage, la gravité de l'atteinte et de multiples autres facteurs. Ce choc, très réel, est toujours suivi d'une adaptation parfois douloureuse, mais aussi très souvent positive, une expérience d'élargissement de l'amour, un apprentissage inespéré des facettes de la vie que le bonheur ordinaire aurait laissé cachées, un rapprochement profond dans le couple et dans la famille. On entend peu parler de ces expériences. Une recherche récente faite au Québec, auprès de parents d'enfants très handicapés[16], rapporte des observations probablement surprenantes pour la plupart d'entre nous: « Les enfants atteints de trisomie 13 et 18, pour la plupart lourdement handicapés et ayant une très courte espérance de vie, et leur famille vivent une expérience globalement heureuse et enrichissante, contrairement aux prédictions habituellement sombres formulées par la communauté médicale au moment du diagnostic. Les parents interrogés dans le cadre de l'étude jugent que les soignants voient souvent leur enfant comme étant un diagnostic ("un T13", "une trisomie létale") plutôt qu'un bébé unique.

[…] (Ils) estiment à hauteur de 97% que leur enfant est heureux, et que sa présence enrichit la vie de leur famille et de leur couple, peu importe jusqu'à quel âge il a survécu. » Un fait important à noter, les parents étaient tous membres de groupes de soutien pour parents d'enfants handicapés. Cela confirme, si besoin était, l'importance du soutien des autres dans les expériences humaines difficiles, celles qui demandent inévitablement un dépassement de soi. Dans un groupe de pairs, comme dans ce cas-ci, « les autres » sont passés par là. Ils ont aussi connu la déception et la colère, mais aussi les grandes joies devant des progrès minuscules mais ô combien précieux. Et surtout, ils ont découvert, petit à petit, les chemins qui mènent vers le regard nouveau que tout cela donne sur la vie, et qui en enrichit le sens.

# Réflexion sur le terme « grossesses à risques »

La catégorie des « grossesses à risques » a été inventée dans le but d'accorder aux grossesses qui présentent certaines complications le suivi qui leur convient: des visites plus rapprochées, des tests supplémentaires et une surveillance plus étroite lors du travail. Ce qui est très bien! Il existe des risques réels reliés à des problèmes de santé antérieurs à la grossesse, comme le diabète, l'hypertension et les problèmes cardiaques; alors que d'autres conditions porteuses de risques apparaissent pendant la grossesse, comme la pré-éclampsie. Par ailleurs, certaines situations, comme la présence de jumeaux ou une présentation du bébé par le siège, ne sont pas des complications en soi, mais des variations normales qui demandent une vigilance accrue et des soins particuliers. Enfin, des catégories de risques comme l'âge et l'obésité ont des bases scientifiques, certes, mais véhiculent aussi beaucoup de préjugés.

L'âge! Voilà bien une catégorie douteuse de grossesse à risque, basée sur une vision très mécanique de la personne: les vieilles autos roulent moins bien que les neuves, quoi! Le concept médical de la grossesse tardive, et donc « à risques », a été lancé par un obstétricien lors d'un congrès au milieu des années 1950. L'idée que les femmes de cet âge avaient un corps beaucoup plus rigide, un organisme déficient devenu inapte à mettre un enfant au monde, a fait des adeptes et s'est immédiatement répandue, sans pourtant qu'on ne la soumette à l'épreuve scientifique de recherches sur de très grands groupes. En vérité, on reconnaît aujourd'hui certaines particularités qui augmentent avec l'âge, comme la diminution de la fertilité (mais si vous êtes enceinte, vous avez vaincu cette difficulté-là!), un plus grand risque de fausses couches (qui est déjà d'environ 20% pour l'ensemble des femmes), et le risque plus élevé de développer de l'hypertension,

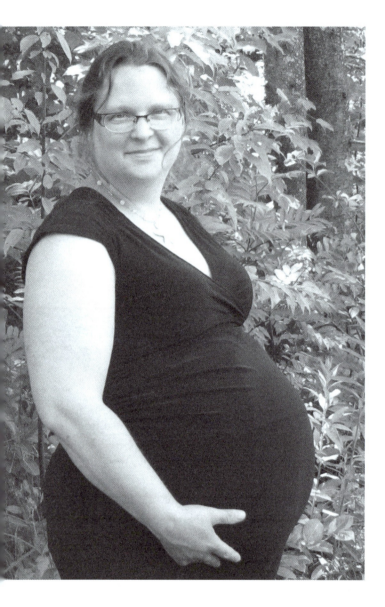

d'accouchements de femmes de 35 ans et plus qui se terminent en césarienne? Peut-être parce que les particularités de leur travail sont interprétées avec le biais de leur âge. Un ralentissement de la dilatation pour lequel on serait patient chez une «jeune» femme est plus rapidement diagnostiqué comme un arrêt de progression, par exemple. Dépendant du poids d'un tel biais chez les professionnels qui les suivent, les femmes plus «âgées» peuvent se retrouver réduites à jouer un rôle diminué dans un scénario dont l'issue est décidée d'avance. «Vous comprenez, madame, à l'âge que vous avez, il faudra vous attendre à une césarienne», leur dit-on, parfois dès le début de leur grossesse. Mal informé, l'entourage poursuit sur le même ton: «Ça ne t'inquiète pas, à ton âge?» Si, pendant des mois, on leur instille l'idée de leur incompétence physique à donner naissance et de la presque inévitabilité de leur échec, on ne peut pas s'étonner que cela se réalise le jour de l'accouchement.

À plusieurs reprises, j'ai aidé des femmes de 36, 39, 42 ans à avoir leur premier bébé. Certaines ont accouché «comme des chattes», d'autres ont travaillé très fort et quelques-unes ont eu besoin d'aide médicale. Exactement comme les autres femmes! De grâce, ne laissez personne vous considérer comme diminuée ou handicapée du seul fait de votre âge!

Si l'on vous dit, en cours de grossesse, que vous êtes «à risques», commencez par en vérifier minutieusement la pertinence. Surtout, rappelez-vous que cette classification de risque ne touche pas l'ensemble des transformations qui auront cours. Les premiers mouvements du bébé, la sensation grandissante de sa présence, les bouleversements dans l'organisation de la vie en préparation à son arrivée, l'intensité des sensations du travail et l'importance de s'y abandonner, la naissance, les émotions complexes des premiers jours, l'allaitement, l'ajustement à la vie avec un

une condition pour laquelle toutes les femmes enceintes sont suivies de toute manière. Quant à l'augmentation du risque d'anomalies génétiques, bien réelle, elle ne change rien dans le déroulement de la grossesse et de l'accouchement. Bref, en aucun cas l'âge seul devrait être un facteur de risque.

Comment se fait-il alors qu'on ait l'impression d'entendre très souvent des histoires bébé; toutes ces étapes de la maternité se vivent avec ou sans facteur de risque. Être placée dans cette catégorie, par contre, peut radicalement changer la vision qu'une femme a d'elle-même et affecter sa confiance de mère avant même qu'elle n'ait commencé! Vous êtes responsable d'aller chercher les soins que votre condition réclame, s'il y a lieu, mais vous êtes aussi responsable de ne pas vous laisser réduire à «une grossesse à risque».

Sheila Kitzinger, une anthropologue britannique qui observe la naissance et tout ce qui l'entoure depuis des années, déteste cette appellation «grossesse à risques élevés» (*high risk pregnancy*). «N'auriez-vous pas l'impression d'être une sorte de bombe à retardement?» demande-t-elle. Reconnaissant que certaines femmes et bébés requièrent des attentions particulières, elle suggère l'expression «*high care pregnancy*», qui se traduit difficilement, sinon peut-être par «grossesse à soins accrus», qui met l'accent sur les soins, plutôt que sur les risques. Un peu plus invitant, ne trouvez-vous pas? Si vous vivez une «grossesse à risques», profitez-en pour aller chercher des «soins accrus» auprès d'une sage-femme, d'une doula, d'un groupe d'entraide d'allaitement, ou encore de mères amies. Allez chercher un soutien supplémentaire pour traverser ce que la grossesse ou l'accouchement pourraient avoir de plus difficile pour vous, mais surtout pour partager vos joies et vos défis dans l'arrivée de ce bébé dans votre vie.

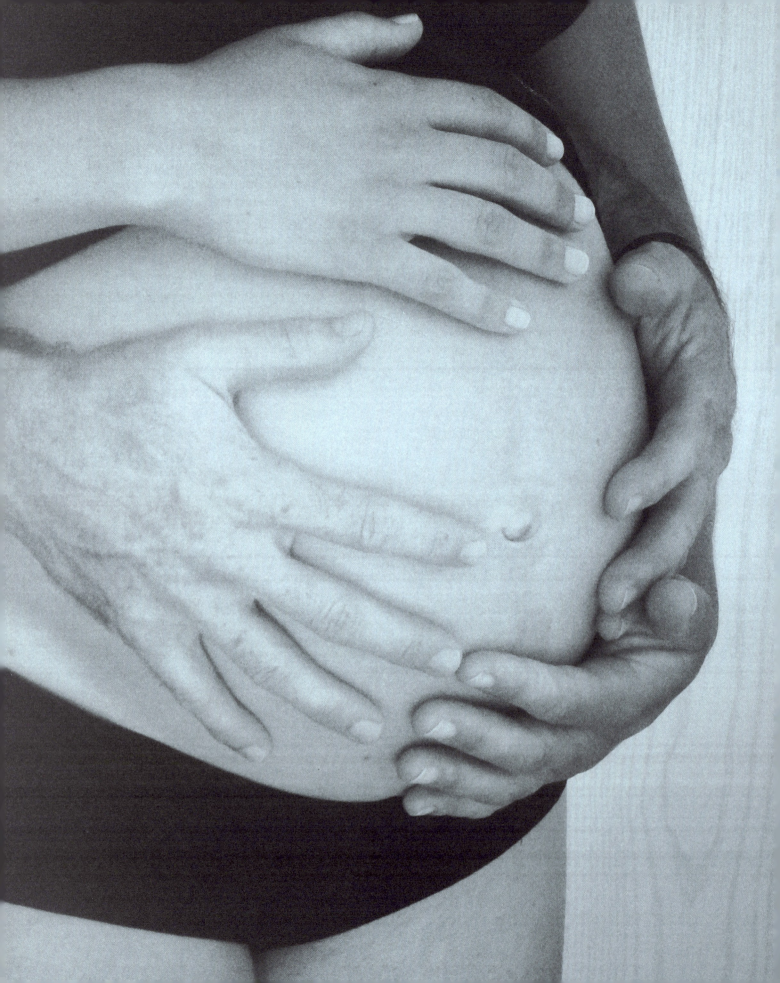

CHAPITRE 4

# L'accouchement vu de l'intérieur

*L'histoire intime d'une naissance*

Pʟᴜᴛôᴛ ǫᴜᴇ ᴅ'ɪᴍᴀɢɪɴᴇʀ le voyage qui s'en vient à travers des explications, des centimètres, des stades de l'accouchement, laissez-vous conter l'extraordinaire aventure de la naissance. Comme un de ces contes merveilleux qui nous ont fait rêver, enfants. Le texte qui suit pourrait vous servir de visualisation, de voyage guidé, que vous en fassiez la lecture vous-même ou qu'on vous la fasse. Les points de suspension suggèrent une pause dans la lecture. Laissez monter en vous l'intensité que les images vous proposent, laissez-vous pénétrer par le récit et les émotions qu'il suscite.

Commencez par vous laisser glisser dans une sorte de rêverie éveillée. Vous êtes enceinte. Les mois passent, les semaines, les jours. Votre bébé continue de grandir, de se nourrir à même votre souffle, votre sang, votre corps. À chaque instant, chacune de vos respirations lui apporte tout l'oxygène dont il a besoin. Imaginez votre bébé dans votre utérus en ce moment. Il flotte doucement dans le liquide tiède qui l'entoure, bercé par votre respiration et par vos mouvements, réconforté par les battements de votre cœur.

Essayez d'imaginer l'intérieur de votre utérus. Cela ne devrait pas être difficile, après tout, vous avez vous-même déjà séjourné dans un utérus pendant neuf mois. Imaginez les parois souples et fermes qui protègent votre bébé, le placenta gorgé de sang et d'oxygène, le cordon qui les rattache, avec ses deux artères et sa veine qui assurent l'échange continu entre vous et lui. Quel organe extraordinaire que le placenta: il sait s'approvisionner selon ses besoins et se débarrasser de ses déchets. Imaginez l'intérieur de votre vagin. Les cellules qui s'étirent et deviennent de plus en plus souples. Vous pouvez peut-être même déjà sentir cette flexibilité qui augmente: les cellules roses, fortes, robustes, qui s'assouplissent continuellement et s'ouvrent de plus en plus, vers les dernières semaines de grossesse. Tout ce travail d'assouplissement, d'ouverture, d'abandon, vous fait vraiment percevoir la grande sagesse du corps, qui se libère de la fatigue, du stress, pour faire graduellement plus de place à la relaxation, sur le chemin qu'empruntera bientôt votre bébé.

Votre corps sait non seulement comment nourrir un bébé par le placenta, mais aussi comment le mettre au monde. Tout comme vos organes ont su s'adapter, se déplacer pour faire de la place au bébé, tout ce que vous pourriez avoir besoin d'apprendre intérieurement vous viendra naturellement, sans effort de votre part. Votre routine quotidienne se déroule normalement, mais d'infimes changements s'opèrent graduellement et continuellement à l'intérieur de vous.

En ce moment même, votre bébé se nourrit et grandit patiemment. Il attend d'avoir atteint le bon poids, d'être prêt à naître. Il attend le moment parfait pour entamer son voyage vers l'extérieur…

D'abord, imaginez une sorte de tunnel dans le temps, qui vous permettrait de faire un saut dans le futur et de vous retrouver à ce moment parfait que votre bébé aura choisi pour naître…

Ce jour-là, ou cette nuit-là, vous sentez revenir périodiquement un serrement, une pesanteur dans le bas de votre ventre. Vous en avez peut-être ressenti souvent depuis quelques semaines, mais cette fois-ci, c'est différent. Ce sont les contractions! Comme elles deviennent plus présentes et plus fréquentes, vous vous rendez compte que c'est le début du travail. Votre corps et votre bébé ont commencé le processus de la naissance, exactement comme la nature l'avait prévu.

Vous parlez à votre bébé et vous lui dites combien vous êtes heureuse de savoir que, très bientôt, vous pourrez vous voir et vous toucher, peau à peau. Vous avez parlé à votre compagnon, qui partage votre excitation à sa manière, et maintenant vous allez faire une marche ou continuer vos activités, en respirant profondément à travers chaque contraction. Si c'est la nuit, vous somnolez jusqu'à ce que la force de vos contractions vous réveille à nouveau…

Maintenant, il y a une contraction qui s'en vient, toute petite d'abord, comme le bruit d'un train qu'on entend arriver au loin, et qui grandit et grossit, jusqu'à ce qu'il soit tout près de vous. Vous sentez la tête de votre bébé qui plonge vers le col, vers le bas de l'utérus, vers l'extérieur. Votre respiration vous emmène de plus en plus profondément, exactement là où cette pression se fait sentir. C'est votre souffle et la tête de votre bébé, ensemble, qui font ouvrir le col. Un peu. Un tout petit peu. Juste ce qu'il faut. Puis, tout doucement, vous sentez la contraction qui perd de sa force, comme un train qui vous a dépassée et qui repart vers le lointain.

À nouveau, c'est le silence, le grand et merveilleux silence qui apaise. Et vous vous reposez… Comme c'est bon, ce temps de repos! Vous en profitez pour bouger, marcher, vous étirer, parler avec ceux qui vous entourent. Ou peut-être pour faire le silence, vous recueillir, vous centrer. Vous attendez…

Puis vous sentez la prochaine contraction qui arrive. Comme une belle et grande vague. Pleine d'écume. Elle vient vous chercher et vous emporte sans que vous ne puissiez rien y faire sauf respirer et respirer. La tête de votre bébé plonge vers le col, pèse sur le col, lui demande de s'ouvrir, de lui faire de la place. Parce qu'il veut naître, votre enfant. Vous respirez pendant que la vague vous emmène toujours de plus en plus loin, de plus en plus profond. La tête du bébé plonge en bas, c'est cette pression-là, que vous sentez dans le bas de votre ventre, peut-être même jusque dans votre dos. C'est toujours votre souffle qui vous porte, qui vous transporte jusque dans le creux de votre ventre, pour aller dire oui, oui à la porte qui s'ouvre, au col qui s'ouvre, à tout votre corps qui s'ouvre pour laisser passer votre bébé. Bientôt, vous pouvez sentir cette pression qui relâche un peu. La vague qui se calme, qui vous ramène tout doucement au rivage. Parce que les vagues reviennent toujours au rivage. Les vagues reviennent toujours au rivage…

Et vous vous retrouvez là, sur le rivage, dans le magnifique silence du rivage. Vous pouvez enfin vous y reposer... Qu'elle est extraordinaire cette accalmie, cette paix! Vous en savourez chaque instant, chaque seconde. C'est comme si toute la paix du monde était contenue dans chacune de ces secondes de silence. Comme si tout le courage du monde était là, à votre disposition, pour que vous puissiez y puiser à volonté. Vous vous en nourrissez et vous vous reposez, avec votre bébé...

Jusqu'à ce que la prochaine vague vienne vous chercher, encore plus forte que les autres. Tellement tumultueuse, tellement folle. La tête du bébé plonge toujours vers le bas de l'utérus, descend de plus en plus, et pèse tellement sur le col, que le col doit céder. Il cède, il s'ouvre, comment pourrait-il faire autrement? Cette vague est tellement forte, elle vous emmène tellement loin du rivage que vous vous demandez s'il existe encore un rivage. Elle vous bouscule, vous roule dans son écume, et vous vous sentez comme un petit bouchon de liège au milieu de l'océan. Et peu importe la violence de la tempête, peu importe sa durée, peu importe combien la mer le secoue... le petit bouchon de liège sait qu'il continuera toujours à flotter. C'est votre respiration encore une fois qui vous guide, qui vous emmène au plus profond de vous-même, là où la tête de votre bébé implore votre col de s'ouvrir davantage, de lui faire de la place pour passer. Et votre col s'ouvre, il s'ouvre. Parce qu'il ne peut pas faire autrement. Parce que les cols sont faits pour s'ouvrir et les bébés, pour naître. Parce que vous êtes, avec votre bébé, au milieu d'un merveilleux processus perfectionné par d'innombrables générations de femmes avant vous. Vous n'avez qu'à vous y abandonner. Puis tout doucement, la vague vous ramène au rivage. Son infime et essentiel travail est accompli: ouvrir le col un peu plus, faire descendre votre bébé un peu plus. Chaque contraction tellement efficace...

Chacune de vos respirations remplit d'oxygène chacune de vos cellules qui sont prêtes depuis si longtemps à faire ce merveilleux travail. Chacune de vos respirations nourrit chacune des cellules de votre bébé. Votre bébé si amoureusement massé par vos puissantes contractions, massé, éveillé de son doux sommeil, réveillé de sa vie sous-marine, intra-utérine. Chacune de vos contractions le prépare à respirer, à téter, à quitter son berceau de chair pour atteindre sa propre vie. Parce que c'est aujourd'hui qu'il va naître! Vous vous reposez tous les deux, au milieu de ce prodigieux voyage. Le plus court et en même temps le plus long et le plus mystérieux des voyages de la vie...

La prochaine vague vient vous enlever et vous emporte au large, encore une fois. Vous entendez votre souffle qui suit le mouvement, qui vous guide. Vous sentez la tête de votre bébé qui pèse là, en bas, sur ce qui reste du col maintenant tellement ouvert. Votre souffle qui vous entraîne au plus profond, là où il faut aller dire oui. Oui à l'ouverture, oui au travail, oui à ces incroyables sensations de la naissance. La tête du bébé qui presse encore, et, ah! qu'est-ce que c'est, ce liquide chaud qui vous coule soudainement entre les jambes. C'est le liquide amniotique! Quelle extraordinaire sensation chaude et mouillée, comme une petite rivière qui ouvre la voie à votre bébé. Il s'en vient, il s'en vient vraiment. C'est l'énergie de la naissance qui coule à travers vous et qui coule de vous. Cette pression de la tête là en bas, encore plus présente maintenant, plus pressante. Toute votre énergie concentrée à lui dire oui, à laisser ouvrir exactement l'espace qu'il faut pour que naisse votre bébé. En sachant qu'il a tout l'espace qu'il lui faut. Bientôt, la pression diminue, la tempête se calme, la vague roule avec mollesse et vient vous déposer doucement, là, dans le calme, le silence et la paix...

Heureusement, son travail achevé, la vague se retire et vous ramène au rivage, dans cette oasis de calme et de paix. Vous vous y bercez, paisiblement, avec votre petit passager. Vous en profitez pour lui dire combien vous l'aimez, combien vous avez hâte de le serrer dans vos bras. Vous prenez le temps de goûter à tout l'amour qui vous entoure. Celui de votre compagnon, des gens qui sont avec vous. Vous pensez aussi à la tendresse de tous ceux qui vous aiment, en ce moment, et qui se soucient de vous. Vous profitez de chaque instant de calme et de paix pour sentir cet amour vous toucher et vous régénérer...

La prochaine vague qui vient vous chercher est accompagnée d'une nouvelle sensation, d'une excitation différente aussi, d'un mouvement de poussée, de tout votre corps, de tout votre ventre. L'ordre vient directement de là, de l'intérieur. Votre bébé descend, un petit peu, et franchit maintenant le col ouvert si grand, qu'il peut maintenant le passer et s'engager dans votre vagin, le dernier couloir de chair qui le sépare encore de sa naissance. Et ça pousse, ça pousse tout seul, et votre corps suit spontanément. Chaque poussée, qui presse encore plus que tout à l'heure, fait descendre votre bébé. Vers le bas, vers l'extérieur, vers sa vie. Et vous poussez, poussez, laissant sortir tous les sons qui accompagnent ce mouvement venu du plus profond de vous-même. Vous vous abandonnez tout entière à ce mouvement de l'intérieur qui vient mettre votre bébé au monde...

Puis, la force de la vague diminue et vous quitte encore une fois, son travail terminé. Cette fois, le repos semble encore meilleur. «Viens, viens mon bébé, je te sens venir enfin!» Une énergie neuve vous habite, une fébrilité en même temps qu'une force tranquille. Vous avez chaud, vous avez soif, votre corps réclame une attention nouvelle, parce qu'il commence maintenant un travail nouveau: celui de pousser votre bébé, de le pousser au monde. Les gens autour de vous partagent votre excitation et la joie de savoir que votre bébé sera bientôt dans vos bras. Chaque instant de repos vous communique force et énergie...

La contraction qui vient vous trouve prête, prête à vous ouvrir, à travailler, à pousser. Votre souffle a changé, il s'est adapté à ce nouveau travail, et vous l'entendez aller chercher cette force en vous pour faire descendre votre bébé. Encore un peu, encore un peu plus. Tous les tissus de votre vagin répondent à cette demande extraordinaire, ils s'étirent et s'ouvrent devant votre bébé, le laissent descendre. La poussée a une telle force que vous avez l'impression de sauter sur une grande vague et de glisser avec elle aussi loin qu'elle ira. Chaque poussée vient presser là, en bas, partout, dans le vagin, sur le rectum, dans tout votre bassin, parce que votre bébé prend toute la place qu'il y a. Et le chemin s'ouvre, s'ouvre. Puis, doucement, la contraction perd de sa force et vous sentez la pression qui se relâche, et votre bébé qui remonte un petit peu, puisqu'aucune pression ne le maintient en bas...

Il remonte dans son nid, dans son espace connu. Il se repose. Tous les tissus du vagin se reposent aussi. Chaque fibre, chaque muscle qui vient de s'étirer reprend sa forme, s'abreuve d'oxygène et d'énergie à même votre respiration, à même votre repos. Vous prenez le temps de sentir la présence des gens autour de vous, de reprendre contact avec eux: ils sont là, avec vous, ils vous aident et ils vous aiment. Chaque instant de cette pause vous remplit, vous régénère...

Vous sentez venir encore une fois cette pression, cette poussée. Vous la laissez monter jusqu'à ce qu'elle soit irrésistible. Et ça pousse, ça pousse encore. Votre bébé glisse sans effort jusqu'où il est allé plus tôt, et d'une poussée, vous le faites avancer un peu plus, là où il n'est encore jamais allé. C'est maintenant toute la vulve qui s'étire, qui s'ouvre pour laisser venir votre bébé. Quelle chaleur intense, comme si chaque cellule s'étirait au maximum de sa flexibilité et brûlait de tant s'ouvrir. L'étirement, la souplesse et l'ouverture permettent à votre bébé de naître. Il sent maintenant, pour la première fois, la sensation de l'air frais sur son cuir chevelu. Vous pouvez voir le sommet de sa petite tête, vous pouvez enfin la toucher. Sa peau toute en replis est humide, chaude, là, juste là, entre vos lèvres. Doucement, la contraction perd de sa force. Vous sentez la vague qui se calme et qui vous quitte. Le cercle de sa tête reste là, un instant encore, un instant, avant de remonter se cacher au creux de vous, laissant encore une fois les tissus se reposer, se préparer à la grande ouverture...

Vous vous reposez aussi. Vous ressentez peut-être encore, aux lèvres, le feu de cette ouverture extraordinaire. Doucement, avec chacune de vos respirations, vous allez y apporter la fraîcheur, la détente, le «oui» qui permettra aux tissus d'ouvrir encore un peu plus. Parce qu'ils en sont capables. Ils ont été exactement conçus en prévision de laisser un jour passer un bébé. C'est aujourd'hui qu'ils font bravement leur travail. «Mon bébé, mon bébé, dans quelques instants seulement. Mon amour, mon bébé...»

La prochaine vague vient et votre bébé commence déjà à glisser dans votre vagin. Vous sentez maintenant qu'il vous faut alléger la poussée, la faire si légère, si douce, que vos tissus sauront s'étirer graduellement pour s'ouvrir plus grands qu'ils ne se sont jamais ouverts. Ça pousse et vous laissez la pression s'exercer toute seule, à mesure que vous soufflez, et vous haletez légèrement quand elle se fait plus insistante. Juste pour sentir que chaque souffle fait avancer votre bébé, sans exiger trop à la fois de vos lèvres, de votre périnée, de votre vagin, qui s'ouvrent en une dernière et magnifique caresse sur tout le corps de votre bébé. Juste comme vous pensez que vous ne pouvez plus vous ouvrir, vous vous ouvrez encore et encore et «ahhhhh», ce cri qui vous vient, ce cri venu du fond de vous-même et du fond des temps. Votre périnée laisse apparaître graduellement son front, ses yeux, son nez, sa bouche, son menton : c'est sa tête tout entière qui glisse à l'extérieur. Il est là. Sa tête est là, entre vos cuisses. Déjà, il se tourne et vous présente son profil...

Quelle vision : sa tête tout juste émergée de vous, là, entre vos cuisses! Quel moment extraordinaire! Comme un instant suspendu entre deux mondes, entre deux éternités. Votre bébé n'est pas encore né, mais déjà il n'est plus tout à fait à l'intérieur de vous. Vous pouvez voir son visage, le toucher. Immobile peut-être. Comme vous, suspendu, en attente, paisible, confiant. Ou peut-être a-t-il déjà commencé à bouger légèrement, à plisser le front, à bouger les lèvres. Peut-être aussi à prendre de petites respirations, à faire des petits bruits avec sa bouche. Des mains viennent l'accueillir, le soutenir, et une autre poussée vient faire naître le reste de son corps. Vous suivez, attentive, son mouvement. En poussant pour qu'il glisse graduellement et doucement vers vos mains, vers vous. Une épaule, puis l'autre, et c'est tout son corps qui s'échappe, chaud, glissant, ruisselant du liquide qui le baignait encore. Et il arrive sur vous.

Enfin! Enfin, il est là. Vous sentez son corps mouillé sur vous, sa chaleur, son poids. Il commence à respirer. D'un coup, peut-être d'un cri, qui dit : «Me voilà, la vie, j'arrive!» Ou tout doucement peut-être, progressivement. Par petits coups. Pour s'habituer au goût de l'air dans ses poumons.

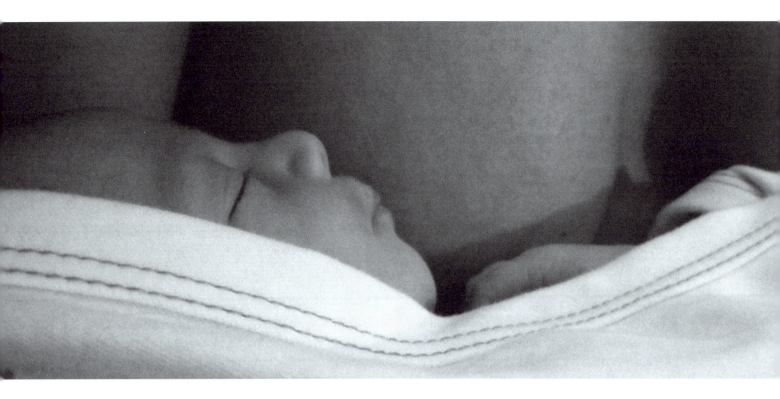

Sa couleur change doucement vers un rose vibrant de vie. Vous reconnaissez ses petits mouvements de jambes. Vous percevez enfin son odeur, cette odeur du dedans de vous que vous ne sentirez qu'une fois. Il est là, enfin, il est là votre bébé. Vous formez maintenant une famille. Votre famille. Prenez le temps de lui dire les mots qui vous viennent, les émotions qui vous montent du cœur…

Pendant ce temps, votre utérus, comme prévu depuis le début des temps, continue à se contracter. Chacun des gestes de votre bébé, ses petits sons, son poids sur votre ventre, rappellent à votre utérus qu'il doit maintenant continuer à se contracter, infiniment fort et ferme, jusqu'à devenir à peine gros comme un pamplemousse, pour garder la perte de sang à son minimum. Le placenta, n'ayant plus l'espace nécessaire, se décolle de la paroi de l'utérus. Une autre contraction et votre utérus l'expulse, le fait glisser dehors, chaud et mou: votre placenta a terminé son travail et s'élimine de lui-même.

C'est à peine si vous y portez attention. Vous êtes tout occupée à découvrir votre bébé. À partager cette joie avec votre compagnon, avec ceux qui vous ont accompagnée dans ce voyage. Bientôt, votre bébé se met à chercher avec sa bouche, à gauche, à droite. Vous le guidez, ses lèvres toutes proches de votre sein. Peu à peu, après avoir senti, léché, goûté votre mamelon, il le prendra dans sa bouche et se mettra à téter. Dans ce geste, c'est la continuité de votre intimité, de votre lien physique qui se transforme. Imaginez ces premiers moments ensemble…

Quand vous aurez laissé monter les émotions et pris le temps de les exprimer, permettez à ces images de s'estomper petit à petit…

Laissez-les se brouiller juste un peu, d'abord, puis tout à fait. Laissez-les retourner là d'où elles viennent... Ce jour dans le futur, ce jour parfait pour la naissance de votre bébé. Ce jour où il aura atteint son poids, sa maturité, son moment à lui pour naître...

Revenez tout doucement de cette rêverie dans laquelle vous étiez plongée. Ramenez vos pensées à maintenant, dans cet endroit calme que vous avez choisi. Prenez quelques instants pour parler à votre bébé tel qu'il est aujourd'hui, pour lui dire comment vous vous sentez maintenant, alors que vous le sentez bouger juste là, dans votre ventre... Prenez conscience du fait que chaque instant, celui-ci compris, chaque instant vous rapproche de lui et vous prépare à cette rencontre. Dans votre corps, dans votre cœur et dans votre âme... ❖

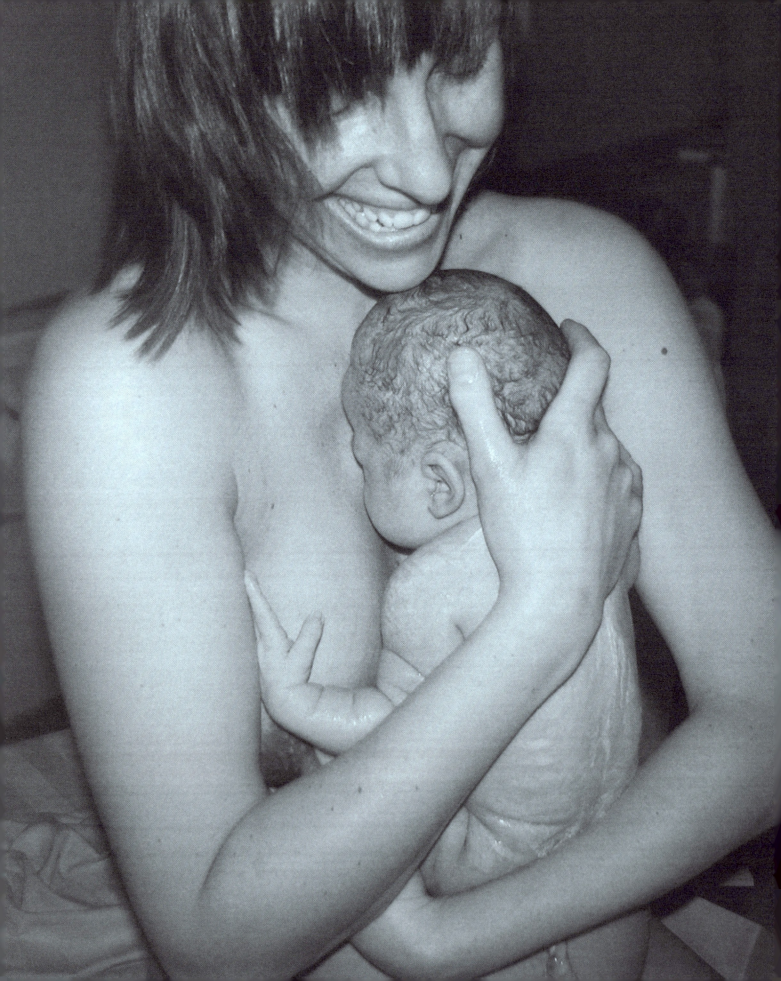

CHAPITRE 5

# La fabuleuse traversée

*Physiologie de l'accouchement*

# L'incroyable voyage de chair et d'os

Voici, dans le secret du corps de sa mère, l'histoire fabuleuse du voyage d'un bébé qui quitte le ventre chaud et protecteur devenu désormais trop petit pour le contenir. Il devra, pour y arriver, faire céder les frontières de l'utérus nourricier, franchir le bassin en louvoyant, se mouler à la forme même du vagin maternel avant d'émerger finalement dans le monde… dans les bras qui l'attendent. C'est à travers ce passage de chair, d'os et de sang, de sensations et d'émotions qu'il s'incarnera en tant qu'humain et que vous naîtrez en tant que mère. C'est notre héritage commun, humains de ce monde.

Étudions d'abord les principaux protagonistes de l'aventure de la naissance. Le bassin, dont on connaît bien les contours extérieurs, a une forme intérieure plus qu'intéressante. Loin d'être un canal lisse et cylindrique, il présente des particularités qui en font un tunnel pivotant aux dimensions changeantes. À l'entrée, le bassin est plus large de l'avant vers l'arrière. La cavité du milieu est aussi large d'avant en arrière que de gauche à droite, mais comporte des protubérances (les épines sciatiques) de chaque côté. Enfin, la sortie du bassin est à nouveau plus large de l'avant à l'arrière.

Le bébé, lui, a la tête plus longue de l'avant à l'arrière, mais les épaules plus larges de gauche à droite. On voit tout de suite que le passage de l'un dans l'autre demandera des mouvements complexes, asymétriques aussi, puisque le bébé devra se glisser dans le bassin de côté, donc en regardant soit à gauche, soit à droite, et que cela influencera le reste du trajet. Une observation à se remémorer quand, en travail, vous chercherez des positions. D'ailleurs, souvent les femmes prennent spontanément des positions asymétriques qu'on essaie parfois de corriger, sans comprendre qu'elles obéissent à des sensations internes qui les leur imposent.

Dans son trajet, alors qu'il entre dans le bassin, le bébé commencera sa descente en diagonale. Il dépassera alors le promontoire sacré, cette bosse au sommet et à l'intérieur du sacrum, qui se trouve à dessiner la forme de l'ouverture. Un peu plus profondément vers le bas, le passage sera rétréci par des protubérances, les épines sciatiques. Quand il les aura dépassées, le bébé devra tourner la tête vers le sacrum, pour se présenter au monde en regardant derrière sa mère.

Enfin, les contractions constituent la force motrice. Leur rythme et leur intensité découlent d'une délicate balance hormonale dont nous ne comprenons pas encore tous les aspects. On sait cependant que ces hormones sont facilement inhibées, comme c'est le cas chez tous les autres mammifères, à des fins de protection. Si la mère se sent menacée, inquiète ou même observée, son corps veille à interrompre le processus en attendant des conditions plus propices.

Les femelles qui accouchent ont tous leurs sens en alerte, parce qu'elles ont besoin de sentir les premiers signes de danger avant tout le monde si elles veulent avoir le temps d'agir pour protéger leur petit. Cela peut paraître curieux que je parle de nous, les femmes, comme des mammifères. C'est que, justement, nous en sommes. Des mammifères pensants, bien sûr, mais des mammifères tout de même. Quand il s'agit de la reproduction, nous obéissons, qu'on le veuille ou non, aux mêmes lois que celles qui régissent les naissances de tous les autres mammifères du monde. Nous avons besoin des mêmes choses: chaleur, intimité, protection, sécurité, liberté. Toute atteinte à ces besoins fondamentaux affecte directement le déroulement de l'accouchement.

### Naissance, mécanique et création

Le processus de la naissance est à la fois simple et d'une infinie complexité. Les connaissances à son sujet se sont développées au fil du temps avec la préoccupation première de préserver au mieux la vie et la santé de la mère et du bébé, et ce, quels que soient les moyens, la culture, l'endroit sur la planète. Dans un souci légitime de protection de la vie, la médecine occidentale a concentré ses efforts sur les moyens d'intervenir dans les situations difficiles. Ce faisant, elle a détourné son attention de la compréhension profonde du processus lui-même, dans tous ses aspects et de ce qui en favorise le bon déroulement. La naissance est donc réduite à une opération purement mécanique mettant en jeu ce que certains livres d'obstétrique nomment «les 3 P», soit:

- le Passage (le bassin, sa forme, ses angles);
- le Passager (le bébé, en fait surtout sa tête, sa position);
- le Pouvoir (la force des contractions).

Tous ceux qui, comme moi, ont conservé intact leur émerveillement envers la naissance savent bien qu'on y trouve beaucoup plus que cette mécanique simpliste. De nombreux auteurs (dont Michael Klein, dans l'introduction à *The Labor Progress Handbook*, de Penny Simkin) ont ajouté d'autres «P» qui jouent tous un rôle majeur dans l'accouchement:

- la Personne, la femme elle-même, son histoire, ses convictions, sa capacité physique et émotionnelle à vivre le travail;
- le Partenaire, sa présence auprès de sa compagne, son soutien, ses attentes par rapport à la naissance;
- la Douleur (*Pain*), comment la femme la perçoit, la comprend, la vit;
- l'Entourage (*People*), la famille, les amis avec leurs points de vue, leurs attentes sur l'accouchement qui influencent aussi les parents;
- les Professionnels, comment chacun des intervenants en cause informe, soutient les parents et influe grandement sur la façon dont ils vivront l'expérience;
- la Passion, les rêves, les désirs, les émotions les plus intimes soulevés par cet événement marquant de la vie;
- les Politiques de l'hôpital, de la maison de naissance, du système de santé jouent aussi un rôle dans les décisions prises, les choix offerts...

Tout cela pour dire que le passage du bébé dans le bassin, poussé par les contractions de sa mère, met en jeu beaucoup plus que des diamètres, des centimètres, des rotations. Une meilleure compréhension de ce périple permet aux femmes et à ceux et celles qui les accompagnent de mieux naviguer. Mais quand la situation devient difficile « au fond des mères », que les « 3P » ne semblent pas bien fonctionner ensemble, il ne faut pas oublier d'explorer les autres « P ».

### Le bébé se prépare à la naissance

Dans les dernières semaines, en préparation à sa naissance, le bébé place son dos le plus souvent du côté gauche (certains bébés y passent presque toute la grossesse), plus précisément entre votre hanche gauche et votre nombril. Ce qui le fait regarder vers l'arrière. C'est la position la plus favorable et aussi la plus courante. On appelle cette présentation « antérieure » (gauche ou droite), parce que le sommet de la tête du bébé est tout contre la paroi antérieure du bassin de sa mère. Toutes les étapes du passage dans le bassin (les courbes qu'il aura à franchir, la rotation qu'il aura à faire) sont conçues pour que le bébé s'y engage en regardant vers l'arrière.

Les os du crâne du bébé sont ainsi dessinés qu'ils s'emboîteront pour mieux se glisser dans le bassin de sa mère. C'est ce qu'on appelle le moulage. Cela se fera plus facilement si le bébé regarde vers l'arrière que vers l'avant.

Une fois son dos bien vers l'avant, entre la hanche et le nombril, la forme de l'entrée du bassin encouragera le bébé à fléchir sa tête en allant poser son menton sur sa poitrine. Cela aura pour effet de lui faire présenter, dans l'ouverture du bassin, le plus petit diamètre de sa tête, donc le plus facile à passer, soit environ neuf centimètres et demi (chez un bébé de poids moyen, à terme), un diamètre facile à accommoder pour un bassin de dimension ordinaire. Quand le bébé est bien aligné, les contractions plus fréquentes des

> On ne sait pas exactement pourquoi les bébés se placent moins souvent le dos du côté droit. Peut-être cela a-t-il à voir avec la disposition des autres organes de la mère qui occupent un certain espace. Tant qu'ils regardent vers l'arrière, les positions gauche ou droite ne font pas de différence.

dernières semaines de la grossesse font appuyer sa tête sur le col, le stimulant à produire des prostaglandines qui vont graduellement l'amollir et l'effacer pour le préparer à la naissance prochaine.

L'accouchement s'accomplit par un travail combiné de la traction exercée sur le col par l'utérus lorsqu'il se contracte et de la pression de la tête sur le col provoquée par cette même contraction, ce qui l'amène à se dilater. En même temps, la forme du bassin et la tonicité des muscles du périnée guident conjointement le bébé dans les rotations qu'il doit faire pour aborder chaque étape du passage dans le meilleur angle possible et continuer de descendre jusqu'à sa naissance.

Quand la « poche des eaux » est intacte, c'est elle qui presse sur le col plutôt que directement la tête. Cela explique pourquoi les contractions deviennent parfois plus intenses lorsqu'elle se rompt, parce que cela enlève l'effet de « coussin » que la poche créait, alors que la tête du bébé est plus dure.

Il est presque impossible de schématiser le processus de la naissance sans le réduire. Parce qu'au-delà de la forme du bassin et de la fréquence des contractions, il y a une femme, un bébé, une histoire de vie, un cœur, des émotions, des besoins, cette infinie complexité de tout ce

### Le bébé en postérieur

Environ un bébé sur cinq commence le travail « en postérieur », c'est-à-dire en regardant vers le ventre de sa mère. Cet angle d'entrée dans le bassin ne permet pas à la tête de se fléchir aussi bien, parce que son diamètre est alors de 11 ou même 12 centimètres. Le bébé a alors plus de difficulté à descendre dans le bassin et à bien appuyer sur le col pour le dilater, ce qui rend souvent l'accouchement plus long et plus difficile. Cependant, dans la majorité des cas, le bébé finit par se tourner et mettre son menton sur sa poitrine. Seuls quelques bébés naîtront en regardant vers le haut : c'est que leur mère a un bassin particulièrement accommodant. Dans ces accouchements, qu'on appelait autrefois « par les reins », la douleur dans le dos est souvent plus intense que les contractions elles-mêmes. La douleur accrue et la lenteur du progrès amènent souvent plus d'interventions, d'où l'importance de s'intéresser à la façon dont le bébé entre dans le bassin ! Voyez le chapitre sur les dernières semaines de grossesse pour voir la façon dont vous pouvez encourager votre bébé à se placer de la manière la plus favorable.

qui est humain. Certaines étapes se chevaucheront alors qu'elles se suivent habituellement, et d'autres arriveront dans un ordre inverse ; il y aura des pauses, des accélérations, des résistances, des plongeons... tout cela étant si caractéristique du monde vivant. Il y a un lieu de naissance, un moment, des gens, des façons de faire, une culture au sein desquels la naissance aura lieu. Cet ensemble engendre une diversité sans limites dans la manière qu'ont les bébés de venir au monde, alors que l'accouchement dont on lit la description dans les livres, avec ses stades bien définis, son nombre d'heures « normal », ses consignes préenregistrées, se trouve forcément bien loin de ce que vous vivrez.

Cette cassure entre les livres et la vraie vie crée de la confusion pour beaucoup de femmes et leur enlève leurs moyens, parce qu'elles ne comprennent plus ce qui se passe. Pour plusieurs, l'histoire de leur accouchement trop long, trop difficile, ou dont l'issue a nécessité l'emploi d'interventions lourdes (forceps ou césarienne), s'explique exclusivement en centimètres jamais atteints ou éternellement stationnaires. Quand on analyse les faits avec elles, à l'aide de leurs souvenirs et parfois de leur dossier médical, on se rend compte très souvent que le bébé n'était pas bien placé et n'arrivait pas à tourner malgré la force des contractions. Donc, il ne pouvait pas descendre dans le bassin non plus. C'est un peu comme si, ayant presque complété un casse-tête, il ne restait plus qu'une pièce à placer au centre.

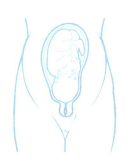

position antérieure de la tête    position postérieure de la tête

Si elle n'est pas exactement dans l'angle qu'il faut, peu importent vos efforts, elle n'entrera jamais à sa place. Faites-la pivoter jusqu'à ce qu'elle soit orientée comme il faut, et hop! elle y est.

Le col ne peut pas s'ouvrir tout seul, comme un grand cerceau tendu, loin sous le bébé, à qui l'on demanderait ensuite de sauter dedans! Pour qu'un col se dilate, il doit être sollicité par une pression directe: celle de la tête du bébé qui descend, qui exige cet espace pour continuer son chemin dans le bassin de sa mère, vers sa naissance. Quand cette pression est là et bien dirigée, le col se dilate et le bébé naît. Même un col qui a subi des avortements, des chirurgies ou des déchirures. Le col est fait pour s'ouvrir quand un bébé vient appuyer dessus avec suffisamment d'insistance. Une femme en travail ne peut pas «faire dilater son col» en l'absence de cette pression exercée par son bébé. En revanche, elle peut, par ses mouvements et ses positions, encourager le cheminement de son bébé, sa rotation et sa descente, et c'est ça qui fera dilater son col. L'accouchement peut alors redevenir un travail que vous accomplissez ensemble, vous et votre bébé. Les chapitres sur le travail suggèrent des mouvements et des positions qui aident.

### Le début du travail

Les bébés ont trouvé mille manières d'annoncer qu'ils étaient prêts à venir au monde. Les préliminaires s'étalent parfois sur plusieurs heures, voire plusieurs jours, par épisodes ou de façon continue, dans ce qu'on appelle la phase de latence. Le chapitre suivant est entièrement consacré à cette période de préparation. Puis vient un moment où un travail commence qui ne s'arrêtera qu'à la naissance de votre bébé. Les contractions se feront peu à peu plus profondes, plus intenses. Vous les sentirez tout en bas, juste au-dessus de l'os du pubis, plutôt que comme les serrements du ventre ressentis pendant la grossesse. Plusieurs femmes leur trouvent une parenté certaine avec les douleurs menstruelles: pas étonnant, il s'agit là aussi de contractions de l'utérus. Elles durent généralement de 45 à 60 secondes. Elles changent légèrement la forme de l'utérus, comme si elles le soulevaient.

Les femmes qui peuvent bouger librement vont souvent se pencher spontanément, pour prendre leurs contractions, en s'appuyant sur l'épaule de leur compagnon, sur un meuble, un mur. L'utérus applique alors une pression continue le long du dos du bébé jusqu'au col.

---

### Le schéma trop simplifié

On explique généralement le déroulement de l'accouchement en le divisant en trois phases: la dilatation, la délivrance du bébé et l'expulsion du placenta. On subdivise parfois aussi la dilatation: le «début du travail» (de 0 à 3 centimètres), le «travail actif» (de 4 à 7 centimètres) et la «phase de transition» (de 8 à 10 centimètres), à la fin de laquelle on arrive au stade de la poussée. Il s'agit, en fait, d'une simplification qui a le défaut de mettre toute l'importance sur la dilatation et d'ignorer complètement les deux autres phénomènes physiologiques essentiels qui se passent en même temps, soit les rotations du bébé et sa descente jusqu'à la sortie du bassin.

*La fabuleuse traversée*

La dilatation peut alors progresser aisément et rapidement. Plus la pression augmente, plus le bébé fléchit sa tête pour utiliser au mieux l'espace alloué par la forme particulière de votre bassin. Les os de sa tête ne se sont pas encore soudés pour pouvoir faciliter la naissance: leur mobilité permettra un léger chevauchement qui changera la forme de son crâne sans en diminuer le volume, afin de ne pas exercer une pression indue sur son cerveau.

La descente du bébé provoque la dilatation du col. La dilatation favorise la descente, parce qu'il reste moins de col devant le bébé, donc moins de résistance, moins d'empêchement à son passage. Cette stimulation mutuelle ne fonctionne pas toujours de façon parfaitement synchronisée: le fait que les tissus soient souples ou toniques, que le bassin soit «un peu juste» ou bien ample, que l'ajustement de la position du bébé soit plus ou moins parfait, la qualité et la force des contractions, la grosseur du bébé, tous ces éléments joueront un rôle dans la façon particulière dont se fera la progression du travail. Sans compter tous les facteurs extérieurs comme les positions que la mère adoptera, ses mouvements, le fait qu'elle soit plus ou moins détendue, etc. Et tous les facteurs provenant du monde des émotions. Donc, bien que le «modèle» physiologique fasse arriver le bébé dans la profondeur du bassin de sa mère au moment où elle est complètement dilatée, on observe en réalité de multiples variations. Le bébé peut être très bas, mais la dilatation encore incomplète, ou la dilatation complète, mais le bébé encore un peu haut, ou pas encore bien orienté.

### La dilatation du col et la descente du bébé

La dilatation du col de l'utérus est complétée lorsque son diamètre est ouvert aussi grand que la partie la plus large de la tête du bébé et que le vagin est en continuité avec l'intérieur de l'utérus. Désormais, la tête de votre bébé peut glisser dans le bassin sans retenue. De la même manière, si on essaie d'enfiler un chandail dont l'encolure est serrée, on tire sur le chandail le temps qu'il faut pour que le col s'étire jusqu'au plus large de notre tête. Le reste se fait sans effort et en un rien de temps, puisque le col du chandail est déjà ouvert et que le bas du visage et le cou sont plus étroits! Arbitrairement, cela s'appelle aussi un «10 centimètres». Si on vous examine à ce moment-là, on ne peut plus sentir votre col au bout des doigts.

Avec chaque contraction, la mère sent la pression que la tête de son bébé exerce sur son col

Quand le bébé est bien placé dans le bassin, la «poche des eaux» coiffe sa tête comme un petit chapeau. La force des contractions pousse un peu de liquide amniotique en avant de sa tête, formant ainsi un petit coussin. C'est le plus souvent vers la fin de la dilatation que la pression de l'une des contractions fera rompre ce petit ballon. Quand la tête n'est pas engagée aussi parfaitement dans le bassin de la mère, cela crée des espaces vides autour de la tête. La pression des contractions fera donc descendre beaucoup plus de liquide amniotique devant la tête, formant ainsi une volumineuse «poche des eaux» qui aura tendance à se rompre plus tôt dans le travail. La solidité des membranes a aussi un rôle à jouer dans le fait qu'elles se rompent plus tôt ou plus tard: certaines sont très résistantes même lorsqu'on les rompt artificiellement.

> Imaginez-vous une gazelle dans la savane qui s'apprête à mettre bas. Elle se cherche un coin à l'abri. Les contractions commencent, elle les sent venir. Soudain, elle flaire l'odeur lointaine du lion, son ennemi naturel, son prédateur. S'il s'approche, il va la sentir aussi, et alors elle et son petit seront en grave danger. La peur lui lance une décharge d'adrénaline dans le corps et arrête net ses contractions. Elle se lève et se met à courir. Elle court habituellement plus vite que le lion et elle a une petite avance sur lui. Elle court, ne prenant que de brèves pauses pour écouter, sentir, vérifier s'il l'a suivie, haletante, tous ses sens aux aguets. Et elle court encore. Tant qu'elle n'est pas absolument sûre de l'avoir semé pour de bon. Alors seulement elle se laisse tomber dans un coin retiré pour se reposer. Essoufflée, énervée, le cœur battant. Les heures passent, le lion n'est pas réapparu, ni lui ni aucune autre menace. À mesure que l'adrénaline quitte son corps, les contractions reprennent, plutôt faibles au début, de plus en plus fortes à mesure que les hormones du travail prennent le dessus. Tranquillement, comme elle se sent en sécurité, elle mettra son petit au monde.
>
> Si le lion s'était approché plus tard, alors qu'elle était complètement dilatée, avec son petit bien descendu dans son bassin, elle n'aurait pas pu courir assez vite, et le lion l'aurait rattrapée sans peine. L'adrénaline aurait alors eu l'effet contraire, celui d'accélérer le travail au point de faire naître le petit immédiatement pour qu'elle puisse se mettre à courir pour détourner le lion de son nouveau-né. Elle aurait couru aussi longtemps que nécessaire pour le semer. Alors, à ce moment seulement, elle serait revenue auprès de son petit pour en prendre soin.

et sur tous les tissus aux alentours. Bientôt, la pression s'exercera sur son sacrum, son coccyx et sur son anus à travers la paroi arrière du vagin. Aussi étrange qu'elle soit, cette sensation confirme que le bébé va exactement où il doit aller. Finalement, à force de glisser et de tourner, le bébé se retrouve la tête profondément dans le bassin, le visage protégé par la courbe du sacrum. D'ailleurs, seules les femmes ont un sacrum incurvé, en prévision de ce mouvement! Par l'action combinée de sa descente et des contractions qui ont tiré les fibres de l'utérus vers le haut, le col est maintenant complètement ouvert, c'est-à-dire en continuité directe avec le vagin. Souvent, on assiste alors à un petit moment de repos. Les contractions sont encore présentes, mais beaucoup moins douloureuses puisqu'elles ont terminé leur travail d'étirement du col. Ce sera un répit bienvenu avant la prochaine étape, celle du passage dans le vagin et de la naissance.

### La poussée

Les contractions continuent à faire descendre le bébé, en étant moins douloureuses, parce qu'elles n'étirent plus le col. Sa tête vient alors appuyer sur le muscle transverse du périnée et sur les terminaisons nerveuses situées à la jonction entre le côlon et le rectum, d'où cette sensation si particulière, comme si le bébé allait plutôt sortir par l'anus! Cette pression provoque chez la mère des mouvements involontaires de pousser, souvent accompagnés d'une envie d'agripper quelque chose avec ses mains. Des poussées spontanées, incontrôlables qui font dire à toutes les mères: «Ça pousse, ça pousse tout seul!» Car il s'agit vraiment d'un réflexe et non pas d'une décision ou d'une action apprise ou dictée de l'extérieur.

Le mélange d'hormones qui a présidé au progrès du travail a changé: des hormones de la famille de l'adrénaline s'y sont ajoutées. Dans ce moment crucial de la vie, la réaction du corps obéit à des lois très «primitives» qui visent la survie de l'espèce.

Pendant la dilatation, un stress important ralentit, voire arrête les contractions. Au contraire, quand l'accouchement est imminent, un grand stress pour la mère peut accélérer la naissance du bébé plutôt que de l'inhiber, parce qu'à ce stade, il est plus sécuritaire de compléter le processus que de l'arrêter.

En réponse à ces sensations intérieures, le corps de la mère pousse avec chaque contraction. Sous la poussée, le sacrum bascule littéralement vers l'arrière, en bougeant de un ou deux centimètres, pas des millimètres, des centimètres! Quand la mère est dans une position qui permet ce mouvement, on peut voir le sacrum en relief, alors qu'il était invisible auparavant. C'est que les os du bassin ne sont pas soudés ensemble. Les joints entre le sacrum, le coccyx et les os iliaques se sont graduellement relâchés pendant la grossesse, grâce à l'action des hormones, en prévision de cette demande exceptionnelle de flexibilité, et ils peuvent littéralement «s'ouvrir» pour faciliter le passage. Le coccyx, dont la courbe naturelle se dirige habituellement vers l'intérieur, s'étalera et s'ouvrira vers l'arrière pour faire plus de place.

### La naissance

La mère cherche à prendre les postures dont elle a besoin pour sentir toute la puissance des poussées spontanées, et donc plus de pression. À chaque poussée, le bébé avance, et c'est comme si le corps de la mère s'en retirait pour le laisser enfin émerger, comme s'il le «démoulait» doucement. À chaque pause, le bébé remonte, pour mieux replonger à la prochaine poussée. Bientôt, la tête est visible avec la contraction, dans le vagin d'abord, puis sur le périnée qui va s'étirer peu à peu en réponse à cette pression. En descendant encore plus loin, le sommet de la tête du bébé dépasse l'os du pubis, alors que le visage est encore logé dans la courbe du sacrum. Comme les tissus à sa nuque offrent moins de résistance, on peut alors voir le bébé relever la tête, découvrant enfin, en un seul mouvement, son front, ses yeux, son nez, sa bouche et finalement son menton. Dès qu'elle est sortie, la tête se tourne spontanément de 45 degrés pour se retrouver naturellement en ligne avec les épaules restées en oblique à l'intérieur. Puis, entraînées par le mouvement, les épaules continuent de pivoter pour s'aligner verticalement avec la vulve, entraînant la tête plus loin dans son mouvement de rotation. De l'extérieur, on ne voit qu'un seul mouvement de 90 degrés, le bébé se mettant de profil, en quelque sorte.

L'instant de la naissance de la tête est souvent accompagné d'un cri de la mère, auquel on peut prêter toutes sortes de significations, mais qui, physiologiquement, a pour effet de protéger le périnée en le faisant remonter avec le diaphragme au moment même de l'émergence du bébé. Parfois, il y a une pause avant la naissance du corps, alors que d'autres bébés vont glisser tout entier en une seule contraction. C'est le plus souvent l'épaule qui se trouve juste sous le pubis de la mère qui glisse dehors la première, suivie immédiatement de l'autre, puisqu'elles sont trop larges pour sortir ensemble. Puis, rapidement, tout le corps suit, encore rattaché par le cordon qui remonte jusqu'au placenta, dans l'utérus.

> Les images anciennes d'accouchements, quelle que soit la culture, montrent des femmes bien verticales, assises ou accroupies parfois, suspendues à quelqu'un ou quelque chose. Aucune d'entre elles n'a le dos arrondi et le menton sur la poitrine, en position semi-assise, comme on l'impose trop souvent. En se repliant vers l'avant, la mère se trouve à déplacer le corps de son bébé vers l'avant, ce qui l'oblige, littéralement, à «tourner un coin» pour sortir du bassin. De plus, en étant semi-assise, son point d'appui se trouve directement sur le sacrum, qui ne peut plus basculer vers l'arrière et offrir un espace supplémentaire.

### L'expulsion du placenta

Pendant que la mère est toute à l'émotion de l'accueil du bébé… et de l'arrêt brusque des poussées, son utérus va se contracter à nouveau, une sensation qui risque de passer inaperçue tant elle est modeste comparativement à l'intensité des dernières heures. Désormais vidé de la plus grosse partie de son contenu, l'utérus, grâce à l'élasticité de ses fibres, se contracte jusqu'à diminuer son volume de façon spectaculaire par rapport à ce qu'il était seulement quelques minutes avant. Le placenta n'est pas un muscle et n'a aucune élasticité pour suivre ce mouvement. Il va donc se décoller de la paroi de l'utérus. Un peu de sang vient signaler ce décollement : il provient de l'endroit où le placenta était rattaché à l'utérus, là où se faisait l'intense échange avec la circulation sanguine de la mère. Après quelques contractions, l'utérus l'expulsera sans grand inconfort, les tissus du vagin étant encore étirés par le passage du bébé. Le placenta pèse environ 500 milligrammes (soit environ un septième du poids du bébé) et n'a pas d'os, lui !

La contraction continue de l'utérus assure maintenant que la perte de sang sera minimale. En effet, chaque fibre de l'utérus est intimement «tricotée» autour des vaisseaux sanguins, et leur contraction les bloque mécaniquement, en attendant que le processus de coagulation vienne prendre la relève, plusieurs minutes plus tard. La perte de sang normale se situe autour de 250 millilitres, soit environ une tasse, une quantité que le corps de la mère est tout à fait préparé à perdre sans problème.

Je ne me lasse pas de m'émerveiller de ce processus extraordinaire, dont chaque étape mène à la suivante par la force des choses, dont chaque détail est un bijou d'ingéniosité. C'est un privilège de pouvoir en être témoin alors qu'il se dévoile, chaque fois différent, à travers le corps, le cœur d'une femme, chez qui on en respecte profondément l'appel. Libre de bouger comme elle veut, sensible aux sensations de l'intérieur qui lui dictent ses mouvements, la mère travaille alors avec son bébé, à l'unisson, pour accomplir, une fois de plus, le miracle de la naissance. ❖

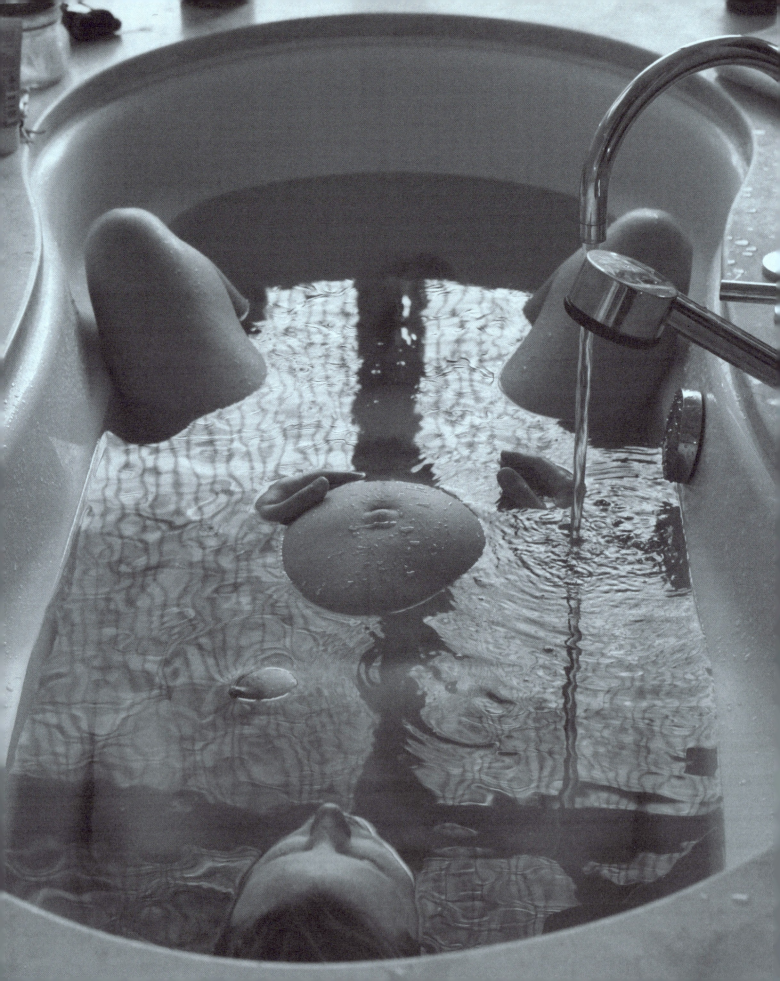

CHAPITRE 6

# Le prélude invisible

*La fin de grossesse et le début du travail*

# Le temps de la préparation

Les dernières semaines de la grossesse sont entièrement occupées par un lent processus invisible, où le corps reconnaît progressivement que son petit passager est maintenant prêt à le quitter. Le subtil équilibre d'hormones qui a permis le miracle de la croissance de votre bébé, au chaud, dans votre ventre, va maintenant se modifier en préparation à sa naissance. Ces préparatifs sont accompagnés de toutes sortes de sensations nouvelles. C'est tout un apprivoisement que d'apprendre à les reconnaître et à les accueillir.

Cette période peut être un doux moment de recueillement, un temps pour finir son nid, amoureusement. Elle concorde souvent avec l'interruption du travail à l'extérieur, les préparatifs qui s'activent. Les autres enfants sentent que quelque chose se prépare et plusieurs parents ont observé qu'ils demandent plus d'attention et de patience qu'à l'accoutumée. Il est parfois difficile de trouver un peu de temps pour soi, un temps pour se tourner vers ce qui se passe à l'intérieur. Pourtant, encore une fois, vous aurez besoin de redéfinir vos priorités, en accordant un peu plus d'espace à ce qui s'en vient : l'accouchement, bien sûr, mais aussi et surtout, la vie avec un nouveau-né.

Nous avons des vies réglées par des horaires, des échéances, des exigences de travail, de budget. Nous avons appris à gérer tout ça. Nous sommes efficaces, compétentes, raisonnables. Nous nous apprêtons à basculer dans un monde où rien ne se gère : ni la date à laquelle le bébé arrivera, ni l'heure, ni la manière. Ni aucune étape du travail et de l'accouchement. Ni l'horaire de notre nouveau-né ni sa dépendance. Les dernières semaines de la grossesse nous donnent la chance de nous approcher doucement de ce monde en accueillant les sensations qu'elles occasionnent, en les intégrant dans la vie quotidienne, en apprenant à vivre dans l'impondérable, l'imprévisible, le surprenant, en acceptant d'être vulnérable, en lâchant nos repères habituels.

Nous basculons ainsi dans un monde de sensations, d'émotions, de besoins et de réponses. C'est un monde d'essais et d'erreurs, de doutes. D'ailleurs, beaucoup de femmes se sentent plus souvent rêveuses, absentes, « dans la lune », un autre effet des hormones ! C'est cette ouverture, cette vulnérabilité qui prépare le mieux à cette naissance prochaine. C'est l'attente !

### Le rôle du bébé

Avant même de chercher à comprendre pourquoi le travail se déclenche un bon jour, on peut se demander pourquoi il ne s'est pas déclenché avant, pourquoi le corps ne rejette pas ce petit « corps étranger » dès son apparition. Car il s'agit bien d'un corps étranger, même si le terme nous apparaît absurde pour décrire un être si proche de nous! Il n'a pas le même code génétique que nous, bien que la moitié provienne de nous. Il pourrait fort bien ne pas avoir le même groupe sanguin, par exemple, ni le même sexe, bien sûr. La science est encore à éclaircir le mystère de l'acceptation d'un fœtus par le corps de sa mère et le mécanisme qui décide finalement de sa naissance. L'une des hypothèses veut que, dès le tout début de la grossesse, le placenta sécréterait des hormones empêchant le rejet, qui serait la réaction normale du corps en d'autres circonstances. Cette action est évidemment essentielle à la survie du petit embryon, au tout début, puis du fœtus, tant qu'il n'est pas prêt à affronter le monde par ses propres moyens.

Vers la fin de la grossesse, la maturation du bébé modifie la nature et la quantité des hormones sécrétées entre autres par le placenta, envoyant un message clair: il ne peut plus demeurer dans l'organisme de son hôtesse. Pendant ce temps, le corps de la mère approche peu à peu des limites de sa capacité d'adaptation pour s'accommoder à son petit passager. Il devient évident que bientôt il ne pourra plus s'adapter à sa croissance. Tout cela met en place une lente transformation des hormones dont chacune a un rôle à jouer, comme achever la maturation des poumons du bébé, préparer les tissus de la mère en augmentant leur élasticité et stimuler l'activité musculaire de l'utérus.

De son côté, votre bébé gagne du poids, environ 250 grammes par semaine dans le dernier mois. Les poumons deviennent matures entre la 34$^e$ et la 36$^e$ semaine, et même parfois avant. Il est bien clair que la maturation du bébé est un long processus en continu, avec d'importantes variantes d'un bébé à un autre. Il a quand même fallu choisir un point qui définissait la prématurité: c'est à 37 semaines de grossesse qu'on considère un bébé « à terme ». Cependant, la majorité des bébés nés à 36 et même 35 semaines se débrouillent très bien, avec très peu de maturation à rattraper. Seuls quelques-uns auront besoin d'un soutien médical pour quelques jours, voire quelques heures, pendant leur transition à la vie extra-utérine.

Dès qu'un bébé atteint 34 semaines, ses chances de grandir en bonne santé sont les mêmes que pour un bébé à terme. Toutefois, les bébés gagnent à passer ces dernières semaines bien au chaud, dans le ventre de leur mère. Ils n'en seront que mieux équipés pour s'adapter à la vie aérienne et bien démarrer l'allaitement. Chaque semaine de grossesse en moins cause un défi plus grand pour le bébé, particulièrement avant 32 semaines, et plus encore avant 28 semaines, où on parle de grande prématurité.

Votre bébé profite de ces dernières semaines pour engager sa tête de plus en plus profondément dans votre bassin. Pour bien des femmes, cela se traduit par une diminution des inconforts causés par les brûlures d'estomac et le souffle court, mais aussi par une augmentation de la pression sur le pubis et dans le vagin, et le besoin de vider sa vessie plus souvent... pour quelques gouttes seulement.

### Les contractions de fin de grossesse

Les contractions de l'utérus ne sont pas exclusives à l'accouchement. L'utérus est un muscle qui se contracte régulièrement, même en dehors d'une grossesse, et spécialement pendant les menstruations, lors d'un orgasme et pendant toute la période postnatale, alors qu'il reprend sa forme initiale.

Bien sûr, il se contracte régulièrement pendant toute la grossesse. C'est ce qu'on appelle les « Braxton-Hicks », du nom des médecins qui les ont étudiées... Ce sont des contractions normales, essentiellement musculaires. C'est-à-dire que l'utérus se contracte périodiquement, comme tout autre muscle, et ce, au plus tard à partir de la vingtième semaine. Certaines femmes les sentent très bien, d'autres non, surtout quand c'est leur premier bébé, ou alors elles les confondent avec des mouvements du bébé.

L'activité physique peut augmenter le nombre et la durée de ces contractions en stimulant les autres structures musculaires autour de l'utérus. Certaines femmes y sont plus sensibles et doivent moduler leurs activités pour les réduire en nombre et en importance.

En fait, ces contractions de grossesse, bien que s'appelant aussi « contractions », ne sont pas de même nature que celles de l'accouchement. L'utérus est un muscle complexe, formé de plusieurs faisceaux de fibres regroupés en trois couches. La couche interne est formée de fibres horizontales circulaires qui créent cette sensation de

---

L'être humain est le fruit d'une très longue évolution dont la durée se compte en centaines de milliers d'années. C'est dire que les progrès et les changements des derniers siècles n'ont encore rien changé à la façon dont notre corps fonctionne! Les femmes travaillaient fréquemment penchées vers le sol, même en fin de grossesse: pour travailler la terre, ramasser du bois, faire du feu, préparer les repas, etc. Cela avait pour effet de faire glisser le dos du bébé dans le « hamac » formé par les muscles abdominaux, le plaçant ainsi dans la meilleure position pour l'accouchement à venir. D'ailleurs, nos arrière-grands-mères savaient que laver les planchers « à quatre pattes » aidait à déclencher le travail, quand le temps était venu. Aujourd'hui, en fin de grossesse, on tend à se reposer assise, bien inclinée vers l'arrière, ce qui encourage plutôt le bébé à glisser son dos vers celui de sa mère, une position moins favorable pour l'accouchement.

Vous pouvez, en fin de grossesse, encourager le bébé à se placer le dos vers l'avant, si ce n'est déjà fait, en vous installant le plus souvent possible penchée vers l'avant. Par exemple, assise à califourchon sur une chaise pour regarder la télé ou discuter avec des amis, ou agenouillée sur des coussins les bras appuyés sur une table basse. Vous pouvez aussi vous asseoir sur le bord du sofa, les bras appuyés sur le dossier d'une chaise placée devant. En règle générale, adoptez des postures où vos genoux sont plus bas que vos hanches et votre ventre plus bas que votre colonne. C'est ce qui ouvre l'espace nécessaire pour que la tête de votre bébé entre dans votre bassin dans l'angle le plus favorable. Pour vous reposer, allongez-vous sur le côté plutôt que sur le dos. Commencez vers la 34ᵉ semaine s'il s'agit de votre premier bébé ou si la position du bébé a justement été un problème lors du premier accouchement, sinon quelques semaines plus tard. Vous trouverez peut-être fastidieux d'avoir à modifier vos habitudes, mais la position dans laquelle le bébé se trouve au début du travail a une telle importance dans le bon déroulement de l'accouchement que ça en vaut vraiment la peine.

*Le prélude invisible*

> ### Les signes d'un travail prématuré
>
> Avant 36 semaines, si les contractions sont fréquentes (plus de quatre à l'heure, par exemple), si vous sentez en même temps une douleur ou une pression au-dessus du pubis, il pourrait s'agir des premiers signes d'un travail prématuré. Parlez-en à votre sage-femme ou à votre médecin, ou appelez à la salle d'accouchement de votre hôpital: on pourra évaluer avec vous si ce sont celles qui ont un effet sur le col. Cela déterminera si une surveillance particulière ou des changements dans votre rythme de vie donneraient de meilleures chances à votre grossesse de continuer jusqu'à terme.

resserrement que les femmes décrivent souvent en montrant leur ventre au niveau du nombril. C'est elle qui se contracte surtout pendant les « Braxton-Hicks ». La couche intermédiaire entrelace les vaisseaux sanguins qui irriguent l'utérus et le placenta. C'est sa contraction qui contrôlera le saignement après l'expulsion du placenta, bien avant que la coagulation ait le temps de faire son effet. La couche externe, quant à elle, est faite de fibres verticales. Quand elles se contractent, sous l'effet des hormones de fin de grossesse, elles exercent une traction vers le haut, tirant ainsi sur le col, ce qui a pour effet graduel de l'effacer puis de l'ouvrir. Étant donné la grande sensibilité du col, elles s'accompagnent de douleurs de type crampes menstruelles ou de douleurs sourdes dans le bas du dos. Quel extraordinaire design, n'est-ce pas?

### Les changements au col

À la fin de la grossesse, à la suite d'une longue chaîne de changements dans le corps, les hormones se modifient graduellement. La progestérone (littéralement « pro-gestation ») a un effet inhibiteur sur les contractions pour assurer la continuation de la grossesse. Maintenant, elle diminue et son effet s'estompe. Les œstrogènes deviennent donc proportionnellement plus importantes et rendent l'utérus de plus en plus sensible à l'action de l'ocytocine, spécialement les fibres verticales, celles qui modifient le col en se contractant. L'engagement de la tête de votre bébé dans le bassin applique une pression grandissante sur le col, ce qui contribue à stimuler des contractions, qui changent graduellement de nature et de direction. Au lieu d'être un simple resserrement des fibres plus ou moins généralisé, elles commencent à se synchroniser et à se rendre jusqu'au col, dont elles modifient la consistance et la forme. Alors qu'il était long de deux à trois centimètres, ferme et cartilagineux, un peu comme le bout du nez, le col deviendra mou, un peu comme la consistance des lèvres quand on fait la moue. Les contractions le tireront progressivement jusqu'à ce qu'il se fonde dans l'utérus lui-même et semble en faire partie. C'est ce qu'on appelle l'effacement du col.

Plusieurs femmes ressentent à l'occasion des petits élancements au col, l'impression d'un coup d'aiguille lancinant, mais bref. Ils ne durent le plus souvent que quelques secondes, mais surprennent par leur arrivée soudaine et leur intensité. C'est bon signe: le col de votre utérus réagit au travail des hormones en changeant de texture. Assez communs à la fin de la grossesse, ces élancements sont très différents de ce que vous ressentirez pendant le travail. Chacune de ces sensations vous dit que le travail approche, qu'il se prépare exactement comme prévu. Chacune de ces sensations, pas toujours agréables, vous donne l'occasion de respirer profondément, de vous ouvrir à cette pesanteur qui habite maintenant votre bassin, d'entrer petit à petit dans le travail.

Votre corps fera son travail de préparation différemment selon que vous attendez votre premier bébé ou non. Au premier bébé, le col commence par s'effacer avant de dilater, alors qu'au deuxième bébé et aux suivants, le col s'efface en même temps qu'il se dilate dans le travail. Cela s'explique par la résistance des tissus du col qui est différente une fois qu'ils ont déjà laissé passer un bébé: ils semblent reconnaître plus rapidement ce qu'on leur demande!

Votre sage-femme ou votre médecin vous dira peut-être que votre col est dilaté à un ou deux centimètres. En fait, il est le plus souvent «dilatable», c'est-à-dire qu'il laisse entrer un doigt sans nécessairement demeurer ouvert après l'examen. Cela démontre plus sa maturation qu'une dilatation comme telle. Ici encore, il ne faut pas s'attarder uniquement à ce qui est aisément mesurable avec des chiffres précis: «25% d'effacement, 1 centimètre», mesures assez subjectives d'ailleurs. La texture de votre col, le fait qu'il s'assouplisse et devienne «comme du beurre», est tout aussi importante, sinon plus.

Le col est resté bien fermé pendant la grossesse, pour garder votre bébé à l'intérieur. Il va maintenant se ramollir, sous l'action des prostaglandines, pour laisser place à la souplesse qui lui permettra de se dilater le moment venu. L'ocytocine qui provoque les contractions ne peut agir sur le col que s'il est complètement «imbibé» de prostaglandines, prêt à accueillir les contractions. Ce changement de texture est une partie très importante du travail invisible des dernières semaines. Quand le col n'est pas prêt, qu'il est encore très ferme, les contractions qui cherchent à le faire ouvrir se heurtent à sa rigidité, ce qui en diminue l'efficacité et augmente la douleur. D'où l'importance de s'assurer d'une bonne maturation du col avant de procéder à un déclenchement artificiel, par exemple. Plus tôt dans la grossesse, le col se tenait vers l'arrière, dans la région postérieure du vagin, pour éviter que le poids du bébé s'exerce directement sur

### Les étapes à franchir

Dans le processus de la naissance, le col commence par se déplacer de l'arrière vers l'avant, puis il s'assouplit, s'efface et se dilate. La tête du bébé se tourne et fléchit, puis le bébé descend et franchit le bassin de sa mère jusqu'à émerger à l'air libre. Les trois premières étapes de cette séquence se traversent le plus souvent petit à petit, à l'insu de la mère, dans les dernières semaines de grossesse. Mais pour certaines femmes, cette préparation essentielle prendra des heures et même des jours de contractions douloureuses avant de commencer la moindre dilatation. Cela peut s'avérer fatigant et décourageant si on perd de vue l'importance de ce travail de maturation. Bien sûr, on peut envier celles qui n'ont rien senti de tout ce travail... mais tôt ou tard, il vaut mieux se réconcilier avec la façon dont notre propre travail se présente... parce qu'on n'y peut rien!

lui quand la mère est debout. Avec les transformations des dernières semaines et la descente du bébé, le col viendra se placer graduellement plus au centre, ce qui augmentera la stimulation directe exercée par la tête du bébé.

### L'attente

Porter un bébé pendant neuf mois ne se vit pas de la même manière d'une femme à l'autre, ni même d'une grossesse à l'autre. Certaines femmes se sentent «légères» et en forme jusqu'à la fin, mais beaucoup d'autres sont incommodées par la pesanteur des dernières semaines. L'insomnie, la difficulté à trouver des positions confortables pour dormir, les crampes dans les jambes, tous ces désagréments annoncent que la fin est proche.

La sollicitude de l'entourage peut parfois devenir très lourde. Les commentaires du type «c'est pour quand?» et «tu ne devais pas accoucher la semaine dernière?» peuvent rajouter un stress inutile au moment où c'est déjà un défi d'accepter le fait qu'on n'a pas de pouvoir sur le moment où le travail commencera. C'est parfois une bonne idée de se protéger de cette pression superflue. *Julie s'était même mise à répandre la nouvelle qu'il y avait eu erreur sur la date et qu'en fait, elle était due le mois suivant... ce qui lui a donné quelques jours de répit! Martin avait enregistré sur le répondeur un couplet comique de son cru pour se plaindre des curieux qui appelaient trop souvent à son goût. Catherine avait mis sur le sien un message qui disait «Non, ce n'est pas encore arrivé... nous vous appellerons!» pour avoir la paix.* Si vous y pensez tôt dans la grossesse, et surtout pour le premier bébé, annoncez une date... deux semaines après celle qu'on vous a donnée. Ou gardez-la floue: fin de février... plutôt que le 23.

Parfois, c'est une sorte de trac qui se présente. Comme si le cheminement parcouru pendant la grossesse se dérobait sous nos pieds. On est soudain confrontée à des vagues d'inquiétude, à des angoisses déraisonnables.

### Pas de prédictions!

Les formules utilisées dans certains livres donnent souvent à penser qu'il existe un calendrier précis de ces changements, par lequel on peut prédire la date de l'accouchement. Par exemple, on affirme parfois que les bébés s'engagent dans le bassin un mois avant l'accouchement. Cela ne reflète pas la réalité et ne respecte pas non plus les variations tout à fait normales qui existent entre les femmes. Quelquefois, le col est effacé, dilaté à trois centimètres... et rien n'arrive. D'autres fois, on jurerait que ce n'est pas mûr, que rien n'est prêt... et le travail se déclenche. Un peu de bouchon muqueux, ce mucus légèrement taché de sang, semble annoncer que le travail est imminent... mais les jours passent sans qu'il se déclenche! Avec l'expérience, on peut juger l'ensemble des signes présents et se risquer à donner une approximation: «dans les jours qui viennent, peut-être» ou «probablement pas avant une semaine», à condition de ne pas se prendre trop au sérieux! Ça fait longtemps que j'ai cessé de prédire des dates, sauf pour rire! Armez-vous donc de patience et d'humour. Et rappelez-vous: vous entrez dans une zone hors de l'espace-temps habituel où les choses se planifient et se gèrent.

### Rendez-vous avec une date… floue

Vous approchez maintenant de cette date magique que vous connaissez depuis le début de la grossesse: la date prévue de l'accouchement. Rappelez-vous que c'est seulement la date moyenne à laquelle accoucherait un groupe de femmes ayant eu leurs dernières règles à la même date que vous. De toute évidence, elles n'accoucheraient pas toutes le même jour! Un bébé est considéré à terme à partir de la 37e semaine complétée, donc 21 jours avant «la» date, et jusqu'à 42 semaines, donc 14 jours après. Cela veut donc dire que votre bébé peut arriver n'importe quand dans ces cinq semaines! Au premier bébé, il est plus commun de se rendre à la 41e semaine. Attention, j'ai dit plus commun… pas toujours!

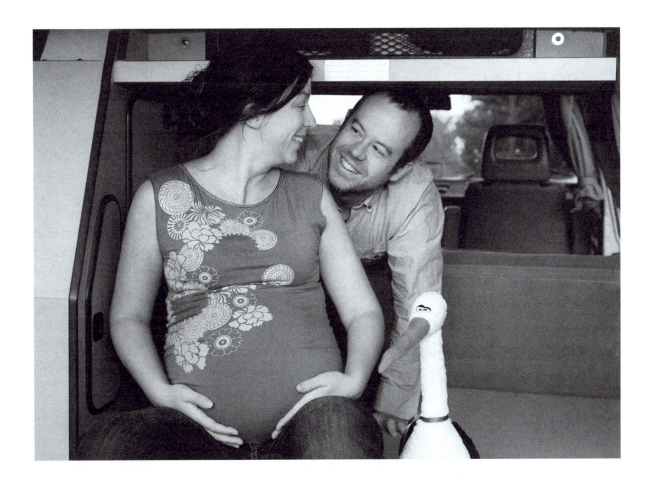

*Le prélude invisible*

*Après avoir affronté une à une ses réticences et ses peurs pendant la grossesse, Tania s'est retrouvée, à une semaine de la date prévue, angoissée, ambivalente, prête à tout abandonner... si seulement elle avait pu! Finalement, c'est une de ses amies qui l'a rassurée: elle aussi, quelques jours avant sa date, avait vu tous ses vieux démons se réveiller d'un coup et venir la hanter. Mais, du moment que le travail avait commencé, l'appréhension, le trac l'avaient lâchée et c'est toute sereine qu'elle s'était mise à l'œuvre.*

Ce trac des derniers moments, beaucoup d'hommes le traversent aussi, en redoublant d'ardeur au travail ou en multipliant les dernières sorties avant l'arrivée de l'enfant et des responsabilités. Sachez en parler tous les deux, faire la part des choses, exprimer vos besoins. Faites des demandes concrètes et limitées dans le temps. Par exemple, une proposition comme «J'aimerais qu'on passe une soirée par semaine à préparer ensemble l'arrivée du bébé» est plus facile à combler qu'un souhait vague comme «J'aimerais que tu sois plus présent». Si vous pouvez vous le permettre, offrez-vous un massage, une soirée d'amoureux, ou n'importe quoi d'autre qui représente un apport d'énergie pour vous. Vous avez besoin d'intimité, de sérénité et de confiance, la vôtre et celle de votre entourage. ❖

# Les signes précurseurs du travail

Combien de femmes scrutent, jour après jour, chaque petit signe qui pourrait les avertir que c'est pour cette nuit ou pour bientôt. Certains signes, il est vrai, peuvent annoncer que le travail est imminent. Mais n'oubliez pas que plusieurs femmes entrent en travail sans jamais en avoir reconnu un seul!

### Les épisodes de contractions

Certaines femmes vivent plusieurs fois des épisodes de contractions en fin de soirée ou la nuit, qui finissent par s'estomper et les laisser dormir, un peu déçues, jusqu'au matin. Si elles se présentent souvent et durent assez longtemps, ces heures de contractions peuvent vous fatiguer inutilement. Le jour, trouvez des activités qui vous distrairont sans trop vous fatiguer: cuisiner, aller marcher dehors, visiter des amis, aller au cinéma. Dans la soirée ou la nuit, un bain chaud et une boisson chaude relaxante vous aideront à les calmer et à confirmer que ce n'est pas encore le «vrai travail». Certaines femmes hésitent à prendre ce bain, craignant d'arrêter un vrai travail déjà commencé: ne craignez rien, cela ne suffirait pas. À la limite, les contractions pourraient sembler diminuer un peu en intensité, mais elles continueraient et s'intensifieraient de toute manière dans les heures qui suivent. Si cela ne suffit pas, consultez votre sage-femme ou votre médecin pour trouver comment traverser cette période de «valse-hésitation» sans vous épuiser.

### Le «bouchon muqueux»

Il porte, lui aussi, un drôle de nom. On s'imagine un vrai bouchon, d'un seul morceau, qui laisserait le col ouvert comme une bouteille sans sa capsule. En fait, l'intérieur du col est tapissé d'un mucus épais qui en augmente l'étanchéité pendant la grossesse. Pendant les dernières semaines, les sécrétions vaginales deviennent plus abondantes, souvent de consistance gélatineuse. Lorsque les contractions se mettent à étirer le col, cela brise des petits vaisseaux sanguins, ajoutant un peu de sang dans le mucus qui devient alors rosé ou brunâtre. Si cela s'est fait de façon spontanée, c'est-à-dire sans examen vaginal ou relation sexuelle récents, cela peut annoncer le début du travail dans les jours qui viennent, mais attention, ce n'est pas toujours le cas. De toute manière, vous pouvez sans crainte continuer vos activités habituelles, y compris les bains et les relations sexuelles.

Enfin, plusieurs femmes vont à la selle plus fréquemment quand le travail est imminent. C'est probablement en raison de la présence des prostaglandines, une hormone à l'effet légèrement laxatif. D'ailleurs, cette hormone est aussi active lors du début des menstruations, et plusieurs femmes ont alors cette réaction de stimulation des intestins.

### Trop tôt?

Des indices pourraient donner à penser que votre bébé risque d'arriver un peu trop tôt. Je ne veux pas discuter ici des vrais problèmes de prématurité, qui peuvent impliquer toutes sortes de pathologies, surtout avant 32 semaines. J'aimerais m'attarder sur ces «petits pressés» qui donnent l'impression de vouloir arriver un peu avant leur temps.

---

### Comment les appelez-vous?

On entend parfois parler de «fausses contractions». Vous trouverez sûrement le qualificatif de «fausses» bien mal à-propos si vous en avez, puisqu'elles peuvent être douloureuses et montrent parfois une certaine régularité. On entend aussi «contractions de préparation», ou «de réchauffement», ou «de maturation». Ces termes désignent toutes ces contractions de fin de grossesse qui viennent ici et là, ou regroupées, pour quelques heures... et qui se calment et disparaissent sans devenir le travail lui-même. Leur travail, très important, consiste justement à mûrir le col, c'est-à-dire l'assouplir et l'effacer en vue de l'accouchement prochain. C'est parce que leur travail est invisible (elles ne dilatent pas vraiment le col) et interrompu (elles s'arrêtent éventuellement d'elles-mêmes) qu'on leur a donné ce nom de «fausses», malgré le fait qu'elles ont une réelle fonction. On aimerait leur trouver une définition stricte, une boîte aux contours bien fixés, mais souvenez-vous, nous sommes dans le domaine du flou et des variations individuelles. Le travail de préparation finit toujours par se faire, en empruntant des chemins différents pour chacune.

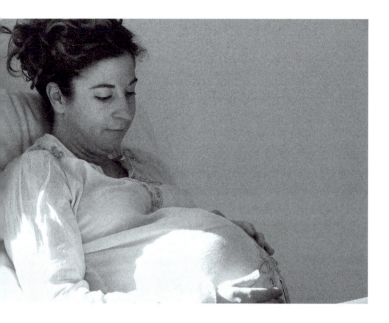

On parle de prématurité avant la 37e semaine. En fait, dès 34-35 semaines complétées, on considère généralement les bébés assez mûrs pour affronter le monde avec un minimum d'aide médicale... et parfois aucune. Souvent, si une femme entre en travail après 34 ou 35 semaines, le médecin laissera les choses progresser, puisque le bébé risque peu d'en souffrir, alors que les traitements pour tenter d'arrêter le travail pourraient comporter, eux, certains risques. Sans que la condition du bébé soit inquiétante, il reste cependant qu'il gagnerait à compléter sa maturation avant de naître et à profiter tranquillement de ses dernières semaines dans le monde protégé de votre ventre.

Il est difficile de décrire de façon précise ces indices annonçant que le travail risque de commencer. Si vos contractions sont assez importantes, que vous les sentez bien en bas, près du pubis, que votre bébé descend dans votre bassin et que cela fait changer votre col avant 37 semaines (position, texture, effacement, dilatation), vous devriez réviser certains comportements pour allonger le plus possible le séjour de votre bébé à l'intérieur. Plusieurs femmes ayant prévu d'arrêter de travailler à l'extérieur vers la 37e semaine pourraient avoir à quitter quelques semaines plus tôt pour se donner une meilleure chance d'allonger la grossesse de quelques semaines. Car c'est maintenant que votre organisme a besoin de ce répit.

Les signes que je viens de nommer (modifications précoces du col) vous demanderont d'être plus attentive à ce qui se passe dans votre corps. Des listes de règles ou d'interdictions ne changeront rien si vous ne tournez pas d'abord votre attention et votre énergie à ressentir les effets qu'ont sur vous certaines activités ou postures. Soyez attentive en particulier à ne pas soulever à répétition des objets lourds ou vos enfants, par exemple ! Soulever un enfant de deux ans 20 fois par jour pourrait être excessif pour vous. Prenez l'habitude de vous mettre à sa hauteur, ou de vous asseoir en lui demandant de grimper à vos côtés par lui-même. La station verticale, debout ou assise, amplifie la pression de la tête sur le col. Évitez-la le plus possible, ainsi que les longs trajets en auto, monter et descendre des escaliers plusieurs fois par jour, etc.

### Quand arrêter de travailler ?

En fait, à mesure que le temps passe, les risques pour le bébé diminuent, alors que pour la mère, l'inconfort et la fatigue augmentent. Donc, s'il y a des signes de travail précoce ou si un bébé précédent est né un peu trop tôt, c'est avant 36 semaines qu'il faut prévoir du repos, pendant les semaines vulnérables.

La fatigue et le stress peuvent devenir des facteurs significatifs que vous aurez à apprivoiser dans le cadre de votre vie, avec l'aide de votre sage-femme ou de votre médecin. Les relations sexuelles peuvent amplifier ou déclencher une activité utérine excessive, mais pas toujours, et pas toutes les pratiques. Là encore, ce n'est pas une règle rigide qui prévaut. Observez plutôt quelles pratiques sexuelles (stimulation des seins, pénétration, orgasme) provoquent des contractions ou des sensations de pression. Vous pourrez alors les limiter, les transformer ou les suspendre provisoirement, selon leur effet.

Ces dernières années ont vu apparaître de nouvelles méthodes pour évaluer et suivre le risque d'accouchement prématuré chez les femmes qui en présentent des signes annonciateurs. Pour mieux cibler les grossesses à risque de se terminer par un accouchement prématuré, on peut faire une échographie du col pour en mesurer la longueur anatomique et un prélèvement au col pour y déceler la présence de la fibronectine fœtale. Si votre situation particulière inquiète votre médecin ou votre sage-femme, posez vos questions, faites-vous bien expliquer ce qu'il en est… et voyez avec eux ce qu'il est possible de faire pour donner les meilleures chances à votre bébé. ❖

# Chaque chose en son temps

La nature a prévu ce qu'il fallait pour que le travail se déclenche au moment voulu. Mais à mesure qu'on dépasse la date « magique », il est difficile de ne pas se laisser gagner par l'impatience. Surtout quand les dernières semaines sont accompagnées d'inconfort ou d'énervement causés par le stress. On se réveille le matin, déçue, en se disant qu'il faudra encore attendre avant d'accoucher. Toutes sortes d'impératifs peuvent nous donner envie de précipiter les choses, l'inconfort, l'impatience, des dates de congé, de voyage, d'examens, une absence du conjoint. Mais quand ce n'est pas prêt, on s'expose à des effets négatifs non négligeables.

On doit parfois composer avec la pression de l'entourage, qui a hâte de voir le bébé et d'organiser les congés des uns et des autres. L'acharnement à vouloir être en travail ou à essayer des recettes pour qu'il commence joue parfois contre nous. L'idée que toutes les femmes devraient prendre des produits ou des traitements pour que leur travail débute me rend très perplexe! Il est difficile de concilier une telle pratique avec l'idée même du respect du processus de la naissance. Certaines femmes ont justement besoin de détente pour entrer en travail. La meilleure chose à faire est parfois d'arrêter d'y penser. Parfois plus facile à dire qu'à faire…

Environ 25 % des femmes commencent leur travail après 41 semaines, surtout quand il s'agit d'un premier bébé. Généralement, on ne laisse pas la grossesse dépasser 42 semaines. Votre médecin ou votre sage-femme ont sans doute une date butoir qu'ils préféreraient ne pas vous voir dépasser, soit 41 semaines et quelques jours, ou 42 semaines complétées. Prenez le temps d'en discuter avec eux pour connaître leur conduite habituelle dans ces cas-là.

Certaines femmes ont été provoquées à une grossesse précédente parce qu'elles avaient dépassé leur terme, une intervention dont l'impact dépasse parfois le simple geste médical. Comme, par exemple, d'annuler un projet d'accoucher à la maison ou en maison de naissance. Ou de rendre plus difficile le fait de bouger ou d'aller dans un bain pendant le travail, en raison du degré de surveillance requis (moniteur et soluté à demeure). Sans compter le risque accru de césarienne. Pour d'autres, le processus de préparation décrit plus haut ne semble pas avoir commencé (effacement du col, descente du bébé, etc.), alors que la mère est déjà à 38-39 semaines. Dans ces situations, il peut parfois être pertinent d'utiliser des moyens qui stimulent le processus de préparation, tout en respectant les étapes qu'il doit franchir.

### Pour encourager le déclenchement spontané du travail

Je vous propose certaines méthodes qui favorisent le début du travail, plutôt que de le provoquer, ce qui est différent. Ces moyens aident à mettre en place les conditions dans lesquelles le travail a le plus de chances de commencer par lui-même. Ne les utilisez que si le travail préparatoire semble se faire trop lentement. Je sais que ce sont là des indications plutôt vagues. N'entreprenez pas d'actions basées sur votre impatience ou sur un manque de confiance en vous. Voyez plutôt ces actions comme une façon de travailler de connivence avec votre corps, pour l'alimenter dans son travail, plutôt que d'agir à sa place parce qu'il est incompétent à le faire. Plusieurs de ces moyens ont une action lente et doivent donc être commencés plusieurs jours, parfois même plusieurs semaines avant la date fatidique où votre accouchement devrait être déclenché, selon votre médecin ou votre sage-femme.

Aucune de ces méthodes n'est efficace à chaque fois, aucune ne fonctionne pour toutes les femmes. Il s'agit donc d'expérimenter avec ce qui semble donner des résultats pour vous. N'utilisez que des moyens avec lesquels vous vous sentez à l'aise et dont vous comprenez bien le fonctionnement et les effets possibles. Certains de ces moyens sont très anciens, et c'est un peu curieux, dans nos temps dits «modernes», d'utiliser des recettes d'un autre siècle. Mais de tout temps, les femmes ont cherché à rendre leurs accouchements plus aisés en cherchant dans leur environnement ce qui pourrait les aider. Si certaines méthodes ont été oubliées à juste titre, d'autres ont traversé l'épreuve du temps et se montrent encore efficaces aujourd'hui. S'en servir est une autre manière de nous reconnecter avec la longue lignée de femmes dont nous sommes issues.

### *Favoriser une bonne position du bébé*

Si le bébé est encore haut, tout encouragement au travail devrait commencer là. Passez plusieurs heures dans des postures penchée vers l'avant. Il peut être utile de consulter un ostéopathe ou toute personne qui travaille les postures, la structure osseuse ou musculaire, et en qui vous avez confiance. Parfois, une intervention de cet ordre peut corriger ce qui ralentissait les efforts de votre bébé pour se placer. De plus, en ostéopathie, certaines manipulations crâniennes semblent faciliter la circulation des hormones et activer le fonctionnement de l'hypophyse, la glande responsable de la production des hormones nécessaires.

### Faire l'amour

Faire l'amour est une façon d'encourager naturellement le travail à commencer. Tout rapprochement amoureux, toute excitation sexuelle, y compris la stimulation des mamelons, favorise les contractions. La prostaglandine, une hormone qui joue un rôle important dans le travail, est présente en quantité appréciable dans le sperme. Chose certaine, la tendresse et l'expression de votre amour l'un pour l'autre ne peuvent que vous aider à vous ouvrir à la naissance toute proche de votre bébé.

### L'acupuncture

Cette très ancienne médecine chinoise connaît plusieurs manières d'activer les préparatifs de la naissance. Vérifiez auprès de l'acupuncteur que vous consulterez s'il est habitué et même spécialement formé à travailler auprès des femmes enceintes. Assurez-vous aussi de connaître le plus de données possibles sur l'état de votre col (encore une fois, la position, la texture, l'effacement, la dilatation) et la position de votre bébé ainsi que sa descente dans votre bassin. Sinon, il sera obligé de travailler à l'aveuglette, ce qui n'est pas aussi efficace! Il pourrait être utile de faire plus d'une visite, selon la situation. L'acupuncteur pourrait aussi vous indiquer des points précis à stimuler avec les doigts pour continuer par vous-même à la maison.

### L'homéopathie

Plusieurs remèdes homéopathiques accélèrent le processus de préparation à l'accouchement, quand quelque chose le ralentit. Je le précise car, vu la façon dont l'homéopathie fonctionne (et je vous laisse à d'autres lectures pour le découvrir par vous-même, cela dépasse largement mon propos), un remède homéopathique n'est pas un «accélérateur de travail», mais plutôt un «harmonisateur», qui laisse le corps accomplir lui-même sa fonction naturelle. Il y a plusieurs façons de procéder. Pour ma part, je n'aime pas travailler avec plusieurs remèdes à la fois, parce qu'il est difficile de comprendre lequel fonctionne et pourquoi, et je n'aime pas la prise quotidienne de remèdes pour de longues périodes. À titre d'information, les remèdes les plus souvent utilisés sont les *Caulophyllum*, *Pulsatilla* et *Actea racemosa*, mais il y en a plusieurs autres qui peuvent s'avérer utiles. Comme chacun s'adresse à une situation particulière, vous devriez consulter un homéopathe ou une source d'information sérieuse pour choisir celui qui pourrait vous aider. Si le remède choisi vous convient, vous devriez sentir une nette augmentation du nombre et de la force des contractions de préparation et, en général, un sentiment «qu'il se passe quelque chose». Vous pourriez recommencer après cinq ou six jours, si vous n'avez toujours pas accouché.

### Les plantes

Les herbes sont avec nous depuis des millénaires. Et depuis des millénaires, les femmes ont appris à s'en servir pour les aider dans toutes les étapes de leur vie. De nombreuses plantes ont donc été utilisées de par le monde pour préparer l'accouchement. En Amérique du Nord, l'actée à grappes bleues, par exemple, était fréquemment employée par les Amérindiennes pour faciliter leur travail. Mais les doses thérapeutiques peuvent, dans certains cas, causer des effets secondaires indésirables quoique réversibles. Ne l'utilisez donc que sous la supervision d'un professionnel à l'aise à la fois avec les herbes médicinales et la surveillance de la grossesse et de l'accouchement[1].

L'onagre est une petite plante à fleurs jaunes qui pousse à l'état sauvage tant ici qu'en Europe. L'huile qu'on en extrait a des propriétés très particulières et des usages multiples. En effet, elle contient des précurseurs de prostaglandines.

*Le prélude invisible*

> Quel que soit le moyen que vous essayez, assurez-vous auprès de votre sage-femme ou de votre médecin que tout se présente bien, que votre bébé se porte bien et que la stimulation du travail est appropriée. N'oubliez pas que même s'il s'agit de moyens dits «naturels», ce sont tout de même des interventions. Si vous utilisez des moyens avec lesquels vous êtes moins familière, assurez-vous de la compétence et de l'expérience de la personne qui vous conseille ou vous accompagne dans ces interventions.

C'est-à-dire qu'elle contient la matière première avec laquelle votre corps fabrique la prostaglandine. Si votre col est encore ferme et long vers 36-37 semaines, vous pourriez prendre trois à six capsules de 500 milligrammes d'huile d'onagre par jour comme supplément alimentaire. S'il est encore ferme et long après 40 semaines, vous pourriez mettre jusqu'à huit capsules de 500 milligrammes dans le vagin, aussi près du col que possible, chaque soir. L'huile d'onagre aide à assouplir le col, à le ramollir pour qu'il soit prêt à réagir à l'ocytocine, cette hormone qui génère les contractions utérines, mais qui ne peut travailler sur le col que s'il est bien mûr.

Nos arrière-grands-mères utilisaient une autre plante pour faciliter l'accouchement dans le dernier mois de grossesse: elles laissaient tremper deux cuillères à soupe de graines de lin dans un peu d'eau, chaque soir. Au matin, elles les mangeaient, soit telles quelles, ajoutées à du jus de fruit, ou encore mêlées aux céréales du matin. Ici encore, on trouve des précurseurs de prostaglandines ainsi qu'une action émolliente et légèrement laxative qui aident à préparer le corps pour l'accouchement.

### *Le décollement des membranes*

Il s'agit d'un geste posé pendant un examen vaginal. Votre sage-femme ou votre médecin introduit un doigt dans le col et, en pivotant le poignet, décolle les membranes de la paroi de l'utérus autour du col. En plus de décoller les membranes, le geste se trouve aussi à bien stimuler le col. Cela doit être fait avec précaution pour ne pas rompre les membranes avant le temps et aussi parce que cela provoque une sensation qui va de «inconfortable» à «douloureuse». Ne soyez pas surprise si cela provoque un léger saignement, il est causé par le bris de capillaires qui doivent céder avant que le col ne s'ouvre. Le décollement augmente probablement la friction des membranes sur le col et stimulerait ainsi les contractions. En fait, certains médecins le font, sans en aviser la femme, lors de l'examen vaginal. Discutez-en avant et mettez-vous d'accord sur le moment où vous souhaiterez le faire et pendant combien de temps. Le décollement peut se faire à plusieurs reprises, et il semble que plus de femmes entrent en travail dans les jours qui suivent.

### *La stimulation des mamelons*

C'est une méthode efficace, comme plusieurs recherches l'ont démontré, mais qui exige généralement d'abord que le col soit mûr. On l'emploie aussi quand les membranes sont rompues et que les contractions tardent à démarrer ou à prendre de l'intensité. La stimulation peut être manuelle, mécanique, si vous avez accès à un tire-lait électrique, par exemple, ou orale, ce qui demande la collaboration de votre compagnon ou d'un bébé consentant! Essayez d'imiter le mouvement que ferait un bébé qui tète. Stimulez un mamelon à la fois, en changeant de côté aussi souvent qu'il le faut pour que cela demeure confortable, aussi longtemps qu'une heure à la fois, de une à plusieurs fois par jour. Cette stimulation provoque une augmentation de l'ocytocine naturelle qui donne des contractions. L'effet peut se faire sentir immédiatement ou à la longue. Arrêtez la stimulation si vous avez des contractions plus fréquentes qu'aux trois minutes ou plus longues que deux à trois minutes: cela pourrait incommoder votre bébé. Vous pourrez la reprendre un peu plus tard.

### *L'huile de ricin*

L'huile de ricin est un de ces bons vieux remèdes efficaces du temps de nos arrière-grands-mères. Les sages-femmes britanniques l'utilisaient et s'en servent encore fréquemment. On l'emploie lorsque tous les signes donnent à penser que le travail est imminent, que le bébé est à terme, engagé, et le col mature... mais que rien ne vient! Son principal désavantage est, bien sûr, son action laxative parfois musclée, que beaucoup de femmes redoutent. C'est pourquoi on ne l'utilise que lorsqu'il est essentiel d'entrer tout de suite en travail, comme lorsque les membranes sont rompues déjà depuis quelques heures, ou qu'une induction médicale est prévue pour le lendemain. C'est donc le dernier moyen sur la liste.

Les femmes qui l'utilisent prennent deux cuillères à soupe d'huile de ricin dans un peu de jus de fruit, avec une pincée de bicarbonate de sodium (soda à pâte), pour que les bulles fassent oublier le goût huileux. Puis, elles se glissent dans un bain chaud pour se détendre. Après deux heures, elles reprennent une ou deux cuillères à soupe d'huile, s'il n'y a pas encore eu d'effet sur les contractions. Le plus souvent, le travail commence dans les deux à trois heures qui suivent la deuxième dose, avec ou sans action sur les intestins. Les femmes qui ont peu ou pas d'effet intestinal peuvent prendre une troisième dose, deux heures après la deuxième. Les doses sont ainsi graduées pour éviter un effet laxatif trop important, puisqu'aucune femme n'y réagira de la même manière. Cependant, il est important de garder le momentum et de ne pas espacer les doses de plus de deux heures.

Si cela n'a pas fonctionné, on peut réessayer dès le lendemain. Celles chez qui l'effet laxatif a été important devront se fier à ce que leur corps leur dicte avant de s'y remettre... ou utiliser un autre moyen.

**Attention:** Si le bébé n'est pas bien fixé dans le bassin ou si le col n'est pas effacé, prendre de l'huile de ricin pourrait avoir des conséquences nuisibles au bon déroulement du travail. L'effet stimulant pourrait provoquer des contractions assez fortes pour rompre les membranes, mais sans déclencher le travail, parce que le col n'est pas mûr, une situation peu souhaitable.

### Quand on dépasse la date prévue

Rendez-vous à la section qui discute de déclenchement du travail, dans les interventions obstétricales. On y explique notamment les indications, c'est-à-dire les raisons, bonnes et moins bonnes, qui pourraient pousser à vouloir déclencher le travail, les différentes méthodes, les effets possibles. ❖

# Le début du travail

L'ENTRÉE EN TRAVAIL est l'aboutissement inévitable de ces semaines de préparation invisible. Vous plongez maintenant dans cet extraordinaire processus de l'accouchement. Le trac, la hâte, la peur, l'excitation, les jambes qui tremblent, le cœur qui bat plus vite révèlent l'émotion de la rencontre qui s'en vient.

Entrer en travail nous fait glisser du quotidien rationnel et concret à l'inconnu, au monde de la sexualité, pris dans son sens le plus large. Accoucher est le point culminant du grand processus de la reproduction. Toutes les hormones, toutes les consignes sont en place. Entrer en travail, c'est accepter d'amorcer ce voyage dont nous ne connaissons pas encore tout l'itinéraire, seulement la destination, en ayant confiance que notre corps sait parfaitement comment s'y rendre.

Le travail se déclenche habituellement quand tous les éléments sont rassemblés: le col est mûr, les différentes hormones sont présentes en quantité suffisante et dans la proportion qu'il faut, le bébé est prêt. Puisqu'il s'agit d'organismes vivants, toutes les nuances existent, et il y a autant de débuts de travail que de femmes enceintes. Très peu d'accouchements ressemblent à la «version du livre»: les contractions qui commencent aux demi-heures pour ensuite passer aux 10 minutes, pour arriver enfin aux 5 minutes. Il existe de nombreuses variations, ce qui n'en facilite pas la description! La façon dont votre travail se présentera à vous pourrait vous désorienter, vous surprendre. Votre premier défi? Le prendre comme il vient, vous y couler, sauter dans ce train en marche vers la naissance de votre bébé.

### C'est pour de vrai?

«Est-ce que je saurai reconnaître mes contractions de travail?» se demandent souvent les femmes qui n'ont encore jamais accouché. Sauf de très, très rares exceptions, on peut honnêtement répondre que oui. Comme il arrive souvent que l'on ait des séries de contractions de

### À quoi ressemble une contraction?

C'est une sensation de pression diffuse et intense juste au bas du ventre et quelquefois jusque dans le bas des reins. Elle vient graduellement, se maintient quelques instants et se relâche peu à peu. Pendant la contraction, le ventre est très dur et si on le presse du bout des doigts, il ne cède pas à la pression. La plupart des femmes la qualifient de douloureuse, bien que, si vous leur demandez de spécifier un peu, vous trouverez les descriptions variables et plutôt floues. La sensation ressemble aux crampes menstruelles, à tout le moins au début, avec la différence importante que les contractions sont rythmiques plutôt que continues!

## Les contractions de préparation

- Contractions de préparation, de maturation, de réchauffement, «fausses» contractions. Elles portent plusieurs noms... mais elles ont en commun que ce ne sont PAS les contractions du travail actif, période où le col se dilate et le bébé descend jusqu'à sa naissance.
- Elles peuvent se présenter en série.
- Elles peuvent changer d'intensité et de fréquence.
- Ou au contraire, durer des heures sans changer d'intensité.
- Elles peuvent s'interrompre ou être moins fortes et moins nombreuses quand la mère s'active ou, au contraire, quand elle se couche.
- Un bain chaud d'au moins 15 minutes les calme ou les arrête.
- Les sensations de crampes, d'élancement, ne sont pas toujours coordonnées avec les contractions.
- On n'observe généralement pas de pertes vaginales muqueuses rosées (bouchon muqueux).
- Elles durent moins de 40 secondes ou, au contraire, plusieurs minutes.
- Après un certain temps, elles s'estompent.

## Les contractions du travail actif

- Elles se présentent avec une certaine régularité.
- Avec le temps, elles se rapprochent jusqu'à se présenter aux cinq minutes ou moins.
- L'intensité et la sensation de pression augmentent graduellement.
- Les changements de position ne les influencent pas vraiment.
- Un bain chaud peut les ralentir momentanément, mais pas les arrêter.
- Après un certain temps, il n'est pas rare d'observer des pertes muqueuses rosées (le bouchon muqueux) parce que le col commence à changer.
- Elles durent de 45 à 60 secondes.

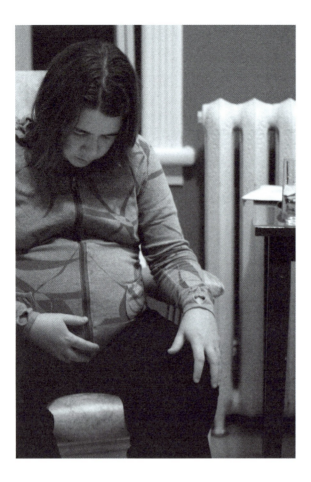

préparation dans les dernières semaines de la grossesse, il peut être difficile de différencier celles-ci du « vrai » début du travail. Vous trouverez quelques indices pour vous aider à faire la différence à la page précédente.

### Le début du travail... pour qui ?

Quand une femme raconte son accouchement, c'est elle qui décide par où elle commence. C'est normal, son expérience lui appartient. Plusieurs commencent leur histoire dès les toutes premières contractions, quelles que soient leur force ou leur fréquence. Certaines seraient donc obligées de répondre « 24 heures » ou même « 4 jours » à qui leur demanderait le temps qu'elles ont mis pour mettre leur bébé au monde.

D'autres vivent leurs premières contractions en continuant leurs activités et ne commenceront à compter les heures que beaucoup plus tard. Chacune a le droit de raconter sa propre histoire comme elle l'a vécue et ressentie.

Pour les professionnels chargés du rôle de vigilance dans ces mêmes accouchements, par contre, il est extrêmement important de bien discerner le début du travail actif, même si la frontière avec la phase de latence est parfois floue. C'est que la phase de latence est une période de réchauffement, de durée indéfinie, qui ne semble pas produire de résultats « tangibles ». Le *Petit Robert* définit la latence comme « l'intervalle entre un stimulus et la réponse correspondante », ou encore : « qui ne se manifeste pas mais qui est susceptible de le faire à tout moment ». Par conséquent, attendre un « progrès » en centimètres de dilatation pendant la phase de latence est un non-sens : on est justement dans la période où il n'y en aura pas, ou très peu.

Il est important de savoir qu'il existe une phase de latence et d'en respecter le rythme, pour ne pas intervenir indûment dans un travail... qui n'est pas encore commencé. C'est tout aussi important, sinon plus, que *vous* compreniez le travail invisible de cette étape, dont le résultat « ne se manifeste pas mais est susceptible de le faire à tout moment ». Tellement de femmes ont été démoralisées, parfois même effondrées quand on leur a annoncé qu'elles étaient « encore à un centimètre » après une nuit de contractions. Comme si, après avoir ensemencé son jardin, on se mettait à pleurer le lendemain matin parce que rien n'y pousse encore, en oubliant que les graines mettent, selon les plantes, 8, 15, 20 jours avant d'émerger de terre !

Patience, patience, patience. Si cette étape vous paraît démesurément longue, ou si la fatigue s'accumule, voyez plus loin les moyens que vous pourriez prendre pour garder force et courage en attendant que la petite pousse ne jaillisse de terre!

### La phase de latence

Curieusement, je vais définir la phase de latence... en commençant par définir le travail actif. Pourquoi? Parce que... on ne peut pas décrire la vague que le surfeur attend, assis sur sa planche, avant d'avoir défini le surf lui-même. À partir de là, on peut mieux imaginer LA vague qu'il attend, celle qui le fera glisser en déferlant. On peut mieux l'imaginer, parce qu'on a vu beaucoup de ces films incroyables où une vague colossale porte littéralement le surfeur pendant de longues minutes. Quand on comprend que le travail actif est fait de ces vagues puissantes qui déferlent, on saisit mieux que la phase de latence, ce sont toutes les vagues qui précèdent, fortes parfois, mais sans l'énergie et le momentum suffisants pour « porter » jusqu'à la naissance.

La phase de latence, donc, est la période de réchauffement pendant laquelle l'utérus passe de l'activité sporadique et désordonnée des contractions de grossesse à l'action coordonnée du travail actif. C'est une phase de maturation. On la distingue des contractions des dernières semaines parce qu'elle est en continuité directe avec le travail proprement dit. Elle n'est pas toujours présente et elle est généralement plus prononcée pour un premier bébé.

Souvent, cela prend plusieurs heures de contractions avant d'arriver au travail actif, avant de faire la transition entre l'activité utérine des dernières semaines et le travail proprement dit. Surtout au premier bébé, parce que les tissus n'ont jamais connu un tel étirement. Ou encore, certains bébés sont encore hauts, et cela leur prendra des heures de contractions plus ou moins régulières et douloureuses afin qu'ils descendent suffisamment pour appuyer sur le col. Souvenez-vous de l'importance de la pression de la tête du bébé sur le déroulement du travail: c'est ce qui stimulera à son tour la production d'hormones qui donneront enfin des contractions plus fortes et plus efficaces. Parfois aussi, les contractions commencent alors que le col n'est pas encore assez mou et effacé pour se dilater facilement. Plusieurs heures de contractions seront alors nécessaires pour qu'enfin il soit prêt à recevoir les contractions efficaces et à se dilater.

Ce temps peut être décourageant si l'on s'attend à une dilatation proportionnelle à la douleur qu'on ressent. Les heures passent, on a des contractions et rien ne semble avancer. Pourtant, ce qui arrive là fait partie du travail normal. Ces contractions font descendre le bébé un peu plus bas dans le bassin, préparent le col, en changent la texture, l'effacent, le préparent à l'ouverture qui s'en vient. Le progrès ne se mesure pas encore en centimètres, mais le travail de maturation du col et de finalisation des derniers préparatifs est absolument essentiel dans le processus

---

### La définition du travail actif

Il en existe plusieurs, voici celle que j'utiliserai: des contractions régulières, espacées de cinq minutes ou moins, ayant un effet sur un col dilaté à au moins trois centimètres et complètement effacé pour un premier bébé, et dilaté à quatre ou cinq centimètres et aux trois quarts effacé pour les bébés suivants.

de la naissance. Le changement de regard sur cette phase du travail ainsi que sur l'évaluation qu'on peut en faire est primordial. C'est un bon moment pour citer Saint-Exupéry: «L'essentiel est invisible pour les yeux.»

*Audrée: «Début des contractions aux 5 minutes toute la journée de mardi, toute la nuit, toute la journée de mercredi et presque toute la nuit également... Finalement, départ pour l'hôpital à 4 h du matin le jeudi, j'étais à 4 cm. Si ça m'a surprise? Oui, même si je savais qu'une latence aussi longue était possible. Après 24, 36 heures aux 5 minutes, je sentais qu'il fallait qu'il se passe quelque chose. Ce que j'ai trouvé difficile est de ne pas pouvoir dormir, jusqu'à la prochaine contraction 5 minutes plus tard! Découragée? Pas vraiment, sauf un petit peu la deuxième nuit. Angoissée? Non, surtout calme et un peu excitée de savoir que mon bébé s'en venait. Je crois que c'est important de "normaliser" une longue période de latence, et c'est ce que j'avais lu, ça m'a donc rassurée quand je me suis retrouvée dans cette situation!»*

*Émilie: «À mon premier bébé, malgré le fait que je me croyais préparée, j'ai complètement perdu les pédales quand ça a commencé et j'ai laissé l'adrénaline prendre le dessus. À mon deuxième, par contre, je savais à quoi m'attendre, alors ça s'est passé tout en douceur, à la maison. J'étais très calme, je me balançais sur mon ballon et mettais le "sac magique" dans le bas de mon dos lors des contractions. Quand je me suis rendue à l'hôpital, j'étais déjà dilatée à quatre centimètres! Je trouve cette période très déterminante pour le reste du travail.»*

Cette période peut durer de quelques heures jusqu'à 24 heures et même plus. D'où l'importance de boire et de manger, de se reposer entre les contractions, de conserver son énergie pour le travail à venir. La longueur de la période de latence ne permet absolument pas de prédire la longueur du travail actif lui-même. Certaines femmes peuvent passer 15 heures en contractions à 1 ou 2 centimètres... et ne mettre qu'une heure ou 2 pour passer ensuite à 10 centimètres!

Lorsque les contractions commencent la nuit, restez au lit et essayez de somnoler entre chacune d'elles. Entourez-vous de coussins et d'oreillers: entre les genoux, dans le dos, sous le ventre pour le soutenir. Une bouillotte chaude ou un coussin électrique, placés là où la sensation est la plus forte, pourraient vous aider. Respirez doucement avec chaque contraction et laissez-vous aller, aussi molle et détendue que possible. Ce n'est pas toujours facile, mais c'est justement ce qu'on fait en début de travail: on apprend à respirer et à se détendre avec les contractions, même quand cela fait mal. Vous n'y arriverez peut-être pas du premier coup, mais vous avez chaque contraction pour vous y exercer. Réveillez-vous votre compagnon ou compagne? Cela dépend de vous deux. De sa capacité à se rendormir, à résister au manque de sommeil, de votre

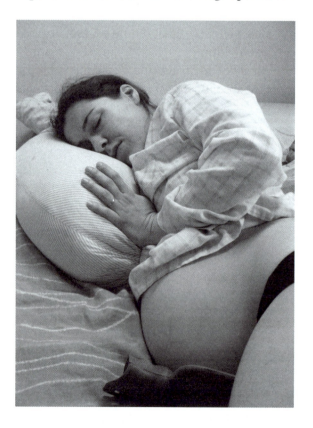

### Pour sortir du labyrinthe des chiffres !

Trois centimètres, 7 centimètres, 40 semaines, 9 mois, bébé à -2 ou +1, 9, 5 centimètres de diamètre, contractions aux 5 minutes, durée de 60 secondes, 2 heures, cœur à 140, ou 120, 12 heures, 24 heures… À première vue, la description du travail semble être une affaire de chiffres, alors qu'il s'agit d'un processus physiologique profondément inscrit dans le corps, et ayant des résonances émotionnelles, psychiques, sociales importantes. Plus on veut simplifier, plus on met des chiffres, et plus on s'éloigne de la complexité de ce qui se passe vraiment. Essayez, pour voir, de décrire l'excitation sexuelle en chiffres. Pourtant, cela fait appel exactement aux mêmes hormones. Ou encore, le développement d'un enfant, un autre processus inhérent à la vie. Pour expliquer, on ne peut éviter ces chiffres, mais je vous invite à vous en servir pour mieux comprendre… tout en lisant entre les lignes «l'esprit» de ce processus vital de la naissance.

---

besoin d'être rassurée, d'avoir de la compagnie… alors que vous tenterez de somnoler.

Si les contractions commencent en plein jour, continuez vos activités courantes, à votre rythme, en alternance avec des moments de repos. Occupez-vous, ne restez pas centrée sur l'horloge, l'intervalle entre les contractions, leur durée. Le temps passera plus vite. Mangez et buvez comme d'habitude, vous aurez besoin de cette énergie. Peut-être ressentirez-vous le besoin de vous isoler, de vous retirer dans une pièce intime.

*Caroline:* «*Je ne pensais pas que la phase de latence pouvait être vraiment "intense". Je l'avais lu: si ça commence durant la nuit, continuer à dormir; le jour, vaquer à ses occupations. Niet pour moi. J'ai eu besoin de m'arrêter pratiquement dès le début. Je sais que la force des contractions a augmenté mais j'ai le souvenir d'une douleur pas mal égale tout au long du travail, qui se vivait par paliers, chacun me demandant plus d'intériorisation. Je suis restée à la maison jusqu'au moment où c'était clair pour moi que "là, on y va". J'étais alors à trois centimètres. Ma mère avait minuté les contractions à la maison et, un moment donné, elle m'a dit que c'était aux deux minutes… je lui ai répondu de ne pas se fier qu'à ça, que c'était pas mal variable.*»

**Attention:** N'oubliez pas que la majorité des accouchements qui commencent lentement, se terminent normalement.

La durée de cette étape dépend de l'état du col au moment où les contractions débutent: moins il est déplacé vers l'avant, mou, effacé, plus il y a de risques qu'elle se prolonge… mais ça n'explique pas tout. La plupart des manuels d'obstétrique et de pratique sages-femmes reconnaissent que, à cette étape, essayer d'accélérer les choses avec des moyens médicaux ne devrait pas être la première action. On sait que pour la majorité, un travail qui commence lentement se termine normalement. Il est important, cependant, de reconnaître l'impact de ces heures de contractions sur l'énergie, l'état d'esprit et le courage de la mère qui les vit et de le réduire autant que possible. Cela vaut aussi, d'ailleurs, pour le père et les personnes qui accompagnent.

## Quand la phase de latence se prolonge

Quoi faire?

- D'abord, patience.
- Bien se rappeler l'utilité du travail de cette étape, apprécier les progrès «invisibles».
- Rechercher la compagnie d'une personne ayant un état d'esprit positif.
- Demander et recevoir du soutien émotionnel.
- Boire et manger.
- Se distraire.
- Faire abstraction du temps. Occasionnellement, demander à quelqu'un de minuter trois ou quatre contractions, fréquence et durée, puis cacher l'horloge à nouveau.
- Stimuler les contractions: marcher, changer de positions, stimuler les mamelons.
- Alterner avec des temps de repos.

Si le début du travail s'annonce d'emblée avec des contractions douloureuses et rapprochées mais qui n'évoluent pas, il y a de fortes possibilités que ce soit parce que votre bébé a du mal à fléchir sa tête pour entrer dans votre bassin. Autrement dit, il a de la difficulté à s'engager. Une position qui pourrait vous aider serait de vous accroupir, les pieds à plat, le dos contre un mur, ou encore soutenue par vos bras entre les jambes de votre conjoint assis. Ainsi, votre bébé sera bien dans l'axe de votre bassin, qui lui offrira une plus grande ouverture pour y entrer. Ou encore à quatre pattes, bien appuyée sur des oreillers, les genoux écartés.

Si vous avez déjà utilisé ces moyens et que, malgré tout, la fatigue s'accumule sans que le travail actif soit encore commencé, vous pourriez utiliser un médicament (ou autre alternative disponible) qui pourrait vous soulager quelques heures et vous laisser dormir un peu. Souvent, après cette période de récupération, les contractions reprennent ou se poursuivent avec plus d'efficacité. À l'occasion, quand tout a été essayé, une stimulation avec de l'ocytocine permet au travail de se compléter, mais cela ne devrait pas être le premier choix. Le processus a d'abord besoin de se déployer à son rythme.

Il arrive aussi que ce soit un moment où une sorte de vertige nous saisit. Tout d'un coup, on n'est plus sûr qu'on veut plonger dans l'aventure. C'est parfois au cœur de longues nuits de contractions que certaines femmes mettent finalement le doigt sur la peur (de la douleur, des responsabilités qui viennent, de l'inconnu...) qui les fait hésiter à plonger.

*Julie, maman de cinq enfants: « Pour moi, les phases de latence sont toujours longues, elles me servent à me faire à l'idée que bientôt, le quotidien sera différent. Il vient un moment où je "choisis" de lâcher prise et d'entrer en travail et là, ça va trèèèès vite. »*

*Stéphanie: « Pour mon deuxième bébé, j'ai eu une phase de latence de 24 heures. Nous nous sommes rendus à l'hôpital, mais les contractions ont cessé. Alors nous sommes revenus à la maison. J'ai pris le temps de parler à mon aînée de 16 mois, de jouer avec elle, de vivre nos derniers instants toutes seules, de pleurer un bon coup parce que l'avenir avec deux enfants rapprochés m'a soudainement effrayée. On dirait que je venais de saisir cette réalité. Ouf! Ensuite, j'ai pris un bain avec ma fille et le travail a recommencé. »*

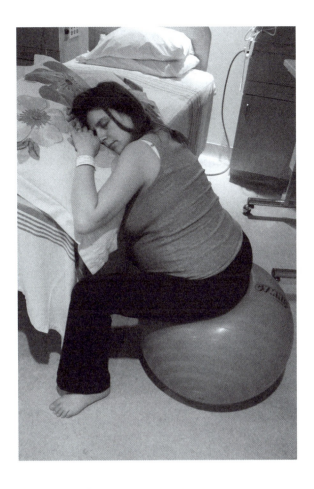

### Le travail actif

Le travail actif se caractérise par le fait que les contractions dépassent un point de non-retour et que seule la naissance y mettra fin, alors que les contractions de préparation pourraient encore s'interrompre et recommencer un autre jour. Les contractions de travail augmentent graduellement en intensité et en fréquence. Elles durent de 45 à 60 secondes. Calculez la fréquence de vos contractions pendant une demi-heure, du début de l'une au début de la suivante. L'écart devrait généralement être de cinq minutes ou moins avant que l'on puisse vraiment dire que vous êtes « en travail ». La durée des contractions donne aussi un bon indice: elles devraient durer au moins 45 secondes (mais rassurez-vous, rarement plus d'une minute) pour être efficaces et dilater le col. Les changements d'activité de la mère, se lever, marcher, prendre un bain, ne les interrompent pas. Les sensations de douleur ou de pression au bas du ventre ou dans le bas du dos sont coordonnées avec les contractions. On observe parfois des écoulements de bouchon muqueux, ces sécrétions gélatineuses tachées de sang. On peut aussi perdre du liquide amniotique, mais cela ne fait pas partie de tous les débuts de travail, puisque les membranes se rompent souvent beaucoup plus tard.

Si vous avez plusieurs de ces signes, vous pourriez enclencher les actions prévues selon l'endroit où vous accoucherez: aviser votre sage-femme, vous rendre à l'hôpital, préparer votre lit si vous accouchez à la maison, etc.

Si vous n'êtes pas sûre d'où vous en êtes, laissez-vous aller dans ce qui se passe maintenant, jusqu'à ce que l'évolution des choses vous confirme que c'est bien le travail lui-même. Souvent, ce n'est qu'en rétrospective qu'on peut faire la différence entre la phase de latence et le travail actif, parce qu'il n'y a pas une démarcation nette, un moment précis, mais plutôt une lente évolution. Si le doute subsiste, prenez un long bain chaud. Les contractions qui ne sont pas le «vrai travail» se calmeront probablement.

À l'occasion, des femmes connaissent un travail où les contractions demeurent espacées, aux sept à huit minutes par exemple, parfois pendant une bonne partie de la dilatation. Leur intensité toutefois devrait leur mettre la puce à l'oreille. De toute façon, si vous vous sentez anxieuse parce que vous n'êtes sûre de rien, appelez votre sage-femme ou l'infirmière de la salle d'accouchement et décrivez-leur ce que vous ressentez.

Elles seront capables de vous aider à juger de la situation, ou demanderont à vous voir pour mieux évaluer.

*Marie-France: «Moi, je n'ai pas été surprise tant par la phase de latence que par ma réaction face à ce début de travail. Je voulais prendre mon temps et rester à la maison le plus longtemps possible, et finalement, dès que j'ai été certaine que ça ne s'arrêterait pas, je suis partie pour l'hôpital. J'ai donc dû passer beaucoup plus de temps que je pensais à l'hôpital, ouvrant grand la porte à toutes ces interventions que je voulais éviter.»*

### Quand doit-on aller à l'hôpital?

Si je devais résumer, je dirais «restez à la maison le plus longtemps possible»! Parce que c'est là, dans votre environnement familier que vous arriverez le plus facilement à créer votre «bulle» si essentielle au bon déroulement du travail. Permettez-vous de faire une bonne partie du travail chez vous. Vous pourrez bouger, marcher,

---

### Pourquoi bien différencier la phase de latence du travail actif?

- Pour ne pas se rendre à l'hôpital trop tôt s'il est clair que le travail proprement dit n'est pas encore bien installé.
- Pour ne pas passer la nuit réveillée avec des contractions erratiques qui s'arrêteront à quatre heures du matin, après vous avoir volé une nuit de sommeil.
- Pour traverser la phase de latence avec une dépense d'énergie minimale.
- Pour s'assurer d'avoir rassemblé autour de soi ce dont on aura besoin au moment de l'accouchement, quand on accouche à la maison.
- Pour se rendre à temps à l'hôpital ou à la maison de naissance, dans le cas d'accouchements qui risquent d'être très rapides.

manger, être libre de vos mouvements, vous sentir à l'aise plus longtemps.

On entend souvent dire qu'il faut aller à l'hôpital dès que les contractions sont aux cinq minutes. Avec une telle consigne, beaucoup de femmes se rendent à l'hôpital trop tôt, ce qui peut parfois ralentir ou même arrêter leur travail, et surtout inviter des interventions faites dans les meilleures intentions, mais qui peuvent rapidement s'enchaîner et devenir une cascade désolante dans une direction que vous n'aviez pas souhaitée.

Sauf exception, les hôpitaux ne sont pas organisés pour accueillir une femme en phase de latence. Cette femme a besoin d'être rassurée, certes, mais surtout de continuer ses activités, avec son entourage, d'alterner marche et mouvement avec des temps de repos. La chambre de naissance est le seul endroit disponible. Dans certains milieux, on l'encouragera à s'activer, à n'utiliser le lit que pour de courtes pauses, jusqu'à ce que le travail s'installe. Mais dans bien des endroits, le seul fait d'occuper une chambre démarre un chronomètre invisible et un « diagramme de progrès » qui ne tient compte que de la dilatation du col, oubliant les heures nécessaires pour faire tout le travail préalable de maturation du col et de descente du bébé. Très souvent, on aura déjà mis la mère sous monitorage électronique continu[2], pour écouter le cœur du bébé. Bientôt, on lui offrira de rompre les membranes et de commencer une stimulation des contractions par l'ocytocine, alors que le col n'est peut-être pas encore prêt...

C'est un peu différent si vous accouchez dans une maison de naissance. Vous avez moins besoin de retarder votre départ puisque l'espace est justement aménagé pour respecter votre intimité et que vous ne vous y buterez pas à des contraintes comme l'interdiction de manger ou de prendre un bain. Mais profitez quand même du temps dans votre espace familier. Dans les dernières semaines, vous aurez discuté avec votre sage-femme du meilleur moment pour vous rendre. Vous pourrez aussi la joindre par téléphone au début de votre travail et en juger à ce moment-là. Si vous accouchez à la maison, vous discuterez du meilleur moment pour son arrivée.

*Lesley, une doula d'expérience, suggère aux couples qu'elle accompagne : « Jetez vos montres ! » Les gens mettent toute leur attention sur la fréquence, facile à calculer, dit-elle, alors que, comme n'importe*

> ## Quand partir ?
>
> Pour avoir quand même quelques repères, partez pour l'hôpital quand vos contractions sont à moins de cinq minutes les unes des autres et qu'elles demandent toute votre attention. Ou suivez les recommandations que votre médecin ou votre sage-femme vous ont données après avoir discuté avec vous de votre situation particulière, comme avoir eu le bébé précédent très rapidement, par exemple. Ayez votre valise prête, pour ne pas vous retarder le moment venu. Pour la même raison, les arrangements avec la gardienne, si besoin est, devraient être déjà faits. Et bien sûr, prenez en considération le temps qu'il faut pour vous rendre à l'hôpital et l'état de la circulation. Si vos membranes se rompent alors que vous avez déjà de bonnes contractions, cela pourrait accélérer les choses, surtout si ce n'est pas votre premier bébé : envisagez de partir immédiatement.

*Le prélude invisible*

*quel outil, il ne devrait jamais être utilisé seul. On doit observer le tout: l'intensité, l'incapacité de faire autre chose que de prendre la contraction, et ce sentiment si particulier que «là, ça y est». Elle dit aux mères: «Si tu peux encore calculer le temps entre tes contractions... c'est probablement que tu n'es pas encore en travail actif. Tu n'auras plus la tête à ça quand tu seras dans les grandes vagues de contractions du travail actif.»*

Il n'est pas nécessaire de prendre en note chaque contraction: la personne qui vous accompagne peut discrètement s'en occuper, de temps à autre. Le chronomètre détourne l'attention de la femme qui accouche et risque de la maintenir inutilement dans un esprit de performance plutôt que d'abandon. Tout n'est pas qu'une question de minutes. Observez bien ce qui se passe: quand vous sentirez que les contractions ont sensiblement changé de force, de sensation, d'intensité, il sera probablement temps de partir.

Ayez une liste visible près du téléphone, comportant les numéros des taxis, gardiennes, ambulance, salle d'accouchement ou maison de naissance et de votre sage-femme. Si le trajet vous est inhabituel, affichez-le: il devrait être assez précis pour qu'on s'y retrouve facilement et rapidement. Cela vaut aussi pour les accouchements prévus à la maison, où les circonstances pourraient exiger que vous vous rendiez à l'hôpital rapidement.

Plusieurs femmes appréhendent le trajet vers l'hôpital ou la maison de naissance. Comment y arriveront-elles avec ces contractions? Discutez-en avec votre compagnon avant le grand jour. Ne vous occupez de rien! Laissez-le appeler le taxi ou approcher la voiture, y mettre les bagages, etc. Servez-vous des oreillers que vous apportez avec vous. Une toile ou une serviette sur le siège pourrait s'avérer utile si vos membranes sont rompues. Pendant tout le trajet, restez dans votre espace intérieur! Restez connectée avec votre bébé!

## Oups! C'est trop tôt!

Il se pourrait qu'à votre arrivée à l'hôpital, on vous annonce que vous n'êtes qu'en tout début de travail. De grâce, ne vous disqualifiez pas! Rien de plus subjectif que des contractions. Je raconte toujours l'histoire de cette amie sage-femme qui, à son quatrième bébé, a fait venir sa sage-femme à trois reprises... avant que ce ne soit la «vraie» fois. Si elle, sage-femme ayant déjà accouché trois fois, peut se tromper de la sorte, n'importe qui le peut! Si votre incertitude vous rend anxieuse, rendez-vous à l'hôpital «pour faire le point». Le col est dilaté à six centimètres? Tant mieux. À un centimètre? Vous pourriez choisir de retourner chez vous pour y profiter plus longtemps de votre intimité.

De retour à la maison, ce serait une bonne idée de faire un plan pour les heures à venir avec la ou les personnes qui vous accompagnent, pour conserver votre énergie et votre optimisme jusqu'à ce que les contractions changent de rythme et d'intensité, vous enjoignant de retourner à l'hôpital. Ne vous inquiétez pas d'accoucher «à votre insu»: juste avant que votre bébé naisse, les contractions seront probablement aux deux à trois minutes et dureront une minute ou plus. Il est très rare qu'il naisse pendant que vos contractions sont encore aux cinq minutes.

## Le premier bébé? ou le troisième?

Le début du travail actif variera selon qu'il s'agit de votre premier bébé ou non. L'histoire des accouchements précédents, s'il y en a, et le degré de maturation de votre col influenceront la durée de la phase de latence. Par exemple, celles qui ont accouché très rapidement au bébé précédent devront être vigilantes pour ne pas rater les premiers signes, quitte à se rendre inutilement à l'hôpital ou à la maison de naissance. Par contre, celles dont le bébé est haut et le col encore long et fermé devront probablement vivre plusieurs heures de contractions de préparation pour que tout se mette en place. Discutez-en avec votre sage-femme ou votre médecin, tout en sachant qu'il existe toujours une part d'impondérable et de mystère.

Attention : Certains débuts de travail défient les descriptions générales. Si vous avez soudainement le sentiment très clair que vous devez vous rendre là où vous accoucherez, *faites-vous confiance et allez-y maintenant !*

### Plonger dans les grandes vagues

Au début du travail, deux mondes se rencontrent : la vie courante, dans laquelle vous devez déterminer à quel moment vous déplacer vers l'hôpital ou la maison de naissance, veiller aux derniers détails pratiques, et le monde intérieur, physique, émotionnel, puissant, dans lequel se déroulera l'accouchement. De toute évidence, vous ne pouvez pas faire abstraction de l'organisation pratique, mais n'essayez pas de tout faire à la fois. Laissez votre compagnon ou une autre personne s'occuper des détails qui ne vous concernent pas directement, par exemple, mettre les derniers effets dans la valise, appeler la gardienne, nourrir le chien. Restez bien connectée avec vos sensations intérieures : vous seule pouvez le faire !

Votre travail est commencé. Les hormones que vous produisez depuis des semaines en réponse à la maturation de votre bébé et aux changements internes ont atteint la quantité et la proportion qu'il faut pour déclencher le processus de la naissance. La partie primitive de notre cerveau, celle que nous partageons avec les autres mammifères, régit la production et le dosage des hormones du travail. L'autre partie de notre cerveau, le néocortex, si développé chez les humains, peut inhiber ces hormones. Toute stimulation de ce qui pense, raisonne et réfléchit interfère avec le progrès du travail. La lumière vive, les questions, l'arrivée d'une situation ou d'une personne nouvelle, l'impression d'être observée sont autant de stimulations de cette partie du cerveau, donc de dérangements du processus hormonal en marche. Vous ne pourrez pas les éliminer complètement, mais vous pouvez les réduire au minimum. La protection du processus dans ce qu'il a de primitif est un enjeu majeur de votre travail. C'est quand il fonctionne au mieux que les accouchements ont le plus de chances de bien se dérouler !

C'est le temps de se couper du monde extérieur. Le contexte physique vous y aidera. Votre compagnon, les gens que vous avez choisis peuvent aider à créer cette atmosphère autour de vous. On peut tamiser la lumière et garder seulement une chandelle, une veilleuse ou un éclairage indirect et doux. On ne devrait s'adresser à vous que pour les choses essentielles, et jamais pendant ou immédiatement après une contraction.

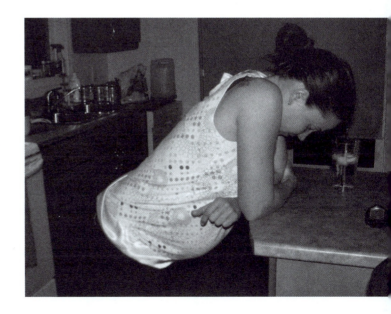

*Le prélude invisible*

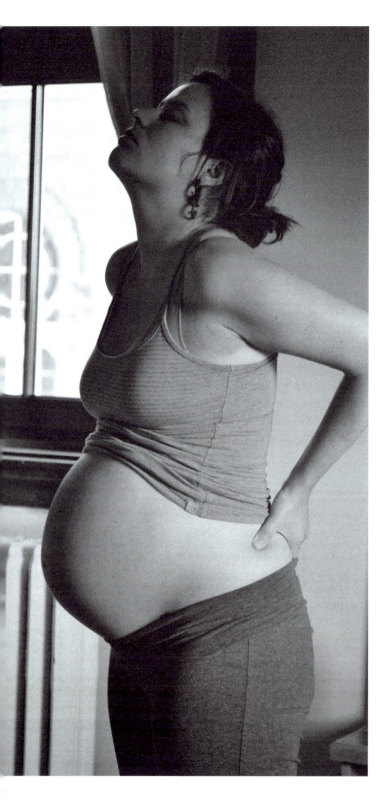

Si, dans l'énervement, on semble avoir oublié votre besoin d'intimité, rappelez-le.

Permettez-vous de glisser dans un monde où tout ce qui compte, ce sont vos sensations, le travail qui se fait à l'intérieur et qui vous sollicite tout entière. Vous vous créez votre espace intime, la «bulle» où vous serez à l'aise pour mettre votre bébé au monde. Rappelez-vous ce qui se passe à l'intérieur en ce moment: à chaque contraction, la tête de votre bébé exerce une pression sur votre col qui, en retour, s'efface et s'ouvre pour lui laisser le chemin libre. Installez-vous dans une position où vous sentez que vous pouvez travailler avec cette pression.

### Debout, couchée, assise?

Plusieurs femmes se sentent bien assises à califourchon sur une chaise, penchées vers le dossier, avec un oreiller devant et un ou deux sur le dessus du dossier pour y appuyer les bras et la tête. Surélevez vos pieds pour donner la meilleure inclinaison possible à votre bassin. La position penchée vers l'avant facilite le mouvement interne que fait votre bébé en ce moment. D'autres aiment mieux marcher et, quand la contraction arrive, s'appuyer vers l'avant sur le dessus d'une commode ou sur une épaule amie.

Après avoir si abondamment parlé des positions verticales et penchées vers l'avant, je veux parler un peu de ce qui se passe quand on est couchée sur le côté. Pour bien des femmes, c'est la position où les hormones semblent circuler le mieux, où les contractions sont plus fortes, mieux rythmées, plus longues et où la pression se fait le mieux sentir. L'avantage magnifique de cette position est qu'elle fournit un répit bienvenu si vous avez été debout un moment. Elle permet une détente, parfois même une sorte de somnolence difficile à atteindre dans d'autres postures et bien utile au milieu de la nuit ou quand on manque de sommeil. Plusieurs femmes sont étonnées que je leur propose de se coucher sur le côté, tellement elles sont convaincues des avantages de la gravité. Elles ont raison, mais parfois, certaines se rendent compte que, pour elles, le travail avance mieux dans cette position.

Voici donc comment j'aide une femme à s'installer sur le côté. Le plus souvent, elle se couchera spontanément du même côté que le dos de son bébé. Mais il ne faut pas craindre de changer si cette position fatigue à la longue ou si on est plus confortable de l'autre côté. Plein de coussins et d'oreillers: un ou deux sous la tête, ou un devant, légèrement glissé sous le ventre pour le soutenir et pour y appuyer le bras; un bien calé dans le dos; deux entre les genoux. Quand la cuisse du dessus est dans un angle de près de 90 degrés par rapport au corps, autrement dit, le genou bien remonté vers l'épaule, cela ouvre le bassin. C'est ainsi que le bébé aura le plus de place possible pour bien s'orienter et descendre dans le bassin. Demandez à la personne avec vous de replacer votre genou au besoin: il aura tendance à glisser graduellement et à se retrouver plus bas. Parfois, les femmes apprécient une source de chaleur (bouillotte, coussin chauffant) placée au bas du ventre ou dans le dos.

Maintenant que vous êtes installée, concentrez-vous sur cette sensation de pression. C'est exactement cette énergie-là qui fera naître votre bébé. Essayez de la repérer dans votre corps. Quel angle de votre corps, quelle façon de respirer, de relâcher les fesses, vous la fait le mieux sentir? Ouvrez-vous à cette sensation. Faites-lui de la place. Faites de la place à votre bébé qui se fraie un chemin. Il faut parfois changer de position à quelques reprises avant de trouver celle qui convient; et être prête à en changer, un peu plus tard. Si vous avez envie de bouger à chaque contraction, si aucune position ne semble faire l'affaire, vous êtes peut-être en train de chercher LA position où vous sentirez le *moins* la contraction, où elle fait moins mal. Si vous découvrez que vous essayez peut-être justement d'éviter la sensation de la pression de votre bébé sur votre col, donnez-vous le petit répit dont vous avez besoin, puis prenez une grande respiration et... plongez! ❖

# La rencontre avec la douleur

Il vient un moment, dans le travail, où vous rencontrerez les premières contractions qui vous feront juste un peu plus mal que ce à quoi vous vous attendiez ou ce dont vous vous rappeliez. Cela peut survenir à n'importe quelle étape, car cela dépend de tellement de choses : l'image que l'on se fait du travail, le degré de préparation, la capacité d'« imaginer » la sensation à venir, le travail lui-même. Quelques femmes s'adaptent aisément à cette différence d'intensité. D'autres, moins facilement. On veut toutes se détendre et s'ouvrir avec grâce pendant notre accouchement, mais c'est maintenant, avec cette contraction-ci, tout de suite, que cela se joue. Votre réaction spontanée peut se révéler différente de ce que vous aviez prévu.

Heureusement, vous aurez le temps d'apprendre en étant attentive à vos réactions intérieures, et vous arriverez à changer votre manière de les vivre. « Qu'est-ce qui se passe quand je respire rapidement ? Quand je respire plus lentement ? » « Comment je sens la contraction quand je relâche mes épaules ? mon ventre ? mon anus ? » Essayez, expérimentez. Quand j'aide une femme à respirer avec ses contractions, j'aime à lui rappeler qu'elle ne fait pas cela pour me faire plaisir ou pour « bien faire ça ». Elle le fait pour elle, pour que ce soit plus facile pour elle et son bébé. Dominique Porret, une amie sage-femme, propose parfois aux femmes de guider leur souffle jusque dans leur sacrum, qu'elle appelle « le petit nid », là où le bébé vient déposer sa tête et la laisse glisser pendant le travail. Pour donner à la mère une sensation de la direction dans laquelle elle doit créer cette ouverture, le père ou une autre personne peut poser sa main dans le bas du dos, juste là, pour qu'elle sente mieux son sacrum et qu'ensemble ils lui donnent tout son sens de « petit nid ».

Il n'y a pas de méthode à suivre, de modèle à copier, de réussite. Vous pourriez commencer par respirer profondément, en restant aussi molle et détendue que possible. Vous trouverez le chemin de votre propre ouverture. Même si les consignes générales restent les mêmes pour toutes les femmes, la clé, la vraie réponse est à l'intérieur de vous.

Profitez des premiers temps du travail pour expérimenter ce laisser-aller. On n'y est pas toujours à notre meilleur : on grimace, on se raidit, on se plaint, tout autant qu'on respire et qu'on se détend. C'est souvent jusque dans nos muscles profonds que la tension se fait sentir : la contraction de l'utérus essaie de tirer le col vers le haut pour l'ouvrir, alors que, tendu, le col se tient fermé, comme si sa vie en dépendait. C'est la bataille entre ces deux forces qui tentent d'agir en sens contraire qui fait si mal. Jusqu'à ce qu'on comprenne comment « lâcher ».

Cela explique une réalité que j'ai maintes fois observée chez plusieurs femmes : pour elles, le moment le plus douloureux de l'accouchement a été le début ! « Quand je pense aux petites contractions qui me faisaient si mal ce matin ! disent-elles beaucoup plus tard dans le travail, ce n'est rien, comparé à celles-ci… mais elles se prennent mieux ! » Or, dans la plupart des livres, on décrit souvent les contractions du début comme faibles, puis plus fortes par la suite et très intenses à la fin. C'est vrai si on parle de la mesure *objective* de la force des contractions, mais pas si on parle de la sensation *subjective* qu'elles procurent. Des contractions sur un col qui résiste, c'est très douloureux ! Beaucoup de femmes ont eu peur, au début du travail, pensant que si ces contractions-là étaient les «petites», elles ne seraient jamais capables de prendre les «grosses». Elles auraient raison... si le col restait aussi tendu. Lorsque vous vous relâchez, le col fait de même et, comme il oppose moins de résistance à la force des contractions, la douleur diminue. En plus, au lieu du sentiment désespérant de «travailler pour rien», plusieurs femmes ressentent un apaisement, comme si le corps reconnaissait maintenant qu'il ne se bat plus contre lui-même, mais que tout s'est aligné et coopère pour travailler à la naissance. Ça reste douloureux, mais ça a du sens, et ça avance!

Bientôt, en vous laissant glisser dans l'énergie du travail, en entrant dans votre «bulle», les différentes hormones s'harmoniseront entre elles, dont les endorphines, ces magnifiques alliées. Les endorphines appartiennent à la famille des opiacées comme la morphine, par exemple, et nous les sécrétons normalement dans différentes situations de la vie impliquant une douleur importante, spécialement pendant le travail. Elles contribuent à engourdir la douleur, à créer la sensation de planer, d'être sur une autre planète. Elles ont un rôle important à jouer dans les premiers moments de rencontre, pour la mère ainsi que pour le bébé qui en est imprégné. Toute stimulation intempestive qui vous sort de votre bulle diminue et parfois arrête la production des endorphines pour un moment, d'où l'importance de bien protéger cet espace, surtout à l'hôpital. Certaines techniques utilisent des pressions sur des points déclencheurs d'endorphines. C'est une belle façon de mettre à profit l'énergie du compagnon qui a envie «de faire quelque chose», et cela peut apporter une aide appréciable.

Bien des femmes ont mis des heures avant de trouver, pour elles-mêmes, ce qui déclenchait leur abandon, leur ouverture. Pour certaines, on dirait que le corps n'a pas besoin de ce déclic pour fonctionner à vive allure: la dilatation progresse, qu'elles se détendent ou non. Pour beaucoup d'autres, par contre, le corps a besoin d'une permission pour s'ouvrir, de celles que l'on se donne avec un souffle, une expiration qui dit: «Oui, d'accord, viens travailler fort, ma contraction, je te laisse faire ton travail.» La sensation devient alors exclusivement celle de l'étirement et de la pression du bébé qui descend. Il n'y a plus de lutte. C'est tout un apprivoisement!

Je me souviens de tellement de femmes qui, aux prises avec des contractions qu'elles trouvaient douloureuses, craignaient de se laisser aller, de peur que cela fasse encore plus mal. Elles se sont rendu compte que c'est plutôt le contraire. Les contractions sont plus faciles à prendre quand on les laisse faire. En plus, on a la satisfaction de sentir que le travail progresse, qu'il sert à quelque chose! Il faut avoir confiance pour se laisser aller en cet instant même où l'on ne sait pas encore, dans notre corps, que ce sera plus facile de cette façon.

Les contractions surprennent par leur force. Cela suscite pour plusieurs la peur bien naturelle de ne pas pouvoir «passer au travers». Des femmes se disent: «Qu'est-ce que ce sera à huit centimètres, moi qui ne suis encore qu'à deux?» Rassurez-vous. Tout viendra en son temps. Y compris la capacité de faire ce qu'il y a à faire.

Un apprentissage extraordinaire a lieu pendant l'accouchement. Chaque étape nous transforme et nous prépare à la suivante. Votre corps possède toutes les ressources nécessaires, même si vous n'y avez encore jamais eu recours et que vous en ignorez jusqu'à l'existence. Ne sous-estimez pas ce que vous êtes capable d'apprendre, même dans le court laps de temps de votre travail. Ce ne sont que quelques heures, j'en conviens, mais vous y traverserez beaucoup plus que dans bien des journées et semaines de votre vie ordinaire.

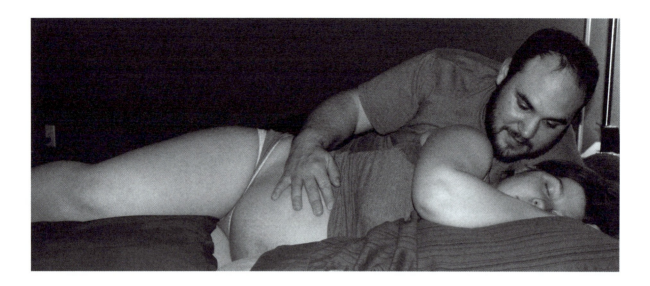

### L'accompagnement

Je ne peux passer sous silence le rôle de la sage-femme ou de la doula à ce moment de votre accouchement. Je sais à quel point trouver son chemin, explorer les sensations, découvrir sa manière de s'ouvrir à son bébé est plus facile à lire ou à dire qu'à faire. Nous sommes toutes *pour* la relaxation et *contre* la tension. Mais, au milieu d'une contraction, quand on découvre petit à petit dans quel registre d'intensité se vivront les prochaines heures, le vertige nous prend! Ce n'est ni un hasard ni une surprise si les femmes demandent aussi souvent la péridurale assez tôt dans le travail, souvent même avant quatre ou cinq centimètres. C'est qu'elle n'est pas facile, cette quête du chemin de l'ouverture. Johanne écrivait dans un texte émouvant: «L'accouchement est une île qu'on ne devrait jamais visiter seule.»

J'ai moi-même été obligée de l'explorer seule, cette île, sans guide, dans le désarroi, le mien et celui de mon compagnon. J'ai rêvé d'une présence amie, une femme qui connaîtrait ce territoire inconnu pour moi, et les mots qui parlent au cœur, qui chuchotent, qui proposent des sentiers presque invisibles, des raccourcis insoupçonnés, qui nous font découvrir les éclaircies, les points de lumière, quand on ne voit plus que l'obscurité. J'ai pensé qu'aucune femme ne devrait avoir à vivre son accouchement sans cette présence... et je suis devenue sage-femme. Assurez-vous d'avoir auprès de vous une présence attentive, confiante, respectueuse, celle d'une sage-femme ou d'une doula. J'en reparlerai plus loin, dans la section sur le soutien pendant le travail.

### Le début du travail pour le père

Le début du travail déclenche aussi chez l'homme des émotions, des papillons dans l'estomac, et chacun aura sa façon de l'exprimer. Lui aussi devra trouver, à son rythme et à sa manière, sa façon de participer à cet événement. Vous aurez sans doute déjà discuté ensemble de la participation qu'il souhaite avoir, mais, tout comme pour vous, le voilà devant une réalité qui diffère probablement de ses prévisions.

Il peut être insécurisant de participer à un processus dont le rythme, l'action, le déroulement sont entièrement à l'extérieur d'eux, hors de leur contrôle. On valorise souvent les hommes pour leur capacité d'agir... Or, ce ne sont pas eux qui devront mener à terme cet immense processus, ils n'auront pas la maîtrise des événements. La femme, elle, doit rapidement concentrer son attention sur chaque contraction, mais pour l'homme, rien de concret ou de physique ne lui arrive toutes les cinq minutes pour le forcer à entrer dans l'énergie du travail.

Bien des hommes sont extrêmement déstabilisés à la vue de leur compagne «en douleur». La force intérieure faite de courage et d'endurance qui permet de traverser le travail appartient aux femmes et ne fait pas partie de leurs forces à eux, en tout cas, pas de celles qu'ils connaissent bien. Ils en ont d'autres. Ce peut être un cap très difficile pour eux que d'accepter d'en être témoins. Pour eux aussi, le fait que cette douleur ait un sens a de l'importance. Sinon, ils ne peuvent que se révolter et souhaiter «qu'on en finisse» le plus rapidement possible. Si vous souhaitez éviter ou retarder le plus possible la péridurale, prenez le temps d'avoir cette conversation avant que le travail ne commence.

### Quand il n'y a pas de compagnon

De nombreuses femmes vivront leur accouchement sans compagnon. Les raisons peuvent être multiples: c'est parfois le cas dès la conception, ou à la suite d'une rupture plus ou moins anticipée, un abandon, voire une trahison. Pour d'autres, il s'agit d'une absence temporaire, un voyage, un travail au loin, un emprisonnement, un éloignement dû à l'immigration, ou toute autre raison qui le retient ailleurs. Évidemment, les réalités de chacune sont tellement différentes, que je ne saurais mesurer la tristesse et peut-être aussi l'anxiété de se retrouver seule à un tel moment. On peut aussi être sans compagnon, sans toutefois être ni seule ni abandonnée, parce qu'on a pris le temps de s'entourer et de combler ses besoins d'affection et de protection.

Il n'en reste pas moins que pour plusieurs femmes seules, les récits de grossesse et d'accouchement avec un amoureux attendri, investi auprès de sa femme et de son bébé, font remonter la peine de devoir vivre un tel événement sans cette présence amoureuse. Je ne pense pas qu'on puisse éliminer toutes les occasions de ressentir la tristesse, la colère et les autres émotions soulevées par cette absence. Ni que ce soit une bonne chose, d'ailleurs. Quand elles se présentent, les émotions même difficiles demandent à s'exprimer. Entre ces moments de bouleversement, prenez le temps de préparer votre nouvelle vie avec votre bébé. Pour vous comme pour lui, créez l'environnement affectif dont vous avez besoin, réunissez les membres de votre famille, les amis, les ressources qui vous appuieront. Si l'état dans lequel votre situation vous plonge ne vous laisse pas l'énergie, la joie de vous mettre à ces préparatifs, vous pourriez envisager d'aller chercher de l'aide.

*Emmanuelle: «J'étais entrée dans une sorte de bulle qui me protégeait de tout. Mon compagnon a toujours été près de moi si j'en avais le besoin, mais il restait silencieux, comme s'il savait que sa présence était nécessaire, mais qu'il n'avait pas grand pouvoir sur ce qui se déroulait. À un moment donné, je lui ai demandé de parler entre deux contractions et il a répondu: "Je ne sais pas quoi dire tellement c'est extraordinaire." Venant de lui, ça explique bien tout le mystère de l'accouchement et de la force intérieure de la femme et à quel point l'homme découvre une partie d'elle qu'il ne connaissait pas!»*

Même le compagnon plein de bonne volonté peut avoir de la difficulté à trouver son chemin jusqu'à «vous-en-contraction». Il vous connaît bien, mais il ne vous connaît pas encore dans cet accouchement. Parfois, il est rassurant pour lui de s'occuper longuement des valises, des appels téléphoniques, du calcul des contractions, soigneusement notées sur des pages et des pages de calepin ou de gadget électronique, bref, de n'importe quoi sauf de ce qui se passe réellement en ce moment.

*Quand je suis arrivée, Martin, le mari de Camille, était occupé à finir la vaisselle. Comme elle n'était encore qu'au tout début du travail et qu'elle allait bien, je les ai laissés pour quelques heures. À mon retour, Martin avait fini la vaisselle, évidemment, mais il avait aussi astiqué le comptoir, les portes d'armoire, passé l'aspirateur, lavé le plancher de la cuisine et il en était à nettoyer les vitres de la porte d'entrée. Camille, elle, était à sept centimètres! À cette nouvelle, Martin a réagi en nous proposant de faire une sauce à spaghetti, pour le souper, avant de partir pour l'hôpital. «Ça ne sera pas long!» plaidait-il. Nous l'avons doucement convaincu qu'il était temps qu'il se rapproche de Camille et, bientôt, il était à ses côtés, entièrement présent pour elle.*

Les pères aussi sont confrontés à un modèle idéal de partenaire «qui respire chaque contraction avec sa compagne» ou «qui fait bien ça». Pour eux aussi, le début du travail sera un apprentissage. Si votre souhait est de vivre le travail ensemble, prenez du temps tous les deux, aussi proches que possible et le plus tôt possible, pour évoluer côte à côte. Périodiquement, demandez-vous si les choses se passent entre vous comme vous le souhaitiez. Ne craignez pas d'exprimer vos besoins au sujet de cette complicité dont vous avez rêvé. Parfois, les circonstances et les incidents détournent l'attention du compagnon et troublent pour un moment votre connivence. Tissez-là de nouveau, rapprochez-vous. Trouvez votre lien, votre force ensemble. ❖

## Suggestions pour le sac qu'on apporte à l'hôpital

En plus de vos effets et de ceux du bébé, certains items peuvent s'avérer utiles ou contribuer à créer l'atmosphère que vous désirez. La plupart des maisons de naissance ont leur propre liste, plusieurs des items mentionnés étant déjà sur place. Voici quelques suggestions.

### Nourriture et boissons

Prévoyez des aliments variés pour vous et les gens qui vous assisteront: fruits, jus de fruits, yogourts, fromage, sandwiches, boissons chaudes dans un thermos, etc. Les machines distributrices sont déprimantes, à trois heures du matin! Et vous apprécierez peut-être une collation après la naissance!

### Oreillers

Apportez plusieurs oreillers: leur nombre est souvent limité, à l'hôpital, et ils sont vraiment essentiels au confort dans bien des positions. Vous apprécierez dormir avec votre propre oreiller pendant votre séjour.

### Huile et crème

Une petite bouteille d'huile pourrait s'avérer précieuse pour les massages; huile d'amande douce, par exemple, ou toute autre huile non parfumée. Apportez une crème pour le visage et pour les lèvres: l'air est souvent très sec et on respire beaucoup!

### Bouillotte ou coussin électrique

Pour garder une chaleur apaisante dans le bas du dos ou ailleurs! Certains apportent même une petite bouilloire électrique parce que l'eau du robinet n'est souvent pas assez chaude pour produire l'effet escompté.

### Vêtements

Apportez des vêtements dans lesquels vous serez confortable pendant le travail... afin d'enfiler le vêtement d'hôpital le plus tard possible ou pas du tout. N'oubliez pas les bas chauds. Pensez aussi à quelque chose de largement ouvert à l'avant pour allaiter.

Pour le père, prévoyez des souliers confortables (vous serez peut-être longtemps debout). Un t-shirt et des bas de rechange pourraient être bienvenus si le travail est long. Dans le même ordre d'idées, une brosse à dents et du dentifrice font des merveilles, à quatre heures du matin.

### Appareils photo ou caméras vidéo

Pour des souvenirs des premiers moments avec votre bébé. Si vous désirez des photos de l'accouchement, prévoyez une personne pour les prendre, de préférence pas le père ni la personne qui vous soutient.

### Miroir

Un miroir de taille moyenne si vous voulez avoir la possibilité de voir arriver votre bébé.

### Musique

Apportez la musique que vous aimez, avec l'appareil qu'il vous faut, à moins de savoir qu'il y en a un, là où vous allez. Pensez à des musiques «physiques» qui donnent envie de danser ou «planantes» pour vous aider à relaxer.

### Objets familiers

Apportez des coussins de couleur, une couverture, des dessins à apposer au mur, un objet provenant de la chambre de votre bébé, de quoi créer un environnement plus familier, plus chaleureux.

# Des situations particulières

**Une longue phase de latence**

Parfois, la phase de latence peut durer 24 heures, ou même s'étirer sur plusieurs jours, quelquefois par périodes intermittentes. Comme si les contractions mettaient du temps à se coordonner pour devenir efficaces, bien qu'elles demeurent douloureuses. Si on veut conserver son énergie pour le travail qui s'en vient, il est très important de boire et de manger, quitte à grignoter continuellement ou presque. Le problème est souvent celui du sommeil. Bien des femmes passent des nuits blanches avec ces contractions de préparation pour se retrouver fatiguées, en manque de sommeil, au moment où tout est vraiment prêt à démarrer.

D'abord, et je le redis, ne vous laissez pas gagner par le découragement. Bien des naissances extraordinaires ont commencé par d'interminables sessions de contractions qui ne semblaient aller nulle part! La déprime peut, à elle seule, consumer une quantité incroyable d'énergie. Prenez les choses en riant, prenez-les légèrement. Bougonnez, protestez… et riez. Une fois qu'on a compris qu'on fait un travail de préparation, c'est plus facile de dormir dessus, de continuer nos activités habituelles, en s'arrêtant quand les contractions le réclament. Bientôt, elles exigeront de vous toute votre concentration. Quelquefois, on a tendance à dépenser nos forces, sans que l'on s'en aperçoive, évidemment! C'est avec chaque contraction que vous apprendrez à doser votre apport d'énergie, que vous ferez l'apprentissage de la douleur, du laisser-aller. Périodiquement, essayez de respirer plus doucement encore, plus légèrement, comme si cette contraction-là vous atteignait à peine. De cette manière, si vous pouvez réduire l'attention nécessaire pour la traverser, vous apprendrez à conserver votre énergie jusqu'à ce que les contractions elles-mêmes en exigent plus.

Si vous êtes déjà à l'hôpital, ne vous laissez pas gagner par l'impatience ambiante. D'accord, vous n'avez pas encore «produit» un bébé ni même des centimètres, mais tout viendra en son temps. Rappelez-vous de l'importance de ce qui se prépare maintenant, même si *eux* ne le voient pas.

Si tout cela a vraiment duré très longtemps et que vous vous sentez épuisée, à bout de forces, incapable de penser à entrer dans la prochaine étape du travail, vous pourriez envisager l'usage de médicaments pour vous aider à reprendre un peu de sommeil. Le courage vous reviendra plus aisément si vous pouvez dormir, ne serait-ce que quelques heures. À ce stade-ci, la péridurale risque de ralentir encore les contractions, créant alors la nécessité d'utiliser de l'ocytocine, une hormone synthétique, pour stimuler le travail. Les femmes qui ont une péridurale avant cinq centimètres, surtout au premier bébé, courent plus de risques d'avoir une césarienne. Un calmant, généralement donné en injection intramusculaire, pourrait engourdir suffisamment la douleur pour vous permettre de dormir quelques heures. Il n'est pas rare que les femmes se réveillent ensuite avec des contractions bien coordonnées qui feront rapidement progresser le travail. Si ce n'est pas le cas, et que vous êtes encore épuisée, la péridurale pourrait alors être un choix.

Plusieurs femmes, encore chez elles, obtiennent des résultats similaires en prenant un verre de vin ou un peu de vodka dans du jus d'orange tout en prenant un bain chaud.

Le but n'est évidemment pas de s'enivrer, mais d'obtenir une relaxation musculaire qui calmera les contractions pour quelques heures et vous laissera dormir, une bouillotte contre le ventre. Non, l'alcool n'est pas recommandé pendant la grossesse. Mais on ne parle pas ici de son usage social, facultatif, régulier, mais de son usage en tant que médicament, comme l'analgésique que vous pourriez prendre à l'hôpital, et à dose modérée. N'oubliez pas que l'épuisement a aussi des effets indésirables sur le bébé. Certains médicaments contre la nausée causée par le « mal des transports », offerts en vente libre, ont aussi un effet de somnolence qui peut aider à s'endormir, tout en étant sans danger pour le bébé.

Certains remèdes homéopathiques peuvent aussi donner de bons résultats, que ce soit pour stimuler le travail avant que vous ne soyez vraiment fatiguée ou pour apaiser les contractions le temps qu'elles se réorganisent de façon plus efficace. Si votre col ne semble pas prêt, c'est-à-dire qu'il est encore long et ferme, voyez les moyens suggérés dans le chapitre précédent pour l'aider à mûrir. À l'hôpital, on pourrait vous suggérer un gel de prostaglandines qui est alors appliqué directement sur le col. C'est souvent très efficace. N'oubliez pas non plus que ce retard à entrer dans le travail actif pourrait être causé par le fait que votre bébé est encore très haut ou pas encore tourné. Portez toute l'attention nécessaire aux postures qui pourraient l'aider à se placer et à descendre dans votre bassin. Le reste suivra!

## La rupture spontanée des membranes avant le début des contractions

Quelquefois, la rupture des membranes constitue le premier signe du début de l'accouchement. Dans une grossesse à terme, environ 8% des femmes commencent leur travail par la rupture de la « poche des eaux », comme on la nomme familièrement. Cela ne signifie pas nécessairement que vous perdrez un déluge d'eau, quoique ce soit le cas à l'occasion. C'est spectaculaire, mais bien plus rare que ce que les films nous laissent croire. La perte de liquide se présente le plus souvent comme une perte de quelques « cuillerées », suivie d'un écoulement continu ou intermittent. La perte est souvent plus importante en quantité dans les premières minutes pour s'atténuer par la suite. Si la tête de votre bébé est bien descendue dans le bassin, elle agira un peu comme un bouchon, et seul le liquide qui se trouvait à l'avant s'échappera en premier lieu. Par la suite, puisque le sac est maintenant ouvert, il laissera échapper un peu de liquide au moment d'une contraction ou de mouvements, les vôtres ou ceux du bébé, et cela vous mouillera à nouveau.

Les membranes agissent entre autres comme barrière protectrice et maintiennent le bébé dans un environnement exempt d'éléments infec-

### Et les streptocoques B ?

Vers la fin de la grossesse, votre médecin ou votre sage-femme vous aura parlé de cette bactérie généralement bénigne, mais qui, dans de rares cas, peut causer des infections graves chez le nouveau-né. On recommande en ce moment de faire un dépistage de sa présence dans le vagin et la région anale entre les 35$^e$ et 37$^e$ semaines de la grossesse. Le résultat de ce dépistage influera sur les décisions à prendre dans l'éventualité où les membranes se rompraient sans que le travail commence immédiatement.

tieux. Après leur rupture, le liquide amniotique est en contact avec la flore normale du vagin, et le risque d'infection augmente à mesure que le délai se prolonge avant la naissance parce que les bactéries de l'extérieur y ont maintenant accès. Cette augmentation du risque est statistiquement documentée après 12 à 18 heures, et s'accélère graduellement après 24 heures. Chez la mère, l'infection est assez facile à traiter par des antibiotiques. Chez le bébé, les infections sérieuses n'apparaissent qu'occasionnellement, mais vu l'immaturité de son système immunitaire et la vitesse à laquelle elles se développent parfois, les conséquences peuvent être graves. À tout le moins, une infection chez le nouveau-né implique un séjour prolongé à l'hôpital et des traitements qui dérangeraient ses premiers jours à tous points de vue. Plusieurs facteurs influencent le risque d'infection, parmi lesquels figurent le nombre d'examens vaginaux après la rupture ainsi que l'état de santé général. Les femmes épuisées ou mal alimentées sont, par définition, plus vulnérables. Ni la présence ni l'absence de facteurs de risque ne peuvent prédire avec précision le risque d'infection. La prudence s'impose.

À terme, près de 90% des femmes auront accouché dans les premières 24 heures après la rupture des membranes, et plusieurs autres le feront dans les 24 heures suivantes. Discutez à l'avance avec votre médecin ou votre sage-femme de leur politique et de celle du département d'obstétrique ou de la maison de naissance à ce sujet. Combien de temps attendent-ils avant de juger qu'ils doivent intervenir? Les données probantes disponibles à ce jour illustrent la complexité des enjeux au sujet de la conduite à adopter pendant ces heures d'attente, où l'on peut soit intervenir, soit attendre en surveillant l'état de santé de la

### Précautions à observer après la rupture des membranes

▸ Observez une hygiène personnelle impeccable.

▸ Prenez votre température toutes les quatre heures et avertissez votre médecin ou votre sage-femme si vous observez une élévation au-dessus de 38 degrés.

▸ Changez fréquemment de serviette hygiénique.

▸ Insistez pour que les examens internes soient gardés à leur absolu minimum, c'est-à-dire seulement s'ils sont essentiels pour déterminer la conduite à adopter. Ils devraient idéalement être faits par la même personne, qui pourra alors juger de l'évolution d'un examen à l'autre.

▸ N'ayez aucune pénétration (tampons, relations sexuelles).

▸ Mangez bien.

▸ Buvez beaucoup: vous en avez besoin puisque le liquide amniotique se renouvelle constamment.

▸ Reposez-vous.

> ### Appelez votre sage-femme ou la salle d'accouchement...
>
> - Si vous n'avez pas complété 37 semaines: la conduite à adopter pourrait être différente.
> - Si le liquide est teinté de vert ou de brun: cela voudrait dire que le bébé a laissé échapper du méconium, ces selles stériles provenant de sa vie intra-utérine. Même si c'est la plupart du temps sans conséquence, on devra vérifier que ce n'est pas le résultat d'un épisode de stress pour le bébé. Ne stressez pas tout de suite! Cela demande un peu plus de vigilance, c'est tout!
> - S'il y a du sang en quantité significative: quand le col commence à se dilater, il est très courant que de petits capillaires se brisent et laissent échapper quelques gouttes de sang. Le liquide pourrait donc être rosé. Appelez si la quantité de sang vous semble beaucoup plus importante, comme un premier jour de règles, par exemple.
> - Si votre bébé est encore très haut, ou s'il se présente par le siège, on s'assurera que le cordon n'est pas descendu dans le vagin où il pourrait être comprimé plus tard lors de la descente du bébé. Une complication rare, mais pour laquelle on doit être vigilant.

mère et du bébé. Certains préfèrent provoquer le travail, sans plus attendre. Une fois les membranes rompues spontanément, il n'est pas clair que le déclenchement artificiel augmente significativement le risque de césarienne et allonge le travail, alors que cela semble diminuer le risque d'infection. Cependant, il est aussi tout à fait justifié de laisser le travail démarrer par lui-même. Dans l'intervalle, on doit surveiller les premières manifestations d'un début d'infection (pouls et température de la mère, fréquence cardiaque du bébé, etc.). En cas de suspicion d'une infection, l'utilisation d'antibiotiques réduit les risques d'infection chez la mère et le bébé.

### Et avant 37 semaines?

La conduite à adopter quand les membranes se rompent entre 34 et 37 semaines est différente parce qu'on cherche à allonger le temps de gestation du bébé, tout en sachant qu'il est plus sensible aux infections. Prenez le temps de discuter des différentes options avec votre médecin ou votre sage-femme.

### Mes membranes sont-elles vraiment rompues?

Il n'est pas toujours facile d'affirmer que les membranes sont bel et bien rompues. Les signes les plus clairs incluent:

- une perte importante de liquide, comme lorsque cela mouille abondamment votre culotte et vos vêtements, les draps ou plusieurs serviettes hygiéniques;

- un écoulement persistant, parfois plus important au départ, et qui continue, quelquefois par intermittence, dans l'heure ou les heures qui suivent, accru par vos mouvements ou ceux de votre bébé ;

▸ la présence de cheveux ou d'un peu de vernix (la crème blanche qui protège la peau du bébé) confirme la rupture.

Si la quantité est minime, ou que l'écoulement s'est tari, il est plus difficile de se prononcer. Il peut s'agir plutôt d'un peu d'urine, auquel cas l'odeur ou la couleur pourraient vous aider à les différencier, de sperme, si vous avez eu récemment des relations sexuelles, ou encore de sécrétions vaginales plus fluides comme c'est souvent le cas en fin de grossesse. Il peut aussi s'agir d'une fissure dans les membranes, généralement plus haut dans l'utérus. Les membranes étant constituées de deux feuillets collés l'un sur l'autre, l'amnion et le chorion, il arrive que du liquide s'amasse entre les deux couches et forme une sorte de bulle qui pourrait crever sans entamer la membrane principale. Portez une serviette hygiénique, préférablement blanche et pas de type « super-absorbante ». Si elle demeure sèche pendant quelques heures, c'est peut-être que la membrane principale n'est pas rompue ou qu'elle s'est refermée d'elle-même. En cas de doute, assurez-vous d'aviser votre médecin ou votre sage-femme.

Il existe des tests pour vérifier si les membranes sont bel et bien rompues. Dans le premier, on trempe un papier tournesol dans quelques gouttes de liquide. Il changera de couleur en présence d'une substance alcaline, comme le liquide amniotique. Cela ne donne pas une réponse infaillible parce que le sang, le sperme et certaines sécrétions vaginales sont aussi alcalins. Dans l'autre test, plus fiable, on étend sur une petite plaque de verre quelques gouttes du liquide prélevé au col ou dans un écoulement. Une fois séché, on l'observe au microscope. En séchant, le liquide amniotique se cristallise et forme des ramifications très caractéristiques ressemblant aux feuilles d'une fougère (d'où le nom « test d'arborisation en fougère »). Parfois, un examen au spéculum permet tout simplement de voir le liquide s'écoulant directement du col.

### *En attendant les contractions*

Une fois les membranes rompues, si vous êtes à terme et que votre bébé est bien placé dans votre bassin, le travail a de bonnes chances de se déclencher spontanément. Ainsi, une attente de quelques heures avant de vous rendre à l'hôpital pourrait être raisonnable. Pendant ce temps, vous pourrez essayer divers moyens simples d'encourager le début des contractions. Vous ne devriez prolonger la période d'attente que si vous avez accès à un médecin ou une sage-femme qui vous aideront à bien évaluer tous les facteurs en cause et à déceler, le cas échéant, les signes qui devraient pousser à intervenir. Plusieurs recherches démontrent que les bains n'augmentent pas le risque d'infection pour la mère ou le bébé et favorisent le déclenchement plus rapide du travail. ❖

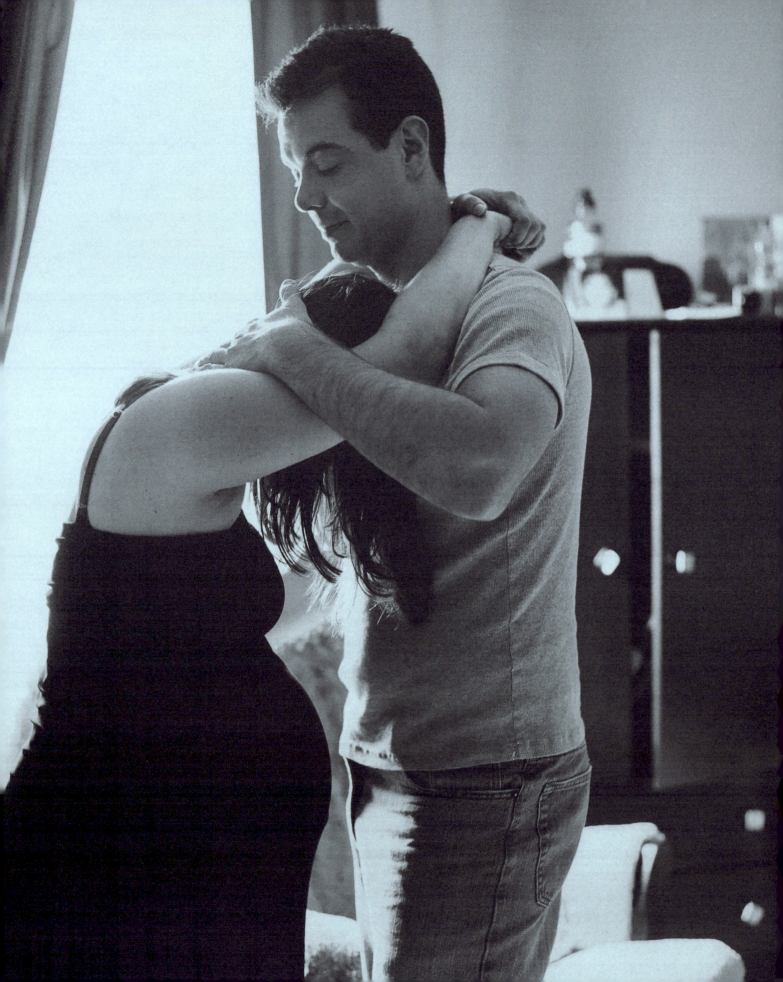

CHAPITRE 7

# Confiance, intimité et soutien

*Le travail et l'accouchement*

Vous êtes en contractions depuis quelques heures déjà, et la sensation est maintenant plus vive, plus profonde, là, juste au bas du ventre, presque dans le vagin. Les contractions ont un rythme bien régulier, que rien ne vient déranger. Les choses bougent, changent, progressent. Vous vous adaptez aux nouvelles sensations qui accompagnent la descente de votre bébé et l'ouverture de votre col requiert toute votre attention et toute votre énergie.

Ça y est! Pendant neuf mois, votre bébé a grandi, bien au chaud, bercé dans votre ventre. Il a mis quelques semaines pour bien se placer dans l'entrée de votre bassin, puis un peu plus bas. Aujourd'hui, votre bébé complétera son trajet… en quelques heures seulement. Imaginez la quantité de sensations nouvelles! Car chacune d'elles signifie que votre bébé avance maintenant dans des endroits où il n'est jamais allé, ni vous non plus, d'ailleurs. Plus vous sentez de la pression, plus c'est bon signe. Bougez, laissez votre corps trouver la position dans laquelle elle se fait encore plus sentir: c'est elle qui aidera votre bébé à naître. À mesure que le bébé descend, la pression s'accentue, spécialement sur le rectum et l'anus. Accueillez ces sensations comme autant de bonnes nouvelles: le travail avance, votre bébé s'en vient. Lui aussi participe à ce travail incroyable avec vous.

Vers la fin de la dilatation, les contractions semblent souvent plus longues, ou ne pas vouloir s'arrêter. Par conséquent, les temps de pause peuvent être beaucoup plus courts ou encore la douleur ne semble pas relâcher complètement. La mère a souvent le visage transformé, les yeux brillants, les joues rouges. Le col grand ouvert laisse échapper ce qui restait de bouchon muqueux. Jamais la femme n'a été aussi ouverte, aussi vulnérable et aussi forte en même temps. C'est le temps de resserrer l'énergie autour de celle qui accouche et de communiquer avec elle par le toucher, les sons, les mots d'amour et d'encouragement sans troubler le monde où elle se trouve.

Les femmes peuvent sembler être complètement « ailleurs » entre les contractions. C'est l'action extraordinaire des endorphines qui amortissent la douleur et donnent une sensation de somnolence, parfois même d'euphorie. On observe le même phénomène pendant d'autres efforts physiques intenses. Les marathoniens, par exemple, le connaissent bien. Notre vie quotidienne est régie par l'activité du néocortex, la partie du cerveau qui comprend, décide, raisonne. S'abandonner à l'énergie de l'accouchement nous fait basculer dans le monde du cerveau primitif, directement lié au corps. Lorsqu'on le laisse répondre à la douleur, le corps se met à sécréter des endorphines, notre propre « calmant ». Les « hormones du bonheur », comme elles ont déjà été nommées, créent une sorte d'engourdissement et d'état second. Beaucoup de femmes disent, après leur accouchement, qu'elles en ont « perdu des bouts », décrivant ainsi l'effet de ces hormones.

### Normal, naturel ou physiologique ?

Que veulent dire ces mots quand on les accole à « accouchement » ? On les entend, on les lit et nos amies les emploient (parfois) pour parler de ce qu'elles ont vécu (ou pas). Mais ce n'est pas clair ! Pour bien des gens aujourd'hui, un accouchement est appelé « normal »… du seul fait qu'il ne s'est pas terminé en césarienne. Pour celles qui rêvent d'un accouchement sans intervention aucune, on se demande un peu quel nom un tel événement devrait porter. Les termes « naturel » et « normal » ont l'air simples, bien loin des jargons médicaux ou scientifiques. Pourtant, ils réfèrent à des conceptions de « normes » et de « nature » qui varient grandement selon l'époque et la culture ambiante. Si le mot « normal » décrit ce qui est désormais « la norme », la péridurale en ferait partie pour sûr, et peut-être même, pourquoi pas, la césarienne. Quant au mot « naturel », il semble inclure une sorte de « valeur ajoutée », comme pour le jus de pomme ou le yogourt, une supériorité inhérente ! Voilà qui nous rapproche d'une idéologie, alors qu'on voudrait plutôt rester simplement dans le descriptif.

La Société des obstétriciens et gynécologues du Canada a publié en 2008 une déclaration de principe à ce sujet, endossée par plusieurs associations, dont celle des sages-femmes du Canada, l'ACSF*. On y fait la distinction entre « normal » et « naturel », tout en incluant dans « normal » la péridurale et le déclenchement du

---

### Moi ? Un accouchement naturel ?

L'accouchement « naturel » n'est peut-être pas votre projet ou votre préférence. Mais je suis sûre qu'« avoir un bébé en bonne santé » est une priorité. En dehors de toute idéologie du « naturel à tout prix », c'est l'accouchement physiologique qui donne le plus souvent des bébés en bonne santé, et les recherches continuent de le confirmer. C'est ce que je m'attarderai à décrire ici, pour que vous compreniez son déroulement, ses étapes, ses défis et le soutien nécessaire pour le mener à bien. Si en cours de route vous choisissez la péridurale, vous trouverez ici plein d'idées et de moyens pour continuer de travailler avec votre bébé et en minimiser les effets défavorables sur le travail et l'accouchement. Et ce n'est pas dans ce livre que vous trouverez un jugement sur les raisons pour lesquelles vous avez choisi ce chemin : cela vous appartient entièrement.

travail. De nombreuses voix se sont élevées pour dénoncer une telle définition qui semble trahir la notion même d'un accouchement intouché par l'intervention humaine. Entre « normal », « naturel » et « physiologique », les discussions, au sein de la communauté médicale et parmi les femmes ne seront pas terminées de sitôt. Elles nous invitent à repenser à l'accouchement en examinant de plus près le regard que notre culture, ou plutôt nos différentes cultures y portent.

Bref, ces concepts semblent peut-être, de prime abord, interchangeables, mais ils ne le sont pas. On pourrait consacrer un chapitre complet à y réfléchir. Rassurez-vous, ce n'est pas mon intention. Il existe d'autres tribunes pour réfléchir à ces questions, fort importantes par ailleurs. Mon objectif n'est pas de classer les naissances dans une catégorie plutôt qu'une autre, mais de m'assurer que vous comprenez de quoi je parle. Tout au long de ce livre, j'utilise plutôt le mot « physiologique » pour parler d'un accouchement qui se déroule spontanément, sans interventions majeures jusqu'à la naissance. Parce que le terme reste descriptif, justement, et qu'il vous appartient d'y accorder une valeur qui correspond à vos convictions. Pour décrire votre propre accouchement, vous pouvez, bien sûr, employer le terme qui vous plaît. ❖

# Participer au travail

Le corps fait son travail, sans avoir besoin de directives, heureusement! Votre défi est d'apprendre à vous laisser glisser avec cette énergie, à danser avec elle, comme avec un partenaire qui connaît le pas, la musique, et qui vous emporte dans ses bras. Il faut savoir que toute activité cérébrale, « le mental », dirions-nous, inhibe directement l'action des hormones qui assurent le bon déroulement du travail. Cela exige donc un grand lâcher-prise, et c'est ça le défi, pour nous, humaines « pensantes » habituées aux explications logiques et au contrôle. C'est un apprentissage, bien sûr, et il ne se fera pas au même rythme pour chacune. J'ai consacré toute une section au soutien et aux gestes qui peuvent vous aider à vivre le travail. Allez y puiser dès maintenant des idées de pistes à explorer qui pourraient se révéler fort utiles quand les contractions seront là.

Dans bien des livres sur l'accouchement, les explications en centimètres et diagrammes nous laissent penser que les femmes ont un rôle bien passif dans tout ce processus. Pourtant, c'est bien le contraire. Le travail vient de l'intérieur et demande une collaboration de chaque instant. Ce rôle actif mais relativement invisible, au moins jusqu'à la poussée, est aussi essentiel que méconnu. Je vous invite à le jouer pleinement, à embrasser les contractions qui viennent comme le chemin qui mène à votre bébé. À les rencontrer, comme des partenaires exigeantes mais amies, qui, chacune, vous rapprochent de votre bébé. À trouver en vous et autour de vous les alliés qui vous appuieront, vous donneront du courage, soutiendront votre confiance et votre patience. Vous n'êtes pas impuissante devant ce travail qui commence. Vous en êtes, avec votre bébé, l'actrice principale. Et cela tient autant de votre attitude que des faits objectifs: vous pourriez être clouée au lit et demeurer cette actrice principale. Comme vous pourriez décider d'en descendre, de ce lit, si vous et votre bébé en avez besoin.

Alors plongeons ensemble!

### « L'autre planète »

Quand on observe des femmes qui accouchent spontanément, on peut remarquer comment elles « entrent » entièrement dans un rythme venu de l'intérieur. Elles planent, complètement envahies par les endorphines, elles bougent et suivent leur corps, obéissant à des sensations intérieures. L'accouchement leur demande une flexibilité constante, un abandon aux forces qui travaillent en elles. C'est dans cet état second que l'accouchement a les meilleures chances de se passer comme prévu, alors que la mère et son bébé travaillent ensemble à la naissance.

J'ai mentionné déjà que le travail était comme un plongeon dans le monde de la sexualité. Cela ne veut pas dire qu'on peut comparer de manière simpliste l'accouchement à une relation sexuelle. Dès les premières contractions intenses, vous m'en voudriez. Cependant, l'un est vraiment l'aboutissement de l'autre et ils font tous deux partie du grand phénomène de la reproduction. L'un et l'autre réclament des conditions similaires pour se dérouler le plus harmonieusement possible: l'intimité, la présence exclusive de personnes familières, la pénombre et le chuchotement, le moins de circulation et de témoins possibles, un sentiment d'être protégé du monde extérieur et dégagé du temps qui passe. D'ailleurs, ils mettent tous deux en cause les mêmes hormones, obéissant aux mêmes règles.

La femme qui accouche a besoin d'un environnement où elle se sent en sécurité. Pas juste pour le confort, mais parce que le bon fonctionnement de ses hormones dépend de ce sentiment de sécurité. S'il comprend bien votre besoin d'intimité, votre compagnon peut vraiment se charger d'en être le protecteur vigilant. Il ne peut pas vivre les contractions à votre place, même si plus d'un le feraient volontiers pour donner un répit à la femme qu'il aime, mais demandez-lui de se faire le gardien de cet espace. Dans les heures de travail que vous passerez chez vous, profitez-en pleinement pour instaurer un climat, une atmosphère propice. Formez le cocon qui sera votre intimité, votre nid. C'est dans la chaleur de votre maison, de votre chambre, dans l'intimité même où vous avez conçu ensemble cet enfant, où vous en avez rêvé, qu'il sera plus facile de le créer. Vous pourrez transporter ce climat d'intimité

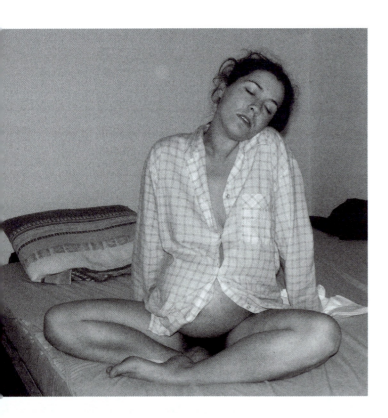

> ### Le téléphone et autres gadgets électroniques
>
> Est-ce que la terre continuerait de tourner si nous éteignions nos téléphones, tous les humains en même temps? Certains d'entre nous fonctionnent comme si la réponse était non! Le téléphone et l'ordinateur portable ont envahi nos vies d'une manière qu'il aurait été impossible d'imaginer il n'y a pas si longtemps. S'il y a un seul moment où on peut enlever la sonnerie, et même éteindre, c'est ici, pendant un accouchement. Si votre conjoint attend un appel important, qu'il trouve le moyen de le percevoir sans que vous l'entendiez. Quand on parle d'intrusion dans la bulle, le téléphone est vraiment champion. Même chose pour les «téléphones intelligents» et autres gadgets électroniques. Aujourd'hui, pendant que vous accouchez, la compétition n'est pas de mise! Assurez-vous d'avoir mis ça au clair avec tous ceux qui pourraient être autour de vous pendant votre travail. Ces petits appareils ont le pouvoir de crever les bulles d'intimité: imaginez une soirée d'amoureux continuellement interrompue par la sonnerie…

avec vous à l'hôpital ou à la maison de naissance et continuer à le préserver.

Cette atmosphère est cependant une bulle fragile qui peut se briser facilement. Il est important de protéger la mère des bruits, des lumières vives, des conversations intempestives… parfois de ceux-là mêmes qui sont venus aider et qui passent ainsi, sans vouloir mal faire, une partie de leur nervosité. C'est encore plus vrai à l'hôpital, où il y a beaucoup d'intervenants différents et où peu d'entre eux ont le temps de percevoir l'ambiance installée dans la chambre. Soyez créatifs, trouvez un moyen d'inviter le médecin à chuchoter pendant une contraction, apportez votre propre éclairage tamisé… Prenez la décision de choisir, à chaque instant, l'atmosphère de votre chambre.

### Respirer, bouger, danser

C'est la respiration, lente, ouverte jusque dans votre gorge, profonde, fluide, qui vous guide dans le travail. C'est elle qui mène le bal, à la fois artisane et témoin de votre détente. Quand vous expirez, vous pouvez peut-être laisser sortir les sons qui viennent sans les contrôler. Ce bruit de vos respirations deviendra la chanson de votre accouchement, comme une mélopée répétitive, faite de subtiles variations. Laissez-la changer au gré de ce que vous sentez. Ce n'est déjà pas facile de laisser aller ces sons qui viennent du plus profond de soi-même, ça l'est encore moins dans un contexte où on perçoit, à tort ou à raison, un message subliminal qui dit que le silence est nettement «mieux», plus poli, plus soucieux de ne pas déranger, plus «civilisé». Mais justement, l'accouchement n'est pas un acte de «civilisation», mais un processus instinctif! Donnez-vous la permission de l'exprimer. Si votre respiration devient saccadée, tendue, fatigante, vous l'entendrez et vous pourrez pousser un long soupir, suivi de quelques longues respirations qui relâchent la tension, qui vous ramènent à votre propre capacité de détente. Ou alors, c'est votre compagnon qui l'entendra et viendra soupirer lentement dans votre oreille.

Votre compagnon peut intercepter les questions, les échanges verbaux qui risqueraient de vous déconcentrer, pour vous laisser planer dans votre monde. Il peut aussi aider à transformer l'environnement physique pour qu'il vous convienne mieux. Vous aurez besoin de trouver autour de vous des endroits où vous appuyer, vous agenouiller, vous agripper, pour continuer à vous concentrer sur ce qui se passe à l'intérieur. Il peut bouger les meubles, trouver les coussins, bref, faire ce qu'il faut pour que vous trouviez la position, le mouvement qu'il vous faut. Profitez de cet espace à l'abri. Osez faire du bruit, osez bouger vos hanches comme si vous dansiez, osez balancer votre bassin de l'avant vers l'arrière. Osez!

*Dominique était en travail depuis de longues heures et commençait à voir son énergie décliner. Elle était à sept centimètres depuis un moment et la progression semblait stagnante. Peter, son compagnon, lui a suggéré de faire du bruit avec sa respiration, d'exprimer avec sa voix l'intensité, la force qu'elle ressentait. Dominique avait été silencieuse jusque-là et n'osait pas, ne trouvait pas comment. Les contractions venaient, intenses, exigeantes... mais sans grand résultat. Peter a renouvelé sa suggestion. Elle hésitait encore. C'était l'été, il faisait tellement chaud que les fenêtres devaient rester ouvertes. Dominique se sentait intimidée de faire du bruit, gênée que les voisins, dehors dans leur jardin, l'entendent. Il fallait cependant débloquer, ouvrir, dépasser ce barrage qui l'épuisait maintenant. Alors Peter s'est mis à gémir, tout haut, avec chaque contraction, chaque expiration. Plus fort, comme une plainte... comme une femme qui accouche. Puisque le bruit était déjà présent et que cela ne faisait plus de différence, Dominique s'est mise à gémir aussi, à chantonner ses contractions, protégée dans son intimité par les sons que faisait Peter. Bientôt, la dilatation s'est complétée et le bébé est né, avec leurs voix mêlées comme un beau chant d'amour.*

### Boire et manger

Il est important de continuer à boire et à manger aussi longtemps que possible pendant le travail. Des aliments faibles en gras, peu acides et faciles à digérer semblent les mieux tolérés. Vous avez besoin de protéines, de sucres complexes, de sels minéraux et de liquides. Mais mangez ce qui vous tente, voilà la règle principale! Si vous n'avez pas vraiment faim, assurez-vous de boire régulièrement des jus de fruits, des tisanes sucrées à votre goût ou simplement de l'eau. L'état d'épuisement engendré par la déshydratation et l'hypoglycémie, une baisse importante du taux de sucre dans notre sang, en raison de l'absence de nourriture, rend extrêmement vulnérable.

Certaines femmes supportent mal la nourriture en travail. Si le travail est très intense et très court, il arrive que l'organisme préfère concentrer son énergie à accoucher en comptant refaire ses forces un peu plus tard. Par ailleurs, l'estomac est très sensible au bouleversement qu'amène le travail, ce qui s'exprime parfois par des spasmes ou des vomissements: ils n'en seront que plus pénibles si votre estomac est vide! Un médicament antiacide (en vente libre) apaise parfois ces symptômes déplaisants. Alors n'hésitez pas à manger. Allez-y graduellement si vous êtes incertaine. En général, du liquide pris régulièrement par petites gorgées s'absorbe facilement.

### *La règle qui ne fait pas l'unanimité...*

Pendant fort longtemps, la règle hospitalière était de ne rien boire ni manger pendant le travail. On craignait que le contenu de l'estomac soit aspiré dans les poumons, causant de graves problèmes pendant une éventuelle anesthésie générale, comme lors de très rares césariennes d'urgence. Mais maintenant, l'immense majorité des césariennes d'urgence sont faites sous péridurale. Les anesthésies générales étant désormais très rares, et le taux d'aspiration grave, très bas, le danger est tout à fait infime. Mais dans certains hôpitaux, on hésite encore à laisser les femmes boire et manger à volonté pendant le travail, encore moins à le recommander.

L'imposition de ce règlement à toutes les femmes en travail est une cause directe d'hypoglycémie et d'épuisement, suivis d'interventions pour y remédier, puis possiblement de complications résultant des interventions, pour finalement aboutir parfois en césariennes, ce qui semble confirmer le postulat de base! Il est impensable d'accomplir un travail aussi exigeant qu'un accouchement en étant déshydratée et affamée. Pendant longtemps, certains hôpitaux permettaient de croquer quelques glaçons, mais pas de boire de l'eau. Les glaçons étant eux-mêmes composés d'eau, la logique de cette règle m'échappe tout à fait.

Plusieurs hôpitaux ont maintenant adouci ou éliminé cette contrainte. Si ce n'est pas le cas là où vous accouchez, faites confiance à ce que votre corps vous réclame et n'hésitez pas à manger à votre faim. Au besoin, faites-le quand vous êtes seuls dans la chambre en mangeant les aliments officiellement destinés aux gens qui sont avec vous. (Si jamais vous deviez être cette «exception exceptionnelle» qui doit avoir une anesthésie générale, avisez l'anesthésiste que vous avez mangé.) Dans une maison de naissance, vous aurez tout le loisir de manger la nourriture de votre choix: on sait que les femmes ont besoin d'énergie pour accoucher! Et si vous accouchez à la maison... eh bien! vous êtes chez vous et vous faites comme bon vous semble!

### Le mouvement

C'est un bien court trajet que celui de la naissance... ou bien long, selon le point de vue. Votre bébé exécutera, à l'intérieur de vous, dans votre

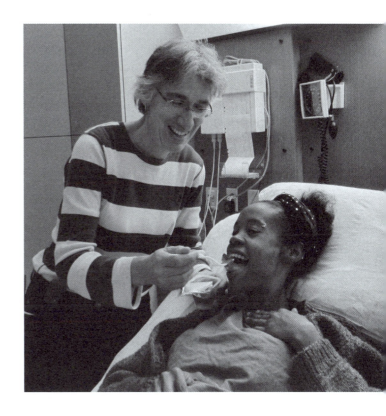

bassin, une série de mouvements guidés par les contractions, par la pression douce et ferme qui s'exerce sur lui, vers le bas, vers l'extérieur. Tout cela demande une souplesse et une mobilité qui seront encouragées par vos mouvements. Votre bébé pourra ainsi entamer chaque segment de son voyage dans le meilleur angle possible. Il s'accommodera de la forme spécifique de votre bassin qui, lui, changera de forme et de dimensions selon les mouvements que vous ferez en réponse aux pressions de la tête de votre bébé. Le travail est vraiment une danse à deux, vous et votre bébé.

Si votre bébé est très bas, sa tête bien appuyée sur le col, vos contractions bien régulières en fréquence et en force, la position couchée sur le côté peut être tout à fait appropriée. Vous pourriez passer de longs moments étendue, avec des coussins autour de vous. Changez de côté selon votre confort, à moins que vous ne désiriez corriger la position du bébé, auquel cas vous privilégierez probablement un côté plus que l'autre. Parfois, au contraire, rester couchée ralentit le travail ou le rend moins efficace parce que la tête du bébé ne presse plus assez sur le col.

Bougez, marchez, changez de position. Appuyez-vous sur un coin de meuble pour y poser la tête entre les contractions, en y mettant d'abord un oreiller. Mettez-vous à genoux sur un coussin, les bras appuyés sur le bord du lit. Assoyez-vous «à cheval» sur une chaise, avec un oreiller sur le dossier, toujours pour vous y appuyer les bras et la tête. Assoyez-vous sur un gros ballon de gymnastique: cela permet de faire des rotations du bassin et de le basculer, en remontant le pubis vers le nombril pour ouvrir ainsi plus d'espace pour le bébé. Cambrer le dos fait exactement le contraire, compliquant ainsi le trajet du bébé dans votre bassin. Soyez attentive à l'effet des différentes positions sur les sensations de vos contractions. Recherchez la pression sur le col. Si vous utilisez le ballon, assurez-vous d'avoir un appui à portée de main pour garder l'équilibre.

Votre bébé descend et tourne pendant la dilatation. Les positions tout à l'heure inconfortables pourraient vous soulager maintenant, ou le contraire. Toute position verticale vous fait profiter de la gravité. C'est important, surtout si votre bébé est encore un peu haut ou si sa tête est moins bien appliquée sur le col. La position assise facilite le travail lorsque le torse est bien droit ou penché vers l'avant, mais pas arrondi, affaissé, ce qui diminue l'espace disponible pour le bébé.

Toutes les positions semi-assises, où l'on est calée comme dans un fauteuil, le dos rond, font reposer notre poids sur le coccyx et le sacrum. Cela a pour effet d'enlever au bassin la possibilité de s'ouvrir vers l'arrière, ce qu'il aura besoin de faire pour laisser descendre le bébé. Au début du travail, l'angle que cela donne à votre bassin rend l'engagement de la tête plus difficile. Enfin, la force des contractions, au lieu d'être bien orientée vers le col, est dirigée vers la paroi postérieure de l'utérus, ce qui rend les contractions plus douloureuses et moins efficaces. Voilà pourquoi la position semi-assise «traditionnelle», je dirais plutôt «conventionnelle», est la moins aidante pour la mère et le bébé.

Dans toutes les positions, mais encore plus dans la position assise, il est important de faciliter le trajet du bébé en dégageant de son chemin la «bosse» que fait le sacrum à sa jointure avec la dernière vertèbre lombaire. Observez bien ces photos d'un bassin «vu d'en haut», du point de vue d'un bébé qui s'apprête à y descendre, en somme. Regardez, sur la photo du bas, comme l'espace s'ouvre lorsqu'on remonte le pubis vers le nombril, ce qui bascule le bassin vers l'arrière. C'est exactement ce qui se passe quand vous remontez vos cuisses vers vos épaules, que

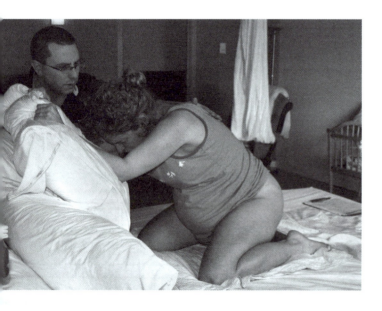

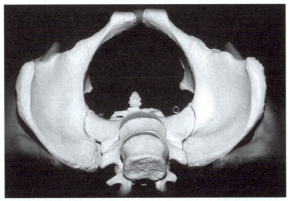

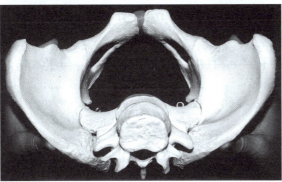

*elle était retournée aussitôt dans son lit. Deux heures plus tard, elle y était encore, sans grand progrès, mais avec de bonnes contractions qui la faisaient travailler fort! Je lui ai suggéré de se mettre debout, ou de retourner sur la toilette, bref, d'adopter une position qui justement créerait cette pression qu'elle avait détestée. « Non, non, m'a suppliée Liette, je ne serai jamais capable! » « Oui, ça presse fort en bas, Liette, mais ton bébé passera forcément par là, et tu devras sentir cette pression à un moment donné. Tu peux choisir d'attendre un peu, mais tu ne peux pas choisir par où il va sortir. » « Je sais, je sais », me répond Liette, moitié riant, moitié craintive. « Je vais y aller. » Avec l'aide de Maxime, nous sommes allés avec elle dans la petite salle de bain. Les sensations étaient effectivement beaucoup plus fortes, et elle avait encore plus besoin de notre aide. Nous ne l'avons pas quittée un instant. Ce n'était pas facile! Mais en peu de temps, le réflexe de pousser s'est installé. Son bébé avait besoin de la gravité pour franchir cette étape.*

vous soyez assise, allongée ou à genoux. Allongée ou assise, essayez toujours d'avoir au moins une jambe bien repliée vers votre épaule et de vous assurer que votre position permet à votre colonne d'être bien allongée. Cela facilitera d'ailleurs votre respiration. Alternez les positions verticales et les positions de repos. En fait, si le travail progresse rondement, n'importe quelle position fait l'affaire. Bien sûr, vous aurez envie de rechercher les positions les plus confortables, mais vous aurez parfois à choisir entre les positions confortables et les positions efficaces pour faire avancer le travail. Ce ne sera pas nécessairement les mêmes!

*Liette était semi-assise dans son lit depuis un bon moment. Elle était allée à la toilette, mais la position, beaucoup plus verticale, avait créé une pression sur son rectum qu'elle avait jugée très désagréable. Alors,*

## Positions et mouvements

Vous trouverez, ici et là dans le livre, des photos et des images de femmes en travail dans toutes sortes de postures. Certaines sont mieux adaptées à des positions particulières du bébé ou à des moments du travail. Ou plus simplement, ce sont celles dont elles avaient envie à ce moment-là. C'est si important d'avoir la tête pleine de toutes ces images, de ne pas avoir uniquement, figée là dans notre esprit, l'image d'une femme clouée au lit! On a besoin d'enrichir notre culture de la naissance avec des images de femmes libres de leurs mouvements pendant leur accouchement. Entourées, soutenues... et libres.

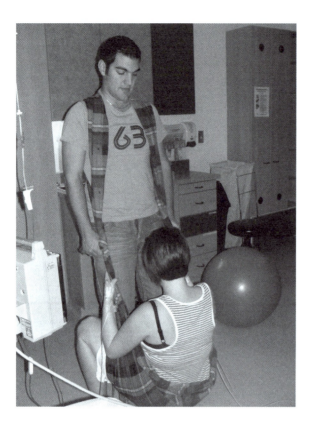

Bouger régulièrement stimulera votre circulation, votre énergie, votre humeur même. On peut parfois changer complètement l'atmosphère et même la cadence d'un accouchement en bougeant. *Line était roulée en boule dans son lit. Extrêmement concentrée. Un peu grelottante sous les couvertures. Et plutôt souffrante. Après un moment, nous lui avons suggéré de venir marcher avec nous. L'idée de se lever et de bouger ne lui souriait pas du tout. Encore une fois, c'est le prétexte d'aller à la toilette qui en a donné l'occasion. De fait, c'est important, pendant tout le travail, de vider régulièrement sa vessie, aux deux heures peut-être, pour qu'elle ne gêne pas la descente du bébé ni ne crée un inconfort supplémentaire. Les premiers pas ont été difficiles: elle était ankylosée, et chaque muscle lui faisait mal. Une contraction, deux contractions, debout, en pliant les genoux, en bougeant le bassin, en se berçant de gauche à droite dans les bras de son conjoint. Et en maugréant! Après un moment, l'énergie de l'accouchement en a été transformée. Line se sentait plus active, plus présente, moins terrassée par les contractions. Plus capable de les prendre «face à face». Plus disponible aussi au soutien de son compagnon.*

Le mouvement ne rebute pas toujours, au contraire. C'est en bougeant sans arrêt que certaines femmes ont l'impression d'être capables de vivre les contractions. Elles cherchent continuellement la position dans laquelle elles n'auraient pas mal. Mais, bien sûr, cette position n'existe pas! Au début, elles ont tout simplement l'impression de chercher un peu de confort, mais à la longue, cela peut devenir une tentative de fuite et les éloigner du vrai travail à faire. Si une femme se rend compte qu'elle s'est un peu perdue dans cette recherche incessante, elle peut alors choisir de s'abandonner au fait que les contractions seront douloureuses quoi qu'elle fasse, et qu'il n'y a pas de position magique. Ce sera moins fatigant et plus efficace d'utiliser son énergie à les apprivoiser plutôt qu'à les esquiver. Les quelques premières contractions seront difficiles à prendre, surtout si elle s'est servie du mouvement pour ne pas les sentir. Après quelques minutes, cette immobilité «nouvelle», faite d'accueil, pourrait

> Il existe une petite règle facile: si le travail avance peu ou lentement, essayez de faire ce que vous redoutez le plus. Bougez si vous préférez rester immobile. Restez immobile si vous aimez mieux bouger sans arrêt. Vous verrez bien ce qui en résultera.

### Bouger... à l'hôpital

Si des raisons médicales que vous comprenez bien justifient ces contraintes, il faudra «faire avec», puisque votre santé et celle de votre bébé en dépendent. Si elles résultent de protocoles dont vous ne comprenez pas la pertinence, demandez à votre infirmière ou votre médecin s'ils ne peuvent être assouplis. Par exemple, même pendant un déclenchement, on peut laisser des pauses entre les moments où on applique le moniteur électronique continu, ce qui permet d'alterner mouvements et temps de repos.

### Pour s'y retrouver avec les positions

Si tout va bien, que le travail progresse bien, écoutez votre corps!
Si la dilatation ou la descente du bébé ralentissent, ou si ça fait trop mal:

- favorisez l'élongation du dos pour ouvrir le chemin au bébé (donc pas de dos creux ni de dos rond);
- ramenez vos cuisses vers vous, quelle que soit la position, évitez les jambes allongées;
- favorisez le passage de chaque niveau dans le bassin:
    — au début: accroupissez-vous contre un mur ou prenez des positions similaires;
    — pendant la descente du bébé: adoptez des positions penchées vers l'avant, les pieds plus écartés que les genoux pour favoriser la rotation de la tête du bébé;
    — pour la sortie du bébé: prenez une position qui ressemble à accroupie, c'est-à-dire les genoux bien fléchis, pour que le sacrum aide la tête du bébé à se relever.

l'aider à plonger directement dans la sensation, à s'y abandonner... et à faire progresser le travail.

Certaines femmes doivent vivre leur travail avec un surcroît de contraintes: le monitorage fœtal continu, le soluté, l'interdiction de se lever du lit, la présence dans la chambre d'appareils électroniques qui semblent réclamer, ou en tout cas obtenir plus d'attention que la femme elle-même. Dans de telles circonstances, rester active tout au long de l'accouchement prend beaucoup de détermination, de patience, de souplesse, de créativité et d'humour. Le meuble principal de la chambre, c'est le lit. Tout concorde pour proposer la position couchée (ou semi-assise, proche de l'horizontale) comme étant la plus évidente. Chaque toucher vaginal demande aussi qu'on se couche. Alors relevez-vous après un examen. Revenez à la position qui vous a fait progresser, ou profitez-en pour en trouver une autre. Ne restez couchée que si vous pensez que c'est vraiment la position la mieux adaptée pour vous, à ce moment du travail. Demandez aux personnes qui sont avec vous de vous le rappeler constamment.

Vous ne pouvez pas marcher parce que trop de fils vous relient au mur ou à des appareils? Mettez-vous debout près du lit, les bras autour du cou de votre compagnon et bercez-vous avec chaque contraction. Bouger dans une chambre d'hôpital est déjà un défi, c'est encore plus quand on est «branchée de partout»! Mais c'est encore ce qui fera avancer le travail plus rapidement. Vous devrez être créative! Utilisez votre valise pour poser les pieds (n'y mettez rien de fragile). Utilisez toutes les fonctions du lit électrique, les tabourets, les chaises, les oreillers. Adaptez la chambre à vos besoins plutôt que le contraire.

### L'énergie de l'accouchement

Chaque accouchement est unique par sa forme, son déroulement et son histoire secrète. Le passage de la grossesse à la maternité, comme un rituel d'initiation, a ses étapes, ses moments forts, qui touchent différemment les femmes qui les traversent. Ces étapes ne sont pas départagées ou définies de façon rigide. Elles ont toutefois chacune leurs caractéristiques, leurs demandes, leur énergie propre.

Dans les manuels d'obstétrique, on définit la progression normale d'un accouchement exclusivement en centimètres par heure: 0,5 cm/heure pour un premier bébé, 1 cm/heure pour les autres. Il existe d'ailleurs des graphiques, nommés partogrammes, souvent informatisés, pour suivre la courbe du progrès plus facilement. Bien qu'utiles à l'occasion, les partogrammes sont une arme à double tranchant parce qu'ils proposent une lecture facile de la situation, mais qui peut aussi rétrécir le regard sur ce qui se passe dans le travail pour cette femme et ce bébé. La progression du travail n'est pas linéaire et l'accouchement suit son cours avec sa propre logique. Le corps a certainement «des raisons que la raison ne connaît pas»! Il arrive parfois qu'un certain passage demande un peu plus de temps, parce qu'on a besoin d'intégrer à notre rythme les sensations et les émotions qu'on y trouve et de se préparer à plonger dans l'étape suivante. Certains médecins sont capables de prendre un recul par rapport à ces valeurs-seuil et d'évaluer l'ensemble des facteurs en jeu, y compris ceux qui sont de l'ordre de l'émotionnel. Mais le partogramme est encore trop souvent la seule norme en vertu de laquelle on juge du parcours d'un bébé et de sa mère avant d'intervenir.

On entend souvent le nom de «transition» pour parler de la période entre 7 et 10 cm. Elle est présentée comme une période particulièrement difficile pour la mère, accompagnée de toutes sortes de symptômes: des tremblements, des vomissements, des frissons, de la mauvaise humeur, etc. Dans mon expérience, le travail et l'accouchement ne sont qu'une longue suite de transitions. Il est certainement impossible d'établir une règle générale déterminant laquelle est la plus difficile pour toutes les femmes. Plusieurs femmes m'ont dit que ce sont les premiers centimètres qu'elles avaient trouvé les plus pénibles à vivre. Pas parce que ces contractions étaient objectivement les plus douloureuses, mais parce qu'elles n'avaient pas encore trouvé comment les vivre en s'abandonnant à la sensation, jusqu'à ce qu'elles s'y plongent enfin. Pour d'autres, le grand saut s'est fait ailleurs.

J'ai longtemps été décontenancée par une remarque, souvent mentionnée dans les livres, au sujet de la mauvaise humeur associée à la période de transition, aux derniers centimètres de la dilatation. Je ne l'observais jamais aux accouchements auxquels j'assistais! Puis on m'a raconté des exemples, et j'ai finalement compris que ce que certains prennent pour de la mauvaise humeur est en fait une saine colère quand on fait preuve d'un manque total de sensibilité à ce qu'elles vivent. Elles deviennent complètement intolérantes à ce qui les bousculent. Au plus intense de leur travail, au moment où le processus de la naissance les emporte au-delà d'elles-mêmes, les remarques déplacées, les questions triviales deviennent presque des insultes. Elles protestent! Par leur colère, elles demandent du respect, et on les comprend.

L'énergie de l'accouchement n'est pas un concept ésotérique. C'est beaucoup plus simple que cela. En étant sensible à ce qui se passe, on sent facilement l'ambiance qui règne et l'impact qu'elle a. Comme on perçoit aisément l'atmosphère d'une rencontre, par exemple, chaleureux et vivant, ou guindé et sans intérêt. Dans un accouchement qui va bien, l'énergie circule, les émotions changent, on rit, on pleure, on est dans le moment présent. Quand l'énergie ne circule plus, l'atmosphère devient lourde, oppressante, on a l'impression de manquer d'air. Quand on s'en rend compte, on peut d'abord le dire, puis mettre de la musique, ouvrir les fenêtres, faire du thé ou n'importe quoi pour modifier l'humeur générale. Servez-vous de l'humour pour conjurer les peurs ou autres fantômes qui essaient d'assombrir l'atmosphère: ils détestent ça!

*Mariana était en travail depuis des heures. Ça avançait plus que lentement! Une sorte d'apathie générale pesait sur nous. Elle commençait à parler de demander une péridurale, plus par découragement que parce que la douleur lui était intolérable. L'atmosphère était pénible. À un certain moment, elle m'a demandé de lui donner un remède homéopathique qu'elle avait apporté avec elle pour l'aider à supporter la douleur. «Je ne crois pas qu'il te convienne, lui ai-je dit. En fait, on le donne plutôt aux femmes que la douleur enrage, qui sont furieuses. Ce n'est pas ton cas.» Ma réponse l'a mise en colère! Elle s'est mise à taper du pied dans la chambre et à tout bousculer. Tout à coup, on découvrait une autre femme, pleine d'énergie, de cran, de puissance finalement. Tout le contraire de l'apathie qui régnait jusque-là! «Ah, tu te dévoiles enfin!» lui avons-nous dit en riant gentiment. Mariana riait avec nous, malgré elle. «Je sais maintenant ce dont tu es capable! C'est comme ça que ton bébé veut te rencontrer: déchaînée, furieuse, vivante!» À partir de ce moment-là, tout a changé: le rythme*

## Tu es sûre?

Tant de femmes m'ont demandé: «Comment peux-tu être si sûre que je suis à 9 centimètres et demi et pas à 10?» Elles ont raison. Mesurer 10 centimètres du bout des doigts demande une précision dont bien peu seraient capables. Ce qu'on évalue, en fait, c'est si le col n'est plus perceptible aux doigts, s'il est complètement passé derrière la tête du bébé. Le «10 centimètres» ne représente que le diamètre moyen que le col doit atteindre pour pouvoir glisser derrière la tête d'un bébé moyen: en réalité, un tout petit bébé n'a probablement besoin que de 8 ou 9 centimètres pour s'y glisser, alors qu'un bébé costaud avec une bonne tête aura peut-être besoin de 11 centimètres! Dans les deux cas, la dilatation sera complète quand le col sera passé derrière la tête du bébé, quel que soit le nombre de centimètres que cela représente.

*du travail, sa progression... et nous avons ri jusqu'à la fin, émerveillés de cette métamorphose totale!*

On observe quelquefois la situation inverse: l'énergie devient dispersée, comme si l'attention était complètement éparpillée vers toutes sortes de détails. Le va-et-vient continuel de gens, le bruit, les conversations qui se poursuivent même pendant les contractions laissent la femme qui accouche en dehors de ce qui se passe. Il faut alors reprendre contact avec elle, faire le silence et, s'il le faut, demander aux personnes qui ne sont pas essentielles pour la mère de quitter temporairement la pièce, pour mieux revenir quand elles se sentiront centrées et que la mère les réclamera. J'ai vu des gens se recueillir et toucher la femme en travail pendant de longues minutes, sans bouger, pour se reconnecter à elle. En quelques instants, l'atmosphère se transformait: on sentait désormais un rassemblement autour de la naissance qui se préparait. Et un grand apaisement pour la femme en travail.

Accoucher à l'hôpital nécessite de s'accommoder du bruit, des allées et venues, des examens multiples, des changements de personnel. Michel Odent a fait des observations à ce sujet, après avoir été pendant plus de vingt ans directeur de la maternité de Pithiviers, en France, et avec sa longue expérience d'accouchements à la maison. Trop peu de recherches scientifiques, dit-il, s'intéressent à cette question vitale: «Qu'est-ce qui favorise l'accouchement normal?» L'hôpital moderne n'a certainement pas été conçu avec cette priorité en tête, soit fournir un environnement idéal aux femmes pour leur accouchement. L'intimité, la pénombre, le chuchotement, la présence exclusive de personnes familières et respectueuses ne sont malheureusement pas typiques du département d'obstétrique conventionnel. Le nombre de machines et de personnes extérieures à l'intimité de ces femmes et de leur conjoint ne diminuent pas l'intensité de ce qui se vit pour eux, ni la nécessité de le faire ensemble. Cela leur demande en revanche de resserrer encore plus le cercle de leur attention. Plus que jamais, c'est à l'intérieur de ce cercle que le travail se vivra. Quand cette intimité existe, on peut presque la palper dans la chambre. Et elle exerce une extraordinaire attraction sur le personnel qui entre en contact avec elle. ❖

### Les invités mal à l'aise

L'intensité d'un accouchement dépasse de loin ce que nous sommes amenés à vivre dans la vie courante. Il n'est pas rare que les personnes présentes ressentent le besoin de se distancer provisoirement de cette intensité, pour reprendre des forces. Elles devraient simplement sortir pour un moment et revenir quand elles se sentent prêtes. Parfois, elles ne se rendent pas compte que leurs craintes et leur anxiété ont envahi l'espace et elles ont besoin qu'on leur suggère cette pause salutaire pour tous. Cela pourrait revenir au père, ou encore à la sage-femme ou la doula, de gentiment offrir une pause aux invités qui ne sont plus un atout positif pour la mère. ❖

### Les infirmières comme alliées

L'infirmière qui vous est allouée et celles qui pourraient venir la remplacer peuvent devenir des complices dans la protection de cette bulle d'intimité autour de vous. Les personnes qui vous accompagnent peuvent contribuer à créer une connivence avec elle, parfois simplement en entrant en relation avec elle. En lui exprimant combien l'expérience est intense, combien cela vous demande toute votre énergie, combien vous appréciez qu'elle soit à vos côtés pour vous aider. Même si elle est débordée, pressée, si vous êtes sensible à sa situation, cela permet souvent d'ouvrir un espace de complicité plutôt que d'indifférence. Touchez-les. Un accouchement plus humain se passe d'abord entre des personnes et les personnes, ont tellement besoin d'être touchées !

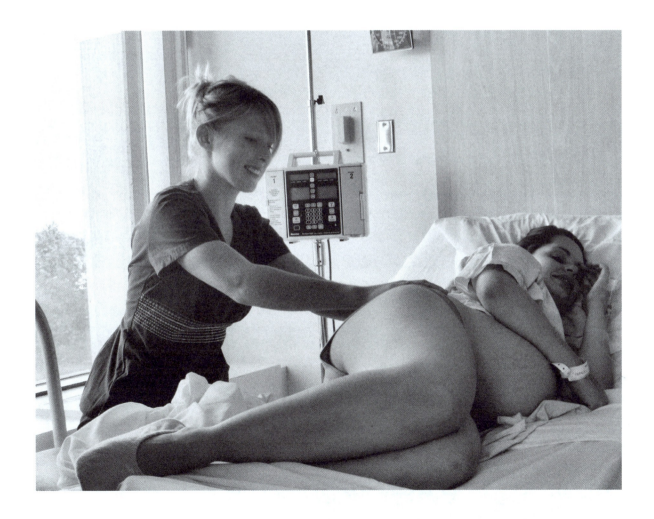

*Confiance, intimité et soutien*

« Comme s'il n'y avait eu que nous deux »

La naissance de Lia Helena, deuxième bébé de Liliana et Ivon

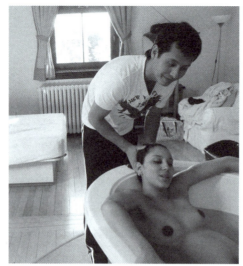
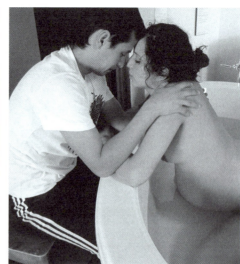
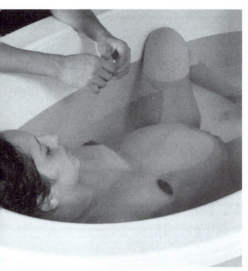
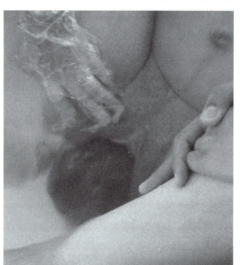
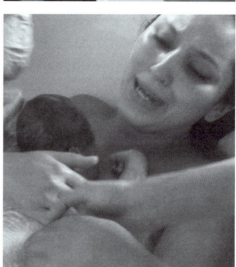
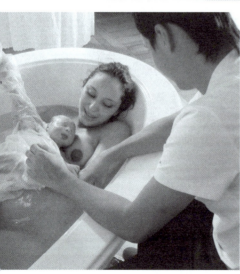
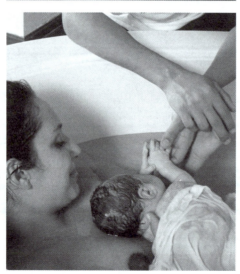

# Les pauses et les nœuds du cœur

LE TRAVAIL COMPORTE parfois une pause de plusieurs heures pendant laquelle le progrès est momentanément interrompu, une sorte de «plateau». Cela peut parfois être en raison de facteurs d'ordre physiologique dont j'ai déjà parlé: difficulté d'engagement de la tête du bébé, arrêt de sa rotation ou autre. Souvent, la raison est d'un tout autre ordre. Il s'agit plutôt d'une sorte de répit qu'on se donne, juste avant de faire le saut dans ce qui nous effraie, dans l'inconnu. Ou parce que le fil invisible de la peur ou du refus nous retient. Ne pas reconnaître l'existence de ces plateaux, quand on les vit, peut nous amener à les voir comme des complications, des pathologies, alors qu'il s'agit en premier lieu de mécanismes de protection.

Si votre travail semble stagner dans sa progression, prenez quelques instants pour faire le tour de votre jardin. Demandez-vous s'il existe une résistance de votre part qui vous empêche de passer à l'étape suivante. Ne soyez pas sévère avec vous-même. Regardez simplement! Cette réaction est bien légitime! Elle essaie de vous protéger de cette immense vulnérabilité qui est celle de la femme qui accouche, en utilisant les moyens qui vous servent habituellement à vous sortir d'une situation de stress. C'est souvent le moment où l'on se dit: «Je n'en peux plus.» C'est vrai, on ne peut plus rester là, il faut que cela change. Parfois, il faut que *vous* changiez. Une attitude ou un comportement souhaitable et efficace dans d'autres domaines, le perfectionnisme, la gentillesse, par exemple, peut parfois déranger le travail, le ralentir ou l'arrêter. Le déroulement de l'accouchement peut être complètement transformé si on se permet provisoirement d'abandonner cette attitude pour une autre, plus adaptée.

*Danielle était depuis plusieurs heures à quatre centimètres. Pourtant, les contractions étaient régulières et elle les prenait en respirant aussi tranquillement que possible, comme une bonne fille. D'ailleurs, Danielle est une «bonne fille», gentille, charmante et toujours prête à plaire aux autres. C'est l'image qui m'a frappée soudainement, à l'observer pendant ses contractions. Comme elle était sage et réservée! Nous nous sommes assises ensemble dans la cuisine et je lui ai dit combien je pensais qu'elle faisait là un travail extraordinaire. Et aussi, tout doucement, comment, dans mon expérience, je pouvais voir que*

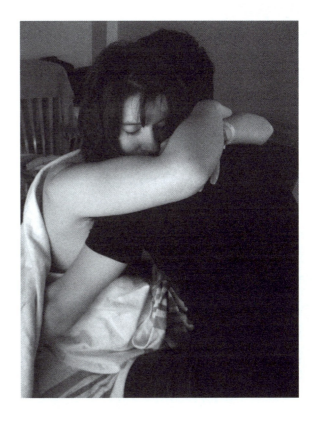

*Danielle-la-sage aurait sans doute de la difficulté à s'adapter à la force qui s'en venait, comment il lui faudrait peut-être donner la permission à Danielle-la-sauvage, l'excessive, l'extravertie, la folle, de prendre le dessus. Pour aujourd'hui seulement. Entre ses respirations douces et la panique, il y avait probablement un très grand espace à explorer. D'ailleurs, on ne la laisserait pas seule. Marc était avec elle, attentif et aimant.*

*Je me suis retirée un peu pour les laisser essayer des choses nouvelles. Bientôt, j'ai pu les entendre faire toutes sortes de sons bizarres pendant les contractions, Danielle était accrochée au cou de Marc, complètement*

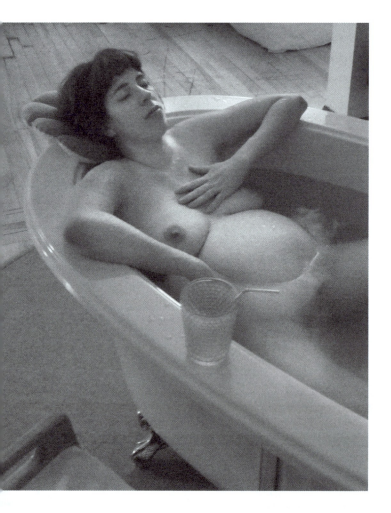

*avec elle chaque fois. Ses geignements devenaient des rugissements au plus fort de la contraction, et elle bougeait son bassin avec frénésie en réponse à l'intensité montante. Rapidement, les contractions sont devenues plus efficaces et la dilatation a repris. Le plus curieux, là-dedans, c'est le changement d'humeur de Danielle. « J'aime beaucoup mieux ça comme ça, disait-elle, même si c'est plus fort. » Elle était constamment étonnée d'elle-même et en riait de bon cœur. « Je ne m'étais jamais donné cette permission-là, m'a-t-elle dit le lendemain. Je suis fière de moi ! »*

On s'enferme parfois dans des comportements stéréotypés qui nous épargnent temporairement d'avoir à faire face à des moments difficiles de notre vie. On est tous sujets à ça. Avec le temps, on peut choisir de s'éloigner de ces comportements rigides et de faire l'expérience des émotions dont ils nous protégeaient. Se sentir victime de ce qui arrive en est un bon exemple, et Dieu sait que l'accouchement peut nous en donner une bonne occasion! Les contractions viennent, nous font mal et on n'y peut rien. On les subit, on se sent agressée et on se jure que c'est la dernière fois! On est malheureuse. Comment peut-on se sentir blessée et en même temps s'ouvrir à notre bébé qui s'en vient, qui veut naître? On peut décider plutôt de reprendre le rôle principal dans ce qui se passe, d'en redevenir le sujet plutôt que le contenant malmené, et se dire: « C'est moi qui choisis et je choisis de m'ouvrir. Chaque contraction qui vient, je l'accueille et je lui donne la permission de faire son travail. »

*Mélina est en travail depuis sept ou huit heures, mais en est toujours à trois centimètres. Elle est de plus en plus ulcérée que cela prenne autant de temps. Dans sa famille, on accouche rapidement. Sa sœur, venue l'aider, lui a déjà dit à quelques reprises, en toute candeur, combien c'est curieux que ce soit si long, alors qu'elle-même a accouché en quatre heures. Cela n'aide pas! Mélina marche de long en large, les poings enfoncés dans les poches* de sa robe de chambre, et se retient de taper du pied entre chaque contraction. Elle respire et respire, et cela ne fait pas de différence! Elle ne veut toujours pas qu'on la touche. L'atmosphère n'est pas gaie et les heures passent lentement. Elle commence à être fatiguée. On se relaie auprès d'elle et on se sent impuissants.

Pendant que Sylvain sort prendre l'air pour se régénérer un peu, je suggère à Mélina de s'allonger sur le côté et je m'installe tout près d'elle, dans son dos. Je lui chuchote à l'oreille: «Je sais que tu n'es pas contente, Mélina, et que tu en as assez. Mais ton bébé n'est pas encore né, il faut encore un bout de travail. Si tu veux, tu pourrais, à la prochaine contraction, la laisser venir aussi forte qu'elle veut, puisqu'elle vient t'aider à finir le travail. Tu pourrais lui dire «oui» à chaque respiration, tout haut, parce qu'il y a des parties de toi que tu dois probablement convaincre. Je sais que tu ne veux pas être touchée, mais si tu veux, je vais mettre ma main ici, sur ta cuisse, sans bouger. Juste pour que tu sentes que je suis avec toi.»

Rien n'avançait et Mélina n'avait plus rien à perdre. À la contraction suivante, elle s'est mise à dire «oui» avec chaque expiration, oui... oui... oui. Même quand elle devenait plus pointue, plus difficile. Oui... oui... oui. Dans sa voix, je sentais la bataille entre Mélina-qui-voulait et Mélina-qui-résistait. Et le «oui» dans chaque souffle. Et Mélina qui s'adoucissait. La contraction finie, ma main s'est mise à la masser doucement, à la caresser. Nous avons pris ensemble quelques contractions de la même façon. De retour de sa marche, Sylvain est entré dans la chambre en lui demandant d'un ton inquiet si elle allait bien. «C'est merveilleux», dit Mélina en lui tendant la main pour qu'il s'approche, et «oui... oui... oui...» dans la contraction qui commençait. En quelques secondes, et sans comprendre ce qui s'était passé de miraculeux, Sylvain a joint sa voix à la sienne et, ensemble, ils ont parcouru le reste du travail... qui n'a pas tardé. Sur les photos, Mélina a les joues roses, les yeux brillants, la mine joyeuse et pleine d'énergie. Comme si on pouvait voir le grand «oui» qu'elle avait choisi de dire.

On a parfois des nœuds dans le cœur qui nous empêchent de nous ouvrir à la naissance de nos bébés. La maternité n'est pas un chemin facile. Devenir mère réveille parfois de vieux démons qu'on croyait endormis. Les larmes, la colère et l'expression d'une ambivalence ont parfois redémarré un travail plus sûrement que ne l'aurait fait une bonne dose d'hormones synthétiques. Les nœuds d'émotions qui peuvent ralentir ou arrêter le progrès ont souvent tourné autour de questions comme: je ne suis pas vraiment prête à être mère; je ne serai pas capable d'y arriver; j'ai peur de perdre mon amoureux, je ne me sens pas bien ici, pas en sécurité. Quoi que vous ayez sur le cœur, dites-le. Parlez-en. Même si cela ne semble pas avoir de rapport avec l'accouchement. Si vous y pensez maintenant, c'est que votre cœur, lui, le voit le rapport. Nommer les choses dont nous avons peur ne les fait pas arriver. Au contraire, nommer «l'ennemi» permet d'en prendre la mesure et d'imaginer comment on peut trouver les ressources pour y faire face.

*Fiona était complètement dilatée depuis un moment, mais n'avait plus de contractions. Tout s'était bien déroulé jusque-là. Le bébé se présentait bien. Elle avait marché, s'était accroupie. Rien. «À quoi penses-tu, Fiona?» lui a-t-on demandé. Fiona avait quitté le père de son bébé très tôt dans la grossesse. Elle était seule, étudiante, sans grand argent, et se demandait comment elle arriverait avec un bébé. Bien sûr, elle avait déjà organisé un certain nombre de choses, mais là, tout de suite, alors que le bébé devait faire son entrée dans sa vie d'un instant à l'autre, une sorte de vertige la retenait. «Je n'y arriverai pas.» Alors nous en avons parlé un moment. Et aussi du fait que le bébé allait venir de toute façon. Il allait venir simplement, avec de bonnes contractions comme depuis le début, ou moins simplement, avec des interventions lourdes. Mais il allait venir, c'était* certain. Au fond, est-ce que s'inquiéter déjà pour son bébé n'était pas une preuve de son amour pour lui ? Et qu'avec cet amour-là, elle trouverait bien ce dont ils avaient besoin tous les deux ? Quand Joël est né, un peu plus tard, sans intervention, Fiona n'avait pas encore trouvé toutes les réponses. Elle avait seulement confiance qu'elle les trouverait en temps et lieu.

Il n'est pas rare que des femmes revivent, pendant leur travail, des émotions liées à des avortements antérieurs : cette fois-là aussi, le col avait dû s'ouvrir, mais tellement plus tristement. Toutes n'ont pas gardé des sentiments de culpabilité ou de regret, mais quand ils sont présents, ils pèsent lourd sur le col et sur le cœur. Les femmes ne le voient pas toujours comme ça, mais l'avortement, dans sa déchirure, dans sa violence, est quand même une décision qu'on prend par amour. Par amour pour un enfant qui pourrait venir un jour et dont on pourra nourrir la petite existence de tout ce qu'on sent essentiel, on choisit de ne pas laisser vivre ce petit être-ci. Parce que les conditions, comme on les perçoit à ce moment-là, ne le permettent pas.

*Dominique était à cinq centimètres depuis plusieurs heures. Les changements de position, le mouvement, rien n'avait fait changer les choses. À un moment donné, on s'est assises ensemble dans un petit coin et on a jasé, entre les contractions. « Qu'est-ce qui se passe, Dominique ? » lui ai-je demandé. « Je ne sais pas. » Alors, on a laissé la question là, entre nous. Quelques minutes plus tard, Dominique s'est mise à me parler de ses avortements. La vie et l'imperfection des méthodes de contraception avaient fait qu'elle avait eu plusieurs avortements. Elle pensait les avoir résolus, mais ce jour-là, alors que son col devait s'ouvrir une fois de plus, toutes sortes d'idées lui traversaient l'esprit : « Je ne peux pas être une bonne mère cette fois-ci, puisque j'ai refusé de l'être les autres fois. La dernière fois que j'ai senti une douleur là, au col, j'étais en train de perdre un bébé qu'au fond j'aurais aimé pouvoir garder. Ça m'a fait tellement mal. J'ai peur aujourd'hui de le laisser ouvrir encore. Je ne serai pas capable de sentir ça une fois de plus. » Il y a eu des larmes, des paroles, des silences et d'autres larmes. Puis Manuel, son compagnon, et ses deux amies qu'elle avait invitées se sont rapprochés. « Il y a un grand chagrin accroché là, à ton col, Dominique, mais tu peux le traverser. Pas le nier ni l'oublier. Juste vivre avec et t'ouvrir. Nous t'aiderons, nous resterons près de toi. » Les heures qui ont suivi ont été extrêmement intenses. Il y avait plein de cris, de larmes, de gémissements à laisser sortir. Et d'amour aussi. Évidemment, le bébé aussi a pu sortir. Dominique était glorieuse, radieuse, transformée et guérie.*

Notre société n'honore pas encore ce pouvoir qu'ont les mères sur la vie qui se pointe dans leur ventre. Une certaine morale, qu'elle soit d'inspiration religieuse ou non, continue de véhiculer l'idée qu'on a pris la vie d'un enfant et que rien ne peut le justifier. Même celles qui n'adhèrent pas à cette morale intransigeante conservent parfois, à leur insu, ce jugement sévère sur elles-mêmes. Si vous avez vécu un ou plusieurs avortements, vous n'avez pas de prix à payer ni de punition à subir. Mais parfois, une boucle à boucler. Refouler ce souvenir en espérant qu'il ne refera pas surface au mauvais moment pourrait jouer des tours. Prenez le temps, pendant votre grossesse, de vous rappeler cet enfant que vous avez un jour refusé. Dites-lui au revoir. Faites-en le deuil. Respectez le choix que vous avez fait alors et celui, différent, que vous faites cette fois-ci. Cela n'enlèvera pas la tristesse de n'avoir pu accueillir ce bébé comme vous l'auriez voulu. Mais ça ouvre la porte à un autre accueil, dans la vie qui continue.

Certaines femmes doivent faire la paix avec une histoire qui comporte plus d'un avortement. Du fait du nombre, elles en gardent parfois un infini sentiment de culpabilité. Souvenez-vous, chacun d'entre eux a son histoire, fixée dans un temps désormais révolu. Aujourd'hui, vous êtes ailleurs dans votre vie, dans l'accueil d'un enfant,

### Tout n'est pas « psychologique » !

Si votre accouchement est long, difficile ou même désespérant, vous pourriez faire des découvertes importantes en vous tournant du côté de vos émotions. Ouvrez votre cœur à ce qui pourrait venir vous parler des profondeurs, de ce qui a peur d'ouvrir, de changer, de devenir mère. Mais, s'il ne vient rien, c'est qu'il n'y a rien d'accessible pour l'instant, et peut-être même rien du tout ! On découvre parfois, lors d'une césarienne qui pourrait suivre l'un de ces arrêt de progrès, que le bébé qui « ne voulait pas descendre » avait des tours de cordon qui se seraient serrés dangereusement s'il l'avait fait ! Ou toute autre explication pas du tout psychologique.

Ouvrez-vous à vos émotions, mais prenez garde de « psychologiser » votre accouchement et de vous rendre coupable d'avoir « retenu votre bébé » ou de forger toute autre interprétation péjorative de ce genre. Vous vous feriez mal pour rien. Vous ne découvrirez peut-être pas pourquoi les choses se sont passées comme elles se sont passées. « Pourquoi ? » est une question qui part de l'idée erronée qu'on peut tout expliquer et que comprendre le pourquoi… résout les situations par le fait même. C'est une question qui sème le doute et récolte le blâme, pour vous-même ou pour les autres, l'hôpital, la sage-femme, votre compagnon. « Comment ? » est une meilleure question. « Comment voulez-vous traverser cet accouchement difficile ? » « Comment ? » nous demande de choisir où l'on veut mettre notre énergie, parce que nos choix façonnent notre vie.

justement. Prenez le temps de visiter ce coin de votre cœur et d'y créer une sérénité lucide et pleine de compassion pour les choix que vous avez faits.

Si, pendant le travail, vous reconnaissez cette tristesse, laissez-la venir, mais ne vous laissez pas emporter par elle. Aujourd'hui, vous avez choisi de donner la vie, de tout votre cœur. Vous vous ouvrez avec tout ce que vous êtes, tout ce que vous portez, y compris vos cicatrices sur le cœur.

*Geneviève attendait son premier bébé. Quand elle est arrivée à la maison de naissance, sa sage-femme lui a annoncé, toute contente pour elle, qu'elle était déjà à neuf centimètres et, tout de suite, elle s'est affairée aux préparatifs pour la naissance. Mais pour Geneviève, cette annonce a eu l'effet d'une mauvaise nouvelle : « Ça ne se peut pas, pensait-elle, c'est trop rapide, ce n'est pas normal, il doit y avoir quelque chose qui ne va pas avec mon col. Il s'ouvre trop rapidement. C'est sûrement à cause des trois avortements que j'ai subis. »* Contre toute attente, les heures qui ont suivi n'ont amené aucune progression : on attendait la naissance d'un instant à l'autre, mais elle ne venait pas. Sa sage-femme l'a aidée à s'installer dans sa bulle, à trouver des positions favorables… rien n'y faisait. Jusqu'à ce qu'elle ait le sentiment qu'il se passait quelque chose à l'intérieur auquel elle n'avait pas accès. Elle a laissé Geneviève tranquille, seule avec son compagnon, tout le temps qu'il a fallu pour qu'elle trouve son chemin vers la naissance de son bébé. Ce n'est que le lendemain que Geneviève lui a confié ce qui l'avait habitée pendant ces heures où elle a cru qu'il lui fallait « payer » de son corps, de sa souffrance, pour ces décisions qu'elle avait prises. Dans un contexte plus normatif, où l'on aurait voulu qu'elle progresse « normalement », ce moment d'arrêt aurait pu inviter une série d'interventions obstétricales qui *auraient peut-être accéléré l'accouchement, mais qui n'auraient pas dissous les nœuds du cœur.*

### La perte de contrôle

La plupart des femmes enceintes avoueront aisément qu'elles ont peur de la douleur. Pour ma part, j'ai observé au moins aussi fréquemment que c'est la perte de contrôle qui nous effraie encore plus. Le contrôle est une aptitude que nous avons cherché à développer toute notre vie. Nous en avons eu besoin pour conquérir notre autonomie, pour accéder au marché du travail et faire face à nos responsabilités. Mais cette extraordinaire faculté nous nuit toutefois lorsqu'on accouche, parce qu'elle va directement dans le sens contraire de cette demande d'abandon, de lâcher-prise qu'exige le travail. Il est parfois angoissant de laisser tomber une habileté qui nous est si utile dans toutes sortes d'autres occasions. Il est difficile de croire qu'on pourra être bien et en sécurité sans elle.

Cette peur est souvent celle-là même qui nous empêche de nous abandonner à l'intensité du travail, à sa force quasi animale. Elle nous freine précisément au moment où nous aurions avantage à plonger dans l'inconnu qui s'ouvre devant nous, si vertigineux soit-il. À croire avec confiance que la violence qui nous traverse ouvre un chemin vers la naissance, et que nous en serons le vaisseau plutôt que le capitaine. La peur de perdre le contrôle nous empêche aussi d'avoir accès à la douceur du monde de l'abandon, des endorphines, de la sérénité qui vient quand on se laisse porter par ce qui est plus fort que nous. La puissance du travail nous confronte à l'inévitable: on ne contrôle pas un accouchement! On ne contrôle pas la vie qui vient, ni quand elle vient, ni comment. On en est l'instrument, non pas le maître.

Au moment où une femme décide de faire le grand saut et d'accepter cette si totale vulnérabilité, quelque chose de très grand et de très paradoxal se passe: elle devient puissante, de toute la puissance qui l'habite et qui mettra son petit au monde avec elle.

### La durée du travail

Quand on demande des nouvelles d'un accouchement, le nombre d'heures qu'il a duré nous est très souvent donné comme une sorte de résumé de son déroulement. «Ça m'a pris 24 heures», dit-on, avec la grimace qui va avec une telle révélation. «Ça m'a pris juste cinq heures», comme si, du coup, elles avaient été faciles, voire négligeables. On n'a pas tout dit quand on a calculé les heures. Cinq ou six heures où l'on se sent seule, négligée, bousculée, ignorée dans nos besoins premiers peuvent être bien pires que 24 heures d'un travail intense où l'on se sent entourée, aimée et respectée. Ce qui est important, c'est surtout comment on se sent pendant ces heures! *«Les gens trouvent ça terriblement long, 19 heures, disait Anne. Mais pour moi, ç'a été 19 belles heures de défi.»*

La durée du travail varie d'une femme à l'autre et dépend de raisons physiques, hormonales et psychologiques: le nombre d'accouchements précédents, la position et la grosseur du bébé, la force des contractions, la souplesse des tissus, la facilité à se laisser aller dans l'énergie de la naissance et de nombreux autres facteurs. On connaît la durée *moyenne* d'un premier accouchement (12 à 15 heures de travail actif) et des suivants (7 à 8 heures). Malheureusement, on confond trop souvent la moyenne et la normale. Un premier bébé peut arriver en moins de 4 heures… ou en plus de 48! L'évolution de la dilatation n'est absolument pas linéaire, prévisible ou calculable avec une règle de trois, du genre «Si ça m'a pris 3 heures pour dilater de 1 centimètre, ça me prendra 30 heures pour dilater à 10 centimètres!» La naissance de votre bébé ne suivra certainement pas une courbe statistique tracée dans un livre. D'ailleurs, votre bébé n'a pas lu le livre!

L'énergie dépensée à se préoccuper des heures qui s'écoulent ralentit le travail en causant une tension superflue. *Ne vous en préoccupez pas.* Le travail s'arrêtera quand le bébé sera né. Et ils naissent tous, sans exception! Restez dans le moment présent. Vous avez une contraction? Respirez-la doucement en restant aussi détendue que possible. Vous avez une pause? Profitez-en pleinement. Chaque instant vous rapproche de votre bébé. ❖

# Les situations particulières

### Un très long travail… ou quand on rencontre « le mur »

Un très long travail réclame qu'on en fasse une minutieuse évaluation: y a-t-il un problème dans la présentation du bébé? Est-ce que les contractions sont efficaces? Est-ce qu'un obstacle quelconque empêche le bébé de bien descendre, dans les méandres du bassin… ou dans ceux du cœur? J'ai déjà donné des pistes de solution à plusieurs de ces situations. Mais parfois, il n'y a rien de particulier à trouver. C'est juste long parce que c'est long! Ne laissez jamais l'atmosphère devenir décourageante et désespérée. Les gens qui vous accompagnent pourraient revoir les moyens d'aider le travail à progresser tout en gardant le climat de l'accouchement positif et dynamique.

La définition d'un très long travail est certainement subjective. Ce sont moins les heures qui comptent que le sentiment persistant d'avoir dépassé, dans le temps, les limites qu'on croyait les siennes. Je connais bien ce phénomène: je le vis souvent aux petites heures du matin et je le perçois chez les femmes que j'aide à accoucher: on n'a plus d'énergie, plus une goutte, on donnerait son royaume pour quelques heures, quelques minutes même, de sommeil, on ne peut imaginer continuer comme ça, même pas une autre demi-heure! C'est ce que les marathoniens appellent «le mur», un phénomène qu'ils connaissent bien et qui se présente assez tôt dans

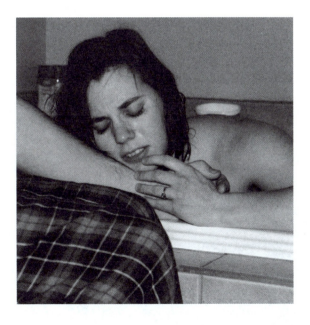

*Confiance, intimité et soutien*

« Une atmosphère magique dans la chambre »

La naissance de Sofia, deuxième bébé de Valérie et Luc

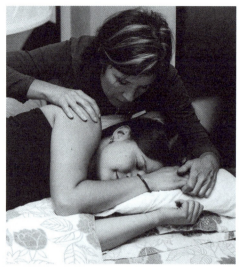
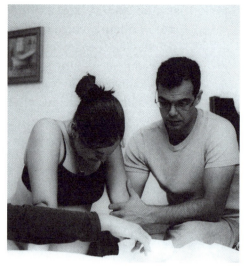
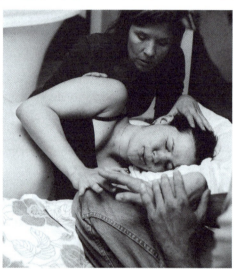
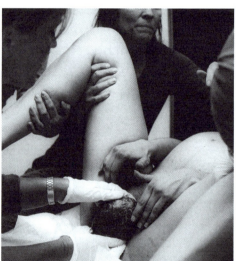
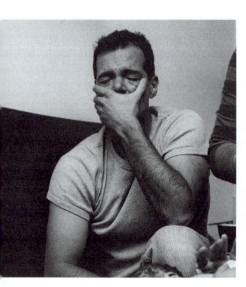
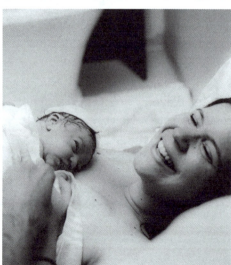

l'épreuve, quand ils ont épuisé leur réserve «ordinaire» d'énergie. Dans un travail, «le mur» dure une heure, parfois deux, et peut aussi toucher les gens qui sont avec vous. Il est particulièrement courant dans les quelques heures avant le lever du soleil, comme si cette nuit-là ne devait plus avoir de fin! Ce sont des moments où les femmes sont particulièrement vulnérables et prêtes à accepter des interventions qu'elles ne voulaient pas. *Rappelez-vous que cette sensation est temporaire*, comme pendant le marathon. Nous avons tous un second souffle, et souvent aussi un troisième et un quatrième. On ne connaît pas ses réserves avant d'avoir eu besoin de les utiliser!

*Amélie, sage-femme, me raconte cet accouchement interminable mais victorieux qui a tant exigé de Julie, la courageuse jeune maman. À un moment, celle-ci a déclaré aux gens qui l'entouraient: «Bon, je veux vous dire que là, je dois être rendue non pas à mon deuxième souffle, mais à mon 56ᵉ souffle!» le ton indiquant que le moral suivait toujours. Et Amélie ajoute: «Je parle encore du 56ᵉ souffle aux futurs parents, de la demi-heure qu'on peut se donner et qui nous dynamise ou mène à une nouvelle étape. Je parle souvent de la distinction entre le concept du temps «chronos», l'horloge, l'agenda, et le concept du temps «kairos», le temps qu'il faut, le temps opportun. J'ai appris de cette femme et de sa tante, présente auprès d'elle, qui lui proposait la patience et la confiance, que des miracles se réalisent en leur propre temps.»*

Si votre travail est très long, cela viendra certainement mettre à l'épreuve votre endurance, votre patience et votre courage. Et peut-être surtout votre foi dans les capacités incroyables de votre corps et de vous-même. Vous traverserez des périodes de grande fatigue et des «coups de barre». Restez centrée sur le moment présent, n'essayez pas d'envisager les étapes qui s'en viennent, prenez les contractions une à la fois. Après un moment, vous en serez sortie… et vous serez contente de ne pas avoir cédé au découragement.

Si vous avez l'impression d'avoir déjà traversé plusieurs fois cette baisse d'énergie, et que vous sentez cette fois qu'il n'y a pas d'autre souffle à espérer, la péridurale pourrait être une solution à envisager. Elle permet parfois, quand rien d'autre n'a fonctionné, de faire progresser un travail devenu interminable et même stagnant. On ne comprend pas toujours pourquoi les choses ne progressent pas bien, même quand les femmes y ont mis tout le courage et toute la bonne volonté du monde. Acceptez simplement cette aide que la technologie rend possible. Vous êtes allée aussi loin que vous le pouviez par vous-même. Vous continuerez désormais le travail avec cette aide. À l'impossible, nul n'est tenu.

## Le bébé en postérieur

L'une des raisons physiologiques les plus courantes qui expliquent qu'un travail soit plus long, c'est le fait que le bébé se présente «en postérieur». Il ne faut pas confondre cela avec le «siège», où le bébé se présente les fesses en premier. Un bébé se présente en postérieur lorsque,

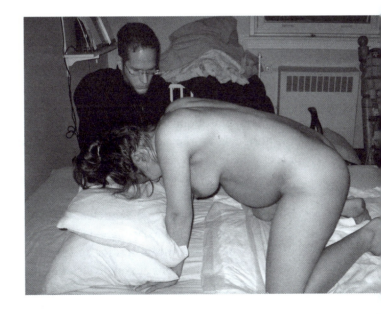

## Votre bébé est-il en postérieur en *fin de grossesse* ?

Un bébé n'est « en postérieur » que lorsque sa tête s'engage au début du travail. Cependant, on peut parfois observer en fin de grossesse des indices qui laissent penser que c'est ainsi qu'il entrera dans le bassin.

- Vu de profil, quand la mère est sur le dos, le sommet du ventre est situé au-dessus du nombril, alors que la partie sous le nombril a l'air plate.

- Le bébé a tendance à rester bien haut, à ne pas entrer sa tête dans le bassin. On entend souvent le cœur du bébé loin sur le côté, et il est parfois plus difficile à trouver, plus lointain à l'oreille.

- On a l'impression d'avoir tous ses petits membres sur le devant.

- Une personne expérimentée pourra identifier sa position à la palpation.

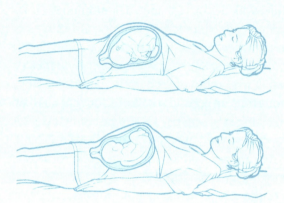

Pour l'aider à bien se placer à la fin de la grossesse, retournez voir les conseils donnés sur la présentation du bébé. Vous pouvez aussi, quelques fois par jour pendant une vingtaine de minutes, prendre une position génupectorale, c'est-à-dire à quatre pattes avec les épaules plus basses que les fesses, directement sur le lit ou sur l'oreiller. Comme alternative, vous pouvez vous placer sur le dos, les fesses surélevées par quelques coussins. Bien qu'elles ne soient pas terriblement confortables, ces positions encouragent le bébé à remonter dans le ventre pour mieux se placer avant que la gravité et les contractions ne le fassent descendre dans le bassin.

dans le bassin, son visage est tourné vers le ventre de sa mère, plutôt que vers son dos. J'ai expliqué pourquoi cela rendait le travail plus long dans la section sur la physiologie du travail : le bébé se présente dans un angle moins favorable qui l'empêche de bien fléchir sa tête et fait en sorte qu'il présente un plus large diamètre. C'est un peu comme mettre un pied gauche dans un soulier droit : même si c'est un soulier de la bonne grandeur, les angles sont aux mauvais endroits et inconfortables !

Le plus facile pour le bébé est de s'engager dans le bassin en oblique, en regardant vers l'arrière. Il doit alors faire une petite rotation de 45 degrés pour continuer sa descente et sortir, et la forme du bassin le guide parfaitement. Lorsque le bébé regarde vers l'avant, au départ, comme il semble que ce soit le cas dans près du tiers des accouchements, il devra tourner de 135 degrés (soit trois fois plus !) pour se retrouver dans le bon angle. Cette opération supplémentaire rend souvent le travail plus long, plus difficile et souvent douloureux pour le dos de la mère, car la contraction presse la tête du bébé justement là, dans le bas du dos.

Un petit nombre de bébés se mettent quant à eux à tourner dans l'autre sens, directement vers le dos de leur mère, et se retrouvent « à l'envers ». Si leur mère a un bassin plus spacieux que la moyenne (ou s'ils sont tout petits), ils naissent ainsi, le visage vers le haut. Mais pour certains bébés, cette courte rotation qui les met en postérieur pourrait les empêcher de continuer leur périple vers la naissance. Même chose pour ceux qui n'arrivent pas à compléter la plus longue rotation, celle qui corrige l'angle défavorable du départ. Si les mesures correctives ne produisent pas l'effet escompté, on devra parfois avoir recours à des forceps ou même à une césarienne pour compléter la naissance.

Quand le bébé est en postérieur, le travail est souvent caractérisé, dès le début, par des contractions douloureuses, mais irrégulières en durée et en intensité. C'est-à-dire que les contractions sont tantôt fortes, tantôt non, parfois très courtes, parfois collées l'une sur l'autre, ou « doubles ». Bref, quelque chose comme une désorganisation du rythme des vagues. C'est que la tête appuyant mal sur le col, celui-ci ne peut pas jouer son rôle de stimulateur des contractions adéquatement. La douleur est souvent localisée dans la région lombaire, elle s'accentue encore avec les heures, au point que plusieurs femmes remarquent à peine la douleur des contractions dans le ventre, tant celle du dos est éprouvante. Le bébé descend peu ou pas du tout. Le col est

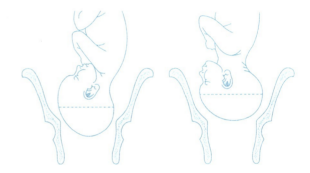

### Votre bébé est-il en postérieur en *début de travail* ?

Vous reconnaîtrez peut-être les caractéristiques du travail « en postérieur » que j'ai décrites plus haut. Quand le travail ne progresse pas bien, connaître la position du bébé aide la mère à bouger de manière à favoriser sa rotation.

À l'examen vaginal, on peut palper les sutures et les fontanelles de votre bébé (les lignes de démarcation des os de son crâne). Leur orientation permet de reconnaître dans quel angle sa tête est placée. Il faut cependant que la dilatation soit suffisante pour permettre un tel examen, qui demande d'aller plus en profondeur. Pour cette raison, plusieurs femmes le trouvent plus inconfortable, mais pour vous donner du courage, pensez que cela pourrait vous éviter des heures de travail. Cette information, donnée à la mère, lui permet de comprendre *pourquoi* le progrès est stationnaire et *comment* elle peut travailler à changer les choses. Cela fait toute la différence quand on comprend le rôle actif de la mère dans l'accouchement. Si vous n'obtenez pas de réponse à la question « mon bébé est-il en postérieur? » et que le travail en donne plusieurs signes, faites comme s'il l'était. Cela pourrait tout changer. S'il est bien placé, cela ne lui nuira pas.

*Confiance, intimité et soutien*

souvent très souple, facilement étirable, mais aucune pression de la tête du bébé ne vient le solliciter, puisqu'il est trop haut. Il arrive parfois que le col enfle, plus tard, comme si la pression exercée vers le bas par les contractions, incapable de faire descendre le bébé, s'exerçait sur les tissus, créant ainsi une congestion. Parfois, la dilatation se rend à huit ou neuf centimètres, puis elle reste stationnaire, souvent avec une « bande de col » qui n'arrive pas à passer parce que c'est le plat du dessus de la tête qui ouvre le chemin, plutôt que l'occiput, de forme conique, qui favorise le glissement et la disparition du col. Parfois, c'est à la poussée que se produit l'arrêt de progression. Le bébé ayant entamé sa rotation a maintenant la tête qui regarde vers le côté, mais les poussées le font buter contre les os du bassin, vers le bas, alors qu'il aurait besoin d'espace pour finir de tourner.

Je ne veux pas vous inquiéter inutilement si vous sentez, en lisant ceci, un petit dos qui se tient vers l'arrière! Le fait que le bébé se présente en postérieur ne pose pas toujours un problème. Il arrive d'ailleurs qu'on s'en rende compte par hasard dans un accouchement qui se déroule par ailleurs très bien. Certains bébés se tournent docilement quand les contractions se font plus fortes. Cependant, puisque cette position est une composante fréquente dans les accouchements longs et difficiles, il vaut la peine de se poser la question pour tenter d'y apporter les correctifs nécessaires. Je voudrais donc partager avec vous les connaissances que j'ai accumulées au fil des années pour que vous puissiez travailler avec votre corps et utiliser la force des contractions pour transformer cette position moins favorable et faciliter le trajet de votre bébé.

### *Pour aider le bébé à tourner*

- Au début du travail, passez 30 à 45 minutes en position génupectorale, c'est-à-dire les épaules et les genoux sur le lit sans que ceux-ci soient repliés sous le ventre. C'est plus facile si le travail n'est pas trop avancé. Cette position utilise la gravité pour remonter la tête du bébé et lui donner la chance de tourner avant d'entrer dans le bassin. Vous pouvez répéter un peu plus tard au besoin.

- Toutes les variantes des positions à genou sont avantageuses : sur le lit, appuyée sur un ballon ou des coussins, au bord du lit, les genoux sur un coussin, etc.

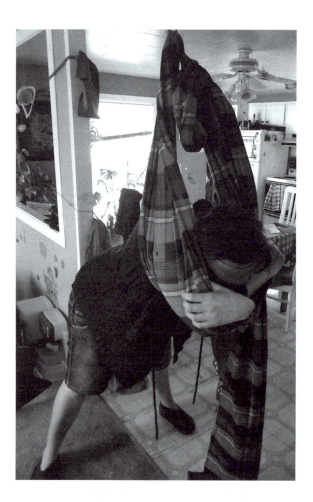

- Si vous vous couchez, mettez-vous sur le côté où se trouve le dos du bébé avec le genou du dessus soutenu par deux oreillers et bien replié pour être plus haut que votre hanche.
- En alternance, prenez quelques contractions couchée sur le côté *opposé* au dos du bébé, toujours avec le genou bien replié et soutenu par un oreiller. Mettez le bras du dessous derrière votre dos, ce qui fera pivoter le tronc jusqu'à être presque à plat ventre. Cela n'est pas confortable, mais essayez de le tolérer pour trois ou quatre contractions avant de vous retourner de l'autre côté.

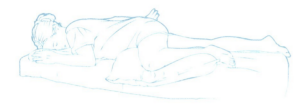

- Ne laissez pas rompre les membranes tant que vous n'avez pas essayé plusieurs manières de changer la position du bébé. Il semblerait que le petit coussin de liquide devant sa tête l'aide à se tourner. Les recherches sur l'impact de la rupture artificielle des membranes sur le travail quand le bébé est mal placé sont insuffisantes à ce jour et non concluantes. Aussi, il apparaît plus prudent de la reporter.
- Les positions penchées en avant sont encore favorables: assise à cheval sur une chaise avec les pieds surélevés, assise sur le bord du lit, les bras autour de la taille de votre partenaire, à quatre pattes, etc.
- Utilisez un porte-bébé de type écharpe (aussi appelé un *rebozo*, un châle traditionnel des Indiens du Mexique). Mettez-vous à quatre pattes avec l'écharpe passée sous le ventre, servant en quelque sorte de «hamac». Quelqu'un se place au-dessus de vous en tenant les deux

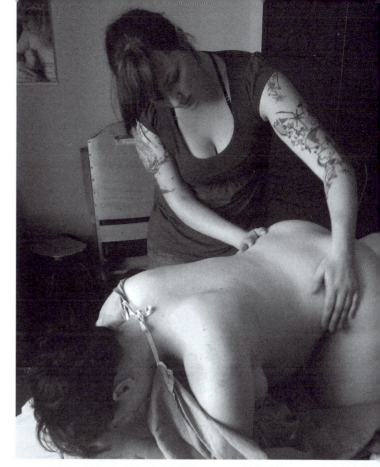

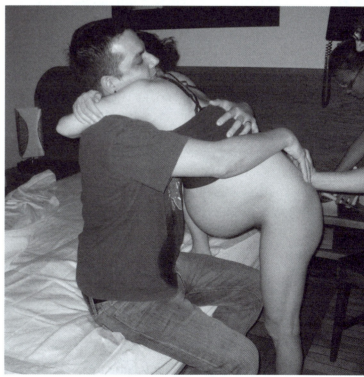

*Confiance, intimité et soutien*

> Parfois, le bébé regarde dans la bonne direction, mais avec sa tête penchée sur le côté, vers son épaule, ce qui a aussi pour effet d'augmenter le diamètre nécessaire à son passage. C'est ce qu'on appelle l'asynclitisme. Tous les conseils précédents pour encourager l'ouverture du bassin l'aideront à se replacer.

bouts de l'écharpe et crée un mouvement de bercement de votre ventre en élevant alternativement les mains gauche et droite. Le mouvement n'est que de faible amplitude au départ et peut s'amplifier suivant le confort de la mère.

- Mettez-vous debout, un pied sur une chaise (le pied du côté du dos du bébé). Pendant la contraction, déplacez votre poids sur le pied surélevé. Gardez la position quelques secondes, puis revenez et recommencez de façon rythmique. Ayez quelqu'un sur qui vous appuyer.
- Basculez votre bassin. Par exemple, si on vous masse le dos pendant la contraction, faites une petite «danse» du bassin pour que votre dos aille presser contre la main qui masse. Ou encore, accroupie, les pieds parallèles, le dos contre un mur, pressez-y le bas de votre dos. Vous augmenterez l'espace pour le bébé en gardant vos pieds plus écartés que vos genoux.
- Utilisez le ballon pour faire des mouvements de bassin de l'avant vers l'arrière, ainsi que des rotations complètes. Ayez quelqu'un ou quelque chose à tenir pour ne pas perdre l'équilibre.

Il arrive que, malgré tous les efforts, les mouvements, la volonté d'y arriver… les bébés ne trouvent pas comment s'orienter et n'arrivent pas à passer. Personne n'est à blâmer! Encore une fois, les mystères de la naissance dépassent de très loin toutes les explications mécaniques. Les heures passées à chercher ensemble le passage ne sont pas perdues, même si l'accouchement devait se terminer avec des forceps ou même une césarienne. Peut-on vraiment s'atteler à la tâche avec moins de conviction et de persévérance que le font nos bébés? Car tout au long du travail, eux aussi, de l'intérieur, cherchent inlassablement. Aller aussi loin qu'on peut, malgré l'incertitude, l'effort, la difficulté, est le plus magnifique des cadeaux de naissance à nos enfants.

Mettre un bébé au monde est toujours un défi, mais celui-là pourrait être encore plus exigeant. Vous aurez peut-être besoin de doses incroyables de patience et de confiance, de pressions dans le dos, de compresses chaudes et d'encouragements. Mais rappelez-vous: la grande majorité des bébés font exactement ce qu'ils doivent faire: ils se tournent… et ils naissent! Patience et courage!

### Accoucher avant l'heure

*« Ce n'est pas ce à quoi on s'attend quand on pense à notre accouchement, m'écrit Zoé. Avoir un bébé prématuré, c'est tellement de sentiments complexes. Devoir pousser ton bébé vers la naissance en sachant qu'il est trop tôt, qu'on ne peut te dire comment elle va aller, qu'elle va t'être arrachée immédiatement pour recevoir des soins intensifs, ce sont des sentiments très forts et douloureux. Et on n'y est tellement pas préparés. Le travail est rempli de pensées, de peurs, de culpabilité parce que ton corps est en train de mettre au monde ton bébé, mais que ton esprit ne veut pas qu'il naisse. »*

Zoé avait complété 34 semaines de grossesse. Un âge où les séquelles graves de la prématurité sont quasi inexistantes. Mais ce ne sont pas ces statistiques qui remplissent le cœur de celle qui est emportée par cet accouchement qu'elle n'attendait pas.

Quand une femme se présente à l'hôpital avant le terme, on essaie d'abord de stopper les contractions qui pourraient devenir un début de travail. Si elle en est à plus de 34 semaines, les mesures prises seront simples, hydratation, repos, car les risques pour le bébé sont minimes. On emploie parfois aussi un médicament qui semble ralentir et arrêter le travail sans effets secondaires importants, laissant la chance à la grossesse de se poursuivre encore quelques semaines. Assurez-vous de bien comprendre le traitement qu'on vous offre.

Plus tôt dans la grossesse, on essaie de retarder la naissance, bien qu'il n'existe, à l'heure actuelle, aucune manière infaillible de le faire. Entre-temps, on donne à la mère une injection d'un médicament destiné à son bébé et qui accélère la maturation de ses poumons. En seulement 24 heures, son effet prépare la transition du bébé de façon remarquable. Parfois, l'accouchement va survenir, malgré toutes les tentatives pour l'arrêter.

Si jamais la rencontre avec votre bébé passait par là, par ce désaccord entre le corps qui accouche et le cœur qui voudrait garder le bébé bien au chaud, bien protégé dans le ventre... rappelez-vous, au milieu de ces pensées, de ces peurs, de rester avec lui, *plus que jamais*. S'il est inévitable, rendez l'accouchement aussi doux que possible pour lui. Bercez-le de vos respirations, de vos chantonnements. Dites-lui que vous serez là quand il naîtra, et après. Vous et tous ceux qui attendent ce bébé avec vous. Essayez de trouver un peu de paix dans cette douceur dont vous l'entourerez.

### Vivre un accouchement sans le père

La grossesse et l'accouchement se vivent parfois sans le père du bébé, qu'il s'agisse d'un éloignement ponctuel ou définitif après rupture de la relation, de l'absence d'une relation engagée, ou de toute autre situation. Que ce soit par choix

---

Au Québec, 7% des bébés naissent prématurément, et ce nombre va grandissant en raison de l'utilisation croissante des technologies de reproduction. Bien que la prématurité soit définie par la limite de 37 semaines, les bébés nés entre 34 et 37 semaines s'en tirent généralement bien. Mais chaque semaine de grossesse retranchée, en deçà de 34 semaines, représente une augmentation des risques pour la santé du bébé qui va naître. Entre 29 et 32 semaines, on parle de grande prématurité. Avant 28 semaines, on parle de très grande prématurité et le pronostic s'assombrit même si certains bébés s'en tirent bien. Plusieurs facteurs entrent en ligne de compte dans la capacité de récupération des prématurés. Certains bébés naissent avec des problèmes de santé ou en développent à cause de la prématurité, ce qui complique les soins et augmente le risque de séquelles. D'autres, peut-être même nés plus tôt, récupèrent exceptionnellement bien, sans séquelles significatives. Dans certaines situations, les parents savent à l'avance que l'accouchement risque de se présenter plus tôt. Ils peuvent alors rencontrer l'équipe de néonatalogie, poser leurs questions, dont plusieurs resteront sans réponse puisque c'est le bébé lui-même qui les détient. Il existe d'excellents ouvrages sur cette réalité trop complexe pour être explorée dans ce livre.

ou non. Ce n'est ni nouveau ni exceptionnel. Mais être seule ne devrait jamais signifier être isolée, encore moins abandonnée. Trouvez dans votre entourage une amie, un ami, une sœur qui aurait envie de vous accompagner autour de cette naissance. Prenez du temps ensemble pour vous préparer à l'accouchement, aux premiers jours suivant la naissance.

Cela peut être difficile pour une femme seule de lire des descriptions de l'accouchement où à chaque page on parle du compagnon aimant qui soutient sa femme. Sachez au moins que dans la réalité, bien des femmes ayant un partenaire n'ont pas ce soutien amoureux de tous les instants. Certaines doivent aussi trouver des alternatives. Votre situation n'est peut-être pas « la norme », mais ne vous sentez pas pour autant une espèce à part. Créez autour de vous le réseau d'amitié et de soutien dont vous avez besoin. Pendant l'accouchement, entourez-vous de personnes affectueuses en qui vous avez confiance. Chaque fois que le texte mentionne la présence, les gestes, la tendresse du compagnon, visualisez cette personne que vous aurez choisie pour vous accompagner dans ce moment extraordinaire.

### Accoucher dans la tempête

Certaines femmes accouchent très rapidement, en moins de deux heures, par exemple. Un travail si court est souvent extrêmement intense, exigeant, sans période d'adaptation, et peut faire regretter un accouchement un peu plus lent ! On a l'impression de traverser un orage violent, d'où le besoin de trouver une bouée, un phare, un point d'ancrage solide.

Ce type de travail réclame de l'entourage une organisation rapide et efficace: gardienne, transport, valise, il faut aller à l'essentiel. Votre compagnon pourrait enrôler les voisins au besoin: ils peuvent garder l'aîné en attendant que grand-maman vienne le chercher. Si c'est possible, une personne devrait se consacrer exclusivement au soutien de la mère en l'aidant à reprendre son souffle entre les contractions, en l'encourageant et en respirant avec elle. Les conversations ne sont probablement pas appropriées. Ce sont plutôt le toucher, les sons, la respiration, le regard les yeux dans les yeux et quelques paroles rassurantes qui serviront de pôles dans la tempête. Beaucoup de femmes qui vivent ce genre de travail s'inquiètent: « Je ne pourrai jamais continuer des heures comme ça ! » Elles ont raison, et le bébé naîtra probablement dans les minutes qui suivent. Plus que jamais, vous devrez rester dans le « ici et maintenant ». Chaque instant compte, dans le peu de temps que vous aurez pour sentir venir votre bébé.

### Accoucher à la maison... involontairement !

Dans certains cas, heureusement rares, l'accouchement est tellement rapide que le bébé naît avant le départ pour l'hôpital ou pour la maison de naissance, ou avant l'arrivée de la sage-femme à la maison. Bien que ce soit difficile à prévoir, cela risque de se produire si les accouchements précédents ont été très courts. Discutez à l'avance avec votre sage-femme ou votre médecin de ce que vous feriez. Voyez quel équipement de base vous pourriez préparer à la maison, au cas où: des couvertures pour le bébé et des ciseaux stériles, par exemple. Discutez des gestes que vous pourriez avoir besoin de poser.

Si vous pensez que le bébé s'en vient dans les prochaines minutes, appelez une ambulance. Qu'elle arrive avant ou après le bébé, les techniciens ont à bord du matériel d'urgence dont vous n'aurez probablement pas besoin, mais qui sera plus que précieux s'il s'avérait nécessaire ! La présence des ambulanciers, parfois accompagnés d'un médecin, assure, si besoin est, un transfert rapide et l'accessibilité à de l'équipement d'urgence. Si tout s'est bien passé, vous n'êtes pas obligée de vous rendre à l'hôpital après la naissance, surtout si votre sage-femme est en route et vient prendre la relève. Dans tous les cas, demeurez calme et profitez au maximum de cette expérience. La plupart des accouchements qui vont très vite vont aussi très bien!

### Un accouchement avec « des complications »

Les « complications ». Elles sont exceptionnelles, elles sont compliquées, comme leur nom l'indique, elles demandent beaucoup d'attention de la part des professionnels et créent beaucoup de stress pour les parents. Elles sont plus courantes qu'on pourrait l'espérer, mais à des degrés très divers. Elles incluent souvent des situations qui ne sont pas encore des complications, mais qui se situent dans une « zone grise » où les choses peuvent évoluer dans un sens comme dans l'autre, et requièrent donc une plus grande vigilance. En d'autres mots, ce sont des variations dans les battements de cœur du bébé, de la fièvre chez la mère, du méconium dans le liquide amniotique, une progression plus lente que « la normale », des contractions qui se font attendre, etc. Elles comprennent aussi toutes ces conséquences plus ou moins importantes d'interventions parfois inévitables, parfois choisies, comme la péridurale ou le déclenchement du travail.

La liste pourrait être très longue, pas très utile pour vous et, à moins de transformer ce livre en manuel d'obstétrique, fatalement incomplète. Mais vous n'êtes pas la professionnelle qui doit gérer cette situation, vous êtes la femme, la mère, et vous et votre compagnon la vivez. Si vous sentez que vous avez perdu vos repères, que vous êtes loin de ce à quoi vous vous attendiez, voici quelques suggestions.

▶ Demandez qu'on prenne le temps de vous expliquer ce qui se passe dans des termes que vous comprenez. Sauf en cas d'extrême urgence, évidemment.

▶ Demandez qu'on vous garde informée et qu'on vous avise immédiatement si la situation change. Gardez votre attention sur votre bébé, vos contractions, l'atmosphère nécessaire au bon déroulement. C'est encore ce qui a le plus de chance de faire pencher la balance du bon côté, du côté des résolutions heureuses.

▶ Restez connectée avec votre compagnon, votre équipe, vous avez besoin d'eux plus que jamais.

▶ S'il devient évident qu'on doive faire une césarienne, donnez-vous l'espace pour être déçue, alarmée, affligée, en colère, soulagée, selon le cas. Et dès que vous le pouvez, remettez à plus tard le processus de compréhension et d'intégration de tout cela. Tournez votre attention vers votre bébé. Parlez-lui, expliquez-lui qu'il arrivera bientôt, d'une manière différente, que vous resterez avec lui.

▶ C'est dans la connexion du cœur avec votre bébé, votre compagnon et vos personnes soutien que vous pourrez vivre une naissance heureuse, même si toutes les circonstances qui l'entourent sont à mille kilomètres du rêve que vous aviez pour accueillir votre bébé.

### Vivre un accouchement vaginal après césarienne (AVAC)

Toutes les femmes en travail ont besoin de soutien. Mais les femmes dont l'accouchement précédent s'est terminé par une césarienne abordent leur travail avec un défi de plus que les autres: mettre elles-mêmes leur bébé au monde alors que cela n'a pas pu se faire la dernière fois.

Pour mener leur projet à bien, lors de cette grossesse, elles ont parfois à affronter l'inquiétude de leur conjoint et la réticence ou l'incompréhension de leur entourage qui ne comprennent pas toujours pourquoi elles se donnent tant de mal alors que «ce serait si simple d'avoir une autre césarienne». Mais beaucoup de pères, comprenant l'importance de la démarche pour leur compagne, cheminent avec elle et se tiennent à ses côtés dans les moments plus difficiles. Ces femmes s'investissent pendant leur grossesse pour consolider leur confiance dans la normalité de la naissance et leur propre capacité à la mener à bien. Elles vont chercher ressources et encouragements auprès de sages-femmes, de médecins de famille, d'obstétriciens, de doulas ou encore dans quelques excellents livres au sujet de l'AVAC, et doivent parfois, là aussi, surmonter les doutes, les réticences, l'ambiguïté.

Se préparer à vivre un AVAC est souvent plus exigeant, empreint d'une angoisse de plus «de ne pas y arriver». C'est que ces femmes ont déjà fait l'expérience d'un travail qui ne s'est pas déroulé comme elles l'avaient espéré, ou d'une condition particulière qui les a empêchées d'entrer en travail et de sentir ce qu'est une contraction. La plupart d'entre elles ont longuement préparé cet accouchement, mais le fait d'avoir déjà vécu un processus interrompu par une opération chirurgicale ébranle la confiance de plus d'une. Pendant le travail, c'est souvent au moment où elles ont eu la césarienne à l'accouchement précédent (trois centimètres, huit centimètres, ou pendant la poussée) qu'émerge une immense vulnérabilité. Elles font maintenant face à l'obstacle qui n'a pas été surmonté la première fois et qu'elles doivent franchir aujourd'hui pour arriver à mettre au monde elles-mêmes leur bébé. C'est aussi vrai pour celles qui ont vécu un accouchement avec des forceps ou une ventouse et qui ont le trac quand approche le moment de la poussée. La qualité de l'accompagnement qu'elles reçoivent à ce moment-là est primordiale. Je salue leur courage, leur détermination et celui des hommes qui se tiennent à leurs côtés. ❖

# Soutien et intimité

Toute femme qui accouche devrait se sentir entourée, soutenue, aimée… et laissée à elle-même, dans sa force, sa capacité innée de mettre son enfant au monde. Sa douleur n'est pas un problème mais l'expression du travail qui s'accomplit, pour la plus grande partie invisible. Quand elle s'intensifie, c'est bon signe, le signe que la naissance approche. Mais elle est exigeante, exaltante, violente parfois, dans des modulations infinies inscrites dans l'expérience de chacune. Le soutien est très loin d'une liste de trucs et de recettes. C'est plutôt une danse, où les partenaires sont à la fois libres et liés, portés par une même musique qui, pourtant, les rejoint différemment. Chaque femme et chaque accouchement a son histoire. Qui veut accompagner une femme en travail doit être prêt à une infinie disponibilité dans sa présence, certes, mais surtout dans l'ouverture à l'autre, au processus qui se déploie ce jour-là et qui suit les méandres de son parcours propre.

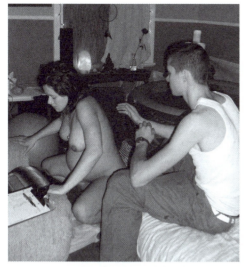
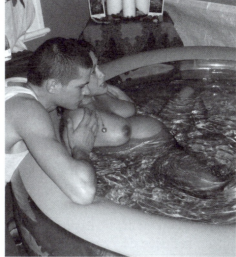

« Cette journée-là, le soleil perçait le froid »

La naissance d'Elios, premier bébé de Catherine et Quentin

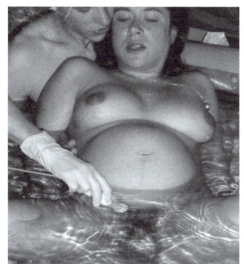
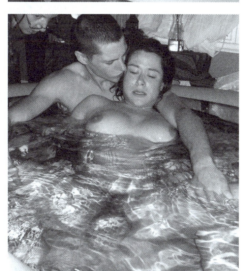
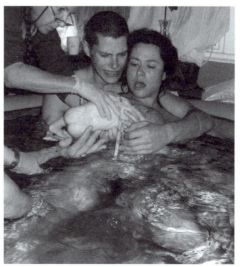
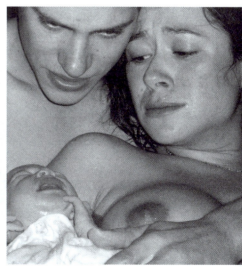

La douleur accompagne un effort physique intense, mais n'implique pas inévitablement la souffrance, au contraire. C'est le sens, justement, d'une préparation à l'accouchement et du soutien qu'on y déploie. On réunit les conditions pour que la femme ait le moins de risques de se sentir abandonnée, submergée, impuissante. Pour que le travail, le processus de la naissance ne soit pas *que* douleur, même s'il inclut une composante douloureuse importante.

Les recherches qui se sont intéressées à la satisfaction des femmes après leur accouchement ont constaté qu'elle était directement proportionnelle au sentiment de maîtrise de l'événement, notamment dans la façon de vivre la douleur, et pas du tout au degré de douleur vécue. N'est-ce pas fascinant? Chaque femme devrait arriver à son accouchement pleine de ressources, afin de se sentir actrice à part entière dans la mise au monde de son bébé. C'est pour enrichir ce trésor que je vous présente ici des moyens d'aider à vivre la douleur du travail.

Voici quelques pistes glanées parmi les attitudes, gestes et initiatives qui ont aidé des centaines de femmes avant vous. Partagez-les avec les personnes qui vous accompagneront. Expérimentez certaines d'entre elles pour vous familiariser. Imaginez-vous dans les scénarios les plus divers et sentez à la fois vos élans spontanés et les pistes nouvelles que vous avez envie d'explorer.

## Douleur et souffrance

Douleur et souffrance ne sont pas synonymes. La douleur désigne une sensation désagréable, extrêmement désagréable même. Elle peut être liée à une blessure, une maladie. Mais tout le monde connaît aussi et a vécu des douleurs qui ne sont pas liées à une lésion: un effort physique poussé ou une performance sportive, par exemple. Quand on la ressent, on comprend d'où elle vient, et elle ne suscite pas de craintes. La souffrance, elle, est d'un tout autre ordre et vient du fait de se sentir abandonné, ignoré, submergé, impuissant, terrassé. On peut la vivre en présence d'une douleur physique ou en sa plus complète absence. Seule la femme qui accouche peut juger du fait que, en raison d'un contexte ou de circonstances particulières, elle se sent dans la souffrance...

### Favoriser l'accouchement normal

En premier lieu, pour aider une femme qui accouche, tout devrait être fait pour que la physiologie de son travail fonctionne au mieux. Dès qu'un surcroît de stress, une brèche à l'intimité, un frein à la liberté de mouvement vient entraver l'action complexe des hormones en jeu ou compliquer le trajet que doit emprunter le bébé, le travail s'en trouve inutilement prolongé et le degré de douleur et de difficulté, augmenté. C'est très simple à comprendre. S'asseoir sur un ballon ne diminue pas la douleur en soi, mais peut faciliter la progression du travail, qui se terminera plus tôt par le fait même.

Vous trouverez, disséminés dans tous les chapitres qui parlent du travail, ces éléments de respect du processus physiologique qui sont de toute première importance dans l'expérience de l'accouchement: la création et la protection de la «bulle» à l'intérieur de laquelle les hormones de l'accouchement pourront circuler librement, l'usage du mouvement et des changements

> ### Les endorphines : un cadeau du ciel !
>
> Soumis à une stimulation extrême des récepteurs de douleur, notre corps réagit en produisant des endorphines, ces hormones « magiques » qui engourdissent les sensations. Pour que cette production démarre, on doit d'abord basculer dans le mode de fonctionnement non rationnel régi par l'hémisphère droit du cerveau, l'opposé de l'hémisphère qui pense, calcule les heures qui restent, essaie de prévoir la suite et répond poliment aux questions. La pénombre, l'usage d'un minimum de paroles, le chuchotement, le contact de l'eau et la permission de gémir ou d'émettre des sons aident le corps à produire ses propres remèdes à la douleur. Toute stimulation intempestive du « cérébral » diminue et peut parfois même interrompre temporairement la production des endorphines, d'où l'importance de créer et de protéger une atmosphère propice, surtout à l'hôpital. Les techniques de préparation qui utilisent des pressions sur les points déclencheurs d'endorphines peuvent vraiment apporter une aide appréciable, conjointement avec ce mouvement de plongée vers l'intérieur.

de position pour faciliter le passage du bébé à chaque étape de son voyage, le respect du processus, de son rythme, de ses pauses.

### Nourrir la confiance et le courage

Vous trouverez également, un peu partout dans ce livre, cette foi inébranlable dans la capacité première des femmes de mettre leur bébé au monde. Notre culture nous fait douter, à ce sujet, quand elle ne véhicule pas la croyance exactement contraire. Ou, pire encore, elle nous en croit « peut-être » capable, mais en ajoutant : « À quoi bon ? » Affirmez votre désir d'accoucher en utilisant toutes les ressources dont vous disposez. Nourrissez cette vision en allant chercher ce dont vous aurez besoin pour y arriver, soutien, respect, complicité. Le jour venu, ayez auprès de vous des gens qui partagent votre détermination et l'alimenteront de leur foi en vous, de leurs paroles encourageantes, même dans les moments les plus difficiles.

Imaginez un peu comment se prépare une femme qui veut courir le marathon. Physiquement, bien sûr (la comparaison avec l'accouchement ne tient pas pour cette partie), mais mentalement surtout. De qui s'entoure-t-elle pendant sa préparation ? Et le jour même ? Et qu'est-ce que la foule lui crie tout au long du parcours ? Est-il possible qu'elle ne puisse pas le compléter ce marathon ? Évidemment ! Et il n'y aurait nulle honte à cela. Mais ce n'est pas l'éventualité qu'elle nourrit dans ses visualisations pendant les semaines et les mois qui précèdent ! Et ce ne serait pas le déshonneur non plus si, malgré tous ses efforts, elle n'y arrivait pas le jour venu.

Créez cet environnement de confiance autour de vous. Quand vous vous prenez à douter, et vous le ferez, c'est sûr, demandez-vous à quelle partie de vous-même vous pensez... À l'impatiente qui se décourage quand le résultat n'arrive pas assez vite ? À l'insécure qui ne croit pas en elle-même ? À la timide qui a de la difficulté à

## Si accoucher « naturellement » n'est pas votre projet

Accoucher « naturellement » n'est peut-être pas votre projet. Mais n'allez pas penser que ce chapitre n'est pas pour vous. La péridurale ne peut pas toujours être donnée au moment où on le souhaite, pour des raisons qui ont à voir avec le déroulement du travail, des conditions physiques particulières, la disponibilité de l'anesthésiste et d'autres encore. Et il est bon de savoir qu'environ 15% des femmes n'obtiennent pas ou très peu de soulagement de la douleur avec la péridurale. Il leur faut donc d'autres cordes à leur arc! Enfin, le soutien ne s'adresse pas exclusivement à la partie « douleur » du travail. La durée de celui-ci, l'inquiétude parfois, le sentiment de ne pas avoir la maîtrise des événements, la poussée qui doit se vivre avec péridurale ou pas, les décisions possibles d'interventions comme la ventouse, la césarienne, tous ces moments requièrent du soutien pour la femme qui les traverse.

Prenez le temps de vous préparer à la douleur du travail. Lisez la section sur la péridurale, vous comprendrez mieux son impact pas toujours positif sur le déroulement du travail. Mieux équipée pour faire face à la douleur, vous serez peut-être plus à même de persévérer quelques heures de plus sans sentir que vous désavouez votre souhait premier.

---

demander de l'aide et à en recevoir? Servez-vous de vos craintes et de vos doutes pour approfondir la connaissance que vous avez de vous-même. Et partagez vos réflexions avec ceux qui vous accompagneront.

### Aider à vivre la douleur

La douleur d'un accouchement n'est pas en soi un problème à régler. Si on la voyait comme ça, seuls les plus puissants analgésiques et anesthésiques, comme la péridurale, pourraient « résoudre » la question. La douleur est inséparable du travail qu'elle accomplit. Mais elle peut être aggravée par la peur, l'anxiété, le sentiment de solitude, en plus de facteurs plus concrets comme l'immobilité forcée, l'inconfort des bandes élastiques trop serrées, la soif, le froid. Veiller au confort d'une femme qui accouche, dans le plus infime détail, lui permet parfois de plonger avec chaque contraction, de se ressourcer avec chaque pause, car toute son énergie est disponible.

Les plus petits gestes attentionnés, la présence aimante la plus discrète créent un espace d'amour et d'admiration primordial autour de la mère. Pour avoir vu tant de femmes esseulées ou accompagnées par des proches paralysés par le désarroi, je sais combien cet accompagnement est précieux, même s'il est un peu maladroit ou inexpérimenté.

J'ai toujours cru au pouvoir qu'ont les femmes de mettre leurs enfants au monde. J'ai aidé des centaines de femmes à accoucher. Plusieurs d'entre elles devaient traverser des heures de travail difficile dans un contexte où l'intimité et la sécurité étaient absentes. Elles avaient un incroyable besoin de soutien. J'ai mis tout mon cœur à trouver avec elles, avec les hommes et les personnes qui les aiment, les gestes de tendresse qui soulagent et les mots qui donnent du courage. Plus que jamais, je me vois comme la gardienne de leur espace intime, privé, comme dans « vie privée ». Puisqu'il faut qu'une femme se sente en sécurité pour s'abandonner aux forces de la naissance, je mets toute mon ingéniosité et ma tendresse à aider à la création et au maintien de la « bulle » dont j'ai parlé plusieurs fois. Le fait de connaître la femme que j'aide me permet de croire dans ses capacités *à elle* de mettre son bébé au monde. C'est parfois facile, et parfois pas du tout.

Le travail d'accompagner les femmes est bien différent lorsqu'elles partent « sur leur propre planète », lorsqu'elles se laissent posséder par l'énergie de la naissance et les hormones qui circulent dans leur corps. Plonger dans ce monde n'est pas facile. Quand elles se sentent suffisamment en sécurité, elles osent suivre ce que leur corps leur dicte pour faciliter l'accouchement, qu'elles vivent alors de façon autonome. Ce sont elles, d'abord et avant tout, qui cherchent et trouvent leur chemin jusqu'à la naissance de leur petit. Où se trouve donc le rôle de ceux qui accompagnent une femme qui accouche quand elle est dans cette bulle? Dans une présence qui d'abord reconnaît et respecte ce pouvoir. Vus de l'extérieur, les gestes peuvent paraître les mêmes. L'esprit qui les anime est différent: il sait plus clairement encore ce qu'il recherche, cet état presque magique de sécurité où une femme peut plonger et se faire confiance. Le mot soutien s'applique encore, mais dans le plus grand respect de sa force à elle.

Quand elle n'est pas encore dans cette bulle bienfaisante, la présence de gens qu'elle connaît et qu'elle aime, les gestes doux, les mots choisis qui rassurent et qui, en même temps, parlent de sa force aident une femme à l'atteindre. Aucun de ces gestes ne peut remplacer le rôle complexe et si merveilleusement bien pensé des hormones du travail quand elles fonctionnent bien. Mais ils peuvent aider à détendre, à faire descendre considérablement le degré de stress ou même la douleur, et permettre alors ce glissement dans le flux, le courant du travail.

La douleur se vit toujours dans un contexte qui influence la façon dont elle nous atteint. Parmi les facteurs qui en augmentent la perception, on retrouve la peur, le stress, la tension, la fatigue, le froid, la faim, la solitude, le bouleversement émotif, l'ignorance de ce qui se passe, un environnement étranger, le fait d'appréhender les contractions. Parmi ceux qui semblent la réduire, on trouve la relaxation, la confiance, une bonne information, le contact continu avec des personnes familières et amicales, le fait d'être active, reposée et bien nourrie, dans un environnement familier et confortable, le fait de rester dans l'instant présent et de prendre les contractions une à une. Les femmes et ceux qui les accompagnent peuvent modifier plusieurs de ces éléments pour les rendre plus favorables. Les femmes ne sont donc plus des victimes qui subissent la douleur, mais des participantes actives, un changement d'attitude qui, à lui seul, a le pouvoir de changer le cours des choses. ❖

# Ce qu'une femme peut faire pour elle-même

Puisque c'est la femme qui accouche, c'est à elle que s'adressent les premières pistes à explorer.

### Relaxer

Ah! Le grand rêve. Accoucher en faisant des «Ohmmmmmm» tout au long. Une utopie? Pour la majorité des femmes, probablement. Heureusement, dans un accouchement, la relaxation n'est pas l'objectif, mais le moyen. Au début du travail, c'est tout à fait possible de vivre les contractions complètement relâchée. À mesure que ça se corse, plusieurs trouveront difficile, voire impossible d'être *complètement* détendues *pendant* les contractions. Cependant, chaque pause entre les vagues nous invite à joindre à nouveau cet état de relâchement qui permet aux contractions de faire leur travail. Mille manières d'y parvenir. Les pages suivantes en contiennent quelques-unes. L'important, c'est l'intention de se relâcher. Aucun bain, massage, si professionnel soit-il, aucune technique ne réussira à relâcher une femme contre son gré. La décision première se prend dans sa tête à elle. Après, on cherche avec elle les meilleurs moyens de créer les circonstances où la relaxation aime arriver. C'est curieusement dit, mais c'est justement ce que je veux dire. On crée une ambiance où le corps et l'esprit qui avaient envie de se relâcher trouvent les conditions propices pour le faire.

La relaxation existe depuis qu'il y a des contractions. Ce qui peut se contracter, peut se relâcher! Aucun cours n'est nécessaire pour y arriver. Mais une pratique de relaxation vous donnera un avantage appréciable. Le yoga prénatal est un excellent endroit où commencer. Pour d'autres, ce sera par une préparation en hypnose avec l'aide d'un praticien expérimenté. La méditation, les pratiques de relaxation et toutes les approches qui visent à rendre la respiration plus consciente, plus pleine, plus vivifiante sont toutes d'excellentes préparations à l'accouchement... ainsi qu'à tous ces moments de la vie où une mère aura besoin de toutes ses ressources pour conserver son calme.

> ### Une contraction, une pause!
>
> Quand on parle de la douleur de l'accouchement, on oublie qu'on passe le plus clair de son temps à *ne pas avoir mal*! Le corps s'est préparé pour un gros travail, mais il s'est aussi prévu des pauses: la plupart des contractions durent une minute, mais les intervalles de repos durent de deux à cinq minutes! Chaque intervalle devrait être un moment de repos infini, de régénérescence. Quand on donne la vie, on doit aussi se nourrir, se remplir à même chaque respiration, chaque regard échangé, chaque parole et chaque geste. Êtes-vous prête à profiter de chaque seconde de paix?

### Inspirer ? Expirer ?

Pendant le travail, si vous vous sentez tendue, crispée, bloquée, le seul fait de dénouer votre respiration, de la laisser couler, vous aidera à faire fondre le stress. N'essayez pas de prendre de grandes *inspirations*. C'est à l'*expiration* qu'on se trouve à vider la tension, c'est d'ailleurs pour ça qu'on soupire, tout naturellement. Au fait, essayez-le maintenant : inspirez et gardez l'air quelques secondes, puis expirez et attendez quelques secondes. C'est facile d'observer que c'est l'expiration qui relâche.

### Respirer

Évidemment, vous allez respirer tout au long de votre travail, il ne saurait en être autrement ! En fait, laissée à elle-même, sans consignes spécifiques, la respiration change et s'adapte tout au long du travail, comme dans bien d'autres situations de la vie. Pensez, par exemple, à l'estomac qui se serre si on a peur, ou au cœur qui bat à tout rompre si on est très énervé. Ou encore à la façon dont la respiration se modifie quand on fait l'amour. Jamais personne ne se prépare en prenant des cours, et pourtant, chacun se débrouille quand même ! La respiration se modifie spontanément au cours du travail, de la même façon qu'elle change au cours des relations sexuelles, sans que cela provienne d'une décision de votre part.

Pourquoi accorder tant d'importance à la respiration, dans ce cas ? Toute émotion a un impact sur le corps, et la respiration est l'une des premières fonctions du corps à enregistrer cet impact. C'est pour ça qu'on crie de surprise ou qu'on a « le souffle coupé » en moins d'une seconde, parfois. Inversement, c'est aussi la fonction du corps qui a le plus le pouvoir d'influencer nos émotions. C'est pour cette raison que, dans des moments d'énervement, « prendre une grande respiration » est le moyen le plus simple, le plus immédiatement disponible de se calmer.

Cette extraordinaire capacité de révéler les émotions et de les affecter en retour fait de la respiration une alliée indispensable pendant l'accouchement. Le yoga, cette pratique très ancienne qui nous apprend à être présents à notre souffle, la relaxation et toutes les approches qui visent à rendre la respiration plus consciente, plus pleine, plus vivifiante sont toutes d'excellentes préparations à l'accouchement. Et elles continueront d'être utiles dans tous ces moments de la vie

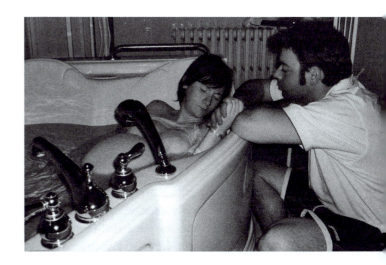

> ### Quand une femme perd le souffle... petite note pour le compagnon
>
> Il se peut que votre compagne se sente dépassée et perde le rythme de ses respirations dans un moment très intense ou lors d'un déplacement, à l'arrivée d'une nouvelle personne ou de tout autre dérangement même minime. Du coup, la contraction sera beaucoup plus difficile à traverser; la différence est immédiate et frappante, d'ailleurs. Convenez à l'avance que vous entrerez en scène en étant momentanément plus directif. Proposez-lui de vous regarder dans les yeux et de vous suivre dans une respiration lente et rythmée que vous initierez. Insistez au besoin, tendrement mais fermement. À mesure qu'elle y revient, encouragez-la avec des paroles qui suivent sa cadence: «respire bien, c'est parfait, c'est bon...», ou toute autre phrase courte improvisée ou que vous auriez choisie à l'avance. Quelques contractions suffisent généralement pour qu'elle retrouve les respirations qui installent le rythme si important.

où une mère a parfois besoin de toutes ses ressources pour conserver son calme.

La plupart des femmes adoptent une respiration lente et rythmée, en relâchant la tension avec l'expiration. Plusieurs geignent en même temps. Nul besoin d'y changer quoi que ce soit quand ça se fait spontanément. Si la contraction vous porte à accélérer et à vous crisper, la personne près de vous peut aider en soufflant assez fort pour que vous l'entendiez une de ces longues expirations qui relâchent. C'est beaucoup plus facile à suivre, plus «organique» si je puis dire, que de recevoir une consigne verbale du genre: «Respire, respire!» Cela a l'avantage de détendre aussi la personne qui vous accompagne!

Parfois, au plus intense de la contraction, certaines femmes adoptent plutôt une respiration plus rapide et plus légère, pour revenir ensuite à la respiration lente, moins fatigante. La respiration doit demeurer très légère et superficielle, c'est-à-dire en prenant très peu d'air à la fois, juste dans la partie supérieure des poumons, sinon elle devient facilement épuisante. Elle peut même occasionner de l'hyperventilation, avec des étourdissements et des malaises. Cela peut valoir la peine d'essayer cette respiration légère maintenant, juste pour expérimenter la vitesse et la profondeur confortables pendant toute une minute, soit la durée moyenne d'une contraction.

### Émettre des sons

Les femmes qui s'expriment vocalement pendant leurs contractions ont souvent plus de facilité à les vivre. Personne n'est obligé de gémir, mais celles qui en ressentent le besoin et le font y trouvent un soulagement et une voie d'expression importante. On a trop souvent cru que la relaxation ne s'atteignait qu'en silence, que les gémissements équivalaient à la panique. Or, au contraire, faire des sons aide le corps à produire ses propres remèdes à la douleur: les endorphines. Les «bruits d'accouchement» ressemblent étrangement à ceux qu'on produit en faisant l'amour, ce qui explique peut-être le malaise de certaines personnes et leur préférence pour les femmes silencieuses! Se donner la liberté d'émettre des sons pendant le travail est un excellent exemple d'une réponse à la douleur qui en transforme l'expérience.

Gémir, chantonner en expirant en allant chercher les sonorités graves «du ventre» vous aidera à la fois à exprimer l'intensité de la contraction et à la laisser passer. Les sons graves ouvrent le bassin et sont tout indiqués pendant le travail d'ouverture du col et de descente du bébé. Les sons qui viennent du fond des entrailles aident à pousser le bébé. Pour certaines, c'est difficile de briser la glace et de commencer à faire ces bruits tellement... physiques. Si le partenaire sent que cela pourrait aider, il peut commencer à faire des «o» et des «a» tranquilles et graves, juste pour encourager sa compagne. Quand elle en aura besoin, elle «embarquera» en faisant les sons elle-même. Souvent, les femmes en ont envie, mais ne se le permettent pas. Entendre quelqu'un qui «ose» est souvent juste ce qu'il faut pour se laisser aller.

*Léa disait: «Je me suis transformée en femelle gorille, grognant du plus profond de ma gorge à mon ventre, des sons, des râlements et des vibrations graves, rythmées à chaque contraction. Sortir ces sons de mon corps m'a énormément aidée à traverser la douleur et le souffle, pour emmener mon bébé plus bas encore, vers le sol (j'étais debout ou accroupie). À y penser aujourd'hui, j'ai vraiment l'impression que ces sons "animaliers" me rassuraient parce qu'ils me rapprochaient de ma bulle, de mon instinct.»*

*«Faire des sons et aussi parler à mon bébé m'ont aidée à rester "groundée" sur le travail, me racontait Marielle, et ça me rappelait sans cesse que c'était mon petit bébé qui arrivait et non une douleur sans raison*

### La respiration et l'accouchement

La respiration a gagné ses lettres de noblesse comme soutien pendant l'accouchement depuis le Dr Dick-Read dans les années 1940 en Angleterre, et le Dr Lamaze, au début des années 1950 en France. Leurs travaux ont ouvert la voie au retour des femmes comme participantes actives plutôt que «patientes» impuissantes. Si le principe de base reste pertinent, c'est-à-dire la relaxation comme antidote à la tension et à la douleur, leurs méthodes sont principalement des techniques de «distraction» qui travaillent à maintenir le cap sur le contrôle de la respiration. Au fil du temps, leurs écrits ont parfois donné lieu à des applications simplistes qui se réclamaient d'eux pour enseigner des modèles rigides de respiration.

Encore aujourd'hui, bien des femmes attendent le moment où on leur enseignera «les respirations». Mais avec notre connaissance du rôle central des hormones dans la physiologie de l'accouchement, on comprend qu'adopter un modèle rigide de respiration se ferait au détriment de l'abandon nécessaire pour plonger dans le travail. Mais la pensée de ces précurseurs a continué d'évoluer. Aujourd'hui, l'hypnose appliquée à l'accouchement découle directement de l'approche du Dr Dick-Read, et «Lamaze International» est une organisation très influente d'éducation prénatale et de recherche en périnatalité. Saluons le travail de pionniers de ces deux médecins visionnaires et dont les écrits inspirent encore aujourd'hui tout un mouvement de soutien pour les femmes, même si leurs premières propositions sont aujourd'hui caduques.

*d'être. Je me suis laissée transporter par tous ces sons qui sortaient de mon corps et j'ai fini par m'envoler!... Ce fut une expérience presque orgasmique.»*

Ici encore, on suit ce qui fonctionne pour nous. Et parfois, «ce n'est pas comme dans les livres». *Julie raconte: «Durant mon deuxième accouchement, je criais et chantais des vocalises (alors que je n'y connais absolument rien en chant), mais des sons très aigus, très haut! Mon accompagnante m'a dit qu'on aurait vraiment dit une chanteuse d'opéra. Mon accouchement a été très intense, rapide et violent. Il m'était impossible de produire des sons graves, bien que j'aie essayé à plusieurs reprises. Chanter pendant le pic des contractions m'aidait à ne pas craquer face à la douleur, j'étais comme en transe. Plus la douleur était forte, plus mon chant était haut.»* Et à la fin, le bébé est né, qui se moquait bien que les sons soient aigus ou graves!

*«J'avais entendu parler des vertus du chant prénatal avant d'accoucher, raconte Marie-Claude, mais j'avoue que j'étais encore sceptique, voire gênée, à l'idée d'émettre des sons lors des contractions. Néanmoins, j'avais ce truc en tête et dès les premières contractions, je me suis mise à respirer profondément et à pousser un léger «Ahhh» lors de l'expiration. Tout s'est fait naturellement, comme si ça allait de soi. On aurait dit que d'emblée, ma voix suivait mon corps, ma contraction et mon bébé qui voulait descendre de plus en plus. Cela me permettait de rester vraiment concentrée sur ce qui se passait dans mon corps, en plus de ne pas être dérangée par ce qui se passait autour. D'ailleurs, qui aurait osé venir me poser une question? J'avais l'impression d'être dans un état second, j'étais bien, dans ma bulle, en symbiose avec mon bébé tout simplement. J'ai même l'impression que la vibration de ma voix a contribué à rassurer mon bébé et m'a donné confiance en mes capacités. Je me fais dorénavant un devoir de promouvoir les bienfaits du chant prénatal et je constate que plusieurs femmes ont, tout comme moi, eu une révélation!»*

Parfois, les sons qui viennent sont plutôt des cris de résistance, de protestation, même de détresse. Généralement, les sons aigus qui viennent de la gorge, qui ne sont pas accompagnés d'un relâchement serein entre les contractions, ne font pas partie des sons qui ouvrent le chemin. Au contraire, ils expriment la difficulté de travailler avec la force de l'accouchement, ils accentuent la fermeture, ils découragent, ils fatiguent. Tout le monde a droit à son moment de protestation, de plainte, de ras-le-bol. Mais après un moment, cela peut devenir une perte d'énergie et de focalisation importante, en plus de faire mal à la gorge.

À la maison de naissance, Adriana vient tous les jours depuis quinze ans pour ranger les chambres. Elle n'a jamais assisté à un accouchement, mais en a «entendu» des centaines. Tant de gémissements, de chantonnements, de cris, de «faites quelque chose». «Ah! le bébé s'en vient», nous dit-elle en souriant quand elle entend le «bruit» d'un travail intense accompli derrière la porte, ou encore «Oh! Ce n'est pas facile», en fronçant les sourcils avec compassion quand elle comprend, par les sons, que ça ne progresse pas pour l'instant et que l'accouchement est encore bien loin. Elle ne se trompe jamais! Chaque fois, elle décode ce qui se passe derrière les portes closes, «à l'oreille».

### Rire

Le rire détend, dédramatise, change l'atmosphère et réunit. Une sage-femme que je connais a l'habitude de dire qu'il faut parfois se dilater la rate complètement avant de dilater le col! Un rire amoureux, évidemment, joyeux, complice, familier, non blessant. Si les gens qui vous accompagnent ne sont pas sûrs de leur humour, qu'ils commencent par faire des blagues sur eux-mêmes! Jamais au point d'envahir la bulle, par contre! *«Lors de mon accouchement, ça me faisait beaucoup de bien d'émettre des sons graves, me racontait Isabelle. Mon amoureux trouvait ça drôle, il disait que je faisais des bruits de tondeuse! Ça me faisait rire!»*

### Focaliser, visualiser

Beaucoup de femmes se servent spontanément de la visualisation à un moment ou l'autre de leur accouchement. Comme une rêverie éveillée qui les amène ailleurs. La visualisation est un moyen efficace de faciliter le travail et de favoriser la détente. Imaginer le col qui s'ouvre, le bébé qui descend, appuyer son ventre contre quelqu'un au plus fort de la sensation et lui «envoyer» une partie de la douleur, imaginer un endroit de repos et de paix où aller se réfugier entre les contractions pour se régénérer sont autant de façons de s'harmoniser au travail.

*Annie, prise dans l'intensité folle de ses contractions, s'est rappelé l'image des vagues qui vont et viennent. Et là, au milieu des vagues, est apparu son bébé. À mesure que «montait» la contraction, elle tendait les bras vers lui et s'en approchait. Quand la contraction perdait de sa force, elle reculait, s'en éloignait, confiante qu'à la prochaine, elle s'approcherait à nouveau. Pendant des heures, cette image l'a accompagnée et réconfortée.*

Certaines femmes auront choisi à l'avance une image, un objet qui leur servira de point de recueillement. D'autres le trouvent spontanément pendant leur travail.

*Janie était fatiguée. Une nuit blanche, des heures de contractions... son courage et sa patience n'en menaient plus large. Elle s'est mise à marcher dans la maison d'une pièce à l'autre. En entrant dans la chambre toute prête à accueillir leur bébé, le sens de tout ce travail lui est soudainement revenu. Elle a passé l'heure suivante appuyée sur le rebord du petit lit, entourée des objets, couvertures, vêtements qu'elle avait amoureusement préparés. À se remémorer que chacune de ses contractions travaillait à le faire*

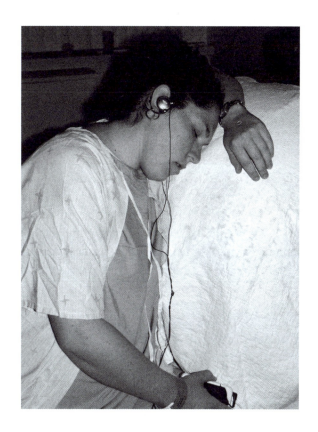

*naître, lui, son bébé. Elle y a puisé la confiance et la persévérance qui étaient à la veille de lui faire défaut.*

*Michelle avait dû d'emblée se rendre à l'hôpital dès la rupture des membranes, arrivée un peu trop tôt, alors qu'aucun travail préalable n'avait préparé son col. Ça ne s'annonçait pas très bien pour la suite. On a quand même procédé à un déclenchement avec hormones synthétiques et tout ce qui vient avec. Michelle avait emporté avec elle des papiers sur lesquels elle avait inscrit de courtes phrases qui l'inspireraient: «Viens mon bébé», «Oui, je m'ouvre» et quelques autres. Son compagnon les avait collés sur les murs. Tout au long des contractions, elle se plaçait devant l'un ou l'autre en s'appuyant vers l'avant et répétait les phrases tout haut. Quand je l'ai rejointe un peu plus tard, je l'ai trouvée souriante, «flottant» dans ses belles hormones de travail... et à sept centimètres, à la grande joie de tous!*

Pour certaines, la musique servira de point de rassemblement. Cela fonctionne quand la musique joue déjà ce rôle dans leur vie et qu'elles choisissent vraiment d'en faire le point focal de leur relaxation. Sinon, une musique de fond dont la femme se sent déconnectée pourrait au contraire l'irriter et la déranger.

*Véronique: « Moi, c'est la musique qui a fait une différence à mes accouchements… Elle occupe une place très importante dans notre vie à mon chum et moi, et pendant l'accouchement, il me mettait toutes les chansons qui avaient eu une place importante dans notre vie. Je revivais donc des moments intenses de notre relation au cours de ce moment intense qu'était la mise au monde de notre enfant. »*

### Bouger

La liberté de bouger est essentielle! Marcher, se bercer, bouger le bassin en rotation ou autrement, s'asseoir, s'étendre, se relever et s'étirer au besoin sont des droits fondamentaux en tout temps, et encore plus quand on accouche! Mais quand avez-vous vu, au cinéma par exemple, une femme prendre ses contractions en marchant pour se soulager? Ou accoucher debout? Les images courantes d'accouchements nous ont tellement habitués à voir les femmes clouées à leur lit, incapables de bouger, qu'on a accepté peu à peu cette immobilité imposée aux femmes, sans se rendre compte qu'elle multiplie inutilement la douleur ressentie. Seules des indications médicales très sérieuses pourraient justifier qu'on limite vos mouvements. Vous trouverez des idées de positions un peu partout dans les chapitres sur le travail.

Plusieurs hôpitaux sont équipés de ces ballons habituellement utilisés pour les exercices. On peut presque tout faire avec un ballon: s'asseoir dessus et « danser » en faisant des rotations du bassin, se bercer d'avant en arrière, ou de côté, on peut s'appuyer dessus, debout contre le lit, ou à genoux, et plus encore. Le ballon ne diminue pas la douleur comme telle, mais il permet un mouvement et une flexibilité du bassin qui favorisent la progression du travail. ❖

# Ce que les autres peuvent faire pour celle qui accouche

### L'entourer

Les femmes qui accouchent ont besoin de contact humain chaleureux, familier. Combien de femmes se souviendront toute leur vie de la présence amoureuse de leur homme? Des gestes pleins de tendresse de leur sage-femme, doula ou infirmière à leur côté pendant le travail?

Il a été clairement et plusieurs fois démontré que la présence continue d'une sage-femme ou d'une doula pendant un accouchement diminue le besoin des femmes de recourir à des médicaments pour soulager la douleur. Avoir une doula à ses côtés diminue le nombre d'interventions obstétricales de façon importante. Mais mieux encore, les recherches font clairement la démonstration de l'effet positif d'avoir une doula sur la satisfaction de la mère, quelle que soit l'issue de l'accouchement: césarienne, péridurale ou accouchement naturel.

### Parler

On pourrait objecter que parler va à l'encontre de l'idée de rester dans sa bulle… et on aurait raison. Mais parfois, justement, la bulle n'est pas là, ou elle a été rompue. Et les contractions viennent l'une après l'autre, on dirait parfois l'une par-dessus l'autre, sans la douceur des endorphines pour les atténuer. Pris dans le cours des événements, on oublie parfois de simplement prendre des nouvelles l'un de l'autre. «Comment vas-tu? Est-ce que ça se passe comme tu veux?» Il faut parfois refaire le point pour mieux repartir.

Si la femme est sur «sa planète», on réduit les conversations à leur plus strict minimum. Mais si, au contraire, elle se sent agressée par les contractions, dérangée par les appareils, envahie par l'entourage, c'est le temps de se rapprocher et de vérifier si elle a besoin d'exprimer ce qui l'habite à ce moment. «Comment te sens-tu maintenant? Qu'est-ce qui t'aiderait?» Les petits mots d'amour les plus simples insufflent tellement d'énergie, et pas besoin d'être poète: «Je suis content d'être avec toi. Je t'aime. Je suis content d'avoir un bébé avec toi. On t'aime bébé, j'ai hâte que tu sois là.»

*Dans un moment particulièrement difficile de son travail, Nadine est venue à un cheveu d'arrêter de respirer doucement pour se mettre à hurler, à tout lâcher. J'essayais de trouver les paroles qui*

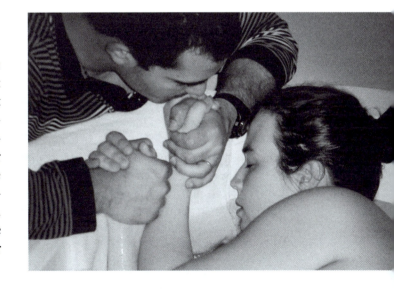

*Confiance, intimité et soutien*

*l'encourageraient mais, déjà, François s'était mis à lui dire des mots d'amour dans l'oreille: «Je t'aime, mon amour, tu es merveilleuse, tu es tellement extraordinaire, tu es la meilleure mère que j'aurais pu trouver pour notre petit bébé...» Du coup, Nadine est revenue avec nous, prête à respirer encore un peu, à s'ouvrir encore un peu. La contraction suivante s'est amorcée avec la même intensité sauvage. «Parle-moi, parle-moi, parle-moi, a crié Nadine à François, dis-moi n'importe quoi mais parle-moi.» Et jusqu'à la naissance de David, François a passé toutes les contractions à répéter des mots d'amour dans son oreille, en une suite qui manquait parfois de sens ou de logique... sauf pour Nadine qui entendait exactement le message qu'il y avait dedans: l'amour de son homme, au moment où elle en avait besoin.*

S'il semble que le travail n'avance plus, la personne aimée est souvent la mieux placée pour demander doucement à la femme qui accouche comment elle se sent, dans quelles émotions elle se trouve, à quel moment similaire ce moment lui fait-il penser. Ensemble, ce pourrait être possible d'explorer ces coins d'ombre où se cachent parfois de grands chagrins, de grandes peurs. Il ne s'agit pas d'entamer une thérapie, mais

### Quand le compagnon se sent impuissant

La chose la plus difficile à vivre lorsqu'on accompagne une femme dans son travail, c'est l'impuissance. Notre incapacité à lui donner un répit, à en faire un bout pour elle, à diminuer sa douleur. Je le vis parfois quand j'accompagne une femme. Mais je connais bien l'énergie déchaînée, surhumaine des dernières heures de travail, qui transfigurent complètement les femmes qui la vivent. Et je connais plusieurs manières d'aider, ne serait-ce qu'en étant là.

Ce n'est pas le cas, généralement, de l'homme qui accompagne sa femme lors de la naissance de leur premier bébé. J'ai souvent été témoin de l'angoisse que cela fait naître chez bon nombre de partenaires, qui ne sont pas familiers avec cette intensité. Bien des hommes deviennent très anxieux quand, au milieu de cette douleur et des réactions qu'elle suscite chez elle, ils ne «reconnaissent» plus leur femme. Ce sentiment, couplé à la frustration de ne pas avoir de prise sur ce qui se passe, ni parfois de lien de confiance avec le personnel hospitalier, les rend très vulnérables, et c'est bien compréhensible! Leur réaction première pour améliorer la situation est souvent «Faites quelque chose pour elle, ça n'a pas de sens!» Ce qui se traduit parfois par une demande de péridurale, quand ce n'est pas de césarienne. Bien des infirmières, sages-femmes, doulas peuvent le confirmer: il n'est pas rare que la demande de péridurale vienne du conjoint, qui n'en peut plus.

Pendant le travail, à sa manière, le père franchit lui aussi les mêmes étapes que sa femme: apprendre à avoir confiance, reprendre courage, ne pas attendre des solutions toutes faites de l'extérieur mais les créer ensemble... et laisser le travail se faire. Le fait d'accepter, avec elle, de traverser ce que le travail aura de plus difficile pour lui, en s'oubliant pour la soutenir, renforcera le lien qui existe entre eux. Il y a là un voyage qui vaut bien celui que fait le bébé pour naître. D'ailleurs, il en naîtra un père.

d'arriver peut-être à nommer quelque chose qui pèse lourd dans le moment présent, et de chercher à voir ce qui est semblable, oui, mais ce qui diffère, surtout. Qu'est-ce qu'elle pourrait trouver dans la situation présente qui pourrait lui servir de clé pour remettre les choses en mouvement: la présence d'une personne qui croit en elle, l'amour de son compagnon, sa capacité de refuser, ou de choisir, l'assurance de ne pas se retrouver seule... Bien des accouchements qui semblaient voués à la césarienne pour cause d'arrêt de progrès ont redémarré et se sont complétés après des conversations chuchotées dans un espace de respect et de sécurité. Et si rien ne vient de cet espace ouvert aux choses du cœur, c'est peut-être que là n'est pas la réponse, tout simplement.

### Garder un éclairage doux

Détail pratique, mais néanmoins essentiel, l'éclairage. Difficile de rester dans sa bulle sous les néons! Faites le tour des options d'éclairage pour créer une lumière douce et indirecte, presque la pénombre, et essayez d'éviter les changements brusques. Repassez derrière les personnes qui ont allumé pour accomplir une tâche quelconque, et recréez l'ambiance intime. Dans le même sens, chuchoter dans la chambre, à certains moments du moins, incite les gens qui entrent à baisser le ton de quelques décibels. Surtout si vous les invitez gentiment à le faire.

### Cacher les horloges

Pour accoucher, il faut sortir de l'espace-temps où les activités sont mesurées en heures et en minutes: 2 heures pour aller à Québec, 30 minutes pour aller au travail, 1 heure pour faire l'épicerie. Si on vous dit que ça a pris six heures pour aller à Québec, ou quatre heures pour faire

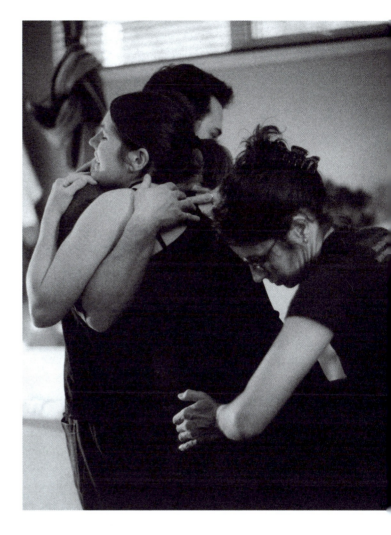

l'épicerie, ça semblera démesuré, et on conclura, à juste titre, qu'il a dû y avoir un problème quelconque pour expliquer ce délai surprenant.

L'accouchement se déroule dans un autre espace temporel. Il faut accepter d'entrer dans un espace autre, «le temps que ça prend». Oui, le temps que ça prend... pour que les fleurs sortent au printemps, pour qu'un bébé apprenne à marcher, pour qu'on se sente en confiance avec quelqu'un. Et le temps que ça prendra à ce bébé pour venir au monde. Plus on plonge dans le processus, moins les heures paraissent longues et la durée, angoissante.

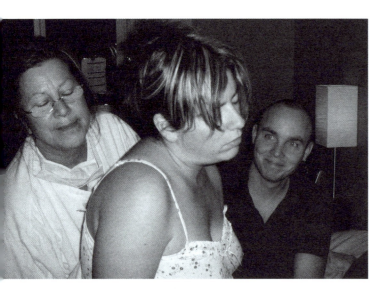

### Assurer son confort général

Elle a froid, on la couvre, elle a soif, on lui donne à boire. Rien de très compliqué, mais à ma grande surprise, on oublie souvent ces besoins de base quand il se passe déjà beaucoup de choses d'autre part. Rester bien au chaud favorise la bonne circulation des hormones, mais pendant le travail, certaines femmes passent de bouffées de chaleur en grelottements incontrôlables. C'est la personne qui les accompagne qui reprend la fonction de régulation en alternant couvertures et compresses fraîches, jusqu'à ce que ça passe tout seul. Tous les petits gestes aident: on replace les coussins, on tourne l'oreiller pour le rafraîchir, on refait le lit, on range les objets qui se sont accumulés: mouchoirs, verres d'eau, etc., on va chercher des coussins supplémentaires. Pensez à elle, soyez attentifs.

### Appliquer de la chaleur ou du froid

La chaleur a la propriété extraordinaire de diminuer la sensation de douleur. C'est que les nerfs qui transportent le message de douleur sont les mêmes qui transportent celui de la chaleur (et du froid, d'ailleurs). Donc, quand on applique l'un ou l'autre sur la région douloureuse, le message de chaleur fait compétition à la douleur en « accaparant » les nerfs, et il reste littéralement moins de place pour la douleur! C'est aussi vrai pour la pression d'ailleurs, et c'est la préférence de chacun qui détermine lequel on utilisera.

C'est simple, cela ne coûte rien et c'est très efficace pour beaucoup de femmes.

En début de travail, essayez une simple bouillotte ou un coussin électrique au bas du dos, du ventre, ou tout autre endroit qui fait du bien. Si c'est la nuit et que la femme souhaite s'assoupir entre les contractions, cette chaleur aidera à la détente. Plusieurs utilisent un sac (qu'on vend à cet effet en pharmacie) qu'on réchauffe dans un four micro-ondes. On peut s'en « fabriquer » un très simplement en remplissant une chaussette avec du riz (ou des grains de blé...) et en l'attachant bien. Le sac et la chaussette ont l'avantage de bien se mouler au corps, mais malheureusement, ils ne gardent leur chaleur qu'une quinzaine de minutes. Attention de ne pas surchauffer, les micro-ondes distribuent la chaleur inégalement et peuvent causer des brûlures.

La chaleur humide est particulièrement efficace, parce que plus pénétrante. *« C'était ma péridurale! » s'exclamait Brigitte après qu'on lui eut fait tellement de compresses chaudes, dans la période la plus intense de son travail, qu'on en avait les mains fripées!* Apportez près de la mère un grand bol d'eau très chaude. Trempez-y un linge assez épais que vous tordez et que vous mettez là où elle a mal: dans le bas du ventre, du dos ou même sur la vulve, plus tard dans le travail. Cela demande un peu de coordination et d'assiduité: lorsque la contraction commence, on enlève la compresse précédente et on la remplace par une nouvelle, toute chaude et bienfaisante. La douleur ne disparaît pas, mais elle devient plus tolérable. Avec le temps, les compresses perdent un peu cet effet bienfaisant. Interrompez-les et reprenez-les un peu plus tard, à une autre étape du travail. Assurez-vous de ne pas abîmer la peau avec de l'eau trop chaude.

Certaines femmes préfèrent le froid. Si la chaleur n'apporte pas grand réconfort, ça vaut la peine de l'essayer. Vous pouvez utiliser le même sac de riz gardé au congélateur, un sac plastique ou un gant de latex rempli de glaçons, un *ice pack* destiné à garder les aliments froids, un linge trempé dans de l'eau très froide, un sac de pois verts congelés, selon ce que vous avez sous la main.

### Se servir de l'eau

La possibilité d'aller dans un bain ou un bain à remous accomplit tout simplement des miracles, aux dires de certaines femmes. D'abord, le bain est un endroit où on va spontanément se relaxer après une dure journée! La femme qui accouche peut aller dans le bain aussi souvent et aussi longtemps qu'elle en a envie. Sachez cependant que très tôt dans le travail, quand les contractions ne sont pas encore bien établies, cela risque de ralentir les choses. Mais si la phase de latence est très longue, cela pourrait être ce qu'on souhaite, histoire de la laisser dormir un peu avant que les contractions reprennent, de façon plus efficace peut-être.

L'eau peut être à la température qu'elle préfère. Par contre, il faut savoir qu'un long bain très chaud pourrait causer une sorte de « fièvre » artificielle en augmentant sa température ainsi que celle du bébé. Dans ce cas, la fréquence cardiaque du bébé s'accélère, ce qui n'est un problème que si ça se prolonge. Aidez-la à sortir du bain le temps de revenir à sa température normale, puis elle pourra y retourner. Dans la douche, elle pourrait s'asseoir sur un petit banc. La douche-téléphone est particulièrement utile parce que le jet d'eau peut être dirigé exactement où ça soulage.

Certains hôpitaux connaissent bien les bienfaits potentiels des bains et douches, et offrent cette option, alors qu'ailleurs il faut plutôt insister pour y avoir accès. Mais justement, plus les femmes les utiliseront, et plus ils deviendront partie intégrante de ce qui est offert aux femmes en travail.

*Annie: « Je n'aime pas les bains "tourbillons" habituellement. J'ai hésité à m'y rendre, quand ma sage-femme me l'a proposé, et j'y suis allée avec peu d'espoir. J'ai adoré! En plus, j'étais très gênée d'émettre des sons pendant les contractions, alors que ça m'aidait. Je ne voulais pas que les femmes dans les autres chambre m'entendent ni même mon mari et la sage-femme. Avec le bruit du bain, ils n'entendaient pas les sons graves que je faisais. »*

*Gabrielle: « Pour mon deuxième accouchement, le moment le plus merveilleux de mon travail fut dans la douche. L'eau arrivait sur mon ventre et guidait ma douleur, lui donnait un sens. La vague de la contraction arrivait et l'eau guidait cette vague, alors, je savais que la douleur s'en irait, qu'elle ne stagnerait pas à cause du mouvement de l'eau sur mon corps. J'étais tellement bien!!! À un moment, je ne sentais même plus mes contractions*

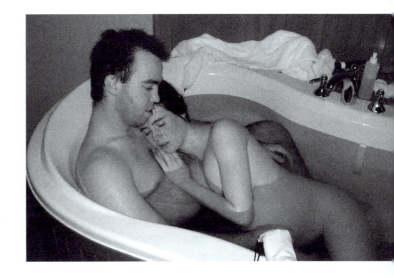

*Confiance, intimité et soutien*

### Le toucher et notre histoire

Notre culture en est une où le toucher est peu encouragé, très codifié, placé «sous haute surveillance». Quand on rencontre des gens qui viennent d'autres cultures, les différences sont tout de suite apparentes: on se rend compte combien le contact du corps des autres est beaucoup plus fréquent, familier, et non menaçant, comparé à ce que nous connaissons. Il arrive que cette réserve au sujet du toucher soit amplifiée par une culture familiale, une histoire personnelle où il avait peu de place, ou encore qu'il ait été associé à des touchers agressants, non désirés. Pour certaines d'entre nous, il faudra une période d'apprentissage pour renouer avec le toucher, le plus ancien et le plus sensible de tous nos sens. Si c'est le cas pour vous, prenez le prétexte de la grossesse pour explorer à deux grâce à des petits massages ciblés (les pieds, les mains, la tête), des pressions au bas du dos, des effleurements du ventre en y appliquant de l'huile ou de la crème hydratante. Bref, ce que cela vous prendra pour créer une mémoire du contact de l'autre comme un cadeau réconfortant.

*(vivent les endorphines!!!)... Pourtant, je n'étais pas très loin d'avoir mon bébé dans mes bras. Ce qui a aidé aussi, c'est que j'étais seule dans la douche, dans ma bulle avec la porte fermée. Mon mari était dans la salle de bain, ce qui me sécurisait, car s'il y avait quelque chose, je savais qu'il était là pour moi. Donc, en parfaite confiance et seule, j'ai pu me laisser aller complètement aux mouvements de l'accouchement.»*

L'eau a le pouvoir de nous mettre en contact avec un aspect plus primitif de nous-même, plus instinctif. Cela ne peut que faciliter le processus de l'accouchement, quand la femme y est bien, évidemment. Car l'eau est souvent réconfortante, jusqu'à accélérer la progression d'un travail, mais pas pour toutes. Les plans qu'on s'était faits à ce sujet ne marchent pas toujours, et c'est la sensation du moment qui prime. Et parfois, le bain qui ne convenait pas à un moment du travail... est finalement bienvenu plusieurs heures plus tard. Le tout est d'expérimenter.

### Le toucher

Le toucher est une façon extraordinaire d'aider une femme pendant son travail. Le toucher peut être une nourriture, une caresse. Un toucher conscient, attentif et présent, en correspondance souple avec les sensations de celle qui accouche. En étant touchée par des mains qui nous aiment, on se sent revitalisée et on a plus de facilité à s'ouvrir, à se détendre. On peut le voir comme un langage du corps, plutôt qu'une série de techniques à apprendre, un langage qui gagne à être exploré petit à petit tout au long de la grossesse et pendant le travail.

Nul besoin d'être un expert en massage pour toucher de la bonne façon. Il ne faut que de la douceur, beaucoup d'écoute et la volonté de communiquer par les mains. Le toucher se manifeste de tant de manières. Assurément, le massage y a droit à une place de choix, mais il se décline de multiples façons. J'en décris quelques-unes ici, mais ne laissez pas cette courte liste vous limiter.

**Des idées pour un toucher réconfortant**

- Toucher, d'abord. Tout simplement. Tenir la main, mettre la main sur l'épaule, le dos, les jambes. Garder un contact.
- Effleurer, caresser le dos des épaules jusqu'en bas, doucement, histoire de «faire sortir» la tension après une contraction.
- Faire des petits massages entre deux contractions: les mains, les pieds, les cuisses, le bas du dos, la nuque, le haut du dos, le front et le visage, la tête. On peut énumérer toutes les parties du corps: elles peuvent toutes en bénéficier.
- Certaines femmes aiment un toucher doux, plus proche de la caresse, d'autres aiment un massage vigoureux, qui va plus en profondeur.

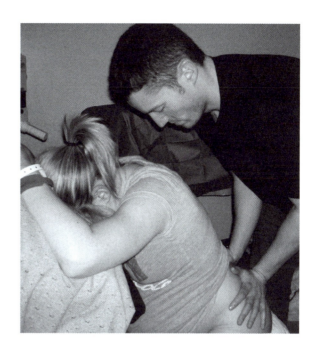

## Pour le compagnon ému... et nerveux

Il arrive que le toucher du partenaire soit nerveux, fébrile ou trop vigoureux. Pour beaucoup de femmes, la présence de la main de leur compagnon pendant une contraction sera réconfortante, à condition qu'il ne la bouge pas et qu'il ne l'enlève pas non plus tant que la contraction ne sera pas complètement terminée! Souvent, les pères ont tendance à bouger beaucoup, à «frotter» à l'unisson avec leur perception de l'intensité de la contraction. Mais peu de femmes supportent ce surcroît de sensations. Comme la femme a besoin de toute son énergie pour prendre sa contraction, elle n'a pas toujours le temps ou la possibilité de rajuster le tir avec lui. Parfois, je chuchote au père ému et fébrile qui veut aider sa femme en la massant: «Mets du calme dans tes mains.»

Lorsque le conjoint se sent nerveux ou intimidé, il pourrait s'arrêter un instant, respirer, reprendre contact avec lui-même, avec ses propres émotions. Le fait d'en prendre conscience calmera de moitié sa fébrilité. Il pourra toucher moins, pour un moment, et se rappeler que plus de calme et moins de gestes soulageront probablement beaucoup plus. Quand il se sentira prêt, il pourra commencer par déposer ses mains sur un endroit moins vulnérable, moins central, comme les jambes ou les épaules. Il pourra les laisser là sans bouger afin de sentir la respiration de sa femme, jusqu'à ce qu'il la sente confortable en leur présence. Lorsque le contact sera fait, il sentira s'il doit bouger ou non, en suivant son instinct et ses signaux à elle.

*Confiance, intimité et soutien*

- En vous pratiquant pendant la grossesse, ou en début de travail, convenez des soupirs et des «mmm» qui confirmeront que ça fait du bien, ou des petits signes qui diront «non, pas ça, pas maintenant».
- Beaucoup de femmes apprécient une contre-pression dans le bas du dos pendant la contraction. À une main ou à deux, centrée ou de chaque côté, au-dessus du sacrum ou plus bas, il n'y a que l'expérience directe qui peut vous guider. Quand ça fait du bien, on entend «ahhhh».
- Le père peut chuchoter des mots qui aident, avec la main sur le bas du dos ou sur la cuisse de sa femme, un geste inspiré de l'haptonomie: «Laisse descendre le bébé dans ma main, reste avec lui. Sens ma main, reste avec moi, dans ma main.»
- Certains petits outils peuvent aider, comme ceux qui comportent des boules de bois et qu'on roule le long de la colonne, ou encore des vibrateurs conçus pour cet usage.
- Le bercement: toutes les grands-mères du monde le savent, bercer réconforte, console, endort, apaise. Si votre compagne est couchée sur le côté, essayez, entre les contractions, une main sur la hanche et l'autre sur l'épaule, de

### L'intimité, les appareils photo et les caméras

Maintenant que j'ai longuement parlé de l'importance pour les femmes de leur espace privé, protégé, où elles ne doivent se sentir ni jugées ni observées, cela place la question de l'appareil photo et de la caméra dans un éclairage bien particulier. Il m'est arrivé de prendre des photos à un accouchement pour m'entendre dire ensuite par la mère: «C'est dommage, tu n'as pas eu le temps de photographier la naissance comme prévu!» J'en avais pris quelques dizaines! Quand la mère est bien plongée dans son monde, il y a de bonnes chances qu'elle ne remarque pas les prises de photos, si c'est fait discrètement. Mais j'ai vu tout aussi souvent des moments gâchés par l'apparition inopinée d'une caméra vidéo. La mère s'en trouvait complètement déconcentrée et déconcertée. Pour ma part, je fais très attention lorsque je manipule des appareils pendant un accouchement: ce sont des armes à double tranchant. Soyez extrêmement prudents avec les appareils photo et les caméras vidéo. Ils peuvent créer de merveilleux souvenirs, mais ils peuvent aussi troubler le présent.

Le père n'est pas la meilleure personne pour prendre des photos ou filmer pendant l'accouchement. Ce n'est pas pour rien qu'on dit «être derrière la caméra». Quand on est derrière, on n'est pas devant, ou dans l'action avec la femme qu'on aime, à ses côtés. Bien des femmes se sont senties abandonnées au profit de souvenirs futurs dont elles n'avaient que faire dans cet instant de la naissance. De plus, si le moment est gâché, à quoi sert de s'en souvenir? Souvent, l'une des infirmières présentes, ou la deuxième sage-femme, ou la stagiaire accepte de prendre les photos pour les parents, ce qui permet au père de rester près de sa femme. Vous pourriez aussi avoir à sacrifier les souvenirs visuels qui dérangent, pour d'autres, plus profonds et vraiment inoubliables.

la bercer doucement. Le secret: poussez seulement, son corps fera de lui-même le petit mouvement de retour. Un léger mouvement suffit. Pratiquez-vous un soir où elle a de la difficulté à s'endormir!

- Quand les sensations sont très intenses, les femmes préfèrent souvent la présence immobile et chaude des mains plutôt qu'un mouvement de friction qui distrait ou envahit.
- Ne craignez pas d'improviser selon ce qu'elle aime et ce qu'elle vit.

*Les femmes qui ne veulent pas être touchées*

Il arrive assez souvent qu'une femme n'accepte pas d'être touchée pendant tout son accouchement ou une partie. Cela désole souvent le conjoint qui veut l'aider. Il se peut que la femme ait besoin de se retirer un moment en elle-même. *«Ne me touche pas, disait Marie, mais ne t'en vas pas non plus!»* Lorsque cette solitude est nourrissante, il n'y a pas de problème. Si ce n'est pas le cas, si vous la sentez en détresse, il faut alors essayer de la rejoindre doucement. Parfois, une femme, dans la portion la plus intense de son travail, est déconcentrée par le toucher. On la respecte, bien sûr, en gardant contact autrement, même dans le silence.

### Danser

Belle manière d'intégrer mouvement, intimité et rythme. Apportez votre musique, ou dansez même sans elle. Dansez avec la femme en travail pour l'aider à délier son bassin dans tous les sens, à se laisser aller dans une autre dimension, sur la planète musique où on arrête de penser, de raisonner, de s'inquiéter. Dansez pour vous coller en amoureux, pour incarner les sentiments de tendresse, de sécurité, d'amour qui ouvrent le

### Oh non! Il est trop tard!

Si vous venez de lire ces pages alors que vous allez accoucher dans quelques semaines, voire quelques jours, surtout ne désespérez pas. Des millions de femmes accouchent sans avoir appris quelque technique que ce soit. Le plus important, la base: ayez confiance en vous-même, créez votre bulle et utilisez votre respiration pour vous relâcher autant que possible. Entourez-vous de personnes qui partagent votre vision d'une naissance heureuse et faites appel à votre créativité.

chemin aux bébés. Dansez pour passer le temps quand il devient long. Dansez comme les humains le font depuis que le monde est monde, pour exprimer la joie comme la peine, la beauté, le travail accompli, la solidarité, pour recréer le monde.

## Quelques techniques particulières

Jusqu'ici, je me suis surtout attardée à décrire des moyens d'offrir du soutien, à la portée de tous et pratiquement partout. Depuis plusieurs années, de nombreuses approches plus complexes ont été développées. Certaines sont des techniques que les parents doivent pratiquer pendant la grossesse, comme la sophrologie[1] et l'accouchement sous hypnose, par exemple. D'autres font appel à des connaissances auxquelles on peut emprunter certains «trucs», mais qui peuvent aussi être utilisées de façon plus complète, si on a accès a

## Pour aider sa compagne en travail

Voici quelques façons d'aider sa compagne, son amie en travail.

- Si le travail commence la nuit et qu'il est encore léger, encouragez-la à somnoler ou à se reposer entre les contractions en l'aidant à s'installer confortablement.
- S'il commence le jour et qu'il est encore léger, encouragez-la à poursuivre ses occupations; distrayez-la.
- S'il devient plus exigeant, allez avec elle dans un endroit où vous vous sentez bien et intimes et travaillez avec elle à vous habituer aux contractions.
- Aidez-la à rester active et à manger aussi longtemps que possible et préparez-lui des choses qu'elle aimerait manger.
- Restez en contact physique étroit avec elle.
- Aidez-la à se détendre pendant les contractions en touchant doucement les parties de son corps qui ont le plus de difficulté à se relaxer.
- Aidez-la à se détendre complètement entre les contractions, à ne penser à rien d'autre.
- Respirez avec elle.
- Encouragez-la à faire les sons qui lui viennent, à se laisser aller avec les contractions.
- Organisez l'espace pour elle, trouvez-lui des endroits pour s'appuyer, se suspendre, s'agenouiller, s'accroupir.
- Encouragez-la à bouger, à changer de position, à se lever pour aller à la toilette.
- Gardez l'éclairage au minimum et toujours indirect; demandez au personnel de travailler avec un minimum de lumière.
- Veillez à ce que toutes les personnes en contact avec elle respectent l'atmosphère dont elle a besoin.
- Décrochez votre attention du moniteur fœtal et gardez votre attention sur votre compagne : c'est elle qui est en travail, pas lui !
- Décrochez de votre téléphone, votre portable… elle est la personne la plus importante pour l'instant.
- Faites-lui des compresses chaudes au besoin.
- Si elle est fatiguée ou découragée, donnez-lui un massage revigorant sur tout le corps ou un massage vigoureux de la plante des pieds.
- Si vous avez besoin d'aller vous reposer un moment, trouvez quelqu'un qu'elle aime pour vous remplacer.
- Si le travail est long, invitez les personnes fatiguées, vidées à sortir de la pièce. Envoyez-les dormir un peu et appelez quelqu'un dont l'énergie neuve viendra recharger vos piles.
- Regardez-la, faites en sorte qu'elle puisse toujours aller chercher votre regard quand elle en a besoin.

- Dites-lui des mots d'amour, même à la fin du travail quand d'autres personnes sont dans la pièce.
- Rappelez-lui que tout ce travail sert à faire naître votre bébé; aidez-la à garder le contact avec le bébé, en pensée, en mots ou en le touchant quand le sommet de sa tête apparaîtra.
- Vivez chaque toucher comme une rencontre avec votre femme et votre bébé.
- Soyez dans l'écoute et l'invitation, pour qu'elle puisse venir à votre contact.
- Prenez-la dans vos bras et bercez-la pendant ou entre les contractions.
- Dites-lui combien elle fait un travail extraordinaire en reconnaissant l'effort et la générosité qu'elle y met plutôt que sa performance.
- N'entrez pas dans la performance du « parfait accompagnateur ». Ne prenez pas ses refus ou même ses rebuffades comme un reproche personnel. Attendez un peu et essayez doucement autre chose.

un praticien d'expérience, comme l'homéopathie, l'haptonomie[2], l'acupressure, l'acupuncture, l'aromathérapie, l'herboristerie et j'en oublie sûrement, qu'on me pardonne. Parmi ces moyens, certains ont pour effet premier de favoriser l'accouchement physiologique, ce qui en réduit la durée et, d'une certaine manière, le degré de difficulté. D'autres ont une action plus directe sur la réduction de la douleur ou de ses effets. Certaines de ces approches incluent le père dans un rôle actif auprès de sa compagne. Cette collaboration intime, après des semaines de préparation, est un cadeau. J'ai vu de nombreuses femmes utiliser l'une ou l'autre de ces méthodes, mais j'aimerais laisser les gens qui les pratiquent vous en parler. Vous trouverez des références à ce sujet dans des publications et, évidemment, sur Internet.

Un petit mot de sagesse : aucune de ces méthodes ne se substitue à la volonté de la mère de s'abandonner aux forces en jeu pendant son accouchement. Celles qui en espèrent une sorte d'effet magique de dispersion de la douleur, comme une péridurale « naturelle », sont déçues de s'apercevoir qu'il n'en est rien, une déception qui peut les plonger dans un grand désarroi. Bien au contraire, ces approches sont basées sur la collaboration entière de la mère. Des témoignages vibrants affirment le soutien extraordinaire qu'elles ont apporté à de nombreuses femmes… et pour d'autres, des résultats moins spectaculaires. Explorez ces moyens si le cœur vous en dit et voyez si l'un d'eux vous attire en particulier.

### Accouchement sous hypnose

Le mot hypnose évoque pour plusieurs d'entre nous une forme de suggestion à la limite du divertissement et du spectacle. Bien que ce soit aussi l'une de ses applications, l'hypnose dans le contexte d'un accouchement est plutôt une relaxation très profonde, une forme de méditation, mais dont on peut sortir à tout moment. Ses bienfaits sont très clairs, pour la mère comme pour le bébé, et ne se limitent pas à la naissance. On y accède par quelques semaines d'apprentissage et de pratique, soit en suivant une formation avec une instructrice, soit avec l'aide d'un CD. Tout apprentissage d'une méthode de relaxation profonde sera d'une grande aide le jour de l'accouchement.

*Roxane: «J'ai utilisé l'hypnose, et ça m'a beaucoup aidée à rester centrée sur moi et mon bébé plutôt que sur la douleur. Par contre, le livre que j'avais lu à ce sujet avait tendance à nier totalement la douleur de l'accouchement, en disant par exemple que ce n'est qu'une construction sociale. Étant à mon deuxième accouchement, j'avais des attentes plus réalistes, mais je crois qu'il peut être utile de mettre en garde des femmes qui accoucheront pour la première fois. Il faut consacrer du temps à la pratique et donc faire preuve de discipline et de constance. Tant mieux si l'hypnose fonctionne à 100% chez certaines, mais pour la plupart, je crois que ça demeure une méthode très efficace pour* vivre *et non* annuler *la douleur.»*

*Èvelyne: «Je m'étais outillée avec l'hypnose. Heureusement, car mon travail a duré 60 heures, mais j'ai été capable de rester calme et de bien prendre la douleur grâce à cette méthode. À un certain moment, j'arrivais à «dormir» entre mes contractions qui étaient tout de même aux quatre minutes. J'ai quand même eu recours à la péridurale au bout de 48 heures, mais j'étais en paix avec ma décision. Je ne sais pas ce que mon travail aurait été sans cette méthode... Probablement plus violent. J'en garde le souvenir d'une très, très, très longue vague.»*

**La méthode Bonapace**

La méthode Bonapace[3] emploie des techniques de relaxation et la stimulation de «points gâchettes» pendant les contractions pour réduire la douleur. Laissons les mères elles-mêmes en parler:

*Catherine: «J'avais choisi la méthode Bonapace pour permettre à mon conjoint de vivre activement cette belle aventure de la naissance. Nous avions suivi un cours ensemble et mon conjoint a adoré savoir qu'il pourrait être très utile. Nous étions bien préparés. Les points étant dessinés sur mon corps, c'était plus facile à pratiquer lors des moments intenses. Il y a eu un deux heures à la fin où j'avais envie d'abandonner, et les points de pression faisaient moins effet, mais je me suis fait une bulle et j'ai pris les contractions une à la fois. Je suis vraiment fière d'avoir réussi... surtout que j'avais été provoquée.»*

*Karine: «Pour moi, ça a été la méthode Bonapace sans cours, juste le livre et le DVD. Nous avons pratiqué un peu pendant la grossesse. Très bénéfique lors de mon accouchement du début à la fin, cela m'a permis de me concentrer sur quelque chose, la douleur du point de pression, durant les contractions. Mon conjoint a été et se sentait super utile. Je l'utilise encore lorsque je vais chez le dentiste...»*

*Josiane: «J'ai utilisé la méthode Bonapace pour mes trois accouchements et mon conjoint a adoré être actif et se sentir indispensable pour mon mieux-être! Les techniques de détente, de visualisation ainsi que les respirations doivent être pratiquées durant la grossesse afin que la méthode soit efficace. Tous les couples devraient suivre des cours de préparation à la naissance qui les font vraiment pratiquer! Notre cerveau retient 80% de ce qu'il met en pratique, seulement 20% de ce qu'il reçoit comme information... La clé est là! Pratique, pratique et pratique!»*

## *Rythme, relaxation et rituel*

C'est ce que Penny Simkin appelle «les trois R». Penny Simkin[4] est une doula américaine de très longue expérience, qui a publié de nombreux livres et articles fort intéressants sur l'accompagnement et l'accouchement. Je partage complètement cette observation qu'elle fait au sujet des femmes qui vivent bien leur travail: elles ont mis en place un rythme qui danse avec celui des contractions, et un rituel de relaxation, quel qu'il soit. Certaines femmes les ont préparés à l'avance: un chant particulier, un mouvement choisi, un «code secret» entre elle et son conjoint, comme suivre des yeux un geste de sa main, une caresse ou une pression à un endroit précis de son corps..., d'autres les improvisent à mesure, les variations n'ont pas de limites. On peut en changer plusieurs fois pendant le travail, suivant les exigences du moment. Vous pourriez aussi en préparer quelques-unes en faisant appel à différents sens: une image qui vous parle sur laquelle vous concentrer, une musique, une danse à deux qui fait bouger votre bassin. Ces rituels pourraient vous servir de point de départ, quand vous arrivez à une étape du travail où ce que vous faisiez juste avant ne semble plus être tout à fait suffisant pour vous porter. ❖

# La poussée

L'ÉNERGIE DE LA POUSSÉE puise sa source dans l'ouverture. Le col, qui a protégé votre bébé pendant neuf mois, s'est ouvert complètement. Maintenant, ce qui formait «un» se fractionne pour devenir «deux». C'est le grondement avant l'éruption, le chaos avant la création, le mouvement inévitable et irrésistible vers la naissance. La descente de la tête du bébé étire les muscles du vagin, stimule les terminaisons nerveuses au fond du bassin et déclenche l'arrivée supplémentaire d'ocytocine provoquant les puissantes contractions de la poussée. C'est le réflexe spontané par lequel l'utérus va chercher l'assistance des muscles abdominaux pour faire naître le bébé.

C'est immense, un bébé qui passe dans notre vagin! Pour lui, vous vous ouvrirez plus grand que vous l'auriez jamais cru possible. C'est la naissance de votre bébé, mais c'est aussi la mort de votre grossesse, la mort de vous-même-avant-ce-bébé-là. La «petite fille» devra disparaître pour laisser place à la femme, à la mère. Ce passage peut réactiver des émotions primordiales. De nombreuses femmes disent avoir pensé à la mort en accouchant, non pas comme un danger réel imminent, mais plutôt comme l'envers de la vie qu'elles s'apprêtaient à donner et dont elles n'avaient peut-être jamais été aussi proches. On n'est jamais aussi puissante qu'à l'instant où l'on donne la vie. Ni aussi vulnérable, aussi totalement ouverte, dévoilée, entièrement consacrée à cette seule et immense tâche: mettre notre bébé au monde.

### Retour à la physiologie

Revenons un instant à la physiologie, pour bien comprendre ce qui se joue à ce moment-là dans le corps. Les contractions ont fait descendre le bébé et l'ont amené tout contre le sacrum, bien profondément dans le bassin. Le col a disparu

« Je faisais simplement ce qu'il fallait que je fasse »

La naissance de Kamil, troisième bébé d'Élise et Anthony

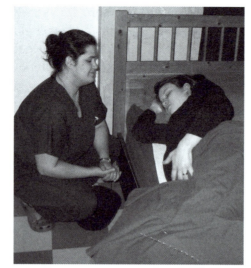
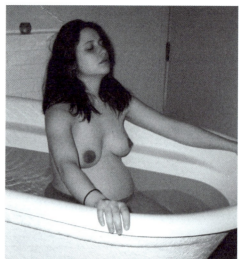
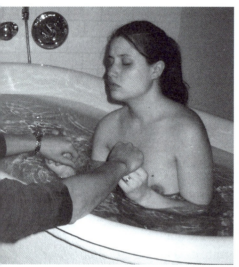
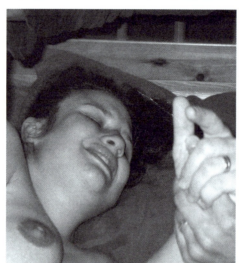
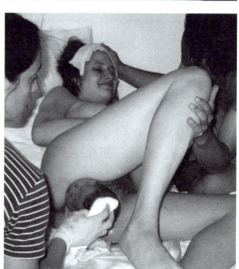
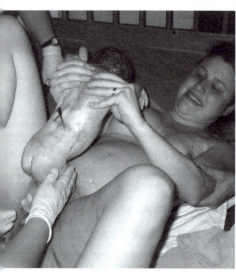
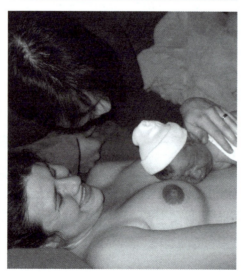

complètement, tiré vers le haut, laissant ainsi le champ libre au bébé qui peut descendre encore plus bas, jusqu'à sa naissance. Il y a en fait deux phases dans ce qu'on appelle un peu à tort « la poussée ». À tort parce que souvent, dans la première partie, on ne pousse pas encore: c'est plutôt le moment où le bébé achève de s'orienter et descend suffisamment pour déclencher le réflexe de poussée, qui n'est pas encore présent. La mère ressent la pression que cela exerce et y répond en bougeant. Toute son énergie demeure dans l'ouverture. Elle s'ouvre à son bébé, aux sensations puissantes que son passage provoque.

La deuxième partie est la poussée proprement dite, qui mènera à la naissance du bébé. Le bébé est maintenant plus bas et sa tête appuie sur les muscles profonds du périnée, ce qui déclenche la production d'un surcroît d'ocytocine et un réflexe de poussée irrésistible. Chaque poussée de la mère fait descendre le bébé encore un peu plus. À la fin de la contraction, puisqu'il n'est plus maintenu dans le vagin par la pression de la poussée, le bébé remonte à l'intérieur. Ce mouvement de recul peut donner l'impression que « ça n'avance pas », mais en fait, il permet aux tissus de se remettre de l'étirement extraordinaire qui leur est imposé et favorise un bon retour de la circulation sanguine. Finalement, une contraction amène le bébé assez loin pour qu'il ne puisse plus revenir en arrière. Les poussées réflexes des dernières contractions serviront alors à distendre le périnée et à ouvrir la vulve pour laisser passer le bébé.

### Le réflexe de poussée

À mesure qu'elle descend, la tête du bébé exerce une pression de plus en plus marquée dans le bassin, en particulier sur les terminaisons nerveuses situées derrière le rectum. Les femmes ressentent alors une pression sur leur anus, de l'intérieur. Une sensation très curieuse qui peut ressembler à celle qui est ressentie lors du passage d'une selle. Au point d'avoir parfois l'impression que c'est par là que le bébé va sortir! Cette sensation s'amplifiera jusqu'à la fin, alors que s'y ajoutera celle de l'étirement de la vulve au moment même de la naissance. Cela peut être particulièrement envahissant et donner l'« envie » de se débarrasser de cette sensation en poussant vers le bas. Cela est très différent du *réflexe* de poussée qui, lui, déclenche une poussée involontaire et irrésistible. Exactement comme les réflexes d'éternuement, de toux ou de vomissement sont tout à fait indépendants de la volonté. Par conséquent, quand on demande à une femme en travail « Est-ce que tu as "envie" de pousser? », c'est que le réflexe n'y est pas encore! S'il y était, la question serait clairement inutile, puisque « ça » pousserait tout seul. Le réflexe de poussée provoque l'action même de pousser. Les femmes y réagissent presque invariablement en s'exclamant: « Ça pousse tout seul. » Le « ça » exprime bien à quel point la poussée n'est pas l'effet d'une volonté, mais bien un réflexe.

On a observé des femmes qui poussent en l'absence de toute directive ou explication, que ce soit avant ou pendant l'accouchement, et qui ne font donc que répondre à la commande intérieure. Généralement, au début de la contraction, elles prennent quelques respirations rapides et superficielles, comme sous l'effet d'une excitation. Puis elles poussent de trois à cinq reprises, pendant quelques secondes à chaque fois. Puis la poussée s'arrête jusqu'à la prochaine contraction. Parfois, elles laissent sortir de l'air par la bouche en poussant, et parfois non. La durée et l'intensité des poussées augmentent à mesure que le bébé approche. *France: « C'est incroyable combien ce réflexe est puissant et quasi incontrôlable. Moi qui avais accouché sous péridurale la première fois, j'ai été surprise par cette force la seconde fois, où j'avais refusé toute médication. »* ❖

# Apprivoiser la poussée

La poussée, tout comme le début du travail, peut s'amorcer de plusieurs façons. Chez certaines femmes, cette envie irrésistible de pousser arrive soudainement et avec impétuosité. Plusieurs gémissent, «meuglent» presque, produisent des sons hors de l'ordinaire, incontrôlables, qui souvent les étonnent. Pour d'autres, l'envie de pousser est plus tardive ou plus subtile et peut arriver longtemps après la dilatation complète. Elle peut aussi se faire sentir graduellement ou par intermittence, présente à certaines contractions, absente à d'autres. Enfin, certaines femmes ne la ressentent jamais vraiment, pour des raisons dont je parlerai plus loin et dont certaines peuvent être corrigées. Ces variations s'expliquent en partie parce que la descente du bébé ne se fait pas au même rythme ni de la même manière pour toutes.

Quand la poussée arrive doucement, cela permet d'apprivoiser petit à petit les sensations qu'elle amène. Les premières contractions de poussée serviront à expérimenter les inéluctables sensations physiques de cette ouverture et de cette puissance. Si vous en avez la possibilité, laissez-vous glisser ou plonger dans ces sensations de pression au rythme qui vous convient. Vous seule sentez ce qu'elles évoquent. On les accueille ou on les refuse, on hésite ou on plonge dedans, on saute puis on recule ou on y goûte peu à peu. Toutes les façons d'aborder la poussée sont légitimes et méritent qu'on les respecte totalement. Souvenez-vous que, bien que ce soit le temps de la poussée, c'est dans l'ouverture que votre bébé naîtra. Pousser de toutes ses forces sans avoir pris la peine de penser à s'ouvrir serait rapidement épuisant et frustrant. C'est à votre propre rythme que vous frayerez un chemin dans le secret de votre corps, même si vous y plongez en ayant peur. De l'intérieur, vous ouvrirez le passage qui laissera naître votre bébé!

*« J'ai eu enfin l'impression de reprendre le contrôle, me racontait Stéphanie. Après m'être fait malmener des heures et des heures par les contractions, enfin, je pousse! Trop concentrée sur chaque poussée, je ne vois pas le temps passer. Je vois enfin l'accomplissement de tout ce travail. La lumière au bout du tunnel! Enfin, bébé s'en vient pour vrai. Je ne sens même pas la douleur, étant trop concentrée. Et ensuite, le vide. Je sens le bébé couler de moi, je le sens glisser, pour atterrir sur mon ventre, enfin. Les yeux dans les yeux, après tout ce temps... »*

### La progression de la poussée

La durée de la poussée dépend d'un ensemble de facteurs. Du début des poussées jusqu'à la naissance, cela peut demander quelques contractions

> Comme à d'autres moments de l'accouchement, il existe des situations où le bébé donne des signes plus ou moins importants de fatigue, ce qui peut brusquer le cours des choses. Cela pourrait justifier, par exemple, qu'on vous demande de plonger de toutes vos forces dans la poussée, alors que vous ne vous sentez pas encore prête. C'est un appel auquel les femmes répondent habituellement sans hésiter, même si cela les bouscule.

seulement ou plusieurs heures. Pour un premier bébé, la durée moyenne se situe autour d'une heure de poussée, et de 20 à 30 minutes pour un deuxième bébé. Attention, « moyenne » et « normale » ne sont pas synonymes ! Et il faut s'entendre sur le moment où on commence à calculer cette durée... À la lumière des plus récentes recherches, il apparaît que tant que la mère et le bébé se portent bien, et tant qu'il y a un progrès, aussi minime soit-il, on ne devrait pas imposer de limite à la durée de la poussée.

De nombreux facteurs déterminent la durée et la facilité relative de la poussée, dont, entre autres, la résistance des tissus musculaires (moindre chez la femme qui a déjà accouché), la grosseur de la tête du bébé, l'angle dans lequel elle arrive, le moulage, c'est-à-dire le chevauchement léger des os du crâne pour offrir un plus petit diamètre, les positions de la mère, la flexibilité du bassin, la gravité, la force du réflexe de poussée, la synchronisation des efforts volontaires, la détermination de la mère, sa capacité à se détendre et à laisser venir le bébé. L'importance de chacun de ces facteurs est différente d'un accouchement à un autre. Alors que certains sont indépendants de votre volonté, votre compréhension et votre participation active à la naissance de votre bébé peut en influencer plusieurs autres.

Il arrive qu'on aperçoive le sommet de la tête dès les premières poussées, surtout lorsqu'il ne s'agit pas d'un premier bébé. Cela s'explique par le fait que la tête rencontre moins de résistance dans le passage des os du bassin ainsi que dans les tissus du périnée et de la vulve, puisqu'ils se sont déjà étirés. Conséquemment, le passage se fait parfois en quelques contractions seulement. À l'inverse, particulièrement pour les femmes dont c'est le premier bébé, le passage dans la partie la plus étroite du bassin peut être plus long. Elles peuvent avoir à pousser pendant un bon

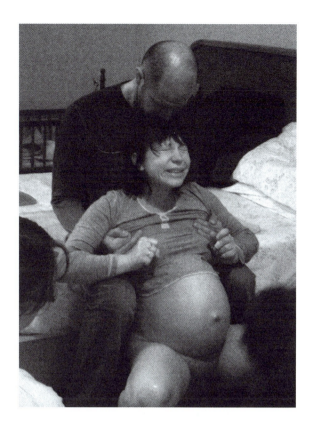

moment avant même d'apercevoir le sommet de la tête de leur bébé. Et même là, cela ne veut pas dire qu'il naîtra dans les prochaines minutes. Cela peut s'avérer décevant ou décourageant si on ne comprend pas le travail qui doit être fait par la mère et le bébé pour franchir ces quelques derniers centimètres de parcours avant la naissance. Patience et courage, voilà encore ce dont on a besoin à ce moment-là.

*L'obstétricien de Marie-Josée lui avait prédit qu'il lui serait impossible d'accoucher vu les petites dimensions de son bassin et lui proposait d'emblée une césarienne. Surtout que le bébé s'annonçait costaud. Mais elle tenait à mettre son bébé au monde. « Ne perds pas de temps pendant la dilatation, lui ai-je suggéré (sans trop savoir ce que j'entendais par là). Garde ton énergie pour la poussée. » Ce qu'elle a fait. Pour accoucher d'un bébé de plus de 4 kg, après*

*Confiance, intimité et soutien*

*trois heures de poussée «passionnée», comme elle l'a elle-même décrite après, triomphante.*

Depuis que le monde est monde, notre corps et ses dimensions ont évolué en s'adaptant à la naissance de nos bébés. Notre bassin a même une forme spéciale pour créer l'espace arrondi dont notre bébé aura besoin. Il existe des exceptions, bien sûr, et elles sont exceptionnelles, justement. Ne vous laissez pas impressionner par des mesures ou des estimations de grandeur et de poids, les vôtres ou celles de votre bébé. Les seules vraies mesures du bassin d'une femme, par rapport à son bébé, se prennent dans l'action, pendant le travail, alors que l'un et l'autre travaillent à compléter la naissance.

*Une obstétricienne me racontait un accouchement récent, où le médecin de famille l'avait consultée, comme il est normal de le faire, après deux heures de poussée énergique sans aucun progrès. Le bébé n'était absolument pas descendu dans le bassin malgré les efforts de la mère. Sans compter que la mère mesurait moins de 1,50 m avec un surpoids marqué et un gros bébé, trois facteurs considérés comme négatifs en obstétrique, c'est-à-dire diminuant les chances d'un accouchement normal. Mais, se souvenant de discussions récentes avec des femmes qui réclamaient plus de temps pour arriver à accoucher naturellement, elle décide d'être «plus patiente». Elle reporte donc la décision de faire une césarienne d'une heure, persuadée que cette heure ne servira qu'à convaincre tout le monde que «ça ne passait pas». Revenant au bout d'une heure et constatant que le bébé n'avait toujours pas bougé, elle conclut à la nécessité de faire une césarienne, mais doit d'abord aller en faire une autre qui, elle, est urgente. Quand elle revient 45 minutes plus tard, prête à procéder à la césarienne, le bébé est dans les bras de sa mère, radieuse. Que s'est-il passé pour que le bébé parcoure en 45 minutes le trajet qu'il n'avait pas même amorcé en 3 heures? Elle l'ignore. Qui détient le secret: la mère? Le bébé? La vie elle-même? Qu'importe! Parfois, le mystère est plus puissant que le plus réaliste des pronostics.*

La force qu'une femme peut avoir à déployer pour faire naître son bébé dépend de tout ce qui a été mentionné plus haut: dimension et position de la tête du bébé, positions de la mère, force des poussées, soutien, «passion», etc. Par le fait même, cela varie à l'infini d'une femme à une autre. Du halètement pour tenter de ralentir un bébé qui arrive à toute allure, aux poussées modérées, à l'effort musclé et soutenu, jusqu'aux efforts deux fois plus grands que ce que vous croyiez possible pour un être humain, tout peut arriver! *Pendant des semaines après l'accouchement de Mélissa, son compagnon se promenait partout en disant à qui voulait l'entendre: «Ma femme, c'est mon héros!» Il ne croyait pas encore ce qu'il avait pourtant bel et bien vu. Cent fois, elle avait cru*

---

### La phase de latence... dans la poussée

Dans les explications qui suivent, je veux expliquer la différence entre la poussée active et ce que j'appellerai la phase de latence, comme celle qu'on rencontre au début du travail. Dans la poussée active, toutes les forces en jeu sont rassemblées pour pousser le bébé vers sa naissance. Ça pousse! Dans la phase de latence, ces mêmes forces ne sont pas encore coordonnées, apprivoisées, pourrions-nous dire. Ça ne pousse pas encore à chaque contraction, par exemple, ou encore, la mère est dans la retenue, plutôt que vraiment dedans. Cette période est de durée variable et parfois complètement absente.

> **C'est comment pour le bébé ?**
>
> Souvenons-nous que la naissance est un processus perfectionné par plusieurs centaines de milliers d'années. Et que les bébés y sont complètement adaptés, y compris à la poussée. Les nouveau-nés ont d'ailleurs des capacités spécifiques, qu'ils perdent après quelques semaines, mais qui les soutiennent et protègent pendant l'accouchement. Bref, les bébés sont faits pour naître et ils ont ce qu'il faut pour y arriver !

*pousser à son maximum. Cent fois, à la contraction suivante, elle s'était ouverte à l'idée de pousser peut-être un tout petit peu plus… et elle y était arrivée.*

Pendant tout le travail, on surveille régulièrement les battements de cœur de votre bébé. Pendant la poussée, on l'écoute encore plus fréquemment et il est tout à fait normal d'observer des changements dans la fréquence cardiaque pendant et après les contractions: c'est sa façon à lui de s'adapter à la pression qu'il ressent et à la diminution *normale* de l'oxygène qu'il reçoit. Ne vous donnez pas la tâche de surveiller, et surtout d'interpréter, ces variations. C'est le travail de l'infirmière, de la sage-femme, du médecin. Cela prend des connaissances et une expérience que vous n'avez pas, d'abord, mais surtout, cela dérange profondément le processus de poussée qui le mettra au monde et que *personne d'autre que vous* ne peut accomplir. Si votre médecin ou votre sage-femme juge que ces variations dépassent la réaction normale et signalent plutôt une fatigue ou une détresse, ils vous feront les suggestions nécessaires pour corriger la situation et hâter sa naissance. ❖

# Le soutien pendant la poussée

SOUTENIR UNE FEMME pendant la poussée demande de respecter totalement ce qu'elle et son bébé vivent physiquement et psychiquement. Pour elle comme pour lui, ce sont des instants cruciaux de leur vie. Il faut savoir être patient, faire confiance, dire les mots justes, et aussi parfois se taire. On doit également accepter qu'être témoin de ce passage peut raviver les émotions de son propre passage. Cela demande de s'en distancier et de choisir les paroles qui nous sont inspirées par cette femme et ce bébé, maintenant.

Quand la femme est sur «une autre planète», quand la poussée émerge spontanément et que tout, autour d'elle, cherche à protéger cette énergie toute spéciale, la plupart du temps, l'énergie de la femme et de la contraction sont à l'unisson, l'une

« J'ai accouché
à ma façon,
en suivant
mon instinct »

La naissance
de Sarah,
deuxième bébé
de Marie-France
et Olivier

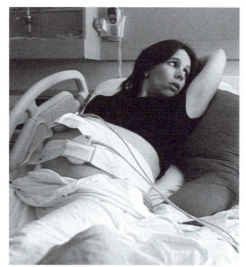
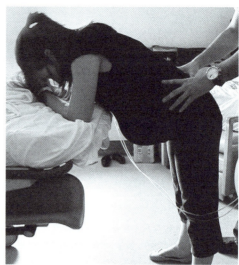
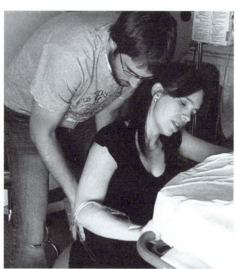
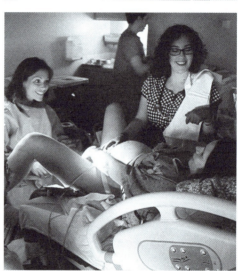
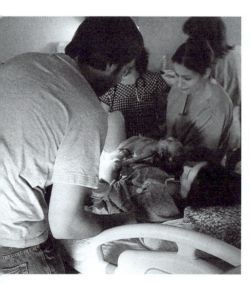
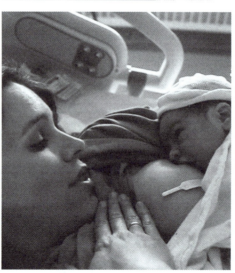

dans l'autre, l'une avec l'autre. Chaque contraction fait exactement ce pour quoi elle a été conçue. Le soutien consiste alors à faciliter les positions de la mère, à assurer son confort immédiat (l'éponger quand elle a chaud, lui donner à boire) et à l'encourager. Soutenir cette femme, c'est lui être totalement disponible: lui dire combien elle est magnifique dans son abandon et sa force, lui confirmer que la puissance de ce qu'elle ressent correspond à l'avancée de son bébé, lui dire qu'on l'aime ou peut-être... rester silencieux et l'aimer.

Plus concrètement, les hormones de la poussée donnent soif, tandis que l'effort donne chaud! Presque toutes les femmes apprécient la gorgée d'eau offerte et l'eau fraîche appliquée sur le visage, le cou et la nuque, entre chaque contraction. Bien souvent, la mère est tellement concentrée qu'elle a l'impression qu'elle ne peut plus bouger ni se soutenir: certaines positions ou changements demandent donc de l'encouragement et un soutien physique.

Le partenaire apprécie souvent ce contact physique par lequel il peut plus facilement participer et transmettre son amour. *« Je t'aime, mon amour, tu es merveilleuse »*, dit Eduardo à Guylaine, toute concentrée dans son travail de poussée. *« Laisse faire "merveilleuse" et passe-moi la débarbouillette »*, lui répond Guylaine, suscitant un éclat de rire général! *Un peu plus tard, elle lui a avoué avoir beaucoup apprécié les « je t'aime », mais ne pas s'être sentie merveilleuse du tout, simplement très occupée!*

La sensation du bébé qui descend et presse sur les parois du vagin, sur la vulve, le périnée, et qui culmine avec la naissance est décrite par certaines femmes comme extatique, voire orgasmique. Mais pour bien d'autres, cela peut être envahissant au point d'en être affolant, même si elles se trouvent dans cet «état second». J'ai entendu tant de femmes crier «Je ne suis pas capable...» tout en le faisant. D'où nous vient ce sentiment d'impuissance au moment même où

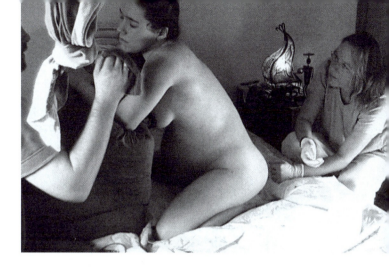

la puissance de la vie s'exprime à travers nous? *« Chaque fois, je pense que je vais mourir »*, me disait cette femme qui attendait son onzième bébé. Oui, onzième. *« Et pourtant, lui ai-je répondu, ton expérience te dit, très fort, que tu ne mourras pas, non? »* *« Oui, mais c'est quand même ce que je sens! »* Peut-être parce que ce moment nous amène tellement près de nos limites, au-delà, même. La femme qui traverse ce moment-là a besoin d'une présence de chaque instant. Pas nécessairement de mots, certainement pas de consignes, mais de présence.

### Encore le mouvement!

Certaines femmes ont envie de bouger, presque de danser pendant leurs contractions, de basculer leur bassin, de s'accroupir, de se suspendre, de se mettre à genoux et se redresser. Elles répondent ainsi à des pressions, à des sensations qui leur viennent du plus profond d'elles-mêmes. C'est ce qu'elles doivent faire, un point c'est tout! On ne devrait pas restreindre une femme dans ses mouvements à un moment où toutes les contraintes devraient s'incliner devant les exigences de la vie qui s'incarne à travers elle. Encore une fois, il est plus logique et infiniment plus simple de respecter le processus physiologique en favorisant la liberté de mouvement et en encourageant la spontanéité des réponses de la mère aux sensations intérieures. Toutefois, il

> ### « Vous voulez pousser comment ? »
>
> C'est important de faire la différence entre une position « pour pousser » et une position « pour accoucher ». Beaucoup de la résistance à ces positions non conventionnelles de la part du personnel hospitalier vient du fait qu'ils ont peine à s'imaginer aider la naissance à terre devant une femme accroupie, ou « à l'envers » si elle est à quatre pattes, ou sans bien voir le périnée. Si on hésite à vous permettre de changer de position, spécifiez que vous voulez pousser dans les positions les plus efficaces pour faire descendre votre bébé, et que vous pourrez retourner dans une position plus facilitante pour eux quand la naissance sera imminente. Cela détendra probablement tout le monde. Et si ça vient trop vite ou si vous ne vous sentez plus capable de bouger… ils s'adapteront. C'est souvent comme ça que le personnel hospitalier est exposé pour la première fois à des positions différentes, une expérience habituellement positive.

peut arriver que le mouvement soit plutôt une manière de *ne pas* entrer dans la sensation de poussée : encourager la mère à se recentrer sur son bébé l'aidera à traverser ce moment d'hésitation bien compréhensible.

On peut avoir envie d'être debout ou accroupie lors d'un accouchement, tout simplement parce que c'est ce qui nous convient à ce moment-là. Parfois, un changement de position devient essentiel pour faire progresser la descente du bébé. Avant d'en venir aux interventions (ventouse, forceps, césarienne) pour cause d'arrêt de progrès du travail, les femmes devraient être encouragées à bouger !

*Le médecin de Sylvie lui a annoncé, après deux heures et demie de poussée, semi-assise, qu'il fallait faire une césarienne. Le bébé n'était même pas assez bas pour utiliser des forceps. Sylvie était consternée. À quelques reprises, elle avait demandé d'essayer « autre chose », de s'accroupir peut-être. Chaque fois, on lui avait répondu qu'elle était probablement trop fatiguée pour ça, argument auquel elle se rendait facilement, car c'était vrai. Mais là, alors qu'il n'y avait plus rien à perdre, je lui ai demandé si elle ne voulait pas essayer de s'accroupir, pour quelques contractions seulement. Son médecin a accepté, « … si ça peut vous faire plaisir », a-t-elle dit gentiment, bien qu'incertaine de l'utilité de la tentative. Sylvie s'est accroupie à terre, face au lit, suspendue aux mains de son compagnon placé de l'autre côté du lit. Était-ce le déplacement, l'« énergie du désespoir » ? Je ne sais pas. À la troisième contraction, on voyait la tête, et le bébé est né quelques instants après !*

Les avantages d'une position donnée peuvent varier selon que vous êtes au début ou à la fin de la poussée, simplement parce que le bébé, n'étant pas au même endroit dans le bassin, a besoin d'un espace différent pour continuer sa descente. Lorsque la poussée est un peu longue, permettez-vous d'essayer à nouveau une position qui n'a peut-être pas produit de changement plus tôt ou que vous n'avez pas aimée : elle conviendra peut-être exactement au stade où vous en êtes, surtout si vous êtes fatiguée et que les choses avancent lentement ! C'est le moment où il est impératif de ne pas vous épuiser à pousser dans une position qui vous donne le moins de chances d'arriver à mettre votre bébé au monde par vos propres moyens. Les positions proposées un peu plus loin pourraient être adoptées à n'importe quel moment de la poussée, du tout début jusqu'à la naissance même. ❖

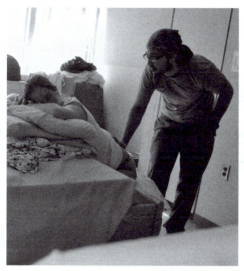
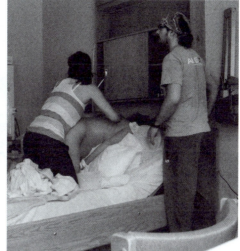

« J'ai souvent pensé au mur des marathoniens »

La naissance d'Éli, premier bébé de Caroline et Martin

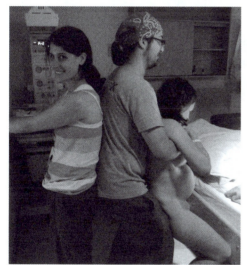
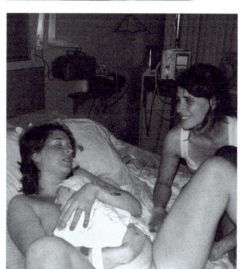
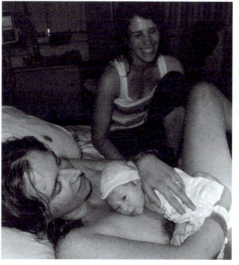
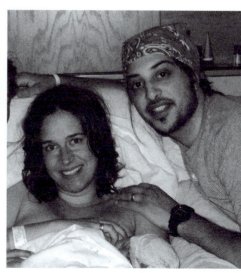

# Les positions physiologiques

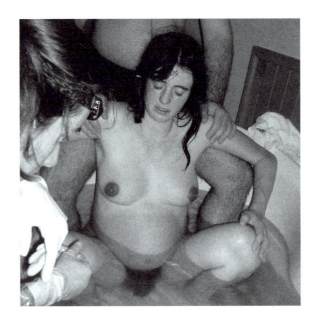

Dans un environnement libre de contraintes et dans un contexte culturel où une femme est encouragée depuis le début du travail à suivre les impulsions de son corps, elle trouvera elle-même les positions pour la poussée. Mais la chambre de naissance est meublée d'un lit qui propose déjà une position, et nos images d'accouchements ne sont pas neutres non plus. Dans quelle position se trouvaient les femmes que vous avez vues accoucher récemment dans des films ou à la télévision ? À moins qu'il ne s'agisse d'un documentaire sur des peuples « primitifs », il y a de bonnes chances qu'elles aient toutes été couchées sur le dos ou, au mieux, semi-assises. Repeuplons notre imaginaire d'images de femmes qui donnent naissance dans toute leur puissance, à genoux, debout, accroupies, suspendues au cou de leur homme. Recréons une culture de la naissance qui nous ressemble : fortes, différentes, libres. Voici donc quelques idées pour meubler votre imagination et vos projections. Toutes ces positions peuvent aussi être utilisées à n'importe quel autre moment du travail.

Le choix de la position pour pousser devrait d'abord être laissé à la mère, cela va de soi. Ensuite, la progression des choses sera un bon indicateur : l'encourager à changer de position aux 20 à 30 minutes semble une bonne idée, ne serait-ce que pour rétablir la circulation, mais aussi parce que la gravité et la pression s'exercent différemment, et que le bébé doit négocier des courbes à l'intérieur. Et parfois, il faut choisir entre le confort et l'efficacité d'une position. Si le bébé accepte de venir dans une position « confortable » pour la mère, tant mieux. Sinon, il faudra peut-être aller vers cette autre, affreusement inconfortable mais qui fait descendre le bébé.

### Accroupie

Depuis la nuit des temps, cette position a été instinctivement adoptée par un grand nombre de femmes de diverses cultures dans le monde. De nombreuses images de la naissance issues de l'histoire ainsi que des différentes mythologies nous montrent des femmes accroupies. Dans cette position, le bassin est bien ouvert, la pression est répartie également autour de la vulve, le sacrum est libre et la gravité, mise à contribution. Il n'est pas nécessaire d'écarter largement les cuisses, la largeur des épaules est probablement ce qui vient spontanément, et c'est parfait. Sinon, un trop grand écartement des cuisses se trouve à refermer le périnée et à serrer les ischions, ces protubérances osseuses sur lesquelles on s'assoit. Vous pouvez d'ailleurs l'expérimenter : glissez vos mains sous vos fesses et pressez des doigts les ischions au moment où vous ouvrez et fermez les cuisses : vous le sentirez clairement.

S'accroupir peut être fatigant pour celle qui n'en a pas l'habitude, soit la très grande majorité d'entre nous! Vous pouvez donc vous accroupir pour le temps de la contraction seulement, en vous asseyant ou vous relevant dès qu'il y a une pause, pour vous accroupir à nouveau quand l'autre contraction commence. Vous aurez besoin pour cela de l'aide des gens qui vous accompagnent. Sur un lit d'hôpital, réglé à son plus bas, la femme peut pousser accroupie en passant ses bras autour du cou de deux personnes de chaque côté d'elle. Une barre ou quelqu'un placé devant elle peut aussi aider à la soutenir. Ou encore, elle peut pousser en faisant face au côté du lit et en tenant les avant-bras de son partenaire placé de l'autre côté. Même si elle peut devenir fatigante à la longue, cette position est tellement efficace qu'elle vaut la peine d'être essayée, surtout si la progression semble ralentie ou arrêtée, ne serait-ce que pour deux ou trois contractions. L'étude de radiographies a montré que la position accroupie augmentait de 0,5 à 1,5 centimètre les mesures du bassin! Quelquefois, le bébé a besoin d'un espace supplémentaire pour ajuster sa position, terminer sa rotation, ou juste pour négocier une courbe plus serrée. Une fois son avancée redémarrée, d'autres positions plus confortables peuvent être adoptées.

*Une collègue médecin de famille se trouvait à l'accouchement d'une femme qu'elle connaissait bien. À sa grande surprise, après plus d'une heure de poussée énergique, rien n'avait avancé, le bébé était encore très haut. Surprenant, pour un troisième bébé, alors que les deux premiers étaient nés sans encombre. L'obstétricien appelé en consultation conclut à la nécessité de faire une césarienne. La femme médecin encourage la mère à pousser quand même encore un peu, «des fois que», quand soudain elle se rappelle une conversation que nous avons eue au sujet de la fameuse position accroupie. Elle l'explique aux parents et demande l'aide de l'infirmière. Et c'est là, accroupie sur le lit, que cette femme met son bébé au monde en trois contractions, à la stupéfaction, et surtout, au bonheur de tous!*

## À genoux

Voici une position qui n'attire que très peu de femmes avant l'accouchement, mais qui, le moment venu, s'avère souvent être «celle qui marche», à la fois solide, toute proche du compagnon et permettant un bon repos entre les contractions. Dans les faits, l'inclinaison du torse varie d'une femme à l'autre, d'une contraction à l'autre, de la poussée au temps de repos, si bien que l'appui sur les genoux est en fait le point commun de toutes ses variations. Les femmes qui poussent à genoux utilisent la gravité et libèrent le sacrum de toute pression vers l'intérieur. Certaines s'appuient sur une pile d'oreillers, sur le gros ballon ou sur le haut du lit, où elles se reposent entre les contractions. D'autres font face à leur partenaire, à genoux sur le lit devant elles ou debout à côté du lit, et se tiennent à son cou pendant la poussée, ce qui est aussi une belle

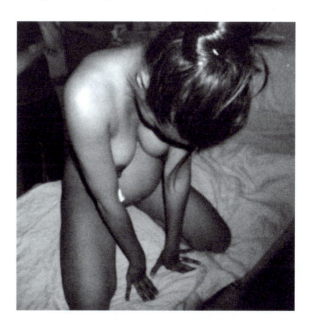

façon de se rapprocher! La mère peut aussi déposer un pied à plat sur le lit et garder l'autre genou sur le lit, comme pour une génuflexion. Rappelez-vous combien l'asymétrie est parfois bienfaisante. C'est une bonne idée de masser les jambes à l'occasion pour encourager une bonne circulation sanguine. Étant donné que le poids du bébé repose contre le ventre de la mère, cette pratique est particulièrement indiquée si le bébé doit encore finir sa rotation à ce stade de l'accouchement.

Cette position a l'avantage supplémentaire de laisser le périnée très souple, puisqu'il n'est pas sollicité par la gravité. Lorsque la mère donne naissance à genoux, la pression de la tête sur la vulve est répartie également, ce qui facilite l'étirement des tissus. Son bébé atterrira doucement devant elle, sur le lit, et non pas vers l'arrière comme on pourrait le penser. Personne ne lui «donne» son bébé: elle le découvre elle-même. Le premier contact avec le bébé est particulier dans cette position et toujours très touchant. Le plus souvent, les mères regardent leur bébé avant de le toucher du bout des doigts, puis de toute la main, pour enfin le prendre dans leurs bras. C'est aussi une position extraordinaire pour aider soi-même son bébé à naître, puisqu'il est facile de le recevoir et de le déposer devant soi sur le lit pour le découvrir à son aise.

### Le banc de naissance

Il existe plusieurs modèles de bancs de naissance. Généralement, ce sont des bancs dont le siège est ouvert en U, comme un siège de toilette. Les plus bas sont les meilleurs, puisqu'ils reproduisent presque la position accroupie, tout en soutenant les fesses. Si le banc est placé contre le lit, le compagnon peut s'asseoir derrière sa femme, ce qui a l'avantage de les mettre en contact très étroit et de lui fournir un appui. Les bras de la mère reposent sur les cuisses de son compagnon, qui

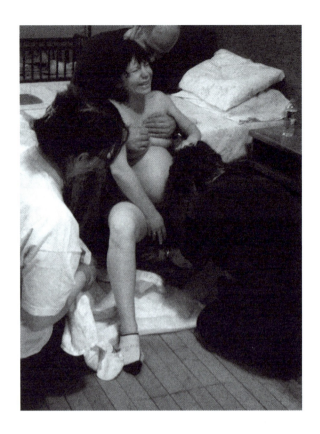

lui permettent de se suspendre, jusqu'à un certain point, quand elle prend appui sur ses bras. Les mêmes considérations que pour la position accroupie s'appliquent: le bassin ouvre mieux si les genoux sont légèrement moins ouverts que les pieds. Et il est important de s'asseoir de telle sorte que le sacrum ne soit *pas* appuyé et donc bloqué contre la partie arrière du siège.

Si vous n'avez pas accès à un banc de naissance, le siège de toilette constitue une alternative tout à fait acceptable, dans la première partie de la poussée, quand le plus gros du travail consiste à laisser descendre le bébé et à s'habituer aux sensations qui viennent avec. Ce n'est pas très poétique mais, après tout, la toilette est un endroit intime où vous avez l'habitude de vous «laisser-aller». Le siège étant plus haut qu'un banc de naissance, prenez soin de trouver quelque chose (ou quelqu'un) sur quoi poser les pieds pour que les genoux soient plus hauts que le bassin. N'ayez pas peur d'échapper le bébé dans la toilette : quand la tête du bébé étirera votre vulve, vous serez la première à sentir la différence et vous aurez le temps de bouger de là ! Mais de toute manière, ayez quelqu'un auprès de vous qui pourra vous aider à vous déplacer au bon moment. Une autre variante de cette position consiste à s'asseoir sur les cuisses légèrement écartées du conjoint, les pieds à l'extérieur des siens.

### Couchée sur le côté

Cette position n'utilise pas la gravité, mais elle dégage bien le sacrum, et pour certaines femmes, c'est dans cette position qu'elles sentent les contractions de poussée les plus fortes et donc les plus efficaces. Pour d'autres qui ont tendance à accoucher très rapidement, c'est une position qui peut ralentir l'arrivée du bébé, histoire d'y aller un peu plus doucement pour lui, pour sa mère et pour le périnée. Si elle pousse longtemps, la mère peut mieux se reposer entre les contractions. En se penchant un peu, elle peut voir son bébé arriver et venir le chercher elle-même. Quelqu'un soutiendra sa jambe supérieure pendant qu'elle pousse, bien repliée, en gardant la cheville plus élevée que le genou. Si le père peut s'asseoir près de sa tête, ils pourront être plus proches physiquement : sa femme pourrait poser la tête sur ses cuisses et l'entourer de ses bras, tandis qu'il pourrait lui masser le dos au besoin.

### Debout, genoux fléchis

Cette position est particulièrement efficace quand le partenaire soutient sa femme sous les bras en se tenant derrière elle, parce que la suspension crée une élongation de la colonne qui aide le bébé à se placer au mieux pour descendre et qui protège aussi le périnée. La femme peut aussi s'appuyer sur un meuble, au mur ou au cou de quelqu'un, ou poser ses mains sur ses propres genoux. Elle peut alors se laisser aller complètement et, en même temps, puiser de la force dans l'enracinement de ses pieds au sol.

C'est particulièrement avantageux quand la femme peut se suspendre littéralement. Plusieurs maisons de naissance et maternités sont équipées de façon que la femme puisse le faire, à n'importe quel moment du travail d'ailleurs. Le plus efficace, et le plus agréable à la fois, est probablement l'écharpe habituellement prévue pour porter le bébé et simplement accrochée au plafond. La femme peut s'y aggriper à n'importe quelle hauteur, se l'enrouler autour des poignets, sans jamais risquer de se blesser. La suspension combinée à la bascule du bassin offrent l'extension de la colonne, la gravité, l'ouverture du bassin, bref, tout ce qui peut inviter un bébé à se montrer.

### L'accouchement dans l'eau

J'ai déjà discuté des avantages de l'eau pendant le travail. Si le cours des choses s'y prête et que votre médecin ou votre sage-femme est à l'aise avec l'idée, il se pourrait que votre bébé naisse

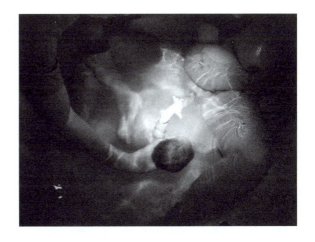

*Confiance, intimité et soutien*

> ### Eau chaude ou tiède?
>
> De nombreux articles ont été écrits, des études faites, pour discuter de la température idéale de l'eau. Entre-temps, plusieurs praticiens ont accompagné des milliers de femmes, cumulant ainsi une expérience appréciable. Conclusion? L'eau devrait être à une température confortable pour la mère, ce qui se situe d'ailleurs dans un registre assez étroit de quelques degrés. Quand l'eau est très chaude, elle peut, à la longue, augmenter la température de la mère ainsi que celle du bébé, créant ainsi une sorte de «fièvre» artificielle. On remarquerait alors simultanément une accélération du pouls du bébé à l'auscultation. Sortir du bain permet de rabaisser la température du corps de la mère et ramène le rythme cardiaque du bébé à sa normale sans autre suite.

dans l'eau. Il sortira alors dans un mouvement continu semblable à celui qu'il aurait fait «au sec» et arrivera dans vos bras, où il prendra sa première respiration. Nul besoin de précipiter le moment où il sortira la tête de l'eau: il ne respirera qu'au contact de l'air.

Je ne suis jamais à l'aise avec un projet ferme d'accouchement dans l'eau, c'est-à-dire à un plan entièrement organisé autour du fait que la femme devra se trouver dans l'eau au moment de la naissance. Le seul fait d'avoir un objectif aussi précis me paraît contraire à la flexibilité nécessaire pour suivre les besoins du corps pendant le travail.

Des femmes qui avaient souhaité et organisé un accouchement dans l'eau sont momentanément sorties du bassin alors que rien n'évoluait, et ont accouché au sec en quelques minutes. D'autres se sont complètement abandonnées dans la chaleur de l'eau et ont décidé de rester là pour donner naissance sans jamais l'avoir planifié. Se donner la chance d'y passer de longs moments du travail et garder ouverte la possibilité d'y accoucher respecte mieux le déroulement spontané de l'accouchement qu'un projet trop rigide. De nombreux livres ont été consacrés à l'accouchement dans l'eau, et je vous laisse vous y référer. ❖

# Quand ça ne coule pas si simplement

La poussée couronne et achève un processus complexe et extraordinaire où de multiples composantes, physiques, émotives, psychiques, anatomiques entretiennent les unes avec les autres des liens complexes. Tous ces éléments (ou quelques-uns d'entre eux) peuvent s'entremêler et être source de difficulté pendant la poussée.

Donner naissance, c'est tellement plus que franchir la suite des étapes énumérées dans les livres! C'est donc là, si près de la rencontre avec notre bébé, que plusieurs d'entre nous auront à défaire les derniers nœuds du cœur. Pour d'autres, c'est l'intensité des sensations du passage du bébé dans le vagin qui les fera hésiter à faire « le grand plongeon », ou encore, des particularités anatomiques (dimensions, angles) ou mécaniques (contractions qui faiblissent) qui ajouteront un facteur de difficulté au parcours. Enfin, à un moment aussi crucial d'ouverture et de vulnérabilité totales, les infirmières, sages-femmes ou médecins présents peuvent influencer considérablement le déroulement de l'accouchement par leur perception de leur rôle à ce moment-là, leur compréhension du processus physiologique en cours, leur respect de ce que vous vivez, leur flexibilité quant aux protocoles habituels.

Si vous voulez, essayons de comprendre ce qui peut rendre la poussée plus difficile et voyons comment vous pouvez, encore une fois, trouver votre chemin vers la naissance. ❖

# Les résistances du corps

### La « bande de col »

Il arrive qu'au lieu de se dilater également tout autour de la tête du bébé, une mince bande de col, comme une petite « languette », persiste à l'avant, juste sous l'os du pubis. C'est un phénomène assez courant. L'espace disponible entre la tête du bébé et le pubis étant minime, le col a de la difficulté à glisser derrière et il se retrouve momentanément coincé. Avec la pression de chaque contraction, la languette de col peut même gonfler légèrement. Cela pose rarement problème, mais peut retarder quelque peu la progression. Se coucher sur le côté avec la jambe du dessus bien repliée, ou encore se mettre à quatre pattes, facilite souvent sa disparition. Parfois, inspirer de l'oxygène au masque pendant quelques minutes le fera disparaître, bien qu'on ne comprenne pas très bien par quel mécanisme.

> ### Envie ou réflexe ?
>
> Il arrive que les femmes disent : « J'ai envie de pousser » pour exprimer que la descente du bébé leur occasionne une sensation de pression sur le rectum. C'est bien différent du réflexe. Ce dont on parle ici, c'est vraiment le réflexe qui, à chaque contraction, fait pousser la mère sans qu'elle puisse s'en empêcher. Pour ce qui est de la pression qui se présente avant le réflexe, le mieux est encore de l'accueillir pour ce qu'elle est : un signe indéniable de la progression du bébé, mais pas encore le temps de la poussée.

sommet de la tête qui, lui, se présente comme un petit cône. Les femmes dont le bébé se présente ainsi peuvent parfois passer de longs moments tout près de la dilatation complète sans sembler y parvenir. Les contractions elles-mêmes, la patience, le bain, les changements de position de la mère aident habituellement le bébé à se placer correctement, ce qui règlera la situation. La douleur de ces contractions-là est causée en bonne partie par la résistance de cette bandelette de col. Plus vite elle aura disparu, plus vite vous serez soulagée : cela vaut bien le désagrément des changements de position. La dilatation sera complète lorsque la tête du bébé aura pivoté et se sera fléchie en réponse à la pression des contractions. Il pourra alors continuer à descendre dans votre bassin et entamer la dernière partie du voyage : la poussée.

Il est aussi possible, avec votre participation, de repousser avec les doigts cette petite bande derrière la tête de votre bébé pendant une contraction, en vous demandant exceptionnellement de pousser, même en l'absence du réflexe. Bien que ce soit désagréable, certaines diront même franchement douloureux, cette manœuvre simple peut vous épargner plusieurs contractions. Si vous le préférez ou si la tentative n'a pas réussi du premier coup, vous pouvez attendre que la bande disparaisse toute seule ou réessayer un peu plus tard.

Quand la bande de col persiste, c'est souvent un signe que la tête est mal fléchie ou légèrement penchée sur le côté (en asynclitisme), ce qui génère une pression inégale sur le col et donc une dilatation inégale. Si le bébé est en postérieur, par exemple, c'est le dessus de sa tête qui se présente, avec un plus large diamètre, et dont la forme plate ne favorise pas le glissement du col autant que le

### Le réflexe précoce de poussée

Le réflexe de poussée se présente le plus souvent en fin de dilatation, mais aussi vers huit ou neuf centimètres, et quelquefois aussi tôt qu'à quatre ou cinq centimètres. C'est probablement que le bébé est très bas et qu'il appuie déjà sur les terminaisons nerveuses qui le déclenchent.

La contraction de dilatation exerce déjà une pression sur le col. S'il est souple et prêt à répondre à la sollicitation supplémentaire engendrée par ces poussées spontanées mais précoces, il va simplement se dilater plus rapidement. Si vous sentez que « ça pousse tout seul », laissez faire votre corps, sans y ajouter aucun effort volontaire. Laissez aller, laissez descendre, laissez pousser doucement. Soufflez en même temps que vous ressentez l'envie de pousser. Pensez avant tout à laisser s'ouvrir l'endroit même où se trouve votre bébé.

Si les poussées involontaires sont douloureuses au bas du ventre, juste au-dessus de l'os du pubis, cela peut tout simplement signifier qu'elles mettent trop de pression sur le col, déjà au maximum de son élasticité. Le message du col est clair: «Ne m'en demandez pas trop à la fois. Je peux me dilater avec la contraction, mais graduellement.» Ce n'est pas encore le temps de pousser. Cherchez alors des positions où vous sentez moins de pression, quitte à vous déplacer à nouveau dans quelques instants, lorsque cette étape sera franchie. Une respiration superficielle (haletante, très légère) ou une longue expiration (la plus douce possible) peuvent vous aider à restreindre la force de la poussée, à condition de rester dans un mouvement de laisser-aller. Ne vous inquiétez pas si vous poussez un peu malgré vous: vous cherchez à adoucir et non pas à retenir la poussée.

Il y a quelques années, on interdisait formellement à une femme de pousser avant d'être complètement dilatée, quelle qu'ait été la puissance du réflexe de poussée, sous peine de déchirer le col, ou encore de le faire enfler suffisamment pour qu'il devienne un obstacle au passage du bébé et oblige à faire une césarienne. On la contraignait alors à haleter «en petit chien», des heures durant s'il le fallait. Au moment où on lui annonçait qu'elle était maintenant complètement dilatée et qu'elle pouvait y aller, aucune ne ressentait plus le réflexe de poussée qu'elle avait dû combattre avec tant d'efforts. Chaque femme disait ensuite que cela avait été le moment le plus difficile de son accouchement, et de loin!

Dès les débuts de leur pratique, les sages-femmes ont remis en question ces consignes parce que, dans le respect d'un processus physiologique, il paraissait insensé de demander à une femme de lutter contre quelque chose de si impérieux venant du fond d'elle-même. Après toutes ces années de pratique, je peux dire que je n'ai jamais vu ces sombres prédictions se réaliser. Ni moi ni mes collègues sages-femmes. Si un problème persiste, c'est celui de la mauvaise position du bébé, pas du col lui-même.

Les pratiques ont changé un peu partout. Il arrive de plus en plus souvent qu'une infirmière ou un médecin «tolère» les poussées spontanées d'une femme, ayant aussi remarqué qu'elles

### Quand le bébé est en postérieur

Pour les femmes dont le bébé se présente en postérieur, il arrive que l'envie de pousser se présente avec force, alors que la tête n'a pas encore terminé son mouvement de rotation. Dans cette situation, l'arrière de la tête du bébé, évidemment plus dure que son visage, appuie trop tôt et trop fort sur les terminaisons nerveuses. Pousser avec les contractions pourrait empêcher votre bébé de compléter sa rotation en le faisant buter contre les os du bassin dans un angle qui ne lui permet plus de mouvement. Continuez plutôt de rechercher les positions qui encourageront votre bébé à tourner et où vous sentirez le moins d'envie de pousser. Cela inclut une position à quatre pattes où les hanches sont plus élevées que les épaules. On ne peut savoir à l'avance quelle position (ou quelle combinaison) aidera votre bébé à tourner. Vous devrez travailler de concert avec la personne qui peut juger de la position de votre bébé et de la progression de votre col. Elle pourra vous guider.

ne posent pas de problèmes en soi. Ce sont d'ailleurs les recommandations les plus récentes de la Société des obstétriciens et gynécologues du Canada[5]. Elles ne sont pas encore appliquées partout, cela dépend encore en grande partie du personnel présent. Alors, choisissez pour vous-même. Rappelez-vous qu'on peut vous donner n'importe quelle consigne: ne pas pousser, haleter, n'importe quoi. Mais il n'y a que vous-même qui pourrez décider de ce que vous ferez à ce moment-là. Encore une fois, si cela vous dérange, votre compagnon pourra vous aider en agissant comme «tampon» entre vous et la personne qui pourrait être trop insistante.

### Quand le réflexe n'y est pas

On reconnaît maintenant que chez certaines femmes, il existe une phase de latence au début de la poussée. Cette phase pourrait s'expliquer

---

#### Une comparaison inoubliable

Le réflexe de la poussée peut être perturbé jusqu'à disparaître complètement s'il n'est pas respecté. Permettez-moi d'expliquer ce phénomène en le comparant à un autre, très similaire physiologiquement, quoique pas très poétique. Il s'agit de l'envie d'aller à la selle, telle qu'on la vit tous les jours, envie qui mobilise le même groupe de terminaisons nerveuses. Imaginez que vous ressentez une envie d'aller à la selle. Sérieusement! Mais les circonstances vous empêchent d'y aller sur-le-champ. Vous vous retenez donc, ce qui vous demande pas mal d'attention et d'effort pour les premières minutes. Finalement, votre corps comprend qu'il n'est pas autorisé à y aller tout de suite et, graduellement, il va réduire l'intensité de son message. Bientôt, vous ne le sentirez même plus. Un peu plus tard, enfin libérée de vos obligations, vous vous rendez aux toilettes. Mais l'envie n'y est plus! Ce n'est que plus tard qu'elle reviendra, parfois même le lendemain seulement. Elle ne viendra que quand ça lui conviendra. Pas à votre convenance à vous. Même chose si, prévoyant de ne pas être disponible à votre heure habituelle, vous tentez d'y aller une heure plus tôt, en «prévision». Car cette envie obéit à un ensemble de conditions internes de relâchement et de mouvement qui ne se commandent pas.

Nous vivons en société et, de ce fait, nous avons appris à répondre d'abord à nos obligations plutôt qu'à nos sensations physiques. En prévision de votre accouchement, vous pourriez essayer de procéder autrement, spécialement si la constipation est pour vous un problème occasionnel ou chronique. Essayez d'être attentive aux tout premiers signes de votre envie d'aller à la selle, et suivez-les en interrompant votre activité courante, quelle qu'elle soit. Vous observerez probablement, en y allant à ce moment-là, qu'il y a moins d'efforts à faire: les selles viennent spontanément par un travail involontaire du corps. Vous pourriez faire de même avec l'envie de dormir qui, elle aussi, suit un cycle organique qui n'obéit pas à nos commandes: on a sommeil pendant un moment, mais si on n'y va pas maintenant, on devra patienter avant de s'endormir. Il en va de même avec le réflexe de poussée qui réclame qu'on le suive, sinon il disparaît, pour un temps du moins.

de plusieurs façons anatomiques comme hormonales, un peu longues à décrire ici, mais le fait est que quand on se préoccupe de ne pas bousculer l'accouchement, cette pause s'observe chez plusieurs femmes. En anglais, certains l'appellent par ce qu'on peut traduire par « repose-toi-et-remercie-le-ciel », et il est vrai qu'elle arrive à un bon moment. Les femmes peuvent récupérer un peu et certaines arrivent même à s'assoupir quelques minutes. Les contractions continuent, moins intenses, mais elles aident quand même à faire descendre le bébé. Cela dure habituellement de 20 à 30 minutes, peut-être un peu plus, jusqu'à ce que, dans une grande vague d'ocytocine, le réflexe de poussée fasse son apparition et que la poussée s'amorce.

Parfois, le réflexe est absent parce que les conditions de son apparition ne sont pas réunies, ou parce qu'elles ont été perturbées : si on fait pousser la mère avant que le réflexe ne soit bien installé, par exemple, ou si on la « fait pousser » simplement parce qu'elle est à 10 centimètres, ou si on l'en empêche alors que le réflexe est présent, s'il y a soudainement trop de monde autour de la mère, ou quand la mère est sous péridurale.

Que faire si le réflexe est absent et qu'on vous demande de pousser ? D'abord, essayez d'obtenir qu'on vous laisse souffler un peu. Évidemment, je présume que le bébé va bien et qu'il n'y a pas d'urgence ! Dans le cas contraire, la situation serait évaluée par votre médecin ou votre sage-femme et pourrait donner lieu à une conduite différente. Au besoin, essayez de voir si certains facteurs peuvent être corrigés, comme de demander un peu d'intimité s'il y a trop de monde dans la pièce.

Plusieurs femmes affirment n'avoir jamais senti ce réflexe puissant de poussée. À cause peut-être de facteurs qui le dérangent. Ou juste parce que... Le réflexe viendrait-il finalement

> Si on vous demande de pousser et que le réflexe n'y est pas, dites-le. D'ailleurs, je vous suggère de toujours répondre « non » à la question « Est-ce que vous avez envie de pousser ? », simplement parce que ce sera tout à fait évident quand le réflexe sera là et que cela vous donnera le temps nécessaire pour que votre bébé descende avant qu'il ne soit soumis à une poussée trop précoce. Pour la même raison, il peut être prudent de retarder les examens internes vers la fin parce que l'annonce du « 10 centimètres » risque fort de déclencher l'envahissement de la chambre et le début de la poussée dirigée, qui peuvent bien attendre !

si on était assez patients ? Certains bébés ont-ils malgré tout besoin qu'on les pousse pour se mettre en bonne position ? Je ne peux pas vous répondre. Il y a seulement quelques années, il était impensable dans les milieux médicaux de laisser durer la phase d'expulsion plus de deux heures après la dilatation complète (ou moins, même) sans intervenir. Maintenant, les pratiques ont changé et, selon les praticiens et les endroits, les limites sont beaucoup plus élastiques. Dans quelques années, nous pourrons peut-être répondre un peu mieux à cette question, après avoir observé des centaines et des milliers de femmes dont le processus n'entre pas « dans la moyenne », sans cesser toutefois d'être normal. Pour l'instant, vous accoucherez dans un milieu qui fonctionne avec ses connaissances et ses standards.

## Pourquoi se pencher vers l'avant ?

J'ai souvent parlé de l'importance d'être penchée vers l'avant, que vous soyez en position assise, à genoux ou debout. Bernadette de Gasquet, un médecin français qui a consacré ses recherches au périnée, à la poussée et à l'accouchement en général, a écrit à ce sujet un livre très intéressant[6]. Pour bien sentir l'effet de cette position sur le bassin, elle suggère le petit exercice suivant: «Assise, par exemple par terre, sur une chaise, sur le ballon… placez vos doigts sur la pointe des os sur lesquels vous êtes assise, les ischions. Observez leur position lorsque vous êtes assise le dos rond. Au contraire, penchez-vous en avant… Sentez alors comment les ischions s'écartent, laissent libre l'espace de descente, à l'arrière. On se penche vers l'avant pour ouvrir le bassin»

### Pour aider le bébé à descendre avant de pousser

Quand le bébé est bien descendu et bien placé, et que le réflexe de poussée est présent et puissant, aucun mode d'emploi n'est vraiment nécessaire! Il en est autrement quand l'un de ces éléments n'est pas au rendez-vous.

Disons que vous êtes complètement dilatée, que tout va bien et qu'il n'y a pas encore de réflexe de poussée. Vous pourriez vous reposer un peu, parce que vos contractions, ne pressant plus sur le col, sont moins douloureuses que celles que vous venez de traverser. Vous pouvez prendre des positions qui encourageront la descente de votre bébé et l'apparition de cette envie impérieuse de pousser. Par exemple:

▸ assise, penchée vers l'avant, sans cambrer le dos;
▸ assise sur vos talons, soutenue en avant par vos mains sur le lit, toujours sans cambrer le dos;
▸ assise, avec le haut du corps tourné vers votre conjoint et appuyé sur lui;
▸ couchée sur le côté, le genou qui est au-dessus bien replié vers l'épaule et plus bas que le pied par rapport au lit;
▸ à genoux;
▸ si vous devez rester sur le dos: ramenez les jambes sur la poitrine le plus possible (quelqu'un pourrait les soutenir) sans trop écarter les cuisses. Demandez à ce qu'on vous place un objet sous une fesse, ou les deux, pour dégager votre sacrum du lit: par exemple, deux poches de soluté ou deux serviettes épaisses bien roulées.

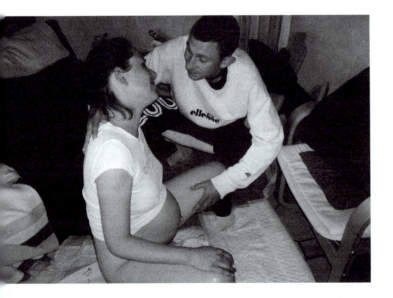

**Pour pousser sans le réflexe spontané**

Il se peut que le personnel médical ne veuille pas, ou parfois ne puisse pas, attendre que votre réflexe de poussée vienne de lui-même. Parfois aussi, même après avoir attendu un certain temps, il ne vient toujours pas. Il se pourrait donc qu'on vous invite à pousser sans que le mouvement vienne de lui-même.

Si vous devez vous mettre à pousser sans que le réflexe soit présent, vous avez intérêt à le faire d'abord dans des positions qui favorisent la descente de votre bébé. Tant qu'on ne voit pas les cheveux du bébé, adoptez les positions vers l'avant, à genoux, accroupie ou sur le petit banc d'accouchement. Essayez de reproduire le mieux possible la poussée spontanée. Attendez que la contraction prenne de la force, puis expirez en rentrant les muscles abdominaux avec force. La poussée sera encore plus puissante si vous freinez l'air (sans le bloquer) comme en mettant votre poing devant la bouche, par exemple. C'est en réduisant l'espace dans l'utérus que le bébé est « forcé » de descendre plus bas. Ce n'est donc pas le temps de gonfler le ventre. Expérimentez-le maintenant, alors que vous avez l'esprit libre, pour observer comment vous en ressentez l'effet. N'ayez pas peur de faire descendre votre bébé: il est bien en sécurité dans votre utérus, pas dans votre vagin!

De toute manière, le mot d'ordre est: expérimentez. La respiration, la position, la façon d'utiliser vos muscles abdominaux. Les généralités, les recettes, les techniques ont bien peu de place quand il s'agit d'aider un enfant à naître et sa mère, à le mettre au monde. Surtout que, alors que pour certaines femmes, la poussée est une libération, pour d'autres, ce sera le moment le plus difficile à vivre de leur accouchement!

Explorez l'effet que produit telle ou telle façon de pousser. Si on vous presse de suivre une « méthode » qui vous dérange, votre compagnon pourrait demander qu'on respecte votre besoin de concentration, par exemple, ou en disant que vous essayez de pousser, mais que vous avez besoin d'un peu de silence et de temps pour y arriver. Quand j'accompagne une femme à l'hôpital,

## Pousser « de partout »

Ce n'est pas toujours facile de comprendre, dans son corps, avec quels muscles pousser et dans quelle direction. Certaines femmes n'y arrivent pas facilement. Elles poussent, parfois avec grande force, mais il y a autant de pression qui leur monte à la figure ou dans les bras qu'il y en a vers le vagin, et parfois plus. C'est tout à fait compréhensible dans les premiers essais, et parfois, le bébé descend très bien quand même. Mais si ça se prolonge sans que l'accouchement progresse, elles risquent de se fatiguer. C'est un art que de continuer à être encourageant avec une femme qui, de toute évidence, fait de son mieux, tout en la guidant quand elle perd son énergie. Parfois, pour que les choses s'améliorent, il suffit de le lui faire remarquer délicatement et de l'aider à diriger mentalement sa poussée vers le vagin et l'anus. Plusieurs femmes apprécient que leur sage-femme ou leur médecin mette ses doigts dans leur vagin et appuie sur le périnée, comme pour décupler la sensation de pression qui leur servira de guide.

je trouve toujours extrêmement important de ne pas superposer mes recommandations à celles, souvent fort nombreuses, qu'on lui adresse déjà à haute voix. Entre les contractions, je lui chuchote à l'oreille de suivre ce qu'elle ressent et je l'encourage à se reposer et à rester centrée. Une recherche récente a montré qu'on obtient des résultats similaires (durée de poussée, santé du bébé, etc.) en encourageant la mère plutôt qu'en lui donnant des directives. Les études scientifiques ont démontré, hors de tout doute, que la méthode conventionnelle « inspirez-bloquez-poussez » a des répercussions néfastes sur l'état de santé du bébé et le périnée de la mère. Il n'y a pas de raison de l'utiliser d'emblée.

Pour certaines femmes, le début de la poussée est si soudain qu'il équivaut à essayer de sauter sur un cheval déjà au galop. Pour d'autres, il s'agit plutôt de monter le cheval et d'essayer de le convaincre de partir au trot, ce qui peut s'avérer tout aussi difficile ! Le soutien pourra alors être plus spécifique, plus précis, plus proche du travail d'un guide. Il est impossible de savoir exactement ce que la femme éprouve lorsque la tête de son bébé descend et presse très fort dans son vagin et sur son anus. L'aider, c'est procéder par suggestions, par petites touches, en lui laissant le soin de les intégrer à son rythme, sans la déconcentrer et sans lui faire perdre le contact précieux qu'elle a avec ses sensations intérieures, qui devraient toujours être le guide premier. Les suggestions devraient attirer son attention sur certaines sensations, plutôt que lui donner des ordres à suivre, car l'intensité de ce qu'elle vit peut l'empêcher de bien sentir et de reconnaître les signaux qui lui sont envoyés.

« Si tu veux, à la prochaine contraction, tu pourrais essayer de trouver exactement l'endroit où tu ressens la pression. » « Si tu veux, tu pourrais essayer de relâcher tes jambes et tes cuisses, et vraiment essayer de sentir l'énergie de ta contraction dans ton vagin, là, en bas. » Ou encore « Essaie de remarquer comment tu réagis quand ça presse très fort sur ton anus. Peut-être que tu pourrais juste essayer de vivre cette sensation quelques secondes, pour t'y habituer graduellement ». Le fait de lui suggérer doucement un changement de position ou d'attitude peut aider la femme à trouver sa propre manière de faire, sans lui en imposer une et lui dérober son pouvoir sur ce moment de l'accouchement. On peut par exemple lui suggérer d'ouvrir le chemin devant la tête du bébé, juste ouvrir, sans imposer la manière. C'est en comprenant bien la physiologie et la psychologie de ce moment-là du travail qu'on peut choisir comment rassurer, encourager, proposer, de manière à faciliter un déroulement le plus proche possible du corps et du cœur.

### Quand les contractions sont insuffisantes

Dans la dynamique de la poussée, la contraction utérine elle-même fournit la plus grande part de la force d'expulsion, celle de vos muscles abdominaux s'y ajoutant dans une moindre proportion. Pour toutes sortes de raisons, que ce soit la fatigue, l'inhibition des hormones par le fait d'être dérangée ou autre chose, vos contractions pourraient avoir diminué d'intensité, suffisamment pour que vous ayez l'impression de fournir, par vos efforts volontaires, pratiquement toute la force de poussée. C'est rapidement épuisant et rarement efficace. J'ai déjà expliqué comment susciter le réflexe de pousser en laissant descendre le bébé. Mais je suppose ici que vous avez dépassé ce stade, ou qu'il n'a pas été possible d'attendre.

Plutôt que de décupler vos efforts pour faire progresser les choses, il pourrait être utile de stimuler les contractions. Si vous avez l'intimité nécessaire ou que vous vous sentez à l'aise, la stimulation des mamelons fonctionne parfois très bien. Il pourrait aussi être tout à fait justifié d'utiliser de l'ocytocine, l'hormone synthétique qui stimule les contractions. Son usage, à ce moment-ci du travail, n'a pas les mêmes conséquences que plus tôt et ne générera pas plus de douleur. Voici un moment où, physiologiquement, votre corps sécréterait spontanément plus d'ocytocine pour vous donner des contractions non pas plus douloureuses, mais plus efficaces. Si l'énergie n'y est plus, n'hésitez pas à stimuler des contractions plus puissantes. Vous n'en reviendrez pas de la différence, quand c'est la contraction qui fait pousser plutôt que votre décision à vous. ❖

# Les retranchements du cœur

Les nouvelles sensations qui viennent avec la poussée créent un effet fort différent d'une femme à l'autre. Pour certaines, surgissent avec chaque poussée une force et un sentiment de satisfaction que rien ne laissait présager. Cela n'enlève pas l'intensité des dernières sensations, quand la tête du bébé étire la vulve à l'extrême, mais, c'est difficile à exprimer clairement, le plaisir de la poussée est plus fort que tout. J'emploie le mot plaisir à dessein, même s'il peut paraître incongru, parce qu'il s'approche probablement le plus de ce que je tente de décrire: un paroxysme, oui, mais où la décharge d'endorphines qui l'accompagne peut aussi inclure la joie, la jouissance du moment.

*Nadia: «Ah la poussée! Quel soulagement après la tempête du premier stade! Si j'avais subi le travail pendant les dernières heures, maintenant c'est moi qui étais en contrôle. Les contractions étaient plus espacées et il n'y avait plus de douleur, seulement un peu de fatigue. J'ai aimé sentir toute ma musculature poussant ma grosse fille vers le monde. Je n'avais plus besoin de personne et je n'avais plus peur. Je revivrais cette partie de la naissance de ma fille n'importe quand!»*

Pour beaucoup d'autres femmes, la poussée est au contraire le moment qu'elles trouvent le plus ardu, particulièrement celles qui se sont adaptées somme toute assez facilement à l'intériorité de la période de dilatation, à cette vigilance de chaque instant où le corps accueille l'ouverture. La puissance de la poussée les bouscule, parfois même les terrifie, et elles sont craintives de s'y abandonner. C'est le dernier grand saut dans l'inconnu, et celui-là leur fait vraiment peur. Elles ne peuvent pas croire, si on peut dire, que le bébé devra vraiment passer par là! N'y aurait-il pas un autre moyen? Un autre trajet? J'ai vu des femmes hésiter pendant de longs moments. Dès qu'une poussée spontanée plus forte que les autres fait descendre leur bébé là où elles ne l'ont jamais senti encore, dans leur vagin, elles s'empressent de se refermer. D'un mouvement probablement bien involontaire de leurs muscles, elles remontent la tête là où elles peuvent tolérer sa présence, plus haut, dans leur ventre.

Cette ambivalence leur fait parfois l'effet d'une déchirure, tant elles se sentent incapables de créer d'elles-mêmes cette sensation qu'elles

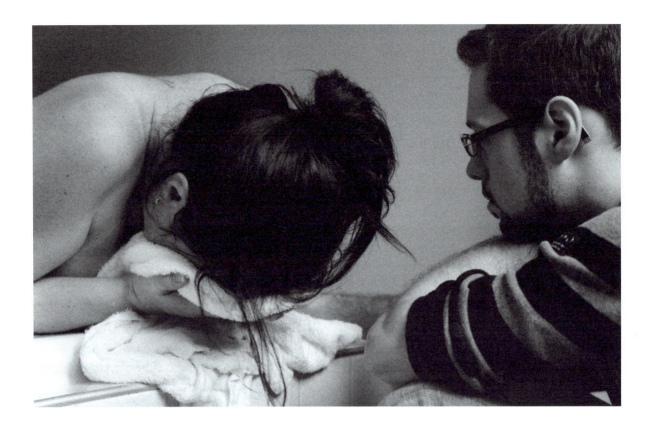

ne peuvent supporter. Il leur semble qu'elles aimeraient mieux la subir des mains de quelqu'un d'autre: «Sortez mon bébé, venez le chercher», réclament-elles parfois. Un geste tout à fait possible techniquement, la ventouse et les forceps servant exactement à cela, mais pas si bénin cependant! La naissance imminente de leur bébé leur propose le défi d'accepter de sentir les derniers moments de son passage.

Bien sûr, quand la mère et le bébé vont bien, l'un et l'autre peuvent prendre le temps de s'adapter à cette nouvelle étape. Cela demandera à la mère d'aller chercher profondément en elle le courage de sentir ce qui vient, d'en être l'actrice principale plutôt que de le subir. Nul ne sait ce que cette acceptation changera dans sa façon de vivre cette naissance, d'accueillir son bébé. Nul ne peut juger, non plus, celle qui choisirait de se faire aider de l'extérieur. Il est des étapes qui ne peuvent se franchir au cours d'un seul accouchement. Une autre fois, peut-être, au prochain bébé, la même femme sentira le courage de s'y risquer. Dans quelques instants, vous deviendrez mère de cet enfant qui vient agrandir votre famille. Désormais, votre vie ne sera plus la même. Permettez-vous d'explorer les peurs qui pourraient se trouver là, à quelques instants, à quelques centimètres de la naissance de votre bébé. C'est peut-être le cadeau qu'il veut vous faire, si vous êtes prête à le recevoir et si ce sont vraiment elles qui ralentissent son arrivée. Parfois, ce n'est pas dans le cœur que se trouve la réponse, en tout cas, pas toute. Il existe plein d'histoires de naissances par forceps ou par césarienne que ni la position du bébé ni les mesures du bassin ne peuvent expliquer, d'histoires où l'on aurait pu croire que le «refus» de la mère expliquait l'échec de la poussée... pour trouver après coup plusieurs tours de cordon, ou une petite main mal placée qui gênait la descente, ou toute autre raison parfaitement physique.

Ce moment d'hésitation au début de la poussée n'a pas qu'une seule explication, au contraire. Certaines y vivent là les derniers soubresauts de leur ambivalence à devenir mère. Je sais, c'est un peu tard pour y penser, mais ce n'est pas comme ça que les émotions fonctionnent: elles se révèlent là où elles prennent tout leur sens, pas là où l'on peut encore changer le cours des choses de façon raisonnable! Le phénomène est si commun qu'il a été reconnu et décrit dans des recherches. D'ailleurs, la Société des obstétriciens et gynécologues du Canada recommande maintenant aux médecins de prendre le temps de reconnaître ce moment de peur, de le laisser s'exprimer pour permettre à la femme de retrouver sa confiance en elle et sa force pour mettre son petit au monde[7].

Le vagin et la vulve sont au cœur de nos organes sexuels et cachent parfois des émotions extrêmement puissantes. Lorsque le bébé emprunte ce passage, il peut arriver qu'il bouscule des émotions contenues là depuis longtemps: la colère, la peine, l'humiliation, la peur, la douleur, la honte, des émotions liées à des événements difficiles qui n'ont pas pu être exprimées ni parfois même identifiées. Ce sont les émotions pénibles qui restent nouées là, sans issue, parce qu'elles peuvent être si difficiles à reconnaître et à exprimer. Vous pensez peut-être que la naissance de votre bébé n'est pas le moment idéal pour laisser ces émotions s'exprimer, mais vous n'avez pas vraiment le choix. Votre bébé prend toute la place et il pousse devant lui les choses qui obstruent le chemin, y compris vos peurs. Vous ne pourrez peut-être pas nommer l'émotion que vous vivez, mais vous pouvez lui donner la permission de sortir. Si elle veut prendre toute la place, prenez le temps de la regarder, de la reconnaître pour vous la réapproprier à un moment plus opportun.

*Marie-Claude était venue me parler après une rencontre avec un groupe de femmes où nous avions discuté de l'ouverture si essentielle pendant un accouchement, de la nécessité de laisser le bébé descendre. «J'en suis complètement bouleversée, me dit-elle, tu comprends, j'ai vécu de l'inceste quand j'étais jeune adolescente. Pendant ma grossesse, je souhaitais que le bébé "nettoie tout ça" en passant, si tu vois ce que je veux dire. Mais là, pendant le travail, j'ai senti tellement fort que je ne pouvais pas demander ça à mon bébé. Je ne pouvais pas lui demander d'aller là où je me sentais encore tellement souillée. De fait, après des heures où le bébé restait toujours trop haut, j'ai eu une césarienne. Ce n'est qu'aujourd'hui que je comprends que c'est pour ça que je ne l'ai pas laissé descendre. Même que je me refuse depuis des années d'avoir un autre enfant, parce que je ne sais pas comment réparer ça.» Ce n'est pas toi qui es salie, Marie-Claude, mais lui, cet homme qui t'a blessée. Et tu as protégé ton bébé du mieux que tu as pu, à ce moment-là. Prends le temps aujourd'hui de soigner ta peine et la honte injuste qui t'habitent encore et que je comprends. Sous cette blessure, tu es belle, entière, pleine d'amour et tout à fait capable d'ouvrir pour tes bébés un passage vers la vie.*

Le jeu des émotions qui se déploient au moment de la poussée, quand nous sommes complètement et littéralement ouvertes à la vie, n'est pas un signe que quelque chose ne va pas, mais la manifestation la plus vraie de notre nature humaine. C'est la preuve, s'il en fallait une, que nous sommes de chair et de sang, de cris et de secrets, de puissance et de grands vertiges. Pour ce moment incroyable de leur naissance, nos bébés nous demandent de nous mettre à nu et de leur faire cadeau de notre humanité la plus profonde: celle de notre imperfection. C'est comme ça qu'on façonne un petit être humain. ❖

# Les contraintes hospitalières

### La « conduite obstétricale » de la poussée

Le contrôle médical de l'accouchement a modifié radicalement, en quelques décennies, la façon dont les femmes mettent leur petit au monde. Dans l'optique (discutable, je vous l'accorde) où l'accouchement est d'abord vu comme un acte médical, il est logique d'en diriger le déroulement. Dans la poussée particulièrement, du début jusqu'à la façon de pousser, des positions jusqu'au temps pour le faire, tout avait été revu et corrigé par une obstétrique qui se croyait « moderne ». Mais les choses changent. L'étude combinée du comportement humain pendant l'accouchement et des recherches récentes ont changé les pratiques de nombreux professionnels et ont conduit la Société des gynécologues et obstétriciens du Canada à faire des recommandations extrêmement respectueuses du processus spontané de la poussée.

Voici quelques exemples de lignes de conduite suggérées[8]:

- La définition du début du deuxième stade (la poussée) devrait tenir compte de la dilatation complète mais aussi de facteurs individuels et physiologiques comme la présentation du bébé et la présence du réflexe de poussée.
- En l'absence du réflexe de poussée, il est recommandé d'attendre et de n'encourager la poussée que quand la tête est à la station 0 à +1 (c'est-à-dire, bien descendue dans le bassin).
- On pourrait permettre aux femmes de pousser quand le col est souple et à huit ou neuf centimètres et que les conditions pour la descente du bébé sont idéales.
- On devrait encourager les poussées physiologiques (plusieurs petites poussées sans retenir sa respiration).
- Les femmes devraient pouvoir choisir leur position pour la poussée et la naissance.
- La durée du deuxième stade devrait être évaluée de façon individuelle afin de ne pas intervenir s'il y a progrès et que la mère et le bébé se portent bien.
- La surveillance du cœur du bébé devrait se faire selon les normes de la SOGC. Si le tracé du cœur fœtal ou d'autres éléments sont inquiétants, un test supplémentaire (l'analyse du pH du cuir chevelu du bébé) devrait être fait pour confirmer une détresse fœtale. Si le résultat de ce test est normal et que le tracé inquiétant persiste, il devrait être refait toutes les 30 minutes.
- L'épisiotomie ne devrait être utilisée que pour hâter la naissance en cas de détresse du bébé ou de détresse maternelle et d'absence de progrès.
- La naissance de la tête devrait se faire doucement et progressivement sur plusieurs contractions, pour permettre aux tissus de se détendre et minimiser les risques de traumatismes au périnée.
- On devrait respecter les sentiments de peur et d'ambivalence reliés au fait de devenir mère que peuvent éprouver certaines femmes et qui peuvent parfois freiner le début de la poussée.

Ces recommandations, suivies dans toute leur flexibilité et le respect des différences individuelles, offrent un guide plus qu'un cadre rigide et la garantie que la vigilance requise est présente sans être envahissante. Dans les faits, elles ne sont appliquées que partiellement, et encore, pas dans tous les établissements ni par tous les professionnels. À bien des endroits, les naissances sont encore «gérées» comme elles l'ont été dans les années 1960 et 1970, à quelques différences près: la position semi-assise a pris le dessus sur la position couchée et ses étriers, et on est un peu plus patient quant aux limites de temps. L'obstétrique occidentale doit encore se défaire d'une courte quoique trop longue histoire de contrôle total du déroulement de la naissance.

Quand vous irez accoucher dans un hôpital, vous arriverez à un moment particulier de l'évolution de cette histoire... peut-être pas très loin des conditions dans lesquelles votre mère a accouché, peut-être plus près de la liberté et du soutien suggérés dans les recommandations de la Société des obstétriciens et gynécologues du Canada. Vous pourrez réclamer (je suis tentée d'écrire: vous devriez) des adoucissements, des ajustements aux politiques de l'hôpital où vous accoucherez, afin qu'elles respectent mieux le déroulement physiologique mais aussi votre rythme, vos besoins affectifs et physiques. Ce sera votre manière d'écrire une page de l'histoire de la transformation des pratiques médicales entourant la naissance.

Étant donné la grande variation dans l'évolution des pratiques, il est difficile de parler de la poussée dans son déroulement physiologique pour vous préparer à accoucher dans un hôpital «moyen», c'est-à-dire pas spécialement adepte des changements dont je viens de parler. La naissance est un processus instinctif et efficace, mais facilement dérangé dans son bon déroulement si on ne le comprend pas bien.

Voici une description de ce à quoi on pourrait s'attendre dans un centre hospitalier et avec des professionnels qui pratiquent encore le contrôle de la poussée. Plus tôt dans le travail, la plupart des femmes passent la majeure partie du temps seule avec la ou les personnes qui l'accompagnent, ce qui permet certaines libertés. Mais à partir du moment où l'on annonce la dilatation complète, une infirmière est présente dans la chambre de façon constante. Et généralement, on attend d'elle qu'elle «enseigne» à la mère comment pousser.

D'abord, on l'installe «confortablement». Le lit d'accouchement à multiples positions n'offre cependant, dans la pratique, que quelques variations de la position semi-assise. Malheureusement, c'est la position qui réduit le plus l'espace disponible dans le bassin parce que le sacrum n'a plus aucune mobilité alors qu'il devrait pouvoir basculer vers l'arrière. Au début de la contraction, on dit à la mère comment pousser. Le nombre de consignes que j'ai entendues lors de ces «cours de poussée» en accéléré dépasse l'entendement: «Prends un grand respire, bloque-le, pousse, la bouche fermée, le menton baissé, les mains sur les poignées, les coudes levés, encore, encore, compte jusqu'à 10, lève la tête, arrondis le dos, reprends de l'air, plus vite, plus fort.» À la contraction suivante, on recommence. Le jeu complexe et délicat des hormones du travail bascule en un instant dans l'«accouchement dirigé», l'apothéose du contrôle total de l'accouchement par d'autres que la mère.

La médecine a voulu améliorer la poussée en imposant aux femmes une cadence, une pression et une méthode prétendument supérieures à ce que la nature avait prévu. La façon de faire pousser les femmes — «inspirez... bloquez... poussez... encore» — trouble la physiologie de l'accouchement. Elle nie et bouscule les sensations et les réflexes de la mère. Elle fait subir un stress inutile et même néfaste au plancher pelvien (c'est ainsi qu'on nomme l'ensemble des muscles autour de l'urètre, du vagin et de l'anus) et prédispose à l'épisiotomie et aux déchirures. Certains bébés sont ainsi obligés d'amorcer leur descente dans le bassin avant d'avoir une flexion adéquate de la tête ou d'avoir complété leur rotation, et d'autres supportent difficilement la compression continue qui leur est imposée. Plusieurs études, dont la toute première de Caldeyro-Barcia[9], ont démontré les effets néfastes de ces procédures sur la mère et sur le bébé: chute de pression artérielle pour la mère, décélération du cœur fœtal et diminution de l'apport d'oxygène pour le bébé. Comme ces effets s'observent pendant la poussée même, ils donnent l'impression de confirmer que c'est un moment dangereux de l'accouchement qu'il vaut mieux expédier le plus rapidement possible.

Je le redis tout de suite: certaines infirmières laissent la mère y aller spontanément, autant dans sa respiration que dans ses positions, mettant plus leur énergie à l'encourager. Certains médecins aussi. Mais la norme demeure encore trop souvent le contrôle. Même ceux qui s'efforcent de dire gentiment à la mère comment pousser ne semblent pas conscients de l'impact de leurs commandes sur un processus fait pour fonctionner spontanément! La nature n'a pas prévu le voyage de l'ovule fécondé jusqu'à l'utérus, le développement du placenta, la croissance du bébé, le déclenchement du travail et la dilatation du col de l'utérus pour ensuite abandonner la naissance aux bons soins d'une personne extérieure qui dirigerait la poussée!

### Les positions offertes à l'hôpital

C'est le roi Louis XIV qui, le premier, a imposé la position couchée à sa maîtresse, pour pouvoir observer l'accouchement de derrière un rideau! Aujourd'hui, les positions proposées à l'hôpital viennent d'aussi loin: elles découlent de l'utilisation de l'ameublement disponible, lui-même un vestige de temps anciens, où le lit représentait déjà un progrès par rapport à la «table» d'accouchement. Même si les lits «de naissance» à commande électrique présents dans toutes les chambres permettent une variété de positions (parfois illustrées sur une affiche au mur), les femmes y accouchent presque toujours assises ou même couchées, et les autres positions sont rarement utilisées. Encore là, certains hôpitaux font montre de plus de souplesse et d'ingéniosité que d'autres.

Heureusement, cette vision obstétricale de la poussée évolue. À cet égard, la Société des gynécologues et obstétriciens du Canada recommande d'abandonner les consignes rigides et potentiellement néfastes pour la mère et le bébé, de laisser celle-ci trouver ses propres ressources, de guider la poussée de manière flexible et adaptée à chaque situation. Qu'une instance professionnelle prestigieuse et influente se prononce clairement en faveur d'un plus grand respect du processus physiologique de la naissance est porteur d'espoir, même si ses recommandations mettront encore plusieurs années avant d'être appliquées dans chaque hôpital, dans chaque chambre de naissance. Les humains sont des êtres d'habitude et il est difficile d'abandonner les certitudes qu'on a apprises et mises en pratique pendant des années. Mais chaque femme qui désire plus de liberté et plus d'espace au moment de son accouchement pourra le demander en sachant que les recherches scientifiques et les recommandations des plus hautes instances obstétricales au pays l'appuient dans ses revendications.

### *Couchée sur le dos, les pieds dans des étriers*

Voici une position qu'aucune femme n'a jamais adoptée spontanément et que l'histoire retiendra comme la plus absurde pour accoucher. Dans cette position, l'utérus risque de compresser la veine cave qui ramène le sang du placenta vers le cœur, réduisant ainsi l'apport en oxygène au bébé et pouvant entraîner une chute de la tension artérielle pour la mère. De plus, la femme se trouve à pousser son bébé vers le haut, à l'encontre de la gravité, et la position entraîne une pression exagérée sur le périnée. Enfin, elle est la seule personne en position horizontale dans la pièce, ce qui rend la communication et la participation aux décisions pratiquement inexistantes ou, en tout cas, inégales. Beaucoup de femmes, d'ailleurs, trouvent cette position humiliante. Alors que nous sommes dans un acte de force et de puissance, on nous place sur le dos, les jambes écartées. *Une femme me faisait un jour remarquer « que c'est la position qu'on fait prendre aux chiens pour les obliger à la soumission et leur signifier clairement qui est le maître ».* Inutile d'ajouter qu'elle en a cherché d'autres pour mettre ses enfants au monde !

Exceptionnellement, si les choses progressent lentement, une variante de la position couchée sur le dos est parfois fort utile. Il s'agit de remonter les genoux le plus près possible des épaules, jusqu'à ce que ça remonte les fesses du lit. Vous pouvez vous faire aider par deux personnes qui soutiennent ou retiennent la plante des pieds. Cette position bascule le bassin (encore une fois, c'est comme accroupie... mais sur le dos). C'est particulièrement avantageux pour ces bébés qui ont de la difficulté à se glisser sous l'os du pubis. La gravité sert donc à les faire passer plus proche du dos, plutôt que de buter sur cet os dans les positions plus verticales.

### Semi-assise

C'est la position habituelle dans les chambres de naissance. On a voulu améliorer la position couchée, qui comporte tant de désavantages. Les recherches à ce sujet démontrent très clairement la supériorité d'être semi-assise sur la position de « lithotomie », c'est-à-dire couchée sur le dos, les pieds dans les étriers. Vous conviendrez qu'il n'était pas difficile de faire mieux ! Elle assure le confort de l'accoucheur, une bonne visibilité du périnée et du progrès de la tête du bébé. Elle donne toutefois moins d'espace au bébé pour descendre et réduit considérablement la mobilité du bassin, si importante à ce moment-là.

Au moment de la dilatation complète, soit lorsqu'on s'attend à ce que vous commenciez à pousser, l'infirmière enlève le tiers inférieur du lit, dévoilant la présence de deux appuie-pieds. Comme il faut avoir les fesses sur le bord du lit pour laisser de l'espace au bébé, on se retrouve souvent avec un creux dans les reins qui nous pousse à nous affaler de nouveau, pour le combler. Le désavantage majeur de cette position est que le poids de la femme repose sur son sacrum, ce qui empêche complètement le mouvement de ce dernier vers l'arrière et diminue d'autant l'espace disponible pour le bébé. La force de la poussée est dirigée vers la partie arrière du périnée, plus épaisse, plutôt que vers l'ouverture elle-même. Cela augmente le risque de déchirures.

Enfin, on demande souvent à la mère de se redresser un peu à chaque contraction et de poser le menton sur la poitrine. Ces deux actions lui font arrondir le dos, ce qui projette l'utérus vers le haut et fait buter le bébé contre l'os du pubis, puisqu'il lui est difficile de passer plus vers l'arrière. Il arrive que les efforts de la mère demeurent vains lorsqu'elle est assise, alors qu'une autre position dégageant son sacrum fait bien descendre son bébé. Évidemment, quand les dimensions respectives du bassin de la mère et de son bébé sont harmonieuses et que l'angle de la tête est parfait, la position ne pose pas de problème. Il en est autrement si la naissance exige le maximum de capacité du bassin, comme c'est souvent le cas pour les femmes qui ont leur premier bébé, par exemple.

Si vous êtes limitée à cette position, vous pouvez l'améliorer en laissant un vide sous votre sacrum, comme en glissant des linges roulés sous chaque fesse. Assurez-vous que vos cuisses sont bien repliées, un peu comme si vous étiez accroupie, quitte à ce qu'on vous aide à tenir vos jambes pendant que vous poussez. Rappelez-vous que vous n'avez pas besoin d'écarter largement les genoux : au contraire, cela réduit l'espace dans votre bassin. Ouvrir les cuisses à la largeur des épaules suffit pour laisser passer même un gros bébé.

### Pousser avec une péridurale

Pousser alors qu'on est sous l'effet d'une péridurale exige qu'on cherche à reproduire les conditions et les réflexes physiologiques qui ne sont plus présents parce qu'on n'a plus de sensations. Cela fait longtemps qu'on a reconnu l'inutilité de faire pousser une femme sous péridurale pour la seule raison qu'elle est à dilatation complète. La pratique est maintenant de laisser passer une heure, et même deux, jusqu'à ce qu'on voit le sommet de la tête, ou que la femme ressente elle-même l'envie de pousser. Il est intéressant de noter qu'en France, on définit la poussée comme la période allant du moment où on voit la tête jusqu'à la naissance, qu'il y ait péridurale ou non. La SOGC recommande qu'on n'encourage la poussée que lorsque la dilatation est complète, que le bébé est bien engagé dans le bassin (station 0 ou +1) et (ou) qu'il y a un fort réflexe de poussée[10].

Au moment de la poussée, l'effet anesthésiant de la péridurale s'avère parfois un désavantage. La péridurale « parfaite » enlèverait complètement la sensation de douleur, mais pas celle de la pression. Comme chez le dentiste, par exemple, où l'anesthésie locale laisse quand même sentir les doigts du dentiste et leur pression sur les gencives. Mais il est presque impossible de doser parfaitement la péridurale pour chaque femme, à cause notamment des différences individuelles de réceptivité. Quand la péridurale enlève presque complètement la sensation de pression, cela rend la poussée plus difficile, surtout au premier bébé. C'est que la mère ne sent pas « quoi » pousser ni quels muscles sont sollicités. Si c'est le cas, on gagne à diminuer un peu la péridurale, en essayant d'affecter le moins possible l'effet sur la douleur.

Pour certaines femmes, cependant, cette sensation de pression est tout bonnement *insupportable* et devient donc un obstacle. La péridurale pourrait alors être augmentée à nouveau (simplement, juste en redémarrant le goutte-à-goutte du médicament). Il faut se rappeler que si plusieurs femmes adorent, littéralement, cette étape de la poussée, c'est qu'elles baignent dans les endorphines, ce que les femmes sous péridurale ne peuvent expérimenter ! Vous verrez ce qu'il en est pour vous.

Un des inconvénients de la péridurale, c'est qu'elle peut aussi entraver les mouvements intérieurs du bébé vers la naissance. Mais dans certains cas, quand le progrès du travail est bloqué depuis un moment, la tension dans le bassin peut *empêcher* le bébé de faire sa rotation, ce que la péridurale, en relâchant les tissus, va faciliter. Mais dans la plupart des cas, les muscles du vagin servent de guides au bébé dans les différents mouvements de rotation, de flexion de sa tête puis de déflexion qu'il doit faire, en l'incitant à choisir le chemin de moindre résistance. Avec la péridurale, l'effet de relâchement sur les tissus les empêche de jouer ce rôle de guides, ce qui explique pourquoi il arrive plus souvent qu'on doive avoir recours à la ventouse ou aux forceps parce que le bébé ne parvient pas à se positionner correctement. On voit encore comment la péridurale peut être aidante dans un accouchement qui ne progresse pas bien, et avoir des effets négatifs dans un accouchement qui progressait bien jusque-là. Enfin, l'anesthésie diminue la production d'ocytocine naturelle qui arrive habituellement à profusion à cette étape pour seconder le travail de la poussée. La mère doit donc fournir un plus grand effort pour pallier le fait que les contractions n'ont pas la puissance qu'elles auraient eue sans l'anesthésie.

Malgré ses désavantages potentiels, vous la choisirez peut-être. Voici donc quelques suggestions pour optimiser la poussée avec une péridurale. Je présume que le bébé va bien et qu'il n'y a pas de raison d'accélérer sa naissance. Ces recommandations découlent de recherches récentes. Si ce n'est pas ce qu'on vous propose d'emblée, permettez-vous de les demander si elles vous semblent adéquates pour votre situation. Si on veut vous faire pousser avant que les conditions optimales soient présentes, demandez qu'on attende encore un peu.

- Laisser passer une heure ou deux après la dilatation complète, pour que le bébé achève de tourner et continue de descendre.
- Encourager le début de la poussée seulement quand on commence à voir la tête du bébé, ou quand la mère ressent l'envie de pousser, justement parce que son bébé est rendu très bas dans son bassin. (Cela illustre bien que ce sont bien les contractions qui font le plus gros du travail de faire descendre le bébé.)
- Ne pas imposer de limites de temps, tant que la mère et le bébé se portent bien et qu'il y a un progrès, si modeste soit-il.
- La position sur le côté est très souvent la plus favorable: elle dégage le sacrum, et la personne qui accompagne la mère peut soutenir la jambe du haut bien repliée, ce qui ouvre le bassin de quelques millimètres supplémentaires (et bienvenus!).
- D'autres positions sont possibles, même accroupie (dans le lit, et avec beaucoup de soutien), selon la profondeur de l'effet de la péridurale sur la motricité des jambes. Changer régulièrement de position est encore une bonne idée. ❖

# Laisser passer, laisser ouvrir

Depuis quelques contractions déjà, on aperçoit une petite tache sombre entre vos lèvres quand vous poussez. C'est votre bébé! Chaque poussée laisse voir un peu plus le dessus de sa tête humide, noire de cheveux ou ombrée d'un duvet clair, avec des replis comme une noix de Grenoble. Si vous y touchez, ne vous surprenez pas d'en trouver la texture étonnante: le passage dans le vagin crée sur son cuir chevelu des replis de peau qui se replaceront dès sa sortie, mais qui donne une curieuse impression de «mou» sur sa tête! Chaque moment de repos le laisse retourner là d'où il vient. Chaque contraction le rapproche. Ce mouvement de va-et-vient peut durer quelques minutes... ou deux heures, et convient parfaitement au travail d'adaptation que vivent la mère et le bébé: une pression continue ne laisserait que peu de chances aux tissus de s'adapter graduellement et serait plus difficile à supporter pour la mère et le bébé. À partir du moment où, au sommet d'une contraction, on peut voir la tête de votre bébé grand comme... une petite clémentine, son passage à travers le bassin osseux est probablement terminé. Le reste du travail consiste maintenant à étirer les muscles du périnée et du vagin. Cela peut encore demander de la force, mais plus que jamais, c'est le temps de l'ouverture.

D'ici quelques contractions, votre bébé ne remontera plus vers l'intérieur. Une fois la contraction finie, il restera visible, bien appuyé, et votre périnée devra composer avec sa présence continue! Contrairement aux étapes antérieures de votre accouchement, vous pouvez maintenant toucher votre bébé, le voir, vous dire que

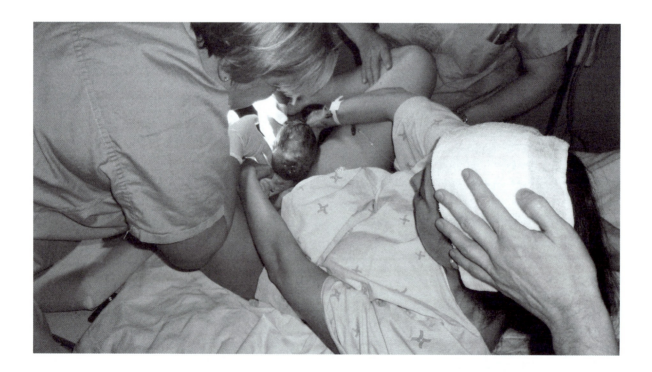

sa naissance est une question de minutes et non plus d'heures. Désormais, votre bébé doit étirer des muscles, ceux de votre vagin et de votre périnée, pour franchir la dernière étape, puisque les os du bassin, eux, sont franchis.

Ce n'est pas que le périnée, mais toute la vulve qui s'ouvre, et la sensation d'étirement se fait sentir tout autour aussi, dans les lèvres et jusque dans la région du clitoris. Vous sentirez l'étirement sous la forme d'une sensation de chaleur, de brûlure. Certaines femmes la décrivent comme inconfortable, d'autres comme franchement insupportables, «une brûlure au 10$^e$ degré», me disait une mère! N'ayez pas peur de cette sensation. Ce n'est pas une sensation de déchirure, au contraire, c'est celle de l'étirement. *Laetitia disait: «Ah! Le passage de la tête! Ces sensations de brûlure! Heureusement, j'avais lu des récits qui évoquaient cette sensation et j'ai pu les accepter et continuer à pousser.»*

Plus que jamais, vous aurez besoin de relâcher, de prendre une longue respiration profonde alors même que vous ressentirez cette brûlure. Parlez à votre bébé, qui sera dans vos bras dans quelques instants, imaginez chaque fibre des parois de votre vagin qui s'étire au maximum de sa capacité, comme elle ne l'a jamais fait auparavant. Un linge mouillé et chaud sur la vulve, entre chaque contraction, amène presque toujours des soupirs de soulagement. D'autres le préfèrent très froid. Demandez-le si on ne le fait pas déjà. Chaque petite détente vous amène plus proche de l'ouverture qui convient exactement à votre bébé.

Vos tissus ont évidemment besoin de s'adapter graduellement à cet étirement extraordinaire. Aussi, à partir du moment où vous ressentez cet échauffement, essayez d'ajuster la force de votre poussée et sa durée aux sensations que vous recevez, si l'intensité du moment vous le permet. Lorsque vous ressentez une brûlure plus vive, poussez plus doucement pour quelques instants,

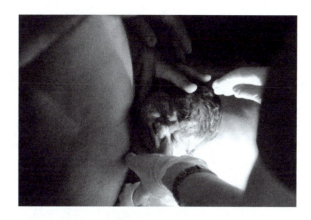

le temps que vos tissus s'habituent, haletez légèrement si cela vous aide, puis reprenez la poussée, graduellement toujours, sans coups brusques. Prendre le temps de s'y adapter est différent de s'en retirer. Les personnes qui vous accompagnent et qui observent la progression de votre bébé peuvent aussi vous guider. Les sages-femmes et plusieurs médecins ont développé des gestes de soutien du périnée pour éviter les déchirures. Certaines femmes vont spontanément aller «tenir» la tête de leur bébé en la couvrant d'une main. On dirait que sentir la position exacte de leur bébé avec la main les aide à guider son passage entre les muscles étirés du périnée. Vous pourriez avoir à utiliser à ce moment nettement moins de force que plus tôt, alors que votre bébé devait passer entre les os de votre bassin. Quelquefois, la poussée de la contraction elle-même est suffisante sans qu'on ait à ajouter celle des muscles abdominaux.

Des mains amicales pourraient masser doucement votre périnée avec un peu d'huile, soutenir, stimuler la circulation sanguine ralentie par l'étirement extrême. Des mains douces et apaisantes. Vous vous ouvrez un peu plus grand, encore un peu plus. Votre vagin s'étire pour votre bébé qui passe. Encore un peu plus grand, dans un instant, un instant seulement, il sera dans vos bras. Encore un peu plus grand. Encore un peu… ❖

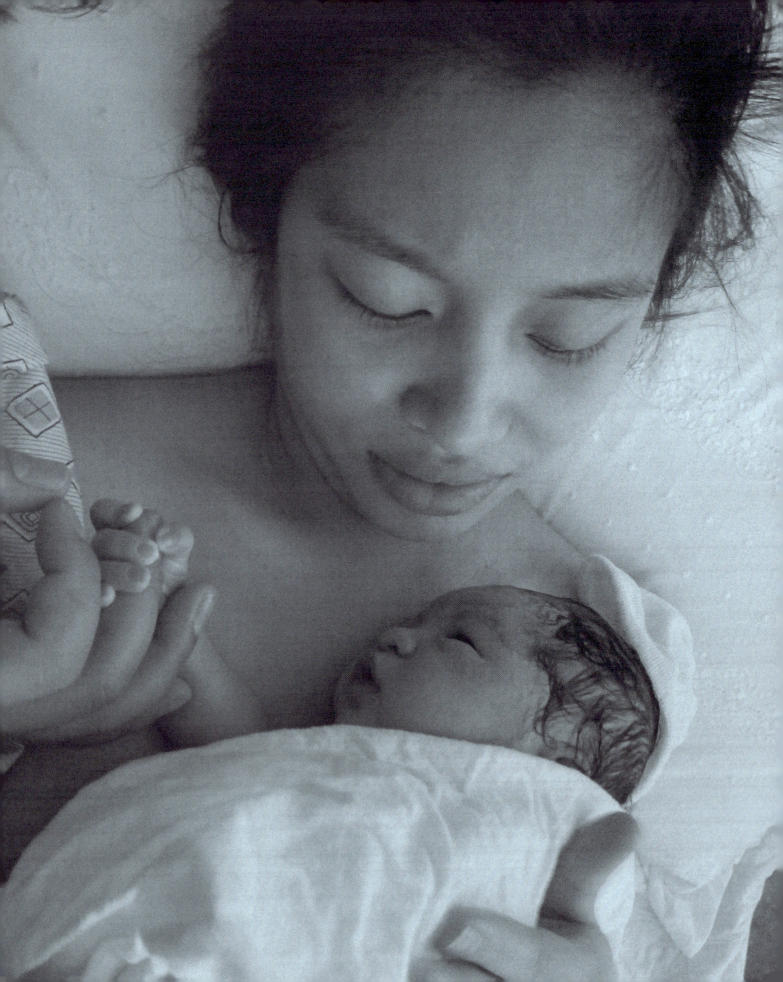

CHAPITRE 8

# La grande rencontre

*L'accueil du bébé et les premiers jours*

# La naissance

Une contraction encore et, tout doucement, la tête de votre bébé se met à glisser vers l'extérieur. Au moment où elle est presque entièrement visible, elle amorce un mouvement vers le haut en se relevant. En quelques secondes, le périnée découvre son front, ses yeux, son nez, sa bouche, son menton. Aussitôt sortie, sa tête pivote légèrement pour se remettre en ligne avec les épaules demeurées, elles, en oblique. Puis, elle suit les épaules qui tournent à leur tour, à l'intérieur, pour se présenter verticalement, dans l'axe de la vulve. Nul besoin de tirer, tourner ou déplacer la tête, le mouvement se fait tout seul, calculé à la perfection.

Voici que la tête de votre bébé est là, visible, tangible. Quel moment incroyable! Suspendu entre deux mondes! *« Mon cœur me brûle! »* s'est *écriée Marie-Pier découvrant le visage de son bébé au creux de ses cuisses.* Vous pouvez enfin le voir, le toucher. Parfois, les bébés grimacent un peu, ouvrent les yeux, ou encore ils restent là, attentifs, tranquilles, attendant le mouvement final de la naissance pour commencer à découvrir ce qui les entoure. Quand le bébé émerge du corps de sa mère, la tête à l'extérieur et le reste à l'intérieur, c'est purement un moment d'éternité: le bébé, encore rattaché à sa mère par le cordon, n'est déjà plus un fœtus, mais n'est pas encore tout à fait un être indépendant. Cette transition subtile, mais extraordinairement puissante, a besoin de quelques minutes pour pénétrer les sens.

La prochaine poussée fera naître les épaules, l'une après l'autre, et vous pourrez enfin tendre les bras et venir l'accueillir! Le reste de son corps glissera dans un mouvement extraordinaire qui mérite certainement l'ancien nom de « délivrance ».

**Les premiers moments**

Il est là, votre bébé. Peut-être s'est-il déjà fait entendre d'un beau cri de vie pour célébrer son saut dans ce monde. Peut-être est-il encore silencieux, tout occupé à atterrir, à chercher son souffle. Ou calmement arrivé, déjà confortable avec ce mouvement du diaphragme qu'il pratique depuis plusieurs semaines à l'intérieur de vous. Sentez-le se déployer doucement, s'ouvrir à la vie, ouvrir ses poumons à l'air qui le soutiendra toute sa vie. Écoutez ses pleurs, son

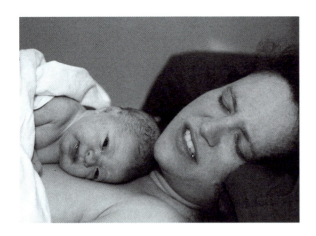

chantonnement, son vagissement, ce mot merveilleux pour désigner le cri d'un nouveau-né fraîchement émergé du vagin. Écoutez le doux bruit de sa respiration débutante. Écoutez ce qu'il a à dire. Recevez-le pleinement. Quelquefois, les bébés ont besoin de pleurer de longues minutes avant d'avoir vidé leur sac d'émotions. Ce n'est pas nécessairement un chagrin qui a besoin d'être consolé : ils racontent leur histoire, comment ils se sont sentis, ils expriment combien il fait bon d'être enfin arrivés après un tel voyage ! Parfois, ils ne sont pas sitôt arrivés qu'ils sont déjà occupés à observer, à sentir, à regarder. Ne cherchez pas immédiatement à interpréter son langage, mais laissez-vous plutôt envahir par lui, par son état, par son émotion. Il se fera comprendre !

Les contractions et le passage dans votre corps lui ont fait vivre une stimulation sensorielle incroyable. C'est ce qui l'a éveillé à la vie. Votre toucher servira de continuité à cette expérience. Touchez-le ! Sentez sa peau sur la vôtre, son poids, désormais sur votre ventre plutôt que dedans, sa chaleur, la texture de sa peau mouillée et peut-être couverte de cette crème extraordinaire, le vernix, destinée à le protéger pendant son séjour aquatique. Touchez-le du bout des doigts ou à pleines paumes. Sentez son toucher à lui : reconnaissez-vous ses mouvements ?

L'odeur des bébés naissants est unique au monde : ils sentent l'utérus, ils sentent l'intérieur. Plusieurs heures après une naissance, je cherche encore cette odeur sur mes doigts, tellement elle est enivrante. Reconnaissez-le avec votre nez, comme le font toutes les femelles du monde pour s'assurer de ne pas laisser entrer un petit étranger dans leur portée. D'ailleurs, lui aussi vous sent et il reconnaîtra l'odeur de sa mère entre toutes !

Préparez-vous à rencontrer son regard. Il va tranquillement (si ce n'est déjà fait) ouvrir les yeux et chercher votre regard. Une lumière douce et indirecte l'aidera à le faire sans effort.

### Les « tours de cordon » font partie de la vie...

Dans environ un accouchement sur trois, il y a un tour de cordon autour du cou du bébé ou d'autres parties de son corps, l'épaule, le torse, les jambes. Votre sage-femme ou votre médecin le passera par-dessus sa tête. Si le cordon n'est pas assez long pour faire le tour de sa tête, on pourra en desserrer la boucle : le bébé naîtra donc en passant au travers. Vous n'en aurez peut-être même pas connaissance, tellement c'est un geste facile et rapide. Quelques rares fois, le cordon est serré au point qu'il est impossible de le relâcher. Certains professionnels vont le couper alors que seule la tête est née, avant la naissance du corps. D'autres utilisent une technique manuelle simple par laquelle le corps du bébé naîtra « en faisant la culbute » autour de son cordon, pourrait-on dire, sans avoir à le couper.

Le regard d'un nouveau-né est sans fond, sans arrière-pensée, sans jugement. Complètement abandonné dans vos yeux, il se donne tout entier!

Gardez-le contre vous, directement sur votre peau, bien au chaud. C'est essentiel pour le bon fonctionnement de tout son métabolisme. Puisqu'il est encore mouillé, l'évaporation le refroidirait vite. En particulier sa tête, sa plus grande surface. Couvrez-le, ne serait-ce que de vos mains: quatre mains sur un nouveau-né l'abritent efficacement! Ne mettez pas de couvertures entre vous et lui, mettez-les par-dessus! Il a besoin du contact de votre peau, pas du tissu. Les premières couvertures deviendront rapidement humides, il faudra les changer. Elles seront encore plus confortables si on a pensé à les réchauffer à l'avance.

Sensible et conscient, votre bébé est attentif à tout, y compris aux sons qui lui arrivent maintenant sans être assourdis par l'eau. Les commentaires, les paroles qui ne leur sont pas destinées, les questions qui pourraient attendre peuvent gêner la mère et le bébé dans cette première expérience auditive pour lui. Bien sûr, j'ai aussi vu des bébés accueillis par des manifestations bruyantes de joie et d'émotions… se reposer sur leur mère dans le calme le plus total. Peut-être sentent-ils à quel point cette émotion est vraie et appropriée.

J'adore ces naissances où la position de la mère (à genoux ou accroupie, par exemple) fait que, plutôt que d'être déposé sur son ventre par quelqu'un d'autre, le bébé arrive devant elle sur le lit. Les femmes prennent rarement leur bébé tout de suite. Elles restent un instant immobiles, puis, doucement, le touchent du bout des doigts, puis de toute la main et, souvent, plusieurs minutes s'écoulent avant qu'elles ne le prennent dans leurs bras. On sent vraiment que c'est une rencontre. Le bébé, de ses mouvements et parfois de ses vagissements, appelle sa mère. Elle se penche

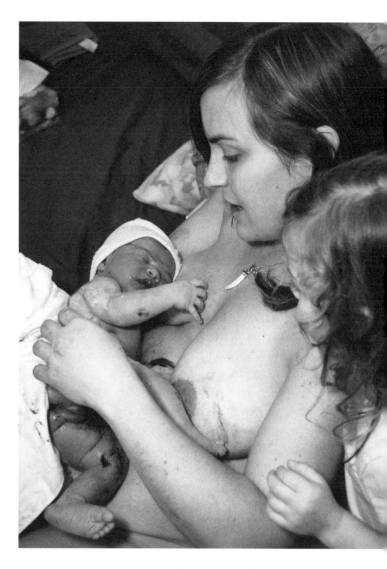

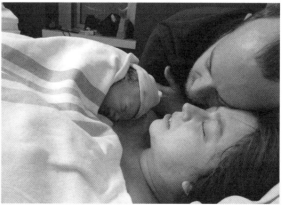

*La grande rencontre*

> ## Quand c'est plus difficile autour du placenta
>
> Le troisième stade de l'accouchement, comme on appelle la période jusqu'à l'expulsion du placenta, peut aussi se compliquer. Parfois, l'utérus ne se contracte pas, ou trop peu, laissant libre cours à des saignements qui deviendront rapidement une hémorragie si les mesures appropriées ne sont pas prises promptement. Ou plus rarement, le placenta se décolle en partie seulement, menant là aussi à une hémorragie potentiellement grave. Le respect de la physiologie demeure la meilleure prévention, mais s'il advenait que des complications se présentent, les gestes correctifs auront préséance sur l'accueil de votre bébé: sauver votre vie devient le plus important. Mais fort heureusement, cet accueil n'est pas une affaire de minutes, et vous aurez le temps de reprendre votre rencontre quand la situation sera résolue.

vers lui jusqu'à le « reprendre », sur elle maintenant, plutôt qu'en elle. Lentement, à leur rythme à tous deux. Ou à tous trois. Le bébé arrive et c'est aux parents de le découvrir.

*Bien assise dans son lit, Mélanie a pris son bébé de quelques minutes, l'a assis sur ses genoux, en le soutenant. Face à face tous les deux. C'est comme cela qu'elle voulait faire connaissance avec ce petit qui partagerait sa vie pour... la vie. « Salut bébé! Alors c'est vraiment toi? Moi je suis Mélanie, ta mère. » Et son petit, grave et attentif, la regardait droit dans les yeux!*

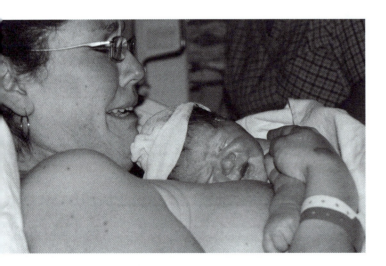

*« Oh! mon amour! Oh! mon amour! » répétait France tout en riant et en pleurant. Comme elle embrassait alternativement son compagnon et son bébé, on comprenait qu'elle s'adressait aux deux!*

### La délivrance du placenta

Dans les minutes qui suivent la naissance, l'utérus continue à se contracter rythmiquement pour décoller et puis expulser le placenta. Cela se fait habituellement dans les 5 à 10 minutes qui suivent la naissance. Le plus souvent, la mère, occupée à regarder son bébé et à absorber l'émotion intense de la naissance, remarque peu ces contractions nettement moins fortes que celles qu'elle vient de vivre. Dans le cadre d'un accouchement physiologique, tout est en place pour que cette phase délicate se déroule sans heurts. Les hormones qui ont présidé à la naissance continuent leur travail, la mère est au chaud, baignant dans les endorphines, son bébé va bientôt commencer à téter, ajoutant ainsi à la stimulation de contractions.

Il est important ici aussi de protéger le déroulement physiologique autant que possible,

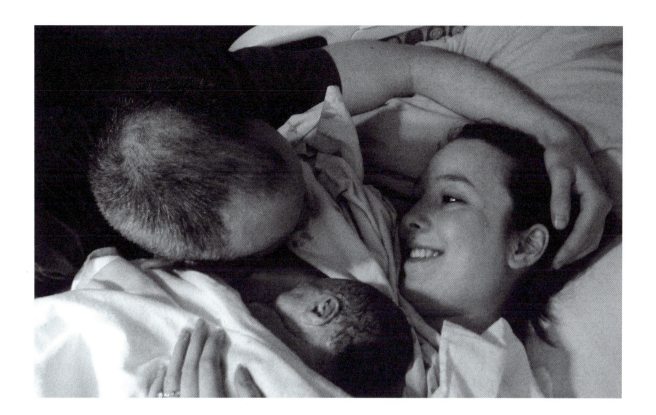

### La « gestion active du troisième stade de l'accouchement »

Les recherches des dernières années sont unanimes à recommander ce qu'on appelle « la gestion active du troisième stade de l'accouchement » parce qu'elles démontrent que son usage universel diminue significativement le nombre d'hémorragies, autant les modérées que les graves[1]. Cela consiste à injecter une dose d'ocytocine dès la naissance du bébé, à clamper et couper le cordon (possiblement après 60 secondes) et à exercer une traction modérée sur le cordon pour hâter son expulsion. L'ocytocine artificielle, à ce stade de l'accouchement, ne comporte pas les mêmes désavantages que pendant le travail. Plusieurs membres de la communauté médicale sont prêts à reconnaître que les conclusions de ces recherches sont difficilement transférables aux pratiques d'accouchement physiologique. En effet, elles ont eu lieu exclusivement en centres hospitaliers et, dans un très grand nombre de cas, en présence de péridurales et d'ocytocine synthétique. On ne peut donc inférer que les résultats seraient les mêmes lors d'accouchements physiologiques, qui favorisent le fonctionnement optimal des hormones du travail. Pour cette raison, plusieurs sages-femmes préfèrent continuer leur pratique de vigilance quand les conditions s'y prêtent, et n'interviennent que si elles doivent le faire.

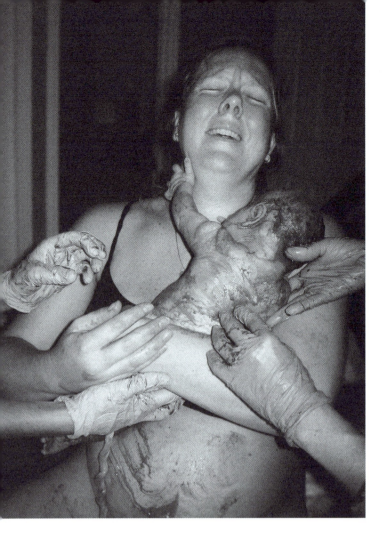

La perte de sang normale varie de presque rien à 500 ml, c'est-à-dire environ 2 tasses. L'organisme de la femme qui vient d'accoucher est particulièrement bien préparé à faire face à cette perte, grâce à l'augmentation notable de son volume sanguin pendant la grossesse. Comme le placenta était lié à des vaisseaux sanguins à gros débit, si l'utérus ne peut faire son travail de contraction, l'hémorragie qui s'ensuivrait pourrait rapidement devenir préoccupante et menacer sérieusement la santé. Si la perte de sang dépasse la normale, ou si l'écoulement ne s'arrête pas de lui-même, des mesures seront prises promptement, incluant l'injection de médicaments, l'installation d'une intraveineuse et des massages beaucoup plus vigoureux de l'utérus.

Il peut arriver que l'expulsion du placenta prenne plus de temps et demande une participation plus active de la mère et une vigilance accrue de la sage-femme ou du médecin. Si le bébé ne tète pas encore et qu'on attend les contractions efficaces pour expulser le placenta, un massage doux de l'utérus peut les stimuler. Adopter la position accroupie pour quelques instants peut convaincre le placenta de sortir, ainsi que vider sa vessie, ce qui aide aussi l'utérus à bien se contracter.

d'« observer et d'accompagner » plutôt que de « faire ». Quand le placenta se sépare de la paroi de l'utérus, celui-ci change de forme, on observe un saignement modéré et la partie visible du cordon s'allonge, puisque le placenta est maintenant plus bas dans l'utérus. À ce moment-là, si la mère est verticale, dans une position où la gravité « guide » le placenta vers la sortie, il sera expulsé spontanément. Sinon, le médecin ou la sage-femme peut exercer une légère traction sur le cordon, reproduisant ainsi la pression exercée sur le col par le poids du placenta quand on est dans une position verticale. Cela stimule la contraction qui le fera sortir, exactement comme, plus tôt, la tête du bébé qui pressait sur le col.

*Élise : « L'expulsion du placenta a été un beau moment pour mes deux bébés. C'était une transition, un rituel. Ça me permettait de voir la petite maison dans laquelle mes fils avaient vécu durant tous ces mois. C'était la fin du vécu dans « le bedon » et le début de la vie avec moi dans mes bras. Après le passage du bébé, plus serré, le passage du placenta était quelque chose de chaud et doux. »*

*Mélanie : « À mon premier bébé, l'expulsion du placenta a été une expérience stressante à un moment où j'étais épuisée et que j'avais encore très mal au périnée. Il a fallu que je pousse très fort et il est sorti avec un énorme caillot, probablement un décollement placentaire passé inaperçu. Au deuxième bébé, vraiment simple avec une petite poussée. Merci la vie ! »*

*Sophie: « Les deux fois, la sortie du placenta est complètement passée inaperçue. Trop en extase devant mes filles ! »*

Au cours des premières heures qui suivent l'accouchement, la sage-femme ou l'infirmière vérifie que l'utérus reste bien contracté, ce qui assure des saignements normaux. Pour ce faire, elle place doucement sa main sur le ventre pour sentir l'utérus et évaluer s'il est contracté ou non, ainsi que sa grosseur et sa position. Au besoin, elle masse fermement, entre autres pour aider à expulser des caillots qui pourraient être restés à l'intérieur et qui, à leur tour, occasionneraient plus de saignements. Il n'y a pas d'avantage à brutaliser systématiquement l'utérus. Cependant, ce massage, même modéré, est parfois très douloureux: cela peut être une idée de le faire vous-même.

*Marie-Ève: « On m'a fait un massage utérin immédiatement après l'arrivée de mon loup. J'ai envie de dire un "massacre" utérin tellement c'était intense. Je n'avais jamais entendu parler de ça avant et j'ai trouvé ça douloureux après 26 heures de travail, quand je croyais que c'était enfin fini. Heureusement, le calvaire n'a pas duré longtemps, le placenta est sorti en quelques secondes. »* ❖

# Les émotions de l'accueil

É<small>MOUVANTE</small>, la naissance est aussi un événement renversant, impressionnant, imposant! Plusieurs femmes vivent une sorte d'incrédulité pendant quelques instants: est-ce que ce bébé vient vraiment de sortir de moi? Surtout qu'une fois sorti, il paraît à la fois si petit et si gros! Toutes les réactions sont possibles et normales. Y compris... ne pas sembler en avoir! Pleurer, rire, se sentir soulagée de ne plus avoir de contractions, avoir envie de dormir, se sentir engourdie, être épuisée, embrasser son partenaire, être surprise ou même repoussée par le bébé, le trouver merveilleusement beau, avoir peur qu'il meure, s'émerveiller de le voir vivre, toutes ces émotions sont normales, et bien d'autres encore!

La réaction peut-être la plus courante dans les tout premiers moments après la naissance, c'est le choc. Le mot est peut-être lui-même trop fort, mais si je disais étonnamment, ce ne serait pas cela non plus! C'est comme si l'inimaginable de la naissance combiné avec la fin abrupte des contractions laissaient les femmes momentanément sans voix, quelquefois sans réaction. *« Je n'arrivais pas à y croire »*, disent plusieurs femmes. *« C'est fou, mais on dirait que je viens de me rendre compte que, tout ce temps-là, je portais un vrai bébé ! »* C'est vrai que la naissance est miraculeuse, quasiment impossible à imaginer ou à expliquer. Pensez-y un peu: un être humain entier qui sort de votre corps !

Ces quelques instants ont besoin de se vivre dans le respect le plus total. Il faut au cœur et à l'intelligence un certain temps pour assimiler que cela s'est bel et bien produit, que cet enfant est bien le nôtre. Surtout que les moments qui l'ont

*La grande rencontre*

précédé ont souvent réclamé de la mère une telle énergie qu'il n'en reste probablement pas beaucoup pour comprendre complètement ce qui se passe. «J'en ai manqué des bouts», disent encore de nombreuses femmes. Dans le feu de l'action, la mémoire n'avait pas de tiroirs prêts pour emmagasiner tous les faits et toutes les sensations. C'était du «ici et maintenant» à l'état pur!

Beaucoup de femmes, ayant mille fois imaginé la naissance de leur bébé, sont étonnées de ne pas avoir la réaction émotive, les larmes de joie et d'amour auxquelles elles s'attendaient. L'annonce d'une joyeuse nouvelle provoque généralement une réaction immédiate de surprise heureuse. La naissance d'un bébé, quant à elle, suscite des réactions si profondes, si variées, à la fois physiques, émotives, spirituelles... qu'il ne faut pas s'étonner que l'onde de choc s'étale sur plusieurs jours.

*Marie-Hélène a eu un travail tellement intense et exigeant, que la naissance du bébé l'a laissée tremblante et fragile pour au moins une heure. Son corps s'est occupé d'expulser le placenta, de contracter l'utérus efficacement, mais elle ne pouvait pas «ramasser ses esprits». Ce n'est qu'au bout d'une heure qu'elle s'est intéressée à son bébé, que son compagnon, ravi et respectueux de son besoin, avait tenu jusque-là dans ses bras.*

Parfois, c'est un sentiment d'étrangeté qui se présente: ce bébé n'est pas du tout tel qu'on l'imaginait, que ce soit ses traits, son poids, ses ressemblances.

*Catherine, une jeune femme blonde aux yeux bleu clair, avait un compagnon très foncé de cheveux et*

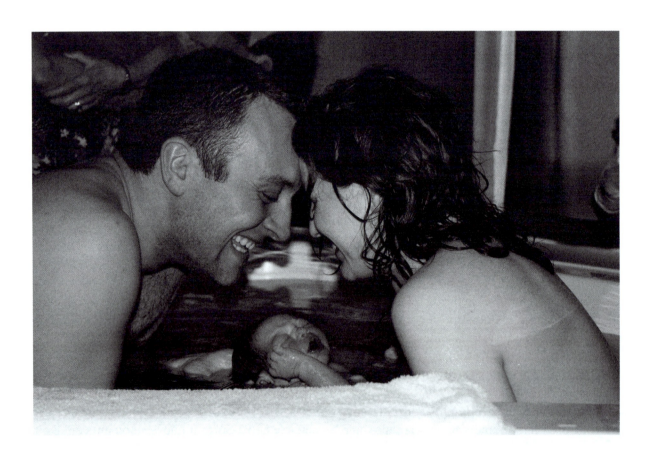

*de barbe. Quand on a commencé à voir la petite tête de son bébé, extraordinairement chevelue et noire, Catherine, à qui on avait tendu un miroir pour lui montrer l'excitante apparition, a eu un choc: c'est comme si ce bébé, si noir, ne pouvait pas être le sien, comme si la couleur de ses cheveux accentuait le sentiment d'étrangeté entre elle et son bébé. Il lui a fallu un long moment, après la naissance, pour se remettre de cette première réaction et probablement quelque temps encore pour apprivoiser le fait d'avoir une petite fille si différente d'elle!*

Les femmes, inondées des mêmes hormones que le bébé, en ont pour quelques jours à flotter littéralement, à ne pas pouvoir dormir tellement elles sont excitées. Plusieurs pères connaissent la même réaction. En fait, même si leur organisme ne connaît pas la même décharge d'hormones que celui de la mère, on sent que «les hormones flottent dans la pièce» et envahissent volontiers toute autre personne présente qui se laisse toucher par la beauté de la naissance. *Comme me faisait remarquer une mère: «Je m'attendais à pleurer, et que mon homme reste calme, comme à son habitude. Ce fut tout le contraire: lui pleurait "comme un bébé", et moi, qui venais de vivre ces émotions et sensations si intenses, moi je regardais mon bébé tranquillement!»*

L'accouchement vient bousculer un réseau extrêmement complexe de relations humaines et d'émotions. C'est tout à fait normal et sain d'absorber lentement l'extraordinaire onde de choc engendrée. Ne vous jugez pas dans vos réactions. Elles sont ce qu'elles sont! Acceptez de rencontrer votre bébé à travers les émotions qui seront les vôtres à ce moment-là. Elles sont votre manière à vous de vous ajuster à ce grand bouleversement dans votre vie. ❖

# La transition pour le bébé

### La naissance: le grand défi de l'adaptation

Le travail normal déclenche chez le fœtus une production extraordinaire d'hormones de stress. Ce mot, qu'on a mille fois entendu comme synonyme de tension nerveuse, de fatigue et autres malaises, résonne péjorativement à nos oreilles. En fait, le stress est un élément vital, indispensable et inévitable de la vie. C'est de l'excès de stress dont on parle quand on imagine une personne débordée, crispée, exaspérée. Elle est alors en état de «dé-tresse», ce qui est bien autre chose. Chez l'être humain, la circulation des hormones de stress connues sous le nom de catécholamines met en branle une série de réactions d'adaptation. Chez le fœtus, la montée de ces hormones le prépare à vivre dans son nouveau milieu, c'est-à-dire à l'extérieur de l'utérus. Les hormones dégagent ses poumons en transformant certaines de leurs caractéristiques pour favoriser la respiration aérienne normale, assurent une circulation abondante de sang vers le cerveau et le cœur... et encouragent l'attachement avec sa mère.

## L'apparence du bébé à la naissance :

### Les bébés normaux et en bonne santé naissent bleus !

C'est que dans l'utérus, pour des raisons physiologiques, leur sang contient beaucoup moins d'oxygène que ce qu'il en contiendra désormais. Cela prend jusqu'à 10 minutes (mais souvent moins de 60 secondes) pour prendre une belle couleur rosée, sans que cela soit le signe d'un problème : c'est plutôt révélateur des grands changements qu'il traverse.

### Il peut être couvert d'une crème blanche

C'est le vernix, qui protège la peau du bébé pendant son long séjour dans l'eau. Très abondant à 36-37 semaines de grossesse, il l'est de moins en moins à mesure que le bébé avance en âge, et pratiquement absent quand il a dépassé 41 semaines. D'où parfois la peau fripée.

### Il a parfois le crâne allongé, et même TRÈS allongé

Pendant la poussée, les os du crâne du bébé se chevauchent très graduellement pour s'accommoder à la configuration du bassin. C'est d'ailleurs pour faire ce travail d'adaptation qu'ils ne sont pas encore soudés. C'est aussi pour pouvoir s'ajuster à la croissance extrêmement rapide de son cerveau lors des premiers mois de sa vie. Les bébés qui ont dû faire un effort particulier d'adaptation (comme quand la poussée est très longue) garderont pour quelques heures la forme allongée de la tête qu'ils ont dû prendre pour passer. C'est ce qu'on appelle le moulage. La tête commence à reprendre sa forme immédiatement après la naissance, et le moulage disparaît progressivement dès les premières heures, et complètement dans les deux ou trois jours suivants.

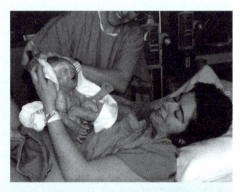

### Il peut crier ou rester silencieux...

... tout en ayant commencé à respirer. Le cri est rassurant, évidemment, mais si le bébé est tonique, s'il rosit, c'est qu'il respire, soyez-en sûre. Il est plus zen, c'est tout !

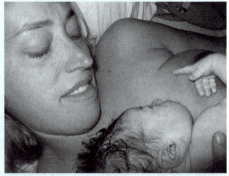

Ces hormones fournissent donc au fœtus un système de protection extrêmement efficace. Par exemple, dans des conditions exceptionnelles où un nouveau-né recevrait moins d'oxygène, une décharge supplémentaire d'hormones lui permet de survivre et de protéger ses organes vitaux bien plus longtemps qu'un enfant de deux ans ou un adulte ne le pourrait.

La force des contractions et la compression subies par le bébé sont responsables pour une large part de l'augmentation de la production de catécholamines pendant le travail. Le stress du travail sert donc à préparer le bébé à la transition entre le monde intra-utérin et la vie à l'extérieur. Sans ce stress, les bébés se trouvent propulsés dehors sans avertissement, et donc moins équipés pour faire face à la musique! Des recherches sur les bébés nés par césarienne élective, c'est-à-dire décidée d'avance et pratiquée avant le début des contractions, montrent qu'ils ont un niveau très bas de ces hormones, ce qui leur occasionne plus de difficultés à commencer leur vie autonome, alors que ceux qui sont nés par césarienne après plusieurs heures de travail ont un niveau d'hormones comparable aux bébés nés vaginalement, et sont donc mieux outillés pour faire le grand saut[2].

Peut-être que je vous embête avec toutes ces explications sur les hormones et le stress des bébés, mais je ne peux m'empêcher de partager avec vous mon émerveillement devant l'ingéniosité, sinon le génie de la nature! Quel luxe de détails minutieusement agencés les uns aux autres! Quel miracle! Même sans comprendre les transformations complexes qui affectent les bébés à leur naissance, toute personne de bonne volonté peut facilement observer une chose: la plupart des bébés au moment de leur naissance sont alertes, éveillés et calmes! Prêts!

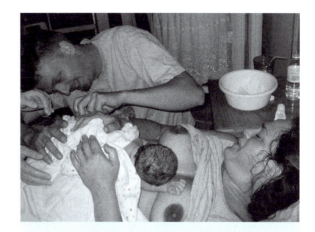

### Découvrir le sexe du bébé

Quand le sexe du bébé n'est pas connu à l'avance, ce qui est rare désormais, l'excitation est à son comble quand, enfin, vient le temps de trancher entre les multiples prédictions! Pourtant, il est fréquent que les parents laissent passer plusieurs minutes, voire une demi-heure avant de se poser la question: «Mais au fait, c'est un garçon ou une fille?» Plongés dans l'intensité de l'accueil, le sexe du bébé est devenu secondaire, pour le moment du moins. Pour ma part, je n'annonce jamais le sexe d'un bébé. C'est un secret qui appartient entièrement aux parents, autant que le moment de le révéler. Je rappelle aux amis présents, avant la naissance, de rester discrets à ce sujet et de laisser les parents le découvrir au moment choisi par eux! Pour d'autres, la grande révélation se fera dès les premières secondes.

*La grande rencontre*

### L'arrivée est parfois difficile

Bien sûr, à l'occasion, le voyage du bébé vers sa naissance peut être difficile, et il a pu avoir peur de ne jamais y arriver. Les mains venues l'aider doivent parfois se servir d'une force pas toujours rassurante ni caressante. Quelquefois, une séparation d'avec sa mère aura été inévitable, afin que chacun d'eux reçoive des soins essentiels. Oui, la naissance peut laisser des traces, des serrements dans la gorge, mais cela demeure l'exception, pas la règle!

Quelle que soit la difficulté des circonstances, le meilleur moyen d'adoucir l'arrivée d'un bébé est d'abord de soutenir sa mère, de les aider, elle et son compagnon, à ne jamais lâcher leur petit, à l'assurer de leur présence en pensée, si ce n'est pas possible autrement. Vous souvenez-vous d'avoir eu très peur un jour, et de l'effet si réconfortant d'une voix connue et aimée: «N'aie pas peur, on est là, on s'en vient t'aider tout de suite!» Et de l'étreinte apaisante qui suit, qui calme doucement le cœur qui bat trop fort. Sentez-vous la différence entre cela et avoir peur tout seul?

Comme sage-femme, j'ai assisté, muette d'émerveillement, à la naissance de plus de 2000 bébés. J'ai été frappée par la présence, le regard, la sérénité de la grande majorité d'entre eux. Mais il est vrai que pour certains, le voyage a été difficile. Pour des raisons qui ont parfois à voir avec le fait que l'accouchement lui-même était difficile, mais *pas toujours*. Et c'est important de le dire, parce qu'il est bien tentant de conclure

## La première heure de vie selon Michel Odent

Michel Odent, ce médecin français grand observateur et grand chercheur sur tout ce qui touche la naissance, parle ainsi des premières heures de vie du bébé[3].

Plus que tout autre moment de la vie, les premières minutes après la naissance constituent une phase critique. Tout son comportement est affecté par les hormones dont il est imprégné, en vue non seulement de faciliter son arrivée mais aussi d'assurer sa survie à long terme. Il évoque les changements majeurs qui auront lieu, dont plusieurs que j'ai déjà décrits: la respiration, l'amorce de l'allaitement, l'échange de regards avec les parents. Mais aussi, le bébé s'adapte à des changements métaboliques majeurs: par exemple, il doit assurer lui-même la régulation de sa glycémie, c'est-à-dire de la quantité de sucre dans son sang dont ses muscles et organes ont besoin pour fonctionner. À la naissance, il est stérile, mais dans l'heure qui suit, ses muqueuses seront couvertes de millions de bactéries. Il connaît déjà celles de sa mère puisqu'il en a les anticorps transmis par elle à travers le placenta. Le contact peau à peau garantit que ce sont ces bactéries-là qui s'installent en premier pour coloniser les intestins du bébé.

Le bébé doit assurer lui-même la régulation de sa température corporelle, une fonction entièrement assurée par sa mère jusque-là. Il doit s'adapter à la gravité, une sensation tout à fait différente de ce qu'il pouvait sentir dans l'eau. Des stimuli nouveaux arrivent aux terminaisons nerveuses et au cerveau pour l'informer de sa position dans l'espace.

à une équation entre l'expérience de la mère et celle de son bébé: quoique intimement liées, elles sont distinctes.

*La poussée avait été rapide. Dès la naissance de la tête, mes doigts avaient senti non pas un mais deux tours de cordon serrés autour du cou du bébé. En peu de temps, le bébé naissait, avec un bon cri rassurant, pendant que je le «détricotais» de ce cordon encombrant. Mais une fois dans les bras euphoriques de ses parents, le bébé a continué de pleurer «à fendre l'âme». Cinq minutes, 10, 30. Ni le bercement de sa mère ni les mots doux n'arrivaient à le consoler. L'euphorie des premières minutes a peu à peu laissé place à la confusion et à la tristesse pour les parents. Comment interpréter ces pleurs incontrôlables? À court de moyens pour rassurer les parents, je me penche vers le bébé et lui dis: «Tu as dû avoir peur, pendant que le cordon était si serré autour de ton cou… Tu ne savais pas combien de temps cela allait durer, n'est-ce pas?» À notre immense surprise à tous, le bébé s'est subitement arrêté et s'est tourné vers moi, les yeux grands ouverts. Étonnée de sa réaction, et à tout hasard, je continue sur ma lancée et raconte ce que je crois être les dernières minutes avant sa naissance: le cordon qui se serre de plus en plus, à mesure qu'il descend dans le bassin, jusqu'à ce qu'on l'enlève et qu'il puisse respirer de lui-même. Complètement calmé, le bébé se repose un instant dans les bras de sa mère, et, finalement, tourne les yeux vers elle et son père, attentif, disponible. J'ajouterais, «enfin entendu».*

Cette histoire m'a beaucoup impressionnée. Depuis, j'ai maintes fois invité les parents à entendre ce que leur bébé a à dire, lorsque son arrivée se fait ainsi, dans des pleurs persistants. La réponse n'est pas toujours aussi immédiate, mais vos paroles aident votre bébé à trouver un apaisement après un passage parfois éprouvant pour lui.

*Voici ce qu'en dit mon amie Dominique Porret, sage-femme qui travaille depuis des années dans l'accompagnement de bébés et d'enfants qui ont vécu une naissance difficile: «Pendant l'accouchement, pensez, de temps en temps, à parler au bébé, en lui disant que vous savez qu'il vit un grand bouleversement. Après la naissance, laissez-le pleurer, blotti dans vos bras, et encouragez-le à vous raconter ce qu'il a vécu. Vous pouvez lui dire quelque chose comme "Raconte-nous, peut-être as-tu vécu des moments éprouvants pendant ta naissance. Papa et Maman t'écoutent. Dis-nous."*

*Par la suite, il se peut que des gestes quotidiens déclenchent les souvenirs difficiles de la naissance et que votre bébé soit à nouveau en contact avec ces émotions (passer un vêtement autour de sa tête, certaines positions lorsqu'il est dans vos bras, etc.). À ce moment-là, pensez simplement à lui dire que vous savez que cela lui rappelle peut-être sa naissance et qu'il peut s'exprimer, raconter, que vous êtes là pour lui.»*

### Quand le bébé a besoin d'aide pour respirer…

Il arrive que la transition à la respiration se fasse difficilement. Près de 10 % de tous les bébés auront besoin d'une assistance quelconque à ce moment et ce chiffre inclut les grands prématurés et les bébés malades. Mais seulement un bébé sur 100 aura besoin de manœuvres beaucoup plus poussées qu'il serait trop long d'expliquer ici. Ce soutien ponctuel, alors que le bébé «reprend son souffle», sert à assurer son oxygénation et lui donne le temps de compléter les mécanismes d'adaptation dont il a besoin pour entreprendre sa vie «aérienne». Ce n'est donc ni rare ni grave dans la très grande majorité des cas.

Si la première respiration de votre bébé est difficile ou plus lente à s'établir, l'infirmière, le médecin ou la sage-femme veillera aux soins qui s'imposent: aspiration des sécrétions dans la bouche et le nez, stimulation, ventilation, en commençant dans vos bras, puis, au besoin, sur une table spécialement aménagée. Ces gestes techniques sont importants, mais votre bébé a aussi besoin de vous: appelez-le, tout haut ou tout bas, nommez-le s'il a déjà un nom. Invitez-le.

Si c'est possible, caressez-le doucement, fermement, stimulez la plante de ses pieds, la paume de ses mains, son dos. Vous lui transmettez l'influx nerveux, énergétique, vital dont il a besoin. Si des mesures de réanimation sont en marche, plus que jamais votre présence est essentielle. Insérez-vous là où c'est possible selon les gestes qui doivent être posés. Si les circonstances sont telles que vous ne pouvez ni le voir ni le toucher, continuez de lui parler, de l'appeler, de lui dire que tout ce monde est là pour l'aider. Cela vous aidera aussi à rester plus calme, présente et centrée. ❖

# Couper le cordon

### De la circulation fœtale à la circulation extra-utérine

La première respiration du bébé enclenche une série de réactions vitales. L'air qui entre dans les poumons pousse le liquide amniotique qui était dans les alvéoles, où il sera absorbé. Cela augmente le volume de sang qui retourne vers le cœur. Ce nouvel afflux de sang ferme la valve qui laissait passer le sang d'un ventricule à l'autre, un mouvement particulier à la circulation fœtale. Désormais, le sang ira s'oxygéner dans les poumons plutôt que dans le placenta. Une autre illustration extraordinaire de l'incroyable ingéniosité du processus physiologique *spontané*!

Dans les premières minutes après la naissance, les vaisseaux sanguins du cordon se contractent et se ferment, interrompant ainsi définitivement la circulation entre le bébé et le placenta. On pourra continuer à sentir la pulsation du bébé en prenant délicatement le cordon entre ses doigts, surtout si on les place près du ventre du bébé. Car si la circulation se poursuit dans les premières secondes, bientôt, ce battement ne reflétera plus que le reflux généré par la pulsation du cœur du bébé, alors qu'il n'y a plus véritablement d'aller-retour entre lui et son placenta. Comme l'utérus se contracte avec force (ce que le placenta ne peut pas faire, puisque ce n'est pas un muscle), le placenta va se séparer de la paroi de l'utérus nourricier. Tout cela se fait sans intervention extérieure, dans les minutes qui suivent la naissance alors que mère, bébé et père sont absorbés par leur découverte mutuelle.

Il faudra bien couper le cordon, maintenant qu'il a terminé avec succès sa mission d'acheminer à votre bébé tout ce dont il avait besoin pour grandir et de retourner vers votre système tout ce dont il n'avait plus besoin afin de l'éliminer. En fait, on commence par clamper le cordon, c'est-à-dire interrompre la circulation en le pinçant en deux endroits avec un instrument qui ressemble à des ciseaux. Les pinces restent en place jusqu'à ce qu'on offre au père ou à toute autre personne présente de couper le cordon, mais la circulation du sang a déjà été interrompue par le clampage. N'ayez crainte, il n'y a pas de nerf, donc pas de sensations dans le cordon!

## Leboyer : une contribution équivoque

Avant les années 1960 et 1970, les « experts » pensaient que les nouveau-nés n'avaient pas de conscience, donc pas de sensations. Les femmes de ce temps, dont plusieurs n'avaient pas le choix d'accoucher autrement qu'assommées par des calmants ou anesthésiées, ne pouvaient les contredire. Et l'idée est restée pendant longtemps.

Un jour, un homme est venu défier l'idée que les nouveau-nés ne sentent rien en utilisant des images saisissantes pour démontrer ce que bien des mères savaient avant lui: l'enfant est sensible et conscient pendant sa naissance! Frédéric Leboyer a été l'un des premiers, dans le monde occidental, à mettre en doute ce que nous pensions savoir des nouveau-nés. D'abord, il a été perçu comme un farfelu par ses collègues qui refusaient de répondre à son invitation d'essayer, tout simplement, de transformer leur accueil des bébés. Sa voix a toutefois rapidement convaincu un très grand nombre de parents qui avaient déjà compris cela intuitivement. Elle a trouvé écho un peu plus tard dans les travaux de chercheurs qui ont mis en lumière les incroyables capacités de perception des nouveau-nés et le phénomène d'attachement entre la mère et son enfant dans les premières heures de vie. Aujourd'hui, on ne compte plus les recherches et les publications sur les compétences du nouveau-né.

Curieusement, celui qui avait démontré l'immense besoin de douceur et d'empathie ressenti par le nouveau-né, nous a aussi parlé de cruauté. Dans son livre *Pour une naissance sans violence*, Leboyer décrit la mère, l'utérus, les contractions avec des mots très durs. Il parle de prison, d'enfer, de terreur, de haine, de mort et de martyre. Au sujet de la première respiration, il parle du « feu, morsure intolérable, [...] blessure que fait l'air en entrant dans ses poumons ». J'avais gardé de cette lecture un goût amer. Quoi? Après avoir perfectionné l'acte de création, après avoir veillé, dans l'infiniment petit, sur la rencontre presque improbable d'un spermatozoïde et d'un ovule, après avoir imaginé le développement miraculeux, en neuf mois, d'un être humain complet, la nature aurait soudainement abandonné le dernier passage à des forces brutales et désordonnées susceptibles de blesser? Je n'arrivais pas à y croire! Mon ventre me criait que ce n'était pas vrai, que les gestes amoureux d'accueillir, de porter et de nourrir un enfant ne culminaient pas dans la cruauté.

Dans le livre, ces termes dramatiques font bientôt place aux mots tendres qui décrivent une autre façon d'accueillir le bébé. L'impression demeure pourtant, sournoise et puissante. Les contractions font-elles mal aux bébés? Les mères blessent-elles leur bébé? Non, les contractions intenses d'un travail normal ne blessent pas les bébés. En fait, ils ont besoin de ce réveil vigoureux pour mieux faire la transition vers leur nouvelle vie. Par contre, il n'est pas difficile d'imaginer que les accouchements vécus dans la détresse laissent chez le bébé des traces qu'on peut adoucir lors de son accueil et dans notre écoute par la suite.

N'oublions jamais combien le bien-être de la mère et celui de son bébé sont intimement liés, et assurons un soutien sans faille à toutes les femmes, quelles que soient les circonstances de leur accouchement. À l'invitation de Leboyer à une *Naissance sans violence*, joignons une invitation à un « accouchement sans violence », soutenu, respecté, protégé. Mères, pères et bébés s'en porteront tous mieux.

## Le don de sang du cordon

Depuis quelques années, on s'est intéressé au sang de cordon comme source de cellules-souches, car celles-ci peuvent être utilisées dans le traitement de certaines maladies graves. Le Québec compte une Banque publique de sang de cordon, la deuxième en importance au Canada[5]. Celle-ci recueille les dons de sang de cordon, les conserve sous congélation, et les rend disponibles à toute personne ayant besoin d'une greffe de cellules-souches. Vous pouvez vérifier si votre hôpital ou votre maison de naissance y a accès et vous devez vous inscrire avant la naissance pour que le don puisse avoir lieu. Le sang est prélevé après que le cordon a été coupé, donc sans douleur et sans risque pour la mère ou le bébé. Il est recueilli dans un contenant prévu à cet effet et envoyé à la banque publique par l'hôpital ou la maison de naissance.

Il existe aussi des banques privées qui conservent le sang de cordon, moyennant des coûts importants lors du don et chaque année par la suite. Ces banques ne rendent les cellules-souches disponibles qu'aux seuls membres de la famille du nouveau-né-donneur, dans l'éventualité, rarissime il faut le dire, d'une maladie future. À vous de choisir.

### Un geste vieux comme le monde

À travers les âges, les humains ont développé différents rituels autour du geste de couper le cordon ombilical, une illustration puissante de la séparation entre le bébé et sa mère. Dans la pratique obstétricale conventionnelle, l'accent avait été mis sur la rapidité d'action. Il était d'usage de clamper et couper le cordon dans les premières secondes de vie. On croyait que, selon que le bébé était plus bas ou plus haut que sa mère, il pourrait se vider de son sang, ou au contraire, en recevoir une trop grande quantité. Jusqu'à tout récemment, on enseignait encore aux ambulanciers à couper le cordon au plus tard dans les 30 premières secondes, quand il leur arrive d'être les premiers arrivés à un accouchement non planifié à la maison. Les recherches n'ont pas confirmé cette appréhension[4]. Au contraire. On se rend compte maintenant que le sang qui retourne au bébé lui appartient et représente même une proportion significative de son volume sanguin. À elle seule, cette quantité de sang prévient l'anémie du bébé dans les six premiers mois, en permettant l'ajout bienvenu d'un surcroît de globules rouges (qui lui appartiennent, quand même!).

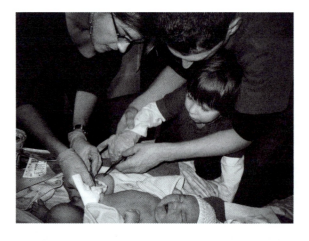

Les sages-femmes, quant à elles, avaient adopté l'approche contraire, attendant de longues minutes avant de le clamper, quelquefois même après que le placenta a été expulsé. En fait, à partir du moment où il n'y a plus de pulsations efficaces dans le cordon, ce qui prend trois à quatre minutes, il est inerte et le moment où on le coupe ne fait plus aucune différence. Il s'écoule généralement de 5 à 15 minutes entre la naissance et la section du cordon dans les accouchements auxquels j'assiste.

Plusieurs parents sentaient que couper le cordon immédiatement à la naissance, avant même que la respiration ne se soit bien établie, prive inutilement le bébé d'un apport important de sang et l'oblige un peu brutalement à se débrouiller tout seul!

Comme si le cordon, porteur de vie pendant de si longs mois, pouvait subitement devenir dangereux pour lui! Le fait d'attendre un peu pour le couper leur semble assurer une transition plus douce, plus naturelle pour le bébé. Cela leur donne aussi un petit moment pour souffler un peu avant qu'on leur passe les ciseaux. ❖

# La première tétée

Pour la mère, l'accouchement est vraiment terminé quand le placenta est expulsé. Mais pour le bébé, sa naissance ne sera vraiment complétée qu'avec la première tétée. Quand il aura remplacé sa source d'alimentation intra-utérine, le placenta et son cordon, par sa source extra-utérine, le lait maternel. Physiologiquement, les hormones générées par le travail ont mis le bébé dans un état d'éveil exceptionnel qui durera quelques jours mais qui est à son apogée dans les toutes premières heures. Dans cet état d'éveil, le bébé est en recherche d'interaction, de connexion, avec une acuité qui ne sera plus jamais celle de ses premières heures de vie.

Votre bébé est entre vos bras depuis un moment. Voilà qu'il commence à tourner son visage vers vous et à chercher avec sa bouche. C'est le réflexe de « fouissement » qui l'aidera à trouver votre sein. Quand la naissance a été spontanée, l'état d'éveil aigu de la mère et du bébé les guide l'un vers l'autre. Leurs gestes et leurs postures ont cette espèce de confiance qui fait que, même un peu maladroits, ils vont se rejoindre! Toutes les fonctions sensorielles de votre bébé seront à l'œuvre pour amorcer cette première tétée: l'odorat, la vue, le toucher. Le toucher, surtout, et pour lequel il a besoin d'avoir les mains libres.

Vous serez plus à l'aise pour offrir le sein si vous êtes bien verticale, avec le corps du bébé tourné vers vous, ou encore couchée sur le côté, avec votre bébé face à vous, posé directement sur le lit. J'ai aussi vu de ces petits qui rampent résolument vers le sein de leur mère, le repèrent et se mettent à téter sans aucune aide. Tout dépend de l'état de chacun, du contexte où ça se passe, des positions

### Et le père dans tout ça?

Il peut être tentant de tendre le bébé à son papa, dès la naissance, lui qui n'a pas vécu la proximité physique que son amoureuse a connue. Mais quand on sait que le bébé est programmé pour se repérer à l'odeur intime de sa mère, ramper jusqu'à elle, chercher le sein et commencer à téter, on comprend que, en faisant ça, on le détourne de son chemin physiologique à lui. Le rôle du père demeure le même: il assure la sécurité physique et affective «du nid». C'est sous sa protection que cette première tétée aura lieu. Et quand le bébé sera rassasié de cette première rencontre avec le sein nourricier, il pourra se déposer en toute confiance contre la poitrine et dans les bras paternels.

possibles. Mais cela nous rappelle en tout cas que le nouveau-né n'est peut-être pas aussi démuni qu'il paraît, et qu'il a, inscrit dans ses gènes, le chemin à parcourir pour se rendre jusqu'au sein dont sa survie (et son bonheur) dépend désormais.

*Jessica, maman de quatre petits: «Ma belle puce a été mise au sein très rapidement après sa naissance, mais j'avais entendu et vu qu'on pouvait laisser le bébé ramper jusqu'au sein et qu'ainsi l'allaitement serait facilité. À mon retour dans ma chambre après l'accouchement, j'ai installé la petite en peau à peau sur mon ventre et j'ai attendu... Au bout de 15 minutes environ, elle a commencé à relever sa tête et à pousser avec ses pieds sur mon ventre pour avancer vers le sein. Après plusieurs minutes à ramper, elle s'accrocait à mon mamelon parfaitement! C'est le moment le plus doux, tendre et serein que j'aie vécu de toutes mes histoires d'accouchement!»*

*Sophie: «Ma fille a rampé, grimpé sur mon ventre pour se rapprocher de mes seins. Elle n'avait pas 15 minutes qu'elle se tortillait, s'agrippait à moi pour avancer. Quelle force et quelle détermination pour un si petit être! Il lui a fallu un certain temps pour qu'elle réussisse à attraper mon mamelon: sa tête dodelinait d'un côté et de l'autre, et j'ai eu pitié d'elle, je l'ai aidée un peu! Elle savait ce qu'elle voulait, la petite coquine! Adèle a 17 mois maintenant et elle est toujours allaitée.*

Même si le moment est émouvant, la sensation, elle, est parfois éprouvante. *Mathilde: «Un souvenir de première tétée? "Putain, je vais mourir!" La force de succion est stupéfiante! Dieu merci, on s'habitue vite! Mais la toute première fois, les yeux ont failli me sortir de la tête.»* Et 18 mois plus tard, Mathilde allaite encore avec bonheur!

Cette première tétée est une rencontre bien plus qu'un repas! Rappelez-vous que le bébé n'a pas faim en ce moment, puisqu'il était nourri en continu par le cordon il y a quelques minutes seulement. La sensation d'avoir «l'estomac vide» ne signifie rien pour lui. Le bébé tète pour y rechercher du réconfort, comme lorsqu'il tétait ses doigts dans votre ventre. Mais en même temps, comme c'est bien fait, sa succion stimule votre production de lait.

En ce moment, votre bébé et vous avez besoin d'intimité, de temps, de patience. Avant que le bébé n'arrive à expérimenter confortablement le fait de se tourner la tête, de sentir le bout de votre mamelon et de l'attraper entre ses lèvres, avant qu'il ait fini de sentir le sein, de le lécher... il peut se passer de longues minutes. La plupart des bébés mettent 5 à 10 minutes avant d'y arriver, et quelquefois bien plus encore. Entre-temps, ils ont juste besoin qu'on les garde près du sein et qu'on fasse preuve de patience. Peut-être n'est-il pas prêt... Les bébés ont vraiment besoin d'atterrir avant de téter! Le bébé qui pleure a rarement besoin de téter à ce moment-là. Il a plutôt besoin d'être entouré, calmé, réchauffé, parfois, d'être entendu, comme je le racontais plus tôt.

Les belles histoires d'allaitement n'ont pas toujours bien commencé, même si c'est ce qu'on souhaite à chaque mère, à chaque bébé. Vous devrez peut-être accepter des contraintes incontrôlables, un séjour obligé à la pouponnière ou dans les bras de son père pendant qu'on s'occupe d'une situation particulière avec vous... Ne désespérez pas. Les premières heures contiennent tous les ingrédients du contexte le plus favorable pour démarrer l'allaitement, mais *pas le seul!*

*Marilyne: «Je me souviens qu'après mon premier accouchement (qui avait quand même duré 54 heures!), l'infirmière me pressait de mettre mon fils au sein, tandis qu'on me poussait sur le ventre pour faire contracter mon utérus et qu'on me recousait après une déchirure du périnée. Je n'avais pas tellement envie de prendre mon bébé, de crainte qu'il ressente ma douleur! Finalement, au calme, dans ma chambre, j'ai ensuite pu l'allaiter sans problème.»*

*Annick: «Ma fille a tété "quelques coups" après l'accouchement mais sans plus. Mais l'infirmière avait décidé que "là, là", c'était le moment de la faire téter. Je me rappellerai toujours de ses gros gants de plastique qui semblaient déranger mon bébé. Plus les jours avançaient et moins le sein intéressait ma fille, à trois jours de vie, on devait la nourrir avec mon lait que je tirais. Mais je n'avais pas dit mon dernier mot. On a persévéré et avec l'aide et les conseils d'une consultante en allaitement, elle a finalement pris le sein à six semaines, mais avec une téterelle. À tous les boires, chaque fois, j'essayais sans la téterelle. Elle refusait toujours. Puis un matin, comme ça, alors qu'elle avait trois mois et demi, elle a pris le sein tout naturellement sans téterelle, comme si elle avait toujours fait ça. Et notre aventure a continué jusqu'à ses 20 mois. Oui ça été difficile, mais c'est aussi la chose dont je suis le plus fière. Ce fut une merveilleuse expérience.»*

Tant que le bébé n'a pas encore tété, gardez-le sur vous, sa peau directement contre la vôtre. Votre odeur, la sensation de votre peau font partie des repères qui vont petit à petit l'amener à téter. Des circonstances particulières peuvent retarder ce moment-là, après une césarienne, par exemple, ou lors d'interventions pour vous ou pour lui. Mais reprenez ce peau à peau dès que vous le pouvez, et pour de longues périodes à la fois.

Dès qu'il est éveillé, présentez-lui délicatement le sein: touchez sa joue ou ses lèvres avec le mamelon. Il se tournera et le prendra, mais peut-être

### Dans l'allaitement, c'est le bébé qui tète!

On entend parler de l'allaitement, on lit là-dessus, on s'y prépare, nos amies nous en parlent... et on finit par oublier que si la mère *consent* à l'allaitement, c'est quand même *le bébé* qui fait le gros du travail! Rappelez-vous que c'est le bébé qui tète, c'est sa compétence à lui. Il sait trouver le sein, prendre le mamelon, téter le lait, il reconnaît quand il n'a plus faim et quand il en veut encore. Dans les premières tétées, les femmes se blâment souvent de ne pas y arriver... mais c'est *lui* qui doit y arriver, pas vous! Votre travail consiste à rassembler les conditions les plus favorables possibles... et à le laisser faire ce pourquoi il est génétiquement programmé pour assurer sa survie.

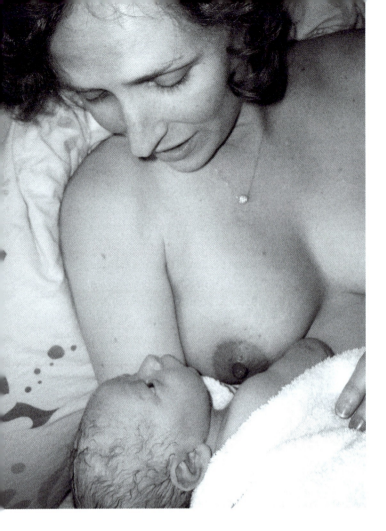

pas du premier coup. Si cela vous est difficile, ajustez votre position, changez de sein, demandez de l'aide à une personne expérimentée et, surtout, ne soyez pas impatiente envers vous-même!

Trop souvent, des mères se découragent, pensent qu'elles ne savent pas comment, ou que le bébé n'est pas intéressé. Elles se laissent intimider par des conseils qui ressemblent plus à des règlements, que le bébé n'a pas l'air de connaître non plus, d'ailleurs. Ou par des gestes brusques et intrusifs. Parfois, la mère pense que c'est elle qui ne sait pas s'y prendre, qu'elle est maladroite. Comment se fait-il que ça ne fonctionne pas, se disent-elles, puisque la succion du bébé est un réflexe. C'est exactement le genre de jugement sur soi qui nous rend plus anxieuse, ce qui, en retour, n'arrange pas les choses. Quand les balbutiements presque inévitables des premières tétées sont perçus comme des signes de maladresse, c'est toute notre expérience qui en est changée. L'allaitement n'est pas une performance de plus à réussir! C'est une invitation à se laisser couler l'un dans l'autre, à nouer un lien physique infiniment intime, en continuité avec la grossesse!

Oui, le réflexe de succion est instinctif et l'ensemble des réflexes nécessaires sera à son meilleur dans les heures qui suivent la naissance. Le bébé sait quoi faire pour initier l'allaitement, à condition de ne pas avoir été trop affecté par un travail difficile, les médicaments utilisés pendant l'accouchement ou tout autre facteur relevant des pratiques auxquelles il a été exposées ou encore de sa propre santé. Les hormones de stress, si utiles à une transition harmonieuse, peuvent être en surcroît à cause d'une naissance difficile. Le bébé aura besoin d'une période de calme et de récupération avant d'être disponible à nouveau pour amorcer l'allaitement.

La péridurale, quant à elle, peut compliquer la mise en route de l'allaitement, comme plusieurs recherches le démontrent, bien qu'on ne

### L'heure où il « faut » allaiter?

Le contact précoce en vue de l'initiation de l'allaitement dans la première heure est une obligation *pour les institutions*, pas pour les femmes. C'est-à-dire que rien, dans les routines hospitalières, ne devrait encombrer ce moment-là, sinon des soins spécifiques et essentiels qui ne peuvent attendre. La mère et le bébé disposent de ce temps précieux comme ils l'entendent, évidemment.

puisse pas encore expliquer clairement par quels mécanismes. Ne vous culpabilisez pas d'avoir eu recours à la péridurale, si c'est le cas, mais sachez que cela peut expliquer le supplément de patience dont vous aurez peut-être besoin.

### À quoi sert le papa pendant les premières tétées ?

En continuité avec l'accouchement, le père est un observateur privilégié des premiers moments de son bébé avec sa compagne. Et il en est aussi le protecteur, s'il le veut bien, attentif à minimiser les interruptions non essentielles, à fournir chaleur, éclairage doux, coussins, boissons, tout ce dont la mère aura besoin pour rester dans sa « bulle ». Son rôle est essentiel à ce moment : les occasions de distraction sont nombreuses. Si des circonstances font en sorte que le contact immédiat n'est pas possible, au moins pour un temps, c'est à lui que reviendra d'accueillir son bébé, de le garder au chaud, en sécurité, et d'observer les premiers signes de son intérêt pour la tétée : quand il se tourne vers ce qui lui touche la joue, qu'il ouvre grand la bouche, qu'il sort sa langue. On peut espérer qu'à ce moment, sa mère sera prête aussi, sinon, le père pourra lui expliquer ce délai imprévu et le réconforter en attendant le moment.

Le début de l'allaitement est un moment extraordinaire, une transition délicate. « Attention ! Fragile ! » voudrait-on dire aux gens qui entourent la mère dans ses premières tentatives. Si on veut favoriser l'allaitement heureux, on doit la soutenir, l'encourager, l'apprécier et protéger son intimité et son rythme. Cette première tétée sera suivie de nombreuses autres ! Essayez de vous entourer de cette ambiance d'intimité, de faire respecter votre espace. Donnez-vous le plus de contacts physiques possibles avec votre bébé. L'allaitement s'insérera entre vous comme le véhicule naturel de votre nouvelle relation. C'est un chemin éminemment personnel que celui que décrivent deux personnes en marche l'une vers l'autre. De la même manière, les premières tétées se dérouleront idéalement à votre rythme, sans pression vers la performance, sans jugement face à vos talents de mère qui allaite. C'est un espace de découverte mutuelle. Comme une danse d'amour entre vous deux !

# Le périnée et la suture

Quelque temps après la naissance, pendant que les parents sont complètement absorbés par la découverte de leur bébé, le médecin ou la sage-femme examine soigneusement le périnée et le vagin pour voir s'il y a eu une déchirure ou des «éraillures», c'est-à-dire une abrasion de surface. Celle-ci ne touche jamais le muscle, par définition, mais comme elle expose des tissus «à vif», cela peut justifier d'y faire des points pour que la guérison soit plus confortable. L'idée de *déchirer* à cet endroit intime et sensible en fait frémir plus d'une avant la naissance, surtout la première fois. Contrairement à ce qu'on pourrait penser, dans le feu de l'action et avec les endorphines présentes à ce moment-là, les femmes ne sentent pas la déchirure, mais plutôt l'étirement. C'est ça qui «brûle» pendant un court instant.

La suture se fait rapidement dans la plupart des cas, pour profiter de la relative insensibilité qui persiste pendant un certain temps après la naissance. On s'assure tout de même que les tissus sont bien anesthésiés, soit par une injection locale (comme chez le dentiste), soit par la péridurale qui est déjà en place. N'hésitez pas à en redemander si ce n'est pas suffisant. Un bon nombre de femmes accouchent avec un périnée intact, mais cela varie grandement selon qu'il s'agisse d'un premier bébé ou d'un bébé subséquent, selon la position au moment de la naissance, mais aussi selon la qualité même des tissus. La grande majorité des déchirures sont simples et se réparent aisément. Comme cette région du corps est exceptionnellement vascularisée, c'est-à-dire qu'il y a là une circulation sanguine décuplée par rapport à d'autres endroits, cela facilite et accélère la guérison. Certaines femmes hésitent à garder leur bébé dans leurs bras parce que ce moment peut être inconfortable ou stressant pour elles. N'oubliez pas qu'il vient de vivre les contractions du travail avec vous ! Vous concentrer sur lui pourrait vous aider à traverser ce moment. Je parle plus longuement de l'épisiotomie et des déchirures du périnée dans le chapitre sur les interventions obstétricales.

# Comment les parents « tombent en amour » avec leur bébé

Dans les minutes et les heures qui suivent la naissance, un bébé découvre le monde et rencontre ses parents pour la première fois (de ce côté-ci de l'utérus, si je peux dire!). Ceux-ci découvrent leur enfant, l'être humain qui partagera désormais leur vie et qu'ils auront la tâche et le bonheur de protéger, de nourrir et d'aimer. Il n'est pas difficile de comprendre l'importance de ce moment charnière. Comme on dit, «on n'a pas deux fois la chance de faire une première bonne impression»! C'est si important que les conditions favorables sont intégrées dans le processus même de l'accouchement: toutes les hormones libérées dans l'organisme du bébé et celui de sa mère par le travail contribuent à créer une sensibilité exceptionnelle qui les rend encore plus réceptifs l'un à l'autre. Le père peut ressentir aussi ce bouillonnement intérieur qui le prépare à rencontrer son bébé, même s'il n'est pas littéralement hormonal.

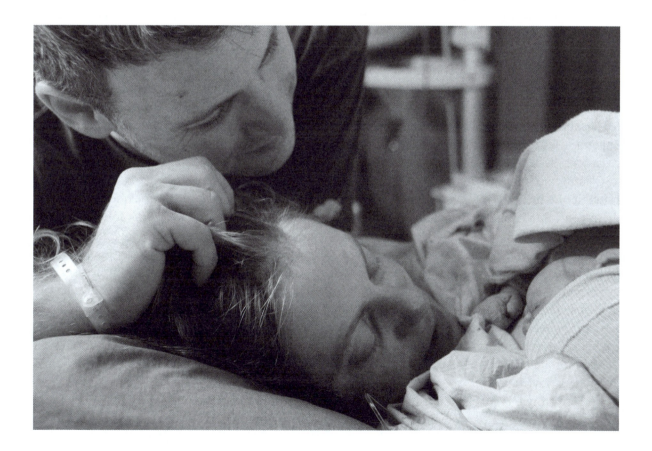

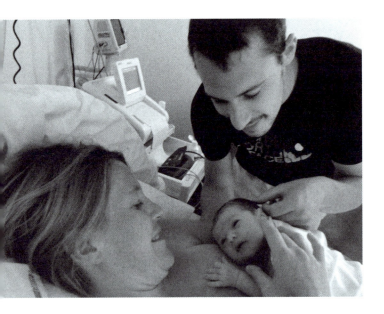

Dès qu'il a fini d'apprivoiser son premier contact avec l'air par sa respiration, le bébé commence à explorer cet univers qui est désormais le sien! Il est alors dans cet état particulier aux nouveau-nés: calme, alerte, attentif. Il ne bouge à peu près pas, tout occupé qu'il est à voir, à écouter, à sentir, à toucher et à goûter. Les parents, chacun à leur manière, eux aussi explorent, regardent, parlent, écoutent, touchent.

C'est le moment où j'aime m'effacer le plus possible. Le bruit, la lumière crue, les paroles dérangent. Sur la pointe des pieds, j'éteins ou je détourne la source de lumière, je me tais et fais signe aux autres de faire de même. J'apporte la couverture chaude qui réconforte, détend et permet, dessous, le contact peau à peau qui crée une continuité avec la vie intra-utérine. Au besoin, j'aide la mère à trouver la position dans laquelle elle sera confortable et qui lui permettra d'avoir son bébé bien en face d'elle, pour être là lorsqu'il ouvrira les yeux, si ce n'est déjà fait.

Le père trouve la place d'où il peut à la fois observer son bébé et participer à part entière à cette rencontre. Même chose pour les personnes que la mère a choisies pour partager ce moment unique avec elle. Nul ne devrait entrer bruyamment dans cette chambre, dans cet espace intime, jusqu'à ce que les parents, d'eux-mêmes, émergent doucement de la bulle qui s'est créée.

La plupart du temps, le nouveau-né arrive tout prêt pour cette rencontre: calme, actif et conscient, il réagit aux stimulations et envoie des signaux par des petits sons, ses mouvements, ses regards. À l'occasion, il a besoin d'abord de s'exprimer, de pleurer... avant de se retrouver dans cet état alerte et réceptif. Son sens le plus en éveil est celui du toucher et la première région de son corps avec laquelle il établira une communication est sa bouche, en cherchant le sein et en tétant. Il entend mieux les sons aigus que les sons graves, ce qui est encore plus fascinant quand on observe que, dans les minutes qui suivent la naissance, les mères parlent spontanément à leur bébé avec une voix nettement plus aiguë qu'à l'ordinaire. Il voit clairement, mais seulement à 20 ou 30 centimètres de son visage, c'est-à-dire exactement la distance entre lui et vous quand il est dans vos bras. Le reste de l'univers n'a encore que peu d'intérêt pour lui. Ce qui l'intéresse le plus, c'est de trouver un visage humain penché vers lui et de le regarder attentivement! Le regard clair et ouvert d'un nouveau-né de quelques minutes, de quelques secondes parfois, ferait fondre un cœur de pierre! Pas étonnant qu'il fasse fondre le cœur de ceux qui l'attendaient déjà avec amour.

Les premiers chercheurs à s'intéresser aux nouveau-nés dans leurs premières heures de vie, Klaus et Kennel[6], ont découvert en eux des êtres humains complets capables de réactions, d'émotions et d'apprentissage. Ils se sont intéressés aux heures qui suivent la naissance et ont donné le nom d'« attachement » (*bonding*) au processus qui prend place. Au début, ils n'ont étudié que les interactions avec la mère, pour se rendre compte un peu plus tard que le même processus se déroulait aussi avec le père! D'ailleurs, leur premier livre s'appelait *Maternal-infant bonding*, c'est-à-dire l'attachement mère-enfant, alors que l'édition révisée quelques années plus tard portait le titre *Parent-infant bonding*, soit l'attachement parent-enfant, la version la plus récente s'appelant *Bonding* tout court[7]!

Ce lien avec des adultes prêts à s'occuper de lui est *le* moyen de survie pour le nouveau-né. C'est si important que, chez les mammifères, dont nous sommes, ne nous en déplaise, chaque espèce a développé sa propre manière d'assurer que la mère reconnaisse son petit parmi les autres, et vice-versa, et qu'un lien mutuel invisible les unisse, garantissant au petit protection, chaleur et nourriture. On a observé ces comportements d'attachement chez les singes, les chats, les moutons, les chèvres, etc. Chez les animaux, c'est à la naissance surtout que se construit cette reconnaissance mutuelle. Par exemple, quand la chèvre donne naissance à son petit, elle se tourne immédiatement vers lui et se met à le lécher, à la fois pour l'assécher et pour le stimuler. Puis le chevreau, déjà debout, cherche à téter sa mère qui se place pour lui faciliter la tâche. Si on sépare la chèvre de son petit avant qu'elle ne le lèche, et qu'on le lui rapporte une heure plus tard, elle ne le reconnaîtra pas et refusera absolument de l'allaiter. Par contre, si on la laisse avec son petit ne serait-ce que cinq minutes après la naissance, elle le reconnaîtra même trois heures plus tard, à son odeur, entre autres, et l'acceptera comme sien.

Chez les humains, où la relation entre les parents et leur petit sera beaucoup plus longue et complexe, la nature, généreuse et prévoyante, a cru bon d'allonger sérieusement la période pendant laquelle cet attachement est possible. Les auteurs de *Bonding* ont demandé à une centaine de femmes à quel moment elles s'étaient vraiment senties «en amour» avec leur bébé. Près de la moitié ont répondu pendant la grossesse, près du quart, à la naissance, un autre quart dans la première semaine, et quelques-unes après la première semaine. Ça ressemble beaucoup à ce que j'ai observé. Quand je vois les femmes pendant leur grossesse, il vient un moment où ce qu'elles portent en elles est plus qu'une promesse, un projet, une idée d'enfant, c'est une personne. Le changement se fait graduellement pour certaines, alors que c'est une révélation soudaine pour d'autres.

*La première fois que Danielle a entendu battre le cœur de son bébé, elle riait et pleurait à la fois, émue et tremblante de cette rencontre. Comble du hasard, on pouvait très facilement sentir la tête de son bébé, petite rondeur de cinq à six centimètres de diamètre, juste là, sous la peau de son ventre. Elle la saisit délicatement entre ses doigts et la balança doucement de gauche à droite, comme pour la bercer tendrement. Ce petit bébé venait d'émerger du nuage où il se cachait encore: c'était maintenant une personne!*

*Pour Caroline, c'est la naissance qui a été ce moment révélateur: elle avait longtemps hésité au début de cette grossesse non planifiée, non désirée, dans laquelle elle se retrouvait seule. Mais le temps*

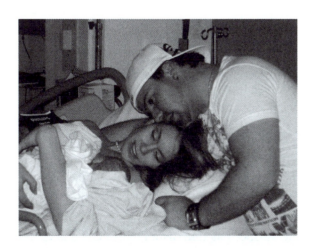

*passait sans qu'elle puisse se résoudre à se faire avorter! La grossesse s'est donc déroulée un peu à contrecœur et pleine d'ambivalence face à cet enfant qui venait partager sa vie. Quatre amies entouraient Caroline pendant son accouchement. Quand Amielle est née, on aurait pu entendre le silence, si ce n'était des petits sons qu'elle faisait pour saluer sa mère. Leur rencontre à toutes deux nous a laissées muettes d'émotion. «Allô, mon bébé», disait Caroline, et la petite, les yeux grands ouverts, répondait avec de petits bruits. Longuement, elle l'a caressée partout, comme si elle avait voulu, du bout des doigts, établir une carte de son corps dans tous ses recoins et rondeurs. Ensemble, elles se sont cherchées au moment de la première tétée. Les gestes venaient, comme par instinct, même si parfois les mains étaient un peu malhabiles. Caroline n'a pas pu dormir les deux nuits suivantes: trop excitée, elle passait ses nuits à regarder Amielle à ses côtés! Au troisième jour, elles ont sombré ensemble dans un sommeil paisible et réparateur.*

### Ça ne se passe pas toujours « comme dans les livres »!

Heureusement, l'attachement n'est pas un rendez-vous qu'on manque une fois pour toutes. On a peut-être déjà imaginé que l'accouchement pourrait être plus difficile que prévu, mais pas souvent pour cette première rencontre « en vrai » avec notre bébé. Autour de celle-ci flotte un potentiel de sentiment de culpabilité quand le coup de foudre n'est pas au rendez-vous. Mais la vie n'est pas un long fleuve tranquille! Il peut arriver que les premières heures après la naissance ne se vivent pas du tout comme vous l'auriez voulu. Plus d'un parent a dû s'ajuster aux circonstances particulières de la naissance et remettre à un peu plus tard les premiers moments de véritable intimité. Que ce soit parce que le contexte ne permet pas une disponibilité des uns et des autres, si l'un ou l'autre a besoin d'attention médicale par exemple, ou parce que la complexité des émotions a voilé momentanément l'envie qu'on avait de se rencontrer. Voilà une situation extrêmement courante, pour toutes sortes de raisons dont la plupart sont hors de notre contrôle.

Si j'insiste sur le caractère unique des premières heures, c'est qu'elles ont été génétiquement et physiologiquement programmées pour ça. C'est pour nous inviter à laisser ce moment libre de toute intrusion inutile, à consacrer cet espace et ce temps à l'atterrissage en douceur de notre bébé. Quand c'est possible de le faire, évidemment. Et pour rappeler l'importance pour les professionnels et les institutions de respecter ce temps de l'accueil. Mais, je le disais plus tôt, chez l'humain, le temps de l'attachement s'étire sur des semaines et des mois, avant et après la naissance. Vouloir préserver ce moment magique est une chose. En faire l'unique occasion de créer un lien est faux, d'abord, et est une source de souffrance inutile. Regardez autour de vous: vous verrez tout plein de parents et de bébés qui ont appris à s'aimer autrement que dans l'instantané des toutes premières minutes.

*« Ce qui a été difficile pour moi, disait Geneviève, c'est que j'avais tellement imaginé, visualisé les premiers instants avec mon bébé. On allait le mettre sur mon ventre dès son arrivée dans ce monde et j'allais le garder ainsi jusqu'à ce qu'il soit prêt pour sa première tétée... mais au bout d'environ une minute, on me l'a enlevé parce qu'il avait des problèmes d'oxygénation et il est parti avec son papa recevoir des soins à la pouponnière. Je suis allée le voir environ deux heures plus tard et il n'a pas voulu téter. Je voulais tellement l'allaiter dès la naissance. Mais j'ai dit à mon petit bébé miracle qu'il venait de vivre tellement de choses difficiles en si peu de temps, que je le comprenais et qu'on essaierait plus tard. Trois heures plus tard, une infirmière est venue nous le porter à la chambre et on a recommencé notre rencontre. Peau-à-peau avec*

*maman et il a pris le sein tout naturellement. Ensuite peau-à-peau avec papa. On formait une belle équipe tous les trois et on s'est bien repris.* »

Hélène : « *Tout le monde parle du coup de foudre, de l'amour inconditionnel, etc. Moi, ce qui m'a coupé le souffle, c'est l'angoisse instantanée qui m'a submergée, cet intense sentiment de protection, de, comment dire, de peur ? J'avais tellement peur qu'il lui arrive quelque chose, tellement peur qu'il cesse de respirer, tellement peur de tout, même quelques jours après mon accouchement. Je faisais de l'insomnie, je me réveillais en sursaut pour voir s'il était bien. Cela m'a pris quelques mois pour bien apprivoiser ce nouveau sentiment... C'est décidément ce qui m'a le plus surprise.* »

Solène : « *On m'avait dit que je tomberais instantanément en amour avec mon bébé quand je le ou la verrais. Or, à la naissance de ma fille par césarienne, je ne l'ai bien vue qu'une heure après, et ma première réaction a été de demander à mon chum s'il était certain que c'était bien notre enfant. Je n'avais pas l'impression qu'elle était à moi. Je la regardais, je la trouvais mignonne, mais dans ma tête et mon cœur, je ne faisais aucun lien avec le bébé que j'avais porté depuis neuf mois. Je m'en suis sentie immensément coupable. Je me disais que je n'avais pas l'instinct maternel... Ça a finalement pris plus de 48 heures avant qu'il se passe un « déclic » pour moi, que je me dise : « C'est ma fille, c'est mon bébé ». Là, ce fut un torrent de larmes. J'étais enfin rassurée...* » ❖

# Ce qui peut déranger la rencontre

### Les contraintes hospitalières

Quand j'ai accouché de ma fille, au Québec en 1974, on l'a immédiatement emportée sur une table, un peu plus loin dans la salle d'accouchement. C'était le silence. « Elle ne pleure pas, elle ne pleure pas ! » me suis-je inquiétée, moi qui ne la voyais pas. Quand elle s'est mise à faire quelques sons, j'ai crié : « Consolez-la, consolez-la ! » C'était tellement douloureux d'en être séparée et de devoir me fier à des gens que je ne connaissais pas pour s'en occuper, surtout qu'on n'avait pas l'air d'avoir les mêmes idées quant à la façon d'entourer un nouveau-né d'amour ! En quelques minutes, et sans qu'elle passe par mes bras, elle était en route pour la pouponnière, bien que sa naissance et le début de sa respiration aient été absolument normaux. Je ne devais la voir que plusieurs heures plus tard, pour quelques courtes minutes, endormie et complètement enroulée dans des couvertures ! Soupçonneuse, j'ai d'abord vérifié son bracelet d'identification. « Vous êtes bien certain que c'est mon bébé ? » Le sentiment d'étrangeté que beaucoup de femmes ressentent en voyant leur bébé pour la première fois était multiplié par mille. Bien sûr, je l'ai aimée, mais nous avions manqué inutilement la magie des premiers moments ensemble, alors que l'une et l'autre étions tellement disponibles et impatientes de nous rencontrer!

Cette séparation routinière des mères et des bébés a longtemps été la norme à l'hôpital. Celles qui n'allaitaient pas ne prenaient leur bébé dans leurs bras qu'à la sortie de l'hôpital! Les autres, pour 20 minutes seulement, aux 4 heures précises, ou toute autre variante aussi «efficace», selon les services et les époques. Tant pis si le bébé dormait tout au long des 20 minutes! Le rationnement, quoi! «Reposez-vous», nous disait-on. «Vous avez toute la vie pour le voir!» Heureusement, ce temps est maintenant révolu.

On «donne» maintenant le bébé à sa mère dès la naissance, à moins de problèmes de santé de l'un ou de l'autre. Par contre, le caractère sacré de ce moment n'est pas toujours respecté. La priorité est encore trop souvent aux routines hospitalières plutôt qu'à la rencontre du bébé avec sa mère, son père et sa famille, en toute intimité, avec le strict minimum d'interférence. On reste quelquefois attaché à des procédures non essentielles à ce moment-là, qui altèrent sérieusement cette première rencontre. Par exemple: déposer le bébé sur sa mère, mais sur une couverture plutôt que directement sur sa peau. Le reprendre quelques minutes après «pour l'assécher et le réchauffer». L'éloigner pour le peser et l'examiner, souvent hors de la vue de ses parents, alors que cela pourrait facilement attendre quelques heures ou se passer tout à côté d'eux. Le mettre sous la lampe pour le réchauffer puisqu'il s'est refroidi en restant tout nu pendant plusieurs minutes, lors de l'examen. L'enrouler dans des couvertures de telle sorte que seul son visage dépasse, avant de le remettre dans les bras de sa mère, alors que déposé directement sur son corps puis essuyé et recouvert, il serait resté bien au chaud. La pose du bracelet d'identification, la prise des empreintes du pied, tout est prétexte à déranger. Gentiment, bien sûr, mais déranger tout de même! Même le bébé qui aurait besoin d'oxygène pour quelques minutes peut aisément le recevoir pendant qu'il est dans les bras de sa mère. Le fait qu'il reste nu contre sa peau permet de bien surveiller sa coloration.

Informez-vous des routines en cours dans l'hôpital où vous accoucherez, lors d'une visite de groupe, auprès de votre médecin ou dans les rencontres prénatales. Ou encore, plus tôt dans le travail, demandez à votre infirmière comment elle peut vous aider à protéger ce moment le mieux possible: les gestes qui peuvent être reportés, le niveau sonore à garder le plus bas possible. Je vous encourage à réclamer des conditions optimales pour vivre cette rencontre sans intrusions ni distractions inutiles. Certains hôpitaux ont adapté leurs routines pour respecter ce moment, et il faut les en féliciter. D'autres ont besoin d'entendre les voix des parents qui exigent cet espace privilégié, après une césarienne

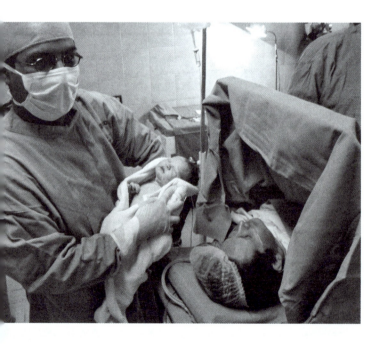

par exemple, où certains établissements ont conservé des protocoles de séparations de plusieurs heures qui n'ont pas leur raison d'être. À preuve, d'autres centres hospitaliers les ont éliminés ou réduits à quelques minutes sans ajouter ni risques pour la mère et le bébé ni stress pour l'équipe hospitalière.

### La place des professionnels et de l'entourage

Les gens qui sont autour, les amis, la sage-femme, l'infirmière, le médecin, la doula doivent, eux aussi, être respectueux de ce moment. Disponibles, mais absolument discrets. Prêts à répondre, si la mère lève la tête et cherche des yeux quelqu'un qui pourrait l'aider, mais sans intervenir d'emblée. Comme il est tentant d'expliquer comment s'y prendre, de se substituer aux parents dans leur découverte. Comme il est difficile d'assister patiemment aux essais parfois timides, maladroits! C'est le rôle des professionnels qui vous entourent lors de la naissance de tout mettre en œuvre pour protéger ce moment et le laisser se déployer pour vous, absolument unique! Michel Odent dit fort justement: «Les gens qui travaillent en obstétrique ont une responsabilité dans la transmission de la capacité d'aimer.» Le processus est là, inscrit dans les corps et les cœurs. Il leur faut apprendre à ne pas se mettre dans son chemin.

Malgré tout ce qu'on vient de dire sur les hormones... la plus grande partie de ce qui constitue «être parent» n'est pas intuitif, mais appris. Les femmes ont besoin de leur bébé pour devenir mère, et les bébés ont réciproquement besoin de leur mère et de leur père pour amorcer une relation d'amour qui les aidera à devenir des êtres humains épanouis. L'attachement à nos bébés est un processus continu, invisible et lent. Toutes nos relations prennent leur source dans cette première histoire d'amour. Il faut en prendre grand soin. C'est long, une vie!

Tout faire pour protéger et encourager les conditions optimales pour la rencontre du bébé avec ses parents est une partie capitale du rôle de toute personne qui travaille autour de la naissance. Plus les circonstances ou les émotions sont difficiles, plus les parents ont besoin d'attention pour faciliter tout doucement un rapprochement, tout en respectant ce qu'ils vivent. L'attachement peut prendre plus de temps. Et c'est tout à fait bien comme cela. Que ce soit parce qu'elle est fatiguée ou déçue, une femme peut sembler momentanément indifférente face à son bébé. Comme si l'amour qu'elle avait en réserve était refoulé par une immense vague de fatigue ou de chagrin. Quelqu'un, très doucement, avec beaucoup de respect pour ce qu'elle ressent, pourrait l'aider à mettre son bébé tout contre elle, pour lui donner une chance de creuser son chemin jusqu'à elle.

Quelquefois, le bébé trouve le sein, le lèche, le prend et, soudain, c'est l'instinct qui resurgit, avec la vague d'hormones que la succion du bébé déclenche dans tout l'organisme de sa mère. Tout d'un coup, ce petit l'intéresse. Il l'éveille, l'excite et vient résolument la conquérir! «Regarde comme il veut téter, comme il ouvre ses yeux et te cherche!» Quelquefois, le miracle se produit, et toute l'énergie que l'accouchement semblait avoir drainé hors de la mère revient comme un ressac. Ce contact actif et physique entre mère et bébé et la succion provoquent une bouffée d'énergie, de vie entre les deux. Parfois, des bébés un peu bleuâtres encore deviennent soudainement roses, leur respiration se stabilise, la mère elle-même reprend des couleurs et se met à sourire!

*Un jour, j'accompagnais une femme à l'hôpital. Son médecin arrive de la chambre voisine où elle a assisté à un accouchement. Elle s'exclame: «Comme c'est dommage! Cette femme vient d'avoir son troisième garçon, et elle et son mari sont tellement déçus que ni l'un ni l'autre n'a voulu voir le bébé.* » « *Et qu'avez-vous fait?* » ai-je demandé. « *Eh bien! On a respecté le choix des parents, on l'a emmené à la pouponnière.* » Quel dommage en effet! C'était la première rencontre entre des parents et leur nouveau-né. La déception, temporairement à l'avant-plan, leur a fait rater ce moment où il y avait, réunies, des conditions optimales pour traverser cette déception: l'extrême vulnérabilité d'un nouveau-né de quelques instants, la culmination d'un travail intense, la décharge d'hormones, la réalisation que cet enfant sans défense, malencontreusement du « mauvais » sexe, n'a quand même que ses parents pour l'aimer! Comment aurait-on pu leur permettre de vivre leur déception, leur donner l'espace pour l'exprimer sans la nier? Faire confiance que le bébé lui-même cherche le chemin pour toucher le cœur de ses parents et les garder un moment dans la même pièce même sans contact direct, pour que leur bébé ait une chance de se rendre jusqu'à eux.

Les professionnels de la santé sont, qu'ils le veuillent ou non, les héritiers d'une longue tradition d'« experts » qui se perçoivent comme les détenteurs de « la bonne façon de faire ». Bien sûr, plusieurs d'entre eux ont pris du recul par rapport à ça et savent laisser les parents découvrir leur bébé et *se* découvrir comme parents. Mais trop souvent, on dit aux parents quoi faire. On annonce par exemple que c'est le temps de l'allaiter (ah oui? le temps pour qui?) ou de le changer de côté, ou de le donner au père. Sans malice, bien sûr, mais c'est une autre façon subtile de s'ingérer! Qui dira combien une telle attitude intimide les parents, les gêne dans leur spontanéité et ébranle leur confiance en eux?

Tout cela ne se traite pas en pièces détachées. Si l'instinct et l'intuition de la mère ne sont pas valorisés pendant la grossesse, si l'accouchement lui dénie sa capacité de trouver elle-même le rythme et les positions qui lui conviennent, si on lui fait attendre la « permission » de pousser pour ensuite la soumettre à une méthode artificielle de poussée, cela prend presque un miracle pour que soudain, à la naissance de l'enfant, l'instinct reprenne sa place et s'exprime pleinement. Mais la force qui attire la mère vers l'enfant et l'enfant vers sa mère est telle que le miracle de cette première rencontre se produit le plus souvent tout de même.

### Après un accouchement difficile...

Parfois, l'accouchement a été tellement long, difficile et épuisant qu'on n'a plus d'énergie, à ce moment-là, pour la joie, l'accueil, la rencontre avec le bébé.

*Suzanne était tellement fatiguée après son très long travail, que, pour les deux heures qui ont suivi, elle ne voulait que dormir, satisfaite de savoir son bébé sain et sauf, mais pas encore intéressée à le voir. Une fois reposée, elle l'a pris dans ses bras pour le découvrir petit à petit, le sentir, l'embrasser.*

*Le travail actif de Chantal n'a duré que trois quarts d'heure... mais quels trois quarts d'heure! Elle s'est levée du sofa où la naissance l'avait surprise, s'est rendue jusqu'à son lit, son bébé encore relié à l'intérieur de son corps par le cordon. Elle s'y est couchée en boule, cachée sous les couvertures, le temps de reprendre son souffle. Silencieux, nous avons respecté son besoin d'accalmie. Ce n'est que bien plus tard, une fois remise du choc, qu'elle s'est tournée vers son bébé pour l'accueillir.*

Combien de fois ai-je vu des parents complètement décontenancés quand leur bébé pleure sans arrêt pendant sa première heure de vie. Les premières minutes de pleurs soulagent un peu: il respire! Puis, les pleurs font sourire affectueusement: « Mais non, mais non, ça va bien! »

Au bout d'une demi-heure, quand les parents ont essayé tous les moyens auxquels ils ont pu penser, quand ils ont bercé, chanté, consolé et que rien n'a fonctionné, ils ressentent parfois les pleurs comme des reproches personnels: «Il a besoin de quelque chose et je ne suis capable ni de comprendre quoi ni de le lui donner!» Je ne crois pas que ce soit le cas. Il me semble plutôt que le bébé a besoin de «dire» son expérience, de donner sa version personnelle des heures qu'il vient de vivre: c'était dur peut-être, il a eu peur parfois, il s'est demandé si cela ne finirait jamais. Quand on tend l'oreille à ce qu'il essaie de raconter, à sa manière, après un moment on le voit se calmer, apaisé d'avoir été entendu, et s'ouvrir peu à peu au moment présent. Faisons-lui le cadeau de notre entière attention!

Quand on est déçue du déroulement de l'accouchement, la peine peut être telle qu'elle occupe toute la place, ne laissant plus d'espace pour les autres émotions. C'est si complexe, les émotions qui nous assaillent!

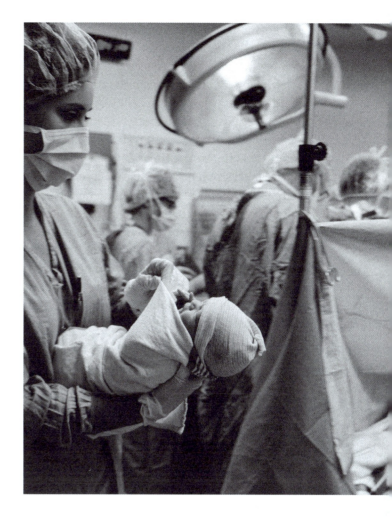

*Claire avait préparé un accouchement naturel tout au long d'une grossesse merveilleuse et attendait avec impatience de savourer le bonheur de la naissance. L'histoire s'est déroulée autrement: détresse fœtale, transfert à la salle d'accouchement, forceps, énorme épisiotomie! «J'ai tout eu», disait Claire, profondément blessée et amère de ce qu'elle ressentait comme un échec, comme une sorte d'injustice du destin! Dans tout ce chagrin, l'arrivée du bébé est passée au second plan. Dans le brouhaha des émotions, sa déception englobait tous ceux qui avaient participé à l'accouchement: elle en voulait à son bébé d'avoir «causé» tout cela et à son compagnon de n'avoir pas su la protéger efficacement. Rien de rationnel, bien sûr, mais le cœur se moque bien de la logique, on le sait! Peu à peu, elle a accepté que son accouchement ait été moins que parfait et la douloureuse ambivalence qu'elle vivait à l'égard de son bébé a tranquillement fait place à la tendresse.*

*Sylvie avait passé les quatre premiers jours après l'accouchement à pleurer, sans savoir pourquoi. Jusqu'à ce que je lui demande, très doucement, si elle n'était pas déçue d'avoir un deuxième petit garçon. Bien sûr, elle avait passé sa grossesse à dire «Ça m'est égal», par peur de se créer des attentes et d'être déçue, mais au fond, cela ne lui était pas égal du tout. Quand elle s'est permis de dire «Oui, je suis déçue», de se rendre compte qu'elle n'était pas une mauvaise mère pour autant, quand elle s'est pardonné sa déception et ses larmes, d'autres larmes, celles qui soulagent, ont coulé... puis se sont calmées. Elle a regardé David dans ses bras et, maintenant débarrassée de sa culpabilité, de la contrainte de « l'aimer quand même », elle s'est laissée aller à l'aimer ! Mais sans doute a-t-il fallu qu'elle puisse vivre et exprimer sa colère pour qu'elle cède sa place à autre chose.*

Des situations comme celles-là demandent le soutien attentif, discret et respectueux de personnes qui ont le temps de laisser les premières réactions s'exprimer de toute leur force, en aidant les parents à garder à l'esprit que cet enfant est bien leur bébé. Il leur faut parfois encourager, souvent par de très petits gestes, un certain rapprochement entre eux, un attendrissement, une ouverture indispensables pour bâtir la relation qui les reliera pour la vie entière. Quelquefois, la magie ne se produit pas tout de suite. Mais il faut au moins s'assurer d'avoir mis tous les éléments en place pour qu'elle ait une chance de se produire !

*« Je voulais accoucher à la maison, en fait, j'y étais presque, me racontait Marie-Pier. Dilatée à neuf centimètres, j'ai dû me rendre à l'hôpital, péridurale, moniteur, ocytocine et ventouse. J'ai eu mon bébé "à froid", sans le merveilleux cocktail d'hormones. Quand je l'ai reçue sur mon ventre, j'ai trouvé qu'elle ressemblait à ma belle-mère (ouch !). Je voulais en prendre bien soin, co-dodo, allaitement, portage... mais je faisais tout ça sans amour et je m'en sentais tellement coupable. Par contre, mon conjoint lui, je me sentais tellement en amour avec lui ! Notre vie sexuelle a repris rapidement, je le trouvais magnifique, sexy ! Mais je pleurais le manque d'amour que j'avais envers ma fille. Puis, en discutant avec ma sage-femme, nous avons compris ce qui s'était passé, l'erreur de la nature ! J'avais toutes les bonnes hormones de l'attachement, mais celui-ci s'était dirigé vers mon conjoint ! Les lumières se sont allumées ! Avec cette prise de conscience et le parentage de proximité que nous avions choisi de pratiquer, mon attachement avec ma fille s'est construit progressivement. Trois semaines plus tard, un moment est venu où enfin j'ai regardé mon Élizabeth en étant submergée d'amour. Plus rien ne pourra briser cet attachement qui s'est construit morceau par morceau ! Alors voilà, les débuts avec bébé peuvent être à des lieues de ce qu'on s'était imaginé. Aujourd'hui, je suis très fière de mon histoire d'amour avec ma fille ! »*

### Après une césarienne

Ce sont parfois les circonstances elles-mêmes qui retardent la rencontre. Lorsqu'il y a une césarienne, par exemple. Les procédures qui s'appliquent au bébé après une naissance par césarienne peuvent varier d'un hôpital à l'autre. En certains endroits, quelques minutes après la césarienne, le bébé est conduit à la pouponnière, tandis que sa mère ira en salle « de réveil » (c'est-à-dire de surveillance postopératoire) pour une heure ou deux avant d'être reconduite à sa chambre. Pendant ce temps, le père, lui, a tout le loisir d'aller à la rencontre de son bébé. Ailleurs, il pourra aller dans les bras de sa mère dès la fin de l'opération.

*J'avais accompagné Dina dans sa césarienne sous péridurale. Le fait d'être consciente à la naissance de son bébé lui était d'autant plus précieux qu'elle ne partageait pas ce moment-là avec le père. Elle ne pouvait pas bouger, puisqu'elle était couchée sur le dos, immobile, les bras attachés. Après quelques longues minutes*

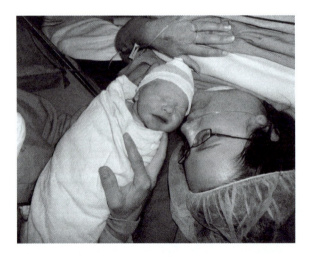

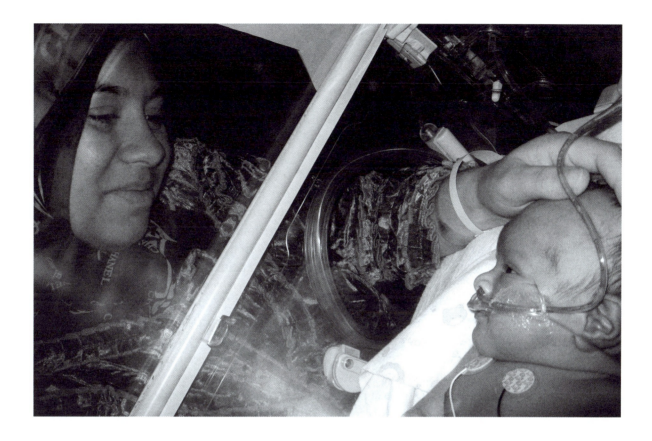

*durant lesquelles on a examiné le bébé loin de la vue de sa mère (ce qui pourrait facilement se passer autrement), j'ai enfin eu le privilège de tenir sa petite Gabriella dans mes bras. Leur contact était physiquement limité, mais j'ai réussi, au travers des tubes, à maintenir le bébé près d'elle, à l'approcher tout contre sa joue, à bien lui montrer son visage, à lui décrire constamment ses moindres mimiques, ses efforts pour s'ouvrir les yeux. Je ne sais pas si toute cette interaction a séduit le personnel, mais Dina a eu droit à une session prolongée, une fois l'opération finie, pour regarder Gabriella, la toucher, commencer à la faire téter. Un bel accueil!*

### Problèmes de santé du bébé

Lors de certaines naissances, le moment de la rencontre peut être retardé alors que la priorité est aux soins à donner au bébé. Parfois, il devra être transféré à l'unité de soins néonatals pour y recevoir un soutien médical qui l'aidera à traverser ce moment délicat, ou parfois seulement pour y être observé après une transition un peu difficile. Le plus souvent, le père pourra l'y suivre... en n'oubliant pas de rapporter régulièrement des nouvelles à la mère, qui doit d'abord expulser son placenta et prendre quelques instants de repos avant de pouvoir elle aussi se rapprocher de son bébé. Si vous devez être séparés, ne sous-estimez pas le pouvoir de votre pensée, des mots d'amour et d'encouragement que vous lui enverrez, même à distance. Ils vous garderont plus calme et centrée. Et ils se rendent jusqu'au bébé et l'apaisent vraiment, je vous le jure! ❖

# Pour guérir un attachement difficile

Si la première rencontre avec votre bébé a été dérangée ou simplement moins disponible et amoureuse que vous ne l'auriez souhaité, voici quelques suggestions pour enrichir votre lien.

Reconnaissez d'abord la blessure ou la déception, mais ne gâchez pas votre énergie à vous demander pourquoi, pourquoi vous, ou si seulement... Ce sont des questions qui alimentent le blâme, envers soi-même ou les autres, le ressentiment, le dépit. Ça s'est passé comme ça, et il y aura peut-être un temps pour réfléchir à ces questions, mais pas maintenant. Le voyage avec votre bébé n'est pas terminé, au contraire: il est là, dans vos bras, dans votre vie. Il suffit, le plus souvent, de laisser le temps et l'intimité resserrer ce qui aurait pu se perdre.

Si la rencontre est retardée, essayez de garder votre excitation intacte pour le moment où vous verrez votre bébé pour la première fois. Un peu comme lorsqu'on attend le retour de voyage d'un être cher, mais qu'on doit encore attendre qu'il passe les douanes! Ne vous en voulez pas si la douleur, la peine ou toute autre raison vous fait refuser de voir votre bébé au moment où ce serait possible de le voir. Mais dès que vous sentez la moindre énergie, profitez-en. Bien sûr, vous pouvez être très fatiguée. Vous avez le droit absolu d'être tout à fait déçue, tout à fait épuisée et de manquer totalement d'intérêt... mais en même temps, ne prenez pas cela trop au sérieux. Acceptez d'être là, avec lui ou elle, exactement dans l'état où vous êtes. Donnez une chance à la vie de trouver un chemin entre vous et votre bébé. Tout est possible lorsqu'on reste ouvert!

Donnez-vous beaucoup de temps d'intimité tranquille, de préférence peau à peau tous les deux et même tous les trois. Cette suggestion est tout aussi valable si la naissance a eu lieu plusieurs jours ou semaines avant. Cela prendra peut-être un peu plus de temps, mais cela vaut vraiment la peine.

*« La première chose que j'ai faite quand ils m'ont emmené mon bébé, après le séjour à l'unité de soins néonatals, me disait Debbie, ç'a été de le déshabiller complètement, de le regarder partout, de le caresser et de le coller sur ma peau pendant de longs moments. Benoît surveillait à la porte pour ne pas qu'on nous dérange... ou nous surprenne! »* Permettez-vous de dormir ensemble. C'est tellement extraordinaire! Ce sont des heures et des heures d'intimité physique qui s'additionnent là. Prenez de longs bains ensemble à deux... ou à trois!

Limitez la présence des visiteurs tant que vous ne sentirez pas que vous vous êtes vraiment rassasiés l'un de l'autre. Quand les amis et les parents sont là, même les mieux intentionnés, notre attention est détournée du bébé. On peut même se sentir intimidée si on se sent malhabiles dans nos gestes. Découvrez-vous à deux et à trois avant d'intégrer le reste de votre famille et de vos amis.

Permettez-vous de laisser aller tous vos sentiments, même ceux qui vous semblent négatifs. Quand ils auront eu la place qui leur revient, ils cesseront de vous hanter et de gruger votre énergie affective. Choisissez de ne pas vous juger. Reconnaissez les moindres gestes ou mouvements d'amour que vous avez à l'égard de votre bébé. Peu à peu, ils prendront le dessus.

## Quand ça fait déjà un bon moment…

Peut-être lisez-vous ces lignes en regrettant que les choses ne se soient pas passées comme vous l'auriez voulu lors d'un accouchement précédent, il y a… deux, trois ans, ou même plus. Mais quand on s'inquiète d'un lien, c'est qu'il existe déjà et qu'il est assez fort pour qu'on craigne qu'il ne soit blessé. Peut-être trouvez-vous que le temps n'a pas complètement réussi à guérir cette douleur, cette absence.

*Pendant longtemps, je ne pouvais pas parler de ma première rencontre avec Zoé, ma fille, sans me mettre à pleurer: mon tout premier geste avait été de vérifier sur le bracelet qu'on m'avait bien apporté «la bonne». Je l'aimais, sans nul doute, mais pas de cet élan presque animal que je ressentais pour son frère, qui n'avait pas connu cette séparation d'avec moi. Un événement complètement sans lien, du moins en apparence, a fait basculer ça. Après un accident de voiture où elle a été gravement blessée, j'ai spontanément fait exactement ce que je n'avais pas pu faire à sa naissance: la suivre en pensée, lui parler constamment, et dès que j'ai pu, la prendre sur mes genoux des heures durant, malgré ses huit ans. Ce n'est que plusieurs mois après que j'ai réalisé qu'on avait rattaché directement à mes tripes le cordon invisible qui nous relie toujours.*

Je ne recommande évidemment pas l'accident grave comme moyen de raccommoder un lien d'amour. Mais parler, oui, parler avec notre enfant, lui dire comment on avait rêvé sa naissance, son arrivée dans nos bras, sans les circonstances, les déceptions, les interventions inopportunes qui ont brouillé son accueil. Et qui sait les portes que la vie vous offrira?

*Julie se préparait à un accouchement naturel, encore déçue trois ans plus tard d'une césarienne inattendue qui l'avait laissée meurtrie. Un matin au déjeuner, Audrée, sa fille, jouait sous la chaise de sa mère, se cachant dans les pans de son long peignoir. «Aidez-moi, je ne peux pas sortir», criait-elle en jouant. Après avoir vérifié qu'en réalité, rien ne l'empêchait de se dégager, et alors qu'Audrée répétait son cri, Julie a senti que sa petite «jouait» à sa naissance. Elle a embarqué dans le jeu. «Je m'en viens, je vais t'aider, pousse, pousse fort, et moi aussi je vais pousser fort», lui a-t-elle répondu. Et tout en jouant, elles ont refait le chemin dont Julie avait rêvé: travailler avec son bébé à la mettre au monde, l'accueillir pleinement, dans la joie. Jusqu'à ce que la petite émerge enfin des pans de la robe pour se jeter dans les bras de sa mère. «Mon bébé, mon bébé, enfin, tu es là, tu es tellement belle», sanglotait Julie. Elle a beaucoup pleuré en serrant Audrée dans ses bras, cette fois-là et toutes les autres fois où elle a repris le jeu avec elle, jusqu'à ce qu'il n'y ait plus de larmes. Un jeu qu'Audrée redemandait, d'ailleurs, pour venir se blottir toute heureuse dans les bras de sa mère.*

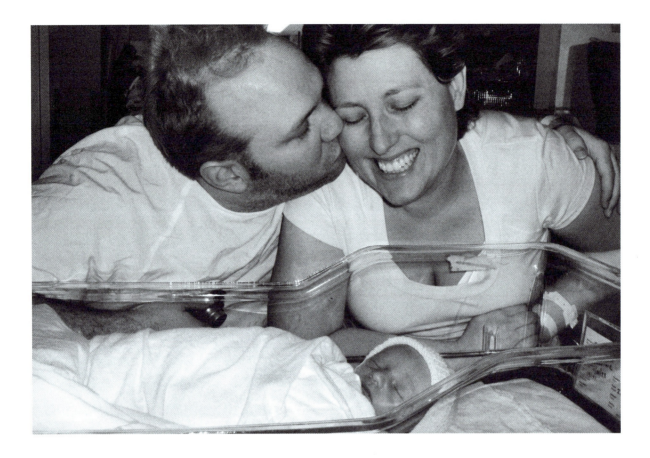

Le fait d'avoir la complète responsabilité des soins du bébé peut parfois aider à s'en rapprocher. C'est à travers les tout petits gestes quotidiens, dans l'immense vulnérabilité où vous vous trouverez tous les deux, tous les trois, que le lien se tissera. Vous sentirez qu'il a besoin de vous, vous découvrirez les sons qui le calment, les mouvements qu'il aime et les endroits où il aime se faire caresser. L'attendrissement viendra au moment où vous ne l'attendrez pas, entre deux couches, entre deux pleurs!

Si les circonstances ne vous permettent absolument pas d'être avec votre bébé, vous pouvez tout de même rester en contact avec lui, par le cœur, même s'il est à l'étage au-dessus ou transféré dans un autre hôpital. Quand les mères et les pères restent en contact avec leur bébé en difficulté, même en esprit seulement, les bébés, les parents et surtout leur relation se portent mieux. Prenez la peine de lui expliquer pourquoi les choses doivent se passer de cette manière pour lui, avant et tout au long de la séparation. Nous sommes nombreux à croire au pouvoir des mots qu'on adresse aux tout-petits et à leur capacité de comprendre ce qu'on leur dit, je l'ai si souvent observé!

Dans tout ce chamboulement du cœur, pensez à prendre soin de vous, à rechercher l'affection, l'épaule amie, les bras qui réconfortent. Prenez le temps d'admirer le courage, le don de soi, la persévérance de la mère que vous êtes dans la difficulté, dans la peine, dans le deuil d'un rêve. Si la peine et le sentiment de déconnexion persistent, cherchez des ressources professionnelles, elles pourront vous aider à passer ce cap. ❖

# La chambre vide

JE SAIS QUE c'est une partie difficile à lire pour plusieurs femmes, mais je m'en voudrais de ne pas lui laisser la place qu'il faut. «Ces bébés qui nous quittent valent autant que ceux qui restent», m'écrit Élizabeth, qui a perdu son premier bébé. Quand on ouvre son cœur et sa vie à la venue d'un enfant, on l'ouvre aussi, sans le savoir et sans le choisir, à son départ possible. Il y a des mots pour désigner ceux qui perdent un parent et ceux qui perdent un conjoint. Il n'y en a pas pour nommer ceux qui perdent un enfant. Comme si la langue ne s'était pas résignée à inventer un mot pour quelque chose qui ne devrait pas arriver. Cela arrive pourtant. Au Québec, moins de un bébé sur 100 meurt autour de sa naissance. C'est bien peu, heureusement. Mais c'est douloureusement énorme quand cela arrive à notre bébé!

Tout le monde y pense au moins une fois: «Et s'il devait...» On n'ose même pas prononcer le mot, de peur qu'il ne porte malchance. Si on en parle, on se fait dire: «Ne parle pas de ça... tu es enceinte!» Comme si de ne pas y penser pouvait conjurer le sort, empêcher la mort d'atteindre ceux qu'on aime. Ce n'est pas facile, alors qu'on porte en soi la vie, d'envisager qu'il pourrait en être autrement. Celles qui ont perdu leur bébé n'étaient pas différentes de vous et moi. Elles l'attendaient probablement comme vous attendez le vôtre et c'est bien ce qui fait peur! Si vous êtes enceinte en ce moment, je veux reconnaître votre courage de lire ces lignes, de ne pas sauter directement au chapitre suivant. Ce que vous pourriez aussi choisir de faire maintenant.

*Catherine m'écrit: «En tant que maman orpheline de cinq petits bébés partis trop tôt dont deux à l'aube du 2ᵉ trimestre de grossesse, je sais à quel point il est important de lire sur le deuil périnatal et d'en parler. C'est important de réfléchir à cette éventualité pour ne pas être en réaction lorsque ça arrive. D'imaginer ce que l'on ferait au lieu de réagir pendant le choc brutal. J'ai lu ce passage de votre livre alors que j'étais enceinte de mon petit bébé miracle né il y a tout près de cinq mois, et cela m'a fait du bien.»*

Au détour d'une question, d'une histoire personnelle, le sujet de la mort s'invite parfois dans les rencontres prénatales. Après avoir raconté des histoires d'accouchement, expliqué, discuté, questionné, ri, le fait de parler de la mort crée tout d'un coup une atmosphère grave, recueillie, fragile. Les larmes ne sont jamais très loin. Dans un sens, c'est un soulagement de parler de l'indicible, de se rendre compte que cette crainte a aussi effleuré les autres parents. Nous avons besoin d'exprimer l'inquiétude, parfois même la panique qu'elle engendre, d'en parler, puis de s'en dégager. Pour s'approcher du cœur de la vie, on doit accepter d'envisager la mort, sa compagne. Une fois qu'on s'est ouvert le cœur, on pousse un grand soupir et on laisse la vie qui nous habite prendre le dessus, un peu plus conscients qu'elle est un immense cadeau.

La perte d'un bébé, c'est aussi la perte d'un rêve, des espoirs qu'on avait pour ce bébé, d'une vie, d'une maison où on l'imaginait rire, courir, pleurer, grandir. Rien ne peut effacer cette douleur. Même si on ne rencontre autour de soi que sympathie, attention, compassion, la douleur demeure. On en vient même parfois à souhaiter qu'elle soit mortelle. Autrefois, parce qu'elle était beaucoup plus fréquente, tout le monde connaissait des femmes et des hommes qui avaient eu à traverser pareille épreuve. À travers leur expérience à eux, on en connaissait la douleur, mais aussi la guérison lente. Comme disaient les gens:

«Ça fait partie de la vie!» Parce que la mort d'un bébé est maintenant, et fort heureusement, un événement rare, les parents qui la vivent n'en sont que plus isolés. Le silence qui entoure la mort des bébés emmure parfois les parents qui doivent la vivre.

Déjà, la naissance nous submerge d'émotions. La naissance et la mort combinées nous bousculent le cœur avec une rare violence. La première réaction, c'est souvent le choc, qui peut laisser sans voix, sans réaction, sans émotion apparente. Comme si, incapables d'absorber cette tragédie d'un coup, le cœur et l'esprit se ménageaient un espace-tampon pour pouvoir l'assimiler par petites doses. Puis, les autres émotions font leur apparition: la colère d'abord. On cherche un responsable de ce drame! Certains parents en veulent atrocement aux médecins et au personnel médical qui auraient pu, leur semble-t-il, éviter cette mort. On vit de la culpabilité, ce monstre tenace qui dévore de l'intérieur et qui n'est autre que de la colère tournée vers soi. Et qui génère des reproches pleins d'amertume: «J'aurais dû... ou j'aurais pu... jamais je ne me pardonnerai de...» Par vagues viennent l'angoisse, la détresse infinie, le repli sur soi qui confine à une plus grande solitude, le refus de croire que c'est vraiment arrivé. Au moment où les choses semblent se tasser, un mot, une image, une pensée replongent les parents dans un chagrin qui leur paraît sans fond. Cela prend du temps, de la patience envers soi-même et son partenaire, pour trouver un peu de paix intérieure malgré la peine.

*Après la mort de Thomas, Danielle disait: «C'est comme pendant l'accouchement, il faut que je m'ouvre et que je le laisse passer. Mais ça fait tellement mal!»* C'est vrai: comme dans un accouchement, la meilleure façon de passer à travers cette douleur est encore d'y entrer, de laisser libre cours à tous nos sentiments, même à ceux qu'on trouverait absurdes ou déplacés si on les regardait sous un angle rationnel.

Quand l'annonce de la mort précède la naissance, la décision d'attendre l'accouchement, de le provoquer ou de faire une césarienne n'est jamais facile. Des facteurs physiques, qui peuvent ou non avoir un lien avec ce qui a causé la mort du bébé, aussi bien que psychologiques doivent être pris en compte, et la meilleure solution sera forcément différente d'une personne à l'autre. Ne vivez pas une telle naissance dans la solitude. Ne comptez pas seulement sur le soutien de votre compagnon qui vit lui aussi cette perte: allez chercher les gens, les ressources qui sauront vous entourer.

*La première réaction de Gisèle et de Jean-Luc, encore sous l'effet du choc, a été d'espérer une césarienne immédiate pour en finir! À leur immense surprise, le médecin leur a plutôt proposé, à sept mois*

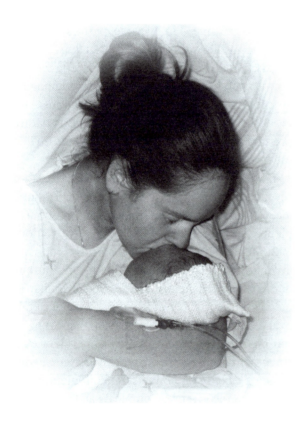

*de grossesse, d'attendre que le processus se déclenche de lui-même, avec, d'ici là, une surveillance accrue.* L'idée leur a d'abord semblé cruelle, mais déjà, quelques jours plus tard, elle apparaissait beaucoup plus sage. Gisèle reconnaissait combien il lui aurait été difficile de perdre à la fois son bébé et le rêve d'un accouchement normal. Le choc d'une opération jumelé à celui de la mort de leur bébé aurait été sans doute trop à vivre d'un coup. Gisèle a finalement accouché huit jours après avoir appris la nouvelle. Elle approchait du moment où l'attente, supportable jusque-là, serait devenue intolérable pour elle. L'accouchement lui-même s'est très bien déroulé, en sept heures, et elle en retire une très grande satisfaction: *« Je sais au moins une chose, c'est que mon corps accouche bien ! Lors d'une prochaine grossesse, je m'inquiéterai sûrement de la santé de mon bébé, mais je n'aurai pas à me demander en plus si je saurai affronter les contractions. »*

Souvent, l'entourage des parents subit un choc très semblable. Les proches, les grands-parents sont bouleversés, mais ont parfois peur de rajouter à la peine des parents par leur maladresse. L'entourage moins proche tente parfois d'exprimer sa sympathie par des phrases maladroites du genre: «Vous êtes jeunes, vous en aurez d'autres… c'est mieux comme ça… ou pensez à votre mari, à vos autres enfants» qui ne consolent pas, mais qui camouflent plutôt leur malaise à aborder le sujet avec vous. En encourageant une fuite de la réalité, ils peuvent allonger inutilement le processus de deuil des parents. D'un autre côté, le silence peut être particulièrement blessant, comme s'il niait complètement ce qui s'est passé pour vous. Faites savoir à des personnes choisies votre besoin d'en parler, dites-leur comment vous vous sentez. On a tellement besoin de quelqu'un qui peut recevoir notre douleur, sans tension, sans mots inutiles! De quelqu'un qui ne va pas tenter de «faire passer» cette peine qui a besoin de s'exprimer.

## Quand les parents doivent décider du moment du départ

Difficile d'aborder le deuil périnatal sans parler de l'interruption médicale de grossesse, généralement au deuxième trimestre. L'accessibilité grandissante des tests de dépistage et de diagnostic prénatals multiplie les situations où des parents se retrouvent devant le choix déchirant de mettre fin à une grossesse pourtant désirée au départ parce que les résultats sont anormaux. Des questions éthiques inimaginables pour nos grands-mères constituent désormais une partie intégrante du suivi de grossesse aujourd'hui. Des parents ordinaires se retrouvent dans la situation extraordinaire de devoir décider s'ils gardent ou non leur enfant parce qu'il a un handicap qui le rend non viable, ou viable mais pas pour longtemps, ou au contraire avec de lourds handicaps pour toute sa vie. On entend peu parler de ce que vivent ces parents, tout occupés que nous sommes à leur fournir la manière d'interrompre cette grossesse devenue indésirable. Est-ce que la peine est la même? Est-ce que les parents doivent composer avec un sentiment de culpabilité que ne vivent pas les autres, même s'ils sont aussi soulagés de cette interruption? Laissons nos oreilles et nos cœurs grands ouverts pour entendre et accueillir les parents qui doivent emprunter ce chemin qu'ils auraient sans aucun doute préféré ne pas avoir à parcourir.

De plus en plus, le milieu hospitalier s'est sensibilisé à la réalité des parents qui viennent de perdre un bébé et offrent une présence et des services aidants. Mais la mort d'un bébé touche tout le monde et on ne s'y habitue jamais. C'est pourquoi, malgré sa bonne volonté, il y a parfois, parmi le personnel hospitalier, des personnes qui ne donnent pas toujours les soins et l'attention dont les parents auraient grandement besoin. Dans une sorte de tentative pour se protéger, elles réagissent parfois en s'esquivant pour laisser les parents à eux-mêmes, ou encore en minimisant la portée de ce qui vient de leur arriver. Mais vous rencontrerez aussi des personnes précieuses par leur capacité d'entendre votre peine et de l'accueillir. Elles pourront aussi vous accompagner dans les décisions et démarches médicales et administratives, comme la décision de procéder à une autopsie et la disposition du corps.

### Le processus du deuil

Un événement aussi important que la mort d'un bébé nous marque pour la vie. Le deuil peut durer des mois et même des années. C'est une expérience intime, personnelle, qui cache des possibilités infinies de grandir, d'acquérir une compassion, une sagesse, une sensibilité qui sont un peu les cadeaux que ce bébé nous aura laissés. Toutefois, avant d'en arriver là, le processus est long et douloureux. Il ne peut être ni artificiellement accéléré ni escamoté. Finalement, on ne peut qu'aller avec la force de la vie, qui cherche toujours à guérir ce qui est blessé, dans le cœur comme dans le corps.

Je sais que tout cela peut sembler lointain et improbable, voire inutile, mais ces quelques suggestions ont été élaborées par des gens qui ont l'expérience d'accompagner des parents dans la mort de leur bébé et qui, avec eux, ont appris ce qui aide.

En tout temps, vous avez le droit de poser des questions. Aucune question n'est stupide et les seules qu'on regrette sont celles qu'on n'a pas posées. Vous avez le droit de demander à votre médecin pourquoi votre bébé est mort et le droit d'obtenir une réponse honnête. La vérité a des vertus de guérison.

Il est important de prendre son temps. Parfois, les parents se sentent obligés de prendre des décisions immédiatement. Rappelez-vous: ceci est un temps très important de votre vie. Rien ne presse. Décidez aussi du moment où vous prendrez des décisions importantes.

Les parents qui ont pu dire adieu en personne à leur bébé semblent avoir eu, par la suite, un deuil moins difficile à vivre. La vue d'un bébé mort n'est pas terrifiante. Même si votre bébé avait des malformations, il vaut parfois mieux les voir que les imaginer. Si vous avez des craintes, demandez à ce qu'il soit complètement enveloppé dans une petite couverture et ne découvrez que les parties que vous êtes prêts à voir, ses petits pieds, peut-être, ses mains. Respectez votre sentiment de crainte, mais donnez-vous la chance de le contourner.

Si votre bébé est aux soins intensifs et n'a que quelques heures ou jours à vivre, visitez-le à la

---

### Guérir n'est pas trahir

Souvenez-vous de ça: guérir n'est pas trahir. Réapprendre à vivre, à rire, à faire l'amour, à rêver d'un autre enfant n'enlèvera jamais l'amour que vous aviez pour cet enfant qui vous a quitté et le chagrin que vous avez de ne pas avoir eu le privilège de partager sa vie bien longtemps.

pouponnière. On pourrait penser qu'il est moins difficile de l'oublier si vous ne l'avez pas vu. En fait, le contraire est vrai: aimer son bébé pendant qu'il est encore en vie facilite les adieux quand le temps est venu.

Il vous sera moins difficile de partager votre peine et d'en parler comme d'une personne réelle si vous lui avez donné un nom.

Les photos constituent des souvenirs précieux de votre bébé et rappellent qu'il a été bien réel et sa mort aussi. Les hôpitaux prennent maintenant des photos de tous les bébés qui meurent et les gardent à la disposition des parents pendant au moins un an ou deux.

Les parents qui ont perdu un bébé chérissent les souvenirs qu'ils ont su garder. Des photos, bien sûr, mais aussi la petite couverture qui l'a enveloppé, une mèche de cheveux, l'empreinte de son pied ou de sa main, son bracelet d'hôpital, les noms des gens qui ont pris soin de vous et d'elle ou de lui, au cas où vous voudriez leur parler ou les remercier plus tard. Tout ce qui peut contribuer à vous rappeler sa courte existence.

Des funérailles, même très simples, vous permettront de vivre ce moment avec votre famille et vos amis les plus chers.

Certains parents organisent plutôt une cérémonie pour commémorer la naissance et la mort de leur bébé, même s'ils l'ont perdu très tôt, par une fausse couche. Certains plantent un rosier ou un arbre, portent une épinglette spéciale ou une bague avec sa pierre de naissance, encadrent une image ou un bouquet de fleurs séchées avec son nom. Vous trouverez votre propre moyen de préserver sa mémoire.

Il existe différentes ressources pour les parents endeuillés: des groupes d'entraide pour les parents qui ont perdu un enfant, des forums Internet, des infirmières spécialisées en accompagnement du deuil périnatal, des associations de parents endeuillés proposant des services et représentant les parents, des rencontres cafés-causeries, des événements annuels de commémorations, etc. D'autres parents, comme vous, travaillent à guérir leur peine et à réapprendre à être heureux. Vous n'êtes pas seuls! ❖

# Les bébés malades, très prématurés ou handicapés

*Caroline:* «*On m'a annoncé à 20 semaines de grossesse que je risquais d'accoucher très prématurément. Comme c'était mon premier bébé, je n'imaginais pas une seconde ce que ça pouvait engendrer!! Il n'y avait aucune information sur la prématurité, aucune visite de l'unité de soins intensifs pour nous familiariser au cas où, aucune information sur les particularités d'un accouchement très prématuré... Par contre, on trouve tout sur Internet, et surtout les pires horreurs, qui ne correspondent pas du tout à la réalité!*»

«D'abord que mon bébé est en santé», disent tous les parents du monde. Au Québec, environ

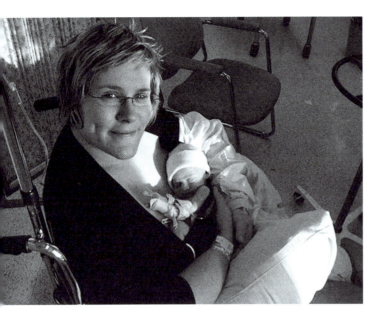

1% des nouveau-nés présentent une anomalie congénitale ou génétique grave, 7,3% des bébés naissent prématurément et 6% présentent un retard de croissance intra-utérin, un état parfois lié à d'importants problèmes de santé[8]. Dans la vie de ces enfants et de leurs familles, les hospitalisations prolongées, les opérations chirurgicales, les diètes spéciales et les médicaments feront partie du quotidien, soit pour un temps seulement, soit encore pour plusieurs années, sinon tout au long de sa vie. Si la famille n'habite pas dans une grande ville équipée d'un centre hospitalier spécialisé, la vie sera compliquée encore plus par l'éloignement, les longs transports, la séparation de la famille entre le parent qui reste pour travailler et s'occuper des autres enfants et celui qui demeure auprès du bébé malade.

À travers cette situation déjà pénible se glissent souvent des sentiments de culpabilité, des ambivalences avec lesquelles les parents doivent composer. Ces sentiments sont d'autant plus douloureux à vivre qu'ils s'immiscent sans avoir été invités dans une situation déjà bouleversante. Les parents qui attendaient ce bébé avec amour vivent aussi de la colère, de l'inquiétude pour les enfants plus vieux, de la culpabilité. Quand on pense à la complexité des situations médicales, c'est facile d'imaginer qu'il y a parfois des frictions ou des incompréhensions plus ou moins importantes avec l'équipe soignante, même quand chacun fait de son mieux. Et même au chevet d'un bébé malade, il peut y avoir une grande distance entre les façons de faire de l'équipe et celles que souhaitent les parents. On comprend que ce que les parents vivent demande toute leur énergie et toutes les ressources disponibles autour d'eux.

*Caroline: « Le pire pour moi a été d'arriver à m'attacher à cet enfant qui n'allait peut-être pas vivre. Quand je suis entrée pour la première fois à l'unité de soins intensifs, je me suis sentie une mauvaise mère, incapable de reconnaître son bébé alors qu'une mère devrait "reconnaître son enfant entre mille". De retour à la maison, il m'était impossible de comprendre ses pleurs, je ne les connaissais pas... Il y a vraiment un énorme gouffre! »*

Les bébés vulnérables ont besoin d'être touchés, caressés, d'être reconnus comme les êtres humains entiers qu'ils sont, malgré leur grave problème de santé qui prend beaucoup de place. De plus en plus, le personnel des unités de soins intensifs pour nouveau-nés reconnaît ce besoin et encourage les parents à visiter leur bébé et à prendre une part active à ses soins quotidiens. Mais c'est un cheminement difficile qui demande à être entouré du plus profond respect et de la plus grande compassion. *Esther: « Même en sachant à l'avance qu'il y a un problème, on ne sait pas comment on va réagir. Cela dépend du contexte, du milieu, de comment on le vit, de qui on est, de l'entourage qu'on a. Je l'ai su tôt et j'ai eu toute ma grossesse ou presque pour me préparer. Mais une part de moi n'acceptait pas que ça nous arrive. Je dirais même que j'ai espéré et "fait comme si" ça ne nous arriverait pas!! Bref, les façons de le vivre sont aussi nombreuses que nous sommes d'individus. Après la naissance et l'opération, c'était clair, ça ne pouvait plus "ne pas être vrai". Je devais maintenant accepter le tout et continuer à avancer et à faire confiance à la vie.»*

Les parents de bébés vulnérables ont aussi besoin d'être touchés, caressés et entendus. Cela inclut aussi les frères et sœurs, tantes, grands-parents, les proches. Ne les oublions pas. *Annick: «C'est important de se laisser de la place mutuellement là-dedans pour avoir nos moments de faiblesse! Mon conjoint "tenait le fort", il agissait comme pilier, il ne pouvait et ne voulait pas craquer, il voulait juste me soutenir. Mais il vivait aussi des moments stressants et inquiétants car il s'agissait aussi bien sûr de son bébé. Il a fini par s'effondrer... mais j'avais oublié d'être là pour lui! Il faut se le rappeler, se le permettre et peut-être penser à des personnes qui pourraient agir en tant que soutien pour les deux parents ou le reste de la famille.»*

La naissance d'un bébé très prématuré, très malade ou handicapé suscite chez ses parents une réaction de choc et de peine qui ressemble beaucoup à celle des parents qui ont perdu leur bébé. Ils ont perdu, eux, le bébé en santé dont ils rêvaient, la petite famille standard, avec ses joies et ses soucis ordinaires aussi. Ils devront vivre ce deuil, dans toutes ses étapes, tout en continuant de prendre soin d'un bébé qui vit, qui a besoin de soins intensifs, parfois très loin, dans un hôpital spécialisé... et qui a aussi besoin d'être aimé. Ces parents ont énormément besoin du soutien de leur entourage et de communications ouvertes avec chacun des professionnels avec qui ils seront en contact. ❖

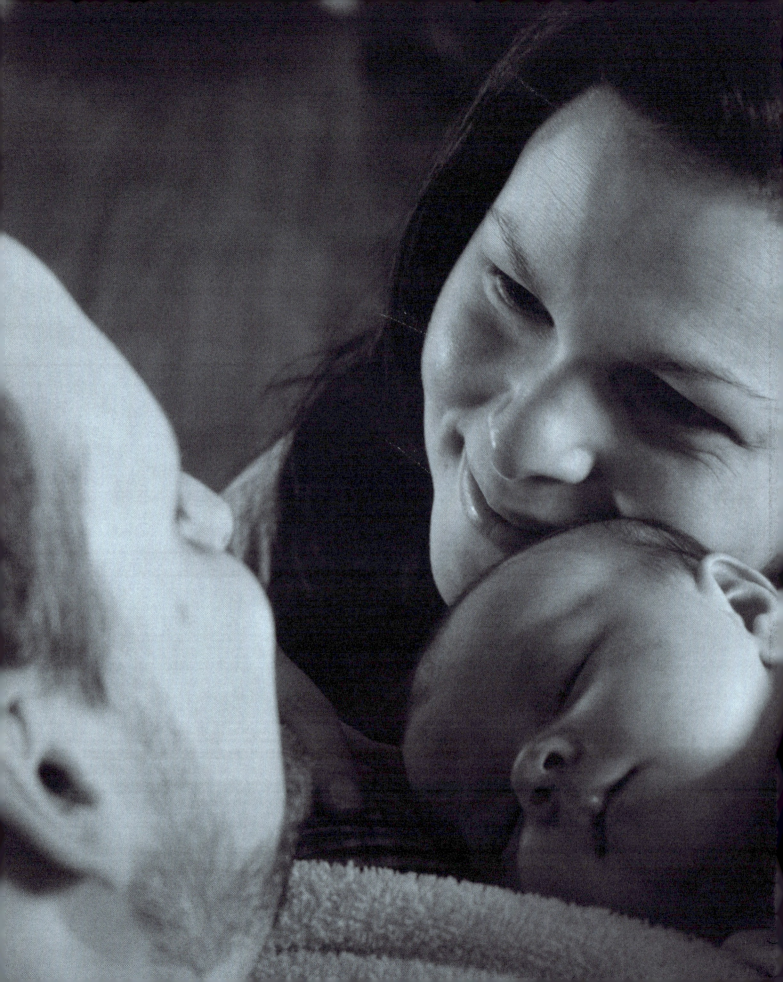

CHAPITRE 9

# Intensité et apprentissages

*Les lendemains de la naissance*

# La naissance d'une mère

La première étape de la vie avec un nouveau-né est essentiellement un temps de déséquilibre, de désorganisation. Les habitudes de vie, les horaires, le quotidien, tout ce qui constituait «l'avant» se défait pour s'adapter aux besoins du bébé et, peu à peu, devenir «l'après». Souvent, les parents se sont préparés aux grandes émotions de la naissance, mais ils ont peu imaginé combien ce petit être prendra toute la place dans la maisonnée, dès son arrivée. Et c'est bien compréhensible. Quand on côtoie régulièrement des mères et des pères pendant cette période si sensible de leur vie, on apprécie à sa juste valeur l'ampleur des transformations qui se produisent.

## La fin de la grossesse

L'arrivée du bébé, si heureuse soit-elle, marque (évidemment) la fin de la grossesse, une perte vécue plus ou moins intensément par chacune d'entre nous. Même si elle a comporté des moments difficiles à vivre, même si on est contente d'avoir accouché, on y perd quelque chose! On perd une sensation de plénitude physique sensuelle, cette magnifique sensation de «fruit mûr», la rondeur qui a toutes les excuses, on y perd une reconnaissance sociale, on ne fait plus partie de cette «minorité visible» que sont les femmes enceintes. On perd un peu l'intérêt de notre entourage dont les yeux sont maintenant tournés vers le bébé. On a le ventre vide, finis les petits coups de pieds, les mouvements comme des vagues, les hoquets, la complicité absolument unique avec le bébé de nos rêves. C'est normal de ressentir cette absence, qui fait partie de la transition en train de se vivre.

## Les temps révolus

Au-delà des horaires bousculés, prendre soin d'un bébé et être totalement responsable de son bien-être représente l'un des grands passages de la vie adulte. J'aime beaucoup ce qu'en dit mon amie Kerstin Martin, mère de quatre enfants et sage-femme elle aussi: «L'arrivée d'un enfant suscite un bouleversement fondamental dont nous sommes la plupart du temps inconscientes. Le fait de devoir répondre aux besoins d'un être, sans autre recours ou ressource que notre présence, réactive en nous tous les désirs et besoins

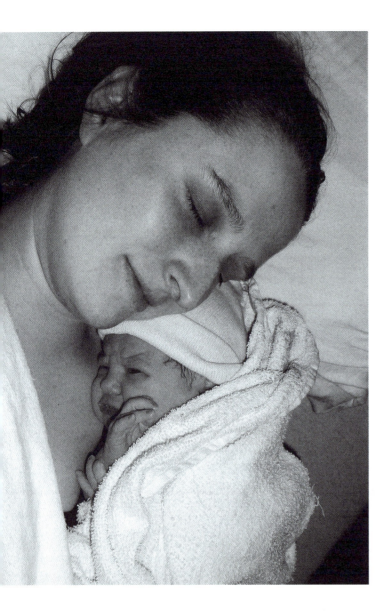

qui n'ont jamais obtenu réponse, du temps que nous étions nous-même un petit bébé sans défense. Chaque personne voudrait bien que ses propres besoins soient immédiatement comblés sans avoir même à les articuler. Avec un nouveau-né, c'est exactement ce que la mère doit (et veut) fournir constamment: une réponse immédiate et adéquate à ses besoins. Ce qui lui rappelle que plus jamais personne ne fera de même pour elle. Et aussi que personne n'y est jamais parvenu parfaitement non plus. Avec les meilleures des intentions, nos mères nous ont parfois laissées nous endormir au bout de nos larmes, n'ont pas compris ce dont nous avions besoin ou n'ont pas su y répondre. Une immense tristesse est rattachée au souvenir de ces manques. La résolution vient simplement de l'acceptation de cette réalité: nous sommes adultes, maintenant, et c'est par un processus adulte et responsable que nous devons désormais veiller nous-mêmes à combler nos besoins.» C'est un chemin qui dure toute la vie!

Voilà des constats que tout adulte a pu faire à d'autres moments de sa vie. Mais au lendemain d'un accouchement, c'est presque une reconstitution des circonstances premières qu'il nous est donné de vivre, cette fois-ci dans le rôle de «pourvoyeuse» de tous les soins. Toutes les conditions sont réunies pour nous mettre en contact avec les émotions de cette étape à franchir. Nous sommes encore toutes ouvertes de l'accouchement et les limites mêmes de notre corps restent floues pour quelque temps. Le col est encore entrouvert, le vagin aussi, le ventre est mou et les frontières habituellement bien délimitées entre le monde et nous semblent avoir fondu. La fatigue et les changements hormonaux diminuent notre résistance envers des sentiments profonds, habituellement tenus sous contrôle. Répondre aux demandes de notre bébé ravive nos toutes premières expériences d'expression et de satisfaction de nos besoins. Ce n'est pas étonnant que la clé d'un postnatal heureux soit de demander et d'obtenir le soutien d'une présence «maternelle», que ce soit notre propre mère ou toute personne qui a ce don de générosité et d'attention dont nous avons alors tant besoin. Même l'arrivée d'un deuxième bébé peut susciter ce travail de résolution: le fait de devoir répondre à deux petites personnes, ou plus, peut même accentuer cette impression de devoir donner plus qu'on n'a jamais reçu !

C'est le moment d'accueillir en nous la jeune mère qui vient au monde, avec ses émotions et ses besoins qu'elle se donne le droit d'exprimer, sans oublier la femme que nous sommes, en dehors de la maternité. Celle qui aime le plein air, la musique, les sorties, les déjeuners au lit, les bons restaurants, et que sais-je encore. Très clairement, dans les premiers temps de vie d'un nouveau-né, cette femme « libre » de son temps et de ses mouvements va subordonner ses projets spontanés aux besoins de son bébé. Quitte à se trouver des petites « fenêtres » ici et là. Le temps viendra où ce sera à nouveau possible. Mais pour l'instant, l'heure est au renoncement pour se consacrer à combler les besoins du nouveau-né. ❖

# La naissance d'un père

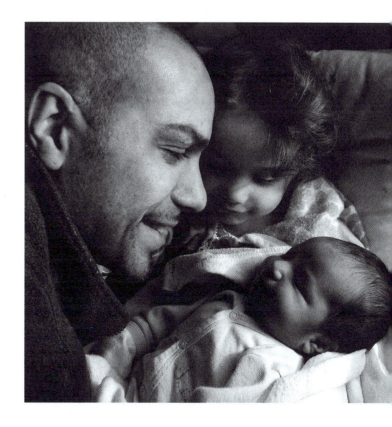

Pour plusieurs hommes, c'est l'arrivée du bébé qui marque véritablement le début de la paternité. Même s'ils ont été de tendres compagnons pendant la grossesse, attentifs et attentionnés, c'est souvent le contact physique avec le bébé qui amorce l'expérience concrète de « père ». Eux aussi devront apprivoiser les gestes, accepter de se sentir impuissants et maladroits, le temps d'apprendre à décoder le langage du tout-petit qui réclame de l'attention et des soins… mais sans préciser lesquels ni comment ! Le père qui choisit de s'ouvrir à cette cohabitation parfois inconfortable, plutôt que de s'en remettre totalement à sa compagne, aura la chance de découvrir qu'il peut calmer son bébé, l'endormir et, dans ses moments d'éveil, l'intéresser et le stimuler. Mais peut-être pas du premier coup.

Pourquoi n'éprouverait-il pas, lui aussi, à un moindre degré peut-être, cette transformation extraordinaire que vit sa compagne ? Ce passage à l'âge adulte, à la génération suivante qui prend

### Le congé de paternité

Au Québec, le programme de congés prévus autour de la naissance d'un enfant comporte depuis quelques années une période réservée au père. Et c'est génial. Voilà que les services publics reconnaissent l'importance de cette période pour l'établissement du lien unique entre un père et son bébé, et qu'ils lui en donnent les moyens. Même si la chose est relativement nouvelle, 76 % des nouveaux pères prennent un congé de paternité, en moyenne pendant cinq semaines, soit le maximum prévu, et 14 % des pères prennent trois mois de congé parental dans l'année de naissance de leur enfant[1]. Il serait intéressant de connaître pourquoi 24 % des pères n'en ont pas profité (travail particulier, non admissibles, raisons personnelles?) et de voir comment on peut quand même faciliter leur temps avec leur nouveau bébé. Souhaitons que des congés semblables deviennent rapidement la norme un peu partout!

soin des enfants plutôt que d'en être. L'ignorance de ce qui se joue pour les pères à cette étape de leur vie a un impact et pourrait être pour quelque chose dans le détachement qu'on observe chez certains. La délicate négociation de l'espace de chacun avec le bébé ne se fait pas toujours sans heurts. Celui qu'on nommait il n'y a pas si longtemps « le nouveau père », celui qui s'engage dans les soins aux enfants, est justement d'un type nouveau qui n'a pas encore deux générations d'âge. C'est bien peu pour développer des repères collectifs. Cette nouvelle génération de pères avec porte-bébé et poussette a créé un intéressant bassin d'exemples, mais cela ne remplace pas tout à fait l'expérience d'avoir eu un tel père. C'est donc un « modèle en développement » et, comme le bébé, sans mode d'emploi inclus! De plus en plus d'hommes, fort heureusement, découvrent en eux le plaisir d'être père et le lègueront à leurs fils. ❖

# Transition extrême : l'expérience des premiers jours

POUR PLUSIEURS FEMMES, le retour à la maison après l'accouchement se passe dans une espèce de béatitude ouatée vaguement hors du temps. Elles sont envahies par les manifestations physiques : le ventre vide, les pertes de sang, la vulve encore sensible, les seins qui gonflent, les mamelons qui s'habituent à leur nouvelle fonction ! Au propre comme au figuré, elles sont encore tout ouvertes, vulnérables, peut-être pas encore vraiment revenues de l'état second qui caractérise la plupart des accouchements. D'autres se sentent plutôt envahies par tout ce qui fait mal : les points au périnée, la cicatrice de césarienne, les tranchées, ces spasmes douloureux de l'utérus, les gerçures aux mamelons, l'engorgement des seins. Et parfois aussi la déception d'un accouchement qui ne s'est pas passé comme on l'aurait voulu. Comme de nombreux nuages gris et lourds planant au-dessus du berceau ! Toutes ces réalités doivent s'intégrer, se réorganiser dans notre histoire de vie, dans le cœur, comme dans le quotidien. Et cela se fera, soyez sans crainte.

« Si j'avais su ! » Ces paroles, vous les entendrez ou vous les prononcerez vous-même ! On a peine à s'imaginer, enceinte, le temps et l'énergie que nous prendra ce bébé une fois arrivé. On a beau essayer d'évaluer ce temps en additionnant le nombre de tétées avec le nombre de couches à changer, on n'y arrive pas du tout. Comme disait Noémie : « *Je sais que tu nous avais parlé de la fatigue, de l'adaptation au bébé et de tout ça dans les rencontres prénatales, mais c'est comme si ce n'était pas pour nous !* » Beaucoup de parents se préparent avec ferveur à l'accouchement et n'envisagent que très vaguement la période qui suivra, alors que c'est de loin la plus longue ! Peu à peu, la réalité de leur nouvelle vie se révèle, avec ses petits et grands bonheurs, ses petits et grands défis.

## Le niveau général d'énergie

On ne parle jamais trop du besoin de repos après un accouchement ! Je suis alarmée de voir combien de femmes pensent pouvoir négliger ce besoin essentiel et sortent acheter un soutien-gorge d'allaitement, visiter la famille à bonne distance ou faire n'importe quoi d'autre qui requiert une bonne dose d'énergie, dans les tout premiers jours après la naissance. La plupart des femmes sont envahies par une bonne fatigue, mais celles

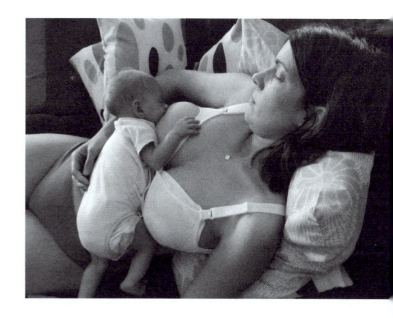

## Les besoins des premières semaines

### La première semaine

- Quelqu'un est à la maison avec vous presque tout le temps.
- On vous prépare et vous sert vos repas.
- Congé total de ménage, vaisselle, lavage, courses, épicerie, cuisine, etc.: quelqu'un le fait pour vous (il est possible de répartir ces tâches entre plusieurs personnes).
- Deux siestes par jour.
- S'il y a d'autres enfants: quelqu'un les conduit à l'école ou à la garderie, ou alors reste à la maison pour s'en occuper. Vous ne faites que la partie «câlins, histoire, petit jeu tranquille dans le lit»... pas le bain, les repas et tout le reste.
- En gros, vous vous occupez de votre bébé et de votre toilette, et vous savourez les repas qu'on vous apporte.

### La deuxième semaine

Comme la première semaine, avec un retour très graduel et selon votre énergie.

- Quelqu'un à la maison souvent, au moins pour la moitié de la journée.
- Vous pouvez vous servir des repas déjà préparés, à réchauffer seulement...
- Vous reprenez partiellement un peu de rangement, vaisselle et petites courses, mais vous en assumez *moins que la moitié*, et seulement les jours où ça va bien. Laissez les planchers à quelqu'un d'autre, c'est trop demandant pour vos muscles abdominaux en convalescence!
- Au moins une sieste par jour.

- Retour très progressif pour le soin des autres enfants: commencez par des moments en «tête à tête» avec l'aîné, histoire de se retrouver «comme avant».

### Les troisième et quatrième semaines

Continuez le retour progressif des activités. J'ai bien dit progressif!

### Vous avez eu une césarienne ou un accouchement difficile?

Doublez la première semaine. Oui, la première, celle où on ne fait rien d'autre que de s'occuper de soi et de notre bébé.

Cela vous semble beaucoup de repos? Sachez que dans presque la totalité des cultures sur la planète, on a mis en place des pratiques de repos ou de retraite pour les nouvelles mères. La période visée est assez semblable: autour de 5-6 semaines, le fameux «40 jours». Et la «retraite» est beaucoup plus sévère que ce que je suggère. Il y a dans ces pratiques une sagesse millénaire. Cela vous semble impossible à organiser? C'est le temps de faire preuve de créativité. Toutes vos amies sont occupées à la maison avec leurs petits? Allez passer quelques jours chez elles. Vous y trouverez compagnie, repas prêts et soutien, sans qu'elles aient à changer leur routine. Engagez un ou une ado du voisinage, entre le retour de l'école et l'heure de coucher des aînés pour aller au parc avec eux, donner le bain, etc. Cela vaut vraiment la peine. Les mastites, endométrites, dépressions postnatales et autres ont pratiquement toujours en toile de fond la fatigue excessive due à un retour accéléré aux activités habituelles. Prévention, prévention!

qui ont eu un accouchement long ou difficile peuvent même être épuisées. D'autres sont tellement surexcitées qu'elles éprouvent de la difficulté à dormir pour plusieurs jours. *C'était le cas d'Hélène, qui, heureuse de son accouchement et de son bébé, a commencé à voir ce bonheur fondre de façon alarmante quand elle s'est rendue jusqu'à la cinquième nuit pratiquement sans dormir. Un long massage, offert par une massothérapeute venue à la maison, l'a finalement délivrée de ce cercle sans fin. Les lents mouvements, doux et fermes à la fois, l'ont profondément remise en contact avec son corps et l'ont laissée enfin fatiguée, mais prête à dormir et à récupérer.*

Votre programme de repos devrait compter, la première semaine, deux siestes par jour, c'est-à-dire deux heures consécutives au lit, les rideaux fermés, que vous dormiez ou non, puis une sieste par jour la deuxième semaine. En fait, si vous conservez cette habitude tout le temps que vous allaiterez la nuit, elle vous permettra de récupérer à mesure le sommeil perdu. N'attendez pas qu'une période de deux heures se libère pour vous: dès que votre bébé a fini une tétée, dormez avec lui! Il est beaucoup plus facile de faire quelques téléphones ou de se préparer une petite salade avec un bébé réveillé... que d'essayer de dormir pendant qu'il vous réclame!

Méfiez-vous des grandes bouffées d'énergie: elles sont parfois suivies de brusques descentes! Vous vous sentez «en forme» et prévoyez des activités en conséquence? Vous pourriez en profiter plutôt pour... ne rien faire d'exigeant un jour de plus, et faire des réserves d'énergie! Si vous abusez de vos forces, vous pourriez vous retrouver épuisée dans quelques semaines, alors que l'aide à la maison sera peut-être moins disponible. Mieux vaut ce congé temporaire que de longs mois à se sentir «crevée» parce qu'on n'a jamais vraiment pris le temps de se remettre!

Bien sûr, chaque femme, naissance, famille, situation est différente. Mais si l'on veut planifier un peu, voici à quoi ressemblent les besoins des premières semaines. Et souvenez-vous: c'est très facile d'annuler la visite d'une amie qui devait venir aider parce qu'on sent qu'on n'en a pas besoin. Quand on repousse l'idée de demander et qu'on attend d'être épuisée, avec le moral dans les talons, c'est plus difficile de se mettre

### Ah! la visite!

Peut-être devrez-vous limiter le nombre de visiteurs dans les premiers temps. Dans leur enthousiasme et leur empressement à venir porter les cadeaux de bienvenue, beaucoup de gens bien intentionnés prennent trop de place, vous empêchent sans le vouloir de faire une sieste ou partent plus tard que prévu. Ils drainent votre énergie et celle de votre conjoint qui devra offrir le café, les biscuits et ramasser la vaisselle après leur départ! Prétextez votre grande fatigue (ou n'importe quoi) pour réclamer gentiment de courtes visites, et encore, des proches seulement. Les autres viendront plus tard... et pourquoi pas, en emportant un souper tout prêt! *Nadine et Alain ont fait savoir à leur entourage qu'il fallait les appeler avant de venir et ont organisé les «heures de visite» pour passer au moins une journée sur deux seuls, complètement libres de passer la journée en pyjama, de se coucher très tôt ou de se promener les seins à l'air! Le bonheur, quoi!*

au téléphone pour demander de l'aide... alors que le besoin est devenu urgent.

*Mélanie:* «*Ma sage-femme avait* ordonné *à mon chum qu'il ne me laisse pas me lever pendant une semaine. Je n'avais droit qu'à dormir-bébé-allaitement et aller aux toilettes. Même mes repas étaient apportés au lit. C'était mon troisième et elle avait été très sérieuse en disant que si mon chum en voulait d'autres, il fallait qu'il prenne soin de moi: une semaine au lit, une autour du lit et la suivante pas loin de la chambre, avait-elle insisté. Donc, je me suis retrouvée à ne* rien *faire, sauf allaiter mon enfant et apprendre à le connaître dans ses moindres petits détails. Mes autres enfants venaient s'installer dans le lit pour lire ou dessiner... Ils ont ainsi appris à connaître leur frère! J'ai trouvé ça extrêmement difficile car je voulais me lever... faire quelque chose... mais non, ma sage-femme surveillait mon chum et lui me surveillait (ha! ha! ha!). C'est drôle à dire, mais j'ai trouvé que se reposer, c'est difficile! Mais je remercie ma sage-femme pour cette prise de conscience. Notre corps a besoin de revenir en douceur du choc de l'accouchement et ça prend plus que 24 heures tout ça!*» ❖

# Le soutien et la solidarité

Il est étonnant de sentir la tristesse que plusieurs femmes expriment quand on les questionne, des mois ou des années plus tard, sur ce qui leur reste des premiers temps après la naissance. Elles parlent du sentiment de solitude, de désarroi. Une excellente caricature de Claire Brétécher intitulée «Le postnatal» illustre bien cette réalité: on y voit, de dos, une grappe de gens penchés au-dessus de ce qui doit être un berceau (qu'on ne voit pas, tellement il y a du monde) et à côté, assise toute droite et seule dans son lit d'hôpital, la mère! On rit, mais on éprouve un serrement au cœur! Qui apporte un cadeau à la mère pendant son séjour à l'hôpital, au lieu ou en plus des inévitables petits vêtements de bébé qu'ils porteront dans un an? Qui lui demande «Comment ça va?» en étant vraiment intéressé à sa réponse? Trop peu de gens! Rappelons-nous de ça quand nous aurons une nouvelle mère dans notre entourage.

La période qui suit la naissance combine de façon unique la fatigue, l'isolement, la transformation des habitudes de vie et des horaires, une vulnérabilité à fleur de peau... et une histoire d'amour! Non pas qu'on n'ait jamais vécu de moments difficiles avant ceux-là: la fatigue et tout le reste, on connaît... Mais cela pèse tellement lourd sur ce nouvel amour! Et si c'était à refaire, beaucoup de femmes voudraient recommencer cette relation d'amour dans un contexte différent! La coupure entre la prise en charge complète au moment de l'accouchement et l'abandon presque aussi complet quand on quitte l'hôpital, cette absurdité, ce sont les mères, les pères et les bébés qui en font les frais. La solitude, l'angoisse, la dépression, les ruptures de couples qui ne survivent pas aux tensions sont des situations tristement banales dans les mois qui suivent l'arrivée du bébé, alors qu'il était question de fêter la vie!

### Et si le soutien venait aussi de l'État ?

Au Québec, les CLSC assurent le suivi postnatal pour les nouvelles mères. Au retour de l'hôpital, la majorité des femmes recevront un appel téléphonique d'une infirmière, le plus souvent suivi d'une visite à la maison, surtout si c'est un premier bébé ou s'il existe des besoins spéciaux. Dans la plupart des régions, les CLSC offrent aussi des rencontres de groupe sur des thèmes d'intérêt pour les nouveaux parents, et des groupes d'entraide pour l'allaitement. Plusieurs offrent aussi un service de marraines d'allaitement. Prenez la peine de vous informer de ce qui est disponible dans votre région ou votre quartier. Vous y trouverez des femmes avec qui partager vos questionnements, vos trouvailles, vos angoisses et vos petits bonheurs.

Le suivi des sages-femmes, quant à lui, comprend plusieurs visites à la maison et à la maison de naissance pour veiller au bien-être de chacun, ainsi qu'une disponibilité au téléphone de 24 heures par jour pour répondre aux questions, dissiper les doutes, répondre aux inquiétudes. En cas de difficultés particulières, des visites additionnelles s'ajoutent, selon le besoin. Pour beaucoup de femmes, ce contact précieux les a délicatement guidées dans leurs premiers pas, a rapidement corrigé un petit ennui avant qu'il ne devienne un problème, a donné accès à une mine de solutions possibles, d'alternatives, quand l'ajustement n'était pas évident !

Saviez-vous qu'aux Pays-Bas, une «aide-de-couches» vient quotidiennement, pour six à huit heures, pendant huit jours après la naissance. «Ses tâches sont extrêmement variées, allant de l'aide aux travaux scolaires des autres enfants jusqu'aux courses ménagères, en passant par l'entretien de la maison, sans oublier l'accueil aux visiteurs et visiteuses. En fait, l'aide-de-couches remplace les parents dans leurs tâches domestiques et facilite l'intégration du nouveau-né dans la famille par ses conseils, sa présence rassurante et son soutien technique.»

Malheureusement, rien de tel n'existe au Québec pour assister les parents dans le début de leur vie avec leur bébé. La Politique de périnatalité 2008-2018 du Québec n'accorde qu'une bien maigre place au soutien des parents dans la période postnatale[2]. Les deux recommandations concernant cette période cruciale visent à «renforcer les aptitudes des parents» et à «favoriser l'engagement des pères». Aucune vision de ce qu'est l'expérience des parents, de leurs besoins et de la meilleure façon d'y répondre.

On n'a pas encore mesuré les bénéfices à long terme d'une vraie politique de soutien concret. Ni, surtout, le coût de son absence! Il est inacceptable de ne s'occuper que de la sécurité physique lors de la naissance d'un bébé et de négliger la mise en place des conditions les plus favorables à son intégration harmonieuse dans sa famille. Les parents doivent donc s'organiser par eux-mêmes pour se créer leur propre réseau de soutien. Alors que les réseaux familiaux sont le plus souvent dispersés, sans compter les très nombreuses situations où ils n'existent tout simplement pas.

Voilà un domaine où les parents et les organismes qui œuvrent en périnatalité auraient avantage à joindre leurs voix pour réclamer du système de santé des services postnatals accessibles à tous et adaptés à la réalité des familles.

*Ariane raconte: « Mon bébé ne dormait pas! Des micro-dodos de 10 ou 15 minutes avec tétées aux 2 heures. J'ai joué les superwomen. Je n'ai demandé aucune aide. Papa ne se levait pas la nuit parce que de toute façon j'allaitais et qu'il travaillait fort pour démarrer son entreprise. J'ai voulu tout prendre sur mes épaules pour ne pas le fatiguer. Je devais par-dessus tout ça entretenir la maison puisque selon les attentes, c'est le rôle d'une maman à la maison!! Résultat: je me suis découvert une force et une patience que je ne me connaissais pas, mais j'étais épuisée! Ma leçon: demander de l'aide, même si c'est difficile, ce n'est pas un échec pour autant! »* ❖

# L'allaitement

L'ALLAITEMENT est en continuité directe avec la grossesse et l'accouchement. C'est physiologique. À sa naissance, le bébé cherche instinctivement les seins de sa mère, qui sécrètent déjà le précieux colostrum. Dans les jours qui suivent, en réponse à ses tétées, le lait arrive en quantité. Une fois passée la période d'ajustement des premiers jours, l'allaitement est simple et facile: en tout temps et en tout lieu, le lait est prêt pour le bébé, toujours à la bonne température, réconfortant et abondant. Le lait maternel est non seulement l'aliment par excellence adapté aux besoins et aux capacités d'assimilation du bébé, mais il le protège en lui fournissant des anticorps essentiels et une myriade de substances qui ont chacune un rôle à jouer dans le développement de son cerveau, de son système immunitaire, de sa santé.

Maintenant que c'est dit, je dois admettre que cette description est à des kilomètres de l'expérience physique et psychologique de bien des femmes. Beaucoup trop, en fait. Parce que, comme pour l'accouchement, les conditions optimales qui favoriseraient ce déroulement physiologique ne sont pas toujours là, au contraire. Les campagnes de promotion de ces dernières années, tout en ayant leur place, ont souvent donné l'impression qu'il revenait à chacune d'assurer le « succès » de l'allaitement. Elles ne reconnaissent pas assez l'impact des pratiques obstétricales et hospitalières sur la mère et le nouveau-né, ni celui du manque de soutien concret à l'allaitement. Je ne veux pas minimiser l'action tout à fait bénéfique des consultantes en lactation, de plus en plus présentes dans le paysage. Mais elles ne sont pas disponibles partout, leurs services peuvent être coûteux et ne sont généralement pas remboursés. Et je ne veux pas oublier le soutien précieux des marraines d'allaitement, des monitrices de la Ligue La Leche ou d'autres organisations encore. Les quelques cliniques publiques d'allaitement sont en général débordées. Mais surtout, ces services ne font pas encore partie de l'expérience des premiers jours de *toutes* les mères. Il y a là une autre grande bataille à mener et à gagner: un véritable soutien à l'allaitement pour toutes! Si cela vous est accessible, organisez dès la grossesse votre réseau de soutien quotidien

### Pour recréer la transmission de l'art d'allaiter!

L'être humain est le seul mammifère qui ait imaginé un autre moyen de nourrir ses petits. C'est un progrès important, pour les rares occasions où l'allaitement est impossible. Mais, il y a quelques décennies, et pour la première fois dans l'histoire de l'humanité, on a réussi à convaincre la majorité des mères que leur lait était moins bon pour leurs bébés que le lait industriel. La riche connaissance orale transmise de mère en fille, de la tante à la voisine, de sœur à sœur, s'est perdue dans cette triste page de l'histoire. Aujourd'hui encore, trop de femmes ne peuvent se tourner vers leur propre mère pour trouver réponse à leurs questions. Contrairement à l'accouchement, qui se déroule de son propre chef, l'allaitement comporte des gestes volontaires qui demandent mille petites décisions quotidiennes. La rupture dans la transmission de l'art d'allaiter a fait que les problèmes d'allaitement sont maintenant mieux connus que leurs solutions. «Je manquais de lait donc j'ai arrêté d'allaiter», entend-on parfois. «J'avais des gerçures, des engorgements, donc j'ai arrêté.» Il semble parfois n'y avoir qu'une seule solution possible aux problèmes d'allaitement: ne pas allaiter. Pourtant, la connaissance des solutions pratiques n'a pas disparu, au contraire, elle s'est développée et enrichie. Aussi, il est important de bien connaître les principes de base de l'allaitement, de s'entourer d'un soutien concret et de s'assurer d'avoir accès à des conseils expérimentés.

Nous devons patiemment retrouver cet art de l'allaitement par nos contacts avec des femmes qui ont allaité avec succès, avec des femmes qui en ont fait le sujet de leur expertise, par nos lectures, nos recherches Internet ainsi que par nos propres expériences. Recréons cette chaîne de transmission du savoir de l'allaitement: cela fait intimement partie de ce qui fait de nous des êtres humains.

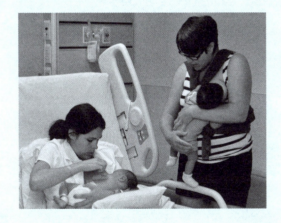

### Un guide précieux

L'allaitement aussi a besoin de son «guide de voyage». Ce n'est pas l'objet principal de ce livre. Heureusement, plusieurs ouvrages ont été écrits ces dernières années, dans un réel souci d'accompagner les femmes dans ce geste physiologique. En ayant comme mérite particulier de reconnaître que, comme l'accouchement, l'allaitement est éminemment culturel, chargé d'émotions et truffé de ramifications dans toutes les sphères de nos vies. J'aime particulièrement le guide *Bien vivre l'allaitement* qu'ont écrit Annie Desrochers et Madeleine Allard, deux mères qui, à elles deux, ont allaité huit enfants.

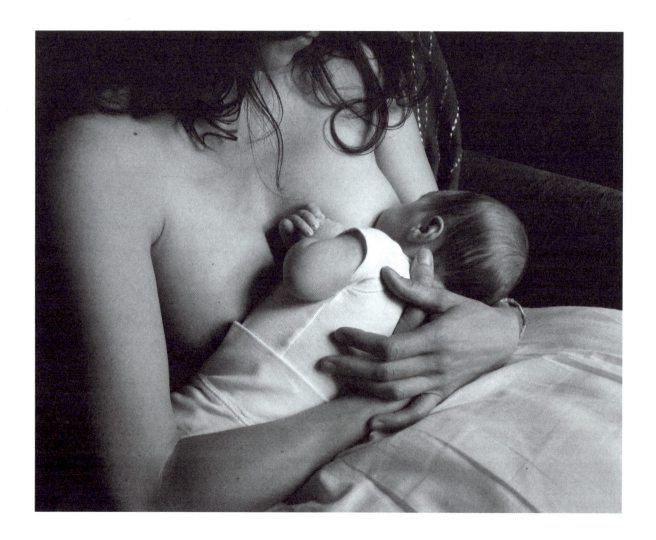

à l'allaitement, celui qui donne la patience, la persévérance, quand on est un peu découragée. Sachez aussi où trouver de l'aide spécialisée si un problème particulier devait se présenter.

La décision d'allaiter ou non demeure un choix pour la femme d'aujourd'hui, c'est sans conteste. Mais rappelez-vous: l'allaitement est un lien d'amour et un cadeau de vie inestimable que vous faites à votre bébé. Ce n'est pas une religion! Une fois passées les quelques premières semaines, où le début de la lactation et l'apprentissage de la succion obéissent à certaines grandes règles, laissez-vous glisser dans le bonheur et la simplicité de l'allaitement, ou permettez-vous d'inventer votre manière à vous, celle qui vous convient. Si l'allaitement vous fait peur parce qu'il vous rend trop «indispensable», prenez la liberté d'introduire un biberon occasionnel ou systématique, selon votre besoin. Trois tétées par jour de votre lait irremplaçable complétées par des biberons de préparation lactée valent mieux que pas d'allaitement du tout. Attention, je ne dis pas que l'allaitement complet et l'allaitement mixte, c'est du pareil au même. Seulement, des règles trop rigides que vous percevez des autres ou dans vos lectures, ou que vous vous imposez vous-même, peuvent faire de l'allaitement un «devoir» plutôt qu'un plaisir partagé. Il n'y a pas de tout ou rien! Mieux vaut inventer une façon de faire qui nous convienne que d'abandonner totalement. Qui sait, le plaisir pourrait se montrer au moment où l'on se détourne des contraintes inflexibles et de l'allaitement idéalisé! ❖

## Si vous ne comptez pas allaiter

La raison la plus courante pour ne pas allaiter est que la mère, d'elle-même, ne le désire pas. C'est tout à fait légitime: il s'agit de son corps et de sa vie, et le biberon n'exclut ni l'amour ni l'attachement. La montée de lait se produira probablement quand même, quoique amoindrie, et l'absence de succion du bébé convaincra finalement les seins de cesser de produire du lait. L'alimentation du nouveau-né n'en est pas pour autant facile: lui aussi aura ses poussées de croissance, ses dégoûts temporaires, ses problèmes de digestion et son besoin d'attention à l'heure des repas! Si l'allaitement n'est pas votre choix ou si l'usage de préparations commerciales fait partie de l'alimentation de votre bébé pour quelque raison que ce soit, vous trouverez l'information nécessaire dans l'excellent guide *Mieux vivre avec notre enfant*, produit par l'Institut national de santé publique du Québec. Il est disponible gratuitement en ligne et mis à jour chaque année.

# Les premiers jours d'allaitement

Allaiter, c'est un peu comme aller à bicyclette : c'est un plaisir simple, oui, mais qu'il a quand même fallu apprendre au prix de quelques écorchures! L'allaitement des premiers jours constitue pour le bébé, mais aussi pour vous, une période d'apprentissage intense. Certains se débrouilleront comme des pros, d'autres auront besoin d'être guidés pas à pas. Patience et confiance : les uns comme les autres s'y retrouveront éventuellement!

### « Mettre le bébé au sein »

Dans cette seule expression, « mettre le bébé au sein », on alimente une confusion assez commune. C'est *le bébé* qui prend le sein. Il n'est pas un petit être passif qui recueille le lait coulant tout seul du sein mais un sujet actif capable de se rendre jusqu'au sein, de le prendre et d'activer le processus d'éjection du lait par sa succion. Bien sûr, la mère se rend disponible, accessible. Mais la compréhension des capacités de votre bébé vous aidera tous les deux à trouver comment vous ajuster l'un à l'autre. Comme pour l'accouchement, repenser à la physiologie de l'allaitement vous donnera des pistes intéressantes.

*Jessica :* « *Ma belle puce a été "mise au sein" très rapidement après sa naissance, mais j'avais entendu dire qu'on pouvait laisser le bébé ramper jusqu'au sein et qu'ainsi l'allaitement serait facilité. À mon retour dans ma chambre, j'ai installé la petite en peau à peau sur mon ventre et j'ai attendu... Au bout d'un bon moment, elle a commencé à relever sa tête et à pousser avec ses pieds sur mon ventre pour avancer vers le sein. Après une quinzaine de minutes, elle s'accrochait à mon mamelon parfaitement! C'est le moment le plus doux, le plus tendre et serein que j'ai vécu de toutes mes histoires d'accouchement!* »

### Colostrum, qualité et quantité

Dès sa naissance, votre bébé tète le colostrum que vos seins produisent depuis déjà plusieurs semaines ou mois. Beaucoup de femmes s'inquiètent « que le bébé n'ait rien à téter ». Même si vous ne pouvez pas le voir ni en extraire manuellement, votre bébé ira chercher par sa succion exactement ce dont il a besoin. Le colostrum lui fournit protéines et anticorps, en plus d'être une source d'énergie remarquable. Légèrement laxatif pour l'aider à éliminer le méconium, il prépare graduellement son système digestif à l'arrivée de plus grandes quantités de lait. L'estomac du bébé est de la grosseur d'un pois chiche le premier jour, soit assez pour recevoir une demi-cuillère à thé de colostrum à la fois. Le volume

---

### L'allaitement sur le Net

Si vous n'avez pas un accès direct à une personne pouvant vous aider, il existe d'excellentes ressources sur Internet, notamment les sites qui rendent disponibles les articles et vidéos du Dr Jack Newman, un pédiatre spécialisé en allaitement depuis près de 30 ans. Ils sont pratiques, précis et à jour.

## « Mon bébé n'ouvre pas assez grand sa bouche ! »

On mentionne un peu partout que le bébé doit avoir la bouche grande ouverte, ce qui donne lieu à toutes sortes de correctifs comme la lui ouvrir avec les doigts, tenir son menton, retrousser ses lèvres... Mais n'est-ce pas fait pour fonctionner tout seul ? Revoyez en esprit le bébé qui rampe du ventre de sa mère jusqu'à son sein, puisque c'est précisément ce qu'il est « programmé » pour faire. Tout au long du parcours, il cherchera à attraper « quelque chose » à téter. Il arrivera finalement au mamelon tant convoité, *alors qu'il est encore plus bas que lui*, et n'aura d'autre choix que d'ouvrir grand la bouche pour le saisir ! Ironiquement, c'est en essayant de l'« aider » qu'on lui présente le mamelon directement vis-à-vis de sa bouche. L'*entrouvrir* suffit alors pour téter... le bout seulement. Cela cause des douleurs, éventuellement des gerçures, et ne stimule pas assez la production de lait parce que les terminaisons nerveuses qui en sont responsables sont plus loin sous la peau du mamelon. Et comme le bébé ne reçoit pas suffisamment de lait, il tète beaucoup plus longtemps pour compenser, s'endort au sein... de fatigue, pour se réveiller après 20 minutes, encore affamé. Si cela ressemble au début de votre allaitement, essayez à nouveau avec, en tête, l'image de votre bébé qui rampe vers votre sein. Au besoin, demandez de l'aide maintenant, ou allez voir les vidéos fort instructives du Dr Jack Newman.

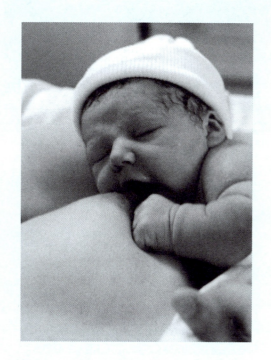

augmentera graduellement dans les premiers jours, jusqu'à la « montée de lait » proprement dite qui arrive vers le troisième jour en plus grande quantité.

### Réveiller le bébé pour l'allaiter ?

C'est un conseil qu'on donne souvent aux mères dans les tout premiers jours. Peut-être une bonne idée sur papier, mais dans la réalité, c'est frustrant, fatigant et surtout inefficace. Dans les premières 24 heures, les bébés passent souvent 5-6 heures à dormir, pour récupérer après ce qu'ils viennent de vivre. C'est normal, physiologique, ils en ont besoin ! Les jours suivants, s'il arrive qu'un bébé passe plus de 3-4 heures sans téter, on peut extraire manuellement des gouttes de colostrum et les lui appliquer sur les lèvres, comme on appliquerait un baume à lèvres. Tout en dormant, il les absorbera. Une quinzaine de

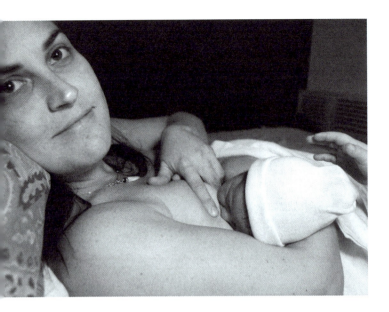

## Engorgement et feuilles de chou

Si l'engorgement devait être important et vous causer beaucoup d'inconfort, massez doucement vos seins sous une douche chaude pour les encourager à laisser couler le surplus de lait, ou encore, utilisez cette vieille recette de grand-mère qui réduit l'enflure : les compresses de feuilles de chou. Ébouillantez-les juste le temps de les attendrir, asséchez-les et découpez la « côte » qui fait saillie au milieu. Appliquez-en une ou deux sur chaque sein, dans votre soutien-gorge, pour au moins 12 heures consécutives. Vous pouvez les changer au besoin ou les porter toute la nuit. Le chou n'a aucun effet sur la production de lait, mais uniquement sur l'enflure des tissus, qu'il diminuera.

gouttes suffisent à augmenter significativement sa glycémie (son taux de sucre dans le sang)… et donc son énergie. Dans la demi-heure qui suivra, il se réveillera de lui-même et sera alors prêt à une vraie tétée.

### Allaiter « à la demande »

Voici encore une expression courante qui porte parfois à confusion. Au fait, comment un bébé demande-t-il le sein ? Les bébés donnent plusieurs signes qu'ils veulent téter, et en l'observant bien, vous apprendrez à les reconnaître *chez le vôtre*. D'abord, ils sont dans cet état d'éveil alerte si caractéristique. Ils ouvrent la bouche en bougeant la tête d'un côté et de l'autre. Si on leur effleure la joue, ils se tournent immédiatement de ce côté, pensant avoir senti le frôlement du sein. Contrairement à ce qu'on pourrait penser, les pleurs sont l'expression *tardive* de la frustration de ne pas avoir été compris, malgré tous leurs signaux ! De la même manière, en observant votre bébé, vous apprendrez à reconnaître ses signes de satiété, le signal qu'il est bien rassasié. La majorité des bébés prennent une ou plusieurs pauses pendant la tétée, le temps de laisser descendre le lait un peu. En effet, l'eau contenue dans le lait maternel est très rapidement absorbée, ne laissant que le volume réduit des « solides » du lait. Il est alors prêt pour le deuxième ou troisième service. Vous profiterez de cette pause pour boire un grand verre d'eau, vous étirer… avant de continuer avec lui.

### La montée de lait

La montée de lait proprement dite se produit généralement vers la troisième journée en réponse à la succion répétée du bébé. Chez les femmes ayant eu une césarienne, il est fréquent que la montée arrive plutôt la quatrième journée.

Ne vous en inquiétez pas. La plupart des femmes sentent leurs seins gonflés et durs, avec parfois même des bosses près des aisselles. Ce n'est pas tant le lait qui gonfle les seins, que l'augmentation exceptionnelle de la circulation sanguine causée par la mise en place du processus de lactation et la réaction de congestion dans les tissus eux-mêmes. Les mères qui ont déjà allaité le ressentent plus faiblement. Cette sensation très particulière dure habituellement de 24 à 48 heures. C'est ce qu'on appelle un engorgement. Donnez à téter à votre bébé à la demande, même la nuit, et, c'est l'exception, n'hésitez pas à le réveiller si vos seins réclament qu'on les soulage : votre bébé vous doit bien ce petit service ! Ne pas ressentir cette congestion ne veut pas dire que vous n'avez pas de lait, mais probablement que vos tissus n'y ont pas réagi aussi fortement. En observant votre bébé qui avale quand il tète ou qui termine la tétée avec un petit filet de lait au coin de la bouche, vous saurez que vous en avez amplement !

### Les mamelons sensibles

Dans la première semaine, la plupart des femmes éprouvent une certaine sensibilité aux mamelons. Elle résulte de leur adaptation graduelle à la stimulation intense produite par la succion du bébé. Elle est donc tout à fait normale et se résorbe tranquillement d'elle-même. On peut utiliser quelques gouttes de lait maternel ou un peu de lanoline pour conserver aux mamelons leur hydratation habituelle. Ne « rincez » ni l'un ni l'autre avant de redonner le sein. Plusieurs onguents peuvent aussi aider, en particulier ceux qui contiennent des herbes. Certaines femmes apprécient aussi la vitamine E ou l'aloès. Mais ces ingrédients ne font pas partie de la diète normale d'un nouveau-né. Appliquez parcimonieusement, après la tétée, et évitez au bébé de les consommer en quantité appréciable.

Si la douleur persiste après le début de la tétée, relisez le paragraphe sur la façon d'aider le bébé à bien ouvrir la bouche. Ça ne suffit pas ? Obtenez de l'aide de votre sage-femme, d'une infirmière ou d'une personne d'expérience en allaitement pour vous aider à faciliter une bonne prise du mamelon par votre bébé. Car c'est bien lui qui doit apprendre à téter, pas vous ! Aucune crème ne parviendra à soulager vos mamelons tant que sa façon de les prendre dans sa bouche ne sera pas corrigée. Si la douleur est très importante, si elle persiste ou empire, ce n'est pas normal.

### Un anachronisme à corriger

On a longtemps cru qu'il fallait garder les mamelons les plus secs possible pour qu'ils guérissent de gerçures ou crevasses. On suggérait de les laisser à l'air libre, de les assécher au séchoir à cheveux, etc. Pendant ce temps, les connaissances et pratiques en dermatologie évoluaient dans le sens opposé, notamment par l'expérience dans les soins aux grands brûlés ! On sait maintenant que la cicatrisation se fait infiniment mieux en milieu humide. Cela explique les contradictions que vous rencontrerez peut-être dans les conseils qu'on vous donnera ou dans vos lectures.

Allez chercher de l'aide rapidement: en quelques jours, un petit problème qui s'aggrave devient… un gros problème, toujours possible à régler, mais en y mettant beaucoup plus de temps et d'énergie.

### Le rythme des tétées

Le nouveau-né ne suit qu'un rythme: son besoin. Vous apprendrez progressivement à décoder les signes qu'il a faim (bouche ouverte, mouvements de la tête de gauche à droite) et les signes de satiété. Les nouveau-nés ont souvent besoin d'une ou plusieurs pauses pendant la tétée. Vous apprendrez à les reconnaître et à attendre quelques minutes qu'il soit prêt pour le prochain service. En fait, quand un bébé se réveille après un sommeil de deux heures ou plus, c'est généralement que la dernière tétée l'a bien rassasié. S'il se réveille en moins de 30 minutes, c'est qu'il n'avait pas terminé (même s'il en avait l'air, le petit coquin!). Cela prendra plusieurs jours, voire plusieurs semaines pour que vous reconnaissiez dans son rythme quelque chose qui mérite le nom d'«horaire»… et encore. Sans compter qu'il changera. L'apprentissage est là, dans cette façon de répondre aux besoins immédiats, tout en profitant des moments où le bébé dort pour… dormir aussi, première priorité, puis prendre soin de soi, des autres membres de la famille, et loin derrière, de la maison.

*Élise: «Ce que j'ai trouvé très exigeant et qui est totalement nouveau en tant que nouvelle maman, c'est qu'on doit s'habituer à toujours être interrompue, peu importe ce qu'on fait. Ce n'est pas seulement "faire passer les besoins du bébé avant les siens", ce à quoi on se prépare, qu'on a hâte de faire, qu'on peut imaginer, au moins un peu. C'est plutôt de ne jamais savoir à l'avance quand notre bébé aura un besoin, et lequel ce sera. On est toujours en stand by de quelque chose, et des fois on ne sait même pas de quoi! … et surtout, on est indispensable. Ce n'est pas temporaire comme situation, c'est la vie de maman. Mais c'est difficile d'imaginer tout ce que ça implique avant de l'avoir vécu.»*

Allaiter transformera profondément le rythme de vos journées, tout comme le fait d'avoir un enfant! Comme les contractions que vous avez prises une à la fois, vous devrez prendre vos journées une à la fois. La patience, sans attente de performance (endormir le bébé à telle heure, réussir à terminer telle tâche que vous vous êtes donnée), vous aidera à bien vivre l'allaitement. Attentive à l'instant présent, vous en serez remplie. En laissant monter, au besoin, les émotions qui viennent avec le lait. L'alimentation d'un bébé étant son activité majeure au début de sa vie, les questions que vous vous posez sur votre maternage chevauchent souvent celles qui concernent l'allaitement. Une mère qui se demande si elle a assez de lait pour son bébé se demande peut-être en fait si elle lui donne assez d'amour et d'attention. Lorsqu'on a mal aux seins, on a souvent mal à notre amour pour notre bébé. La question pratique du biberon occasionnel révèle le besoin de la mère de répondre à ses propres besoins sans négliger ceux de son bébé. Comme pendant l'accouchement, rester attentive aux besoins du cœur autant qu'à ceux du corps permettra de s'assurer qu'on résout bien le «bon» problème. ❖

# Le soutien pendant l'allaitement

L'ALLAITEMENT n'est pas compliqué, mais il a ses principes de base en tant que fonction physique. Nos bébés ont leurs besoins, tout comme nous avons nos réactions et nos limites. La conjugaison de tout cela peut s'avérer délicate. Le soutien d'une femme qui a allaité avec bonheur (et qui, par conséquent, a dû trouver des réponses à toutes sortes de pépins) est absolument indispensable. Adressez-vous à un groupe d'entraide d'allaitement, à une infirmière en périnatalité, à votre sage-femme, à des organisations comme Nourri-Source ou la Ligue La Leche qui travaillent dans ce domaine depuis des années et ont amassé une expertise absolument inégalée. Liez-vous à elles! Ce soutien est une clé du succès de votre allaitement, un allaitement qui vous satisfera tous les deux. On doit même dire tous les trois, parce que votre partenaire en est une partie intégrante. Un allaitement que vous quitterez sans heurts, progressivement, au moment que vous aurez choisi. Consultez des livres sur l'allaitement, des organisations de soutien à l'allaitement ou des expertes en allaitement si des problèmes particuliers nécessitent une attention spéciale.

### Le soutien du partenaire

Lorsqu'on allaite, on donne beaucoup. On a donc besoin d'être soi-même bien nourrie, de nourriture saine et abondante, mais aussi de tendresse, d'encouragement et de valorisation. Rien n'est plus difficile que d'allaiter quand notre entourage remet en question la valeur de notre lait. «Es-tu certaine qu'il ne pleure pas parce qu'il a faim?» demande la grand-mère chaque fois que le bébé pleure un peu. «Es-tu certaine qu'il n'a pas soif? Il me semble que des céréales lui feraient du bien», renchérit l'autre grand-mère ou l'amie qui n'a pas allaité. Vous aurez particulièrement besoin du soutien et de la complicité de votre conjoint. Sa participation ne se calcule pas en divisant le nombre de boires ou de couches en deux. C'est plutôt la qualité de son soutien et de sa confiance en vous qui en feront un partenaire d'allaitement précieux. C'est en nourrissant sa femme de tendresse qu'il participe en ligne directe à la nourriture que reçoit son bébé. Bien sûr, un coup de main à l'organisation pratique ne nuira pas: faire faire les rots, promener le bébé pour l'endormir, etc.

Plusieurs pères dont la compagne allaite leur bébé se sentent d'abord exclus de l'alimentation du bébé et souhaiteraient en partager la responsabilité et le plaisir en donnant des biberons. Mais pour cela, il faudrait priver le bébé de lait maternel, ce qui serait fort dommage. Ou encore, augmenter le travail de la mère en l'obligeant à se tirer du lait pour ensuite le donner au biberon, une tâche en plus dans des journées qui n'en manquent pas! Mais au fait, le père n'a pas besoin d'être «une mère» pour son bébé! Même si les tétées prennent une grande part du temps d'éveil d'un nouveau-né, son intérêt ne tardera pas à se développer et à se diversifier. Dès les premières semaines, il développera sa curiosité pour le monde, son appétit pour les contacts visuels et tactiles, et les interrelations personnelles. Plus souvent qu'autrement, le père est le premier partenaire des jeux d'imitation, des premiers sourires, alors que le bébé passera avec lui une bonne partie de son temps d'éveil actif, puisque, avec sa mère... il tète. Soyez un peu patient, restez disponible pour ces moments magiques qui s'en

## Votre médecin et l'allaitement

Pendant fort longtemps, la formation des médecins en allaitement se résumait aux problèmes médicaux, comme les abcès et les mastites, plus quelques notions en alimentation du nouveau-né. Mais de plus en plus de médecins de famille et pédiatres ont veillé à enrichir leurs connaissances, à puiser aux sources de formation continue en allaitement. Et de plus en plus y ajoutent une expérience personnelle d'allaitement comme mère ou père d'un ou plusieurs bébés. Les médecins qui pourront vous aider sont donc plus nombreux qu'avant, et c'est tant mieux. Si vous avez un problème d'allaitement qui nécessite l'évaluation ou l'intervention d'un médecin, informez-vous auprès des groupes que j'ai nommés plus haut pour trouver une bonne ressource dans votre région.

viennent. Ayez confiance: le rapport qu'un père attentif développe avec son bébé est beaucoup plus qu'une pâle imitation de la relation qu'il a avec sa mère: il est unique, particulier, riche en échanges et en émotions, différent. C'est pour ça que les bébés aiment avoir deux parents!

*Dominic: «Il ne faut pas oublier de parler des nouveaux papas qui ont aussi leur lot d'émotions. Dans les premiers jours, nous sommes surtout un soutien moral à la maman et ce n'est pas toujours facile de gérer tout le reste. La maman doit se reposer et le papa prend conscience de l'ampleur de la tâche. Je n'ai pas beaucoup dormi car je voulais être sûr que le bébé allait bien, même durant ses dodos. J'ai fonctionné en mode "zombie" pendant plusieurs semaines par manque de sommeil.»*

### Quand l'allaitement est difficile

Plusieurs facteurs peuvent contribuer à l'apparition de véritables problèmes de douleurs, gerçures ou crevasses des mamelons, ou encore de «manque de lait». À l'origine, il y a presque toujours un défaut d'adaptation... du bébé. Malheureusement, trop de femmes abandonnent l'allaitement après des jours sinon des semaines qu'elles qualifient, à raison, d'«enfer». Pourtant, les solutions existent et elles n'impliquent pas que la mère ait à souffrir pendant tout ce temps pour le bien de son bébé. Ces situations demandent l'attention d'une personne expérimentée en allaitement, consultante en lactation, sage-femme ou médecin expérimenté en allaitement. Si vous ou votre bébé deviez connaître des problèmes d'allaitement, allez chercher les connaissances et l'appui dont vous avez besoin.

Il est très rare que l'allaitement présente des complications insurmontables qui ne puissent être résolues à la suite de consultations auprès d'experts en ce domaine. Si ce devait être le cas, que vous deviez abandonner votre rêve d'allaiter votre tout-petit, vous aurez probablement une sorte de deuil à vivre, et parfois même l'incompréhension de l'entourage qui ne saura pas le chemin que vous aurez parcouru pour tenter d'y arriver.

*Anabelle: «Je n'ai jamais eu de montée de lait, même après six semaines de stimulation avec le tire-lait et de traitement au dompéridone (un médicament prescrit dans certaines situations pour augmenter la production de lait). Après une visite à la halte allaitement de mon coin, je me suis sentie rejetée et marginalisée davantage parce que je n'allaitais pas, surtout par les bénévoles d'allaitement. Il faut un moral d'acier! Moi qui ne voulais que jaser avec d'autres mamans en plein mois de janvier et sortir de chez moi, j'en suis sortie tellement déprimée et seule. J'avais l'impression de ne pas être la maman dont ma fille avait besoin. »*

### L'allaitement… ou l'amour en forme de lait

Beaucoup de femmes ont adoré allaiter et s'ennuient, une fois l'allaitement terminé, de cette proximité magique avec leur tout-petit. L'allaitement, c'est notre amour qui coule directement dans la bouche de notre bébé. Cet amour et cette façon de l'exprimer vont obligatoirement se transformer au cours des mois et des années. L'histoire de notre allaitement est aussi celle de cette transformation. L'introduction des premiers aliments est le début de la fin d'une exclusivité. Des contraintes extérieures peuvent obliger certaines mères à cesser d'allaiter avant qu'elles et leur bébé n'y soient prêts. Cela peut être vécu comme un deuil, avec le chagrin et le bouleversement qui l'accompagnent, mais l'échange d'amour trouvera peu à peu une autre forme.

Pour allaiter avec plaisir, c'est tout simple : vous devez être bien entourée, mettre votre compagnon dans le coup, vous reposer et bien manger, avoir sous la main un bon livre sur l'allaitement (et même un bon roman, pour les bébés qui aiment prendre leur temps) et prendre contact avec des femmes et des personnes-ressources qui pourront vous encourager et vous aider en cas de difficultés. C'est tout simple, mais comme pour l'accouchement, il faut parfois travailler fort pour réussir à rassembler ces conditions favorables… puis vivre avec la réalité. Ces mêmes recommandations s'appliquent, en fait, pour toute mère qui vit ses débuts avec son bébé! Surtout, profitez-en, cette période est si vite passée! ❖

# Dormir avec son bébé… pour le confort et la sécurité

DORMIR AVEC SON BÉBÉ est une pratique universelle vieille comme le monde. De tout temps, les mères ont dormi avec leurs petits pour les nourrir et les protéger. Le cododo, comme on le nomme parfois, inclut toutes les pratiques de sommeil où mère et bébé partagent la même chambre, que ce soit la couchette dans la chambre, le berceau placé à portée de la main, un dispositif d'extension du lit parental ou encore le partage du lit avec le bébé. Les pratiques de cododo ont un effet bénéfique reconnu pour la mère et le bébé[3], dont celui d'être associées à un allaitement plus long, probablement parce que les tétées de nuit s'en trouvent facilitées. En voici d'autres :

### Pour réduire les risques de mort subite du nourrisson, sans égard au sommeil partagé

Voici les principales recommandations à ce sujet:

- toujours coucher le bébé sur le dos;
- éviter complètement la fumée de tabac dans la maison;
- éviter de trop couvrir le bébé pendant la nuit et garder la chambre plutôt fraîche;
- allaiter.

- sentiment de sécurité pour le bébé (proximité, repères sensoriels familiers);
- repos facilité pour la mère;
- proximité avec le bébé, intimité, observation et interactions;
- confiance en soi, en ses capacités maternelles et protectrices;
- facilité à surveiller et à rassurer bébé.

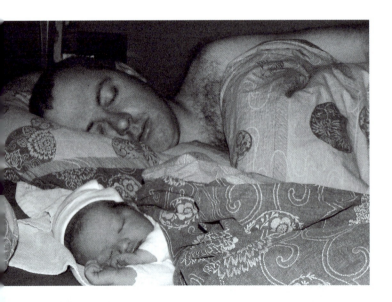

D'ailleurs, la Société canadienne de pédiatrie recommande le cododo jusqu'à six mois... tout en déconseillant le partage du lit avec la mère, contrairement au Dr McKenna, un chercheur américain qui, s'étant longuement penché sur les enjeux du sommeil partagé, conclut que «... "Ne dormez jamais avec votre bébé" est une affirmation simpliste, scientifiquement erronée et trompeuse[4]...».

Il est vrai que chaque année on déplore le décès de bébés en bonne santé pendant leur sommeil. Une tragédie qu'on voudrait à tout prix éviter, il va sans dire. Il s'agit trop souvent, hélas, d'une asphyxie accidentelle causée par un objet (oreiller, animal de peluche, couverture ou autre), ou par une position du bébé qui bloquait sa respiration (entre le lit et le mur, par exemple, ou dans un sofa). Il peut aussi s'agir de la «mort subite du nourrisson» (SMSN). Voici comment on la définit: «L'expression *mort subite du nourrisson* désigne le décès subit et imprévu d'un nourrisson de moins d'un an apparemment en parfaite santé et dont la mort demeure inexplicable même après une enquête approfondie[5].» Comme on le voit, cette définition fait la distinction entre ce syndrome, toujours inexpliqué à ce jour, et les cas d'asphyxie.

Malheureusement, de nombreux rapports de recherches et recommandations officielles au sujet du sommeil du bébé continuent de confondre les deux causes de décès, pourtant bien différentes. Ce que la Société canadienne de pédiatrie reconnaît par ailleurs dans son document à ce sujet[6]. Cela crée beaucoup de confusion pour les parents. Pire encore, quand on recommande tout bonnement de ne *jamais* dormir dans le même lit que son bébé, on omet par le fait même de nommer les conditions qui rendraient cette pratique sécuritaire, pour les parents qui le feront malgré tout. Parmi les cas répertoriés de décès de bébés dans leur sommeil, une proportion importante comportait des conditions non-sécuritaires qui auraient pu être évitées. Car ce n'est pas de dormir avec son bébé qui est dangereux, mais les circonstances particulières dans lesquelles le sommeil est partagé. Heureusement, plusieurs organismes, dont l'Unicef[7], reconnaissent le bien-fondé du sommeil partagé et son importance culturelle, et travaillent à faire connaître ces conditions de sécurité.

Voici les principales recommandations pour réduire les risques lorsqu'on partage son lit avec son bébé[8]:

- dormir sur un lit ferme;
- s'assurer d'un espace suffisant entre le lit et le mur pour que le bébé ne puisse s'y coincer (c'est-à-dire ne pas coller le lit contre le mur);
- mettre le bébé sur le dos (c'est aussi la position où il retournera après avoir tété sur le côté);
- s'assurer que le bébé ne soit couvert que d'une couverture légère qui ne peut lui couvrir la tête.

De plus, on ne doit jamais dormir avec son bébé:

- si le bébé a été exposé à la fumée de tabac avant ou après la naissance (même si les parents ne fument jamais au lit);
- dans un fauteuil ou un sofa (conçus pour être moelleux, contrairement à un matelas);
- si l'un des parents est sous l'effet de drogues, alcool ou médicaments qui rendent somnolent;
- si l'un des parents souffre d'obésité (le poids créant dans le matelas un creux marqué où le bébé peut rouler).

Plusieurs facteurs sont en cause quand des parents choisissent l'environnement de sommeil pour leur bébé, allant des considérations pratiques jusqu'à l'élan du cœur. À l'occasion, au milieu d'une nuit difficile, vous pourriez prendre votre bébé avec vous, même si ce n'est pas votre choix habituel. De toutes façons, quand vous choisirez comment votre bébé passera ses nuits, vous irez avec votre cœur, vos valeurs et vos convictions personnelles, familiales et culturelles pour trouver ce qui est le mieux pour votre bébé et vous. ❖

# Les premières semaines

### La vie « normale » reprend son cours…

Les semaines qui suivent la naissance sont passionnantes et exigeantes, un mélange unique d'extase… et de désespoir! C'est la grande bousculade entre l'envie frénétique de tout faire ce qu'il faut pour le bébé, comme il le faut, et les émotions passionnées et quelquefois contradictoires qui nous assaillent, le tout sur fond de nuits interrompues et de pleurs apparemment inexplicables. Aborder ce temps sans préparation et sans soutien, c'est ouvrir la porte aux nombreux cercles vicieux qui ne demandent qu'à s'y installer: la désorganisation qui engendre la fatigue, la fatigue qui submerge et ralentit les transformations nécessaires à l'adaptation et à l'organisation. Ou l'anxiété exagérée, suivie des multiples conseils souvent contradictoires qui nous mêlent encore plus et nous empêchent de reconnaître les signaux que le bébé nous envoie, ce qui nous rend encore plus anxieuses. Évidemment, vous aurez peut-être l'un de ces bébés qui s'intègrent en douceur dans la vie quotidienne. Mais vous ne pouvez pas laisser votre bien-être au hasard de son tempérament! Et l'expérience de la vie avec un bébé va beaucoup plus loin que ses humeurs: il y a aussi le poids des nouvelles responsabilités, la mobilité temporairement réduite, le sens de la vie à deux qui change, maintenant qu'on est trois, ou plus.

### Un horaire sans horaire

Il peut être difficile pour plusieurs femmes d'accepter d'être désorganisées pour un temps et de dépendre de l'horaire imprévisible de quelqu'un d'autre. C'est un défi d'autant plus grand que le mot à la mode qui dirige une bonne partie de nos vies, au travail du moins, c'est « gestion » : gestion de son temps, de ses tâches, de son stress et même des relations. Sauf qu'on ne gère pas un bébé! Un bébé suit rarement une cadence prévisible comme une musique militaire! Pour trouver un rythme, une harmonie de la vie au quotidien, il faut plutôt apprendre à danser avec lui, à suivre son petit orchestre qui se permet des variantes, des improvisations, qui alterne les douces valses avec des moments de sarabandes folles. Tout en composant aussi, quand on est déjà mère d'un ou de plusieurs enfants, avec les besoins des autres membres de la famille. Cela demande une souplesse, une capacité d'adaptation, une écoute de l'autre exceptionnelles. Et cela pose aussi le défi de préserver, à travers ces transformations, un espace intérieur, une identité de femme et aussi de couple. Car nous ne sommes pas que les heureux parents de ce bébé, nous sommes deux personnes faisant partie d'un couple d'amoureux. Une fois passées les premières semaines d'adaptation, il faut prendre soin de sa relation amoureuse autant, sinon plus encore, qu'à n'importe quel autre moment de la vie.

### Ni la « mère idéale », ni le « bébé idéal », ni le « père idéal »

Beaucoup de mères souffrent de ne pas retrouver en elles la mère instinctive, sûre d'elle, qu'elles croyaient être ou devenir. L'apprentissage sera désormais une façon de vivre, parce qu'avec des enfants, il faut toujours apprendre. « Même avec les derniers », me disent les femmes qui en ont plusieurs. L'apprentissage continu n'est ni un échec ni une démonstration de notre incompétence. Toutes les mères ont été maladroites, hésitantes avec leurs premiers bébés, complètement absorbées par des détails, inquiètes pour des riens, protectrices comme des lionnes, jalouses des sourires aux autres... avant d'acquérir un peu de sagesse. Elles ont appris, changé, mûri et vous ferez de même. Quand « l'inspecteur » passe, votre propre inspecteur intérieur, et qu'il veut juger vos actes, vos pensées, vos rêves et les comparer à ceux de la mère idéale (si elle existe), mettez-le dehors. À moins d'en rire un bon coup, ce qui demeure la meilleure façon de dédramatiser la situation !

Plusieurs femmes se sentent ambivalentes envers leur bébé. Elles l'adorent... mais il peut leur arriver d'avoir envie qu'il retourne là d'où il vient, parfois dans la même heure ! L'ambivalence est probablement la plus inconfortable des émotions. Elle nous tire dans deux directions opposées et nous déchire. Beaucoup de femmes s'en sentent coupables et honteuses. Elles seront peut-être soulagées d'apprendre que la majorité des mères vivent un certain degré d'ambivalence tout à fait normal. Exprimer les sentiments contradictoires qu'elle nous inspire est probablement la manière la plus simple de la résoudre. Quitte à en parler directement à notre bébé ! Il pourrait être plus compréhensif qu'on ne le pense. Tout doucement, le bébé qu'on tient dans nos bras, « le vrai », remplacera celui dont on rêvait.

Devenir mère ou père, accueillir un nouvel enfant dans sa vie implique une mutation profonde à laquelle il est difficile d'être parfaitement préparées. La philosophie chinoise considère la transformation continuelle comme l'état normal des choses et des êtres, et en a patiemment étudié les lois naturelles. Une seconde après le moment le plus noir de la nuit, disent les vieux textes chinois, la clarté du jour commence tout doucement à faire son ascension, d'abord imperceptible mais non moins réelle.

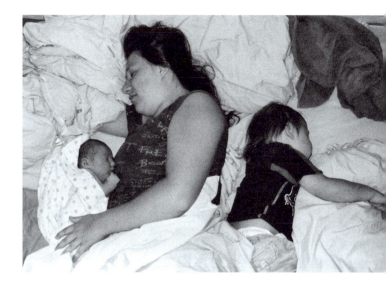

De la même manière, l'impression d'avoir perdu tout contrôle est souvent le premier signe de l'avènement d'une sorte d'ordre nouveau, fait de souplesse, qui prendra sa place imperceptiblement d'abord, puis beaucoup plus clairement. Les vieux sages chinois conseillent d'attendre et de faire confiance. J'ajouterais : et d'aimer nos bébés, nos conjoints et de nous aimer nous-mêmes. Petit à petit, nous apprendrons à occuper notre nouvelle place dans la constellation familiale, avec toutes ses facettes.

Dans notre monde moderne et civilisé, la précieuse expérience de la vie avec un bébé ne fait pas nécessairement partie de notre bagage ! Au contraire, la majorité des femmes en âge d'accoucher n'ont pas côtoyé régulièrement un bébé et n'ont jamais pris un nouveau-né dans leurs bras. Elles devront non seulement traverser l'inconnu de l'accouchement, mais les premières semaines de vie avec leur bébé pourraient être une initiation éprouvante !

Il est tellement important d'échanger avec d'autres mères de jeunes enfants, d'autres parents. Les préoccupations quotidiennes des jeunes mères et pères sont universelles. Les partager permet de les relativiser, de dédramatiser, de briser le cercle de solitude qui enferme trop souvent les nouveaux parents. Ils doivent maintenant trouver autour d'eux des partenaires, des alliés qui les aideront à aborder leur nouveau rôle avec confiance, même si ce ne sont pas de grands amis. Les premières semaines sont faites d'une somme inouïe d'apprentissages, du tissage de mille observations, de mille petits gestes et d'autant de décisions quotidiennes. C'est la découverte d'une nouvelle personne et, pour les parents, une découverte d'eux-mêmes dans leur relation avec leur bébé. Aucun livre de recettes ne peut présider à cette rencontre unique. Le partage de l'expérience de chacune et de chacun façonne une sorte de sagesse qui nous guide dans cette rencontre et peut nous éviter de douloureux écueils.

### Devenir mère : la nouvelle réalité du corps

Le lent retour à un autre ventre, « celui qui a porté », n'est pas toujours facile à vivre, dans un monde obsédé par l'image. Même si votre bébé ne s'y trouve plus, votre ventre ne reprendra pas sa forme avant plusieurs semaines. Les muscles, qui se sont étirés pour lui faire de la place, devront réabsorber cet excédent de fibres et retrouver leur élasticité. C'est un processus spontané que vous pourrez favoriser en y ajoutant des exercices postnatals. Même si vous « n'avez pas le temps », un exercice tout simple de resserrement des muscles abdominaux, par exemple, aidera à leur redonner graduellement leur tonus initial. J'ai envie de vous inviter à aimer votre ventre dans sa vulnérabilité actuelle, dans le renoncement à la peau lisse et satinée d'« avant », dans la tendresse du don qu'il a fait pour ouvrir un espace à votre bébé. Et à le traiter avec le plus grand respect.

Vous aurez évidemment perdu du poids, mais peut-être pas autant que vous pensiez : environ huit kilos en moyenne, et souvent, ceux qui restent sont distribués autrement qu'à l'habitude ! Ne vous impatientez pas, la plupart des femmes retrouvent à peu près leur poids dans les mois qui suivent. Vous garderez sans doute quelques kilos en plus tout le temps que vous allaiterez, une réserve qui vous quittera au sevrage. Ce n'est qu'après cette période que les femmes qui ont l'embonpoint facile devront peut-être faire un effort conscient pour retrouver leur poids santé en ajustant leur alimentation et en faisant plus d'exercice physique. Elsa : *« L'entraînement m'a beaucoup aidée à m'aimer à nouveau et à aimer mon apparence. J'ai relevé de nouveaux défis (je ne m'étais jamais entraînée avant) et je me suis donné du temps. Ça m'a pris un an pour tout perdre, car je maigris très peu pendant que j'allaite et j'ai allaité 10 mois. J'ai surtout eu du mal à réconcilier la maman et la femme, l'amoureuse, l'amante, mentalement et physiquement. Donc, cela a pris de la patience pour mon amoureux aussi, et beaucoup d'amour. »*

Josée : *« Il y a d'abord la perte rapide des premières semaines. On voit chuter le poids sur la balance et on se dit que nos jeans ne sont pas loin. Puis arrive le plateau, le poids ne bouge plus, on est prises dans des pantalons deux tailles plus grands que nos précédents, des pantalons pas chers qu'on n'avait pas l'intention de garder longtemps mais dont l'usage s'éternise. On commence à chercher des DVD d'exercices, à vouloir s'inscrire à des cours mamans-bébés de remise en forme, on peste quand le bébé nous empêche de finir notre routine parce qu'il a trop faim ou réclame nos bras... Puis, un jour, on se dit que notre corps a produit cette petite merveille presque tout seul. De B à Z (le A venant du papa). On se dit que les plus belles merveilles du monde n'ont pu être créées sans efforts, et ces marques sur notre corps, ce ventre un peu moins ferme, ces nouvelles poignées d'amour, ces quelques vergetures, sont bien plus que des blessures de guerre, c'est le témoignage indélébile et triomphant du passage de la vie dans notre corps. »*

# La sexualité après l'accouchement

LE PROCESSUS de transformation après la naissance d'un bébé inclut, bien sûr, la sexualité. Tout change: la perception de son corps, pour la femme, avec parfois des traces physiques, de la douleur (au moins temporairement), des tensions, mais aussi le rapport à l'autre, l'engagement entre les deux, le désir. Cela est vrai aussi pour son compagnon, qui porte probablement un regard différent sur le corps de la femme qu'il aime. Et les deux se butent au manque de temps et d'énergie qui caractérise la vie des jeunes parents, du moins pour les premiers temps. C'est l'occasion de se redécouvrir, d'explorer ensemble une sexualité plus diversifiée, au-delà de la pénétration que plusieurs femmes redoutent dans les premiers temps après avoir accouché. Non, la sexualité ne sera plus comme avant, de la même manière qu'elle a changé après nos premières relations sexuelles. Mais c'est aussi le lieu de découvertes de soi et de l'autre, dans le temps partagé, la patience... pour le reste de votre vie, pas seulement après une naissance. *Annie: «J'ai vécu un grand sentiment de ne plus m'appartenir, d'avoir changé profondément. Il faut du temps*

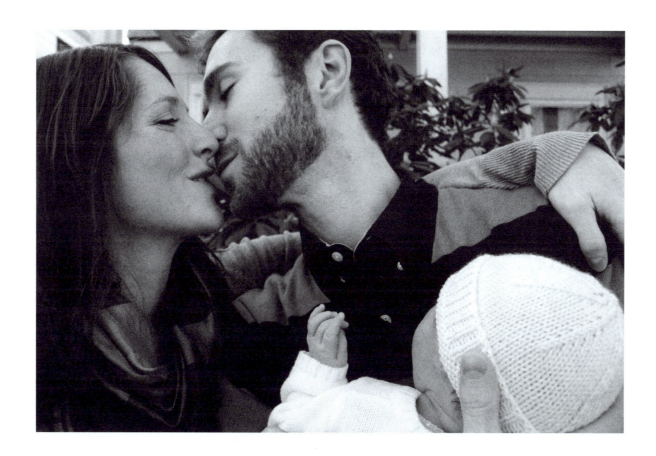

*pour s'adapter à ce nouveau corps. Quand on s'est reconnectés, j'ai redécouvert mon corps et c'était très positif! Plus grande complicité, intimité, bref, c'était nous en mieux, même après 15 ans ensemble!»* Cela demande beaucoup de détermination pour trouver, dans la vie de jeunes parents, des moments où l'intimité est possible. Mais c'est essentiel de le faire. Pas des périodes où on a 30 minutes pour «le faire», mais des temps d'intimité où le seul but est d'explorer touchers, massages, caresses, tendresses. Si autre chose doit venir, cela viendra, mais sans pression. *Véronique: «Je crois que l'amour après l'accouchement est différent, pas moins bien, mais différent. Pour nous, on dirait qu'on a pris conscience de la puissance de cet acte et que cela représentait notre amour, oui, notre amour... pas juste du plaisir sexuel.»*

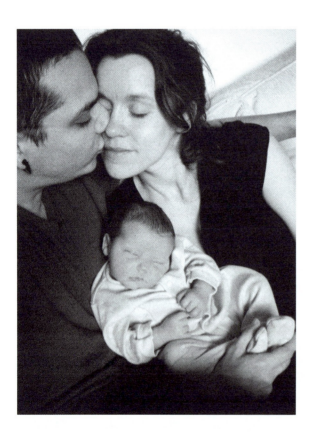

Dans ce retour à la sexualité se cachent de grands enjeux pour beaucoup de couples. D'abord, la grossesse elle-même a apporté des changements importants, pas toujours bien vécus par l'un ou l'autre des amoureux. Les hormones, les inconforts de la grossesse, les fluctuations de la libido, la présence encombrante du ventre qui grossit, tout ça affecte les rapports amoureux à divers degrés. Mais plus encore, les partenaires rencontrent, dans la grossesse comme dans les premiers temps après la naissance, les représentations qu'ils ont l'un de l'autre dans ce rapport amoureux. Tantôt c'est l'homme qui a de la difficulté à désirer son amante avec son ventre rond ou ses seins pleins de lait, tantôt c'est la femme elle-même qui ne trouve plus de place en elle pour la femme amoureuse et sexy. *Sarah Jane: «Pas facile de faire la distinction entre la femme, la mère, la maîtresse...! J'ai encore beaucoup de difficultés, après neuf mois, à ne pas penser au bébé pendant les moments intimes. Il faut dire que j'allaite encore à plein temps et que cette zone érotique ne l'est pas du tout pour moi... C'est ce qui nourrit mon fils.»*

Le retour à une vie sexuelle partagée demande de la patience et du respect, c'est clair. Mais au-delà de cette patience indispensable, certains couples ne se perçoivent plus que comme les parents heureux de ce bébé qu'ils adorent... et ils se perdent carrément de vue en tant qu'amants. Pour la grande majorité des femmes, ces multiples heures d'allaitement, de proximité physique avec le bébé, de *demande* de soins, de temps, d'attention... réduisent d'autant le temps qui leur reste *à elles*. L'amoureux qui vient se coller le soir représente souvent une ultime requête, quand la journée n'est même pas encore terminée. Tout ça est vrai... de façon différente pour chaque couple, il va sans dire. Mais si un couple ne choisit pas consciemment de reconquérir une sexualité épanouie, il pourrait bien la perdre à jamais. Cela se

### La déchirure qui ne guérit pas bien

Il m'est arrivé plusieurs fois d'accompagner des femmes aux prises avec un trauma au périnée, à la suite de l'accouchement. La douleur semble ne jamais vouloir les quitter complètement. Au fil des confidences, j'ai découvert que souvent, une bonne partie de cette douleur est liée au sentiment d'échec, au deuil du périnée intact et à toute autre émotion enfouie à cet endroit. Attention, je ne suis pas en train de dire que c'est *seulement* psychologique. Je dis que la colère et la peine encore collées là peuvent empêcher la guérison ou la ralentir grandement. Voici une piste que je suggère: tranquille dans la salle de bain, prenez une position comme pour insérer un tampon, la plus confortable possible. Mettez deux doigts ou votre pouce, préalablement huilés, dans votre vagin et étirez doucement dans la direction où ça fait mal. Il ne s'agit pas de frotter mais plutôt d'appuyer, d'étirer les tissus. Allez-y à votre rythme. En même temps, dites-vous dans vos propres mots que votre périnée mérite de se sentir bien, souple, vivant, vibrant. Que *vous* méritez que votre vagin soit bien souple, vivant, vibrant. Reconnaissez son pouvoir de guérison et le vôtre, tout en allant le toucher... jusqu'à la limite de ce que vous pourrez accepter pour le moment. Accueillez les larmes, la colère ou toute autre émotion qui pourrait venir. Faites-en une pratique quotidienne, quelques minutes à la fois, pour quelques semaines. Je suis prête à parier que les choses auront changé. Pensez aussi à consulter votre médecin ou votre sage-femme, une physiothérapeute ou tout autre professionnel spécialisé dans ce domaine. Mais ce geste est le petit bout d'apprivoisement que vous pouvez faire pour vous-même.

Une dernière chose: lors des premières relations sexuelles avec votre amoureux après l'accouchement, proposez-lui de rester complètement immobile pendant que vous guidez vous-même la pénétration par vos propres mouvements. Non pas parce que votre compagnon ne serait pas délicat, mais il y a un petit délai inévitable entre son geste, votre sensation, votre réponse, sa réaction... qui vous rend plus vulnérable, donc plus tendue. Vous serez probablement beaucoup plus détendue de savoir que vous en contrôlez le rythme, l'intensité et la profondeur au millimètre et à la seconde près.

---

traduit parfois par une absence presque totale de contacts amoureux, que beaucoup d'hommes redoutent comme si c'était le «prix à payer» pour devenir parents. Mais parfois, cela prend la forme de ce qu'on pourrait appeler «le piège de la tendresse», qui répond, pour un temps du moins, au besoin d'affection, mais qui évacue complètement le désir. Il y aurait encore beaucoup à dire, bien sûr. Mais prendre conscience de ces enjeux, communiquer, aller chercher de l'aide si des problèmes physiques gênent le retour aux activités sexuelles, consulter en couple au besoin devrait contribuer à cette transition vers votre nouveau statut de parents *et* d'amoureux... ❖

# Quand le postnatal est plus difficile

La période après la naissance est riche en apprentissages. Les questions, les bouleversements, le découragement temporaire, le sentiment d'être seule, les *blues*, tout cela fait partie, à un moment ou à un autre, de ce processus d'adaptation à l'arrivée du bébé. Il existe cependant, tout comme dans la grossesse et l'accouchement, des situations qui comportent des éléments majeurs de crise et justifient une demande d'aide auprès de professionnels. Sans entrer dans les détails de ces situations, j'en identifierai quatre, que l'on observe occasionnellement dans les premiers mois de vie avec un bébé.

## La dépression postnatale

Presque toutes les nouvelles mères traversent de courtes périodes de déprime. Avec la fatigue, elles font partie de l'ajustement à la vie avec un bébé. Elles durent quelques heures, quelques jours, parfois quelques semaines. Communiquer avec d'autres jeunes parents, prendre congé pour quelques heures et sortir, obtenir temporairement un surcroît d'aide de la part de ses proches est habituellement suffisant pour passer à une autre étape. Si ces périodes perdurent, ou si la solitude, le désintérêt pour le bébé, les crises de larmes incontrôlables, le silence, la perte d'appétit, l'insomnie et les troubles de comportement s'installent et s'éternisent, consultez un médecin ou un psychologue. De tels symptômes persistants ne font pas partie du déroulement normal de l'adaptation et exigent une attention particulière.

## Les problèmes majeurs d'allaitement

L'incapacité du bébé à prendre du poids de façon adéquate après plusieurs semaines, des mastites à répétition, des gerçures qui résistent aux mesures habituelles, une lactation sérieusement diminuée, tout problème de santé de la mère ou du bébé qui interfère avec l'allaitement, comme l'hospitalisation de l'un des deux, la prématurité, une malformation ou un trouble du métabolisme chez le bébé sont des exemples de situations qui demandent plus que le soutien de mères qui ont allaité. Il existe de plus en plus de cliniques d'allaitement ayant des équipes de médecins et consultantes en lactation souvent rattachées à un centre hospitalier[9]. On peut aussi avoir recours privément à une consultante en lactation; elles sont spécialisées dans les problèmes et les situations spéciales. Les groupes d'entraide à l'allaitement de votre région pourront vous mettre en communication avec elles.

## Les bébés à besoins intenses (BABI)

Certains bébés ont des besoins accrus par rapport aux autres (qui en ont déjà beaucoup). Que ce soit des bébés qui pleurent plus de six heures par jour, qui ont des coliques graves ou exigent d'être dans vos bras constamment sous peine de crises insoutenables, il n'y a pas qu'une seule définition des bébés à besoins intenses. Vivre avec l'un de ces bébés demande une patience et une endurance exceptionnelles ainsi que, de la part de l'entourage, une compréhension qui n'est pas toujours facile à obtenir. On croit souvent que c'est une attitude fautive des parents qui crée le comportement du bébé. Il n'en est rien. Bien que tous les parents doivent s'ajuster dans leur façon de répondre aux besoins d'un bébé, les parents d'un bébé à besoins intenses (BABI ou *high-need babies*) souffrent du manque de compréhension de ce qu'ils vivent. Plusieurs de ces bébés sont hypersensibles ou ont des coliques importantes et répétitives. Les solutions simplistes ne fonctionnent tout simplement pas avec eux. Les laisser pleurer, ne pas «les gâter» et autres conseils bien intentionnés ne servent qu'à renforcer le sentiment d'isolement et d'inaptitude des parents qui luttent tous les jours pour trouver une façon juste et viable de répondre aux besoins de leur bébé.

*Marie-Ève: «J'aurais aimé que mon entourage admette l'existence des bébés à besoins intenses. Que l'on m'explique pourquoi mon loup avait cette étiquette sur le front: ne me déposez pas. Et qu'il était normal que je me sente dépassée, bousculée et complètement épuisée. Lorsqu'on croit avoir un BABI, il est important de demander de l'aide. Je m'en suis sortie seule, mais avec beaucoup de peine. Et surtout, mais surtout, j'aurais aimé savoir qu'il allait être normal: il a maintenant quatre ans, et c'est un petit homme formidable, avec un développement tout à fait normal.»*

*Lucie: «Il ne faut pas hésiter à réorganiser sa maison. J'ai marché sur mon orgueil et acheté une balançoire, un "débarasse-parents" lorsque j'ai été complètement vidée. Mon fils y dormait, à côté de mon lit.»*

*Véronique: «Mon garçon a maintenant trois ans et je n'ai toujours pas pardonné à la vie de m'avoir privée de cette "lune de miel" qu'est le retour à la maison avec mon bébé. Il souffrait de reflux gastro-œsophagiens graves et il était intolérant aux protéines bovines ainsi qu'au soja mais ça m'a pris six semaines à comprendre ce qui se passait. Personne autour de moi n'avait vécu ce problème et tout le monde y allait de ses hypothèses, des coliques aux caprices en passant par ma propre incompétence! Heureusement, j'ai fini par écouter mon instinct qui me disait que pleurer 23 heures sur 24 pour un bébé n'est pas normal. Avec un régime sévère, les choses se sont améliorées et j'ai pu l'allaiter jusqu'à un an. J'aurai un deuxième enfant cet automne et j'espère que les choses seront différentes.»*

Certains parents ont trouvé un soulagement pour leur bébé en ayant recours à l'homéopathie, l'ostéopathie ou la chiropratique. De bons livres existent au sujet des bébés à besoins intenses, et le seul fait de savoir qu'ils ne sont pas seuls aide plusieurs parents à traverser les périodes critiques, confiants qu'à la longue, leur bébé «difficile» deviendra un enfant et un adolescent éveillé, curieux, sensible et attachant.

## Les crises dans le couple

Les ajustements à la vie avec un bébé passent par des remises en question dans la plupart des couples. On peut différer d'opinion sur la façon de répondre aux besoins du bébé, le niveau de propreté dans la maison, le partage des tâches, les soins aux autres enfants, les projets à court et moyen termes, le budget alloué aux dépenses du bébé, bref, sur chacun des éléments de la vie quotidienne, le tout sur fond de fatigue accumulée! Mais la plupart aussi s'en tireront à force de prendre un peu de recul, d'exprimer ses besoins, d'écouter l'autre, comme dans les autres étapes de la vie de couple en fait.

Par contre, les choses peuvent être sérieusement compliquées par une relation problématique dans le couple lui-même, qu'elle soit préexistante ou révélée par l'arrivée du bébé. Pour un couple en difficulté, l'adaptation pendant cette période délicate peut représenter un défi insurmontable. Le nombre de séparations qui surviennent dans les premiers mois après la naissance en témoigne. Il n'y a pas de solution simple à ces problèmes. Dans chaque cas, cependant, l'intervention d'un professionnel pourrait aider le couple à évoluer vers la résolution la plus avantageuse... ou, en tout cas, la moins dommageable. Si la séparation est la solution retenue par le couple, le fait d'en négocier les conditions avec un médiateur, dans une atmosphère calme, raisonnablement dépouillée de la tension et des conflits qui en sont à l'origine, favorisera l'avènement d'une organisation nouvelle, respectueuse de chacun et bénéfique pour l'enfant. ❖

# Guérir d'une expérience difficile

L'ACCOUCHEMENT est un événement hors de l'ordinaire, d'une rare intensité, où se côtoient parfois de très près la souffrance et un puissant sentiment de perte de contrôle. Ces sensations vécues dans un moment de vulnérabilité exceptionnelle laissent parfois des traces douloureuses. Bien peu de femmes vivent l'accouchement «de leurs rêves». Pour toutes sortes de raisons, la première étant que la vie (et la naissance) a ses détours qu'il est bien malaisé de prévoir. Pour certaines, ce décalage entre le rêve et la réalité s'intègre en douceur, en même temps que la rencontre avec leur «vrai» bébé, la réalité des premiers jours et l'apprentissage de la vie de nouveaux parents. Mais, aux lendemains de la naissance, d'autres femmes vivent une déception qui leur sera plus difficile à accepter. On comprend bien, certes, la tristesse et l'inquiétude qui viennent avec les problèmes de santé ou les anomalies chez le bébé. Par contre, beaucoup de gens s'expliquent moins bien la peine que vivent celles qui ont été déçue de leur accouchement, mais dont le bébé est en bonne santé, et à qui on répète: «L'important, c'est que ton bébé va bien!» La profondeur de la déception, de la colère ou de la tristesse ne peut être mesurée et validée que par la personne qui la vit. Personne ne peut dire à une femme qui vient d'accoucher qu'elle n'a pas de bonnes raisons d'être déçue à ce point. Ni qu'elle devrait tourner la page et «passer à autre chose». Les émotions qu'elle ressent sont vraies. Point.

Pour la plupart des femmes, un processus tout naturel de résolution, de guérison du cœur, prend place dans les jours et les semaines qui suivent leur accouchement. Un parcours qui sera parsemé de larmes ou de bouffées de colère ainsi que de longues narrations pour revenir, encore une fois, sur ce qui s'est passé, particulièrement si une oreille attentive les invite à parler de leur expérience. Parfois aussi, les émotions surgiront au moment où on ne les attend pas, en prenant leur bébé dans leurs bras, en revoyant pour la première fois une personne chère... Tout cela fait partie du chemin qui mène, petit à petit, à une certaine sérénité par rapport à l'expérience qu'elles ont vécue. Même si, des années plus tard, elles peuvent encore ressentir (parfois jusqu'aux larmes) la puissance de l'émotion ancienne. La vie suit son cours.

Cependant, quelques femmes ressortent de leur accouchement non pas déçues, mais profondément blessées. Pendant de longs mois, elles ressentent les séquelles de ce qui a été pour elle, littéralement, un traumatisme. Certaines développent même ce qu'on appelle un « trouble de stress post-traumatique » (TSPT), aussi appelé syndrome ou état de stress post-traumatique. Les symptômes principaux sont :

- cauchemars récurrents ;
- *flash-backs* qui font revivre l'événement traumatisant ;
- repli sur soi, comportements d'évitement ;
- insensibilité émotive ;
- insomnie ;
- incapacité à se concentrer.

On parle de stress post-traumatique quand une personne éprouve au moins trois de ces symptômes pendant plus d'un mois. Certaines femmes réussiront à se rétablir par elles-mêmes. Mais toute femme qui, après des mois, souffre encore émotionnellement de ce qu'elle a vécu lors de son accouchement a besoin qu'on reconnaisse le sérieux de sa détresse et qu'on l'aide. Même si ce qu'elle vit ne correspond pas exactement à cette définition.

### Pour prévenir le trouble de stress post-traumatique

Les recherches ont démontré que l'expérience d'un accouchement traumatisant n'était pas liée au degré de douleur ressenti par les femmes, mais plutôt à leur perception d'un manque de soutien et d'une perte de contrôle. Toutes les initiatives pour renforcer le sentiment de contrôle et accroître le soutien disponible ont donc un effet protecteur. Vous en trouverez de multiples exemples dans les chapitres consacrés au soutien pendant le travail.

Dans ma longue expérience d'accompagnement, j'ai remarqué pour ma part un élément de protection extraordinaire : la gratitude. J'ai connu des femmes qui avaient simplement cultivé cette attitude dans leur vie. Par la suite, certaines ont dû traverser des accouchements extrêmement difficiles, des situations préoccupantes et même des interactions abusives avec certains membres du personnel hospitalier. Mais celles qui, entre deux contractions, trouvaient le temps de dire à leur compagnon combien elles appréciaient sa présence, parfois d'un seul mot, d'un seul regard, ou remerciaient l'infirmière ou la doula pour le verre d'eau, la main tendue… ces femmes semblaient préservées de l'aspect traumatisant de leur accouchement. Même si, de l'extérieur, ce qu'elles vivaient paraissait traumatisant. Comme si le fait d'être reconnaissantes de ce qu'elles reçoivent les empêchaient de ressentir les manques de soutien et de respect qui peuvent faire basculer l'expérience et la transformer en cauchemar. Leur choix de regarder « le verre à moitié plein » plutôt qu'« à moitié vide » les met déjà dans un processus de guérison.

### Si votre histoire vous fait encore mal…

D'abord, prenez le temps de reconnaître que cette souffrance est vraie et qu'elle fait partie de votre expérience. D'autres femmes ont aussi ressenti de la détresse après leur accouchement, vous n'êtes pas seule. L'accouchement est un moment exceptionnel d'ouverture et de vulnérabilité dans la vie d'une femme. Cela explique combien nous pouvons en ressortir blessée quand des événements malheureux viennent s'y ajouter. Mais nous pouvons aussi soutenir le processus de guérison.

D'abord, reconnaissez la gravité de ce qui s'est passé *pour vous*, peu importe si d'autres n'y accordent pas la même importance. Donnez-vous du temps pour laisser monter les émotions, avec une personne de confiance, si vous le pouvez. Si c'est possible, reparlez de votre accouchement avec la sage-femme, la doula ou le médecin qui vous ont accompagnée. Certaines femmes trouvent du réconfort à écrire ce qu'elles ressentent, pour elles-mêmes, dans une sorte de journal personnel, ou parfois sous forme de lettres aux personnes qui ont joué un rôle dans leur histoire, pour exprimer leur désaccord ou mettre les choses au point (sans besoin de les envoyer, d'ailleurs).

Prenez aussi le temps d'apprécier vos propres actions, même si vous auriez souhaité réagir autrement. Vous n'avez pas protesté devant une proposition que vous ne désiriez pas, parce que vous aviez peur pour votre bébé? Honorez la grandeur de votre geste, le fait que dans un moment difficile, vous avez donné la priorité à votre bébé, pour le protéger. Appréciez ce que vous avez appris dans cette expérience, ce qui a changé en vous qui vous permettra de mieux affronter une situation difficile à l'avenir.

Si vous ne sentez pas d'apaisement malgré vos efforts, n'hésitez pas à aller chercher de l'aide professionnelle. Au besoin, certains thérapeutes sont spécialisés en trouble de stress post-traumatique. Des sites Internet offrent aussi des ressources[10].

# Les soins physiques des premiers jours : quelques repères

Plusieurs transformations physiques prennent place dans les premiers jours après la naissance. Le corps quitte son état de grossesse, passe à l'étape de l'allaitement et commence son très lent retour à la fertilité. Ces transformations mettent en œuvre un intense processus de changements hormonaux, d'involution de l'utérus, de mis en marche de la lactation et exigent de longues périodes de repos pour permettre une vraie récupération. Le bébé, quant à lui, vit cette courte phase de nouveau-né (trop courte aux dires de bien des mères!) pendant laquelle il quitte définitivement sa vie fœtale, alors que ses différents systèmes s'accommodent à leurs nouvelles fonctions.

### « Mieux vivre avec notre enfant de la grossesse à deux ans »

L'Institut national de santé publique du Québec publie depuis de nombreuses années un guide à l'intention des parents, mis à jour chaque année et distribué pendant la grossesse. Il est maintenant disponible gratuitement en ligne. Vous y trouverez une mine d'informations, notamment sur les premiers jours après la naissance.

## Pour la mère

### L'alimentation

Mangez bien et abondamment, dès les premiers jours. La récupération et la lactation exigent des protéines, vitamines et calories d'excellente qualité et en quantité. Ne laissez pas l'encombrement de tout ce qu'il y a à faire déborder sur l'heure des repas ou sur l'énergie qui reste pour préparer quelque chose de bon et de réconfortant à manger.

### L'élimination

Votre corps, qui avait retenu de l'eau pendant la grossesse pour augmenter le volume sanguin, devra maintenant éliminer ce surplus par l'urine et aussi par la peau: vous pourriez transpirer beaucoup, même la nuit. Vous devrez quand même boire beaucoup, au moins un grand verre à chaque tétée: de l'eau, des tisanes, des jus dilués, au choix.

L'élimination intestinale devrait reprendre de façon régulière dès la deuxième ou troisième journée, sans inconfort particulier sinon une certaine paresse: les intestins flottent maintenant dans l'abdomen sans la pression à laquelle ils s'étaient habitués ces derniers temps. Incluez dans votre menu des fruits et des légumes crus et des aliments riches en fibres comme le son.

Beaucoup de femmes ont peur d'avoir mal ou que leurs points de suture ne se défassent avec leur première selle. À elle seule, cette peur peut retarder le retour de la fonction intestinale, ce qui ne la rendra pas plus facile! En fait, c'est rarement douloureux, même si l'on vous a fait une épisiotomie importante toute proche des sphincters anaux. Demandez à en être clairement informée: même dans ce cas, la solution est encore d'y aller le plus tôt possible. Une préparation à base de fibres solubles, vendue en pharmacie, pourrait vous y aider en douceur.

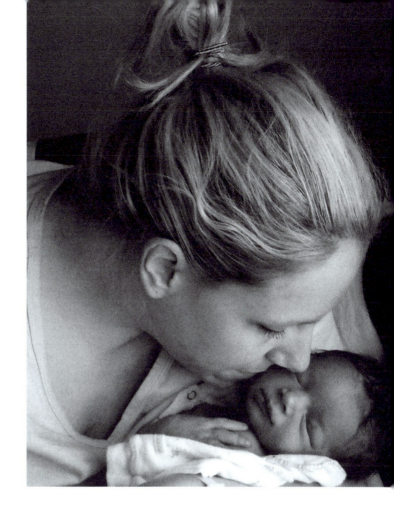

Si les hémorroïdes ont incommodé les dernières semaines de votre grossesse ou si elles sont apparues à la suite de l'accouchement, vous en ressentirez probablement plus d'inconfort maintenant. Il n'y a malheureusement pas de recettes miracles, mais parmi les mesures qui soulagent, essayez les suivantes: de la glace en application locale, des bains de siège à l'eau froide ou des compresses d'hamamélis (vendues en pharmacie, sous une appellation commerciale) pour réduire l'enflure, des suppositoires pour amollir les selles ou des produits spécialement conçus pour les hémorroïdes. Plusieurs femmes ont obtenu des résultats remarquables avec un onguent (de plantain ou d'herbes cicatrisantes) auquel on ajoute, à chaque application, deux gouttes d'huile essentielle de cyprès.

### Les pertes (ou lochies)

Pendant les premiers deux ou trois jours, vos pertes de sang ne devraient pas excéder celles d'une grosse première journée de menstruations et elles diminueront progressivement. L'odeur est assez semblable à celle de vos menstruations. Vous pourriez perdre quelques caillots de sang (parfois gros comme un œuf), surtout le matin, ou après avoir allaité ou uriné. Utilisez des serviettes sanitaires sans doublure plastique irritante. Avisez un professionnel sans délai si vous en perdez beaucoup ou si vous imbibez deux serviettes sanitaires consécutives en moins d'une demi-heure.

Ces pertes diminueront et changeront progressivement de couleur et de texture pour devenir plus pâles, jaunâtres ou rosées, vers la deuxième semaine. Elles sont alors formées d'un mélange de sang, de sérum, de globules blancs, de mucus cervical et de débris de cicatrisation, dont la proportion varie pendant toute leur durée. Les pertes se poursuivent de trois à six semaines. Occasionnellement, on voit réapparaître des pertes sanguines alors qu'elles avaient disparu depuis quelques jours. C'est normal et cela dénote souvent un retour à des activités physiques plus vigoureuses. Diminuer vos activités devrait ramener les choses dans l'ordre. Avisez votre sage-femme ou votre médecin si le saignement persiste ou s'il a mauvaise odeur.

### L'utérus

Le lendemain de l'accouchement, votre utérus devrait être ferme et indolore au toucher (peut-être sensible un peu, mais sans plus). Son sommet se situe à peu près à une largeur de doigt sous le nombril et baissera régulièrement chaque jour, pour finalement disparaître derrière l'os du pubis entre les dixième et quatorzième journées, un processus qu'on appelle l'involution (et qui sera nettement plus long après une césarienne). Vous sentirez probablement des contractions, surtout pendant que votre bébé tète. Leur fonction est justement de ramener l'utérus à son volume d'avant la grossesse. Ces contractions peuvent parfois être douloureuses, surtout après les deuxième et troisième bébés. Les mêmes respirations profondes que celles qui vous ont aidée à l'accouchement vous aideront encore. Pour en réduire l'inconfort, assurez-vous de vider votre vessie avant d'allaiter, parce que si elle est pleine, elle déplace votre utérus vers le haut et le fait contracter encore plus fort. Si la douleur est assez importante pour vous empêcher de dormir ou de vous détendre pendant la tétée, un analgésique simple (pas d'aspirine cependant), une teinture d'herbe (comme la cataire) ou certains remèdes homéopathiques peuvent vous soulager. Votre bébé ne boit encore que de toutes petites quantités de colostrum et n'en sera pas incommodé. Ces contractions cessent d'être douloureuses et même perceptibles après deux ou trois jours.

### La vulve et le périnée

Même s'il n'y a pas eu de déchirure, la vulve et le vagin ont pu être «éraflés» à la naissance et donc être encore sensibles dans les jours qui suivent. Comme ils sont la porte d'entrée vers l'utérus qui cicatrise l'emplacement du placenta, il est très important d'observer une hygiène personnelle impeccable afin d'éviter la multiplication de bactéries indésirables. Changez souvent de serviette sanitaire, lavez-vous souvent, soit par des bains de siège ou en passant doucement le jet tiède d'une douche manuelle. Des bains à l'eau chaude soulagent et favorisent la cicatrisation, surtout s'il y a eu des points de suture. Vous pourrez prendre des douches et, après quelques jours, des bains, à votre choix. Vous pourrez même baigner votre bébé en même temps que vous : c'est une belle occasion de caresses peau à peau. Pour le père aussi, d'ailleurs, qui pourrait être le premier à profiter de ce contact magnifique avec son bébé!

À l'occasion, la vulve peut être particulièrement enflée. Dans les premières heures, un sac de glace pourrait aider les tissus à se replacer. Vous pouvez utiliser un bain de siège prévu à cet effet, ou vous asseoir dans un bain peu profond et très propre. Si possible, laissez à l'air libre au moins une heure par jour, alors que vous vous reposez. Des onguents à base d'herbes (en particulier la consoude) peuvent aussi accélérer la cicatrisation. Si l'urine provoque une sensation de brûlure, probablement causée par des éraflures superficielles, versez de l'eau tiède directement sur la vulve en même temps que vous urinez. L'inconfort devrait diminuer graduellement en deux ou trois jours.

La naissance a soumis votre vagin à un étirement pour lequel il était conçu, mais dont il doit néanmoins se remettre. Plusieurs fois par jour, resserrez les muscles de votre vagin pour les aider à reprendre leur forme, en tenant la contraction quelques secondes. On appelle aussi ces contractions volontaires du vagin des Kegel, du nom du médecin qui en a parlé le premier. Vous aurez peut-être l'impression, au début, qu'il ne se passe rien. Raison de plus pour les faire assidûment! Commencez même si l'on vous a fait des points de suture dans les muscles du périnée, cela favorise la circulation et donc la cicatrisation. Des recherches ont clairement démontré que, un an après l'accouchement, la qualité du tonus musculaire vaginal ne découlait pas du fait qu'il y avait eu déchirure, épisiotomie, ou ni l'un ni l'autre, mais bien du fait que les femmes avaient exercé ces muscles régulièrement. En fait, ces exercices devraient faire partie de l'hygiène quotidienne de chacune, qu'elle ait eu ou non des enfants, histoire de prévenir l'incontinence urinaire beaucoup trop fréquente chez les femmes, et qui se présente parfois bien avant la ménopause. Alors, à vos marques...!

## Les soins des premiers jours pour le bébé

Les nouveau-nés passent beaucoup de temps à dormir. Enfin, la plupart d'entre eux! Certains petits malins aiment à rester éveillés de longs moments, à vouloir qu'on les prenne pour les aider à faire la transition du ventre chaud de leur mère à la solitude d'un petit lit. Dans les premières heures, il se pourrait que votre bébé ait encore à se débarrasser de mucus en provenance de la gorge ou de l'estomac et, puisqu'il a tous les réflexes nécessaires, il s'en acquittera de lui-même.

### L'élimination

La plupart des bébés urinent dans les premières 24 heures, démontrant ainsi le bon fonctionnement de leur appareil urinaire. Attention, il peut être difficile de distinguer l'urine dans une couche de papier «ultra absorbante». En effet, un produit chimique au fond de la couche transforme l'urine en gel à son contact, l'empêchant ainsi de remonter à la surface et de donner une impression de «mouillé». Observez bien la couleur et déchirez la couche si vous n'êtes pas sûre. Vous pourriez trouver occasionnellement des petites taches rose-orangé sur la couche vers le deuxième ou troisième jour: ce sont des cristaux d'urate. Les petites filles peuvent perdre quelques gouttes de sang: ce sont des pseudo menstruations causées par la disparition abrupte des hormones maternelles qu'elles recevaient par le placenta. Les deux phénomènes sont passagers et sans importance. Une fois l'allaitement bien établi, après trois ou quatre jours, un bébé urine 6 à 8 fois par 24 heures.

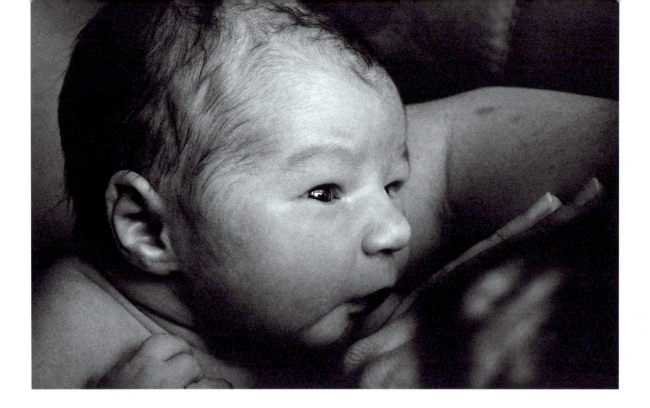

Les premières selles, appelées méconium, sont noir verdâtre, extrêmement épaisses et collantes, comme du goudron! Elles commencent à passer dès la naissance et continuent de s'éliminer pendant trois jours environ. Puis, ce sont les selles de transition, jaune brunâtre, un mélange de méconium et de selles d'allaitement. Après le cinquième jour, les selles d'un bébé allaité sont jaune moutarde, molles, assez liquides, avec des grumeaux parfois, d'une odeur plutôt douce s'apparentant au yogourt. La fréquence des selles peut varier de une à sept ou huit fois par jour. Contrairement aux enfants plus vieux, les selles liquides ne sont *pas* l'indice d'une diarrhée. Les bébés alimentés à la préparation lactée ont des selles jaune paille plus solides.

### Le cordon ombilical

Il commence à sécher dès les 24 premières heures pour devenir bientôt brun foncé et dur. Gardez-le propre et sec. Si vous remarquez des sécrétions à sa base, produites par le processus de cicatrisation, enlevez-les avec un coton-tige mouillé, puis asséchez-le bien avec un coton-tige sec. Différentes pratiques médicales proposaient de badigeonner le bout de cordon avec des produits germicides comme l'alcool, dont on sait maintenant qu'il retarde la cicatrisation. Plusieurs cultures ont aussi leurs pratiques. En réalité, le cordon va se cicatriser et tomber tout seul! Le cordon tombera entre le quatrième et le dixième jour environ, mais cela peut aussi prendre plusieurs semaines. Vous pouvez sans crainte lui donner un bain complet avant que le cordon ne soit tombé, cela ne risque pas de l'infecter. Il suffira de bien l'assécher après, avec un coton-tige.

### La peau

La peau d'un nouveau-né est extrêmement fine: c'est pour ça qu'il est d'abord si rouge comparé à nous. Sa peau prendra graduellement sa couleur «normale» dans les semaines qui suivent.

Il est tout à fait normal, les premiers temps, que ses pieds et ses mains restent légèrement bleutés. Il arrive fréquemment que des plaques rouges ou des éruptions de petits boutons apparaissent sur le visage ou le corps des bébés. Ils sont inoffensifs et disparaîtront d'eux-mêmes avec le temps.

## La jaunisse

Si le teint de votre bébé laisse paraître un hâle inattendu (il semble bronzé), c'est probablement qu'une légère coloration jaune, causée par la jaunisse, s'est ajoutée au rose. On le voit en particulier dans le blanc des yeux, d'où il disparaîtra en dernier. Environ un bébé sur deux développe une jaunisse physiologique dans les premiers jours de sa vie (un peu plus chez les prématurés). Même si c'est courant, la plupart des parents ne savent pas bien ce que cela représente pour leur bébé et, par le fait même, ils s'en inquiètent, alors que dans la plupart des cas, la jaunisse se règle d'elle-même en quelques jours. Que signifie donc la jaunisse chez un nouveau-né à terme et en santé ?

### *La jaunisse physiologique*

La jaunisse est une coloration jaune de la peau et du blanc des yeux causée par la présence de bilirubine dans le sang. Chaque jour, le foie détruit un certain nombre de globules rouges qui seront remplacés par des nouveaux. Or, la bilirubine est une composante de l'hémoglobine des globules rouges. À cause d'une immaturité bien normale du foie, beaucoup de nouveau-nés ont besoin de quelques jours avant de pouvoir compléter adéquatement cette opération. Dans l'intervalle, une certaine quantité de bilirubine se trouve donc à circuler librement plutôt que d'être décomposée et excrétée, comme prévu, par les intestins. La bilirubine étant un pigment jaune, sa couleur

### Sur le côté, sur le ventre, sur le dos ?

Pour bien des parents, on dirait que les conseils à ce sujet changent constamment. On ne sait plus à qui se fier ! J'ai moi-même, par le passé, conseillé des positions dont je sais maintenant qu'elles ne sont pas idéales pour différentes raisons. Alors laissez-moi résumer.

- Pour le sommeil, on recommande de coucher les bébés sur le dos, bien à plat, parce que cette position diminue les risques de mort subite du nourrisson. Depuis que ces recommandations ont été instaurées, le nombre de mort subite du nourrisson a diminué de 50 à 70 %, et ce, partout dans le monde.

- Quand le bébé recrache des sécrétions, il est important de le laisser faire d'abord. Il a tous les réflexes requis pour se débrouiller. Quand le bébé est sur le dos, l'œsophage qui mène vers l'estomac est situé en bas, en dessous de la trachée qui mène aux poumons. C'est donc plus facile pour le bébé de rediriger les sécrétions vers l'estomac que s'il était à plat ventre.

- Quand il est éveillé, le bébé doit passer du temps à plat ventre et dans des positions qui lui donnent l'occasion d'apprendre à lever sa tête, à se tourner, à ramper.

transparaît à travers la peau fine du nouveau-né et lui donne une belle couleur «dorée»! Cette jaunisse simple se déclare vers la deuxième journée après la naissance et commence à disparaître vers le quatrième jour sans autre traitement. Certains médicaments utilisés pendant la grossesse ou le travail (dont l'ocytocine) peuvent interférer avec la fonction du foie et ralentir le métabolisme de la bilirubine.

### *La jaunisse qui se prolonge… chez un bébé qui a une bonne prise de poids*

Il arrive que la jaunisse dure bien au-delà de la première semaine… et parfois jusqu'à deux ou trois mois. On a parfois appelé cela une «jaunisse d'allaitement»[11], sans avoir démontré clairement le rôle de l'allaitement dans son apparition ou son évolution. Cette jaunisse est absolument sans effets négatifs sur le bébé. Autrement dit, il n'y a absolument pas lieu de s'en inquiéter. Le lait maternel lui-même ne cause aucun tort au bébé. On a longtemps prôné d'interrompre l'allaitement pendant 24 heures pour en confirmer le diagnostic (le taux de bilirubine diminue alors rapidement), mais cela cause souvent des problèmes sans en régler aucun. En effet, par quoi remplacer le lait maternel pendant 24 heures, comment le donner au bébé sans causer de confusion sein-tétine, comment «vider» les seins pendant cette interruption pour ne pas causer un engorgement monstre? Cette jaunisse disparaîtra d'elle-même avec le temps sans aucun traitement.

### *La jaunisse qui se prolonge… chez un bébé qui ne prend pas suffisamment de poids*

Il peut arriver que les débuts de l'allaitement soient difficiles et que le bébé ne reçoive pas encore suffisamment de lait, quelles qu'en soient les raisons. Il aura donc moins de selles, en nombre et en quantité. Quand c'est le cas, la bilirubine séjourne plus longtemps dans les intestins et se trouve à être réabsorbée dans le sang plutôt que d'être normalement excrétée via les selles. La jaunisse n'en devient pas pathologique pour autant, mais elle se prolonge, et à des taux plus élevés que la normale. La solution est de corriger l'allaitement pour que le bébé reçoive la quantité de lait maternel dont il a besoin, ce qui augmentera la quantité de selles et le rythme normal d'élimination de la bilirubine. Voyez les ressources autour de vous, les articles du Dr Newman, ou consultez une clinique d'allaitement.

### *La jaunisse pathologique*

Dans certains cas, beaucoup plus rare, la jaunisse est pathologique. Il faut alors la surveiller de très près et la traiter. Les pédiatres utilisent un barème des taux normaux de bilirubine qui varient selon l'âge du bébé et l'âge gestationnel à la naissance. On s'inquiète des taux élevés parce qu'on y retrouve occasionnellement un autre type de bilirubine qui est toxique et peut causer des dommages irréversibles à haute dose. C'est que ce type de bilirubine en circulation dans la jaunisse pathologique se fixe dans des tissus à haute teneur en matières grasses… comme le cerveau, par exemple. Mais rassurez-vous, on fait diminuer le taux de bilirubine bien avant qu'il n'atteigne les seuils dangereux!

> Ne vous inquiétez pas si la jaunisse commence après 24 heures, que votre bébé est à terme, en bonne santé et qu'il continue de bien téter.

Quand la jaunisse commence et augmente rapidement, qu'elle présente des caractéristiques pathologiques ou que le bébé devient léthargique, on fera un test sanguin pour mesurer le taux de bilirubine. S'il est plus élevé que la normale pour son âge (en jours), il peut s'avérer nécessaire de la traiter par la photothérapie. On expose le bébé à une puissante lumière ultraviolette dont les rayons ont la propriété de décomposer la bilirubine à la surface de la peau. Pour ce traitement, le bébé doit être nu et porter un bandeau sur les yeux pour éviter d'être ébloui. Le principal effet secondaire de la photothérapie est la déshydratation, qu'on prévient en allaitant plus fréquemment. L'autre effet non négligeable de la photothérapie est de séparer mère et bébé. Pour minimiser l'éloignement, certains hôpitaux utilisent des lampes qui se transportent dans la chambre, à côté de la mère. On emploie parfois, plutôt qu'une lampe au-dessus du bébé, une source de rayons ultraviolets insérée dans une couverture. Le bébé peut donc être enveloppé dans cette couverture, dans les bras de ses parents, minimisant ainsi plusieurs des effets secondaires indésirables d'isolement et d'interférence avec l'allaitement. Pour toutes ces raisons, on réserve ce traitement aux bébés qui en ont vraiment besoin! Le traitement exclut habituellement la cohabitation, mais non pas l'allaitement.

### *Si votre bébé fait une jaunisse*

Lorsqu'on sait que la jaunisse est physiologique...

▸ Il n'est pas nécessaire de traiter un bébé à terme qui tète bien.

▸ S'il ne tète pas bien, c'est la correction de l'allaitement qui prendra soin de la jaunisse.

▸ L'exposer à la lumière du jour *directe* peut contribuer à diminuer la bilirubine en circulation dans son organisme, mais ce n'est pas

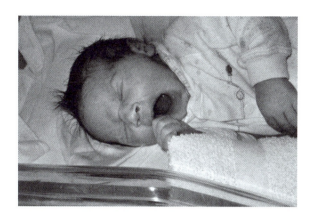

essentiel. Pour que ce soit efficace, l'exposition doit durer plusieurs heures, sur le plus de surface du corps possible. Assurez-vous que la pièce est bien chaude avant de le déshabiller.

▸ Si le médecin s'inquiète du taux de bilirubine de votre bébé et qu'il vous demande de rester à l'hôpital pour le surveiller, vous pourriez aussi offrir de revenir quotidiennement pour un prélèvement de contrôle, jusqu'à ce que son taux ait commencé à redescendre (si vous n'habitez pas très loin). Cela vous permettra de vous retrouver chez vous quelques jours plus tôt et de jouir de toute l'intimité dont vous avez besoin.

▸ Si le médecin veut traiter votre bébé en photothérapie conventionnelle, faites-vous expliquer la procédure, la durée prévue, le taux visé. Si votre bébé doit vraiment rester quelque temps « sous la lampe », accompagnez-le le plus possible, caressez-le, touchez-le, laissez-lui savoir que vous êtes là et que tout ceci n'est que temporaire. Il a besoin de votre voix et de vos caresses, et vous avez tous les deux besoin de passer ce temps ensemble! Pour contrer la déshydratation, votre bébé aura besoin de fluides en bonne quantité. Si l'allaitement ne suffit pas, on peut donner des suppléments d'eau, si possible avec un dispositif d'aide à l'allaitement ou à la tasse plutôt qu'au biberon. ❖

# Et la vie continue !

Et voilà les premières semaines qui viennent de passer. Le grand bouleversement a eu lieu, et tout est encore à s'adapter à cette nouvelle vie... adaptation qui n'arrêtera plus jamais en fait, à mesure que le bébé grandit, que peut-être même la famille s'agrandit !

## Intensité et apprentissages

*Jessie : « Le postnatal ? En quelques mots : intensité et apprentissages. J'ai rarement entendu des nouveaux parents dire que les premières semaines n'étaient pas intenses. C'est un bouleversement, très positif certes, mais qui peut surprendre par sa puissance. Ce sont aussi*

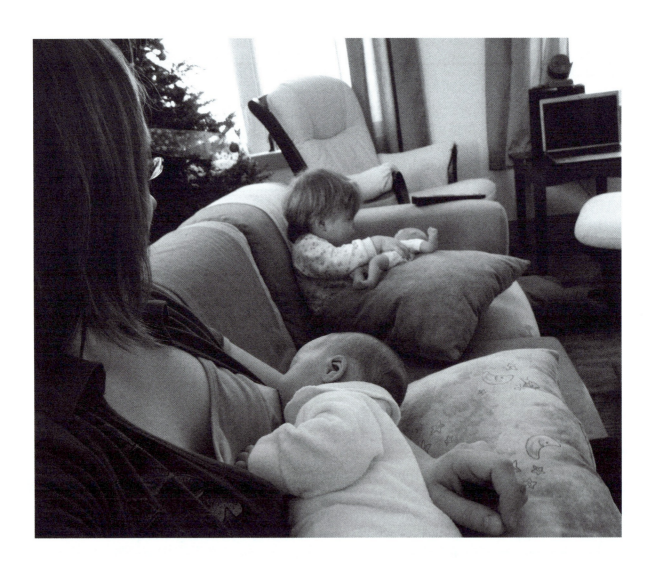

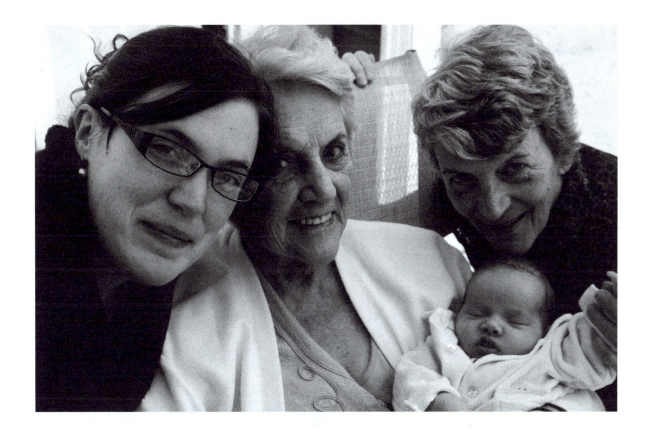

*des semaines très riches en apprentissages. En pleine turbulence des hormones, il faut apprendre à connaître ce nouvel être humain, apprendre à se connaître en tant que nouveau parent dans le cas du premier, à manipuler ce petit être mou et fragile, à se faire confiance, à dire non à la visite, à se reposer quand on a le temps et aussi, parfois, à demander de l'aide.»* Qui dit apprentissage ne dit pas «facilité» et cela fait partie du processus, pour soi-même et dans le couple.

Le passage d'une génération à une autre fait partie de la vie, comme tous les autres passages, de l'enfance à l'adolescence, de l'adolescence à l'âge adulte, jusqu'à l'ultime passage de la mort. Aucun ne se produit sans les inévitables crises de croissance. Pour accéder à une nouvelle maturité, on doit laisser tomber des privilèges, ceux de l'enfance, de l'inconscience, de l'immaturité. On laisse aller... et on gagne. C'est ainsi qu'on peut grandir. Cela se manifeste très différemment d'une famille à l'autre, dans les semaines qui suivent l'accouchement. Une chose est certaine: quand je revois les mères, les pères et leur bébé, quelques semaines après la naissance, ils ont tous changé! ❖

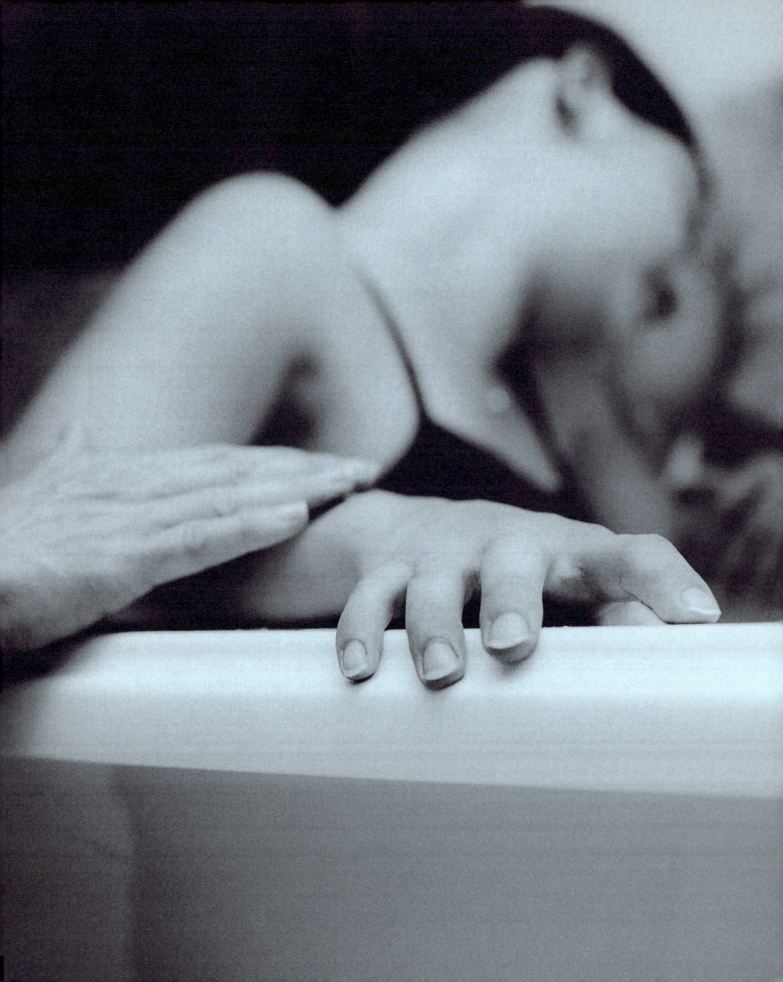

CHAPITRE 10

# Réflexion sur la douleur, le courage et la tendresse

# Douleur, souffrance et culture

Depuis la nuit des temps, la douleur est au centre de l'expérience de l'accouchement. Il n'y a pas une femme qui ne se soit demandé si elle allait savoir surmonter cette difficulté et comment. Cette réalité vieille comme le monde est maintenant totalement bousculée par la possibilité d'y échapper avec la péridurale. Car celle-ci soulève maintenant une nouvelle question: pourquoi une femme devrait-elle se soumettre à cette épreuve, alors que la technologie moderne lui permet maintenant de s'en libérer? Je ne remets pas en cause l'utilisation de la péridurale lors d'accouchements difficiles: elle y a, bien sûr, tout à fait sa place. Je questionne plutôt son usage systématique, routinier, son importance démesurée dans le soutien offert aux femmes qui accouchent, quand ce n'est pas l'unique moyen proposé.

Les choses ont changé depuis que j'ai écrit *Une naissance heureuse* en 1991, et depuis que je l'ai révisé en 2001. La péridurale était certes présente, comme une option parfois envahissante. Maintenant, dans les hôpitaux des grandes villes, et dans le discours ambiant, elle est devenue la norme. Au Québec, pour l'année 2009–2010, on comptait près de 70% de péridurales. À peu de chose près, les mêmes proportions s'observent presque partout dans le monde occidental. Cela veut dire que près des trois quarts des femmes ne peuvent ou ne veulent pas vivre la naissance de leur bébé sans une aide pharmacologique. C'est énorme! Et cela me porte à me demander comment nous nous sommes rendues là. Accoucher par nous-mêmes est-il devenu au-dessus de nos forces? Filles et petites-filles de femmes qui ont accouché, dans cette chaîne sans fin des générations, avons-nous atteint le temps, le siècle où nous n'en serons plus capables par nos propres forces? Est-ce anodin, insignifiant? La douleur est une expérience si profondément humaine, si universelle. Peut-on l'éliminer de notre condition humaine sans sacrifier notre capacité de ressentir, notre conscience, notre liberté?

Nous vivons dans une culture programmée pour fuir la douleur. Une culture qui juge masochiste la personne qui endure un mal de tête sans aspirine et qui ne laisse qu'aux sportifs le droit d'avoir mal «noblement». Notre culture porte un message très particulier au sujet de la douleur de

## Douleur et souffrance

On pourrait croire ces deux mots synonymes, mais il n'en est rien. Et c'est si important de bien les distinguer. Même si les dictionnaires semblent renvoyer les définitions de l'une à l'autre, dans la vraie vie, on perçoit très bien ce qui les différencie. La contraction crée une sensation douloureuse dans le corps. Mais c'est la manière de la vivre qui peut engendrer la souffrance. Ou la douleur morale, pourrait-on dire. Je le sais, parce que j'ai si souvent vu des femmes transformer leur attitude, leur humeur, leur état d'esprit, passant de la détresse à la sérénité, de la résistance à la quiétude, alors que la douleur, elle, n'avait pas changé. L'esprit peut se laisser accabler par la douleur, comme il peut aussi s'en distancer et l'observer calmement. Il peut même s'y intéresser, comme à un moyen pour nous de visiter des parties inconnues de nous-même.

L'esprit peut générer un nombre incalculable de pensées qui amplifient la douleur, qui la jugent inacceptable, par exemple. Il peut aussi ajouter une charge émotive sombre, triste, négative. Ce n'est pas qu'il faut nier l'existence de circonstances plus difficiles, mais une fois qu'on les reconnaît, on peut les quitter du regard et se concentrer sur ce que le corps vit dans l'instant présent. Voilà d'ailleurs une autre façon de les distinguer l'une de l'autre: la douleur physique a une fin, un rythme, la souffrance morale ne s'interrompt pas entre les contractions.

l'accouchement, message qui influence chacune de nous quand nous faisons nos choix pendant la grossesse et pendant le travail. Cette notion de l'inutilité de la douleur de l'accouchement et donc de la futilité de la ressentir a aussi influencé les choix d'un système de santé qui a privilégié l'accessibilité à la péridurale au détriment d'une présence humaine expérimentée, chaleureuse et continue dont elle sait pourtant qu'elle réduit très significativement le besoin d'anesthésie.

La question de la douleur de l'accouchement est extrêmement complexe, éminemment personnelle et, en même temps, profondément influencée par les représentations sociales. Je suis stupéfiée par l'insouciance générale envers le sens profond de la douleur dans notre condition humaine. Je suis consternée par la négation du féminin dans la douleur de l'accouchement. Mais je suis aussi grandement troublée à l'idée de blesser quelque part, un jour, une femme qui lirait ces mots et se sentirait accusée de lâcheté, qui pourrait se blâmer d'avoir choisi une péridurale comme voie d'évitement. Je suis convaincue que chaque femme qui accouche essaie de trouver ce qu'il y a de mieux pour elle et son bébé. On n'est pas responsable individuellement des politiques des services d'obstétrique qui privilégient l'anesthésie plutôt que l'accompagnement. Nous ne sommes pas non plus coupables de vivre dans la culture qui est la nôtre. J'éprouve seulement le besoin de m'attarder avec vous sur ce qui entoure le traitement de la douleur de l'accouchement dans notre monde occidental.

Nous assistons à l'abaissement de notre seuil collectif de tolérance à la douleur. Et nous nions vigoureusement qu'il y ait un sens à cette douleur. Cela affecte chaque femme qui va accoucher. Avant même d'avoir commencé, cela rabaisse le courage à une sorte de position idéologique candide et un peu ridicule. Plusieurs femmes m'ont dit qu'elles se demandaient, ou qu'on leur avait demandé, si elles n'étaient pas masochistes de vouloir vivre cette douleur particulière. C'est grave! Surtout que, pour une femme, être masochiste, ce n'est pas anodin. Cela veut dire s'enfoncer dans un rôle de victime et se diminuer volontairement. Souffrir «pour le *fun*». Pour jouer à la martyre. Dans ce contexte, on comprend qu'il soit difficile d'inviter les femmes à vivre intégralement la douleur de leur accouchement et de les convier par là à une prodigieuse découverte d'elles-mêmes. Ce n'est pas très à la mode! Maintenant que la péridurale est devenue la norme, ce sont celles qui choisissent de ne pas la subir qui doivent à présent s'en justifier auprès de leur entourage. «Tu veux dire que tu veux accoucher à froid?» leur demande-t-on, incrédule.

Je vais vous dire ce que je pense de la péridurale: c'est un outil magnifique lorsqu'il est bien utilisé! Elle permet à des femmes de passer à travers un accouchement excessivement difficile et leur donne la possibilité de reprendre contact avec elles-mêmes et avec leur bébé. Elle peut être un chemin de liberté quand une femme se sent emprisonnée dans une douleur qu'elle ressent comme destructrice. Elle transforme l'expérience de la césarienne, et les femmes qui doivent la subir peuvent maintenant accueillir leur bébé, immobiles, certes, mais présentes et conscientes. C'est un instrument exceptionnel pour répondre à des situations exceptionnelles. Entre ces situations et celles qu'on pourrait qualifier de «normales» se situe l'expérience personnelle de chaque femme. De vraies histoires avec parfois des contractions qui ne semblent plus avoir de fin... «*Ça fait trop mal, je ne sais plus quoi faire, il est quatre heures du matin, ça dure depuis si longtemps et je n'en peux plus, aidez-moi, donnez-moi quelque chose!*» Mais qui est auprès d'elle pour lui répondre, pour l'aider? N'y a-t-il qu'un anesthésiste?

### La douleur fait partie de l'accouchement

La douleur de l'accouchement physiologique est l'expression normale d'un travail extraordinaire. Il s'agit, littéralement, de la douleur de la séparation, du jeu de deux grandes forces: celle qui retient et celle qui veut laisser aller. L'utérus se contracte et presse la tête du bébé sur le col, dont les fibres doivent alors s'étirer de façon extraordinaire pour s'ouvrir et créer ainsi la place demandée. L'utérus cherche à faire naître l'enfant, et le col doit peu à peu abandonner sa mission de rester bien fermé pour protéger le bébé jusqu'à ce que les conditions soient idéales pour la naissance. L'utérus pousse le bébé dans le vagin, et le vagin tient à sa forme habituelle. Les contractions pressent le bébé contre le périnée, et le périnée ne peut pas croire qu'il devra s'ouvrir si grand.

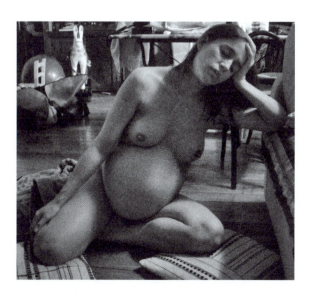

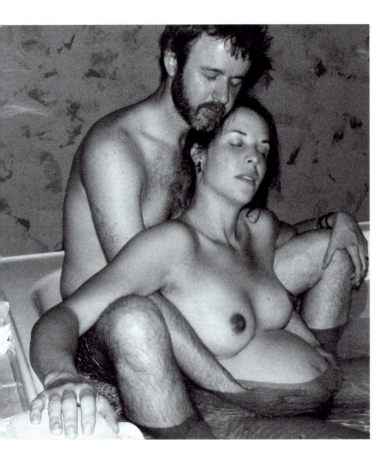

Tout au long de ce voyage, notre corps sent le passage de notre bébé dans chacune de nos fibres, chacune de nos cellules. Entre la fin de la grossesse et la naissance de notre enfant, on respire, on sent, on ouvre, on laisse passer notre bébé. C'est toute une sensation! Quand les femmes demandent la péridurale en si grand nombre, c'est que ce travail est vécu comme une bataille, une agression, une détresse plutôt que comme ce jeu de forces où l'on apprend à donner la vie. Pourquoi? Quelle femme s'est fait parler de la douleur en ces termes pendant qu'elle était enceinte? Qui, d'ailleurs, en parle? N'est-ce pas là une réalité occultée?

### Douleur-lésion versus douleur-travail

Lors d'un congrès dont le thème était « La douleur de l'enfantement », un anesthésiste donnait une définition générale de la douleur, soit « toute sensation désagréable liée à une lésion réelle ou potentielle ». Cet énoncé m'a estomaquée tout en me faisant comprendre la base de l'approche obstétricale « classique » de la douleur de l'accouchement. Suivant cette définition, le lien entre douleur et lésion justifie tous les comportements d'évitement et de protection qui sont spontanément mis en marche pour la diminuer ou l'éliminer. Mais cette définition médicale, probablement très juste pour toutes les autres douleurs, ne décrit absolument pas celle de l'accouchement qui, tout intense qu'elle soit, ne correspond pas à une lésion ou à une destruction. Elle a une spécificité à elle dont on n'entend pas assez parler. En l'absence d'une compréhension plus juste de ce qu'elle est, on la place au même rang que la douleur des cancéreux, des grands brûlés, des malades chroniques. En toute logique, on propose de la soulager, de la diminuer, de la contrôler et, en cas d'échec, de l'anesthésier tout simplement. On ne développe pas, collectivement, un savoir de ce qui constituerait un large éventail de réponses d'adaptation à ce type très particulier de douleur. La compétence à gérer la douleur-lésion, complètement inadaptée à l'accouchement, devient une impuissance à vivre la douleur-travail. ❖

# L'apprentissage de la douleur

Au tout début de leur accouchement, la plupart des femmes passent par une étape où prévaut, justement, la réponse spontanée d'évitement de la douleur. C'est tout à fait normal! Elles bougent, grimacent, se soulèvent et utilisent en fait toutes sortes de tactiques personnelles, apprises ou inventées à mesure, pour diminuer la sensation de douleur. Cette réaction fait partie de nos réflexes de survie. Mais pour s'ouvrir à la naissance, on doit en apprendre une autre, plus adaptée à ce qui se passe à l'intérieur, celle d'aller avec, de laisser la pression ressentie faire son travail de dilatation, d'ouverture d'un passage pour notre bébé qui veut naître. Pour certaines, la transition est aisée, mais d'autres mettront des heures à trouver, au plus profond d'elles-mêmes, dans leur chair, le «comment» de ce travail conjoint du corps et de l'esprit. Ces longues heures de résistance involontaire expliquent pourquoi plusieurs femmes les décriront comme les plus difficiles à vivre, même si elles n'en étaient encore qu'aux «petites» contractions. D'ailleurs, c'est bien souvent là, en début de travail, que les femmes demandent la péridurale, avant qu'elles n'aient découvert, pour elles-mêmes, comment travailler avec leurs contractions.

### Le contrôle : mission impossible

Trop souvent, les femmes se sont préparées à «contrôler» la douleur, une entreprise qui, dans la plupart des cas, me semble vouée à devenir une mission impossible. Elles ne passent donc pas ces premières heures du travail à chercher un abandon aux forces de l'accouchement qui sont à l'œuvre. Elles s'emploient plutôt à utiliser toutes les techniques apprises en espérant tenir les contractions dans la zone contrôlable. Mais par définition, l'accouchement est un processus incontrôlable. Les femmes qui accouchent gémissent, transpirent, vomissent parfois, émettent des sons bizarres et perdent le contrôle qu'elles ont habituellement sur leurs fonctions corporelles. Accoucher demande d'abandonner ses «bonnes manières». Malheureusement, j'ai vu trop souvent des femmes qui, en cherchant à contrôler la douleur, bloquaient inconsciemment l'évolution du travail en empêchant les contractions de devenir plus intenses, plus «folles», mais aussi... plus efficaces. La dilatation pouvait alors stagner de longues heures pendant qu'elles s'épuisaient inutilement dans leur tentative de contrôle. C'est dans cet échec obligé, après avoir longtemps tenté de prendre le dessus sur la douleur, que se retrouvent beaucoup de femmes qui n'ont plus alors d'autres solutions que la péridurale. Comme l'écrit Stephen Levine: «Quand une douleur se manifeste dans le corps, la réaction la plus commune est de se fermer autour d'elle. La résistance, la peur, l'appréhension de la souffrance amplifient la douleur. C'est comme serrer le poing autour d'un charbon ardent. Plus on serre, plus on se brûle... L'objectif de contrôle de la douleur, avec l'idée que la douleur est l'ennemie, intensifie la souffrance, fait serrer le poing[1].»

Quand l'être entier s'abandonne au processus, l'accouchement est douloureux, mais à la mesure de la femme qui accouche. Si elle y résiste, peu importe où se situe la source de sa résistance, dans son corps, dans ses émotions ou dans ses pensées, la douleur ressentie sera à la mesure de sa résistance! Au lieu d'agir sur un col détendu, enclin à s'étirer et à céder le passage, chaque contraction devra se battre avec des muscles rigides et tendus, qui s'oxygènent mal et se libèrent encore moins bien de leurs toxines. Ils demeurent alors douloureux même entre les contractions, empêchant la femme de se reposer et la conduisant bientôt dans une impasse dont seule la médication semblera pouvoir la délivrer.

### Le rôle aggravant des contraintes hospitalières

La plupart des femmes sont capables de traverser la douleur d'un accouchement normal. Mais combien d'accouchements sont encore normaux, physiologiques, c'est-à-dire où le corps fonctionne seul, où aucune intervention extérieure n'est nécessaire pour aboutir à la naissance? Un accouchement est un processus éminemment dynamique qui demande une liberté de mouvement rarement favorisée à l'hôpital, bien au contraire. D'où des problèmes de bébés qui n'arrivent pas à bien se placer parce qu'il faudrait pour cela que leur mère change de position, ce qui n'est pas encouragé, et parfois même interdit. L'accouchement se prolonge, la lenteur de la progression les désespère. Les femmes ont mal à l'interdiction de se lever du lit, de bouger pour trouver la position qui ferait progresser le travail, de pousser accroupie ou à genoux pour faire naître leur bébé. Elles ont mal aux ceintures du moniteur fœtal qui leur compriment le ventre, aux oreillers inconfortables et trop peu nombreux, à la température de la chambre qu'on ne peut ajuster à mesure que le travail les fait grelotter ou transpirer. Pour beaucoup de femmes, l'hôpital est un facteur important dans le fait que leur accouchement ne se passe pas de façon physiologique et est donc beaucoup plus douloureux.

### La douleur est aussi ailleurs

Si le début de la contraction signale le début de la sensation douloureuse, cela ne veut pas dire que la douleur ne soit que physique, bien au contraire. Cette sensation si intérieure, si intime, à cet endroit précis de notre corps qui fait de nous une femme, éveille souvent des douleurs d'un tout autre ordre: la douleur d'une fausse couche dont le deuil n'est peut-être pas terminé, d'un avortement qui porte encore du regret et peut-être même du remord, de violences sexuelles au souvenir encore vif, ou de petits mépris quotidiens, d'une relation amoureuse décevante, de l'absence amère d'intimité affectueuse, de confiance mutuelle, d'entente du corps et du cœur. Parfois, les femmes ont mal au manque d'amour de leur enfance, à l'absence d'écoute qu'elles y ont connu et qui trouve parfois écho dans la façon dont elles sont traitées en ce moment, pendant leur travail,

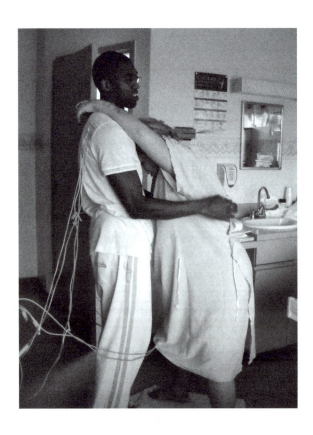

alors que le tracé du moniteur fœtal semble susciter plus d'intérêt que ce qu'elles ressentent. Elles souffrent du manque total d'intimité, alors qu'à chaque instant la porte de la chambre peut s'ouvrir devant encore une autre personne inconnue. Elles souffrent de l'insécurité de leur compagnon, de l'intrusion dans la chambre où elles accouchent de visiteurs qui ne sont pas véritablement avec elles, dans ce qu'elles vivent, qu'ils soient des membres du personnel hospitalier ou des gens qu'elles avaient elles-mêmes invités mais qui ne savent pas comment l'accompagner et encombrent la chambre de leurs conversations anxieuses. Elles ont mal au peu d'espace accordé à leur cri, à leur parole.

Alors qu'elles deviennent mères, les femmes ont mal à tout ce qui meurt en elles, à tout ce qui ne sera plus jamais pareil, ni dans leur cœur, ni dans leur corps, ni dans l'ordre des choses. La douleur physique sert de catalyseur à toutes ces émotions qui se vivent à ce moment-là. Dans un contexte qui ne propose pas d'écoute, c'est beaucoup plus facile de dire «Je veux une péridurale» que de dire «Écoute-moi, aide-moi, j'ai mal, j'ai peur, je me sens seule et perdue», un aveu de vulnérabilité qui demande bien plus qu'une anesthésie pour y répondre. Du coup, les femmes y perdent la parole, le pouvoir de dire ce que c'est que d'accoucher, de donner naissance à un bébé et à une mère tout à la fois. Pas seulement dilater jusqu'à 10 centimètres et pousser un bébé à l'extérieur, mais accoucher, donner soi-même la vie.

La péridurale soulage à condition que ce soit bien dans le corps que se situe la souffrance. Voici ce qu'en disait Jeanne Weiss-Rouanet lorsqu'elle était anesthésiste à la Maternité des Lilas, à Paris: «Souvent, on sent que la douleur physique n'a pas la part prédominante dans ce qui amène à avoir recours à la péridurale. Évidente paraît l'importance de l'environnement, calme ou bruyant, de la présence ou de l'absence du ou des accompagnants, de l'affinité avec l'équipe, des conflits latents, de l'ambiguïté du désir d'être mère à mesure que l'instant s'en approche, de la peur, en gros de tout ce qui est facteur de "souffrance". C'est peut-être la somme de cette souffrance et de la douleur physique qui rend cette dernière intolérable, alors que réduite à elle-même, elle resterait dans les limites de ce que beaucoup de femmes s'attendent à vivre[2].» Écrites il y a plus de 25 ans, ces paroles sont encore tellement justes. ◆

# Trouver un sens à la douleur

La douleur de l'accouchement n'est pas une vertu, mais elle n'est pas une ennemie non plus. Elle est une invitation à une quête de sens, dans cette expérience si profondément et si exclusivement féminine de l'accouchement. Évidemment, il existe des occasions de découverte de soi ailleurs que dans la maternité, mais cette expérience de création, par sa place dans la vie, par son inscription puissante dans le corps, devient une métaphore pour toutes les autres.

C'est tellement important, pendant qu'on accouche, de trouver un sens à la douleur véhémente des contractions. Vous pensez peut-être qu'il s'agit d'un exercice un peu futile, cette histoire de sens, d'une sorte de luxe de l'esprit à un moment où c'est le corps qui écope, si je peux dire. Qu'est-ce que ce devoir de philosophie vient faire dans une chambre où une femme gémit et peine à mettre au monde son petit? C'est peut-être que la transmission de la vie n'est pas que biologique. Pendant un accouchement, ce qu'on vit psychiquement et sur le plan des émotions impressionne littéralement le petit être doué d'âme et d'émotions qu'on met au monde. À mesure que l'on apprend à connecter ce qu'on ressent avec le mouvement de notre bébé qui se fraie un chemin vers sa naissance, et qu'on accepte qu'il le fraie à travers soi, dans notre chair même, les contractions se prennent mieux. Elles n'ont plus seulement une existence inévitable et imposée, elles ont une signification. La douleur n'est plus un signal d'alarme, mais un signe qui annonce le besoin de protection, d'intimité, de sécurité pour l'accouchement, l'accomplissement extraordinaire qui s'en vient.

La douleur, c'est la sensation puissante, dans notre corps, du passage de notre bébé. De son appel, de sa demande d'un espace pas plus grand que lui, mais exactement grand comme lui. Étant donné notre nature, notre forme, les limites habituelles de notre corps, cette demande toute simple exigera une transformation exceptionnelle. Pas seulement au passage du col de l'utérus ni dans l'étirement des tissus de notre vagin, de notre vulve, mais une transformation de toute notre vie: de qui nous sommes, du couple qui a engendré cet enfant, de notre rapport aux choses et à la vie, de notre place dans la chaîne des générations, dans l'histoire de notre famille et, ma foi, de l'humanité. Cela porte un sens qui n'est pas le même pour chacun, chacune. La douleur physique de l'accouchement contient, littéralement, l'expérience de cette transformation. La vivre, la rencontrer dans le tumulte de la contraction, dans l'indulgence de la pause qui lui succède, nous donne accès aux autres portes qui s'ouvrent en même temps que le col de notre utérus.

C'est dans le travail très physique de l'accouchement que s'accomplissent les transformations qui viennent avec la naissance: couper le cordon avec notre bébé, mais aussi avec notre propre mère, passer pour toujours dans l'autre génération, celle qui veille désormais sur les enfants, notre enfant. On se détache de soi-même toute petite, on accepte de perdre l'insouciance d'être un enfant. On perd le bébé imaginaire qu'on portait pour s'attacher désormais à l'enfant réel qui va naître. C'est un travail de maturité, pas celui d'une petite fille, ni même d'une femme qui n'aurait jamais été totalement responsable d'une autre vie que la sienne, quel que soit son âge. On accouche et on se met au monde soi-même dans notre nouvelle incarnation de mère.

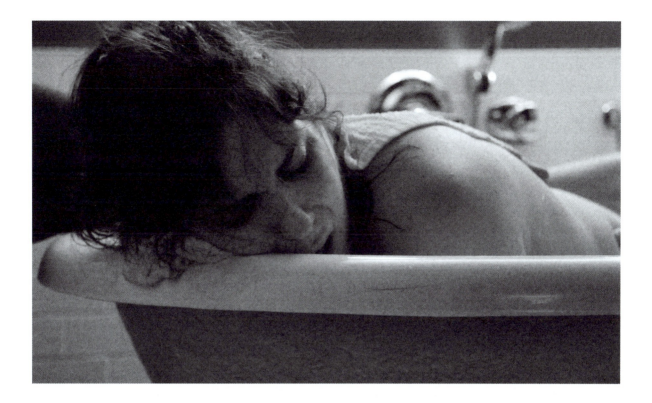

L'accouchement est le moment où se vit sur tous les plans, physique, émotionnel, psychique et social, un double mouvement de détachement et d'attachement. C'est la tension entre ces directions opposées qui crée la douleur. Pourtant, se détacher de notre enfant est indispensable après neuf mois de grossesse, pour qu'il puisse vivre, pour que naisse une personne unique qui sera un jour responsable de sa propre existence. S'y attacher est tout aussi indispensable, parce que c'est de cette relation d'amour qu'il se nourrira pour y arriver. Notre perception de ce détachement, de cette rupture primordiale qui n'a d'équivalent que dans l'expérience de la mort, n'est pas que physique. C'est pourquoi les solutions strictement physiques comme l'anesthésie engourdissent la douleur, mais aussi notre emprise sur la transformation de notre existence à ce moment-là.

## L'accouchement est une initiation

L'accouchement marque très puissamment la rupture de la relation biologique et symbiotique entre la mère et son enfant. C'est une initiation: un passage entre la grossesse et la maternité aussi significatif que les rites de passage entre l'enfance et l'âge adulte qui existent dans de nombreuses sociétés. Pour l'individu comme pour la communauté, l'initiation vient marquer le passage d'une période de la vie à une autre et stimuler, souvent de façon spectaculaire, les ressources personnelles qui seront sollicitées à l'avenir et qu'il doit ce jour-là mettre à l'épreuve.

C'est un événement qui annonce et prépare le changement, un événement provocateur parce qu'il vient bouleverser l'état habituel des choses pour laisser place à l'inconnu, à l'imprévisible de la nouvelle relation entre la mère et son enfant. Bien sûr, ils se connaissent

*Réflexion sur la douleur, le courage et la tendresse*

déjà, mais les mécanismes biologiques pour répondre aux besoins de chaleur, de protection, de nourriture du bébé ne seront plus automatiques et seront maintenant remplacés par les gestes volontaires de sa mère. D'où l'importance de l'attachement entre les deux, seule garantie que la mère se gardera disponible et attentive pour combler ses besoins vitaux.

Quel rapport avec la douleur? Elle prépare ce passage. Elle vient briser les schémas habituels de comportement, « déséquilibrer » la mère au moment où elle doit en effet abandonner le statu quo de la vie courante pour plonger dans la transformation majeure que représente l'arrivée de son bébé dans sa vie. La maternité exigera mille fois d'une femme qu'elle rassemble ses forces et se dépasse, qu'elle aille puiser profondément en elle-même la confiance et le courage nécessaires pour passer à travers ce que la vie avec son enfant lui réserve. L'accouchement, par la puissance des mécanismes physiologiques et psychiques sollicités, par l'attrait intense que représente le moment de rencontre avec le bébé qui s'en vient, est un moment charnière qui permettra à la nouvelle mère, au nouveau père, d'exprimer sa force, son endurance, sa patience, son amour pour son enfant.

Au-delà de cette découverte de la mère qu'elle devient, une femme qui accouche rencontre son féminin. C'est plus complexe que jamais, alors que les femmes ont réclamé et obtenu en bonne part plusieurs droits et libertés longtemps réservés aux hommes. Souvent, les réalités physiques et émotionnelles des dernières semaines de grossesse ont déjà ébranlé nos notions d'indépendance, d'autonomie, de compétence. Dans l'accouchement, on doit carrément abandonner l'illusion, si on l'a jamais entretenue, que les hommes et les femmes sont « égaux », dans le sens d'« identiques ». S'il y a une sphère de la vie où cette évidence crève les yeux, c'est bien dans tout ce qui touche la reproduction. Cela ne nous enlève pas le droit ni la capacité de puiser dans ces deux mondes du féminin et du masculin, mais pour mettre un enfant au monde, on doit assumer sa féminité. Et cela ne représente pas le même travail pour chacune d'entre nous.

### La douleur a un sens... et une direction

Je ressens profondément, auprès d'une femme qui accouche, comment le sens de sa douleur veut aussi dire sa « direction ». Elle n'a pas simplement besoin de savoir ce qu'elle veut dire, cette douleur, mais aussi de savoir vers où elle s'en va. Laissez-moi comparer le travail avec le cours d'une rivière, plutôt joyeuse et légère au début, mais qui deviendra bientôt un torrent impétueux. Imaginez un instant cette eau déferlante: c'est la pente dans le sol qui lui donne une direction, qui la laisse couler. Autrement, l'eau reste sur place et stagne. C'est justement quand on cède, quand on accepte de créer cette pente que la contraction peut couler et s'éloigner. Cette image me semble bien dépeindre comment, quand la douleur a une

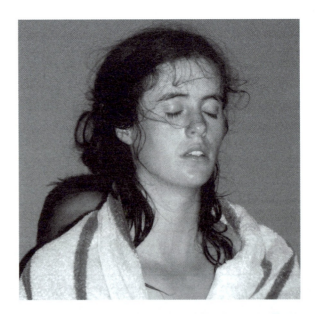

direction, elle coule comme de l'eau, elle s'écoule hors de la femme qui la vit. Quand la contraction est finie, une minute plus tard, la douleur est évacuée. Cela explique en partie, je crois, ce phénomène par lequel bon nombre de femmes qui viennent d'accoucher affirment que la douleur est déjà oubliée (alors qu'elles criaient peut-être il y a tout juste un moment). Je pense sincèrement que leur douleur s'est écoulée à mesure. Elle n'est plus là, elle est déjà loin. Elle n'est pas amassée en un lac immense et immobile qui les submerge, qui pourrait les noyer, et qui n'a pas de brèche par où se vider.

C'est ça le secret: la douleur a besoin d'un sens pour s'évacuer. Sinon, elle est retenue dans le corps et dans le cœur, elle s'accumule, elle augmente, elle devient intolérable, insensée et cruelle. Le sens de cette douleur a probablement des points communs pour les femmes du monde entier. C'est la boussole qui oriente l'accompagnement d'une femme en travail. Parce que la douleur peut être envahissante au point de nous déboussoler, justement. Nous avons besoin de nous rappeler pourquoi et pour qui nous les avons, ces contractions. Nous, les femmes, en tant que moitié du genre humain, mais aussi chacune de nous dans notre histoire de vie. Car la douleur porte aussi un sens très particulier pour chacune d'entre nous, qui reflète exactement les creux, les buttes et l'inclinaison de notre terrain, de notre vie.

*Je ne sais pas pourquoi il me vient à l'esprit cette conversation très touchante que j'ai eue récemment avec un ami. Il venait tout juste de perdre sa mère âgée et malade, et avait passé les derniers jours auprès d'elle, y compris le moment même de sa mort. Cela n'avait pas été facile. Il était complètement bouleversé, mais aussi, totalement ouvert, réceptif et, à mon grand étonnement, je dirais aussi serein et rayonnant. « De toute ma vie, je ne me suis jamais senti si totalement et si exactement à ma place, là où je devais être, auprès de ma mère en train de mourir », me disait-il.*

On a profondément besoin de cette cohérence totale entre ce qu'on vit physiquement et psychologiquement. Sans doute, elle est plus exigeante sur le moment, cette cohérence, mais elle est généreuse. Elle nous donne accès aux liens entre les choses, elle met en rapport des émotions qui, autrement, continueraient de nous affecter et d'errer en cherchant leur source, leur sens, leur résolution. Elle nourrit notre âme.

### Faire le voyage avec notre bébé

Dans un accouchement, la cohérence ne se vit pas qu'entre son corps et ses émotions. Elle est le fil, et pas le moindre, qui nous lie à notre bébé. Si vous pensez qu'un bébé ne ressent rien, les lignes qui suivent ne seront d'aucun intérêt. Mais si vous croyez, comme moi, à leur présence entière, à leur sensibilité, à leur totale ouverture aux vibrations les plus subtiles, alors demandons-nous, pour un instant, comment vont les bébés quand ils quittent pour toujours le ventre de leur mère. Quand ils laissent derrière eux cet environnement connu et relativement tranquille pour une joyeuse tempête de sensations le long d'un trajet obscur qu'ils découvrent à mesure qu'ils y progressent. Leur expérience n'est pas identique à celle de leur mère, mais elles ont des points communs, elles résonnent, alors qu'ils cheminent dans l'inconnu, l'un vers l'autre. Le courage dont font preuve les bébés qui se lancent dans la grande aventure de la naissance est une source d'inspiration pour chaque femme qui accouche.

La sérénité que la plupart des bébés affichent à leur arrivée semble indiquer que non, ils ne souffrent pas pendant le travail. Mais que ce soit intense, ça oui! Qu'éprouvent les bébés quand, sous péridurale, leur mère ne sent plus rien alors qu'eux continuent de sentir toute l'intensité du passage? Parce que la péridurale, c'est pour les mères, pas pour eux. Être sous péridurale ne signifie pas pour autant qu'on ne peut pas être connectée à ce que vit notre bébé. Mais quand on n'a pas un minimum d'indices dans sa propre chair de ce qu'il peut ressentir, c'est plus difficile de l'accompagner. On se rejoint au bout de l'accouchement, mais on n'a pas fait le même voyage!

### Tant qu'il y a un sens

Parfois, dans la difficulté de vivre la naissance, la douleur n'est plus un lieu de rencontre avec soi-même, un signal qui dit: «Tiens, là, il y a un endroit qui ne veut pas, qui a peur... va l'ouvrir.» Elle n'est plus un lieu de connaissance de soi où l'on sent ce qui se passe et où l'on peut choisir de dire oui. Quand une femme n'arrive plus à la vivre comme exigeante, mais positive et féconde, la douleur peut devenir blessante, destructrice. Le chemin de la découverte de soi n'a de sens... que s'il a un sens, justement. «Endurer» un travail vécu comme agressant simplement parce qu'on espère un trophée à la fin n'a pas de sens. Juger celles qui ont parcouru le chemin aussi loin qu'elles le pouvaient, aussi longtemps qu'il s'inscrivait dans leur signification à elles avant de demander l'aide d'une péridurale, n'a pas de sens non plus. Si la péridurale vient au bout de longues heures de travail, quand ce n'est plus possible d'avancer sans cette aide de l'extérieur, je suis sûre que les bébés comprennent que leur mère a besoin de reprendre son souffle, son énergie pour les mettre au monde. Ils sont prêts à se reconnecter à elle lorsque, un peu plus reposée, elle pourra l'accompagner dans le travail de sa naissance.

# L'accompagnement : en avoir ou pas

Il devient de plus en plus évident que l'obstétrique s'organise autour de l'absolue disponibilité de la péridurale. Il pourrait bientôt être illusoire de s'imaginer une infirmière qui aurait du temps à passer avec une femme qui a besoin d'elle. Pas parce qu'elle ne le désire pas, mais parce que cela ne fait pas partie des priorités de sa tâche. Les recherches continuent pourtant de confirmer que le besoin de recourir à la péridurale diminue de façon significative et que la satisfaction des parents augmente lorsque les femmes ont le soutien d'une personne d'expérience tout au long de l'accouchement. Or, on a plutôt réduit le nombre d'infirmières et augmenté leurs tâches, ce qui réduit considérablement le temps qu'elles passent à soutenir les femmes qui accouchent. Pendant ce temps, l'utilisation de la péridurale est devenue la norme, ce qui augmente évidemment les coûts directs et indirects liés à cette intervention: les honoraires des anesthésistes,

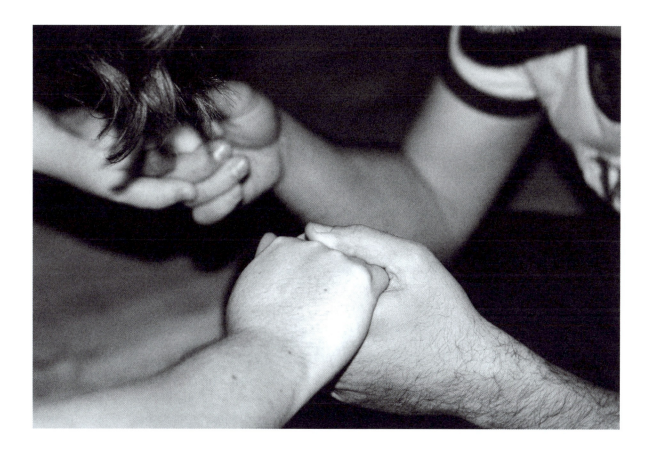

l'augmentation de l'utilisation des forceps, les césariennes, les séjours prolongés par les complications qui s'ensuivent. Les mêmes budgets pourraient-ils assurer la présence de cette personne connue et expérimentée qui rend l'accouchement plus facile à vivre et plus satisfaisant pour les parents?

Les taux d'utilisation de la péridurale vous intéressent probablement très peu. C'est compréhensible: vous vous préparez à vivre une naissance la plus heureuse possible, pas une performance qui ferait pencher les statistiques d'un côté plutôt que de l'autre. Mais des statistiques… ce sont des femmes, des bébés, des pères, des histoires de naissance qui parlent de la quasi-impossibilité, par les temps qui courent, de vivre un accouchement dans sa douleur et sa joie, dans son exigence et sa satisfaction. Les femmes qui traversent un travail qu'elles trouvent difficile, long ou trop douloureux, et qui demandent une péridurale, vivent une situation unique: leur propre accouchement, qui n'a rien à voir avec les politiques d'obstétrique ou le nombre d'infirmières dans le département ce jour-là. Elles éprouvent leur propre détresse, leur sentiment d'être rendues aussi loin qu'elles peuvent et veulent aller. Elles ont tout à fait le droit de demander une péridurale. Mais quand on connaît les conditions dans lesquelles elles vivent leur accouchement, et surtout combien les choses pourraient être organisées autrement, beaucoup plus près de leurs besoins, on comprend

*Réflexion sur la douleur, le courage et la tendresse*

que les choses auraient peut-être pu évoluer différemment.

Personne n'a le droit de juger la décision d'une femme en travail quand elle choisit d'avoir une péridurale. On peut toutefois critiquer la structure et l'approche de l'hôpital pour ne pas lui avoir apporté tout le soutien et tout l'espace nécessaires pour mener à bien son accouchement. La décision du système de santé de ne pas fournir aux femmes, systématiquement et en priorité, ce dont elles ont besoin pour bien vivre leur accouchement les oblige à se plier aux nouvelles valeurs médicales et sociales. La douleur devient alors un obstacle à abattre et l'on se doit d'adopter les comportements qui correspondent à cette idée, c'est-à-dire l'éliminer. Celles qui voudraient résister à ce mouvement sont coupables d'anachronisme, de résistance au progrès et d'attachement romantique à des valeurs désuètes.

### « L'accouchement est une île qu'on ne devrait pas visiter seule ! »

Voilà un cri du cœur que j'affectionne, de Johanne que j'ai un jour aidée à accoucher. Il est grandement temps que la présence d'une personne connue, expérimentée et chaleureuse auprès d'une femme qui accouche soit considérée comme la norme, le minimum vital, et que cette présence soit accessible pour toutes. Cette conviction profonde est d'ailleurs au cœur du mouvement d'humanisation de la naissance et de légalisation de la profession de sage-femme au Québec qui a pris racine dans les années 1970 et qui continue aujourd'hui encore à réclamer de meilleures conditions autour de la naissance. Elle continuera d'alimenter la flamme de ceux qui croient que les femmes sont capables de mettre leur bébé au monde, mais qu'elles ont aussi besoin de protection, de tendresse et de solidarité.

On a besoin de préserver ce qu'il y a de si profondément humain dans le travail de la mise au monde. Toute personne qui accompagne la naissance doit accepter de porter, au plus profond d'elle-même, un questionnement vivant sur le sens de la douleur, de l'accouchement, de la vie. Ensuite, dans la petite histoire de chaque naissance, c'est dans l'écoute, dans l'accueil, qu'on aide une femme à accepter l'épreuve du travail, à affronter le grand passage de la maternité. Cet accompagnement du cœur, cet espace qui donne la permission de ressentir et de dire, augmente littéralement la tolérance à la douleur. Le fait d'y trouver un sens rehausse le seuil de tolérance à la douleur, ce qui permet d'en prendre plus et, curieusement, d'en ressentir moins, d'avancer dans le travail et d'aller encore plus loin en soi-même dans cette quête de sens, cette découverte... jusqu'à la naissance.

Il peut venir un temps où la femme estime qu'elle ne peut pas aller plus loin. C'est toujours elle le dernier juge, cela va de soi. Mais il arrive que le rôle de la sage-femme ou de celle qui l'accompagne soit de témoigner de la force du processus qu'elle traverse, de l'aider à rencontrer ce « mur » dont parlent les marathoniens, qui se dresse devant elle et qui semble infranchissable, mais qu'il est pourtant possible de crever et de dépasser. J'ai souvent dû soutenir le regard de femmes qui ne pouvaient pas croire que la douleur irait si loin, si follement au-delà de leurs prévisions ou en tout cas de leurs espoirs secrets. Pour elles comme pour leur conjoint, notre présence replace l'expérience de l'accouchement dans une capacité de tolérer la douleur que les femmes du monde et de l'histoire portent collectivement : « Oui, pouvons-nous dire, voilà ce que ressentent les femmes quand leur bébé descend en pressant dans leur bassin et quand leur col s'ouvre au maximum de sa capacité. » C'est encore à la mère à décider si elle veut connaître cette sensation. Mais il revient à celle qui l'accompagne, sage-femme, infirmière ou doula, de lui confirmer que cette douleur qui semble si sauvage, si inhumaine, est au contraire parfaitement humaine et fait partie de l'expérience universelle d'être « une femme qui devient une mère ». Les femmes qui osent aller dans cet inconnu, qui osent se faire confiance et croire qu'elles pourraient bien être capables de vivre ce que tant de femmes avant elles ont vécu, ces femmes en ressortent souvent fortes d'une puissance qu'elles ne croyaient pas détenir. ❖

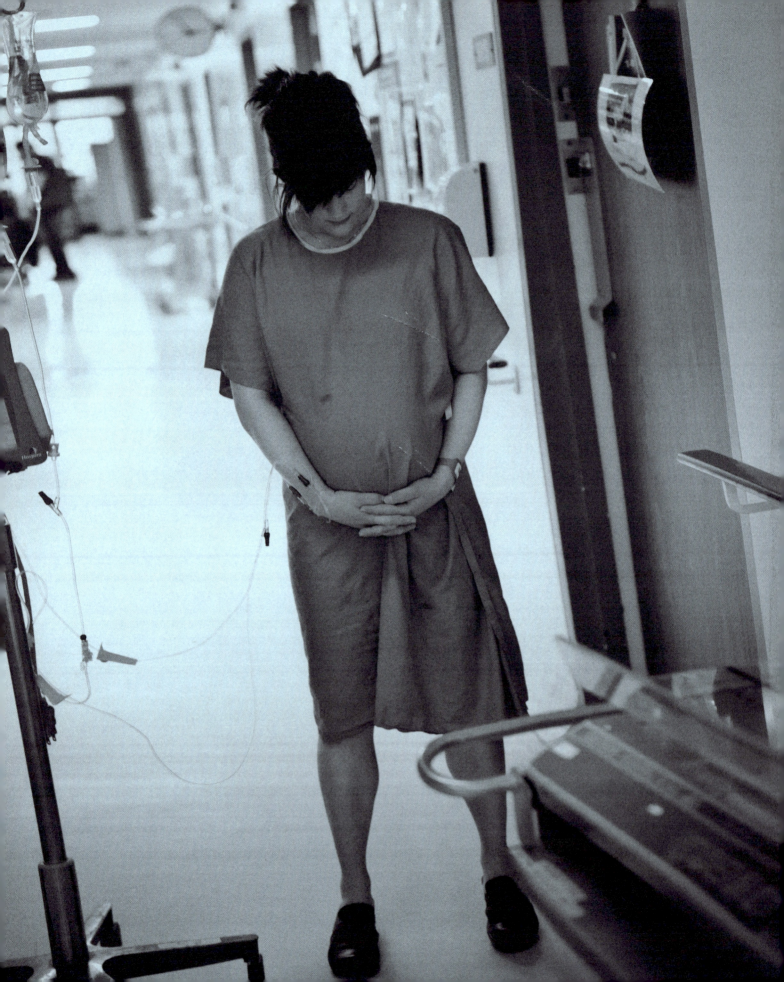

CHAPITRE 11

# Quand la nature a besoin d'alliés

*Les interventions médicales autour de la naissance*

L A NAISSANCE d'un petit être humain est le point culminant d'un processus perfectionné depuis des millénaires, dont nous commençons à peine à bien comprendre les mécanismes. La reproduction est un processus physiologique normal dans le cycle de la vie, essentiel à la survie de l'espèce humaine, comme le sont la respiration, la digestion, la croissance. Comme toute autre sphère de la vie, elle connaît parfois des imperfections et, de tout temps, les humains ont cherché à y pallier. L'histoire millénaire de la pratique des sages-femmes et celle, plus jeune, de l'obstétrique illustrent cette recherche constante pour remédier aux problèmes pouvant survenir lors d'un accouchement. Nous avons le privilège de vivre à une époque où la chirurgie, la découverte des antibiotiques et de certains médicaments, ainsi que le développement de techniques de diagnostic ont permis de sauver des mères et des bébés qui auraient été condamnés il y a à peine quelques décennies.

Parallèlement à ce progrès, l'histoire récente de l'obstétrique montre un glissement inquiétant dans l'usage routinier d'interventions prévues au départ pour venir en aide aux femmes et aux bébés en difficulté. D'exceptionnelles, puisque les vrais problèmes sont rares, les interventions sont devenues courantes, banales et pratiquement inévitables. Un rapport récent de l'Institut canadien d'information sur la santé rapporte que quatre Canadiennes sur cinq subissent une ou plusieurs interventions obstétricales majeures pendant leur accouchement, la plus fréquente étant la péridurale[1]. Or, les interventions chez les mères et les bébés sont fréquemment des sources de complications et d'effets indésirables. Des organismes aussi prestigieux que l'Organisation mondiale de la santé ont abondamment analysé et critiqué cette tendance. Un nombre grandissant d'organisations médicales, de mouvements citoyens et de gouvernements à l'échelle internationale se joignent maintenant à eux, tous inquiets des répercussions sur la santé des mères et des bébés. On ne peut pas accepter un usage désinvolte des interventions obstétricales. Il devient évident que la plus grande prudence s'impose quand il s'agit d'intervenir, même avec les meilleures intentions du monde, si l'on veut protéger l'intégrité de l'expérience humaine de la naissance.

### « Accoucher ou se faire accoucher »

Dans les années 1970 et 1980, un courant féministe a transformé la place des femmes dans la société, l'éducation et le marché du travail au Québec. Sur cette lancée, bien des femmes ont questionné le contrôle de la médecine sur leur corps et leur vie, créant ainsi un large mouvement pour l'humanisation de la naissance. La multiplication des interventions avait atteint, dans les années 1980, ce qu'on croyait alors être un sommet. Le taux de césariennes avait grimpé de 9 à 20 % en une dizaine d'années.

En 1980, les colloques « Accoucher ou se faire accoucher », organisés conjointement par l'Association de la santé publique du Québec en collaboration avec le Ministère des Affaires sociales, ont mobilisé 10 000 femmes venues réclamer la démédicalisation de la naissance, la création de maisons de naissance comme alternative à l'hôpital, et des sages-femmes pour les accompagner au long du processus de la maternité. La renaissance de la profession de sage-femme au Québec et la création des maisons de naissance en découlent. Aujourd'hui, le mouvement d'humanisation de la naissance a changé de visage, mais souhaite encore que se recrée un équilibre entre l'accompagnement et la vigilance éclairée que réclament les grossesses et les accouchements normaux, largement majoritaires, et l'expertise technologique et médicale nécessaire en cas de pathologies. Le tout dans le respect des femmes et des hommes qu'elles aiment, de leurs choix, de la diversité de leurs expériences et de leurs attentes.

Vous trouverez probablement ce chapitre plus aride que les précédents. Il fait appel à des notions de risques, de probabilités, de pourcentages bien loin de votre réalité quotidienne. Mais je crois qu'il est important de comprendre comment l'organisation de l'obstétrique crée un enchaînement de situations qui peut mener les femmes à un point où l'intervention est inévitable. Presque comme un scénario de film qui met tous ses éléments en place et dont vous pouvez déjà deviner la grande finale. C'est bien longtemps avant qu'un médecin ne suggère la césarienne qu'il faut agir. Ce guide des interventions vous parle de leur impact sur les accouchements en général. Vous, vous vivrez un accouchement unique, à un moment unique de votre vie. Vous serez alors l'une de ces femmes dont parlent les statistiques. C'est avec tous les choix que vous ferez d'ici là que vous pourrez vous donner les meilleures conditions possibles pour vivre une naissance heureuse.

### Les interventions atteignent aussi le cœur

Les interventions obstétricales affectent les femmes qui les subissent, qu'elles soient indispensables ou non. C'est que la naissance d'un bébé coïncide avec celle d'une nouvelle mère. Quiconque travaille de près avec de nouvelles mères ressent facilement la fragilité qui résulte d'un accouchement « technologique », qu'il ait été souhaité ou non. L'omniprésence des interventions médicales lors de l'accouchement, d'une certaine manière, place le début de l'expérience de mère sous le signe de son incompétence à mettre elle-même son bébé au monde. Cela se mesure difficilement, mais plusieurs recherches démontrent que de tels accouchements augmentent le risque de dépression postnatale. À l'occasion, certaines interventions causent des blessures profondes qui trouvent difficilement à s'exprimer. Comment peut-on ouvrir son cœur sur la souffrance d'avoir eu une césarienne, si notre entourage ne veut pas l'entendre et s'enferme derrière des affirmations comme « c'était la meilleure solution » et « ce n'est pas grave, l'important c'est d'avoir un bébé en santé » ? Cela peut être tout à fait vrai, mais il n'empêche qu'on peut avoir de la peine! Et quel est le sens de cette souffrance quand on sait que, parmi toutes ces césariennes, certaines auraient pu être évitées? Comment le savoir? Trop de femmes croient que «dans leur cas», elles n'y seraient pas arrivées sans cette foison d'interventions. Nous devons travailler à briser la cohérence malsaine de cette chaîne de raisonnement.

# L'usage approprié de la technologie

Une intervention appropriée, accompagnée de tout le soutien émotionnel nécessaire, dans le respect du droit de la mère à décider pour elle-même, contribue à sa santé, à celle de son bébé et à la qualité de l'expérience de toute la famille. Une intervention utilisée pour les mauvaises raisons, en remplacement d'un soutien personnel et chaleureux, met en danger la qualité des soins et l'accueil du bébé. Il n'y a pas de «mauvaises» interventions, mais parfois un usage abusif ou systématique qui est à dénoncer, ce qui est fort différent.

## La pratique médicale basée sur la recherche scientifique

Au cours de l'histoire, l'usage de plusieurs interventions obstétricales s'est développé de façon

### L'histoire d'une fausse évidence... et d'un recul

L'épisiotomie a été pendant de nombreuses années l'intervention chirurgicale la plus pratiquée aux États-Unis. Au Québec, dans les années 1970-80, elle était utilisée dans 95% des naissances de premiers bébés. Quand on s'est intéressé à mesurer son efficacité, les recherches ont démontré qu'elle ne remplissait aucune de ses prétentions sinon celle d'accélérer l'accouchement quand l'état du bébé l'exige, une utilisation très occasionnelle. Malgré la publication de ces résultats sans équivoque, les changements ne sont pas apparus rapidement, au contraire. Il aura fallu l'acharnement de chercheurs comme le Dr Michael Klein et plusieurs autres, qui ont longuement travaillé à diffuser ces résultats, pour déclencher le mouvement de recul dans son utilisation. Elle est maintenant en net déclin partout, grâce à leur persévérance, ce qui aura quand même pris plus de 20 ans.

> La Société des obstétriciens et gynécologues du Canada produit des directives cliniques sur des sujets d'importance en matière de santé des femmes, dont la périnatalité, évidemment. Ces directives découlent de l'analyse rigoureuse des recherches les plus récentes. Elles sont régulièrement mises à jour et sont souvent, de ce fait, à l'avant-garde de la pratique habituelle. Depuis quelques décennies, elles démontrent un respect grandissant du processus physiologique de la naissance comme meilleur moyen de préserver la santé des mères et des bébés. De plus, ces directives affirment l'importance de la participation de la mère dans les décisions entourant les soins, quels qu'ils soient. Ce sont là des convictions que je partage tout à fait. Ces directives ne constituent pas une obligation pour les professionnels qui travaillent en périnatalité: chacun doit les adapter aux conditions spécifiques de sa pratique ainsi qu'aux particularités et souhaits de la femme qu'ils ont devant eux. J'ai choisi de les citer parce qu'elles forment une sorte de «règle d'or» de la pratique: un médecin devrait pouvoir justifier pourquoi il refuse d'offrir une option quand elle est recommandée par la SOGC. Cela donne de la force aux arguments d'une femme qui voudrait, par exemple, décliner l'offre d'un déclenchement du travail à 41 semaines, refuser le monitorage électronique continu ou changer de position pendant la poussée, des options qui sont toutes des recommandations de la SOGC dont je discuterai plus loin dans leurs sections respectives.

anarchique sans étude systématique de leur utilité, de leurs effets secondaires, de leurs indications véritables. Aujourd'hui, la tendance au développement arbitraire des interventions se renverse. On se tourne maintenant vers une pratique médicale justifiée par la recherche scientifique. Des organismes comme la Société des obstétriciens et gynécologues du Canada révisent des façons de faire dont le bien-fondé n'est pas confirmé par la recherche, ou qu'ils jugent inutilement rigides, et s'engagent à transformer l'obstétrique en une pratique à la fois plus scientifique et plus à l'écoute des femmes et des familles.

L'abandon de l'arbitraire dans l'utilisation des interventions au profit d'une pratique basée sur les résultats de recherche représente un progrès certain pour les femmes. Mais la recherche scientifique comporte certaines limites et ne peut pas gouverner notre vie comme si elle était infaillible et plus importante que toute autre valeur, à commencer par ce que vous ressentez.

D'abord, dans un domaine d'activité humaine comme la naissance, les questions qui se posent sont complexes et touchent toutes les facettes de la vie. C'est facile de démontrer l'efficacité du médicament «X» contre le mal de tête, la réponse est linéaire: pas du tout efficace, un peu ou tout à fait. Pour l'effet à long terme de l'échographie qui pourrait affecter l'apprentissage, par exemple, ou le système immunitaire, il est infiniment plus difficile de faire des études à long terme qui isolent les ultrasons d'autres facteurs possibles (le stress, l'alimentation, la violence familiale, la prématurité, etc.). D'autre part, bien des aspects de la naissance et de l'obstétrique n'ont encore jamais fait l'objet de recherches: on ne connaît pas, par exemple, l'effet à long terme chez la mère et le bébé des médicaments utilisés pour la péridurale, une intervention pourtant largement répandue et réputée «sans danger». Pour le savoir, il faudrait qu'une, et même plusieurs équipes de recherche s'intéressent à cette question et trouvent le budget pour faire une étude à long terme. Des centaines d'équipes de recherche se disputent déjà les parts de budgets terriblement limités. Vous voyez le défi! Entre-temps, on n'a que la vision à court terme.

Un autre facteur vient compliquer l'analyse des résultats de recherche. La presque totalité d'entre elles n'étudient que des accouchements à l'hôpital sans chercher à savoir comment ils se dérouleraient dans un environnement complètement différent. Par exemple, les recherches montrent qu'il n'y a pas plus de césariennes chez les femmes dont on rompt les membranes au début du travail que chez celles où on les laisse se rompre spontanément. Mais les femmes accouchent dans un milieu non familier qui n'a pas été d'abord conçu pour faciliter un processus physiologique. Les résultats seraient-ils identiques si on y avait inclus des femmes qui accouchent chez elles ou en maison de naissance, soutenues et encouragées à bouger par une sage-femme qu'elles connaissent bien? Nous n'en savons rien. Les résultats obtenus dépendent donc de la question posée et du biais inévitable des chercheurs, qu'ils reconnaissent eux-mêmes d'ailleurs.

Enfin, une recherche peut enclencher un changement important dans la communauté médicale, même si elle ne se confirme pas par la suite. Un excellent exemple est le «Breech Term Trial[2]», dont les conclusions partielles, publiées en 2000, ont instantanément changé la pratique des accouchements par le siège, malgré des problèmes importants de méthodologie. Les résultats établissaient le risque élevé de l'accouchement vaginal pour un bébé en siège et la césarienne comme unique pratique acceptable,

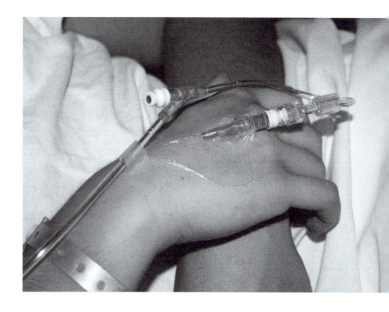

sous peine d'être accusé de mauvaise pratique médicale. Après plusieurs années d'analyse et de multiples nouvelles recherches, les défauts majeurs de cette étude ont été démontrés, et les conclusions inversées: la pratique des accouchements vaginaux d'un bébé en siège est sécuritaire entre les mains de professionnels compétents et expérimentés qui appliquent des critères de sélection rigoureux. Mais une décennie entière s'est écoulée où la peur des sièges s'est cristallisée. Comme personne ne se «hasardait» à en faire pendant toute cette période, on a assisté à une importante perte d'expertise. Les jeunes médecins n'apprenaient plus comment les assister et les plus vieux partaient à la retraite avec, sous le bras, leur longue expérience devenue inutile. Pour réimplanter cette pratique, il a fallu que des médecins aillent faire des stages à l'étranger, dans de très gros centres, pendant plusieurs mois. En effet, les sièges ne comptant que pour 3% des naissances, et certaines ne se prêtant pas à un accouchement vaginal, on comprend qu'il faut un très grand centre qui fait des milliers d'accouchements pour arriver à assister à, disons, juste 50 accouchements par le siège ! Puis les médecins doivent revenir auprès de leurs équipes et les convaincre de transformer leur pratique. Tout cela représente un investissement personnel considérable de temps et de ressources. Bref, pas facile de recréer cette expertise ! Le choix des femmes s'en est donc trouvé réduit pendant de longues années et l'est encore aujourd'hui dans la majorité des régions du Québec.

### La transformation du milieu hospitalier

Malgré ces quelques bémols, ce choix d'évoluer vers une pratique plus rigoureuse demeure une excellente nouvelle pour les femmes et les bébés. Mais les normes scientifiques, toutes rigoureuses qu'elles soient, ne peuvent s'appliquer qu'en tenant compte des choix des femmes qui auront à subir les interventions proposées. Et les milieux hospitaliers doivent se transformer s'ils veulent offrir un choix réel. À quoi sert une information juste sur les risques de la péridurale si les femmes n'ont toujours pas accès à son alternative, soit un soutien adéquat et continu dans un contexte favorable où prime la confiance dans leur capacité à mettre leur petit au monde ? Tant que ce contexte et cet accompagnement ne seront pas disponibles pour toutes les femmes, il faudra pallier les problèmes créés par l'insécurité, l'insuffisance du soutien, le manque de confiance en soi et le non-respect du déroulement physiologique de l'accouchement.

Heureusement, l'éventail des choix possibles s'élargit, l'information circule un peu plus et les pratiques s'assouplissent. Au Québec, la création par le gouvernement de l'Institut national d'excellence en santé et en services sociaux (INESSS), chargé de proposer des mesures pour diminuer les interventions obstétricales et promouvoir l'accouchement physiologique, donne bon espoir de progresser dans cette direction. Certains hôpitaux ont déjà entamé une réelle transformation de leurs pratiques et il faut les en féliciter. Mais ce n'est pas encore acquis partout. Sur le terrain, c'est-à-dire dans chaque hôpital, chaque maison de naissance, les femmes qui accouchent devront encore se faire entendre, faire valoir leurs besoins, exiger des réponses à leurs questions. Chacune d'entre elles, à sa manière, aura l'occasion de contribuer à l'avènement de cette obstétrique nouvelle au service des femmes, des bébés, de la naissance. ❖

# Pour éviter les interventions inutiles

CERTAINES INTERVENTIONS sont vraiment nécessaires au bien-être de la mère et de son enfant, cela ne fait aucun doute. Mais la question est de savoir lesquelles et à quel moment! Malheureusement, la culture dominante de la naissance a tout à fait absorbé l'idée que, dans la grande majorité des accouchements, même normaux, les interventions sont inévitables et même souhaitables. Au point que bien des femmes pensent qu'elles font partie du déroulement normal d'un accouchement. Cette conception n'est pas universelle: ailleurs dans le monde, c'est l'accouchement physiologique qui constitue «la norme». Les Néerlandaises, par exemple, considèrent l'accouchement comme faisant partie de la vie, tout en faisant l'objet de soins et d'une vigilance exemplaires. Près du quart d'entre elles accouchent à la maison, d'ailleurs. Intéressant à noter: leur taux de césariennes est près de la moitié du taux canadien pour des taux de mortalité périnatale similaires. D'où vient alors que plus du quart des Québécoises aient besoin d'une césarienne pour mettre leur petit au monde de façon «sécuritaire»? Si nous voulons réserver les interventions obstétricales aux situations qui les exigent, nous devons avant tout changer les mentalités: celle des professionnels du système de santé, bien sûr, mais aussi les nôtres. Vous pourriez commencer par prendre connaissance de l'excellent dépliant publié par l'Association pour la santé publique du Québec (ASPQ) «Droits des femmes, grossesse et accouchement[3]».

Plusieurs femmes craignent d'être entraînées contre leur gré dans une enfilade d'interventions non désirées. Cela les pousse parfois à investir toute leur énergie dans la confrontation. Les infirmières de salle d'accouchement connaissent bien ce genre de situation où une femme arrive avec une longue liste de ce qu'elle ne veut pas comme interventions, pour se retrouver quelques heures plus tard à les subir toutes ou presque, parfois même à leur demande! Misez plutôt sur ce que vous voulez faire pour vous-même plutôt que sur ce que vous ne voulez pas qu'on vous fasse. Si vous ne deviez lire qu'une partie de ce livre en espérant éviter les interventions inutiles, je vous suggérerais d'omettre celle-ci et de lire plutôt sur l'accouchement normal. Nous avons besoin de réapprendre ce que c'est et comment on y travaille, contraction après contraction. Il nous appartient de nous construire, à l'hôpital ou ailleurs, un îlot d'intimité, de tendresse et de respect où il fait bon accoucher. C'est cette énergie-là qui fait naître les bébés et rend les interventions inutiles. Ne vous donnez pas pour mission de prouver que vous pouvez accoucher sans interventions. Le stress de la performance vous rendrait plus vulnérable encore. L'accouchement n'est pas un examen de fin de session, mais une magnifique occasion d'apprendre.

### Soupeser les risques… puis choisir

Oui, il y a des risques à toute intervention médicale. Quelques-uns sont relativement faciles à éviter, d'autres sont plus graves, et généralement plus rares aussi. Plusieurs sont difficiles à mesurer parce que leur impact est très large: sur le déroulement de l'accouchement et l'utilisation de plusieurs autres interventions, sur le degré de satisfaction et sur les conséquences à long terme sur le lien avec le bébé. C'est pourquoi il faut toujours examiner la question des risques dans le contexte même où le choix se pose, et les peser par rapport aux risques liés au fait de ne pas subir l'intervention proposée. Est-ce que choisir de « se faire provoquer » parce qu'on a hâte d'accoucher vaut la peine vu les risques qui y sont rattachés? Est-ce que déclencher l'accouchement parce qu'on pense que le bébé va moins bien justifie les risques qui y sont liés? Dans toutes les situations, le professionnel qui vous propose une intervention doit être prêt à discuter de ces risques avec vous en toute honnêteté et dans des mots que vous comprenez. Je ne sous-estime pas votre intelligence, mais le jargon médical est exactement cela: un jargon, incompréhensible à l'extérieur du milieu médical!

De fait, les professionnels de la santé, quels qu'ils soient, ont l'obligation de vous informer sur les risques des interventions qu'ils proposent, selon la Charte des droits de la personne ainsi que le Code civil. Ils ne peuvent donc pas se dérober à cette étape importante de la prise de décision. Mais pour une fois, la loi a devancé les coutumes, et il est clair que le système médical n'a pas complètement intégré cette façon de faire. Même si de plus en plus de médecins prennent le temps de bien expliquer, il pourrait arriver que vous ayez à le demander. Le partage de la prise de décision avec un professionnel se fait toujours à l'intérieur d'une relation. Beaucoup de couples apprécient le lien de confiance qu'ils peuvent développer avec une petite équipe de sages-femmes ou de médecins de famille. Mais les exigences de l'organisation d'une disponibilité 24 heures/7 jours font en sorte que dans la plupart des cas, ce dialogue aura lieu avec des gens que vous ne connaissez pas ou très peu. Ce ne sont pas là des conditions idéales, mais il est quand même possible de procéder à un échange respectueux et profitable.

La collaboration entre toutes les personnes en cause est primordiale non seulement pour la sécurité de la mère et du bébé, mais aussi pour que vous en ressortiez avec le souvenir d'une naissance heureuse, même si le déroulement s'est écarté de votre rêve initial. Si le cours des choses fait qu'on doit avoir recours à une intervention, il est bien sûr préférable pour la mère d'avoir la possibilité de la choisir en toute connaissance de cause, mais aussi de la comprendre et d'accepter de travailler avec elle, plutôt que de la subir à son corps défendant. Quand on subit des interventions sans les comprendre et que l'on est confronté à des appareils rébarbatifs, à des conversations indéchiffrables, l'anxiété que l'on peut ressentir peut atteindre des niveaux inconcevables. Cette anxiété est plus qu'inutile, elle est nocive, que ce soit pour la femme en travail ou pour son compagnon et les autres personnes qui pourraient l'accompagner.

La doula choisie par les parents est souvent amenée à jouer un rôle de soutien dans la prise de décision. Elle peut aider à clarifier certaines questions, à éclairer la situation à partir de son expérience, ne serait-ce qu'en aidant à faire la différence entre une intervention « utile », « nécessaire » ou « essentielle ». Puisque leurs connaissances médicales sont limitées, il se pourrait qu'elles soient dépassées dans certaines situations particulières, soyez-en conscientes. Mais elle peut suggérer des questions à poser à votre médecin pour éclairer les options qui s'offrent à vous. Par contre, elle ne peut jamais se substituer à vous dans les échanges avec le personnel hospitalier. Assurez-vous, pendant la grossesse, que vous partagez une même vision de son rôle et qu'elle se voit comme une facilitatrice, lors de ces échanges, contribuant à créer un réel sentiment de travail d'équipe.

### Une définition du choix éclairé

Pour prendre une décision, les parents ont besoin d'être bien informés. Qu'on appelle le processus de décision « choix » ou « consentement », éclairé ou informé, on parle de la même pratique. En voici les grands principes.

- Le choix éclairé s'applique envers toute personne compétente en respectant son intégrité, sa dignité et son autonomie.

- Il doit comprendre une information juste et objective sur la nature de l'intervention, les risques prévisibles, les bénéfices escomptés, les conséquences du refus ainsi que les alternatives.

- Le professionnel doit s'assurer que la personne comprend l'information et qu'elle peut poser des questions et obtenir des réponses.

- Le professionnel doit s'assurer que le choix est libre, sans coercition, sans faire peser des conséquences indésirables en cas de refus.

Que vous soyez face à un médecin de famille, un obstétricien ou une sage-femme, rappelez-vous que tous les professionnels en périnatalité travaillent pour le bien-être des mères et des bébés. Chacun y apporte sa vision, sa culture de la naissance, mais aussi son histoire, ses expériences d'accouchements difficiles, de naissances tragiques. C'est pour éviter de tels drames que, en toute bonne foi, des professionnels débordent parfois de leur responsabilité d'information pour se permettre d'insister dans la direction de ce qu'ils croient sincèrement être « la bonne décision ».

Pour justifier les interventions, le personnel médical évoque parfois des dangers, même très lointains et sans les définir de façon bien précise. Ce n'est ni par méchanceté ni à la suite d'une conspiration mal intentionnée, mais parce que, pour eux, ces interventions sont banales et quotidiennes. On a l'habitude de faire les choses ainsi, et ce serait plus simple de procéder comme ça! Mais les arguments de danger peuvent créer de l'inquiétude et de la confusion chez les parents.

Quelle mère ou quel père refuserait de sauver leur bébé menacé? Si on a un point vulnérable quand on accouche, c'est bien celui-là! En même temps, plusieurs parents se demandent s'ils peuvent faire confiance à l'interprétation de la situation telle qu'on la leur présente: les choses sont-elles aussi graves que le personnel l'affirme? Le fait d'exagérer la gravité de la situation pour obtenir un consentement agit parfois dans le sens inverse pour certains parents. Ils perdent toute confiance dans le personnel médical, une situation qui ne peut mener qu'à une impasse dans la communication, ce qui est regrettable pour tout le monde.

Dans ce chapitre, je discute des différentes interventions en obstétrique telles qu'elles se présentent pour des femmes en bonne santé ayant vécu une grossesse normale. Je ne parle pas du suivi nécessaire lors de conditions pathologiques clairement diagnostiquées telles qu'un retard de croissance intra-utérin ou une pré-éclampsie, par exemple. Vous trouverez en encadré une courte liste des signes de danger qui peuvent se présenter lors d'un accouchement normal au départ. En l'absence de ces signes, vous vous sentirez peut-être plus à l'aise de discuter de l'utilité d'une éventuelle intervention, sachant que vous n'êtes pas, à ce moment-là, dans une situation d'urgence. N'oubliez pas que certains de ces signes ne révèlent pas la complication elle-même, mais une augmentation de la probabilité d'une complication. Au besoin, avisez le médecin, la sage-femme ou l'infirmière, et surtout, attendez de comprendre ce qu'il en est avant de vous inquiéter. En l'absence de ces signes, faites-vous expliquer précisément la raison pour laquelle on vous propose une intervention, les effets potentiels qu'on en attend et les conséquences possibles de ne pas y recourir, ou de la reporter un peu plus tard. ❖

### Les signes de danger pendant le travail

Si l'un de ces signes se manifeste pendant que vous êtes à la maison, avertissez votre sage-femme ou la salle d'accouchement de l'hôpital et allez-y sans tarder. Si vous y êtes déjà, avisez quelqu'un sans délai.

- Des saignements rouges, clairs et abondants, plus qu'un premier jour de menstruations, par exemple. Sinon, il pourrait ne s'agir que des petits saignements provenant du col qui se dilate.
- Une douleur au ventre extrême et soudaine en-dehors d'une contraction.
- La présence du cordon ombilical dans le vagin ou à l'extérieur du vagin.

### Les signes d'un besoin accru de vigilance

- Le début du travail avant 37 semaines de grossesse (moins il y a de semaines, plus le risque est grand).
- Un liquide amniotique vert ou brunâtre et épais, causé par la présence importante de méconium. Si le liquide n'a qu'une légère teinte jaunâtre ou verdâtre, la signification est moins claire, mais il faut quand même aviser.
- Des signes d'infection (frissons, fièvre, abattement, etc.) qui ne sont pas liés à des symptômes évidents de rhume ou de grippe. Il pourrait s'agir d'une infection du liquide amniotique.

Lors d'une véritable urgence, on doit pouvoir faire confiance aux professionnels qu'on a choisis. Il n'y a cependant aucune raison pour qu'ils ne prennent pas le temps d'expliquer brièvement ce qui se passe, même s'il faut agir vite. Beaucoup de pères ont vécu dans une détresse totale et souvent muette la panique du personnel, l'expulsion inexpliquée de la salle d'accouchement et l'attente solitaire en se demandant s'ils reverraient leur femme et leur bébé vivants. Une fois passé le moment de crise, demandez à ce qu'on vienne vous expliquer ce qui est arrivé et les décisions qui ont été prises. Cela vous aidera à retrouver une certaine sérénité et à être plus attentif à ce qui va suivre.

# Les interventions obstétricales

CE GUIDE DES INTERVENTIONS les plus courantes vise à vous donner une meilleure vue d'ensemble et à vous informer suffisamment pour que vous puissiez poser les bonnes questions, comprendre les réponses qui vous sont données et faire les choix qui vous conviennent. Les interventions les plus communes sont décrites avec leurs indications (pourquoi on les fait), leurs risques ainsi que leurs alternatives possibles. Cette liste est basée sur les recherches les plus récentes et sur l'expérience de plusieurs professionnels de la périnatalité. Elle n'est pas exhaustive, puisqu'il existe des situations particulières complexes demandant des interventions spécifiques qu'il est impossible de présenter ici.

Tous les hôpitaux ne sont pas identiques, c'est clair! Certains hôpitaux ont révisé leurs façons de faire depuis longtemps déjà et continuent de se pencher sur leurs pratiques dans un processus continu. Ailleurs, l'évolution est beaucoup plus lente. Au Québec seulement, les pratiques varient de façon surprenante d'une région à l'autre et d'un centre hospitalier à l'autre. Si votre situation vous donne le choix du lieu de naissance, informez-vous à l'avance des façons de faire. Je discute ici des interventions obstétricales les plus communes. Tant mieux si, à l'endroit où vous accoucherez, on a abandonné les pratiques routinières qui n'ont pas fait leurs preuves et on s'efforce de réduire les interventions obstétricales non essentielles!

En posant des questions et en exigeant des réponses, vous n'avez sans doute pas envie d'être identifiée comme une «cliente difficile» par le personnel hospitalier.

Pas trop tentant en effet: cela peut créer une réaction de confrontation sinon d'irritation qui ne fera rien pour réchauffer l'atmosphère pendant le travail. Mais tout est dans la manière. On tient à ce qui est important pour soi, on est conciliante pour d'autres choses. C'est ce qu'on appelle «choisir ses batailles»! On reste consciente que l'énergie devrait rester centrée sur le soutien. On utilise l'humour. On reconnaît l'impact de notre choix sur le personnel, quand il y en a (ce que l'on demande est plus long ou obligera l'infirmière à revenir, etc.). On met l'infirmière «dans le coup» en la traitant comme un membre de notre équipe, même avec ses réticences... Bref, il y a moyen d'être la cliente «spéciale» de la journée sans empoisonner les gens et en préservant une ambiance de collaboration et de respect.

## L'admission à l'hôpital

L'admission à l'hôpital est une procédure administrative et non une intervention médicale, mais l'impression qu'elle laisse aux femmes, souvent très vulnérables à leur arrivée, justifie qu'on en parle. En allant à l'hôpital, vous allez à la rencontre d'un personnel que vous ne connaissez pas. Cette première impression reste gravée dans le souvenir de bien des femmes, et c'est tout à fait compréhensible. Cela fait des mois que vous attendez ce moment-là. Il est chargé de tous vos espoirs, de vos craintes aussi. Un accueil anonyme et froid peut facilement vous désemparer. L'infirmière la mieux intentionnée doit mettre à profit tout son doigté et sa sensibilité pour créer un accueil chaleureux, réconfortant, attentif à vos préoccupations alors qu'elle ne vous connaît pas. C'est si important que tous les efforts doivent être faits pour s'en approcher le plus possible.

### Avant toute intervention, faites-vous expliquer clairement

- en quoi elle consiste ;
- comment on procède ;
- pour quelle raison on choisit de la faire ;
- pourquoi maintenant ;
- si elle est essentielle, utile ou faite de routine ;
- ses effets possibles sur vous, sur votre bébé, sur le déroulement du travail ;
- quelles seraient les conséquences de la retarder ou de la refuser ;
- quelles sont les alternatives.

Prenez le temps d'y penser quelques instants et d'en discuter avec votre compagnon, et peut-être même votre infirmière, doula ou sage-femme avant de prendre une décision. C'est encore plus important dans les moments de fatigue, de découragement, de vulnérabilité.

Déjà, le changement de lieu, d'éclairage, de niveau sonore, de style d'interactions et la rencontre avec des personnes nouvelles peuvent ébranler momentanément la concentration et la confiance en elles de bien des femmes. À cela s'ajoute, pour certaines, un malaise inexplicable, une crainte qui les assaille dès qu'elles entrent dans un hôpital pour quelque raison que ce soit. Aucun autre endroit n'exige que nous nous départissions de nos droits habituels autant que l'hôpital. Il a déjà été obligatoire de se rendre à la salle d'accouchement en chaise roulante ; ce qui est moins courant aujourd'hui, Dieu merci ! Il est encore « fortement suggéré » de revêtir le vêtement anonyme fourni et de ne plus sortir du département d'obstétrique sans autorisation. Dans ces gestes apparemment anodins, se glisse un message subtil confirmant que, désormais, on devra se conformer aux règlements. Le ton est donné !

### Pour atténuer l'effet des procédures d'admission

Ne laissez pas les procédures de votre arrivée à l'hôpital vous faire oublier que vous n'êtes pas malade et que vous restez la mieux placée pour savoir ce qui vous convient. Votre conjoint pourrait rester avec vous le temps qu'il faut pour que vous vous sentiez à l'aise et en sécurité, avant d'aller remplir les formalités de l'admission. Les questions de routine pour établir un dossier sont peut-être inévitables. On peut cependant demander qu'elles respectent autant que possible le rythme de vos contractions. Permettez-vous de porter votre robe de nuit ou tout autre vêtement confortable et de marcher à l'extérieur de la chambre, si vous en avez envie. La flexibilité dans les règlements commence toujours par la pression des clients!

## Le rasage obligatoire

Le rasage est un bel exemple de certitude médicale dont on a démontré qu'elle était sans fondement scientifique. On rasait complètement le pubis en pensant désinfecter la région et éliminer les risques d'infection. Or, les recherches ont plutôt démontré que le rasage augmentait ces risques à cause de l'irritation et des abrasions qu'il infligeait à la peau, créant ainsi une porte d'entrée aux bactéries. Même lors d'une césarienne, on tend à ne couper que les poils qui se trouvent directement là où l'incision aura lieu, comme on le ferait pour une intervention à tout autre endroit pileux du corps. À la lumière de ces découvertes, on croirait la pratique abandonnée partout maintenant, mais d'après une enquête menée au Canada, en 2009[4], près d'une femme sur cinq avait encore à subir un rasage et 5% un lavement.

**Alternatives au rasage**

Dites non!

## Le lavement

Cette procédure était anciennement obligatoire en entrant à l'hôpital pour accoucher. Comme la précédente, j'ai pensé ne pas la mentionner, mais dans certains endroits, on la propose encore! Il peut être particulièrement humiliant et inconfortable entre deux contractions! On administre environ 250 millilitres de liquide par l'anus dans le but de vider les intestins pour essayer d'éviter les «accidents» à la naissance. Dans les faits, le lavement ne vide que la dernière partie de l'intestin. Si l'accouchement devait avoir lieu plusieurs heures plus tard, de nouvelles matières fécales pourraient quand même se trouver dans cette dernière portion de l'intestin. Une petite quantité de selles apparaît occasionnellement lors d'un accouchement, poussées indirectement par la tête du bébé à travers la paroi du vagin, qu'un lavement ait été administré ou non. Il n'y a aucune manière de contrôler ou de retenir cela. Pour le personnel, c'est banal et courant, et il a les gants et le matériel pour en disposer. Mais ce ne l'est pas autant pour la femme qui accouche: c'est un acte extrêmement intime qu'on n'a pas l'habitude de partager avec qui que ce soit. Certaines femmes s'en sentent humiliées et toute remarque ou grimace indélicate à ce moment-là peut être extrêmement blessante.

**Alternative au lavement**

Dites non!

## Les précautions universelles

On nomme ainsi l'ensemble des mesures utilisées pour prévenir la propagation des infections par contact. On les dit «universelles» parce qu'on doit les appliquer en tout temps. Les gens qui touchent une femme en travail doivent s'assurer de ne pas la contaminer, en particulier avec les bactéries qui proviennent du milieu où ils travaillent. Ils doivent aussi se protéger des infections qu'eux pourraient contracter par contact avec des liquides organiques comme le sang. Cela oblige donc les employés à porter des gants, par exemple, et à être très conscients des possibilités de contamination.

Cependant, cela ne justifie pas que l'on vous empêche de *vous* toucher pendant l'accouchement ou de toucher la tête de votre bébé encore dans votre vagin. Vos bactéries normales et celles de votre conjoint ne vous sont ni étrangères ni dangereuses. Elles vivent avec vous sans vous rendre malades et votre bébé va immanquablement s'y habituer! Pour la même raison, le port obligatoire de survêtements (casques, masques, etc.) pour le père n'a pas sa place dans la chambre de naissance, contrairement à la salle d'opération.

## L'interdiction de boire et de manger

Cette règle est extrêmement répandue, quoique à des degrés divers. J'en ai déjà parlé dans la section sur le travail actif. Certains hôpitaux permettent de croquer des glaçons, mais pas de boire de l'eau! D'autres commencent à permettre les liquides, mais aucun solide. Cette règle tente de prévenir une complication réelle, grave et heureusement rare: l'aspiration d'une partie du contenu de l'estomac par les poumons pendant une éventuelle anesthésie générale. Comme l'usage de ce type d'anesthésie a été remplacé dans la très grande majorité des cas par la péridurale, le risque en question a diminué d'autant pour devenir rarissime. Une recherche a chiffré la probabilité de mourir d'une aspiration lors d'une césarienne d'urgence à 1 sur 1 250 000, et moins que ça encore, si on n'inclut que les femmes en bonne santé au départ...

D'autre part, les recherches montrent clairement que le jeûne forcé est impuissant à prévenir cette complication. Aucun intervalle de temps entre le dernier repas et l'anesthésie générale ne garantit que l'estomac sera vide: il y demeure toujours salive, sécrétions, bile, etc. Beaucoup de femmes n'ont pas envie de manger pendant le travail, mais d'autres ont faim et soif, et ce jeûne forcé, en plus d'être désagréable, peut conduire à des états inquiétants de déshydratation et d'hypoglycémie.

### Alternative

Pourquoi ne pas simplement boire et manger suivant votre désir? Si vous préférez éviter une confrontation à ce sujet, le jus ou le yogourt judicieusement placé à votre portée pourrait en fait appartenir à votre compagnon, n'est-ce pas?

## La surveillance du cœur du bébé

L'objectif poursuivi par la surveillance du bien-être du bébé est évidemment de dépister les signes annonciateurs de problèmes pour intervenir à temps et éviter des conséquences graves sur sa santé ou sa vie. La principale façon de le faire pendant le travail est de surveiller les variations de ses battements cardiaques. Cela semble tout simple, mais ça ne l'est pas du tout! Recueillir de l'information sur les battements du cœur du bébé est une chose, en tirer les bonnes conclusions en est une autre. Ce n'est pas que le cœur fœtal donne une information négligeable, mais plutôt qu'elle doit être comprise dans son contexte, en s'aidant au besoin des autres données disponibles.

### Les méthodes pour surveiller la fréquence cardiaque du bébé

La surveillance du cœur du bébé se fait de façon intermittente, à l'aide d'un fœtoscope manuel ou électronique, ou de façon continue avec un

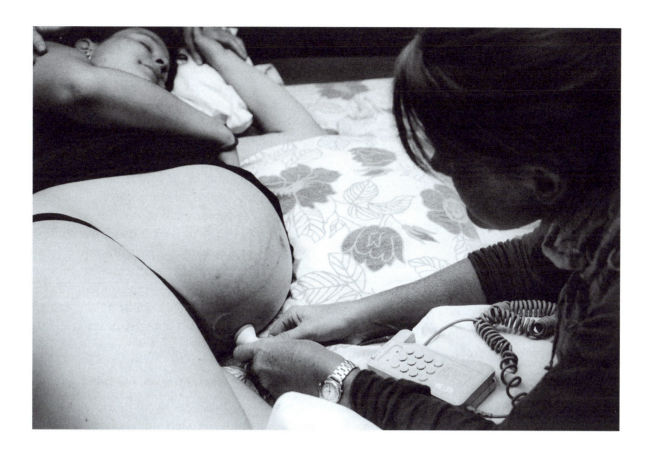

moniteur fœtal externe ou interne, tous deux électroniques.

### Le fœtoscope manuel

C'est un stéthoscope spécialement conçu pour écouter le cœur du bébé. Il s'applique sur le ventre de la mère et n'utilise aucun mécanisme d'amplification du son.

Souvent, les sages-femmes s'en servent dans la deuxième moitié de la grossesse parce qu'il ne peut pas capter le cœur avant. Certaines le préfèrent parce qu'il n'utilise pas d'ultrasons. Par contre, il faut que la femme s'allonge sur le dos pour que ce soit possible d'entendre le cœur, ce qui n'est pas toujours commode pendant le travail. En Europe, le fœtoscope le plus fréquemment employé est un cornet tout simple, de métal ou de bois, qui s'appelle un Pinard.

### Le fœtoscope électronique manuel

C'est probablement l'instrument que votre médecin ou votre sage-femme a utilisé pendant le suivi prénatal, à tout le moins au début, quand le cœur du bébé est encore trop petit pour être audible grâce au fœtoscope manuel. C'est un appareil à ultrasons qui tient dans le creux de la main et dont on dépose le capteur sur le ventre de la mère après y avoir appliqué un peu de gelée conductrice. Il en existe plusieurs modèles, dont certains peuvent être utilisés dans l'eau. Le son peut être retransmis dans toute la pièce ou seulement dans les oreilles de l'examinateur, par des écouteurs. Pendant le travail, il a l'avantage de bien rendre le son du cœur, quelle que soit la position de la mère.

### Le moniteur électronique externe

C'est un appareil habituellement accroché au mur, déposé sur une petite table à roulettes ou sur la table de chevet dans la chambre de naissance. Il est muni de boutons, de cadrans, de voyants lumineux et parfois d'un écran qui donne une représentation graphique du cœur du bébé, ainsi que d'une fente par laquelle sort régulièrement une bande de papier quadrillé sur laquelle s'inscrivent deux lignes continues. La première représente la fréquence des battements de cœur du bébé et la deuxième dessine une représentation approximative des contractions. Ces mesures sont obtenues grâce à deux capteurs déposés sur le ventre de la mère et maintenus en place par deux ceintures élastiques. L'un des capteurs réagit au changement de pression dans le ventre lors d'une contraction, ce qui dessine une vague apparaissant toutes les X minutes. Cette courbe donne une bonne idée de la fréquence et de la durée des contractions, *mais pas de leur intensité*, parce que l'amplitude est influencée par l'endroit où est placé le capteur, par les mouvements de la mère, un éclat de rire ou simplement la tension mise sur la ceinture. L'autre capteur utilise des ultrasons comme le fœtoscope manuel et enregistre les battements de cœur du bébé. Le personnel médical recueille les bandes de papier, en interprète les courbes et les garde dans votre dossier. Lorsque des chiffres bizarres apparaissent sur le cadran de l'appareil, c'est probablement qu'il a capté au passage d'autres bruits internes. Habituellement, un petit clignotant lumineux confirme si c'est bel et bien le cœur qui est enregistré, sinon il faut replacer le capteur.

### Le moniteur électronique interne

Plutôt que de procéder avec un capteur sur le ventre, on utilise une électrode en forme de petite spirale de métal (du diamètre d'un crayon) qu'on insère dans le cuir chevelu du bébé en passant par le vagin. Le col doit donc être dilaté d'au moins 3 ou 4 centimètres. La spirale est reliée à un fil branché au moniteur qui reçoit les signaux électriques et les retransmet sous la forme du même graphique. Contrairement au capteur externe, la lecture est indépendante des mouvements de la mère ou des contractions. Il est plus intrusif: il faut que les membranes soient rompues et que la dilatation soit suffisante pour insérer l'électrode jusqu'à la tête du bébé. On l'utilise donc moins souvent et seulement quand il y a des indications spécifiques, en particulier quand on n'arrive pas à obtenir un tracé clair avec l'appareil externe. Il peut y avoir plusieurs raisons à cela, l'obésité de la mère étant l'une des plus courantes.

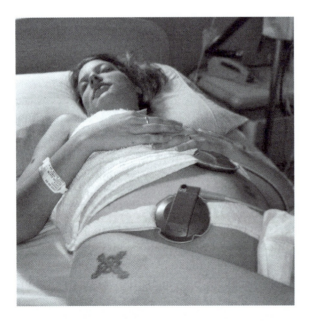

*Le monitorage à distance*

Certains hôpitaux sont désormais équipés d'un système où on peut, à distance, suivre à l'écran le tracé du moniteur électronique, interne ou externe. Cela diminue donc la nécessité d'aller régulièrement dans la chambre, puisque la surveillance peut se faire directement du poste des infirmières, par exemple. Cela peut être un avantage dans un service très occupé, et un désavantage si cela diminue la présence humaine auprès de la mère.

## Les indications de la surveillance du cœur du bébé

### Lors d'un travail normal chez une mère en bonne santé

« L'auscultation intermittente constitue le mode de surveillance fœtale recommandé pendant le travail chez les femmes en santé ne présentant pas de facteurs de risque[5]… ». La fréquence recommandée est d'écouter le cœur aux 15 à 30 minutes pendant le travail actif, et aux 5 minutes pendant la poussée.

Pour les mères, il y a de nombreux avantages à l'auscultation intermittente: elle est beaucoup moins contraignante, elle préserve la liberté de mouvement si importante pendant le travail, y compris l'utilisation du bain, et donne l'occasion d'un contact physique avec la personne « soignante ».

La Société des obstétriciens et gynécologues du Canada (SOGC) a aussi émis des recommandations pour quelques situations spéciales.

▸ L'auscultation intermittente est encore indiquée lors d'une péridurale, à condition de faire une surveillance plus serrée au début, pour les 30 premières minutes, par exemple.

▸ Plusieurs recherches laissent entendre qu'elle est aussi indiquée lors des accouchements prématurés, mais la SOGC ne la recommande qu'après 36 semaines complétées pour l'instant.

▸ Elle est aussi recommandée lors d'une grossesse prolongée, c'est-à-dire jusqu'à 42 semaines, quand le suivi du bébé est normal

▸ Pour ce qui est de la phase de latence: « Idéalement, la plupart des femmes se trouveront dans leur milieu familial et bénéficieront du soutien des membres de leur famille au cours de cette période. » Donc, pas de surveillance du cœur du bébé.

▸ On recommande le monitorage lors d'un déclenchement ou d'une stimulation du travail par de l'ocytocine. Cependant, quand le tracé est normal, on peut envisager de l'interrompre jusqu'à 30 minutes pour faciliter le mouvement et le changement de position, à condition de ne pas augmenter l'ocytocine pendant la même période.

▸ On recommande cependant le monitorage électronique lorsque la femme a déjà eu une césarienne.

Si l'infirmière ou la sage-femme note certaines variations à l'auscultation intermittente, elle réécoutera à la contraction suivante. Si ces variations persistent, elle procédera aux gestes nécessaires pour évaluer les causes possibles et les corriger si possible, par un changement de position, par exemple. Si ces moyens ne suffisent pas à régulariser la fréquence cardiaque, d'autres mesures seront prises et on commencera le monitorage électronique dès que possible.

### Lors d'un travail qui présente des facteurs de risque

Si l'auscultation intermittente est préférable dans le cadre d'un travail normal, le monitorage électronique continu est le mode approprié en présence de facteurs de risque. Certains sont connus pendant la grossesse: hypertension chez la mère, par exemple, ou un retard de croissance chez le bébé. On pourrait aussi utiliser le monitorage électronique en présence de situations particulières qui se développent pendant le travail, comme par exemple:

- un saignement anormal pendant le travail;
- un déclenchement du travail;
- de la fièvre suggérant une infection;
- la présence de méconium dans le liquide amniotique;
- et quand la fréquence cardiaque présente des anomalies lors de l'auscultation intermittente.

### La fréquence cardiaque comme indice du bien-être du bébé

Le bébé réagit en ajustant sa fréquence cardiaque tout au long de sa vie intra-utérine, et particulièrement pendant son voyage vers la naissance. Il réagit au stress, dans le sens très physique du mot. Les contractions créent une compression qui diminue momentanément, et tout à fait normalement, la circulation sanguine vers son placenta. Pour compenser, le bébé ralentit temporairement sa fréquence cardiaque pour économiser son énergie. Pour un bébé à terme et en bonne santé, ce surcroît de stimulations n'a rien de négatif, au contraire: il déclenche la production des hormones qui le préparent à sa nouvelle vie, démontrant son immense capacité d'adaptation. Cependant, il est facile de confondre ces variations normales avec des signes de détresse du bébé. C'est pourquoi la fréquence cardiaque du bébé n'est pas, à elle seule, un moyen vraiment fiable pour détecter quand il ne va pas bien. À preuve, un grand nombre de bébés nés par césarienne «pour souffrance fœtale» crient vigoureusement dès leur sortie, démontrant justement le contraire.

« L'expression *"souffrance fœtale"* [...] a été utilisée de manière inappropriée par le passé lorsque le monitorage de la fréquence cardiaque fœtale se révélait atypique ou anormal. C'est que la présence d'un tracé dit "non rassurant" n'est pas synonyme d'une situation catastrophique à tous les coups, loin de là, surtout chez un fœtus présentant peu de risques[6] ». Certaines études ont montré que la fréquence cardiaque fœtale était atypique ou anormale à un moment ou à un autre du travail dans près de 80% des cas. Donc, la plupart des fœtus chez lesquels on observe des épisodes anormaux pendant la surveillance du cœur fœtal ne présentent dans les faits aucune diminution d'apport en oxygène.

L'ennui est que si le bébé doit composer avec une diminution de l'apport en oxygène dont il a besoin, il répondra aussi en abaissant sa fréquence cardiaque. Départager une cause de l'autre est très difficile, spécialement si aucune autre donnée n'est disponible, comme une analyse de sang du cuir chevelu du fœtus, par exemple. C'est pourquoi aussi il n'est pas rare de voir naître, après une césarienne d'urgence pour détresse fœtale présumée, un bébé vigoureux, en pleine forme, qui ne comprend probablement pas ce qui lui arrive! Il est pratiquement impossible alors, à moins d'une cause bien visible, de déterminer si la césarienne a été faite juste avant qu'un problème ne s'aggrave et l'affecte sérieusement, ou si elle a été carrément inutile.

Plus simplement dit, quand le cœur est beau, on sait que le bébé va bien, mais quand le «tracé» est atypique ou anormal, il est très difficile de prédire si le bébé souffrira de complications. On en est donc, aujourd'hui, à essayer de perfectionner l'interprétation de la fréquence cardiaque fœtale, à y joindre des informations complémentaires, à développer d'autres manières de connaître l'état de santé du bébé. Entre-temps, on utilise au mieux les moyens dont on dispose, même si, à l'occasion, on risque d'interpréter comme des signes de détresse ce qui ne constitue que des variations inhabituelles mais bénignes chez des bébés en bonne santé.

### Les risques du monitorage électronique continu

Dès les années 1990, au moins 10 recherches réunissant 17 000 femmes ont été rapportées, comparant l'usage routinier du moniteur électronique externe et l'auscultation intermittente. Le recours à la césarienne et aux forceps ou ventouses était plus élevé dans le groupe qui avait subi un monitorage électronique continu. La mortalité des bébés était égale dans les deux groupes ainsi que le besoin d'avoir recours à l'unité de soins intensifs pour nouveau-nés. Depuis, de très nombreuses recherches ont continué de démontrer que lors d'un travail qui ne présente pas de complications, le monitorage électronique augmente significativement le nombre de césariennes, d'accouchements avec forceps ou ventouses, *sans améliorer* la santé du bébé à la naissance, comparativement à l'auscultation intermittente.

Malheureusement, le monitorage électronique continue d'être la norme dans beaucoup d'hôpitaux, alors qu'il comporte d'autres inconvénients que celui d'augmenter les interventions inutilement, dont:

- la limitation de la mobilité;
- la nécessité de réajuster le dispositif lors des mouvements de la mère ou du bébé;
- la difficulté d'obtenir un tracé clair chez les femmes obèses;
- l'inconfort des ceintures qui tiennent le dispositif en place;

### Le tracé de monitorage à l'arrivée

La majorité des hôpitaux imposent une période de monitorage électronique de 20 à 30 minutes lors de l'arrivée d'une femme en travail. On a pensé que ce tracé permettrait de reconnaître dès l'arrivée les fœtus qui nécessitent une plus grande surveillance. Là encore, l'hypothèse ne s'est pas confirmée. La SOGC en pense ceci: «L'obtention de tracés cardiaques fœtaux au moment de l'admission n'est pas recommandée en ce qui concerne les femmes en santé à terme en travail, en l'absence de facteurs de risque…, puisque cette pratique ne confère aucun avantage manifeste[7].» Par contre, il est recommandé chez les femmes qui présentent des facteurs de risque.

- l'apparition occasionnelle de «faux résultats», quand le moniteur double ou au contraire divise en deux la fréquence cardiaque, créant soit une fausse alerte, soit un faux sentiment de sécurité.

### Les effets pervers du monitorage électronique continu

Pour plusieurs parents, les pères en particulier, il peut créer de l'anxiété alors qu'ils se retrouvent seuls, témoins de courbes et de chiffres qui peuvent leur paraître très inquiétants, sans personne qui puisse expliquer, rassurer ou intervenir.

Dans un autre ordre d'idées, mais non sans importance, le moniteur crée souvent une déviation de l'intérêt du personnel et du conjoint vers l'appareil plutôt que vers la femme. Le moniteur fœtal a souvent le même effet qu'une télévision en marche dans une pièce: les yeux se tournent vers l'appareil et il y a moins d'interactions entre les personnes. Pour une mère qui a besoin de soutien, ce peut être catastrophique! Plusieurs hommes choisissent même de détourner l'appareil pour se consacrer entièrement à leur femme. L'auscultation intermittente est l'occasion d'une interaction et d'un toucher entre la femme qui accouche et l'infirmière. Ces précieux contacts sont nettement diminués par l'utilisation de l'électronique, en particulier quand la lecture se fait à distance. Des recherches ont d'ailleurs reconnu l'impact de ce changement sur la quantité et la qualité des soins que les femmes reçoivent.

Malgré ces désavantages, le monitorage électronique est le moyen à privilégier en présence de facteurs de risque. Dans une situation où l'on s'inquiète du bébé, le besoin de connaître son état de façon constante a certainement préséance sur d'autres considérations. Les niveaux de risque ne s'équivalent pas tous: un niveau modéré pourrait, par exemple, permettre à la femme d'être débranchée par intervalles pour pouvoir jouir d'une plus grande mobilité. Chaque situation doit être évaluée individuellement et avec votre participation.

### Alternatives au monitorage électronique continu

Inventé au départ pour surveiller les accouchements à haut risque, l'utilisation du monitorage électronique fœtal s'est rapidement généralisée. «Si c'est bon pour les grossesses à haut risque, cela devrait être bon pour toutes les femmes», a-t-on pensé. Ce raisonnement est aussi faux que si on prétendait que les médicaments pour les malades cardiaques feraient du bien au cœur de tout le monde! Malgré l'unanimité des recherches au sujet de la supériorité de l'auscultation intermittente, une grande enquête faite au Canada en 2009 révélait que seulement 6,5% des femmes avaient vécu leur travail sans qu'il soit utilisé[8]. De plus, une très large majorité des femmes trouvent très inconfortable la pression des ceintures sur le ventre pendant les contractions et préfèrent ne pas être reliées à une machine par des fils.

▸ Si votre accouchement est «sans facteurs de risque», insistez pour qu'on fasse l'auscultation intermittente pour préserver votre capacité de bouger, de changer de positions et d'utiliser le bain selon vos besoins.

▸ Si on insiste pour le «tracé d'admission», insistez à votre tour pour qu'il ne dépasse pas les 20 à 30 minutes.

### Si vous devez avoir un monitorage électronique...

▸ Discutez avec votre infirmière et votre médecin de la possibilité d'en être détachée régulièrement pour faciliter vos déplacements et alterner périodes de mouvement et périodes de repos.

▸ Bougez et changez de positions même avec ces fils. Cela demande des trésors d'imagination et de débrouillardise, mais vous en avez. Ne laissez pas de misérables fils vous empêcher de bouger.

Si le monitorage doit obligatoirement être continu, faites contre mauvaise fortune bon cœur. Réjouissez-vous de vivre à une époque qui dispose d'outils pour juger de la santé de votre bébé et pour l'aider, le cas échéant. Contournez les problèmes de mobilité que les différents fils vous posent et concentrez-vous sur votre travail: vous seule pouvez le faire. Il existe de grands écarts dans les interprétations de relevés de monitorage fœtal, parce qu'elles sont extrêmement complexes, relativement subjectives, et ne représentent qu'une mesure imparfaite du bien-être du bébé. Le praticien consciencieux reste celui qui ne néglige aucune observation et qui emploie simultanément plusieurs sources de données pour se faire une idée juste de la situation. C'est la seule manière d'éviter des décisions intempestives qui pourraient mener à des interventions inutiles.

L'auscultation intermittente est la norme lors d'un accouchement à la maison ou en maison de naissance. Le dépistage d'une anomalie conduira à une évaluation de la cause, aux gestes immédiats de correction et, si l'anomalie persiste, à un transfert à l'hôpital pour un monitorage électronique.

## *Le supplément d'oxygène pour la mère*

Quand le monitorage électronique montre des variations non rassurantes de la fréquence cardiaque, plusieurs mesures correctives doivent être prises. En premier lieu, on va changer la mère de position (vers la gauche ou la droite, peu importe le côté qui améliore le tracé du cœur) pour dégager le cordon au cas où une certaine compression serait en train de diminuer l'apport de sang vers le placenta en comprimant la veine cave. Si la mère reçoit de l'ocytocine, on arrête ou diminue la dose parce qu'elle peut être responsable de ces variations en provoquant des contractions trop fortes ou trop fréquentes. On va faire un examen vaginal pour vérifier si la dilatation s'est complétée et si le bébé est descendu rapidement dans le bassin. Il est fréquent et normal que cela crée une compression de la tête du bébé et un ralentissement temporaire des battements de son cœur. Si c'est le cas, le cœur se rétablit rapidement et la poussée peut se poursuivre.

Donner de l'oxygène au masque à la mère fait fréquemment partie des mesures correctives quand le cœur du bébé ralentit. Voici un geste en apparence salvateur: on ne peut pas être contre un supplément d'oxygène quand on sait que le bébé n'en a peut-être pas suffisamment à ce moment. Le problème est qu'aucune recherche n'a pu démontrer que cela faisait une différence significative pour le bébé[9]. Comment cela? Tout simplement parce qu'au moment où vous lisez ces lignes, et pareillement pendant le travail, votre sang est oxygéné dans une proportion de 95 à 100%. C'est-à-dire qu'entre 95 et 100% de vos globules rouges transportent le maximum

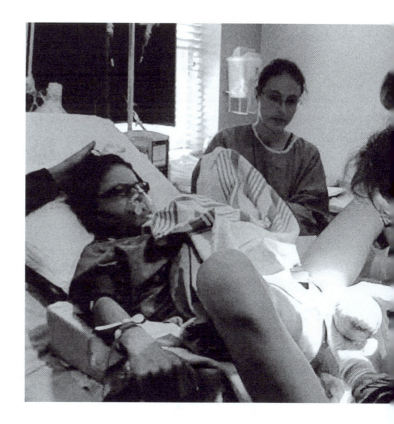

d'oxygène possible, ce qui est tout à fait normal. Un supplément d'oxygène ne peut qu'augmenter cette proportion de 2 ou 3 %, bien peu en somme, l'oxygène en surplus étant dissous dans le sang sans être lié aux globules rouges. Mais surtout, dans les faits, aucune étude n'arrive à démontrer que cela ait un impact sur la quantité que le bébé reçoit.

Les équipes médicales sont bien au courant du fait que cette pratique n'a pas d'effets positifs démontrés… mais plusieurs continuent de l'employer. On s'inquiète, et c'est bien normal, d'un possible manque d'oxygène et des effets à long terme pour le bébé. On s'inquiète aussi des répercussions légales d'un événement malheureux possiblement lié à un manque d'oxygène. Et on agit comme si, bien que nullement démontré, donner de l'oxygène à la mère faisait partie des choses « qu'il ne faudrait pas *ne pas* avoir faites ». Vous me suivez ?

### Qu'est-ce que le méconium ?

Le méconium est la première selle du bébé, faite surtout de mucus et de cellules mortes. Elle est stérile et sans odeur, verte, presque noire, et très collante. Ordinairement, le bébé relâche le contenu de ses intestins après la naissance, mais il arrive qu'il le fasse quand il est encore à l'intérieur. Cela peut être purement accidentel, mais peut aussi être le signe d'une détresse passée ou présente, chronique ou soudaine. Une surveillance accrue est alors indiquée.

### Risques et désavantages du supplément d'oxygène pour la mère

▸ Habituellement associé aux scènes dignes des séries télé de type *Urgences*, le masque à oxygène change assurément l'ambiance dans la chambre. Cela peut être une source de stress et d'angoisse pour le compagnon qui ne s'y attendait pas et pour la femme elle-même.

▸ Conçu pour la personne immobile et allongée, le masque est particulièrement encombrant pour la mère, notamment quand elle bouge et pendant la poussée. Cela rend compliqué le fait de boire un peu d'eau entre les contractions.

### Alternative au supplément d'oxygène pour la mère

Il ne change rien pour le bébé. Alors faites comme vous le voulez. Il ne vous dérange pas ? Ça peut toujours aller. Il vous dérange ? Ôtez le masque. Aucun médecin ne pourra vous répondre sérieusement que « c'est pour le bien de votre bébé ».

## *La rupture artificielle des membranes*

La plupart du temps, les membranes amniotiques se rompent spontanément, le plus souvent vers la fin de la dilatation. Le bébé peut même exceptionnellement naître dans ses membranes intactes, qu'on s'empresse alors d'ouvrir pour qu'il puisse respirer. Ce phénomène a longtemps été considéré comme un signe de chance dans plusieurs cultures, et c'est de là que viendrait l'expression « naître coiffé » qui veut dire « avoir de la chance ». Lors d'un examen vaginal, la sage-femme ou le médecin sent la « poche des eaux » dans le col, devant la tête du bébé, formant parfois une sorte de petit ballon. Pour rompre les membranes, on doit le plus souvent attendre le début d'une contraction pour que la pression gonfle bien ce petit ballon. Une contrepression du doigt peut réussir à les rompre, sinon on utilise un minuscule crochet placé au bout d'un long manche en plastique: on glisse la tige le long des doigts et on «égratigne» les membranes juste assez pour qu'elles se déchirent. Les membranes ne comportant aucune terminaison nerveuse, la rupture est donc sans douleur. On sent tout de suite le liquide chaud qui s'écoule plus ou moins abondamment.

### Indications de la rupture artificielle des membranes

- Pour déclencher artificiellement le travail.
- Pour stimuler la progression du travail.
- Pour installer un moniteur interne, si on ne peut obtenir autrement une surveillance étroite du cœur fœtal.
- Pour vérifier la présence de méconium dans le liquide amniotique, si des anomalies du cœur fœtal suggèrent la possibilité d'une détresse fœtale.

### L'usage routinier de la rupture artificielle des membranes

Dans la pratique obstétricale, on considère souvent comme une routine inoffensive le fait de rompre les membranes, parfois même dès le premier examen à l'arrivée à l'hôpital. La rupture a la réputation d'accélérer la progression du travail, mais les recherches n'ont réussi à démontrer qu'une très humble réduction de une à deux heures. Par contre, elle comporte les conséquences indésirables énumérées plus haut. En comparaison, utiliser des positions verticales et marcher pendant le travail réduit la durée du travail de façon bien plus significative.

Voici un autre exemple d'intervention dont les effets sont à soupeser selon la raison pour laquelle on y a recours. Dans le cas où il importe de procéder à un déclenchement du travail, par exemple, la rupture des membranes jointe à l'emploi d'ocytocine, l'hormone synthétique employée pour déclencher des contractions, est plus efficace que l'ocytocine seule. De la même façon, si le rythme du cœur fœtal est inquiétant et que le capteur du moniteur externe n'en assure pas une lecture fiable, l'installation d'un moniteur interne a priorité sur les considérations par rapport à la rupture des membranes.

### Risques de la rupture artificielle des membranes

La rupture artificielle des membranes...

- Augmente le risque d'apparition d'anomalies de la fréquence cardiaque fœtale, peut-être en raison d'une plus grande compression du cordon, vu la diminution du volume de liquide amniotique. Cela peut conduire à une suspicion de détresse fœtale et aux interventions pour tenter de la corriger. Bien que fort légitimes dans leur intention, ces interventions ont elles-mêmes des effets secondaires indésirables.
- Augmente le risque de césariennes, en particulier pour «détresse fœtale».
- Augmente le risque d'infection pour la mère et le nouveau-né.
- Peut causer un problème rare mais dont les conséquences sont potentiellement graves: la procidence du cordon, une complication sérieuse où le cordon descend dans le vagin, entraîné par le liquide amniotique. Au moment de la descente du bébé, sa tête (ou ses fesses) pourrait le coincer contre les os du bassin, diminuant de façon importante l'apport

d'oxygène. Une césarienne d'urgence deviendrait alors la seule solution. Pour éviter tout cela et s'assurer que la rupture est sécuritaire, il faut que la partie du bébé qui se présente soit bien engagée dans le bassin.

Quand les membranes sont rompues, on s'inquiète avec raison de l'augmentation possible du risque d'infection intra-utérine pouvant se propager chez le nouveau-né, puisque son milieu protégé est maintenant ouvert vers l'extérieur. Ce risque est proportionnel au temps écoulé entre la rupture et la naissance. Pour cette raison, en l'absence de toute indication particulière, il est essentiel de s'assurer que le travail actif est clairement installé avant la rupture des membranes, sinon on risque d'enclencher inutilement une suite d'interventions non souhaitables.

Dans ma pratique, la rupture des membranes ne s'avère que rarement utile avant la fin de l'accouchement, avec quelques exceptions. Je mise plutôt sur d'autres manières de faciliter le bon déroulement du travail, comme aider la femme à se sentir en sécurité, libre d'aller et venir et de bouger comme bon lui semble pour accommoder les sensations intérieures de la descente de son bébé. Je m'inquiète aussi que la rupture puisse être faite trop tôt, alors que la femme n'est pas encore véritablement en travail, à cause de la confusion possible entre la phase de latence et le travail actif, surtout avec une femme dont c'est le premier bébé. Ce n'est souvent qu'a posteriori qu'on peut déterminer le moment où le travail actif a vraiment commencé. Les conséquences de rompre les membranes chez une femme en phase de latence, ou lors d'une «fausse alerte», ne sont pas les mêmes que pendant son travail actif quand toutes les hormones sont bien en place. La rupture pourrait introduire un facteur irréversible qui obligera plus tard à intervenir pour provoquer la naissance. Une autre observation que m'a enseignée l'expérience: quand on soupçonne le bébé d'être en postérieur (c'est-à-dire le visage vers le ventre de sa mère plutôt que vers son dos), le fait de laisser les membranes intactes augmente ses chances de tourner par lui-même pendant le travail.

### Alternatives à la rupture artificielle des membranes

Au début du travail, laissez vos membranes intactes si c'est possible, à moins que ce ne soit à l'occasion d'un déclenchement du travail, ce dont je discuterai plus loin. Vers la fin de la dilatation, leur rupture porte peu à conséquence, puisque c'est là qu'elles auraient probablement rompu par elles-mêmes. Si le but recherché est de stimuler davantage le col et d'accélérer la dilatation, vous pourriez plutôt marcher, vous accroupir pendant les contractions, faire un bout de travail assise sur la toilette, ou encore travailler à recréer votre «bulle» avec la personne qui vous accompagne. Si cela ne donne pas l'effet recherché, il sera toujours temps de rompre vos membranes un peu plus tard. Cela pourrait, au bout du compte, être le petit coup de pouce qui manquait pour franchir le reste du travail.

## L'intraveineuse

C'est le nom général qu'on donne à toute solution, médicamentée ou non, administrée par voie intraveineuse. On insère, le plus souvent dans l'avant-bras, un fin tube de plastique relié à un sac contenant une solution de glucose ou d'électrolytes à laquelle on peut éventuellement ajouter un médicament. Le liquide s'écoule goutte à goutte directement dans la veine et le tube reste généralement en place jusqu'après la naissance.

### Les indications médicales de l'intraveineuse

- Administrer la plupart des médicaments utilisés pendant le travail et en contrôler efficacement le dosage, en particulier l'ocytocine synthétique, soit pendant le travail, soit après, dans la prévention ou le traitement de l'hémorragie postnatale.
- Augmenter rapidement le volume sanguin pour compenser la perte de sang lors d'une hémorragie postnatale.
- Prévenir la chute de pression, un effet secondaire possible lors d'une péridurale. Le fait d'augmenter le volume sanguin préalablement a un effet protecteur et suffit souvent à l'éviter.
- Corriger la déshydratation et l'épuisement de la mère grâce à l'introduction directe de liquide et de glucose dans la circulation sanguine. L'intraveineuse est parfois installée à l'avance pour avoir « une veine ouverte » chez les femmes ayant un risque accru d'hémorragie, comme s'il y a eu hémorragie importante à un accouchement précédent, lors d'un travail très long et épuisant, ou quand l'utérus est particulièrement distendu par une grossesse de jumeaux, par exemple. Elle peut alors être installée tard dans le travail pour gêner le moins possible la mobilité.
- Administrer des antibiotiques par voie intraveineuse pendant le travail. Le plus souvent, il s'agit d'un usage prophylactique, c'est-à-dire préventif, lié au dépistage des Streptocoques B. Il s'agit de doses répétées à toutes les quatre à six heures d'un antibiotique reconnu pour être bien toléré par le bébé.
- Administrer des médicaments lors de situations pathologiques.

### L'usage routinier de l'intraveineuse

L'usage est dit « de routine » quand on installe l'intraveineuse sans avoir de médicament spécifique à y mettre, juste pour avoir « une veine ouverte »... au cas où. Cette pratique a heureusement tendance à disparaître lors d'un travail normal, mais elle subsiste encore à trop d'endroits. Là où on installe encore un soluté de façon routinière, on invoque pour le faire:

- l'importance « d'avoir une veine ouverte », c'est-à-dire prête à recevoir des fluides ou un médicament si le besoin se présentait en urgence;
- l'utilité de bien hydrater la mère, et même de lui fournir du sucre (avec une solution de glucose) pour prévenir l'épuisement.

### Risques et désavantages de l'intraveineuse

Il arrive que l'intraveineuse soit inévitable pendant le travail. Cependant, ses désavantages sont appréciables.

- La perte de mobilité et la sensation d'être « malade » que produit l'installation d'une intraveineuse sont parmi les plus courants et les plus nocifs.
- Une dose cumulative importante d'eau, de glucose ou de sels électrolytiques peut causer des débalancements métaboliques indésirables chez la mère et chez le bébé.
- L'accumulation de fluide crée une accumulation équivalente d'urine, qu'on doit parfois éliminer par un cathétérisme vésical (l'introduction d'une sonde dans la vessie) qui n'est pas sans risque non plus, en tout cas certainement pas sans inconfort.
- L'infiltration accidentelle de liquide dans l'avant-bras peut être source d'inconfort.

### Risques et désavantages de l'usage routinier de l'intraveineuse

Aucune recherche n'a démontré une quelconque amélioration de la santé des mères par l'usage routinier, même quand par la suite il y a eu une hémorragie postnatale. Sachant cela, les risques et désavantages nommés plus haut deviennent complètement inacceptables! Une fois l'intraveineuse en place, il arrive occasionnellement qu'on y introduise des médicaments sans en avoir préalablement discuté avec la mère. Je ne présume d'aucune mauvaise intention, mais que ce soit par manque de temps ou parce qu'on ne voit pas l'utilité que la femme le sache, la chose arrive. Vous devriez être tenue au courant de ce qu'on veut vous administrer pour pouvoir poser les questions nécessaires à votre consentement ou refus. Cependant, tout ajout de médicament doit être noté ostensiblement sur le sac contenant la solution de base. Jetez-y un coup d'œil si vous n'êtes pas sûre.

### Alternative à l'usage routinier de l'intraveineuse

Plusieurs hôpitaux ont carrément abandonné son usage routinier. Si ce n'est pas le cas là où vous accouchez, refusez, ou essayez au moins d'en retarder l'installation le plus longtemps possible. Buvez et mangez aussi longtemps que possible pour éviter la déshydratation pendant le travail.

### Pour atténuer l'impact des effets indésirables de l'intraveineuse

S'il apparaît que vous devez vivre votre travail avec une intraveineuse, assurez-vous d'abord de bien comprendre pourquoi on vous l'installe et pourquoi à ce moment-là de votre travail. La mobilité et une image positive et active de sa propre participation sont toutes deux primordiales pour le bon déroulement du travail. Demandez à votre entourage de vous aider à rester aussi mobile que possible. C'est sans nul doute plus encombrant, mais ce n'est pas du tout impossible!

Si on doit vous injecter un médicament à intervalles de quelques heures, on peut maintenant utiliser un petit dispositif d'injection intermittente (très souvent appelé par son nom commercial *Salin Lock*, ou *Heparin-Lock*) maintenu en place par du ruban adhésif. Cela permet de se déconnecter de la tubulure qui sert à administrer le soluté ainsi que du «poteau» encombrant où il est suspendu. La prochaine dose de médicament sera injectée à travers ce petit «bouchon» sans avoir à vous piquer de nouveau. S'il est bien protégé, on peut même aller dans le bain. Cela donne la sécurité d'avoir une veine ouverte sans les inconvénients de réduire la mobilité et d'administrer des liquides en surdose. Cela peut aussi être une alternative tout à fait acceptable chez celles dont le risque de faire une hémorragie est augmenté.

## Le déclenchement artificiel du travail

On nomme ainsi le fait de provoquer artificiellement des contractions chez une femme qui n'est pas en travail spontané. Voici l'une des façons les plus courantes et les plus radicales d'intervenir sur le déroulement de la grossesse: décider de déclencher le travail avant qu'il ne démarre de lui-même.

Normalement, le travail commence spontanément à la suite de la production, par le bébé, d'hormones qui témoignent de sa maturité, du fait qu'il est prêt à naître. Ces hormones sont captées par les récepteurs de la mère et se joignent aux hormones de la mère pour démarrer les contractions. S'ensuit alors un processus finement réglé dans ses moindres détails jusque après la naissance du bébé.

Quand le déclenchement du travail est fait pour de bonnes raisons, et d'une manière qui est adaptée à la situation, il comporte des avantages certains pour la santé de la mère et du bébé. Mais comme plusieurs interventions obstétricales, son usage s'est généralisé jusqu'à devenir banal en apparence pour plusieurs médecins, mais aussi pour plusieurs parents. Les motifs pour provoquer la naissance vont du plus trivial jusqu'à la nécessité de sauver la vie du bébé ou de la mère. Au Québec, 30% des femmes subissent un déclenchement du travail, plus encore si on ne compte que celles qui attendent leur premier bébé[10].

La banalisation du déclenchement de l'accouchement a entraîné une sous-évaluation généralisée de ses effets potentiellement néfastes. Il est clair aussi qu'il s'assortit d'un allègement des obligations pour le médecin: plus facile d'organiser son horaire, d'avoir moins d'accouchements de nuit et d'être présent pour les accouchements de ses propres patientes. Idem pour l'organisation d'un département d'obstétrique occupé où l'arrivée «spontanée» de femmes en travail se gère moins bien qu'un cahier de rendez-vous pour déclenchements. Je ne présume pas ici de la mauvaise foi de qui que ce soit, mais ce sont là les glissements d'un système qui n'est pas toujours attentif à analyser ses actions à la lumière des effets générés. Cela demande beaucoup de rigueur pour conserver à l'esprit les risques associés pour les mères et leurs

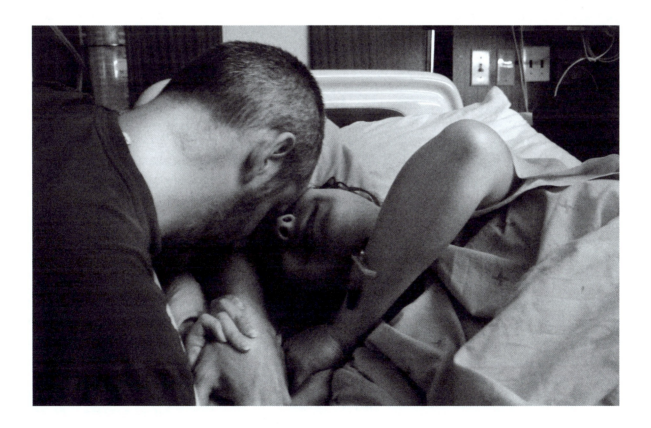

bébés, et les peser au cas par cas à l'égard des bénéfices escomptés.

Car le déclenchement n'est pas sans conséquence: les recherches montrent sans équivoque qu'il comporte des risques pour la mère comme pour le bébé. Par exemple, une recherche faite au Canada rapporte que le déclenchement du travail chez une femme dont c'est le premier bébé fait passer le taux de césarienne à 38,6%, plutôt que 22,5% lors d'un accouchement spontané[11]. Ce risque n'est acceptable que si l'indication est incontestable et que la décision de déclencher s'est prise conjointement avec des parents qui comprennent bien les risques et les enjeux.

*La question à poser en premier lieu est donc: est-il vraiment nécessaire de déclencher le travail?* Nous sommes là au cœur de la question! Si la réponse est oui, le choix de la méthode a son importance dans le bon déroulement de l'accouchement et j'en discuterai plus loin. Si ce n'est pas le cas, le mieux est certainement de l'éviter! Dans plusieurs autres cas, la réponse est mitigée, et j'essaierai aussi de faire le tour de la question.

## Les méthodes mécaniques de déclenchement du travail

Le début des contractions peut être déclenché par des moyens mécaniques comme le décollement ou la rupture des membranes, ou par des moyens pharmacologiques.

### *Le décollement des membranes*

Le décollement des membranes augmente les chances de démarrage spontané du travail en stimulant la libération locale des prostaglandines nécessaires. Les recherches ont démontré qu'il réduit la durée de la grossesse et le nombre de femmes qui dépassent 41 semaines. Lors du toucher vaginal, le médecin ou la sage-femme glisse son doigt à l'intérieur du col, entre la membrane et la paroi de l'utérus, en faisant un mouvement de rotation de 360 degrés pour les décoller l'une de l'autre. Cela peut être douloureux et occasionner quelques saignements légers et bénins. Il est donc important d'en avoir discuté avant et d'avoir le choix de cette manœuvre. Certains médecins le font de routine, près de la date prévue de l'accouchement, parfois sans avertir leur cliente, une pratique que je ne peux évidemment pas recommander, toute intervention exigeant nécessairement l'accord et la participation de la mère.

### *La rupture des membranes*

La rupture des membranes peut à elle seule déclencher le travail, surtout si le col est très favorable, mais même alors, ses chances de succès sont modestes. De plus, elle introduit une variable inconnue qui n'est pas sans importance: le délai entre la rupture et le début du travail, et donc la naissance, qui augmente les risques d'infection pour la mère et le bébé. Pour cette raison, l'administration d'ocytocine synthétique accompagne presque toujours la rupture des membranes. On la commence parfois en même temps, parfois à quelques heures d'intervalle. Cette combinaison est celle qui donne les meilleurs taux de succès, si on les compare avec la rupture ou les ocytocines seules.

## L'approche pharmacologique du déclenchement du travail

### *L'ocytocine synthétique*

L'administration par voie intraveineuse d'ocytocine synthétique (aussi appelée Pitocin ou Syntocinon, son nom commercial) tente de déclencher le travail en reproduisant la quantité d'hormones en circulation dans le sang lors d'un accouchement spontané. On l'administre en intraveineuse en doses calculées de façon très précise, en commençant par une dose minime qu'on augmente petit à petit selon un protocole spécifique à chaque établissement, pour éviter le plus possible une surdose qui causerait une hyperstimulation de l'utérus.

On procède d'abord à une période de monitorage électronique fœtal pour s'assurer du bien-être du bébé et connaître son rythme cardiaque de base avant de le soumettre au stress du déclenchement par ocytocine. On installe ensuite l'intraveineuse et on commence avec une dose assez faible, qu'on augmente à intervalles de 15 à 30 minutes jusqu'à l'obtention de contractions d'une bonne intensité et assez fréquentes. La solution passe par une petite pompe électronique qui calcule le dosage avec précision et permet de réduire ou d'arrêter la perfusion si des effets secondaires indésirables se produisent.

Pour avoir une quelconque action, l'ocytocine doit rencontrer des récepteurs qui y sont sensibles, et ceux de l'utérus le deviennent de plus en plus vers la fin de la grossesse. Comme il est impossible de connaître le dosage exact de l'ocytocine naturelle déjà en circulation dans l'organisme, ni la réceptivité spécifique de chaque femme, on ne sait jamais exactement combien il en faudra. C'est pour cette raison qu'on procède par augmentations successives. Son usage est déconseillé si le col n'est pas mûr parce que les désavantages dépassent clairement les effets bénéfiques escomptés.

Le déclenchement par l'ocytocine peut provoquer une hypertonie de l'utérus: celui-ci ne se relâchant plus ou mal entre les contractions, cela compromet l'arrivée d'oxygène au bébé. Pour cette raison, une surveillance étroite de la fréquence cardiaque fœtale et du relâchement de l'utérus est essentielle. Chaque hôpital dispose d'un protocole strict de dosage et de la vitesse d'administration ainsi que des gestes à poser si l'utérus est hyperstimulé ou si on observe des anomalies de la fréquence cardiaque du bébé.

L'ocytocine est habituellement administrée tout au long du travail jusque après la naissance. Dans certaines occasions, quand on sent que le travail n'avait besoin que d'un petit « coup de pouce » pour démarrer, on peut tenter de diminuer puis d'arrêter l'ocytocine après 4 ou 5 centimètres de dilatation pour voir si le travail ainsi amorcé va se poursuivre de lui-même. Cela libérerait la mère de la surveillance accrue ainsi que de la contrainte physique de l'intraveineuse.

### Les prostaglandines

On emploie une préparation de prostaglandines, sous forme de gel, appliquée sur le col ou dans le vagin. Il en existe plusieurs types et plusieurs préparations. Les prostaglandines agissent en changeant la consistance et l'élasticité du col tout en provoquant des contractions. On peut l'employer même après que les membranes sont rompues. Dans plusieurs cas, il demeure possible de retourner à la maison après une heure ou deux de surveillance du cœur du bébé. Cependant, quand l'indication pour le déclenchement est une préoccupation au sujet du bien-être du bébé, par exemple, on devra surveiller le cœur du bébé de façon pratiquement continue. Son utilisation n'est pas sans risques ni désagréments pour la mère. Elle peut entre autres provoquer une hyperstimulation de l'utérus et des symptômes d'irritation du système digestif comme des nausées, des vomissements ou de la diarrhée. Il a été démontré que les prostaglandines augmentent les chances que le travail commence par lui-même dans les heures suivant son application et diminuent les risques de césarienne, forceps ou ventouse. Les recherches rapportent que les mères préfèrent les prostaglandines à l'ocytocine, cette dernière étant considérée comme plus intrusive.

### Avant le déclenchement du travail

Les chances qu'un déclenchement se termine par un accouchement normal sont beaucoup plus grandes si le col est favorable, c'est-à-dire légèrement dilaté, souple et effacé, et s'il s'est déjà déplacé vers l'avant. Le degré d'engagement de la tête du bébé a aussi son importance: plus elle est engagée, mieux c'est! À l'inverse, une tentative de déclenchement quand le col n'est pas prêt augmente la probabilité que le travail se termine en césarienne.

Avant même de procéder au déclenchement proprement dit, votre médecin ou votre sage-femme évaluera l'état de votre col en vue d'aider sa maturation si besoin est. Rappelez-vous comment cela fonctionne quand le travail démarre tout seul: non seulement les hormones nécessaires sont rassemblées, mais elles le sont dans une proportion spécifique. L'ocytocine, qui provoque des contractions, ne fonctionne bien que sur un col qui est prêt à les prendre, donc suffisamment imbibé de prostaglandines, entre autres. Je simplifie volontairement en suggérant que les hormones sont effectivement dans le col, mais le principe demeure le même, et mieux vaut essayer de copier ce que la nature avait prévu si, pour une raison ou une autre, on doit la devancer ou y suppléer.

Pour évaluer la maturité du col, on utilise le plus souvent un système appelé «l'indice de Bishop». Il tient compte de la consistance du col, de son effacement, de sa dilatation, de sa position (plus vers l'avant, prêt à ouvrir, ou encore orienté vers la partie postérieure du vagin) et de la descente du bébé dans le bassin. Le score obtenu selon ce système d'évaluation va de 0 à 12, et on considère qu'un score plus grand ou égal à 6 est favorable. S'il est nettement plus bas, faire mûrir le col avant de procéder au déclenchement accroît de beaucoup les chances qu'il se passe bien. Les moyens employés sont de deux ordres: mécanique ou pharmacologique.

### *La maturation artificielle du col par l'approche mécanique*

Le dispositif à ballonnet, aussi appelé sonde de Foley, est un tube de caoutchouc souple muni à son extrémité d'un petit ballonnet gonflable qui sert habituellement pour vider la vessie et qui reste en place pour continuer d'évacuer l'urine. Pour aider la maturation du col, on insère la sonde dans le col et on emplit le ballonnet avec de l'eau à l'aide d'une seringue jusqu'à former une petite sphère d'environ 3 ou 4 cm de diamètre et on la laisse en place. Pour la majorité des femmes, cette pression interne crée une sensation douloureuse et continue assez semblable à celle qui est ressentie lors des règles et, comme elle, très variable d'une femme une autre. En quelques heures, la pression que le ballonnet exerce sur le col, de l'intérieur, le fait graduellement dilater jusqu'à 3 ou 4 centimètres. Après quoi, plus rien ne retenant la sonde, elle tombera d'elle-même. On a maintenant conçu une sonde à deux ballons, l'un à l'intérieur, l'autre à l'extérieur du col, travaillant tous deux à le faire céder.

L'un des avantages de cette méthode est que la sonde peut être dégonflée et retirée à n'importe quel moment si elle causait problème, ce qui n'est pas le cas avec un médicament dont on ne peut annuler l'effet une fois qu'il est administré. Cette intervention diminue le risque de césarienne associé au déclenchement réalisé seulement par l'ocytocine et comporte moins de risques de causer une hyperstimulation de l'utérus que les prostaglandines. Par contre, quand elle fait son effet d'effacer et de dilater le col jusqu'à 3-4 centimètres, on doit souvent utiliser aussi une méthode de déclenchement proprement dit, dont le taux de succès s'en trouvera grandement augmenté.

Si on vous propose de faire mûrir le col de cette manière, faites-vous bien expliquer comment on procédera et à quoi vous devez vous attendre dans les heures qui suivent. Trop souvent, les femmes sont mal renseignées sur le procédé lui-même, sur son action et les sensations qu'il peut engendrer. L'effet de l'anxiété n'est pas négligeable et les prédispose mal au travail qui devrait débuter dans les heures suivantes. Le plus important est de bien comprendre pourquoi et comment on utilisera ce moyen, et d'accepter, aussi curieux que ça paraisse, que ce petit bout de caoutchouc puisse vous aider à accoucher.

### *La maturation artificielle du col par l'approche pharmacologique*

Quand le col n'a pas un «score de Bishop» suffisant, quand il n'est pas mûr, ce sont les prostaglandines qui sont utilisées en première instance, l'ocytocine fonctionnant très mal sur un col qui n'est pas réceptif. L'une des préparations de prostaglandines utilisées en obstétrique est le misoprostol (ou *Cytotec*, son nom commercial). Son utilité première, celle pour laquelle on a fait approuver ce médicament, est le traitement des ulcères de l'estomac. Mais on s'en sert de plus en plus souvent dans la pratique obstétricale pour trois indications précises: mener à bien un avortement incomplet, déclencher le travail et traiter l'hémorragie postpartum. Bien qu'il comporte des avantages certains, des recherches l'ont aussi associé à une augmentation des cas d'hyperstimulation de l'utérus ainsi qu'à certains effets indésirables graves bien que rares. À l'échelle mondiale, ce médicament sauve des vies, en particulier dans les régions sous-développées du monde, à cause de son très bas prix (0,20 $ par comprimé), de sa facilité d'administration (par la bouche ou le vagin) et du fait qu'il se conserve bien à température ambiante. Cependant, de plus amples recherches sont nécessaires pour clarifier les conséquences de son utilisation.

### Les indications médicales du déclenchement du travail

- Toute pathologie, comme la pré-éclampsie sévère, où les risques de poursuivre la grossesse sont plus importants pour la mère ou le bébé que ceux qui sont liés au déclenchement.
- Dans le cas d'une augmentation des risques de poursuivre la grossesse, comme dans la grossesse prolongée de plus de 42 semaines ou une situation défavorable comportant elle-même des risques, comme un retard de croissance intra-utérin.

### Les autres indications du déclenchement du travail

Parmi les raisons le plus fréquemment invoquées pour déclencher le travail, certaines font l'objet de controverses, ou à tout le moins de questionnements, quant à leur pertinence et au délicat équilibre entre les risques liés à l'«attente vigilante» et ceux liés à l'intervention. Examinons-les séparément.

### *Le déclenchement du travail pour « dépassement de terme »*

C'est la raison la plus courante. Elle concorde avec une impatience et une fatigue bien légitimes de la mère: il est bien tentant de céder à l'invitation de provoquer le travail pour enfin voir le petit amour qu'on attend depuis neuf mois déjà! Il est important de savoir que 25% des femmes dépassent 41 semaines de grossesse et c'est tout à fait normal. La date probable de l'accouchement, cette fameuse date, confirmée ou déterminée par l'échographie plus tôt dans la grossesse, est la date *moyenne* à laquelle accouchent les femmes qui ont eu leurs dernières règles le même jour. Ce n'est qu'un repère situé à peu près au milieu de la période à laquelle on peut s'attendre de voir le bébé arriver. Ce n'est *pas* une date de péremption à partir de laquelle le bébé se détériore! On parle de grossesse prolongée quand celle-ci arrive à ou dépasse 42 semaines complétées, ce qui touche environ 6% des femmes, la majorité d'entre elles attendant leur premier bébé. Malheureusement, ce sont justement les mères d'un premier bébé qui sont le plus à risque de subir une césarienne si le déclenchement ne fonctionne pas bien. Cette question a donné lieu à de très nombreuses recherches. L'augmentation des risques pour la santé du bébé, surtout après la 42$^e$ semaine, est si minime que le moindre défaut de conception d'une recherche, dans la façon de départager les femmes dans un groupe ou l'autre, par exemple, fait pencher la balance soit du côté de l'intervention plus tôt, soit du côté de l'attente vigilante.

### *Le déclenchement du travail pour indications médicales non urgentes*

Les indications non urgentes sont nombreuses: pré-éclampsie modérée, diabète mal contrôlé, rupture prématurée des membranes chez un bébé à terme (c'est-à-dire avant que le travail commence), retard modéré de croissance intra-utérin en sont quelques exemples, mais il y en a d'autres. Le déclenchement du travail en lui-même est justifiable, mais c'est le moment pour le faire qui est sujet à considérations. Il est impossible de discuter de chacune de ces situations ici. Chaque fois, les risques et désavantages du déclenchement doivent être pesés en regard des risques associés au fait *de ne pas* intervenir et de laisser la situation problématique évoluer tout en la surveillant. Dans le cas des membranes rompues, le déclenchement réduit le risque d'infection pour la mère comme pour le bébé. Mais chaque histoire est particulière. Encore une fois, une discussion ouverte avec votre médecin ou sage-femme, avec des réponses à vos questions et un temps de réflexion vous permettront de prendre une décision éclairée tenant compte de vos préférences et des circonstances.

### *Le déclenchement pour suspicion de macrosomie*

C'est le nom scientifique pour dire «un gros bébé», soit plus de 4 500 grammes, ou plus que le 90$^e$ percentile. Le percentile réfère au rang d'un individu dans un groupe formé de 100 personnes prises au hasard dans la population en bonne santé. Si le poids d'un bébé le met dans le 90$^e$ percentile, c'est que seulement 10 bébés sur 100 sont plus lourds que lui. Toutes les recherches sont unanimes: déclencher le travail en espérant réduire les risques qu'on croit liés aux gros bébés (accouchement difficile, forceps, ventouse, césarienne) ne donne rien! Pour AMPRO$^{OB}$, un programme de formation continue pour les professionnels en périnatalité, à la fine pointe des recherches, cette indication est carrément classée dans les «indications inacceptables». Pour bien des femmes, cependant, l'évocation du «gros bébé» crée une appréhension qui peut aller jusqu'à l'angoisse: sera-t-elle capable de mettre ce bébé au monde? Est-ce que l'accouchement n'en sera pas mille fois plus difficile? Cette peur est tout à fait compréhensible... mais pas vraiment fondée. Les gros bébés ne naissent pas tous d'accouchements difficiles et inversement, ceux-ci ont de très nombreuses autres causes que le poids du bébé. Mais surtout, il a été démontré que provoquer l'accouchement pour prévenir les problèmes potentiellement liés au poids du bébé ne change strictement rien au taux de césariennes, de forceps ou de ventouse, aux déchirures du périnée, ni non plus à la santé du bébé.

### *Le déclenchement « par précaution »*

Dans certaines circonstances, le déclenchement pourrait être envisagé pour réduire les risques d'accoucher sans assistance professionnelle ou en route pour l'hôpital. C'est le cas pour certaines femmes qui accouchent très rapidement (en moins d'une heure, par exemple) et qui habitent loin d'un centre hospitalier ou d'une maison de naissance. Certaines femmes pourraient considérer l'accouchement à domicile, mais encore faut-il qu'il soit possible dans leur région et qu'une sage-femme ait le temps de se rendre chez elle. Bref, ici aussi, on devra explorer toutes les avenues, et si le déclenchement est choisi, on peut procéder par les méthodes les moins invasives.

### *Le déclenchement du travail pour des raisons de convenance*

Cela peut être une simple question d'impatience jointe à la fatigue des derniers jours, ou encore le désir d'accoucher. Lorsque son propre médecin ou sage-femme est présent, pour simplifier l'organisation des congés, le gardiennage des enfants plus vieux ou encore pour accoucher avant la date butoir de la rentrée scolaire (*sic*). Les raisons de convenance sont très nombreuses, mais, sauf exception, elles ne font pas le poids face aux risques liés au déclenchement. Elles font aussi partie des indications inacceptables selon les recommandations actuelles, en raison des risques que le déclenchement fait courir à la mère et au bébé.

### Les risques du déclenchement du travail pour la mère

Comparativement aux accouchements spontanés de femmes ayant des facteurs similaires (même nombre d'enfants, même nombre de semaines de grossesse, etc.), le déclenchement:

- augmente le recours aux analgésiques qui comportent eux-mêmes des risques;
- augmente le recours à la péridurale;
- augmente les cas de dystocie des épaules;
- augmente le recours aux forceps et à la ventouse;
- augmente le taux de césariennes spécialement pour les mères d'un premier bébé (plus de 50% d'augmentation).

### Les risques du déclenchement du travail pour le bébé

Comparativement aux accouchements spontanés, le déclenchement du travail entraîne:

- plus de bébés de petits poids (moins de 2 500 grammes), s'il a lieu avant 39 semaines de grossesse;
- plus de bébés nécessitant des soins pour assister la respiration à la naissance;
- plus de bébés devant être admis à l'unité de soins intensifs pour nouveau-nés;
- plus de séquelles motrices permanentes à la suite d'une dystocie des épaules;
- plus de détresse fœtale due à l'hypertonie de l'utérus.

### Pour les femmes qui devront subir un déclenchement du travail pour des raisons médicales

Ce n'est pas l'idéal — peut-être que votre rêve d'un accouchement «tout naturel» vient de se briser —, mais ce n'est pas la fin de tout. Il est possible de vivre une naissance heureuse une fois que vous acceptez de travailler *avec* le déclenchement, qui, dans votre cas, va améliorer votre santé et celle de votre bébé. *Elsa: «J'ai eu un accouchement provoqué à 35 semaines parce que je faisais une pré-éclampsie. Ce n'était évidemment pas mon choix d'accoucher ce jour-là, mais l'obstétricien m'a expliqué clairement la situation.*

*J'ai protesté, essayé de gagner du temps, je me suis battue pour ne pas avoir de sonde, pour garder ma mobilité. On a répondu à toutes mes questions, à toutes mes objections. On s'est adressé à mon intelligence, à ma capacité de comprendre et aussi à mon cœur de maman qui ne voulait prendre aucun risque pour le bébé ou pour ma vie. Résultat? J'ai accouché «naturellement», sans péridurale, dans ma bulle avec mon amoureux et mon bébé, et ce, malgré toute la médicalisation: ocytocine, antibiotiques, sulfate de magnésium, monitorage électronique, sonde. Et je recommencerais n'importe quand! Pour moi, le déclenchement est une mesure exceptionnelle qui répond à une nécessité médicale. Je ne l'aurais jamais choisi moi-même, mais dans le cas où cela s'impose, je pense qu'on peut rester nous-mêmes et continuer d'exercer nos choix, dans la mesure où notre condition le permet.»*

### Pour diminuer le nombre de déclenchements du travail...

#### *... pour dépassement du terme*

En fait, la cause la plus fréquente d'une grossesse apparemment prolongée est «un manque de précision au moment de déterminer la date d'accouchement prévue[12]». Cela vaut donc la peine de tout mettre en œuvre pour préciser cette fameuse date! Voici les principales recommandations de la SOGC basées sur les recherches les plus à jour pour diminuer le nombre de déclenchements pour cette raison[13].

- Offrir une échographie du premier trimestre (entre 11 et 14 semaines) pour préciser la date prévue de l'accouchement. Si on y observe une différence de prédiction de plus de cinq jours avec la date fournie par les dernières règles, c'est celle de l'échographie qui prévaut.

- Si l'échographie la plus précoce s'effectue au deuxième trimestre, on changera la date prévue de l'accouchement si la différence est plus grande que 7 jours. Quand la longueur des cycles est connue, elle permet de mieux interpréter les résultats de la datation échographique. Si on dispose de deux échographies, c'est la plus précoce qui est la plus précise.

- Les femmes devraient se voir *offrir* un décollement des membranes entre 38 et 41 semaines, après une discussion sur les risques et avantages de cette manœuvre.

- Les femmes devraient se voir *offrir* un déclenchement entre les 41e et 42e semaines de gestation. C'est moi qui souligne le mot «offrir», qui implique donc une discussion sur les

### Ocytocine et hypertonie

L'effet secondaire le plus fréquent de l'ocytocine est d'entraîner de l'hypertonie, c'est-à-dire que l'utérus n'arrive plus à se relâcher entre les contractions. Comme les vaisseaux sanguins qui se rendent jusqu'au placenta sont intimement «tricotés» avec les fibres de l'utérus, cette contraction continue ralentit de façon significative l'apport de sang et d'oxygène au bébé. D'où l'importance de bien surveiller comment il réagit pendant que de l'ocytocine est administrée à la mère. Cependant, quand la dose d'ocytocine est stable et que le bébé tolère bien les contractions, il est possible de faire des pauses dans le monitorage électronique continu pour favoriser la mobilité de la mère.

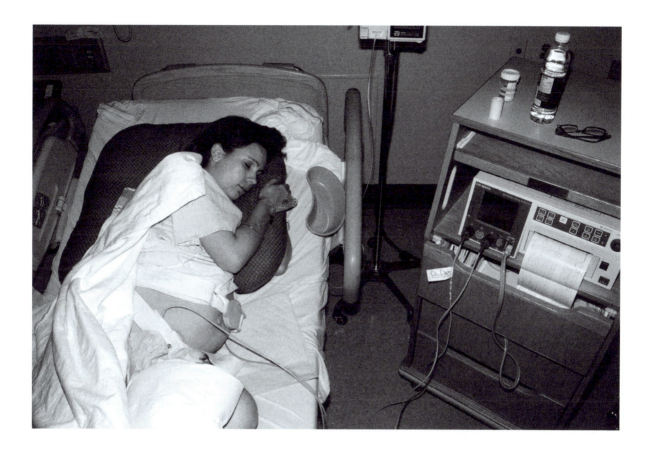

risques et alternatives entre les parents et leur professionnel.

▸ Si l'« attente vigilante » est l'option choisie, on recommande que, pendant cette semaine-là, il y ait au moins un examen de réactivité fœtale et une évaluation du volume de liquide amniotique (des mesures indirectes du bien-être du bébé). (Pour sa part, AMPRO[OB] recommande plutôt deux évaluations pendant la semaine d'attente.)

Aucune femme n'est obligée d'être déclenchée à 42 semaines. C'est son professionnel qui a, lui ou elle, l'obligation de présenter les faits documentés, soit l'augmentation du risque de mortalité pour le bébé et la recommandation de déclenchement à 42 semaines. Après discussion, les parents pourraient en décider autrement et choisir d'attendre quelques jours. Voici, à ce sujet, l'opinion du très respecté Dr Andrew Kotaska, obstétricien: « Si une cliente veut attendre au-delà de 42 semaines (inhabituel mais possible), il est indiqué de faire une autre échographie (pour évaluer le liquide amniotique et le bien-être du bébé, NDLR), et le département d'obstétrique doit accommoder sa demande. S'il refusait de le faire et qu'une issue malheureuse survenait, la responsabilité reviendrait au département qui a refusé l'examen[14]. » Comme la différence dans les risques est très faible, c'est le choix des parents qui devrait dicter quelle approche privilégier, plutôt que les « habitudes de pratique » d'un médecin ou d'un département donné.

*Quand la nature a besoin d'alliés*

*... pour suspicion de macrosomie*

Le plus souvent, le «poids estimé» en fin de grossesse vient d'une échographie faite pour d'autres motifs mais qui donne toujours une estimation du poids du bébé, une fonction du logiciel qui ne peut s'annuler, semble-t-il. Mais l'échographie en fin de grossesse évalue très mal le poids des bébés: sa marge d'erreur est de 10 à 15%. Donc, un bébé qui pèse 4 000 grammes en réalité pourrait être évalué comme pesant entre 3 400 et 4 600 grammes, un écart appréciable entre des poids qui ne suscitent pas du tout le même genre d'appréhensions! Des femmes ont été déclenchées pour des «gros bébés» qui pesaient 3 500 grammes au final. Parfois, une remarque du médecin ou de la sage-femme, des commentaires de l'entourage ou un sentiment diffus de porter un «gros bébé» rend les femmes particulièrement vulnérables à une inquiétude presque irraisonnée envers le travail qui s'en vient. Or, dans les faits, seul le déroulement du travail dira comment vous mettrez votre bébé au monde. Et le provoquer à l'avance ne change rien à ce qu'en sera l'issue. Quoi faire alors? On vous prédit un gros bébé? Donnez-vous les meilleures conditions possibles pour vivre ce travail. Entourez-vous, préparez-vous. Et laissez le travail se déclencher de lui-même. Dans tous les cas, et vu les risques, demandez des explications claires sur la situation et les enjeux, et participez à la prise de décision.

### L'expérience des femmes

Plusieurs femmes racontent combien l'accouchement provoqué est plus douloureux que lorsqu'il commence spontanément. La comparaison est subjective et malaisée à faire, puisqu'une femme ne revivra jamais ce travail d'une autre manière. Mais les témoignages concordent et s'accumulent. *Solène: «J'aurais aimé qu'on m'informe davantage de l'impact d'un travail provoqué. Ça a entraîné plein d'autres interventions que je ne souhaitais pas: j'ai pris l'épidurale, car la douleur était beaucoup plus intense. À cause de l'épidurale, on m'a empêché de prendre la position que je voulais pour faire avancer le travail. Comme je poussais dans une position qui ne me convenait pas, au bout de deux heures de poussée, on s'est finalement retrouvés avec une césarienne. Une belle série de déceptions en chaîne.»* Dans mon expérience, les femmes ont plus de difficulté à intégrer les contractions qui leur parviennent «de l'extérieur». C'est très différent que de travailler avec ce qui vient de l'intérieur. Elles ressentent plus souvent ces contractions comme agressantes, plutôt que comme des alliées potentielles. D'où une utilisation accrue de médicaments pour soulager la douleur, en particulier la péridurale. Les chapitres sur le travail et le soutien contiennent de nombreuses suggestions pour aider les femmes à vivre leur travail, même avec ce défi en plus.

### Alternatives à la maturation du col et le déclenchement du travail

Quand il n'y a pas d'urgence, plusieurs moyens alternatifs existent pour favoriser le début du travail, autrement dit, pour créer des conditions plus favorables à son démarrage spontané: la stimulation des seins, l'acupuncture, l'homéopathie, les herbes médicinales, l'ostéopathie et plusieurs autres. Leur action s'échelonne habituellement sur plusieurs jours. On doit donc les débuter avant la date fatidique, quand la décision de déclencher est prévisible, sans être pressante encore, pour leur donner le temps d'agir. Allez voir le chapitre sur les dernières semaines de la grossesse. Plusieurs de ces moyens ont encore un effet positif, même à quelques heures du moment choisi pour le déclenchement.

Comme vous voyez, rien n'est simple! Ici encore, le sérieux de la raison pour laquelle le déclenchement est requis pèse dans la balance. Le dialogue avec votre médecin ou votre sage-femme pour bien comprendre les enjeux revêt toute son importance.

## La stimulation artificielle du travail

La stimulation artificielle du travail désigne l'utilisation d'ocytocine lors d'un travail déjà en marche, pour accélérer sa progression, alors que le déclenchement se fait en l'absence de contractions. On emploie généralement l'ocytocine dans un mode d'administration similaire à ce qui est décrit dans le déclenchement du travail. Cependant, le dosage est habituellement beaucoup moindre, puisque la mère en produit déjà assez pour générer des contractions par elle-même.

### L'indication de la stimulation du travail

On stimule le travail dans le cadre d'un accouchement qui ne progresse pas, ou pas assez, ce qu'on appelle «dystocie du travail» en termes médicaux. C'est aussi la raison la plus fréquemment invoquée pour faire une césarienne. Sa définition revêt donc une importance toute particulière. On sait déjà que le rythme d'un travail varie énormément d'une femme à l'autre et d'un accouchement à l'autre pour la même femme. Une définition très étroite de la progression d'un travail ne donne pas «la chance» à celles qui ont un travail plus lent mais complètement normal et qui arrivent à préserver leur énergie pour ne pas s'épuiser. Une définition trop «tolérante» risque de laisser une mère et son bébé pendant des heures dans une stagnation qui ne trouve pas de résolution et les laisse complètement exténués. Pour le bébé, cela se traduit parfois par des anomalies de sa fréquence cardiaque, une autre raison fréquente pour faire une césarienne. Les critères couramment utilisés pour diagnostiquer une dystocie sont les suivants: pendant la dilatation, moins de 0,5 cm/heure de dilatation pendant plus de quatre heures; pendant la poussée, pas de progrès pendant plus d'une heure en présence de poussée active. Cette définition est souvent modulée par le professionnel selon qu'il s'agit d'un premier bébé ou des suivants.

### L'usage approprié de la stimulation du travail

Si le travail est lent mais progresse tout de même, et que la mère et le bébé se portent bien, il n'est pas nécessaire de stimuler artificiellement le travail pour reproduire une courbe de progression standard. Même chose si la mère traverse une de ces périodes de plateau dont j'ai parlé dans la section sur le travail actif. Dans d'autres occasions cependant, le ralentissement aboutit à une véritable stagnation qui peut conduire à l'épuisement de la mère et du bébé, et mener à utiliser des interventions encore plus lourdes. L'ajout d'un peu d'hormones synthétiques pour appuyer celles de la mère peut alors être un atout réel sans effets secondaires importants.

On est ici en présence de situations où l'appréciation de ce qui se joue sur le plan émotionnel pour la mère et de la dynamique même du travail mène à des décisions qui relèvent du jugement clinique bien plus souvent que de règles strictes clairement définies. C'est tant mieux, le travail de chaque femme et la situation qu'elle vit étant par définition éminemment individuels. Mais cela ouvre aussi à toute la subjectivité, la vision et l'expérience du professionnel avec l'aide duquel vous accoucherez. Ici encore, les meilleures décisions sont celles qui se prennent conjointement entre le professionnel et les parents.

Au Québec, jusqu'à 80% des femmes reçoivent de l'ocytocine à un moment ou l'autre de leur accouchement, un chiffre qui fait hausser les sourcils! Est-ce possible que tant de femmes n'aient pas les hormones nécessaires pour assurer elles-mêmes le bon déroulement de leur accouchement? Tout ralentissement dans la cadence espérée de la dilatation ou de la descente du bébé pendant la poussée peut être vu comme un problème. Or, il s'agit parfois du temps dont la mère a besoin pour intégrer l'intensité de tout ce qu'elle vit physiquement et sur le plan émotif dans un accouchement. Les chapitres précédents sont pleins d'idées pour faire redémarrer ou progresser le travail. D'ailleurs, les recommandations de la Société des obstétriciens et gynécologues du Canada, en cas d'arrêt de progrès, sont d'abord d'améliorer le soutien continu à la mère, d'encourager les positions verticales et la mobilité, de rompre les membranes et éventuellement de suggérer la péridurale avant de considérer l'ocytocine, qui devrait donc être la dernière des solutions envisagées, même si elle peut, à l'occasion, s'avérer un facteur positif. Rien ne se tranche au couteau! L'expérience du médecin ou de la sage-femme, leur respect du processus naturel et leur évaluation réaliste et nuancée de la situation doivent les guider dans leurs décisions en collaboration avec les parents.

Il est clairement démontré qu'on ne doit pas poser un diagnostic d'arrêt de progrès du travail avant que la femme ne soit dans la phase active, soit le col complètement effacé et à trois ou quatre centimètres si c'est son premier bébé, et partiellement effacé et à quatre ou cinq centimètres pour les bébés suivants. Si elle est encore dans la phase de latence, l'emploi d'ocytocine n'est pas recommandé. On devrait plutôt procurer à la mère repos, hydratation et soulagement de la douleur par divers moyens, pharmaceutiques ou non (bain chaud, massage, analgésie ou autre), jusqu'à ce que son travail prenne son élan spontanément.

### Alternatives à la stimulation du travail

Un travail peut progresser lentement pour de multiples raisons. Essayer de le schématiser, de le faire entrer dans une catégorie bien définie trahit en quelque sorte la complexité de ce processus qui met en cause tellement plus que les parcelles dont il est fait. Oui, il y a les hormones, le bassin, la position du bébé, les contractions. Mais la naissance, elle, transcende tout ça. La confiance, la détermination, le soutien et… quelques positions un peu bizarres sont souvent venus à bout de situations pourtant jugées sans issue. Pour se donner des outils concrets pour aider ce travail à reprendre de la vigueur, allez revoir les chapitres sur le travail, qui couvrent longuement les façons d'en favoriser le déroulement le plus harmonieux possible.

Si on vous propose de stimuler les contractions et que vous ne vous y sentez pas prête, il ne devrait pas être difficile de demander de retarder cette intervention le temps d'essayer ce qui vous semble approprié. Il sera toujours temps de l'accepter un peu plus tard, si vous n'avez pas déjà accouché!

## L'épisiotomie

Il s'agit d'une incision du périnée superficiel pour en élargir l'ouverture au moment de la naissance. Elle peut être «médiane», la plus courante en Amérique du Nord, c'est-à-dire verticale dirigée vers l'anus, ou «médio-latérale», c'est-à-dire de biais vers la cuisse, surtout utilisée en Europe. Elle se fait avec un ciseau juste avant la sortie de la tête du bébé, avec une bonne anesthésie, qu'elle soit locale ou assurée par la péridurale.

Qu'elle soit due à une déchirure ou à une épisiotomie, on distingue quatre degrés dans l'atteinte du périnée. Le premier degré ne touche que la peau et les muqueuses, le deuxième touche les muscles du périnée, le troisième rejoint l'anus et le quatrième degré, le plus grave, atteint la muqueuse rectale.

L'épisiotomie a longtemps été l'intervention chirurgicale la plus pratiquée en Amérique du Nord, et aussi la plus contestée par les femmes. On lui avait prêté, et c'est vraiment le mot, plusieurs vertus, comme prévenir d'éventuelles descentes d'utérus et de vessie, préserver l'intégrité des muscles du périnée et du sphincter anal, protéger la vie sexuelle future du couple, ou encore guérir mieux qu'une déchirure. Mais la recherche consacrée à vérifier ces allégations a en fait démontré exactement le contraire: les problèmes sont plus nombreux et plus importants dans les groupes où il y a eu épisiotomie de routine que dans ceux où on a réservé son usage à ses vraies indications. Depuis quelques années, les recommandations à l'effet d'abandonner cette pratique sont maintenant largement connues des médecins. Conséquemment, le pourcentage d'épisiotomies a significativement diminué: au Canada, par exemple, le taux est passé de 36,5% pour l'année 1996, à 16,6% en 2010[15], alors qu'il dépassait les 70% deux décennies plus tôt.

En résumé, comparativement à laisser le périnée faire son travail d'étirement, l'épisiotomie:

- ne fait pas moins mal qu'une déchirure;
- ne guérit pas mieux qu'une déchirure;
- ne réduit pas le nombre de lésions du sphincter anal;
- ne prévient pas l'incontinence urinaire à court ou à long terme;
- n'améliore pas la fonction sexuelle postnatale.

Les recherches scientifiques démontrent par ailleurs que l'épisiotomie:

- affaiblit le plancher pelvien, c'est-à-dire le périnée;
- augmente le risque de lésions au sphincter anal lors d'un accouchement spontané et lors d'un accouchement avec forceps ou ventouse.

En fait, dans un document destiné aux mères, la Société des obstétriciens et gynécologues du Canada affirme qu'il y a des avantages à *ne pas* faire d'épisiotomie:

- la femme a moins mal après l'accouchement;
- son fonctionnement sexuel est meilleur par la suite;
- il y a moins de relâchement des muscles pelviens[16].

Si on réserve l'épisiotomie à ses seules indications médicales, on pourrait viser d'abaisser encore son utilisation. Les sages-femmes, quant à elles, connaissent depuis longtemps ces données, et leur approche les incite plutôt à respecter la capacité du corps des femmes à s'adapter à la naissance. Leur taux d'épisiotomies se situe généralement autour de 5%.

### Les indications médicales de l'épisiotomie

- Pour hâter la naissance, quand il y a des signes de détresse du bébé montrant qu'il pourrait mal tolérer le délai nécessaire à l'étirement du périnée.

- Pour hâter la naissance quand il y a un arrêt de progrès dans l'étirement du périnée et détresse de la mère. Dans l'expérience des sages-femmes, cette situation ne se rencontre que rarement. Aussi longtemps que la mère et le bébé vont bien, l'attente est raisonnable. Le reste est affaire de patience.

Les usages suivants ne sont pas recommandés, mais leur caractère parfois urgent pourrait les justifier, dépendant du jugement du professionnel qui assiste l'accouchement:

- lors de certains accouchements avec forceps ou ventouse;
- pour faciliter la naissance de la tête dans un accouchement par le siège.

Les recherches n'ont pas démontré son utilité lors de la naissance de bébés prématurés.

### Les risques de l'épisiotomie

- C'est une lapalissade, mais l'épisiotomie diminue nettement les chances d'avoir un périnée intact à la naissance!
- Elle augmente significativement le risque de déchirures compliquées du troisième ou quatrième degré parce qu'elle a tendance à se prolonger jusqu'au sphincter anal, qu'elle peut déchirer aussi.
- Elle augmente significativement la perte de sang à l'accouchement (en moyenne de 200 ml) et prédispose à la formation d'un hématome.
- L'inconfort, la douleur et parfois même les complications de l'épisiotomie affectent les premiers jours de contact entre la mère et son bébé, et ils peuvent aussi déranger le début de l'allaitement puisque la mère est moins à l'aise pour bouger et s'asseoir.
- Sa guérison est plus difficile et plus douloureuse que celle d'une déchirure spontanée.
- Dans certains cas, l'épisiotomie et sa cicatrice affectent les relations sexuelles sur des périodes pouvant aller jusqu'à plusieurs mois.
- Elle comporte tous les risques, même rares, liés à une chirurgie: infection, formation d'un abcès, etc. L'infection la rend encore plus douloureuse et demande une antibiothérapie en plus de compromettre la cicatrisation.

### Alternatives à l'épisiotomie

La patience et la confiance. Les périnées sont faits pour s'étirer et laisser naître les bébés. Au moment de la sortie de la tête du bébé, on peut encourager une poussée graduelle, plus douce (quand c'est possible!), des positions favorables et des compresses chaudes qui favorisent une meilleure détente des tissus. Une revue des recherches au sujet des compresses chaudes a montré une réduction du nombre de déchirures et une diminution de la douleur dans la période postnatale.

Certains médecins habitués à faire des épisiotomies reculent parfois devant un périnée qui semble «vouloir déchirer». Et plusieurs femmes acceptent encore une épisiotomie quand on leur fait valoir qu'elle évitera une déchirure. Même en sachant que la guérison de celle-ci est plus facile et moins douloureuse, on craint cette rupture «anarchique» dans cet endroit si intime et si sensible. Si vous avez eu la chance de voir des photos ou des vidéos d'accouchement, vous avez pu voir combien le périnée s'étire de façon absolument incroyable et comment il a toujours l'air d'être tout près de déchirer, sans que ce soit nécessairement le cas. Vous pourriez peut-être faire confiance au vôtre… Les femmes qui «prennent le risque» de déchirer prennent aussi celui *de ne pas* déchirer. Même sans déchirure, il peut y avoir de la douleur dans les jours qui suivent, surtout au premier bébé. Il arrive aussi que la vulve soit très enflée, ce qui peut être vraiment inconfortable et prendre quelques jours à disparaître. Dans le cas où une déchirure spontanée aurait lieu, la très grande majorité sont minimes ou modérées et guérissent rapidement.

La cicatrisation au périnée est beaucoup plus rapide qu'ailleurs sur la peau parce qu'il s'agit d'une muqueuse, comme l'intérieur de la bouche, par exemple. Enfin, certaines femmes, spécialement quand ce n'est pas leur premier bébé, ont la chance d'avoir un périnée souple, une naissance pas trop rapide, des mains patientes pour aider. Toutes celles qui ont eu ce bonheur témoignent du plaisir de s'asseoir et de marcher sans souci et sans douleur dès le lendemain. Un bonheur que je vous souhaite!

On pourrait craindre que la diminution du taux d'épisiotomies ait pour effet d'augmenter le nombre de déchirures simples ou sérieuses. Au contraire, la comparaison entre les différents types de pratiques partout dans le monde prouve clairement que, là où l'épisiotomie est largement répandue, le taux global de traumatismes au périnée est plus élevé que là où son usage est limité. Beaucoup trop de femmes se retrouvent donc avec une blessure et des points de suture alors qu'elles n'auraient pas déchiré si on s'était abstenu de couper et qu'on les avait guidées avec un peu de patience. Il n'y a aucune raison de ne pas faire tout ce qui est en notre pouvoir pour favoriser la naissance des bébés en laissant le périnée intact ou avec une déchirure « organique » minime qui guérira mieux et plus vite que sa contrepartie chirurgicale, l'épisiotomie.

### Le massage du périnée

Un mot sur le massage du périnée, c'est-à-dire l'étirement manuel des muscles du vagin qu'on peut faire dans les dernières semaines de grossesse. Il nous vient de la pratique des sages-femmes des années 1970. Il demande une pratique quotidienne de 5 à 10 minutes durant les six dernières semaines environ. Les recherches de ces dernières années démontrent une efficacité très modeste: il semblerait diminuer le nombre de déchirures, mais seulement chez les femmes accouchant de leur premier bébé[17]. Le massage du périnée et les exercices de contraction des muscles du périnée, souvent appelés Kegel, pourraient être pour vous une belle occasion d'apprivoiser cette partie de votre corps. Tout geste, fait dans l'intimité ou à deux, qui vise à apprivoiser cette partie de votre corps, à jouer avec son élasticité (alors qu'on a toujours valorisé son étroitesse), à respirer avec elle est bienvenu et probablement bénéfique. Il peut vous aider à apprivoiser la sensation d'étirement et à y répondre avec vos propres moyens de détente, comme la respiration. Mais n'oubliez pas que les périnées sont faits pour s'ouvrir et laisser naître les bébés. Si vous ou votre conjoint n'êtes pas à l'aise, si l'aspect clinique du massage vous stresse, rappelez-vous que les avantages de cette pratique sont minimes. Vous pourriez choisir de l'omettre complètement, sans grand impact sur votre chance d'accoucher sans déchirure.

## Les forceps et la ventouse

Les forceps et la ventouse sont les instruments utilisés pendant la poussée pour extraire le bébé quand il faut rapidement compléter la naissance. Le bébé doit obligatoirement se situer très bas dans le bassin, sinon la césarienne serait le moyen choisi. Au Québec, en 2010, le taux combiné d'accouchements assistés par les forceps ou la ventouse était de 12,7%. Au Canada, il était de 13,5%, dont 9,6% par ventouse obstétricale et 3,2% par forceps[18].

Les forceps ressemblent à deux grosses cuillères à salade en métal. Chaque cuillère épouse à la fois la courbe du bassin de la mère et celle de la tête du bébé. Les branches se posent l'une après l'autre dans le vagin et s'appliquent autour des tempes du bébé. Puis, on procède à une traction vers l'extérieur en conjonction avec les poussées de la mère. Il arrive occasionnellement qu'on s'en serve pour compléter la rotation de la tête ou pour aider à sortir la tête d'un bébé arrivé par le siège. Pour éviter un traumatisme à la vessie de la mère, on aura introduit une sonde dans l'urètre pour la vider. On installe également une intraveineuse, si ce n'est déjà fait, parce que l'utilisation des forceps augmente le risque d'hémorragie.

La ventouse ressemble à une petite coupe de plastique flexible reliée par un tube à un mécanisme capable de créer une succion par le vide, d'où son nom de *vacuum* en anglais. Après l'avoir comprimée, on l'introduit dans le vagin et on l'applique sur la tête du bébé. La ventouse est reliée à un dispositif manuel ou électrique qui crée une succion en quelques secondes. Quand la succion est bien établie, on exerce une traction vers l'extérieur toujours en conjonction avec les poussées de la mère pour aider à l'expulsion. L'usage de la ventouse est de plus en plus répandu au Québec et tend à remplacer les forceps. Comme les forceps, la ventouse nécessite une anesthésie locale, à moins que la mère ne soit déjà sous péridurale.

### Les indications médicales des forceps et de la ventouse obstétricale

Les indications sont approximativement les mêmes pour les forceps et la ventouse. Le médecin choisira l'un ou l'autre, selon la situation ainsi que son expérience.

On emploie les forceps ou la ventouse:

- pour compléter la naissance rapidement en présence d'une détresse fœtale, à condition que le bébé soit assez descendu dans le bassin, sinon on optera plutôt pour la césarienne;
- pour compléter la naissance quand il y a arrêt de progrès dans la poussée.

Il n'y a pas si longtemps, on considérait deux heures comme une limite à ne pas dépasser pour un premier bébé. On recommande maintenant de ne pas utiliser de limite de temps fixe, en autant qu'il y ait un progrès, même lent. On suggère cependant de réévaluer la situation après deux heures et de tenir compte de l'état de la mère et du bébé dans la décision d'intervenir.

### Les risques de la ventouse et des forceps pour la mère

- Lésions locales (la ventouse en cause nettement moins que les forceps).
- Augmentation du risque d'hémorragie.
- Augmentation du risque de déchirure importante.

### Les risques de la ventouse pour le bébé

- Traumatisme du cuir chevelu.
- Bosse séro-sanguine. Elle a l'apparence d'un petit chignon: il s'amasse sous le cuir chevelu une masse de sang et de sérum assez volumineuse. La bosse disparaît en quelques semaines, mais peut augmenter la jaunisse du nouveau-né à cause de l'excès de globules rouges qui doivent être décomposés par son organisme.
- Hémorragie intracrânienne (0,12%, en comparaison avec 0,05% lors d'un accouchement spontané).
- Hémorragie sous-galéale, c'est-à-dire entre le crâne et le cuir chevelu, avec des répercussions potentiellement graves. Elle est heureusement rare et spécifique à la ventouse.

### Les risques des forceps pour le bébé

- Hémorragie intracrânienne (0,15%).
- Céphalhématome, un épanchement modéré de sang sous le cuir chevelu.
- Lésions faciales ou oculaires.

Rappelez-vous que la majorité de ces risques sont rares et que forceps et ventouse sont utilisés justement pour remédier à une situation comportant elle-même des risques. Malgré cette nomenclature inquiétante, l'application minutieuse de l'un ou l'autre de ces instruments par un médecin expérimenté constitue une intervention efficace. Toutefois, puisque le risque demeure, ils ne devraient être utilisés que pour des indications médicales bien précises. Les recommandations des grandes organisations médicales sont très claires quant à leur utilisation: les patientes doivent être renseignées sur les risques et avantages possibles du recours à la ventouse obstétricale et aux forceps *avant* leur application.

### L'expérience des parents

Les raisons principales pour lesquelles on utilise forceps ou ventouse — la détresse fœtale et l'absence de progrès — sont en elles-mêmes des causes importantes d'anxiété pour les parents. Aussi, ils sont presque toujours utilisés dans un climat d'appréhension et d'inquiétude. Une bonne communication avec le personnel présent et des explications concises et claires diminuent cette anxiété. Malgré tout, l'intensité des sensations créées pour la mère, souvent après des heures de travail éprouvant, font que l'accouchement « instrumental » (avec forceps ou ventouse) est souvent vécu comme traumatique et violent, même quand les parents constatent qu'il était impératif d'employer l'un ou l'autre. Si on a dû y avoir recours lors de leur accouchement, les parents devraient demander et obtenir un temps de « debriefing », de bilan avec leur médecin pour bien comprendre ce qui a mené à cette décision, les conséquences possibles pour la mère et le bébé, et toute autre question importante pour eux. Ils devraient aussi avoir accès à un soutien accru de la part des infirmières, sages-femmes et autres professionnels en cause.

### Alternatives aux forceps et à la ventouse

Personne ne souhaite vivre un accouchement avec des forceps ou une ventouse. Mais il arrive que, épuisées par une longue poussée, des femmes aient vraiment besoin qu'on les aide à faire naître leur bébé. Par contre, plusieurs femmes ont donné naissance avec une ventouse ou des forceps alors que leur bébé allait bien et qu'elles auraient voulu qu'on leur permette de pousser encore. D'autres mesures correctives auraient pu être apportées avant le recours à des instruments: changements de position, ocytocine pour stimuler les contractions, etc. Mais la définition d'une poussée « prolongée » ou d'un arrêt de progression dans la poussée varie parfois d'un hôpital et d'un médecin à l'autre. Il existe de grandes disparités régionales et nationales dans l'utilisation des forceps et de la ventouse, qui s'expliquent en partie par ces différences d'interprétation et de politiques hospitalières. Discutez-en à l'avance avec votre médecin.

Toutes les suggestions du chapitre sur la poussée sont valables pour favoriser une poussée qui mènera à la naissance du bébé sans autre intervention que le soutien à la mère. Souvent, lorsque la fatigue est un facteur, les contractions deviennent moins fortes, abandonnant aux seuls efforts volontaires de la mère le travail de faire descendre le bébé. Dans ces cas, quelques gouttes d'ocytocine peuvent renforcer des contractions trop faibles, ce qui augmentera significativement l'efficacité des poussées. Quand c'est possible, éviter la péridurale diminue le taux d'utilisation des forceps et de la ventouse. Quand elle est présente, on diminue ce risque en laissant descendre le bébé jusqu'à ce qu'il soit visible à la vulve avant de faire pousser la mère, même si on doit pour cela attendre une ou deux heures après la dilatation complète.

## *L'analgésie pendant le travail*

D'un point de vue strictement médical, le soulagement pharmacologique de la douleur comporte des risques et des effets sur la mère, le bébé et le travail qui méritent qu'on les considère sérieusement. Mais le soulagement pharmacologique de la douleur de l'accouchement est aussi, dans bien des cas, le choix de la femme en travail, habitée par toutes sortes d'émotions. En discuter sans référer à tout ce qui se vit autour de la décision d'y avoir recours peut sembler froid et sans âme. Vous trouverez dans les chapitres sur le travail et dans celui sur la douleur une réflexion sur ses aspects autres que médicaux, qui sont tout probablement ceux avec lesquels vous aurez à composer pendant votre travail.

Le contrôle pharmacologique de la douleur de l'accouchement remonte au XIX$^e$ siècle, quand la reine Victoria, désobéissant à l'injonction biblique d'enfanter dans la douleur, réclama du chloroforme à l'un de ses accouchements. Personne n'osa la contredire. Il était désormais permis d'obtenir un soulagement pendant le travail! Les médicaments employés ont changé et continueront de le faire parce qu'on essaie toujours de produire des médicaments ayant le moins d'effets secondaires possibles sur la mère, son bébé et le déroulement du travail, tout en garantissant le meilleur soulagement possible. À suivre donc!

Les différents médicaments et les différentes méthodes d'utilisation ont des indications qui se recoupent, et leurs effets secondaires sont parfois spécifiques, parfois communs à toutes ces méthodes. Cela ne simplifie pas la discussion! Commençons d'abord par les définir.

Dans le langage courant, on les appelle «des calmants». Ce sont des médicaments dont le but est de réduire la douleur ou d'induire artificiellement un niveau de relaxation qui la rend plus tolérable. On les reçoit le plus souvent par injection.

### Les indications de l'analgésie obstétricale

- Pour permettre à la mère de se reposer et peut-être même de dormir avant d'entreprendre le travail actif, lorsque la phase de latence est spécialement longue. Un usage judicieux d'analgésiques peut aider, alors que la péridurale n'est pas indiquée, au contraire.

- Pour soulager partiellement la douleur ou la tension pendant le travail. L'état d'engourdissement qu'elle crée aide parfois à faire fondre un surcroît de tension, mais pour certaines femmes, l'analgésie les met plutôt dans la situation passive de subir les contractions au lieu de travailler avec elles lorsqu'elles surviennent.

- Pour soulager en attendant la péridurale, quand l'anesthésiste n'est pas immédiatement disponible.

### Les risques de l'analgésie obstétricale

Les opiacés, aussi appelés narcotiques, sont les médicaments qu'on utilise pour soulager la douleur. Tous ces médicaments peuvent avoir des effets secondaires indésirables sur la mère, le bébé ou le déroulement du travail. On cherche à les minimiser en développant de nouvelles substances et en améliorant les protocoles d'administration. On dispose même, dans certains cas, d'antidotes qu'on peut administrer pour tenter d'en contrer les effets. Bien que les conséquences graves restent rares, les effets produits par l'utilisation de médicaments entraînent souvent d'autres interventions. Il est donc essentiel de peser le pour et le contre avant d'avoir recours à ces médicaments, dont voici quelques effets secondaires courants.

▸ Les opiacés peuvent causer une chute de tension artérielle, une impression d'être «droguée», une somnolence extrême, des nausées ou une combinaison de ces effets. Ils n'ont parfois qu'un effet minime sur la douleur.

▸ Ils peuvent occasionner des variations anormales du cœur fœtal et, après la naissance, de la somnolence chez le bébé, des troubles du réflexe de succion et des troubles respiratoires. On doit alors lui administrer un antidote et le surveiller de façon particulière.

▸ Selon les médicaments et le moment du travail où ils sont administrés, ceux-ci peuvent ralentir ou même arrêter les contractions et réduire de façon significative la participation de la mère, notamment pendant la poussée. Trop peu de recherches ont été faites à ce jour sur les effets de l'analgésie ou de l'anesthésie obstétricales sur la rencontre mère-enfant et le développement futur de l'enfant.

▸ À noter: utilisée en tout début de travail, lors d'une très longue phase de latence, pour permettre à la mère de dormir quelques heures avant d'entamer le travail proprement dit, l'analgésie a peu d'effets sur le bébé à la naissance, puisque celle-ci n'est pas attendue avant plusieurs heures. L'effet bénéfique de ce temps de repos sur la suite du travail doit être pris en compte dans l'évaluation des risques.

## Les anesthésies obstétricales

Elles peuvent être locales, comme lorsqu'on doit faire quelques points de suture au périnée, régionales, comme la péridurale, ou générales, utilisées presque exclusivement lors d'une césarienne en extrême urgence chez une femme qui n'est pas déjà sous péridurale ou chez une femme qui a des contre-indications (rares) à la péridurale.

### L'anesthésie locale

Elle consiste à injecter un produit anesthésiant à l'endroit même qu'on veut insensibiliser. L'effet se fait sentir en quelques minutes à peine et dure, selon le cas, de une à deux heures. C'est le type d'anesthésie qu'on subit chez le dentiste en injection dans la gencive lors de certains traitements. On l'emploie presque exclusivement lors de la suture du périnée, chez les femmes qui ne sont pas sous péridurale.

### Le bloc honteux

C'est aussi une anesthésie locale. On injecte un anesthésiant de chaque côté du col, au fond du vagin, généralement au début de la phase de poussée. Tout le vagin se trouve ainsi insensibilisé. Il est rarement utilisé de nos jours. Le nerf honteux (d'où le bloc du même nom) innerve la région du périnée, notamment les organes génitaux externes. D'où probablement ce nom très ancien mais révélateur d'une certaine mentalité! Il porte aussi le nom de «nerf pudendal», d'une racine latine qui veut aussi dire «honteux», mais plus discrètement quand même. Et pourquoi ne pas le rebaptiser «nerf joyeux»?

## La péridurale

Plus souvent appelée «épidurale» au Québec, la péridurale désigne l'injection, entre les vertèbres lombaires, d'un anesthésiant qui insensibilise complètement de la taille aux pieds. L'anesthésiste insère entre deux vertèbres une aiguille contenant un cathéter très fin. Il retire l'aiguille, ne laissant en place que le petit cathéter à travers lequel on injecte une dose de départ. Ce cathéter est ensuite relié à une pompe électronique pour continuer d'administrer l'anesthésiant au goutte à goutte jusqu'après la naissance. Elle peut aussi être donnée en une dose dont l'effet dure de une à deux heures et qui peut être répétée au besoin. La douleur disparaît en 15 à 20 minutes et, selon la profondeur de l'anesthésie, une partie plus ou moins importante des sensations de pression. Il arrive que la motricité soit aussi affectée (on ne peut plus bouger les jambes), mais c'est beaucoup plus rare aujourd'hui qu'il y a une vingtaine d'années. En enlevant la douleur, la péridurale arrête aussi la production d'endorphines. C'est ce qui rend si difficile, voire impossible, le fait d'arrêter la péridurale après quelques heures: les endorphines ne sont plus là pour «enrober» la douleur.

Il existe d'autres types d'anesthésies régionales où le lieu d'injection de l'anesthésiant le long de la colonne vertébrale et les effets escomptés diffèrent de la péridurale. Ils sont plus souvent utilisés pour la césarienne. Le choix de l'une ou l'autre relève généralement de facteurs techniques.

## La rachianesthésie

Communément appelée «rachi», elle ressemble à la péridurale, mais le produit anesthésique est injecté directement dans le liquide céphalorachidien (plutôt qu'autour de la dure-mère, comme dans la péridurale). Cela provoque une anesthésie extrêmement rapide et très efficace. Cependant, son effet est limité à un peu plus de deux heures, ce qui la rend fort pratique lors d'une césarienne, par exemple, mais inutilisable lors du travail lui-même.

## L'anesthésie générale

Elle n'est plus employée que dans de rares cas où une urgence se présente, qui ne donne pas le temps de faire une péridurale ou même une «rachi». Elle comporte des risques connus mais rares, comme des problèmes respiratoires ou une aspiration accidentelle du contenu de l'estomac.

À l'exception du bloc honteux, généralement fait par l'obstétricien, les anesthésies sont toujours effectuées par un anesthésiste qualifié. Cependant, plusieurs hôpitaux en région ne peuvent pas assurer la disponibilité d'un anesthésiste 24 heures par jour, 7 jours par semaine. Quand la péridurale n'est pas accessible, les analgésiques sont plus souvent employés.

## Les indications de l'anesthésie obstétricale

### *Le bloc honteux*

▸ Pour insensibiliser le vagin et le périnée lors d'un accouchement avec des forceps ou une ventouse, en l'absence d'une péridurale, parce que la pression extraordinaire qu'ils exercent et le surcroît de sensation engendrée justifient son usage. On l'utilise aussi quand la suture du périnée demande une insensibilisation plus importante que ce que l'anesthésie locale peut créer.

▸ Pour un accouchement normal, il a déjà été offert d'emblée, comme s'il allait de soi qu'aucune femme ne veut ressentir la brûlure de l'étirement si elle en a le choix. L'ennui, c'est qu'il empêche aussi de sentir quoi que ce soit. On le propose parfois pour insensibiliser le périnée pour faire la suture après, mais l'anesthésie locale pourra se faire sans problème après la naissance.

### La péridurale

- Pour soulager la douleur pendant le travail. Certaines femmes choisissent, pendant leur grossesse, d'avoir d'emblée une péridurale dès leur arrivée à l'hôpital. D'autres la gardent en réserve « au cas où », préférant miser d'abord sur leur capacité à vivre leur accouchement sans anesthésie. D'autres enfin n'envisagent de l'utiliser que si un problème majeur devait survenir. La détermination de chacune à accoucher sans péridurale et à prendre les moyens pour y arriver varie grandement. L'intensité de leur travail, sa durée et ses particularités aussi. Le fait d'être accompagnée en diminue le besoin, alors que le monitorage électronique continu l'augmente. Les projets qu'on a faits pendant la grossesse peuvent se modifier dans un sens ou dans l'autre face à la réalité du travail.

- Pour permettre de franchir une étape difficile et de compléter l'accouchement lorsque des particularités physiologiques ou anatomiques rallongent le travail ou le rendent exceptionnellement douloureux (comme une position défavorable de la tête du bébé, par exemple). Lorsqu'un arrêt de progrès est tel qu'on envisage la césarienne, il arrive que la péridurale remette en marche la progression du travail. Il n'est pas toujours possible de comprendre pourquoi : si c'est à cause du relâchement qu'elle produit ou simplement parce que le soulagement de la douleur permet de laisser les contractions faire leur travail quelques heures de plus, alors que ce n'était plus envisageable autrement.

- Comme choix d'anesthésie lors d'une césarienne. L'usage de la péridurale a complètement supplanté celui de l'anesthésie générale dans ce cas, parce qu'il a l'immense avantage de laisser la mère consciente. Il arrive aussi qu'on utilise la rachianesthésie, plus rapide d'action mais de plus courte durée, pour les césariennes électives ou lors de césariennes d'urgence quand la péridurale n'est pas déjà en place.

### Les risques de la péridurale pour la mère

- La péridurale interfère de façon importante avec les hormones du travail. Elle diminue la sécrétion d'ocytocine et freine l'augmentation de celle-ci alors qu'elle devrait se produire spontanément à mesure que le travail avance. On devra donc pallier cette insuffisance en administrant de l'ocytocine synthétique, mais celle-ci n'est pas une copie exacte de celle que les femmes sécrètent : bien qu'elle présente la propriété de provoquer des contractions, elle n'est plus l'« hormone de l'amour » qui favorise l'attachement. La péridurale réduit aussi la production d'endorphines maternelles qui, par l'entremise du placenta, se rendent normalement jusqu'au bébé en ayant sur lui le même effet que sur la mère : adoucir l'expérience du travail.

- La péridurale a souvent sur le travail lui-même l'effet de le ralentir ou même de le désorganiser complètement, surtout si elle est pratiquée trop tôt (c'est-à-dire avant 4 ou 5 cm). Même après cette dilatation, on doit plus souvent suppléer aux contractions par de l'ocytocine, mais cela n'arrive pas toujours à redonner aux contractions le rythme, l'ampleur et l'intensité qui feraient avancer le travail. Dans l'ensemble, la période de dilatation est plus longue.

- Elle augmente aussi la durée de la phase d'expulsion. C'est qu'elle réduit la mobilité de la mère et diminue le réflexe de poussée, quand elle ne l'élimine pas complètement. Le relâchement des muscles profonds du périnée perturbe la rotation de la tête, indispensable pour que le bébé puisse descendre dans le bassin. Le travail de ces muscles consiste, quand ils ont toute leur tonicité, à guider la tête vers la rotation qu'elle doit effectuer.

- La péridurale augmente de plus du double le taux d'utilisation des forceps et de la ventouse.

- Un des effets secondaires courants est une chute importante de la tension artérielle. Cela explique la surveillance importante dans l'heure qui suit l'administration de la péridurale et l'obligation de recevoir une bonne dose de liquide en intraveineuse au préalable, pour aider à maintenir une tension artérielle normale. Cette hypotension engendre souvent de la nausée et des vomissements.

- Plusieurs femmes frissonnent de façon incontrôlée pendant un certain temps après la péridurale.

- On remarque fréquemment une rétention d'urine qui oblige alors à vider la vessie avec une sonde.

- La péridurale augmente le risque de fièvre pour la mère. Plus le temps sous péridurale est long, plus le risque augmente. Ne pouvant être certains qu'il s'agit bien d'un effet secondaire de la péridurale plutôt que d'une infection, la mère devra recevoir des antibiotiques, et, dans certains cas, le bébé aussi dans les heures qui suivent sa naissance.

- À l'occasion, la péridurale cause des démangeaisons cutanées sans gravité mais certainement dérangeantes.

- Dans environ un cas sur 200, la péridurale occasionne des maux de tête violents et presque immédiats à la suite d'une atteinte accidentelle de la dure-mère, l'enveloppe de la moelle épinière. L'anesthésiste peut corriger ou améliorer la situation par une manœuvre assez simple dont on ne connaît cependant pas les effets à long terme.

- Certaines femmes ont rapporté des problèmes chroniques de dos ou des sensations d'engourdissement ou d'insensibilité dans les jambes. La médecine n'a pas encore acquis une certitude hors de tout doute quant au lien entre ces problèmes et la péridurale. Mais plusieurs observateurs les attribuent au fait que les femmes passent parfois de longues heures dans des positions qui exercent une traction ou une torsion de certains muscles et ligaments, notamment pendant la poussée. Le problème, c'est que la mère ne les sent pas. En conséquence, elle ne fait pas ce qu'elle ferait spontanément si elle les sentait, c'est-à-dire bouger, changer de position, ce qui lui éviterait des répercussions à plus ou moins long terme.

- La péridurale peut, dans de très rares cas, provoquer des séquelles neurologiques, des réactions toxiques aux drogues utilisées, de l'insuffisance respiratoire.

Enfin, certaines femmes ne sont pas de bonnes candidates à la péridurale parce qu'elles présentent des conditions médicales particulières, comme certaines chirurgies à la colonne vertébrale, des problèmes de coagulation, etc. Si vous comptiez sur la péridurale pendant votre travail, mieux vaut le savoir avant.

### Les risques liés à la péridurale pour le bébé

▸ On sait que le nouveau-né a une capacité réduite de métaboliser et excréter les médicaments qu'il reçoit, comme les opiacés administrés à sa mère lors de l'épidurale. Les recherches à ce sujet ne sont pas très éclairantes, puisque les bébés nés après une péridurale sont comparés à des bébés dont la mère a reçu des opiacés en travail!

▸ Plusieurs recherches ont noté des effets sur le comportement des bébés dans les heures, les jours et même les semaines qui suivent la naissance : en général, les bébés seraient moins alertes et moins «adaptables», moins faciles à consoler.

▸ La péridurale a des effets sur l'allaitement : moins de mères allaitent à leur sortie de l'hôpital et l'allaitement exclusif dure moins longtemps.

▸ La péridurale augmente le risque de difficultés lors de l'initiation de l'allaitement. Les comportements actifs du nouveau-né comme ramper vers le sein et l'attraper de lui-même sont inhibés.

D'autre part, plusieurs des risques de la péridurale pour la mère ont aussi un impact sur le bébé.

▸ Le travail et la poussée sont plus longs.

▸ L'ocytocine synthétique, bien que provoquant des contractions utérines, n'a pas la propriété de favoriser la capacité d'attachement.

▸ L'utilisation des forceps et de la ventouse est plus fréquente.

▸ Si la mère a une chute de tension artérielle, cela a un impact direct sur l'afflux de sang au bébé, et donc d'oxygène, qui s'en trouve immédiatement diminué.

▸ Si la mère fait de la fièvre, elle recevra des antibiotiques qu'il recevra aussi par le placenta. Cela augmente aussi la probabilité d'un séjour en unité de soins néonataux ainsi que du suivi nécessaire au cas où la fièvre serait le symptôme d'une infection (analyses sanguines, antibiothérapie, etc.).

### La péridurale augmente-t-elle le risque de césarienne?

Ah, la grande question! Quand on regarde monter, côte à côte, les taux de péridurales et de césariennes, ces dernières années, il est bien tentant d'y voir un lien de cause à effet. Pourtant, les méta-analyses, ces études des multiples recherches sur le même sujet qui en dégagent les conclusions partagées ainsi que les divergences, arrivent à la conclusion que non, la péridurale ne cause pas une augmentation du taux de césariennes[19]. Mais voilà que, un peu plus loin, on apprend que sur les 38 recherches retenues, effectuées avec près de 10 000 femmes, 33 ont comparé les accouchements sous péridurale à des accouchements où les femmes avaient reçu des opiacés, et non pas à des groupes témoins où les femmes n'étaient sous l'effet d'aucun médicament. Nulle part on n'étudie l'impact de l'intimité, du soutien, de la présence d'une doula et de l'accès à un bain, pour ne nommer que cela! Ces études ne nous apportent donc aucun renseignement sur l'impact de la péridurale comparé à une naissance sans médicament.

D'autres problèmes viennent troubler l'analyse des résultats. Par exemple, dans un grand nombre de ces études, les femmes étaient assignées aux groupes «avec» ou «sans» péridurale... après 4 cm de dilatation, pendant la phase active du travail. Or, de nombreuses femmes étaient exclues de la recherche parce qu'elles avaient eu leur péridurale bien avant, et donc l'issue de *ces*

### La péridurale ne soulage pas les bébés

En enlevant la sensation de douleur chez la mère, la péridurale met fin à sa production d'endorphines. Par le fait même, cela interrompt le flux d'endorphines qui se rendait au bébé par l'intermédiaire du placenta et qui jouait le même rôle que pour la mère: adoucir l'expérience du travail. Le bébé vit donc les heures de contractions qui restent avant sa naissance dans toute leur intensité. Séparé de l'expérience de sa mère par cette anesthésie qui la coupe, elle, de sa douleur, il affronte seul ce voyage plein d'inconnu, sans l'effet «tampon» des endorphines qui lui venaient d'elle. Bien sûr, il arrive que le choix de la péridurale s'impose lors d'un travail qui ne progresse plus, où l'épuisement de la mère, a à toutes fins pratiques interrompu, faute d'énergie, le lien de pensée entre elle et son bébé. Après une période de récupération, la péridurale lui permettra, au contraire, de se recentrer sur son bébé et de l'aider, physiquement et psychiquement, à franchir les dernières étapes de sa naissance. Mais comment cette rupture se vit-elle pour le bébé? Quel est l'impact, pour la mère, de la coupure entre ses sensations physiques et la réalité psychique de la séparation qu'elle vit avec son bébé? Aucune recherche ne s'est attardée, à ma connaissance, à comparer le processus d'attachement des mères et de leur bébé selon qu'elles avaient eu ou non une péridurale. Nous n'aurons peut-être jamais réponse à ces questions. Mais les poser donne à réfléchir.

accouchements ne figure pas dans les résultats analysés. Les quelques recherches qui les incluent rapportent plutôt que le risque *pour elles* d'avoir une césarienne est doublé! De plus, jusqu'à 30% des femmes assignées aléatoirement au groupe «sans» péridurale finissent par en recevoir une, à leur demande, embrouillant encore plus les conclusions.

De nombreux praticiens se questionnent sur ces conclusions au sujet du lien entre péridurale et césarienne qui ne semblent pas correspondre à ce qu'ils observent sur le terrain. Voici ce qu'en dit Hélène Rousseau, médecin de famille accoucheur de longue expérience et ardente défenseure des choix des femmes qu'elle accompagne: «Moi aussi je reste perplexe devant les conclusions de ces grandes études comparées. Ce que j'observe dans ma pratique quotidienne, c'est que lors d'un travail qui se déroule bien, la péridurale, surtout si elle est précoce, vient effectivement ralentir les contractions, limiter les mouvements de la mère, bref, compliquer et fragiliser la suite des choses. Et augmenter le risque de césarienne. Mais dans les situations où la mère s'est rendue aussi loin qu'elle le pouvait, lors d'un travail complexifié par une malposition de la tête du bébé, une difficulté d'adaptation bassin-bébé, ou même une fatigue extrême... le relâchement découlant de la péridurale permet parfois de franchir les dernières étapes jusqu'à la naissance. Si bien que je soupçonne que les gains obtenus là, en réduction de taux de césariennes, se trouvent à équilibrer l'augmentation décrite plus haut. Ce qui expliquerait qu'au total... on ne mesure pas de différence significative.» Ses observations concordent avec les miennes et me portent à encourager toutes les femmes à se donner les moyens d'aller aussi loin qu'il leur est possible dans leur travail avant d'avoir recours à une péridurale, pour éviter le risque de subir une césarienne non essentielle.

### Une expérience déroutante : la péridurale qui « ne marche pas »

D'abord, sachez que c'est possible. Dans 10 à 15 % des cas, les femmes n'obtiennent pas un soulagement adéquat malgré un ajustement de la dose, parfois même une reprise de l'insertion du cathéter et une nouvelle dose d'anesthésiant. Parfois, rien n'y fait : la mère continue de se plaindre qu'elle sent toujours la douleur des contractions. Cela peut être particulièrement dérangeant pour les femmes qui n'ont pas prévu d'autres moyens pour vivre la douleur de l'accouchement. D'autre part, la péridurale enlève la douleur, mais ne supprime pas la sensation de pression pendant la descente du bébé, qui sera d'ailleurs essentielle au stade de la poussée. Cette sensation de pression est très difficile à supporter pour certaines femmes, spécialement si elles s'attendaient à une « sensation zéro ». Chez d'autres femmes, il reste une douleur ligamentaire qu'on ne peut pas soulager et qui vient en même temps que les contractions. Si vous sentez encore les contractions après que l'anesthésiste a vérifié que la péridurale fonctionne aussi bien que possible, profitez du répit que la diminution de la douleur vous procure et restez centrée sur le travail et sur votre bébé. Autrement, vous n'éprouverez que de la frustration et un sentiment d'avoir été flouée... Pas très plaisants ni l'un ni l'autre. Assez souvent, le problème de péridurale « inefficace » s'explique plus aisément par l'attente irréaliste qu'elle éliminera absolument toute sensation. Plusieurs femmes qui m'avaient raconté avoir eu l'une de ces péridurales « ratées » à l'accouchement précédent sont restées estomaquées après avoir vécu la naissance de leur deuxième bébé sans aucune anesthésie : « C'est maintenant que je réalise à quel point j'étais anesthésiée malgré tout », disent-elles après coup.

### Alternatives à l'analgésie et à l'anesthésie obstétricales

La principale raison pour laquelle les femmes réclament ou acceptent des médicaments contre la douleur est qu'elles ont épuisé les autres ressources disponibles. Il est donc important de multiplier ces ressources et de fournir à chaque femme, peu importe où elle accouche, un environnement paisible qui encourage le déroulement physiologique de son travail et respecte ses besoins. Toutes les suggestions faites dans les chapitres sur le travail aident à retarder ou à éviter le besoin d'un soulagement médicamenteux.

Le respect de tout ce qu'une femme vit pendant son travail devrait aller de soi. Chacune devrait donc pouvoir trouver l'écoute, le soutien, la patience dont elle a besoin pour intégrer cette immense transformation. Car la demande de péridurale camoufle parfois une autre souffrance, qui n'est pas physique celle-là. Or, la péridurale soulage quand c'est bien dans le corps que se situe la source de la douleur. Elle ne traite pas l'inquiétude, la peine, la solitude, la déception ou les autres émotions que l'on ressent parfois pendant un accouchement.

À cet égard, une recherche extrêmement éclairante a eu lieu dans un grand hôpital américain : on a comparé le taux de péridurales entre trois groupes de femmes : un premier groupe accompagnées de leur conjoint, comme à l'habitude ; un deuxième avec en plus une personne-ressource connue qui pouvait les aider pendant tout le travail ; et enfin un groupe avec une personne-témoin assise dans la chambre, mais qui ne devait avoir aucune interaction avec la mère, une sorte de présence placebo, en quelque sorte! Le taux de péridurales se situait à 55,3% dans le premier groupe, à 7,8% dans le deuxième, et curieusement à 22,6% dans le groupe où cette personne-témoin ne faisait absolument rien[20]! Il me semble que ces résultats en disent beaucoup sur la solitude et le désarroi que vivent trop de femmes et leur conjoint pendant le travail. La peur, l'angoisse et l'impression d'être étrangère à tout ce qui nous entoure sont encore trop souvent des composantes de l'expérience d'un accouchement à l'hôpital, malgré la bonne volonté des membres du personnel souvent surchargés de travail. Des changements en profondeur s'imposent pour améliorer les conditions générales d'accouchement.

Beaucoup de femmes ont demandé une péridurale dans un moment temporaire de panique ou alors qu'elles étaient tout près de la fin, à ce stade précis où presque toutes les femmes ont momentanément l'impression qu'elles n'y parviendront jamais! Une présence chaleureuse, rassurante, qui viendrait leur dire combien elles sont proches de la naissance éviterait à quelques-unes d'avoir travaillé vaillamment pendant des heures pour être finalement anesthésiée pour la dernière demi-heure.

## *La révision utérine*

Il s'agit d'une manœuvre pendant laquelle le médecin introduit sa main dans l'utérus, après la naissance, pour l'examiner et possibiement le vider de ce qui y reste. Elle est faite sous anesthésie péridurale, quand elle est déjà en place, sinon, pour une révision d'urgence lors d'une hémorragie, on procède à une courte anesthésie générale, une procédure beaucoup plus rapide que l'administration de la péridurale.

### L'indication médicale de la révision utérine

Lors d'une hémorragie importante, pour vider l'utérus du placenta, de débris de placenta ou de caillots qu'on n'a pu faire sortir autrement et qui sont la cause du saignement. Quand on doit aller manuellement chercher le placenta qui n'arrive pas à sortir autrement — on l'appelle plus précisément l'«extraction utérine».

### L'usage discutable de la révision utérine

Certains médecins font encore une révision utérine de routine lors d'un accouchement vaginal après césarienne, même en l'absence d'hémorragie et même quand l'examen minutieux du placenta montre qu'il est complet. Extrêmement intrusive et qualifiée de «plus douloureuse que tout le reste de l'accouchement» par les femmes qui ont eu à la subir, la révision utérine de routine n'a aucun bénéfice connu et introduit un risque d'infection. Certains médecins pensent qu'elle s'impose pour s'assurer qu'il n'y a pas eu de rupture de la paroi utérine, mais aucune recherche scientifique n'endosse cette croyance. En l'absence de tout symptôme alarmant, la révision risque d'aggraver une petite déchirure anodine et, au mieux, de ne rien leur apprendre de neuf.

### Alternative à la révision utérine

Discutez-en préalablement avec votre médecin pour avoir l'heure juste sur sa pratique à cet égard. En l'absence d'hémorragie, dites non!

## La césarienne

La césarienne est cette intervention chirurgicale majeure, désormais bien connue, par laquelle le bébé est extrait de sa mère à travers une incision de son abdomen et de son utérus. Elle est faite presque exclusivement sous anesthésie péridurale (ou sous rachianesthésie), l'anesthésie générale étant tout à fait exceptionnelle et en cas d'urgence seulement. La césarienne peut être planifiée pendant la grossesse, comme dans le tiers des cas; on la qualifie alors d'élective. Elle peut aussi être décidée pendant le travail selon le cours des événements, auquel cas on la dit « d'urgence » pour la différencier de la première. Mais cela la décrit très mal, puisque dans la grande majorité des cas, il ne s'agit pas de vraies « urgences ». En fait, on a donné aux césariennes des rangs de priorité selon le délai acceptable avant qu'elle ne soit faite selon la situation donnée. D'abord, il y a celle qui est décidée dans un cas où la mère et le bébé se portent bien, mais où il y a un arrêt de progression: tant que la mère est soulagée et que le bébé continue d'aller bien, le temps d'attente peut aller jusqu'à plusieurs heures. Puis vient la césarienne où attendre viendrait ajouter un risque pour la mère et le bébé: elle doit se faire assez promptement. Enfin, la césarienne véritablement « urgente » doit être faite dans les 30 minutes. Tous les centres hospitaliers qui pratiquent des accouchements doivent être capables d'assurer ce délai de 30 minutes pour une césarienne d'urgence. Cependant, celle-ci ne représente que 3 à 4% de toutes les césariennes décidées pendant le travail.

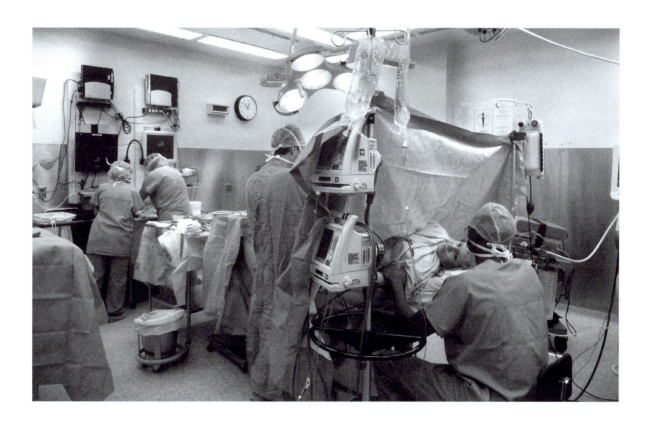

## La césarienne : d'héroïque à banale

Un manuel publié au XIXe siècle (*Guide pratique de l'accoucheur et de la sage-femme*, Paris, 1879) mentionne pour la césarienne des statistiques à faire dresser les cheveux sur la tête : « [...] cette opération tue 5 femmes sur 6 [...]. » C'est vous dire combien elle devait rester exceptionnelle ! En moins d'un siècle, la césarienne est passée du statut de prouesse remarquable mais éminemment risquée et réservée aux situations exceptionnelles à une intervention banale, juste une autre façon de mettre un enfant au monde. On se réjouit de vivre à une époque où elle est sécuritaire et peut sauver des vies. Mais pourquoi faut-il qu'un si grand nombre de femmes doivent compter sur une chirurgie majeure pour que naissent leurs bébés ? Pourquoi ne donne-t-on pas à chacune les conditions propices pour mettre elle-même son bébé au monde ?

À cette définition factuelle de la césarienne correspond aussi et surtout une expérience humaine qui touche la vie et le cœur des femmes qui la subissent. C'est une transformation majeure de l'expérience de la naissance pour la mère, mais aussi pour le bébé et le père. C'est une coupure, une convalescence, une cicatrice. Un détour extraordinaire de la trajectoire plus que millénaire de la naissance qui mérite qu'on s'y attarde.

### Des chiffres qui font réfléchir

Le taux de césariennes a progressé constamment au Québec jusqu'au milieu des années 1980, alors qu'il dépassait 19 %, pour diminuer à 16-17 % au milieu des années 1990 et augmenter à nouveau pour atteindre 23 % au Québec et 26 % au Canada (données de 2009). La tendance à l'augmentation est internationale. Certaines statistiques nationales de pays en voie de développement ne révèlent pas les immenses disparités sociales selon que l'on a accès ou pas à des services de santé privés, réservés à la classe aisée : certaines maternités privées y ont des taux de césariennes pouvant dépasser 50 % des accouchements, allant même jusqu'à plus de 90 % par endroits, comme dans certaines villes du sud du Brésil.

Le taux de césariennes diffère énormément d'un pays à l'autre, allant de 13 % en Suède et aux Pays-Bas, jusqu'à 20 % en France et 32 % en Suisse (données de 2009). Cette grande variation même entre pays industrialisés montre bien qu'il existe de multiples façons autres que la césarienne pour résoudre les problèmes qui peuvent se présenter lors d'un accouchement. Or, on sait qu'à partir d'une certaine proportion (certains chercheurs disent 7 %), l'augmentation du nombre de césariennes n'apporte aucune amélioration à la santé des mères et des bébés. « La hausse des taux de césariennes observée depuis quelques années en Amérique du Nord ne s'est pas traduite par une meilleure santé pour la mère ou le nouveau-né, comme on aurait pu s'y attendre[21] », explique le Dr Emmanuel Bujold, chercheur à l'Université Laval. En fait, il est de plus en plus démontré que tout impact positif à court ou à long terme de la césarienne pour la mère et l'enfant risque fort d'être contrebalancé par des impacts négatifs à long terme. » À titre d'exemple, les Pays-Bas et la Suède ont des taux de mortalité néonatale inférieurs aux nôtres. Autrement dit, ils font moins de césariennes (la moitié moins, pour être plus précis) et sauvent plus de bébés! Comment s'y prennent-ils?

Je ne veux pas vous assommer avec ces statistiques, et ne les lisez pas si elles vous embêtent. Mais pratiquement chaque femme qui a dû subir une césarienne croit que «dans mon cas, c'était vraiment nécessaire». Je l'ai entendu mille fois. Quand l'histoire de l'accouchement suit, je peux fréquemment entrevoir des moments où les choses auraient peut-être pu se passer autrement. Surtout, je connais des endroits, des approches, des pratiques où ces cas «vraiment nécessaires» se présentent nettement moins souvent, pour des raisons qu'il serait bien intéressant de nommer clairement! Juste au Québec, l'observation des taux de césariennes par centre hospitalier donne à réfléchir alors que certains affichent des résultats de près de la moitié de certains autres pour une population comparable. Là encore, comment s'y prennent-ils?

Peut-être pensez-vous que les statistiques ne vous concernent pas vraiment. Vous ne vivrez pas votre accouchement comme une statistique, une coche dans une colonne plutôt qu'une autre. Mais que faut-il faire pour que son issue ne s'inscrive pas dans la catégorie «césarienne»? On ne peut pas simplement la refuser au moment où elle est proposée. Souvent, la situation est telle qu'il reste peu d'alternatives. C'est bien avant qu'il faut agir, s'engager, se préparer. Travailler à créer les conditions propices aux naissances heureuses et espérer, il est vrai, que la vie y mettra un peu du sien. Il n'est pas question de sacrifier la sécurité pour brandir un quelconque «drapeau» idéologique du naturel à tout prix. Mais les problèmes qui justifient les césariennes arrivent à des vraies personnes, les inquiètent, compliquent leur vie, les mettent en danger et, généralement, sont quand même moins joyeux que les accouchements qui se passent bien. Comment font-elles, celles qui rencontrent moins souvent de pépins pendant leurs accouchements? C'est une bonne question à poser, et je continuerai à citer des statistiques ici et là quand je penserai qu'elles peuvent vous aider à mieux comprendre et à améliorer vos chances de vivre une belle naissance.

**Les indications de la césarienne**

La césarienne a des indications absolues et des indications relatives. On considère les indications absolues comme pratiquement inévitables. Certaines découlent de conditions connues

### La trop longue carrière d'une citation trompeuse

C'est lors d'un congrès d'obstétriciens tenu en 1916, alors que les césariennes étaient exceptionnelles, que le Dr Craigin prononça le désormais célèbre «Césarienne un jour, césarienne toujours». Ce qu'on oublie souvent, c'est que la phrase suivante de son discours était: «Mais il y a beaucoup d'exceptions.» Bien qu'il ait été contesté dès 1917 par des sommités en obstétrique, ce slogan s'est rapidement répandu et a scellé le sort de millions de femmes qui ont dû subir une deuxième et même une énième césarienne pour l'unique raison qu'elles en avaient déjà subie une. Cette pratique, répandue dans toute l'Amérique du Nord, n'a jamais été très populaire en Europe où les femmes pouvaient accoucher normalement de nouveau, sans problème.

pendant la grossesse, comme une présentation du bébé rendant l'accouchement impossible ou trop dangereux (s'il se présente par une épaule ou par les pieds, par exemple) ou l'implantation du placenta directement sur le col (placenta prævia complet). D'autres résultent de conditions anormales qui se sont aggravées à la fin de la grossesse, comme une pré-éclampsie devenue sévère et incontrôlable. Enfin, d'autres surviennent pendant l'accouchement, comme une procidence du cordon (celui-ci passe accidentellement devant la tête du bébé qui va plus tard le comprimer lors de la descente), un décollement prématuré du placenta ou toute autre condition où la vie et la santé de la mère ou du bébé sont sérieusement menacées. Mais toutes ensemble, ces conditions graves comptent pour moins d'une césarienne sur dix.

Pour ce qui est des indications «relatives», elles sont nombreuses, mais quatre d'entre elles sont à elles seules à l'origine de plus de 90% du total des césariennes. Ce sont, par ordre d'importance, le fait d'avoir déjà eu une césarienne, l'arrêt de progrès pendant le travail, la suspicion de souffrance fœtale et la présentation du bébé en siège. Contrairement à l'idée répandue qu'une césarienne n'est faite que lorsqu'elle est la seule option qui reste, la grande majorité est faite pour des indications relatives, dont les frontières sont très floues. C'est-à-dire que différents obstétriciens, devant la même situation, envisageraient et appliqueraient des solutions différentes. Par exemple, il n'existe pas de critères de diagnostic précis et universel pour reconnaître la détresse fœtale ni l'arrêt de progrès, deux des raisons les plus souvent invoquées pour faire une césarienne. Là où un obstétricien pense qu'il est grand temps d'intervenir, un autre pourrait décider d'attendre encore quelques heures, aussi longtemps que mère et bébé se portent bien. Et il pourrait bien, éventuellement, assister un accouchement vaginal qui avait besoin de temps et de patience!

« L'augmentation des taux de césariennes constitue plus que jamais une importante question de santé publique à l'heure où la césarienne est de plus en plus perçue comme une intervention routinière et où le nombre de césariennes sans indication médicale claire est en progression[22]. » Voilà bien pourquoi il est important que vous compreniez ces indications relatives, et surtout leurs alternatives et les options qui pourraient s'offrir à vous pendant votre grossesse et votre travail.

Voici donc une brève description des quatre indications les plus fréquentes, qui comptent pour 90% des motifs de césarienne[23].

### La césarienne itérative

C'est la césarienne faite tout simplement parce que l'un des accouchements précédents s'est terminé par une césarienne, et c'est la raison la plus fréquente. Ces dernières années, l'augmentation rapide des césariennes primaires (la première) a fait de ce motif la première cause de césarienne en Amérique du Nord. Au Québec, il comptait pour 40% du nombre total de césariennes en 2009-2010. Et c'est facile de voir que, à mesure que le taux de césariennes augmente, cette catégorie risque d'être aussi en constante augmentation.

### La dystocie du travail

C'est le nom général donné à tout arrêt de progression pendant le travail. On l'impute soit à une disproportion suspectée entre le bébé et le bassin de sa mère, résultant le plus souvent d'une mauvaise position de sa tête (la dystocie céphalo-pelvienne ou fœto-pelvienne, en jargon médical), soit à une dystocie utérine, où l'utérus ne semble pas fournir la qualité de contractions nécessaires pour faire naître le bébé. La dystocie est la première cause des césariennes décidées pendant le travail. Très variable dans sa définition selon les médecins et les politiques hospitalières, l'arrêt de progrès a été diagnostiqué chez des femmes qui avaient passé deux heures à la même dilatation Par contraste, d'autres médecins vont tolérer jusqu'à huit heures à la même dilatation avant de conclure à un arrêt de progrès. La dystocie du travail était à l'origine de 25% des césariennes en 2009-2010.

### La présentation par le siège

Dans environ 4% des cas, les bébés se présentent par le siège au moment de l'accouchement, c'est-à-dire les fesses en premier. La moitié d'entre eux sont prématurés, car ils naissent avant le temps de la grossesse où les bébés se retournent pour se présenter la tête en bas (vers 32 semaines). Cette indication comptait pour 15% de toutes les césariennes en 2009-2010, une proportion qui ne fait qu'augmenter: 9 bébés en siège sur 10 naissent par césarienne, comparativement à 7 sur 10 dans les années 1980.

### La souffrance fœtale

Ce diagnostic était à l'origine de 10% des césariennes faites au Québec en 2009-2010. Le monitoring fœtal continu pour les accouchements normaux a nettement augmenté la fréquence de ce diagnostic ainsi que le nombre de césariennes, sans pour autant diminuer la mortalité et la morbidité qui y sont associées. C'est que le tracé de la fréquence cardiaque du bébé donne certaines informations qui ne permettent pas à elles seules de conclure à une souffrance fœtale, sauf dans de très rares cas. La souffrance fœtale véritable existe cependant bel et bien. Mais pour être précis, son diagnostic exige d'utiliser d'autres moyens que le monitorage de la fréquence cardiaque. On recommande la stimulation du cuir chevelu avec les doigts lors d'un toucher vaginal et l'analyse du pH d'un échantillon sanguin du cuir chevelu fœtal qui renseigne sur le degré d'oxygénation du fœtus. C'est rarement fait, aujourd'hui, et pour cause: les dispositifs pour mesurer le pH du cuir chevelu n'existent plus. L'industrie a arrêté de les fabriquer pour miser plutôt sur l'oxymétrie du cuir chevelu, une technique qui semblait prometteuse... mais qui n'a jamais fonctionné. Dommage!

## La décision de faire une césarienne

De nombreux facteurs pèsent dans la décision de faire une césarienne. J'écarte d'emblée l'hypothèse du médecin «sans cœur» qui a hâte de retourner à sa partie de golf ou qui veut «faire plus d'argent». Ce sont des tentatives d'explications que j'entends parfois de la part de gens qui auraient envie de simplifier l'obstétrique en divisant les médecins entre les «bons» et les «mauvais». Cela dit, le mode de paiement des médecins et l'organisation des gardes créent parfois des situations pernicieuses. Par exemple, faire une césarienne la nuit, plutôt que deux heures plus tard quand il fera jour, augmente significativement les honoraires, un incitatif malsain qui n'encourage pas la patience. Néanmoins, la réalité est qu'il existe de multiples facteurs pour expliquer l'augmentation des taux de césariennes. D'abord, la pratique de l'obstétrique et l'organisation des salles d'accouchement ne se sont pas développées pour favoriser l'accouchement normal. L'accès au soutien dont les femmes ont besoin en plus de celui de leur conjoint n'est toujours pas universel et aisé. J'ai déjà abondamment discuté des conséquences de ces choix sur les femmes et les accouchements en parlant d'augmentation du taux de forceps, de stimulation du travail, du besoin de péridurale lors d'accouchements normaux. C'est vrai aussi pour les césariennes.

La réalité est aussi que des professionnels consciencieux, formés selon cette approche et travaillant dans ces milieux, sont affectés, à des degrés divers, par une culture de la naissance, des politiques de département, par la crainte de poursuites légales et par des considérations organisationnelles. Les conditions dans lesquelles les femmes accouchent sans vraie politique de soutien entraînent trop souvent des situations inextricables qu'on semble ne pouvoir dénouer que par une césarienne. La situation d'un petit hôpital où il n'y a pas d'obstétricien-gynécologue, par exemple, peut obliger le médecin généraliste à avoir recours plus rapidement aux services du chirurgien pour régler certains problèmes par une césarienne. Ou au contraire l'amener à être plus patient, selon sa formation et l'approche de l'endroit où il pratique.

Gérer une situation alarmante pendant un accouchement n'est pas chose facile. Il n'est jamais aisé d'utiliser son jugement clinique et de peser le pour et le contre de chaque intervention envisagée quand on sait que s'il advenait une issue malheureuse, des collègues pourraient nous en faire le reproche et les parents pourraient initier une poursuite légale. Aucun changement majeur n'explique l'augmentation importante du taux de césariennes advenu ces dernières années. Les indications sont les mêmes, mais on dirait que le seuil général de tolérance à ce stress et au risque de poursuite s'est abaissé. La césarienne apparaît certainement comme l'intervention qu'on ne pourrait blâmer un médecin d'avoir choisie!

La césarienne peut être une opération très « propre ». La femme est immobilisée et insensibilisée. Le médecin et ses assistants agissent avec précision, dans l'ordre. La coupure est nette. L'atmosphère est calme, on blague même. Père et mère sont côte à côte, tous deux spectateurs.

Le bébé est extrait de l'utérus, aspiré et essuyé. L'utérus est vidé du placenta, sorti du ventre et déposé sur l'abdomen pour le recoudre, puis replacé à l'intérieur pour les dernières sutures. Il n'y a ni bavure, ni hésitation, ni sueur, ni cris, ni gémissements. Pas de surprise, l'horaire est planifié. La vitesse d'exécution est entièrement entre les mains de l'équipe médicale. Comparativement à un accouchement, c'est un autre monde! Dans notre culture qui aime le contrôle et la performance, je peux comprendre ce que la césarienne a de séduisant.

### Les risques de la césarienne pour la mère

Évidemment, la césarienne en comporte, comme n'importe quelle autre chirurgie majeure. Parmi ceux que je rapporte ici figurent des risques rares, certes, mais qui deviennent petit à petit plus fréquents, alors que plus du quart des femmes donnent naissance par césarienne. Cela souligne encore une fois l'importance de se donner les conditions pour qu'elle ne soit l'option choisie que dans les seuls cas où rien d'autre ne peut être envisagé.

La césarienne comporte plusieurs risques pour la mère, dont tous ceux liés à une intervention chirurgicale majeure, ainsi que plusieurs autres pour la ou les prochaines grossesses éventuelles:

- infection;
- hémorragie;
- risques liés à l'anesthésie;
- embolie amniotique;
- embolie pulmonaire par thrombose veineuse profonde;
- problèmes d'insertion du placenta lors de grossesses subséquentes (avec risques accrus d'hémorragie et d'hystérectomie);

- rupture utérine lors de grossesses et d'accouchements subséquents;
- mort du fœtus *in utero* lors des grossesses subséquentes;
- hystérectomie (ablation de l'utérus);
- lésion accidentelle à des organes voisins (la vessie, par exemple);
- et même décès, dans de très rares cas : 4 femmes sur 100 000, soit quatre fois plus que lors d'un accouchement vaginal;
- dépression postnatale.

Parmi les conséquences indésirables:

- la convalescence est plus longue et plus pénible pour la mère;
- le séjour à l'hôpital est allongé de deux jours en moyenne;
- la fonction intestinale peut mettre plusieurs jours à se rétablir, ajoutant à l'inconfort de la mère;
- persistance d'adhérences (une excroissance interne du tissu cicatriciel) qui peuvent causer des inconforts à long terme;
- le début de l'allaitement peut être perturbé par les douleurs abdominales ou l'infection;
- une anémie plus importante (en raison de l'hémorragie), ce qui augmente la fatigue;
- des problèmes d'infertilité.

### Les risques de la césarienne pour le bébé

La vision populaire du bébé né par césarienne est que celle-ci lui « épargne » le passage par le vagin, alors qu'à l'inverse il est programmé pour ça dans sa biologie même. On s'extasie devant sa petite tête ronde, qui n'a pas eu à faire son chemin dans le vagin de sa mère. Mais au contraire, la césarienne en soi est difficile pour le bébé. La transition vers la vie « aérienne » ne devrait pas se faire abruptement sans les contractions et sans le passage dans le bassin de sa mère. Les bébés nés par césarienne courent les risques suivants:

- augmentation des cas de détresse respiratoire avec augmentation des admissions aux soins intensifs néonataux;
- naissances prématurées lorsqu'il y a eu erreur dans le calcul de la date prévue de l'accouchement lors de césariennes programmées;
- APGAR plus bas dans les minutes qui suivent la naissance;
- lésions causées par les instruments utilisés lors de la chirurgie (de 1 à 2 % des bébés);
- difficulté avec le début de l'allaitement;
- augmentation des allergies (plus tard), parce que la flore intestinale du bébé n'est pas colonisée par les bactéries normales récoltées lors du passage dans le vagin de sa mère.

Sachant tout ce qu'on sait de la première rencontre entre la mère et son bébé, le contact immédiat entre la mère et son bébé et la non-séparation dans les heures qui suivent la césarienne devraient être la norme. Mais ce n'est toujours pas le cas dans un trop grand nombre de centres hospitaliers. Ces pratiques ajoutent aux difficultés générées par la césarienne et doivent être révisées de toute urgence.

### Pour diminuer le nombre de césariennes

Dans les années 1990, les associations médicales et les instances gouvernementales s'étaient jointes aux groupes de femmes qui s'inquiétaient des hauts taux de césariennes et de leurs effets sur

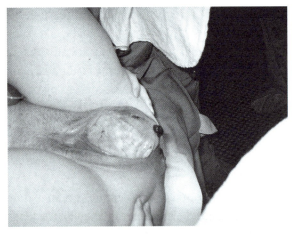

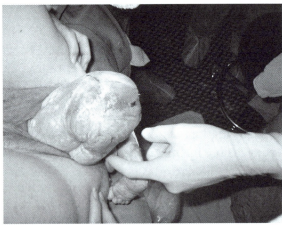

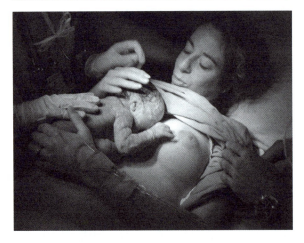

## L'accouchement par le siège n'est pas plus diffile pour la mère

Pour la mère, c'est un accouchement généralement plus rapide et plus «facile». Parce que ce sont les petites fesses du bébé qui ouvrent le chemin, plutôt que sa tête, plus ronde et plus volumineuse. Pour le bébé, le risque est d'arriver à une situation potentiellement dangereuse: celle où la tête (la partie la plus grosse de son corps) n'arrive pas à naître rapidement alors que le corps, lui, est déjà sorti. Dans cette position précaire, la tête du bébé dans le bassin de sa mère se trouve à comprimer le cordon qui est encore sa source d'oxygénation. La probabilité d'une telle occurrence est minime quand, dans les heures qui précèdent, le travail progresse avec fluidité. C'est pourquoi, quand le bébé est «en siège», les critères pour continuer le travail sont plus «sévères» et le recours à la césarienne plus fréquent que si c'est la tête qui se présente. Les recherches récentes montrent que seul un petit pourcentage de bébés nés «en siège» normalement présente des problèmes à la naissance (2%). Et surtout, à long terme, ces bébés n'ont pas plus de séquelles neurologiques que les bébés en siège nés par césarienne planifiée.

la santé des femmes et des bébés. La Politique de périnatalité du Québec de 1993 recommandait de diminuer le taux de césariennes à un pourcentage entre 12 et 15% avant 2003 dans l'ensemble du Québec et dans chacune de ses régions[24]. Amené à se prononcer sur l'augmentation généralisée des interventions obstétricales au Québec (qu'il reconnaît), voici comment le gouvernement s'est positionné dans la Politique de périnatalité 2008-2018: « Il est à peu près impossible, à l'heure actuelle, d'établir avec justesse les taux d'interventions obstétricales optimaux qu'il faudrait viser. Les comparaisons entre les centres hospitaliers sont peu utiles à cet égard, vu le nombre de variables qui entrent en jeu : caractéristiques de la population, mission du centre, types de soins offerts, etc. Il faut donc s'en remettre aux bonnes pratiques fondées sur l'évaluation rigoureuse des actes et le partage des connaissances[25]. » Est-ce une stratégie nouvelle pour arriver à les diminuer? Un recul face aux tendances médicales en cours? L'avenir nous le dira.

D'ores et déjà, de nombreuses recommandations médicales circulent sur les moyens de parvenir à diminuer le nombre de césariennes. Voici, en résumé, celles qui s'appliquent aux indications les plus courantes de césariennes où il existe, justement, d'autres manières de faire.

### Pour diminuer les césariennes itératives

On recommande d'augmenter le recours à l'accouchement vaginal après césarienne (AVAC) pour toutes les femmes qui y sont admissibles. Au Québec, le taux d'AVAC était de 19,6% pour l'exercice 2009-2010[26], un pourcentage qui pourrait être nettement amélioré.

### Pour diminuer les césariennes pour dystocie du travail

Aucun diagnostic de dystocie ou d'arrêt de progrès ne devrait être posé avant le début du travail actif: trop de césariennes ont lieu alors que la femme est encore en phase de latence, un moment où on ne peut pas parler d'arrêt de progrès. Si vous n'êtes pas déjà en travail actif à votre arrivée à l'hôpital, retournez chez vous (ou allez marcher dans les environs, bref, n'importe quoi d'autre que de rester là). Si cette étape est longue et épuisante pour la mère, on devrait plutôt veiller à lui procurer repos, encouragement et soulagement de la douleur au besoin. Dans la poussée, aucune limite rigide de temps ne devrait être imposée, aussi longtemps qu'il y a une descente progressive de la tête du bébé. En fait, on devrait attendre au moins quatre heures avant de poser un diagnostic d'arrêt de progrès, plutôt que le critère de « deux heures » souvent employé.

Pour prévenir la dystocie du travail, le programme de formation obstétricale continue AMPRO[OB] suggère ce qui suit[27].

- « Encouragez le recours à l'éducation prénatale.
- Évitez les déclenchements artificiels du travail inutiles.
- N'admettez que les femmes qui sont en travail actif.
- Procurez un soutien continu aux femmes en plein travail.
- Encouragez l'ambulation et une position debout.
- Utilisez la méthode d'analgésie appropriée. »

On souhaite vraiment que tous les hôpitaux appliquent ces recommandations. Les chapitres sur le travail sont remplis d'idées de ce qu'on peut faire pour favoriser le bon déroulement de l'accouchement.

### Pour diminuer les césariennes pour présentation par le siège

C'est habituellement autour de la 32e semaine que les bébés se mettent la tête en bas. Certains mettent plus de temps à le faire. C'est autour de la 37e semaine qu'on offre de faire la version externe du bébé en siège. Cette manœuvre devrait être encouragée parce qu'elle a un bon taux de réussite, entre 50 et 80% selon le degré d'expérience du professionnel, et qu'elle comporte très peu de risques, lorsqu'elle est faite selon les normes en cours. Pour les bébés qui n'ont pas tourné, spontanément ou après la tentative de version, l'accouchement vaginal devrait être offert. Voici ce que déclare la SOGC[28]: «L'accouchement vaginal planifié est raisonnable chez certaines femmes dont la grossesse monofœtale est en présentation du siège à terme.» Elle ajoute: «La sélection des cas et la prise en charge du travail de façon rigoureuse au sein d'un milieu obstétrical moderne peuvent permettre l'obtention d'un degré de sûreté semblable à celui de la césarienne de convenance.» L'accouchement d'un bébé en siège doit être assisté par un médecin et une équipe qui en ont l'expérience, en utilisant des critères d'exclusion rigoureux comme un poids estimé à moins de 2 500 g ou à plus de 4 000 g, et certaines variantes compliquées de la présentation de siège (si la tête n'est pas fléchie, ou si les pieds ou les genoux se présentent en premier, etc.). Le travail lui-même exige des professionnels une attention accrue à son bon déroulement. Quand le travail évolue trop lentement, le recours à la césarienne est recommandé et probablement plus sécuritaire.

J'ai parlé en introduction de ce chapitre de la recherche appelée «Breech Term Trial», qui, du jour au lendemain, avait stoppé les accouchements vaginaux de siège, en Amérique du Nord à tout le moins. J'ai aussi parlé du lent retour de cette pratique. L'accouchement d'un bébé qui se présente par le siège est désormais possible au Québec. Si c'est votre situation, dans les dernières semaines, vous pourriez demander à ce qu'on vous réfère à un centre hospitalier où on fait régulièrement des versions externes de bébés en siège. Laissez *cette équipe* vous en expliquer la procédure, les risques et les avantages. Vous pourrez prendre la décision de vous y soumettre ou non. Trop de femmes s'en font présenter un portrait très sombre par un médecin qui n'en fait pas et qui n'en a qu'une connaissance très limitée et généralement pas à jour. Par conséquent, elles se privent d'obtenir une information claire et précise, une évaluation de leur propre situation et de leurs propres chances de succès. En somme, elles se privent d'un choix éclairé face à l'option de la césarienne programmée, qui comporte aussi des risques.

## *Pour diminuer les césariennes pour souffrance fœtale*

Bien que cette catégorie puisse être perçue comme incompressible par sa définition même, la souffrance fœtale constitue au contraire une indication dont la définition est extrêmement floue et pour laquelle il existe de nombreuses conduites de surveillance et d'intervention. D'abord, ce diagnostic, souvent posé seulement à partir du tracé du moniteur fœtal, devrait toujours inclure la stimulation du cuir chevelu du bébé. Pour ce faire, on exerce une légère pression sur le cuir chevelu du bébé pendant 15 secondes au cours de l'examen vaginal. L'accélération de la fréquence cardiaque du bébé confirme son bon état. Avec cette simple mesure, on se rend compte que certaines variations préoccupantes du rythme du cœur fœtal s'avèrent bénignes, le bébé étant bien oxygéné. Comme les appareils pour analyser le sang du cuir chevelu du bébé n'existent plus, il est urgent de développer un moyen technologique ou autre pour départager les bébés réellement en souffrance de ceux qui vont bien, malgré leur fréquence cardiaque atypique.

Toutes les mesures pour favoriser le travail sont aussi celles qui permettent au bébé de traverser ce parcours le plus aisément possible. Les longs travaux ne fatiguent pas que les mères, ils fatiguent aussi les bébés! Donc, avant même de poser les gestes correctifs lors de variantes préoccupantes de la fréquence cardiaque (changer la position de la mère, cesser l'ocytocine si elle est en cours d'utilisation, etc.), on peut commencer par éviter les situations qui favorisent l'apparition de souffrance fœtale. Les chapitres sur le travail sont remplis de suggestions à cet égard.

### *Pour diminuer les césariennes pour lésion active d'herpès*

Elles ne comptent que pour un petit pourcentage du total de césariennes, mais peuvent fréquemment être évitées. L'herpès est une infection transmise sexuellement qui peut causer des lésions douloureuses dans la région génitale. Elle peut être très grave lorsqu'elle atteint un nouveau-né. La transmission se fait entre autres lors du passage dans le vagin au moment de la naissance. Les statistiques canadiennes parlent de 1 cas par 17 000 naissances, alors qu'aux États-Unis, on en observe 1 par 3 500 naissances, ce qui illustre probablement les différences d'approche de prévention. On sait maintenant que c'est la primo-infection, c'est-à-dire la toute première apparition de l'infection, qui est la plus dangereuse pour le fœtus, parce que sa mère n'a pas encore d'anticorps pour le protéger. Pour diminuer le risque de transmission, on recommande donc une césarienne pour celles qui ont des lésions *pour la première fois*. Si l'histoire de santé recueillie au début de la grossesse a révélé la présence d'herpès, on propose aux femmes qui ont des lésions fréquentes un médicament antiviral à partir de la 36$^e$ semaine pour réduire l'éventualité d'une éruption au moment de l'accouchement. S'il devait quand même se présenter une lésion active à la vulve ou dans la région située sous la ceinture (à l'aine, par exemple), les recommandations actuelles sont de proposer une césarienne, après avoir présenté les risques de part et d'autre aux parents et d'en avoir discuté avec eux[29].

### La banalisation de la césarienne

La césarienne est maintenant tellement courante qu'on en parle de plus en plus comme d'une autre façon d'accoucher pour ne pas traumatiser ou culpabiliser les mères qui auront à la vivre. On dit même, maintenant, «l'accouchement vaginal», comme s'il y en avait une autre sorte! Dans certaines pratiques obstétricales, la césarienne est proposée comme la naissance de choix pour les bébés «précieux», ceux dont la conception a été obtenue par des moyens extraordinaires ou conçus tardivement. Comme si tous les bébés n'étaient pas précieux.

Plusieurs intervenants accueillent avec reconnaissance l'apparition de pratiques humanisées autour de la césarienne, où l'accent est mis sur la qualité de l'accueil au bébé, avec lumières tamisées, chuchotement et priorité entière à la rencontre entre les parents et leur bébé. Mais ils s'inquiètent en même temps de l'attrait que représente la «césarienne douce», comme on a baptisé cette pratique innovatrice, qu'on aimerait voir chaque fois qu'une césarienne est nécessaire. Voici ce qu'en dit le Dr Andrew Kotaska: «Toutefois, les mesures d'adoucissement employées ne réduisent pas le risque d'embolie amniotique, d'embolie pulmonaire, d'infection, d'hémorragie sévère et même de mort, tous plusieurs fois plus élevés que lors d'un accouchement vaginal. Elles n'aideront pas non plus l'activation du système immunitaire du nouveau-né accomplie par le travail, le laissant peut-être plus vulnérable à des maladies auto-immunes plus tard dans la vie. La "césarienne douce" ne doit d'aucune manière participer à la présenter comme plus sécuritaire…

Il est important que les professionnels et les femmes s'en souviennent[30].»

Nous sommes plusieurs à nous inquiéter de la culpabilité et du sentiment d'échec que vivent bien des femmes qui ont eu des césariennes. Mais ce n'est pas en banalisant leur expérience ni en la ramenant à une intervention parmi d'autres que nous les aiderons à guérir. Le sens du travail et de l'accouchement se perd à tel point qu'une opération douloureuse, qui laisse une cicatrice, nécessite une convalescence, atteint l'intégrité corporelle et change l'accueil du bébé semble une solution attrayante pour un nombre grandissant de femmes. Aucune n'est à blâmer individuellement, puisque chacune cherche, pour elle-même et surtout pour son petit, ce qu'il y a de mieux.

Parmi les changements sociaux qui se cachent derrière sa banalisation, on rencontre parfois cette notion que la césarienne sous péridurale constitue un progrès, «parce qu'elle permet à l'homme et à la femme de vivre ensemble la naissance de leur bébé», une tendance déjà observée par Maria de Koninck dans les années 1980. Voilà qui est extraordinaire: restreindre la portée de l'expérience de la mère pour que celle de son conjoint puisse s'y comparer! Comme si on ne pouvait partager un événement aussi riche que l'accueil d'un bébé qu'à la condition de vivre une expérience identique ou prétendument identique. Dans la même ligne de pensée, l'alimentation au biberon donne parfois l'illusion de transformer l'allaitement en une fonction parfaitement unisexe. Or, dans un cas comme dans l'autre, le prix à payer pour obtenir cette équivalence artificielle des expériences est une perte importante pour la mère, pour le bébé ainsi que pour le père. En effet, en réduisant l'ampleur de sa propre expérience à une pâle copie de celle de sa compagne, il s'éloigne de ce que serait la sienne propre, qui n'est faite ni de contractions ni de lait, mais du rapport unique d'un père avec son bébé.

La banalisation totale de la césarienne dans l'imaginaire populaire, alors qu'il s'agit pourtant d'une chirurgie majeure avec des risques pour la mère et l'enfant, constitue un pas vers ce monde déshumanisé où un enfant naîtrait d'un laboratoire plutôt que du désir de ses parents et du ventre accueillant de sa mère. La grossesse «conjointe» n'est pas encore en vue, vu la complexité technique de la remplacer ou de la répartir entre les parents! Mais peut-on imaginer un jour pas si lointain où hommes et femmes, main dans la main, viendront au laboratoire contempler leur petit fœtus produit in vitro? J'hallucine? Peut-être pas. Le sens profond de notre condition humaine se joue dans certaines des nouvelles technologies de reproduction appliquées aux humains. En perdant collectivement notre capacité d'accoucher par nous-mêmes, nous perdons beaucoup plus qu'une fonction du corps, nous les femmes. Nous l'humanité.

### L'expérience des mères, des bébés, des familles

Les changements importants que la césarienne provoque dans la façon de vivre la naissance d'un enfant ont des répercussions profondes chez les femmes, les couples, les enfants et sur les relations qu'ils ont entre eux. La douleur des premiers jours transforme complètement le début de la relation avec le bébé, l'expérience de l'allaitement et le retour à son corps «d'avant» pour la mère. Des conséquences à plus long terme s'installent aussi, comme en témoignent de nombreuses femmes: un sentiment d'échec, d'incapacité, une image de soi diminuée, une blessure profonde qui guérit difficilement, la culpabilité, le sentiment d'avoir été agressée physiquement et psychiquement qui expliquent aussi l'augmentation des dépressions postnatales. Tous ces sentiments peuvent être mêlés d'une profonde ambivalence du fait que la césarienne a été présentée ou vécue comme essentielle pour sauver l'enfant, donc providentielle. Comment s'en plaindre, maintenant qu'on a cet enfant dans les bras et qu'on l'aime? «C'est tout ce qui compte, n'est-ce pas?» D'autres femmes vivent une ambiguïté du fait qu'elles ont accepté et peut-être même demandé cette intervention dans un moment de détresse, ce qu'elles regrettent par la suite, mais qui ne semblait pas avoir d'autre issue à ce moment-là.

L'aspect désormais «ordinaire» de la césarienne lui a justement enlevé, socialement du moins, ce caractère exceptionnel de rupture, de coupure, littéralement, dans l'expérience de la mère et de son bébé. De nombreuses femmes en acceptent la réalité avec ce qui semble être une certaine facilité, ou en tout cas une capacité d'adaptation très utile alors que la vie avec un nouveau bébé leur réclame une attention de tous les moments. Alors que pour d'autres, la césarienne représente l'inimaginable, l'issue qu'elles craignaient plus que tout, l'échec d'un rêve.

*Nathalie et Daniel attendaient avec bonheur leur premier bébé. Cette nuit-là, Nathalie commence à sentir des contractions qui, 24 heures plus tard, ne l'ont encore menée qu'à... un centimètre. Quand son médecin lui parle de césarienne, le ciel pourrait aussi bien lui tomber sur la tête: elle ne s'attendait pas à ça! Dans les jours qui suivent la naissance, Nathalie fait des épisodes d'angoisse-panique à l'hôpital, pendant lesquels on lui conseille d'arrêter l'allaitement. Elle adore son bébé, mais se remet difficilement du choc. Une fois à la maison, une hémorragie importante nécessite une ré-hospitalisation d'urgence. Pendant ce temps, son entourage tente de la réconforter en l'assurant que «ce n'est pas grave». Peut-être bien, mais Nathalie n'en fait pas moins une longue dépression qui colore tristement ses premières années de vie avec son bébé et qui lui demandera deux ans de thérapie pour y voir clair.*

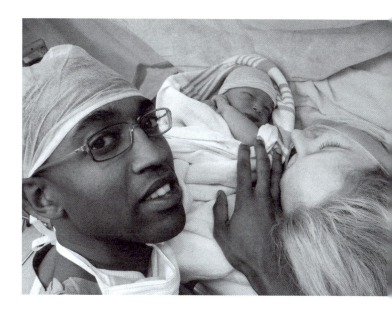

*Nous en reparlons, quatre ans plus tard, alors qu'elle attend un deuxième enfant. Elle se sent complètement désemparée, affolée à l'idée d'avoir une autre césarienne et de revivre cet enfer, et tout aussi terrifiée de tenter à nouveau un accouchement naturel dont elle n'attend que l'échec. Au cours de longues conversations mouillées de beaucoup de larmes, Nathalie se rappelle d'autres événements douloureux de sa vie où les autres lui ont imposé ce jugement réducteur «c'est pas grave» dans des moments où elle souffrait et ne pouvait pas en parler puisqu'on considérait sa douleur comme insignifiante. À travers bien des émotions et bien des bouleversements, Nathalie a reconquis son droit de juger de ce qui est important pour elle. Elle a demandé à son compagnon de respecter sa peine, a quitté son médecin qui ne la soutenait pas dans son projet d'accouchement et a décidé, cette fois-ci, de s'entourer différemment. Dans cette confiance encore nouvelle et fragile, elle a donné naissance à Laurie, après de longues heures de travail. Franchement, elle est si radieuse depuis, qu'on ne la reconnaît pas!*

La césarienne se vit aussi différemment selon le moment où elle intervient: tôt dans l'accouchement ou après de longues heures de travail, ou même sur rendez-vous, avant toute contraction. «*J'ai deux enfants, dit cette femme, le cœur serré, et je ne saurai jamais ce que c'est que d'avoir une seule contraction.*» Une autre dira «*Ils m'ont laissé souffrir pendant 20 heures avant de m'annoncer que ça prenait une césarienne*», sans qu'on lui ait expliqué que ce n'est pas par négligence qu'on ne prend pas la décision 20 heures plus tôt, mais parce que seul un déroulement défavorable du travail conduira à y avoir recours. Dans le choix des mots, on entend combien chaque heure a été empreinte de solitude et d'amertume, et le verdict final, vécu comme une trahison. On n'y sent ni le respect, ni la chaleur, ni la solidarité humaine qu'on voudrait présents à chaque accouchement.

Cette douleur des femmes qui ont eu une césarienne se rencontre régulièrement. Il suffit de parler de naissance, d'effort, de douleur, de paroxysme et d'émerveillement pour qu'elles viennent au bord des larmes. Certaines disent avoir été engourdies pendant des années avant d'être capables de ressentir vraiment leur blessure. Ces femmes ont mal à leur césarienne. Elles ont mal au mépris de leur capacité, à l'absence de soutien qui aurait rendu leur accouchement possible, à la peur et à l'ignorance qui les ont empêchées de protester, de réclamer. Elles ont mal à la «bonne raison» de faire une césarienne, qui ne leur en a pas moins coupé le ventre. La césarienne a détourné à jamais la grande caresse que fait le corps d'une femme à son bébé dans l'accouchement. Elles ont mal au vide.

Il y a aussi, bien sûr, des femmes qui ont été soulagées d'avoir une césarienne, ou peut-être un peu déçues mais vite réconciliées. Elles n'ont pas moins raison que les autres. Aucune femme ne devrait être contrainte au silence quand il s'agit de dire son expérience. Mais je crains que la banalisation généralisée de la césarienne ait non seulement coupé la parole aux femmes mais également leur perception de ce qui s'est véritablement passé pour elles. J'ai peur que la détresse dans laquelle on laisse trop souvent les femmes en travail soit telle que n'importe quoi, même se faire couper le ventre, apparaisse comme une bénédiction! D'ailleurs, elles sont nombreuses les femmes qui ne veulent même pas tenter d'accoucher naturellement après leur césarienne, même quand leur médecin essaie de les y encourager. «Recommencer cet enfer? Vous voulez rire!» Je regrette l'absence d'information et de vraies ressources qui fait qu'elles ne peuvent pas espérer que les choses soient différentes cette fois-là. Et je les comprends de ne pas vouloir s'y faire prendre à nouveau!

## Alternatives à la césarienne

Ce n'est pas votre rôle de réformer l'organisation des départements d'obstétrique de votre région, cela va de soi. Vous pouvez cependant diminuer votre risque d'avoir une césarienne en étant mieux informée, mieux préparée. C'est rarement au moment où se prend la décision de faire une césarienne qu'il faut parler d'alternatives, mais longtemps avant, lorsqu'on va chercher l'information dont on a besoin, lorsqu'on choisit l'endroit où l'on veut accoucher et qu'on décide de s'entourer de soutien. C'est aussi plusieurs heures avant, quand on veille à créer et à protéger la «bulle» où naîtra notre bébé, lorsqu'on ose manger, bouger, gémir pendant le travail. Tout ce qui peut vous entourer de l'intimité et de la confiance dont vous aurez besoin pour accoucher est une alternative à la césarienne. L'arrêt de progression est trop souvent une métaphore de ce qui nous fait peur dans le fait de devenir mère. La détresse fœtale est trop souvent une réponse des bébés à la détresse de leur mère. Relisez les chapitres de ce livre qui concernent le travail et l'accouchement, vous y trouverez de nombreuses suggestions pour faciliter la bonne progression du travail et aider votre bébé à naître. Lisez l'excellent livre d'Hélène Vadeboncoeur, *Une autre césarienne ou un AVAC? S'informer pour mieux décider*, qui rassemble recherches, statistiques, aide à la préparation d'un AVAC et témoignages de femmes et de couples, spécialement si vous avez déjà eu une césarienne.

Si, pour une raison médicale, vous devez subir une césarienne décidée à l'avance, discutez avec votre médecin de la possibilité de laisser le travail démarrer spontanément. De prime abord, beaucoup de femmes n'en voient pas l'intérêt. Mais après avoir compris l'effet bénéfique des contractions sur le bébé, l'intensité de ce qui se vit pendant le travail, son importance dans l'accueil fait au bébé, pourquoi pas? Vous n'avez pas à vivre des heures et des heures de travail. Juste assez pour savoir que la naissance se passe au moment prévu par votre organisme et celui de votre bébé, et juste assez pour goûter à la saveur de ce voyage ensemble que vous devrez terminer autrement.

La césarienne doit redevenir une intervention exceptionnelle. Nous pourrons alors nous réjouir de son existence. Nous pourrons aussi bercer les femmes blessées, entendre leur peine et les aider à guérir.

## L'accouchement vaginal après césarienne (AVAC)

L'AVAC est l'alternative par excellence à la césarienne itérative, et la possibilité de ce choix et son encouragement devraient constituer la norme. On le sait maintenant: l'idée que les femmes ne peuvent plus accoucher normalement après une césarienne est basée sur une fausse croyance. Depuis de nombreuses années, les résultats de recherches s'accumulent pour mieux éclairer les médecins et le public en général sur les risques véritables associés à la césarienne itérative comparés à ceux liés à un AVAC. Voici à ce sujet la recommandation de la Société des obstétriciens et gynécologues du Canada: «En l'absence de contre-indications, une femme ayant déjà subi une césarienne segmentaire transversale devrait se voir offrir un essai de travail; cette offre doit être accompagnée de discussions appropriées au sujet des risques et des avantages maternels et périnatals[31].» Une césarienne «transversale» est celle où l'incision est horizontale, dans la partie inférieure de l'utérus, sous la ligne dite «bikini».

Aux États-Unis comme au Canada, des comités d'étude ainsi que les associations nationales de gynécologie-obstétrique publient des recommandations au sujet de l'AVAC depuis 1986. Pourtant, on continue toujours de faire des césariennes pour la seule raison qu'elles suivent la première. En 1998-1999, seulement 37,7% des femmes avaient un AVAC au Québec, un taux dont je m'inquiétais dans la deuxième édition de ce livre, alors qu'il aurait pu aisément être doublé si l'option avait été offerte, encouragée, et que les conditions favorables avaient été réunies. Voici qu'en 2009-2010, le taux d'AVAC n'était plus que de 19,6%, conséquence directe d'une tendance générale vers une augmentation de la césarienne, plutôt qu'une diminution. Les médecins et les politiques hospitalières ne sont pas seuls responsables de cette décroissance. Dans bien des cas, ce sont les femmes elles-mêmes qui veulent une autre césarienne, par peur, par manque d'information sur les risques véritables, parce qu'elles croient qu'elles n'ont pas la force requise, ou pour éviter la douleur ou l'échec qu'elles ont connus la première fois.

## AVAC ou « essai de travail »

Quand une femme choisit de vivre un AVAC, on parlera d'«essai de travail» quand ce n'est pas d'«épreuve de travail» plutôt que de travail. Je n'aime pas ces termes. Ils manquent cruellement de confiance dans le processus de la naissance et les capacités du corps de la mère que l'AVAC exige; que n'importe quel accouchement exige, d'ailleurs! Mais le mot AVAC, «accouchement vaginal après césarienne», suppose que la naissance a eu lieu, et qu'elle a bel et bien été «vaginale». Ce terme ne peut donc pas désigner les heures de travail effectuées par les femmes dont l'accouchement se terminera en césarienne, malgré leur intention première de vivre un AVAC. Il y a eu de multiples tentatives de trouver un meilleur nom, qui reconnaîtrait la confiance dont elles font preuve et leur courage. Celle que je préfère vient d'une Américaine qui a transformé VBAC (*vaginal birth after cesarean*) en GBAC: *give birth a chance* (donnez une chance à la naissance)! À nous de trouver une expression française tout aussi inspirante! Peut-être tout simplement TAC: travail après césarienne...

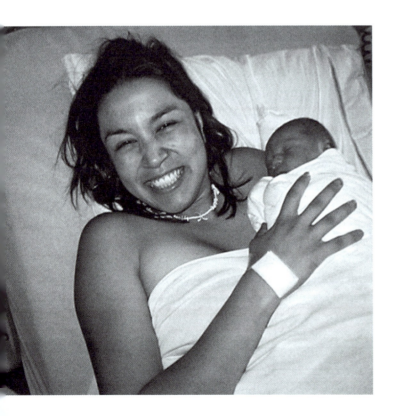

### Les indications de l'AVAC

Toutes les femmes qui ont eu une césarienne devraient se voir offrir un AVAC à la grossesse suivante, à moins, bien sûr, qu'elle ne présente une contre-indication médicale. C'est exactement ce qu'en dit la Société des obstétriciens et gynécologues du Canada: «En l'absence de contre-indications, une femme ayant déjà subi une césarienne segmentaire transversale devrait se voir offrir un essai de travail; cette offre doit être accompagnée de discussions appropriées au sujet des risques et des avantages maternels et périnatals. Le processus d'obtention d'un consentement éclairé (accompagné d'une documentation appropriée) devrait constituer une partie importante du plan d'accouchement dans le cas d'une femme ayant déjà subi une césarienne[32].» Dans les faits, la plupart des professionnels et des établissements de santé demandent aux parents de signer un document à cet effet.

### Les contre-indications à l'AVAC

Elles sont peu nombreuses, mais augmentent le risque d'une rupture utérine potentielle et le risque de morbidité et de mortalité maternelles et périnatales qui y sont liées.

- Quand l'incision de la césarienne précédente est verticale ou en T inversé.
- Quand il y a déjà eu une chirurgie à l'utérus où on a pénétré dans la cavité utérine (autre que la césarienne).
- Quand il y a déjà eu rupture de l'utérus.
- Bien évidemment, l'AVAC ne peut être tenté quand il existe des contre-indications à l'accouchement (comme un placenta prævia, c'est-à-dire placé devant le col, par exemple).
- Et bien entendu si la femme elle-même ne le souhaite pas.

La césarienne verticale (aussi appelée « classique ») est celle où l'incision est dans le corps même de l'utérus plutôt que dans sa partie inférieure. Elle est rarissime maintenant à cause des risques associés. Quant à la césarienne en T inversé, elle comporte les deux incisions — verticale et horizontale — et n'est pratiquée que dans de très rares cas.

*Maëlle: « L'AVAC, oui. Mais ce n'est pas un acte banal. Fort peu de médecins sont réellement à l'aise avec toutes les particularités rattachées à l'AVAC. Et il y a des risques importants qu'il ne faut pas banaliser. » Julie: « Il y a aussi des risques importants à une autre césarienne qui sont malheureusement trop banalisés et souvent plus importants que les risques d'un AVAC. »* À elles deux, ces femmes expriment combien il y a des risques des deux côtés et qu'il est important de bien s'informer et de faire un choix qui fonctionne pour vous. Au cours des années, l'AVAC a fait l'objet de politiques et de décisions prises par des équipes de travail, obstétriciens, médecins de famille et sages-femmes, à la lumière des recherches disponibles. Celles-ci continuent d'être publiées et leur interprétation n'est pas toujours applicable facilement. Par exemple, une recherche qui démontre un taux « X » de ruptures utérines n'a pas répertorié combien de femmes dans l'étude avaient été déclenchées, ni avec quels médicaments. Cela peut biaiser les résultats et les rendre inutilisables pour une équipe de professionnels qui ne fait aucun déclenchement de travail lors des AVAC. Chose certaine, à l'exception des contre-indications nommées plus haut, les différences dans les risques de rupture demeurent faibles. Ils doivent faire l'objet d'une discussion avec le médecin ou la sage-femme, la décision finale revenant aux parents.

### Les recommandations pour l'AVAC selon la SOGC

- Les risques et avantages pour la mère et le bébé doivent être discutés avec les parents, la discussion doit être notée au dossier ainsi que la décision clairement exprimée par la mère.
- On recommande le monitorage électronique continu pendant le travail (une recommandation qui semble logique, mais qui n'est pas validée par des études scientifiques).
- La stimulation du travail par l'ocytocine n'est pas contre-indiquée.
- Le déclenchement du travail par l'ocytocine peut être associé à un risque accru de rupture utérine et devrait être utilisé avec précaution après discussion avec les parents sur les risques et avantages.
- Le déclenchement du travail avec les prostaglandines est associé à un risque élevé de rupture utérine et n'est pas recommandé.

- On peut déclencher le travail à l'aide d'un ballonnet (sonde de Foley).
- La grossesse gémellaire *n'est pas* une contre-indication à l'essai de travail;
- … ni la suspicion de macrosomie (un bébé de plus de 4 kg);
- … ni le diabète;
- … ni l'accouchement après terme;
- … ni le fait d'avoir eu plus d'une césarienne, bien que la littérature scientifique ne soit pas aussi abondante à ce sujet. Le risque d'une rupture de la cicatrice semble légèrement plus élevé, mais considéré comme acceptable. Le taux de succès est similaire.
- Les femmes qui ont un écart de moins de 18 à 24 mois entre la césarienne et l'essai de travail devraient être informées de l'augmentation du risque de rupture. Une recherche portant sur 1 500 femmes ayant eu un essai de travail a observé que le taux de rupture utérine était de 4,8 % quand l'écart était de moins de 12 mois, mais passait à 2,7 % entre 12 et 24 mois, pour se situer à 0,9 % quand l'écart était plus grand que 24 mois[33].
- Tous les efforts doivent être faits pour obtenir des informations sur le type d'incision faite lors de la césarienne antérieure. En l'absence des rapports opératoires, le médecin peut en juger selon les renseignements recueillis sur les circonstances où elle a eu lieu. Cela ne constitue pas une indication pour une césarienne répétée.

N'importe quel hôpital qui offre des services d'obstétrique peut offrir aux femmes l'accouchement vaginal après une césarienne. Nulle obligation d'être suivie par un médecin spécialiste. Et pour celles qui se retrouveraient avec un bébé en siège alors qu'elles préparent un AVAC, on précise que la version par manœuvres externes n'est pas contre-indiquée chez les femmes ayant déjà subi une césarienne. Le fait que la réparation de l'incision ait été faite «en une couche» plutôt qu'en deux, un détail relevant de la technique opératoire, semble ajouter un certain facteur de risque, mais de plus amples recherches sont nécessaires avant de l'affirmer. Certains centres hospitaliers proposent une échographie de la cicatrice dans les dernières semaines de la grossesse, pour mieux éclairer la décision de procéder ou non à un essai de travail, selon son épaisseur. On considère généralement 3,5 millimètres comme une épaisseur rassurante, mais certaines études ont utilisé 2,5 ou même 2 millimètres comme valeur limite. Cette pratique semble avoir contribué à augmenter le nombre d'essais de travail chez les femmes ayant eu plus d'une césarienne. Cependant, certains centres hospitaliers la remettent en cause et elle doit encore faire l'objet de validation scientifique. Dans tous les cas, le choix final revient quand même aux parents.

Toute femme enceinte après une césarienne se doit, pour elle-même comme pour son bébé, d'aller chercher l'information nécessaire afin de faire les choix qui lui conviennent. Elle devra poser des questions spécifiques au professionnel avec qui elle compte vivre son accouchement: sur son attitude au sujet de l'AVAC et sur les politiques de son établissement. De nombreuses femmes, rassurées en début de grossesse par l'apparente souplesse de leur médecin, ont dû modifier leurs plans dans les dernières semaines alors qu'elles étaient soudainement confrontées à un net changement d'attitude en relation avec leur césarienne antérieure.

Les chances de réussite de l'AVAC varient autour de 75 % selon les recherches. De l'avis de tous, cela dépend beaucoup du milieu où se déroule l'accouchement et de la confiance autant des parents que des professionnels en cause. Ce taux de succès est presque indépendant de la raison donnée pour la première césarienne, avec quelques nuances: les meilleures chances vont à celles qui ont eu une césarienne pour présentation de siège ou détresse fœtale, et à celles qui ont déjà vécu un accouchement vaginal, encore plus s'il a eu lieu après la césarienne. Les femmes qui ont eu une césarienne à dilatation complète pour arrêt de progrès (et non pour souffrance fœtale) semblent avoir de moins bonnes chances de vivre un AVAC (mais courage! elles ont des chances d'y parvenir). Mon expérience m'a appris que les femmes qui sont déterminées à vivre un AVAC et l'ont bien préparé, avec leur médecin, sage-femme ou doula, ont pratiquement les mêmes chances qu'une autre d'accoucher vaginalement.

### Les risques de l'accouchement vaginal après une césarienne

Pour la mère comme pour le bébé, c'est la rupture de l'utérus qui est le risque premier de l'AVAC, avec des conséquences différentes. Dans les deux cas, elle ne touche qu'un très petit nombre d'accouchements.

- Pour la mère: hémorragie et potentiellement hystérectomie, quand cela devient impossible de contrôler autrement l'hémorragie ou de reconstruire l'utérus.
- Pour le bébé: manque d'oxygène qui peut mener à des atteintes au cerveau et même à la mort.

L'une des recherches citées par la SOGC[34] parle de 0,6% de rupture ayant causé 0,04% de mortalité néonatale (à titre de comparaison, l'amniocentèse cause la perte du fœtus dans 0,5% des cas, soit 12 fois plus). Cependant, on note que dans 43% des cas de rupture, on avait utilisé de l'ocytocine pendant le travail, un choix dont on sait qu'il peut être associé à un risque accru de rupture utérine. La SOGC[35] reconnaît que les risques de l'AVAC sont difficiles à chiffrer parce que les «essais de travail» ne sont pas très nombreux et que les ruptures sont rares. Avec les chiffres que nous avons, cela donnerait moins de 10 ruptures utérines par année au Québec. Et elles ne sont pas toutes catastrophiques.

### Les avantages de l'accouchement vaginal après une césarienne

D'abord, tous les risques de la césarienne énumérés plus haut sont évités. Mais le plus grand avantage, aux dires mêmes des femmes qui l'ont vécu, se situe ailleurs que dans la diminution des hémorragies, des infections et des dangers accrus lors des grossesses subséquentes. C'est, dans leurs mots, une grande expérience de confiance, de connexion avec leur corps, avec leur capacité de mettre leur bébé au monde, une source de fierté incroyable. Et parfois même quand l'«essai de travail» ne se termine pas par un AVAC.

*Isabelle: «J'ai tenté un AVAC il y a cinq ans. Après 24 heures de travail, j'ai subi une deuxième césarienne à cause de la décision d'un médecin qui n'était pas d'accord avec mon choix lors du changement de garde. J'étais rendue à 7 cm. Trois ans plus tard, j'ai réussi un AVA2C (un AVAC après deux césariennes). Avec le recul, je réalise que ce qui m'a le plus nui la première fois et aidée à la dernière, c'est MOI! C'est le travail effectué sur moi-même: apprendre à laisser aller, accepter les césariennes précédentes, m'informer et m'entourer des bonnes personnes. Pour celles désirant s'informer ou tenter un AVAC, consultez le site www.avac-info.org, où vous trouverez une mine d'information et de ressources, et vous pourrez même écrire pour poser vos questions!»*

*Audrey: «J'ai tenté l'AVAC à mon deuxième enfant. Pour moi, mon accompagnante a fait toute la différence. Elle m'a appuyée avant, pendant, après. Elle m'a aidée à faire la paix avec ma première* césarienne, à visualiser mon accouchement, à faire des choix éclairés quand j'étais en travail. Ç'a été une rencontre exceptionnelle qui a fait de mon AVAC la plus belle expérience de ma vie. Malgré le fait que ça se soit terminé quand même avec une césarienne, ce fut mon plus bel accouchement!»

Catalina: «Ce qui a fait toute la différence, ce sont les gens qui m'ont accompagnée dans ma décision de vivre un AVAC. J'avais beau avoir lu dans les livres (merci Hélène Vadeboncoeur!), parlé à mon médecin, écouté les témoignages d'autres femmes: le jour J, c'est l'Accompagnement qui a été central. D'abord, le soutien indéfectible du papa depuis le jour où j'ai pris la décision d'opter pour l'AVAC. Ensuite, l'accompagnement exceptionnel d'une sage-femme. Son apport si précieux a été de m'aider à accueillir les sensations, les peurs, la douleur que je n'avais jamais vécues lors de mon premier accouchement hyper-médicalisé et conclu par une césarienne après 31 heures et un arrêt de progrès à 7 cm. Cela m'a gardée complètement connectée à mon corps et loin de la peur. Et finalement, je mets le terme Accompagnement avec un grand A parce que je dois préciser un truc important. Moi, j'étais accompagnée par Isabelle et par mon compagnon... mais mon enfant était accompagné PAR MOI! Cette conviction a été le point focal de mon AVAC: ce rôle que je n'avais pas pu tenir lors de mon premier accouchement, je pouvais enfin l'assumer: celui d'accompagner activement mon enfant dans son propre périple à travers mon corps jusqu'à venir au monde. À partir du moment où j'ai compris mon propre rôle d'accompagnement, j'ai refusé toute prise en charge et me suis libérée de beaucoup d'anxiété liée à l'AVAC. Oui, il faut s'informer, connaître et comprendre les risques associés à ce choix. Tout comme il faut comprendre les risques associés à la césarienne (et aux césariennes multiples). Mais à la fin de la journée, il n'y a rien de plus personnel que le choix de l'accouchement. Moi, je suis heureuse de mes choix et je remercie la Vie tous les jours d'avoir été entourée de gens exceptionnels pour m'accompagner.»

## L'AVAC hors centre hospitalier?

De nombreuses femmes qui préparent un AVAC souhaitent bénéficier des mêmes options que les autres quant au choix du lieu de naissance. Les recommandations actuelles sont d'accoucher dans un hôpital qui peut mobiliser une équipe et une salle d'opération en deçà de 30 minutes. En cas de rupture de l'utérus, qui arrive rarement, il est vrai, les minutes comptent pour éviter au bébé un manque d'oxygène potentiellement mortel, et même pour sauver la mère. Cela sonne dramatique... et ce l'est en de rares occasions, même si la très grande majorité des AVAC se passent bien. Sachant cela, des femmes et leurs compagnons mettent dans la balance l'effet protecteur, pour elles, d'un lieu de naissance qu'elles perçoivent comme rassurant, propice à l'intimité et où elles se sentent soutenues. Ce n'est pas à moi de juger de ce qui est sécuritaire ou pas pour eux. L'important est d'avoir accès à une information juste et à jour, d'en discuter et de bien comprendre les alternatives possibles. Le choix final leur appartient.

## La version céphalique par manœuvres externes

Communément appelée «version externe», elle consiste à faire pivoter le bébé manuellement à travers la paroi du ventre de sa mère pour le mettre la tête en bas. Le taux de succès varie selon les caractéristiques de la mère et du bébé et selon l'expérience et le doigté de la personne qui la tente. Cette manœuvre diminue de 50 à 80% le nombre de bébés en siège au moment de la naissance et réduit du même coup le nombre de césariennes, un avantage manifeste. Plusieurs femmes hésitent à avoir recours à cette intervention, car c'en est une. Elle comporte des risques minimes, mais qui existent. Ceux-ci doivent être mis dans la balance comparés à ceux de la césarienne, si c'est la seule option qui s'offre à vous. Avant de faire la version, on s'assure toujours que les femmes sont bien informées de la procédure elle-même, de ses risques et avantages, et qu'elles l'acceptent.

Plusieurs centres hospitaliers offrent ce service. Si ce n'est pas le cas de l'hôpital où votre médecin est rattaché, vous pouvez vous adresser là où il est donné: ils acceptent habituellement des références venant de l'extérieur. Elle se fait habituellement après la 36e semaine, parce qu'un grand nombre de bébés se tournent spontanément d'eux-mêmes avant cette date et qu'ils risquent moins de revenir en présentation de siège, comme c'est parfois le cas si on fait une version plus tôt. C'est aussi que dans un très petit nombre de cas, moins de 1%, la naissance pourrait être déclenchée à la suite de la version. Le fait d'avoir complété 36 semaines diminue les risques liés à la prématurité.

### Les principaux prérequis pour faire une version externe

- La position exacte du bébé est connue.
- Le liquide amniotique est en quantité normale.
- Un appareil d'échographie est disponible et sur place.
- Une césarienne est immédiatement disponible advenant le cas très rare où elle devient nécessaire.

### Les contre-indications absolues à la version externe

- On prévoit de toutes manières faire une césarienne pour indications médicales (comme en présence d'un placenta prævia, etc.).

- Le liquide amniotique est en quantité très insuffisante (oligoamnios sévère).
- Il y a eu hémorragie pendant la grossesse.
- Les membranes sont rompues.
- Il s'agit d'une grossesse gémellaire (à moins qu'il s'agisse du deuxième jumeau, qu'on peut tourner au besoin après la naissance du premier bébé, si ses membranes à lui sont intactes).

### Les contre-indications relatives à la version externe

Celles-ci n'augmentent pas les risques de la version externe, mais elles en réduisent la probabilité de succès. C'est donc à vous d'en juger, après discussion avec le médecin qui la ferait. Elles comprennent:

- la quantité de liquide amniotique est légèrement insuffisante (oligoamnios léger à moyen);
- la tête du bébé est en hyper-extension (c'est-à-dire que le bébé regarde vers le haut plutôt que d'avoir le menton sur la poitrine, comme il le devrait);
- il existe au moins deux cicatrices de césariennes;
- l'utérus a une malformation qui en change la forme;
- la femme est en travail actif (contractions régulières et fréquentes ayant entraîné une dilatation d'au moins 3 à 4 centimètres).

### Les risques de la version externe

- Il est normal et fréquent qu'on observe un ralentissement temporaire du cœur du bébé: c'est qu'il s'adapte à ce mouvement inattendu pour lui. Dans la très grande majorité des cas, la fréquence cardiaque se rétablit dans les minutes qui suivent la tentative de version, qu'elle ait été couronnée de succès ou non. Dans 0,5% des cas, elle ne se rétablit pas et on devra envisager de faire une césarienne.

- Un décollement placentaire (de 0,4 à 1%).
- Une rupture accidentelle des membranes.
- Le déclenchement involontaire du travail.

Malgré les risques mentionnés ici, je n'ai eu connaissance que d'un seul cas où une césarienne a été nécessaire parmi les centaines de femmes que j'ai côtoyées qui avaient choisi de tenter la version externe. Renseignez-vous sur le taux de risques du centre hospitalier où elle pourrait être faite pour vous.

### Le déroulement de la version externe

On s'assure d'abord du bien-être du bébé en effectuant un profil bio-physique. Puis on confirme la position exacte du bébé avec une échographie. La fréquence cardiaque du bébé est suivie tout au long de la procédure et pour au moins une heure après, pour s'assurer que le bébé tolère bien cette culbute surprise. La mère est allongée. En plaçant ses mains sur le ventre, le médecin «saisit» les fesses du bébé d'une main et les pousse vers le côté puis vers le haut pendant qu'il guide la tête vers l'autre côté d'abord, puis vers le bas, de l'autre main. On tourne habituellement le bébé «en suivant son nez», c'est-à-dire dans une culbute vers l'avant, généralement la plus facile à faire. Quand cela ne fonctionne pas, on peut tenter la culbute vers l'arrière. On interrompt la version si elle est trop inconfortable pour la mère ou si la fréquence cardiaque du bébé devient anormale. On peut alors le remettre dans sa position initiale, ce qui rétablit habituellement la fréquence cardiaque. Si la version n'a pas fonctionné, vous pourrez discuter des options qui s'offrent à vous, soit l'accouchement vaginal d'un bébé en siège, possible et sécuritaire, ou encore la césarienne.

Discutez avec votre médecin ou votre sage-femme de l'accessibilité à une version externe dans un hôpital de votre région, de ses risques, bénéfices et conditions préalables. N'hésitez pas à aller dans un autre hôpital que celui où vous devez accoucher s'il n'offre pas ce service. En cas de doute, prenez rendez-vous là où on les effectue, et faites-vous expliquer le tout par un médecin qui en réalise régulièrement. Les équipes sont très au courant de ces risques et de leur incidence dans leur propre centre hospitalier, et n'essaieront pas de convaincre des parents qui ne se sentent pas à l'aise avec la procédure. ❖

# Accoucher avec ou sans interventions ?

Au contraire du célèbre «être ou ne pas être», là n'est pas la question. Les interventions obstétricales ont leur place, elles protègent des femmes et des bébés, et font parfois partie de naissances heureuses. Entre les mains de professionnels dévoués, les interventions peuvent être faites avec respect et compassion, et je suis reconnaissante de vivre dans un temps et un pays où elles sont disponibles. Malheureusement, les conditions propices aux accouchements ne sont pas toujours réunies quand des contractions commencent, quelque part, et qu'une femme et son bébé amorcent le voyage qui les mène l'un à l'autre. Il est grand temps que nous puissions accoucher avec un vrai soutien, entourées et encouragées par des gens qui nous aiment, dans des conditions qui respectent nos besoins, veillées par des gens qui connaissent les gestes à poser et ont la patience nécessaire. Il est temps que nous nous permettions de gémir, de crier ou de chanter, d'accoucher debout, accroupies ou assises, que nous exigions des bassins d'eau chaude, des lits doubles, de l'intimité et du temps, le temps que ça prend.

# LES INTERVENTIONS AUPRÈS DU NOUVEAU-NÉ

La continuité de la race humaine est assurée, depuis toujours, par des mécanismes précis et précieux inscrits dans chaque bébé. Ils ont tous les réflexes nécessaires pour commencer leur vie autonome à l'extérieur de l'utérus maternel. Ils commencent à respirer spontanément en transformant complètement la trajectoire de leur circulation sanguine qui ira désormais s'oxygéner dans les poumons plutôt que dans le placenta. Ils savent dégager leurs voies respiratoires en éternuant ou en toussant. Ils savent téter, rediriger les reflux qui pourraient venir de l'estomac et, si le sein leur bouchait accidentellement le nez, ils le lâcheraient immédiatement pour respirer par la bouche, priorité oblige !

Mais il faut l'avouer, ils sont extrêmement dépendants de la chaleur et du lait de leur mère, ainsi que des soins qui les accompagneront jusqu'à ce qu'ils puissent s'occuper entièrement d'eux-mêmes... ce qui prendra plusieurs années. Aussi, c'est avec tout le pouvoir de leur charme qu'ils s'emploient à séduire les adultes qui les entourent au moment de leur naissance, afin de confirmer et de consolider le lien qui les unit. Ils auront tellement besoin d'eux, de leur attention, de leurs gestes.

La première respiration du bébé est la plupart du temps immédiate : ce beau cri de vie qu'on les entend lancer au moment même de la naissance. Il est tout aussi normal qu'elle débute plus graduellement dans les 15 premières secondes environ. Au moment où la tête de votre bébé émerge de votre corps, la compression exercée sur son thorax par le vagin expulse le liquide amniotique et le mucus de ses voies respiratoires. Ce qui reste dans ses poumons sera réabsorbé dès les premières minutes par les capillaires et le système lymphatique. Chez les bébés nés par césarienne sans avoir vécu de contractions, il n'y a ni effet hormonal ni compression du thorax. Cette réabsorption se complétera en quelques jours au lieu de quelques heures. Pour ce qui reste dans sa bouche ou sa gorge, il a déjà tous les réflexes dont il a besoin pour s'en débarrasser. Il peut éternuer et tousser, ce qu'il fera probablement avec vigueur à quelques reprises dans les minutes et les heures qui viennent. C'est bon signe : il sait s'occuper de lui-même ! Dans les premières minutes de vie de votre bébé, vous pourrez observer le déploiement de ses facultés exceptionnelles d'adaptation.

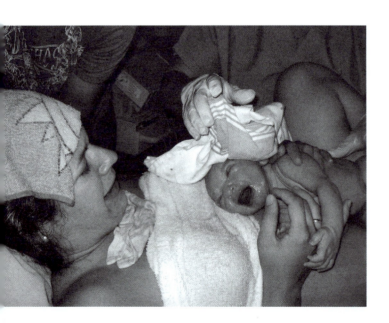

Les contractions que vous venez tous deux de vivre l'auront préparé à cette transition de l'univers intra-utérin au monde extérieur. Imprégné des hormones de « stress » nécessaires, votre bébé a tout ce qu'il faut pour s'ajuster à sa nouvelle réalité. Mais il arrive parfois que cette adaptation extraordinaire soit plus difficile, plus exigeante. Certains gestes peuvent alors devenir nécessaires pour aider la transition, alors que d'autres auront plutôt un rôle de prévention. Comme dans les interventions qui vous concernent, le respect du processus naturel et l'usage judicieux devraient être la règle.

Voyons en quoi ces gestes consistent.

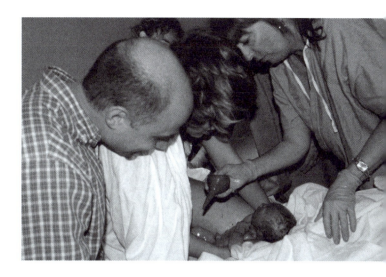

## L'aspiration des sécrétions

Un bébé qui respire n'a pas besoin qu'on aspire ses sécrétions. Il a les réflexes nécessaires pour s'en débarrasser, et c'est ce qu'il fera dans les heures et jours à venir… jusqu'à ce qu'il apprenne à se moucher ! Par contre, si le bébé semble éprouver quelque difficulté à commencer à respirer, on va s'assurer que ses voies respiratoires sont bien dégagées en aspirant les sécrétions qui pourraient les obstruer, même partiellement. On aspire ces sécrétions à l'aide d'une petite poire de caoutchouc dont on introduit l'extrémité dans la bouche puis le nez. Dans les hôpitaux, on utilise souvent un cathéter (c'est-à-dire un tube long et mince) relié à un appareil mural d'aspiration. Les recommandations actuelles favorisent la poire de préférence au cathéter. Relié à l'appareil d'aspiration, celui-ci sert le plus souvent à vider l'estomac de son contenu, une intervention qui a déjà été la norme pour tous les bébés. Mais aucune recherche scientifique n'a démontré le bénéfice de l'aspiration systématique de l'estomac, alors qu'elle comporte des risques connus comme un ralentissement du rythme cardiaque du bébé et le déclenchement d'un spasme du larynx, en plus d'être intrusive et irritante pour les muqueuses délicates des bébés. Vider l'estomac des sécrétions qu'il contient peut aussi déranger le réflexe de succion et tout le processus qui mènera le bébé à sa première tétée. Pour toutes ces raisons, son usage *routinier* dans les premières minutes ou heures de vie est maintenant considéré comme injustifié. Vous pourriez vérifier avec votre médecin ou sage-femme de la pratique qui a cours là où vous accoucherez.

## Couper le cordon

Rendez-vous au chapitre sur l'arrivée du bébé.

## Le supplément d'oxygène pour le bébé

On considère désormais l'oxygène comme un médicament qu'on doit doser avec minutie

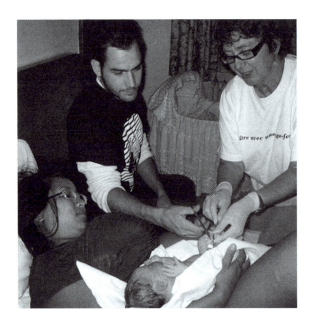

comme n'importe quel autre. On connaît mieux l'effet nocif de l'*excès* d'oxygène chez les nouveau-nés. Et on connaît mieux le processus physiologique qui prend place dans l'organisme du bébé dans les minutes après sa naissance. Cela peut prendre jusqu'à 10 minutes pour que le bébé devienne tout rose, alors qu'auparavant, on croyait qu'il devait y arriver bien avant, et on « corrigeait » la situation rapidement en lui donnant de l'oxygène au masque. On ne lui donnera donc de l'oxygène que si la transition est vraiment plus lente que prévu.

## La table chauffante

Un bébé a besoin de la chaleur de sa mère. Il devrait faire chaud dans la pièce qui le verra naître, et on devrait être prêt à le coller tout contre le corps chaud de sa mère, à le couvrir rapidement, à assécher particulièrement sa tête et à remplacer les couvertures chaudes quand elles deviennent humides. Pour un bébé, l'effort de maintenir sa température corporelle dans un environnement trop frais occasionnerait une dépense d'énergie et un enchaînement de conséquences néfastes qui se répercuteraient sur tout son système. Le meilleur endroit pour assurer cet accueil chaleureux est peau à peau sur le corps de sa mère. Si, pour une raison ou une autre, la mère ne peut pas prendre son bébé immédiatement, le père peut être mis à contribution, comme après une césarienne, par exemple : il est tout à fait capable de générer la chaleur nécessaire. Même les bébés qui ont besoin d'oxygène pendant quelques minutes peuvent le recevoir dans les bras de leur mère ou de leur père, sous l'œil vigilant de la sage-femme ou de l'infirmière. La table chauffante peut remplacer la chaleur humaine quand personne n'est disponible ou pendant qu'il faut faire des interventions qui ne peuvent *pas* être exécutées dans les bras de la mère. Si votre bébé a besoin de passer quelques moments sur la table chauffante pour recevoir des soins, rien au monde ne devrait empêcher le personnel de le rapprocher de votre lit pour que vous puissiez le voir et le toucher confortablement. Ce qui n'est pas urgent... attendra !

## L'onguent antibiotique dans les yeux

Au moment du passage dans le vagin (d'une mère *qui est atteinte*), le bébé court le risque de contracter la gonorrhée ou la chlamydia si sa mère en est atteinte. Il ferait alors une conjonctivite, c'est-à-dire une infection de la membrane qui recouvre l'œil et la face interne des paupières. Pour prévenir l'infection, on applique un onguent antibiotique dans les yeux du nouveau-né. Il n'y a aucun effet secondaire connu à cet onguent, sinon qu'il brouille momentanément la vue à cause de sa texture graisseuse. Comme il doit être administré

### Quand il y a du méconium dans le liquide amniotique

Le méconium est le produit du passage dans le système digestif du bébé de quelques substances dont les sécrétions qui le lubrifient, des cellules mortes de la peau et les petits poils noirs dont il se départit dans les dernières semaines de grossesse. Aucun travail de digestion proprement dit n'a lieu dans les intestins du bébé. Ces substances ne font que se concentrer jusqu'à devenir une pâte noire et collante complètement stérile. Rien à voir avec les selles que le bébé fera par la suite, puisque dès les premières heures de vie, les intestins du bébé vont peu à peu être colonisés par des milliards de bactéries bénéfiques. Leur travail sera justement d'assurer la digestion et la transformation des aliments (le lait, dans le cas du nouveau-né).

Le méconium reste habituellement dans les intestins du bébé jusque après sa naissance. Mais occasionnellement, le bébé en laisse aller une certaine quantité dans le liquide amniotique alors qu'il y séjourne encore. Cette première selle, stérile et sans odeur, est néanmoins extrêmement collante et serait très irritante si elle venait à pénétrer dans ses poumons. Cela gênerait sérieusement l'échange d'oxygène et pourrait causer ce qu'on appelle une pneumonie d'aspiration.

Pour cette raison, voici comment on procède à la naissance quand il y a du méconium dans le liquide amniotique.

Si le bébé respire spontanément, on fait exactement comme avec les autres bébés: on le pose sur le ventre de sa mère, bien au chaud.

Si le bébé ne fait pas encore d'efforts respiratoires ou s'il n'a pas de tonus musculaire, on doit l'intuber rapidement pour aspirer la bouche, le pharynx et la trachée. On cherche à diminuer le risque qu'il aspire du méconium avec sa première bouffée d'air, une bien mauvaise façon d'inaugurer des petits poumons neufs. Certaines recherches montrent que l'intubation pour aspirer le méconium n'améliore pas la santé du bébé. Comme les études à ce sujet se poursuivent, il se pourrait que ces recommandations changent dans les années à venir. C'est d'ailleurs vrai pour toutes les interventions présentées ici.

---

dans les deux heures après la naissance, vous pourrez demander qu'on attende un peu, pour jouir pleinement du regard clair de votre bébé. La plupart du temps, passé ces deux heures, les bébés dorment et il est facile de leur ouvrir doucement les paupières pour leur administrer l'onguent sans les réveiller.

Le suivi de grossesse comporte un dépistage de la gonorrhée et de la chlamydia offert à toutes les femmes, sans égard au fait qu'elles sont en couple ou non, et considéré « à bas ou haut risque ». Bien entendu, l'une ou l'autre infection pourrait être contractée plus tard dans la grossesse s'il y a des comportements à risque. L'administration d'onguent antibiotique dans les yeux est une pratique de santé publique, c'est-à-dire qui vise la population en général. Elle ne cherche pas à savoir si un individu en a besoin ou non. Par contre, les parents qui *savent* qu'ils n'ont ni l'une ni l'autre infection peuvent choisir de ne

> ### L'incubateur
>
> Les bébés qui arrivent prématurément ou qui ont des problèmes de santé peuvent avoir besoin de soins spécialisés et de la surveillance des appareils sophistiqués qui se trouvent dans un incubateur. Si votre bébé doit séjourner à l'unité de soins néonatraux, que ce soit pour quelques heures d'observation ou pour des soins plus prolongés, voyez s'il est possible qu'il passe du temps dans vos bras, peut-être même au sein. Demandez si vous pouvez faire du « kangourou » avec votre bébé, c'est-à-dire le porter sur vous, à même votre peau, entre vos seins, comme le ferait une maman kangourou, et ce, même s'il est rattaché à des fils et des tubes. En votre absence, vous pourriez laisser auprès de lui un vêtement, un morceau de tissu imprégné de votre odeur.

pas appliquer cet onguent. Si une infection devait quand même se déclarer, elle pourrait être traitée efficacement.

Il arrive très souvent que, le matin, on retrouve notre petit bébé avec les yeux « collés ». Ce n'est pas dû à une conjonctivite. Cela peut survenir dans l'œil gauche, le droit, en alternance, ou même dans les deux, durant les premiers mois de vie. C'est que nous avons un canal minuscule dans le coin interne de la paupière inférieure par où s'écoule le surplus de larmes vers l'arrière-gorge. Pendant la vie intra-utérine, ce canal était fermé par une fine membrane qui s'ouvre progressivement après la naissance. Quelquefois, le processus est plus lent, sans compter que le canal est minuscule et se bloque facilement. On voit donc apparaître un écoulement jaunâtre avec des sécrétions qui collent les cils au réveil. Cela se normalisera tout seul avec le temps. Pour en prendre soin, on nettoie délicatement avec de l'eau. Certaines mères mettent une goutte de lait maternel dans l'œil pour ses propriétés anti-infectieuses. On consulte si les sécrétions deviennent verdâtres et les yeux rouges, ce qui dénoterait une conjonctivite « ordinaire ». Sinon, la patience et la goutte de lait !

## L'injection de vitamine K

La maladie hémorragique du nouveau-né est le résultat d'un niveau trop bas de vitamine K. Cette vitamine a un rôle important à jouer dans la coagulation du sang, un processus extrêmement complexe. Elle est habituellement synthétisée dans les intestins grâce à l'action de la flore intestinale, mais le nouveau-né n'en a pas et mettra quelques jours à en développer une. D'où sa vulnérabilité à cette maladie. Elle n'affecte qu'un très petit nombre de bébés (entre 4 et 7 pour 100 000), mais ses conséquences peuvent être désastreuses. Elle cause des saignements spontanés chez le bébé qui ne peut pas les contrôler, puisque ses mécanismes de coagulation sont déficients. Le saignement spontané peut provoquer des ecchymoses importantes à la peau ou se situer dans le système digestif. Mais il peut aussi causer une hémorragie intracrânienne, sa forme la plus grave. Le problème se présente soit dans les 24 premières heures, soit dans la première semaine, soit tardivement, quand le bébé a de 3 à 8 semaines. Les bébés allaités semblent plus à risque de la forme tardive de la maladie.

Depuis plusieurs décennies, on donne à tous les nouveau-nés une dose de vitamine K par injection intramusculaire dans les heures qui suivent leur naissance pour prévenir cette maladie. Sans l'éliminer complètement, ce traitement prophylactique en a réduit l'incidence à environ 0,25 bébé par 100 000. Autrement dit, et puisqu'il y a eu environ 85 000 naissances au Québec en 2011, sans l'injection de vitamine K, c'est entre 3 et 6 bébés par année qui auraient la maladie. Avec l'injection préventive de vitamine K, ce nombre tombe à un bébé tous les cinq ans. Plusieurs recherches ont été faites dans le but de remplacer l'injection intramusculaire par une solution orale. Mais la vitamine K sous sa forme orale ne protège pas aussi bien les bébés, et il n'existe en ce moment aucune présentation orale approuvée au Canada.

Dans le milieu hospitalier, la vitamine K est le plus souvent donnée d'emblée sans le consentement des parents et donc sans explications appropriées. Quand ils sont informés, certains parents hésitent à soumettre leur tout-petit à la douleur d'une injection. C'est bien compréhensible: la douleur est immédiate et les bénéfices semblent abstraits. Voilà une occasion, déjà, où les parents devront décider de «ce qui est le mieux» pour leur bébé. La Société canadienne de pédiatrie recommande qu'on donne la vitamine K par injection dans les six premières heures de vie, après une période d'interaction avec ses parents, vu les risques qu'on connaît et l'impossibilité de prédire quel bébé en souffrira[36].

Pendant l'injection de vitamine K, restez près de votre bébé pour le réconforter, expliquez-lui pourquoi vous choisissez de le protéger de cette éventualité et ce qu'il ressentira. Dans mon expérience, les pleurs ne durent que quelques courts instants et sont rapidement consolés par des paroles tendres.

Si vous décidez de refuser la vitamine K, consultez rapidement si vous observez l'apparition d'ecchymoses chez votre bébé, et rappelez-vous de le mentionner si jamais, dans les

### L'histoire d'un changement de pratique

C'est en 1880 qu'un médecin, le docteur Credé, utilisa pour la première fois du nitrate d'argent pour prévenir la conjonctivite gonococcique (à gonorrhée) chez les nouveau-nés dont la mère était infectée. À l'époque, et en l'absence d'antibiotiques (inventés dans les années 1940), la conjonctivite qui s'ensuivait pouvait laisser le bébé aveugle, une conséquence grave qu'il fallait certainement prévenir. Lorsqu'elle a été adoptée, cette mesure a fait chuter l'incidence d'infections de 10 à 0,3%. Le nitrate d'argent est un produit extrêmement irritant, mais c'était tout de même mieux que rien! Le temps a passé et, pour des raisons qu'on ignore, le milieu médical a persisté jusque dans les années 1980 à utiliser ce produit plutôt que d'autres plus efficaces et moins irritants pour les yeux. Après des années d'insistance de la part de parents et de professionnels et grâce à l'accumulation de preuves scientifiques irréfutables, le milieu médical a progressivement délaissé le nitrate d'argent pour le remplacer par un onguent antibiotique qui a l'avantage d'être également efficace contre la chlamydia, et ce, sans irriter les yeux des nouveau-nés! Merci à ceux qui, à force d'insister, ont obtenu ce changement de pratique!

premiers mois de vie, vous deviez vous présenter à l'hôpital avec votre bébé qui ne va pas bien.

## La pesée et les mesures

Le poids du bébé! Voilà une information qui vaut « son pesant d'or ». C'est souvent la première question qu'on pose aux nouveaux parents, maintenant que le traditionnel « C'est un garçon ou une fille? » a souvent obtenu sa réponse bien des mois plus tôt. Question d'un intérêt fort limité, dans les minutes qui suivent son arrivée! Le poids du bébé va changer assez rapidement (nous parlons de quelques dizaines de grammes, pas de kilos!) dès les premières heures et les premiers jours: il va uriner, faire plusieurs de ces premières selles si collantes et si abondantes, le méconium, perdre une certaine quantité d'eau emmagasinée dans son organisme et il va téter. D'où l'intérêt de le peser dans les premières heures, mais pas nécessairement dans les premières minutes! Pour ce qui est de ses mesures, il ne grandira pas de façon sensible avant plusieurs jours, ce n'est donc pas urgent! Permettez-vous de demander qu'on pèse, mesure et prenne les empreintes de pied (là où on le fait), à un moment qui vous convient, ainsi qu'à votre bébé. Trop souvent, des bébés sont rapidement enlevés des bras paisibles de leur mère pour subir une série de manipulations inoffensives qui font partie de la routine de l'hôpital, mais qui bousculent et qui pourraient attendre. D'ailleurs, leurs cris sont d'habitude très clairs: « Ramenez-moi dans les bras de ma mère ou en tout cas, dans les bras de quelqu'un qui m'aime! »

Le système métrique étant en vigueur au Canada depuis les années 1970, on vous donnera le poids en grammes. La courbe de poids fait partie du suivi normal d'un nourrisson en bonne santé. Voici donc une bonne occasion de vous familiariser avec ces chiffres que vous verrez « grandir » en même temps que votre bébé, même si votre grand-mère veut encore savoir le poids « en livres ».

## L'APGAR

L'APGAR est une observation systématique de l'état du bébé dans ses premières minutes de vie. Ce n'est donc pas un test qu'on lui fait passer! Il a été inventé par le Dr Virginia Apgar, qui lui a donné son nom. Il sert à qualifier sommairement l'état général d'un bébé, mais ne constitue pas en soi la base sur laquelle les décisions de traitements et d'interventions seraient prises, justement parce qu'il est trop sommaire. C'est donc un « instantané » de l'état du bébé, et c'est comme ça qu'il est utilisé.

On évalue l'APGAR à 1 minute de vie, à 5, puis à 10 minutes, par un système tout simple de points: on donne 0, 1 ou 2 points au bébé pour chacun des cinq items observés. L'évaluation se fait généralement sans manipuler le bébé. Quand un bébé va manifestement bien, il n'est

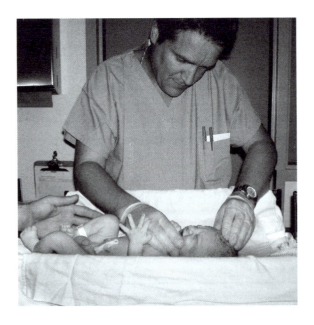

pas nécessaire d'écouter son cœur: il ne pourrait pas être rose et pleurer si son cœur battait plus lentement que 100/minute. Un bébé ayant un bon tonus a les bras et les jambes fléchis et résiste si on lui tire le pied ou la main doucement. Les nouveau-nés sont normalement hypertoniques. Dans un moment de calme, les bébés peuvent avoir les membres très détendus, mais dès qu'ils sont stimulés, ils sont très toniques. Si tout le reste est beau, il n'est pas nécessaire de les déranger pour vérifier! On observe leur réaction à la stimulation surtout au moment où on les assèche et lorsqu'on aspire les sécrétions de ceux qui tardent à respirer: le bébé mal en point ne réagit pas du tout, celui qui réagit un peu aurait 1, alors que le bébé qui proteste énergiquement aura 2! Quand on ne l'aspire pas, sa réaction aux stimuli comme le toucher et les déplacements nous renseignera.

L'APGAR seul n'a aucune valeur prédictive sur sa santé dans l'avenir et aucun diagnostic n'est

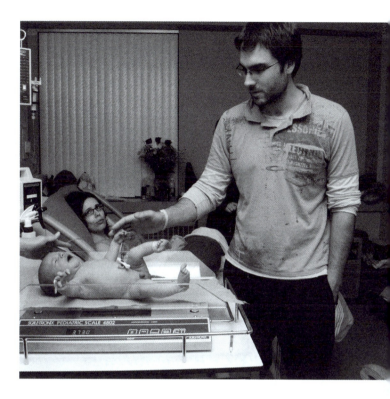

## Comment se calcule l'APGAR ?

|  | 0 point | 1 point | 2 points |
| --- | --- | --- | --- |
| **Rythme cardiaque** | aucun | plus lent que 100/minute | plus rapide que 100/minute |
| **Efforts respiratoires** | aucun | respiration irrégulière ou pas encore bien établie | respire bien ou pleure |
| **Tonus musculaire** | aucun | tonus moyen | bon tonus |
| **Couleur** | bleu, gris ou blanc | rose avec extrémités bleues | rose partout |
| **Réaction à la stimulation** | aucune | grimace et réagit un peu | tousse, éternue, réagit bien |

*Quand la nature a besoin d'alliés*

fait sur cette base, puisque le bébé est encore dans sa période d'adaptation. L'APGAR à 5 et 10 minutes est généralement plus élevé qu'à une minute, parce que le temps a permis au bébé de s'ajuster à sa nouvelle situation. Un peu d'aide de l'extérieur, comme l'aspiration des sécrétions ou la stimulation du bébé, contribue parfois à cette remontée. Les bébés en bonne santé ont de 7 à 10 d'APGAR à une minute, et 9 ou 10 à 5 minutes. Les bébés qui ne font pas de bons efforts respiratoires, ou dont le cœur bat à moins de 100 battements/minute ont besoin de manœuvres de réanimation pour encourager le processus de transition à la respiration normale et y pallier temporairement au besoin, le temps que le bébé y arrive par lui-même.

## L'examen du nouveau-né

Un nouveau-né a des caractéristiques physiques particulières qui changent graduellement dans les jours et semaines qui suivent sa naissance. Il est facile de reconnaître dès sa naissance un nouveau-né en bonne santé par son comportement et son apparence générale. Comme tout son organisme est occupé à mettre en place la transition vers la vie hors de l'utérus, la moindre anicroche dans le processus donne lieu à des retards ou des lacunes observables dans le processus d'adaptation. L'examen approfondi de votre bébé sera effectué dans les heures qui viennent et consiste principalement à l'observer attentivement. Permettez-moi de vous accompagner dans l'examen d'un nouveau-né en bonne santé…

### Coup d'œil général

On regarde son allure, sa rondeur, l'harmonie des proportions entre son tronc, ses membres et sa tête.

### Posture

Un bébé en bonne santé a les membres fléchis et donc un bon tonus.

### Peau

Les bébés sont parfois couverts d'une crème blanche qu'on appelle vernix. Plus il est arrivé tôt, plus il en a. Les enfants nés après leur terme n'en ont plus vraiment, ou très peu, la plupart du temps dans les replis de l'aine et des aisselles. Le vernix a un rôle protecteur pour le bébé. Nul besoin de le laver ou de l'enlever.

Le bébé peut avoir des poils fins sur les épaules, dans le dos et parfois même jusque sur les joues. C'est le lanugo et il tombera bientôt.

Après les premières minutes d'adaptation, le bébé devrait être d'un beau rose. Les mains et les pieds restent souvent légèrement bleutés pour quelques jours, à cause entre autres du volume élevé de globules rouges.

La jaunisse qui apparaît à partir du deuxième jour est fréquente et normale, mais si la couleur jaune bien reconnaissable est visible dès les premières heures, elle résulte de causes pathologiques qui doivent être investiguées. La plupart des bébés pèlent dans les premiers jours, en particulier aux pieds et aux mains, surtout ceux qui sont nés après leur terme.

Plusieurs bébés font des éruptions de petits boutons rouges qui apparaissent et disparaissent en quelques heures. On appelle ce phénomène « l'érythème toxique du nouveau-né », un nom très curieux, puisque c'est complètement banal et non toxique! Ils témoignent d'une certaine immaturité (bien normale) de la peau comme organe d'excrétion. Aucun traitement n'est nécessaire, ils disparaissent tout seuls.

On voit souvent sur la peau du visage de petits points blancs: c'est du milia, qui disparaît aussi après quelques jours ou semaines.

Certains bébés ont des pétéchies, c'est-à-dire des petites taches rouges causées par l'éclatement de capillaires à l'effort. Elles disparaissent en quelques jours sans que cela pose problème.

### Tête

Elle est très grosse par rapport au corps, à peu près le quart de sa longueur. Le crâne peut avoir, pour l'instant, une forme un peu bizarre résultant du chevauchement des os pour s'accommoder au passage dans le bassin. Cela commence à se replacer dès les premières heures et sera complété en quelques jours. On peut suivre très facilement avec les doigts les lignes de démarcation entre les os du crâne. Juste en haut du front, on peut sentir la grande fontanelle, qui mesure deux à quatre centimètres de large. Elle est en forme de losange et se ferme vers 18 mois. La fontanelle arrière, plus difficile à trouver, se situe juste au sommet du crâne. Elle a la forme d'un triangle et se referme au bout de trois mois environ.

Quelquefois, le bébé a une bosse sur le sommet de la tête; c'est la bosse sérosanguine. Elle est formée du liquide qui s'est accumulé dans les tissus à la suite de la pression subie pendant l'accouchement. Apparente dès la naissance, elle disparaît dans les deux ou trois jours suivants. Parfois, du sang s'accumule sous le cuir chevelu entre les os du crâne et la membrane qui les enveloppe. La bosse s'appelle alors céphalhématome. Elle met généralement deux ou trois jours avant d'être visible, et plusieurs semaines, voire plusieurs mois pour disparaître. L'une et l'autre sont sans danger.

### Visage

Le visage est symétrique, quelquefois un peu enflé à cause de la friction causée par le passage dans le vagin. La plupart des bébés ont le menton

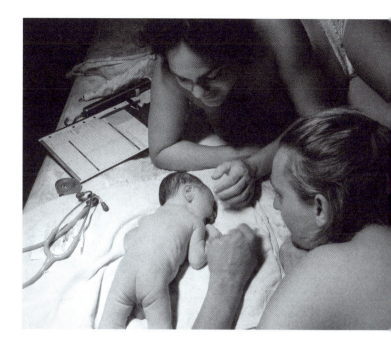

légèrement reculé, ce qui leur fait un drôle de profil! Cette particularité facilite la succion. En grandissant, et dès les premiers mois, le menton prendra sa forme définitive.

### Yeux

Des taches rouges sur les paupières ou à la nuque sont communes. En anglais, on leur donne le joli nom de «morsures de cigogne». Elles résultent d'une dilatation bénigne des vaisseaux sanguins et s'estompent peu à peu dans les premiers deux ans jusqu'à disparaître tout à fait.

Les paupières sont souvent enflées pour un jour ou deux. Parfois, on peut même voir une tache rouge dans le blanc des yeux. C'est un petit vaisseau qui s'est rompu probablement pendant la poussée. Cela disparaîtra aussi!

Les nouveau-nés ont souvent un strabisme intermittent, les «yeux croches». Cela leur prend environ six mois pour acquérir la coordination musculaire nécessaire pour faire leur mise au point!

*Quand la nature a besoin d'alliés*

### Nez

Le nouveau-né respire par le nez plutôt que par la bouche. Heureusement, il a le réflexe d'ouvrir la bouche si son nez est bouché! Souvenons-nous-en quand il est allaité: il saura se reculer de lui-même et reprendre sa respiration si le sein lui bloque momentanément le nez. Il sait déjà éternuer. Le nez peut être temporairement aplati à la suite de l'accouchement.

### Bouche

On vérifie le palais en introduisant doucement un doigt très propre dans la bouche du bébé. S'il est éveillé, il tentera probablement de le téter. Un palais normal est ferme, entier et en forme de dôme. Dans les premiers jours, il arrive qu'on remarque une sorte de petite ampoule au milieu de la lèvre supérieure: c'est une petite «cloche de succion» causée par la tétée. La peau pèlera d'elle-même.

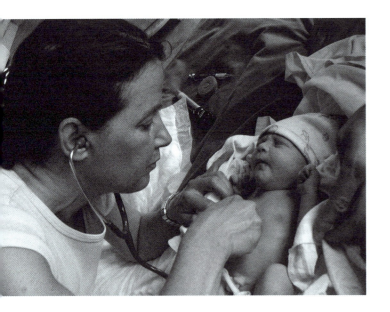

Ils ont des cils, mais pas encore de larmes. Il leur faudra de deux à quatre semaines avant d'en avoir. La plupart des bébés ont les yeux gris-bleu foncé. Leur couleur définitive peut n'apparaître qu'après plusieurs semaines ou mois.

## La circoncision du nouveau-né, une intervention «non thérapeutique»

La circoncision consiste à couper le prépuce qui couvre le gland et une partie du corps du pénis. La Société canadienne de pédiatrie a pris position: «La circoncision [du nouveau-né] est une intervention "non thérapeutique", c'est-à-dire qu'elle n'est pas nécessaire d'un point de vue médical[37].» Elle n'est plus recommandée depuis nombre d'années parce qu'elle n'a aucun avantage démontré tout en comportant des risques: hémorragies, infections, lésions permanentes, etc. Avant de prendre une telle décision, assurez-vous de bien comprendre les risques pour votre bébé. La circoncision est maintenant pratiquée surtout pour des raisons culturelles. Si vous décidez de la faire subir à votre bébé, informez-vous des méthodes et possibilités de soulagement de la douleur, ainsi que des moments les moins dérangeants pour lui.

On aperçoit parfois sur les gencives des petites boules blanchâtres ; ce sont des « perles d'Epstein », qui disparaisent en quelques mois.

### Oreilles

Elles peuvent parfois être froissées, repliées ou aplaties. Bien que de texture ferme (à moins que le bébé ne soit prématuré), elles sont encore assez malléables et reprendront bientôt leur forme.

### Thorax, abdomen

Le thorax bouge librement et sans effort, en synchronisme avec la respiration du bébé. On compte 30 à 60 respirations à la minute, le plus souvent irrégulières, ce qui est normal.

L'abdomen est souple, on peut y palper doucement le rebord du foie et s'assurer de l'absence de masses anormales. Il est plus large que le thorax et les muscles abdominaux sont complètement relâchés.

Les seins des garçons, tout comme ceux des filles, peuvent être gonflés par une petite montée de lait causée par les hormones de la mère présentes dans leur organisme. On ne doit pas essayer d'y remédier, cela partira tout seul. Les manipulations pourraient entraîner des problèmes.

### Cordon

Il est d'un blanc bleuté, humide et mou. En un jour ou deux, il sèche pour devenir brun foncé et dur. Il se détache et tombe de lui-même entre 4 et 15 jours après la naissance, parfois plus tard. Oui, on peut immerger un bébé dans le bain avant que le cordon ne soit tombé ! Les recherches ont montré que cela n'augmentait pas les risques d'infection… et les bébés aiment tellement mieux ça que le « bain-éponge » au cours duquel ils ont froid ! Il faut néanmoins bien assécher la base du cordon avec un coton-tige après avoir essuyé le bébé. Badigeonner d'alcool est non seulement inutile, mais retarde la cicatrisation du nombril !

### Organes génitaux

Chez les filles : la vulve est gonflée, les lèvres entrouvertes, laissant voir l'ouverture du vagin. Du mucus blanc laiteux s'en écoule souvent. Le clitoris paraît gros. La vulve prendra une apparence habituelle dans les semaines suivantes.

Chez les garçons : le scrotum est gros et rouge, parce que stimulé par les hormones maternelles. Le volume diminuera graduellement dans les prochaines semaines. Les deux testicules sont généralement descendus à leur place dans le scrotum : on le vérifie par une palpation très douce. Il arrive qu'ils soient encore dans l'aine, ce que le médecin de famille ou le pédiatre suivra lors des visites médicales des premiers mois. Le prépuce ne peut généralement pas laisser voir le gland au complet et ne devrait pas être forcé, ni pour l'examen ni pour la toilette. Il se dilatera de lui-même avec le temps, généralement pas avant quatre ou cinq ans, sinon même au début de l'adolescence, sans qu'il soit nécessaire de faire quoi que ce soit. Les pratiques à ce sujet ont heureusement changé au fil du temps. On a déjà recommandé aux mères de forcer le prépuce à se dilater, ce qui peut faire mal au bébé, causer des micro-déchirures et la formation de tissu cicatriciel moins élastique. Comme pour tout le reste, la nature a prévu un processus normal qui se déroule spontanément.

### La température normale du nouveau-né

Pour être fiable, la température doit se prendre à l'aide d'un thermomètre rectal. On peut commencer par la prendre à l'aisselle (axillaire), pour la préciser au besoin en la prenant par le rectum.

### Le fameux « 10 % de son poids »

Cette proportion de poids qu'il est «convenable» de perdre pour un nouveau-né constitue un ordre de grandeur, pas une loi formelle. Ces dernières années, j'ai fréquemment vu des nouveau-nés perdre plus que ce 10% dès les premiers jours, quand ils sont encore à l'hôpital, alors qu'ils tètent bien. Que se passe-t-il? Comment un bébé de 3 500 grammes peut-il en perdre 450 ou 500 en deux jours? Malheureusement, c'est souvent interprété comme un problème d'allaitement insuffisant. Pour ma part, j'ai une autre hypothèse: souvent, ces bébés sont nés après un long accouchement avec ocytocine, péridurale, parfois même césarienne. Toutes ces interventions requièrent qu'on donne de nombreux litres de soluté à la mère, dont une partie n'est pas immédiatement excrétée par son urine mais plutôt emmagasinée dans ses tissus. Il en va de même pour le bébé, qui se retrouve avec un taux artificiellement élevé d'eau dans son système... ce qui augmente artificiellement son poids. Il va normalement s'en débarrasser dès le premier jour, sans en être autrement incommodé, mais cela fera baisser son poids au-delà du fameux 10%. Tout ça pour mettre en perspective ce fameux 10%, dont le «dépassement» dicte parfois des mesures correctives de l'allaitement prétendument «insuffisant», ou en tout cas suscite une inquiétude non bienvenue et surtout non indiquée.

Voici les variations normales de la température d'un bébé:
Température axillaire: 34,7 à 37,3 °C
Température rectale: 36,6 à 38,0 °C

### Anus

On vérifie la perméabilité de l'anus en introduisant un thermomètre rectal. Après la première selle, qui arrive habituellement dans les 24 heures, on est assuré que tous les «tuyaux» communiquent!

### Colonne vertébrale

Droite et plate quand le bébé est sur le ventre, elle ne doit comporter aucune ouverture sur toute sa longueur.

### Membres

On s'assure qu'ils soient d'apparence normale et bougent librement. Les mains et les pieds sont examinés pour vérifier leur bonne conformation et l'absence de doigts ou orteils surnuméraires.

### Ongles

Ils sont longs, surtout quand le bébé a un peu dépassé son terme, assez pour les couper... quand il dort. La peau des orteils déborde parfois sur les ongles qui sont encore très mous, cela se replace dès que les ongles durcissent.

### Fréquence cardiaque

Elle varie de 100 à 160 battements/minute et ralentit ou accélère selon qu'il dort ou pleure vigoureusement. On vérifie qu'il n'a pas de souffle au cœur.

### Respiration

Le bébé respire de 30 à 60 fois/minute, mais de façon complètement anarchique, en alternant les respirations saccadées avec des pauses allant facilement jusqu'à 10 ou 15 secondes. Les mouvements de son thorax et de son abdomen sont symétriques et sans effort.

### Hanches

Pour vérifier que les fémurs sont normalement insérés dans le bassin, le médecin ou la sage-femme lui ouvre largement les cuisses (en « grenouille ») tout en lui maintenant les jambes pliées. Quand la tête du fémur n'est pas normalement insérée, on entend un « clic » révélateur. Cet examen est aussi refait lors des premières visites chez le médecin ou la sage-femme. Des mesures correctives peuvent être apportées, allant des mesures positionnelles (doubler les couches pour tenir le bébé les cuisses très écartées) au port d'un plâtre (beaucoup plus rare).

### Poids

Le poids des bébés à terme et en bonne santé se répartit le long d'une courbe en forme de cloche. La grande majorité d'entre eux pèsent donc entre 2 700 et 4 300 grammes. Ils peuvent perdre jusqu'à 10 % de ce poids (et même plus) dans les premiers jours, par évaporation, à cause de la diminution normale de la proportion d'eau dans leurs tissus, ainsi que par l'évacuation du méconium.

### Taille

Les bébés mesurent généralement de 48 à 53 centimètres, proportionnellement à leur poids.

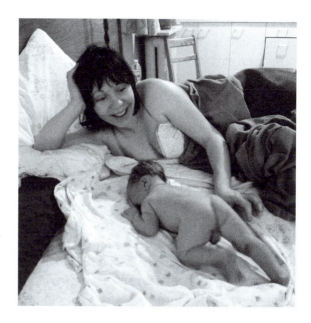

### Circonférence de la tête

La circonférence de la tête d'un bébé varie de 33 à 38 centimètres.

## *Les réflexes neurologiques*

Le nouveau-né a des réflexes qu'on appelle archaïques et qui lui sont particuliers. La présence de ces réflexes confirme son intégrité neurologique.

Moro : C'est le mouvement brusque où le bébé déploie ses bras en réaction à un bruit ou à un autre stimulus. Il disparaît entre un et quatre mois. Quoique surprenant pour les parents, il n'est pas un signe de « nervosité » du bébé, mais bien une de ses caractéristiques normales.

Babinski : Le bébé ouvre ses orteils en éventail quand on glisse un doigt le long d'un côté de son pied.

Préhension : En plaçant un doigt dans la paume de la main du bébé, celui-ci replie ses doigts dessus et le serre. Même chose si on place le doigt sous les orteils.

Succion et points cardinaux: Si on touche légèrement sa joue ou ses lèvres, le bébé se tourne vers le côté stimulé et cherche à téter. En plaçant un doigt dans sa bouche, on déclenche le réflexe de succion.

Marche: Tenu en position verticale, le bébé amorce un mouvement de marche quand ses pieds touchent une surface ferme.

Voilà pour l'examen du nouveau-né. C'est vraiment extraordinaire pour les parents quand il peut être fait auprès d'eux, une occasion de poser toutes les questions qui leur viennent, une expérience de découverte de leur bébé dans ses moindres petits détails, découverte qui se poursuivra dans les jours et semaines suivantes, assurément!

*Julie: « Après 14 heures de travail, j'étais exténuée. Mais quand mon chum a mis notre petite sur moi, j'ai senti une poussée intense d'adrénaline et d'énergie. Soudain, j'ai eu peur que les choses se produisent comme dans les films ou à la télé; j'avais peur qu'une infirmière vienne me prendre ma petite, qui rampait déjà vers mon sein, et ne brise ce moment merveilleux. Mais mon infirmière (qui a été formidable et a contribué à rendre cette journée incroyable pour moi, d'ailleurs je la remercie énormément) a dû lire cette crainte dans mes yeux. Elle m'a dit: « T'inquiète Julie, on va l'examiner quand tu seras prête. » Après trois heures de câlins, d'allaitement, de silences où ma fille et moi apprenions à nous connaître, je l'ai appelée et je lui ai dit que j'étais prête maintenant. Elle a fait tous les examens pendant que ma Béatrice se reposait sur moi, tout en douceur, en m'expliquant ce qu'elle faisait. Ça m'a beaucoup sécurisée. »*

# La cohabitation mère-bébé

Je crois fermement que les bébés devraient passer leurs premières heures de vie auprès de leur mère, à moins d'un problème de santé évident de l'un ou de l'autre. Auquel cas, le bébé va dans une unité de soins néonataux. Mais ici comme ailleurs, tout n'est pas noir et blanc. C'est vraiment à vous, selon les circonstances et vos convictions, de choisir le genre d'arrangements qui vous convient. Il n'y a pas de dommages irréparables causés à un bébé par un séjour de quelques heures dans une pouponnière quand les circonstances l'exigent.

En fait, l'effort doit venir du centre hospitalier lui-même, dans l'organisation des services, pour maximiser les contacts mère-enfant. Dans les faits, les mères sont souvent les premières à reconnaître les signes encore minuscules d'un problème qui se dessine, alors que le médecin ou l'infirmière ne l'avait pas remarqué! L'inverse est aussi vrai et s'il est bénéfique pour la santé des bébés qu'un professionnel l'observe régulièrement pendant ses premiers jours de vie, il devrait se déplacer jusqu'au bébé près de sa mère, plutôt que le contraire. D'ailleurs, le risque d'infection pour le bébé est plus grand dans une pouponnière où il sera manipulé par plus de personnes qui auront elles-mêmes touché plusieurs autres bébés, et ce, malgré le lavage des mains et autres précautions.

### Se coller à son bébé le protège !

La proximité mère et bébé a des avantages inestimables en plus des bénéfices évidents pour l'allaitement, le sentiment de sécurité du bébé et l'attachement. Permettez-moi de vous citer la Société canadienne de pédiatrie[38] : « En milieu naturel, les nourrissons sont souvent soumis dès la naissance à la colonisation (de leurs intestins… note de l'auteure) par la flore aérobique et anaérobique de leur mère. Ils reçoivent aussi des immunoglobulines précises à travers le placenta avant leur naissance et plus tard, par l'ingestion du lait maternel. Par contre, *les bébés nés et soignés en milieu hospitalier tendent à être colonisés par l'E. coli*

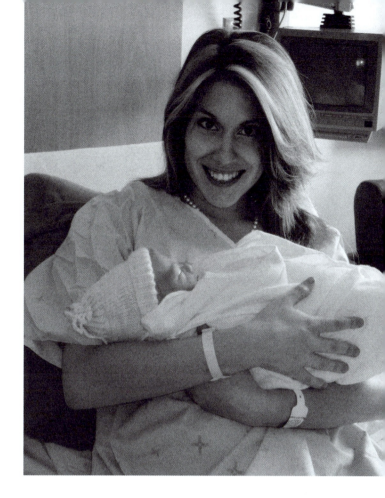

### La pouponnière : un souvenir d'autrefois ?

Le séjour systématique à la pouponnière des nouveau-nés en bonne santé faisait partie des routines hospitalières il y a 10 ou 20 ans encore. Il a été éliminé presque partout parce qu'il sépare le bébé de sa mère… sans aucun bénéfice. Tout ce qui doit être fait au bébé (peser, mesurer, examiner, etc.) est fait tout à côté de la mère ou lors d'une brève visite à la pouponnière, en présence du père ou de toute autre personne choisie. Pouvez-vous croire qu'il fut un temps, pas si lointain, où le bébé « relevait » de l'infirmière de la pouponnière, pendant que la mère dépendait de celle du département postnatal ? À qui demander de l'aide pour une difficulté d'allaitement alors ? Ces temps sont révolus, heureusement. Certains hôpitaux ont même des chambres uniques, c'est-à-dire que la mère y vit son travail, son accouchement ainsi que son séjour à l'hôpital, suivie par la même équipe d'infirmières. Même sans cette particularité d'organisation des lieux, plusieurs ont adopté cette intégration des soins qui fait que la même infirmière s'occupe à la fois de la mère et du bébé. Cela permet beaucoup plus de cohérence dans l'accompagnement des mères.

*acquis dans l'environnement.* » (Je souligne.) Cela mène, expliquent les auteurs, à une plus grande vulnérabilité aux infections, urinaires notamment. Selon ces observations, les auteurs du document ont suggéré deux stratégies de prévention: l'administration au bébé d'une solution contenant des bactéries bénéfiques « ou *la promotion de la cohabitation pour faciliter un contact étroit entre les nouveau-nés et leur mère* ». Que dire de plus!

Ce qui est normal et naturel pour un nouveau-né, c'est de passer ses premières heures de vie bien au chaud, tout contre le corps de sa mère, à dormir paisiblement et à téter.

Les bébés ne sont pas affamés dans les 24 premières heures: au contraire, il leur arrive parfois de dormir de longues heures pour récupérer après la flambée d'hormones de la naissance. Après cette période, ils se réveillent de temps à autre, veulent téter, veulent se faire prendre et bercer, histoire de se rassurer sur le fait que le monde est bien l'endroit confortable et aimant dont ils ont peut-être rêvé... ❖

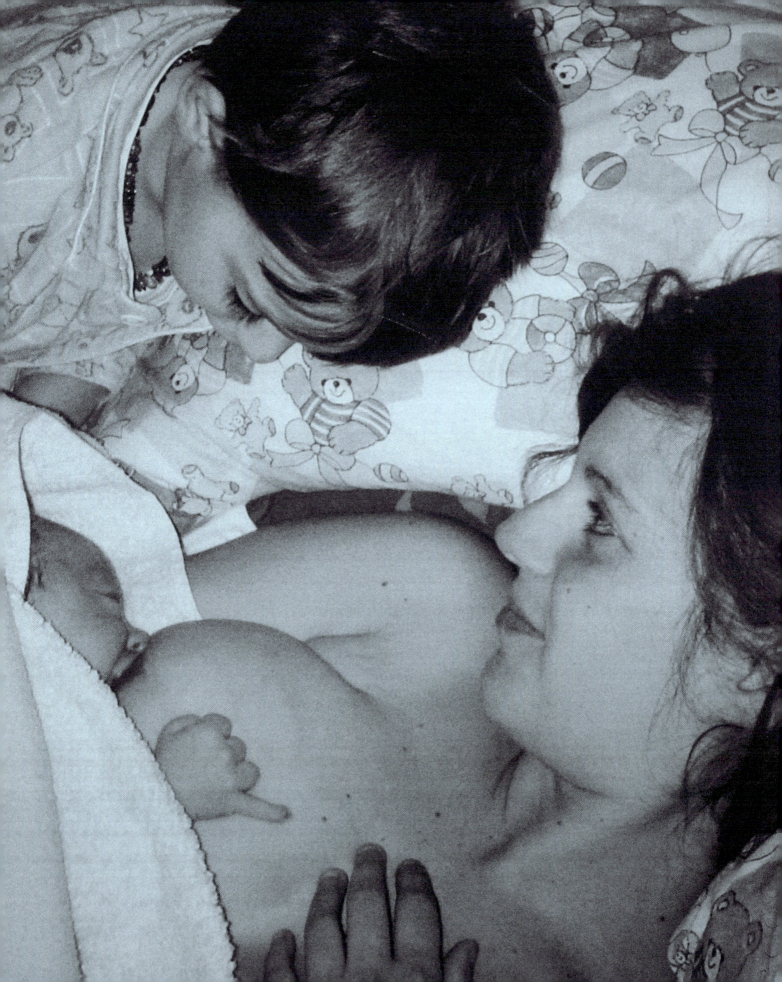

CHAPITRE 12

# Liberté, intimité et sécurité

*L'accouchement à la maison*

# Pourquoi accoucher à la maison ?

Tout ce qui a déjà été dit au sujet du soutien pendant le travail, de la nécessité de bouger, de faire des sons, tout cela se vit simplement dans l'intimité de l'endroit habité par chaque couple. Les autres personnes sont toutes des invités, y compris la sage-femme ou le médecin. Ils sont sur le territoire de ce couple-là, plutôt que le contraire, et cela donne une perspective particulière à leur présence. Hormis une vigilance discrète, aucun règlement, aucune consigne ne vient troubler le déroulement spontané du travail.

Certaines femmes vivent tout leur travail dans le creux de leur chambre à coucher, d'autres utilisent tout l'espace de la maison. Le choix est là. Il est parfois curieux de voir où le bébé naîtra finalement, même quand le lit et la chambre étaient déjà tout préparés à le recevoir. C'est parfois dans la salle de bains ou dans un coin particulièrement confortable du salon. Plusieurs mères ont aimé vivre quelques heures de contractions dans la chambre préparée pour le bébé, pour se rappeler le sens du travail qu'elles accomplissaient.

L'accouchement à la maison a plusieurs avantages: l'intimité, la liberté de mouvement, la sécurité et une qualité d'accueil exceptionnelle pour le bébé. Ce sont tous là des éléments auxquels on peut avoir accès dans d'autres lieux. Mais pour certains parents, la maison les leur garantit, en quelque sorte, puisqu'ils en sont les maîtres. Les raisons que les gens invoquent pour accoucher à la maison sont très diverses. *Émilie: «C'est à la maison que notre bébé a été conçu, c'est là qu'on l'a attendu, pourquoi aller ailleurs le jour de sa naissance venu...?» Cindy: «Accoucher à la maison? Pour nous, c'était évident, naturel, inoubliable... il faut le vivre! Ah! j'ai oublié... physiologique!!!» Éliane: «J'ai accouché à la maison pour le calme, la simplicité, l'intimité, mon propre lit. Pour que notre bébé vienne au monde dans notre odeur, notre monde à nous. J'ai tellement apprécié le bain chaud et accueillant que j'ai pris tout de suite après la naissance et les soins attentionnés des femmes qui m'ont accompagnée. Ce sont des moments merveilleux qui resteront en moi à jamais.»*

J'ai l'immense privilège d'assister des accouchements à la maison depuis plusieurs années. Il est difficile d'en décrire l'atmosphère à quelqu'un qui n'en a jamais assisté. Le confort, la présence rassurante des objets familiers, la liberté de changer de pièce quand on veut, de retourner pour la troisième fois dans le bain, de passer

*Liberté, intimité et sécurité*

quelques instants sur le balcon à prendre l'air, d'ouvrir le réfrigérateur et de choisir ce qu'on veut manger. L'extraordinaire force des contractions côtoie l'odeur du café qu'on prépare, un indicible mélange d'intensité et d'ordinaire. Tout cela contribue à donner à chaque accouchement à la maison une saveur unique qui ressemble aux gens qui l'habitent.

### Pourquoi accoucher à l'hôpital?

La question «Pourquoi accoucher à la maison?» devrait être précédée par une autre, non moins importante: «Pourquoi accoucher à l'hôpital?» Aucune étude n'a jamais démontré que l'hospitalisation a amélioré la condition des femmes en bonne santé ou de leurs bébés. Par contre, il existe une certitude dans le domaine de la santé publique: partout dans le monde, on a vu s'améliorer la santé des mères et des bébés en améliorant l'alimentation, l'accessibilité aux méthodes contraceptives, la qualité et l'accessibilité des installations de santé, les conditions de vie en général et, plus globalement, le statut des femmes. Ces conditions font intégralement partie de nos sociétés développées. Elles font en sorte que nos taux de mortalité périnatale, un critère couramment utilisé pour juger de la santé d'une société, sont extrêmement bas et tout probablement impossibles à comprimer de façon significative.

Dès le début du XXᵉ siècle, un vaste mouvement vers l'hospitalisation s'est dessiné en Amérique du Nord, dans tous les domaines de la santé. La naissance n'y a pas échappé. Envahissant un domaine largement dominé par les femmes, le monde médical s'est approprié la naissance en quelques décennies à peine. Les années 1950 ont quant à elles marqué le début d'une ère «moderne», alors que le réfrigérateur, le téléphone et la télévision pénétraient les foyers d'Amérique du Nord (et plus lentement, ceux d'Europe, qui devaient encore se remettre de la guerre). L'accouchement à l'hôpital, dans cet environnement d'apparence «stérile», avait tout pour attirer les parents qui cherchaient comme ceux d'aujourd'hui à trouver ce qu'il y a de mieux pour leurs enfants.

Le contrôle de la médecine sur l'accouchement n'a été possible que parce qu'il prenait racine dans une peur aussi vieille que l'humanité, la peur de la naissance, toute proche de la peur universelle et éternelle de la mort. Cette mainmise sur la maternité n'aurait pu avoir lieu si elle ne s'était appuyée largement sur cette peur et sur l'illusion d'un possible et définitif contrôle sur la nature, de la naissance «parfaitement sécuritaire garantie». On a brandi le spectre des microbes à la maison, bien qu'on sache maintenant que c'est à l'hôpital qu'on en retrouve la plus grande proportion au mètre cube. On a abondamment souligné les risques imprévisibles, tout comme on a garanti les bébés parfaits: «Ne vous inquiétez pas madame, on s'en occupe!» L'idée d'accoucher à l'hôpital, là où «on» s'occupe de tout, donnait aux femmes l'illusion de les délivrer du poids de la responsabilité. Avec comme résultat une multiplication excessive des interventions inutiles et des poursuites légales par des parents désemparés cherchant des coupables pour l'imperfection inattendue qu'ils avaient eu à vivre. Cette construction sociale de la toute-puissance de la médecine et du concept de risque a fait l'objet d'innombrables études, essais et recherches qui ne sont évidemment pas l'objet de ce livre. Collectivement, nous ne mesurons pas l'impact de cette emprise non seulement sur l'expérience de la naissance, mais sur la vision même qu'on en a et qui, désormais, est presque uniquement faite de statistiques et de risques.

Étant donné cette distorsion dans notre regard sur la naissance, il n'est pas étonnant

### L'accouchement à la maison : idéaliste, insolite, imprudent ?

Aucune de ces réponses ! L'accouchement à la maison résulte du choix pleinement conscient de parents informés pour qui il représente souvent une évidence toute simple. Mais est-il sécuritaire ? Dans les recherches scientifiques rigoureuses dites « à double insu », on assigne les sujets (consentants, il va sans dire) par hasard, soit au groupe qui aura le traitement « X », soit au groupe témoin qui aura l'équivalent d'un placebo. Ce type de recherche est parfait pour mesurer l'effet d'un nouveau médicament, mais il est impensable dans le cas de l'accouchement à la maison. Quand on se rappelle combien le sentiment de sécurité est essentiel au bon déroulement du travail, on comprend que l'accouchement à la maison ne fonctionne bien que pour ceux *qui le choisissent*. Comme ce lieu de naissance serait terriblement insécurisant pour certaines femmes ou leur conjoint, on voit mal comment leur accouchement pourrait bien se passer si elles étaient obligées de rester à la maison ! D'ailleurs, elles refuseraient probablement de faire partie de la recherche pour ne pas risquer d'être affectées au « mauvais groupe ».

Je ne connais pas votre penchant, vous lectrice, lecteur. Sachez que, si enchanteur qu'il soit pour ceux qui le souhaitent ardemment, un accouchement à la maison n'est pas, par définition, plus heureux, plus accompli, en un mot pas « mieux » qu'un autre. Il n'est tout cela que pour les parents qui y trouvent un sens, un confort, une joie qu'ils ne pensent pas trouver ailleurs. Les naissances heureuses ont lieu là où se trouvent les parents qui ouvrent leur cœur à l'arrivée de leur bébé, qu'importe le nom du lieu.

qu'on s'interroge sur la sécurité des accouchements à la maison sans avoir jamais fait de même pour les accouchements à l'hôpital ! Pourtant, ces risques existent et sont multiples. L'hôpital est une source importante d'infections que ne connaissent pas les bébés nés à la maison. Les infections à staphylocoques, par exemple, sont inexistantes à la maison, tandis qu'elles prolifèrent dans les hôpitaux où l'on réussit difficilement à s'en débarrasser complètement. Une telle infection pourrait, à l'occasion, avoir de sérieuses conséquences pour un bébé. Les effets pervers de la technologie sont nombreux. Une intervention non justifiée en entraîne fréquemment plusieurs autres, chacune ayant des effets négatifs et potentiellement dangereux pour la santé de la mère et de son bébé ; le chapitre sur les interventions médicales en donne de nombreux exemples. Le personnel place parfois une confiance exagérée dans l'appareillage spécialisé... qui n'est pourtant pas capable d'évaluation et ne peut prendre de décisions seul ! De précieux renseignements sont inévitablement perdus entre les observations faites par l'infirmière de jour, celle du soir, celle de la nuit, l'étudiant en médecine, les résidents et le médecin qui n'arrive qu'à la fin. Le morcellement des tâches, les inévitables problèmes de hiérarchie, de relations de travail et de personnalité compliquent l'exploit de communication nécessaire pour rendre compte effectivement de ce qui se passe avec « la patiente de la chambre 5 ».

Ces risques sont connus et reconnus par la communauté médicale. Des initiatives prometteuses se mettent en place au Canada, comme le programme de formation continue AMPRO[OB], qui a le mérite de faire éclater les frontières invisibles entre les différents professionnels en périnatalité. Celui-ci réussit ce petit exploit en «forçant» les professionnels à travailler en équipe et à trouver ensemble des solutions efficaces et praticables aux problèmes qui se posent dans leur milieu de pratique commun. Le développement récent du système hospitalier au Québec (et ailleurs) a favorisé la fermeture des petits centres au profit des grands (pour ne pas dire géants, la majorité assumant de 3 000 à 5 000 accouchements par année). «L'amélioration du rendement des ressources humaines et matérielles», comme on dit dans le jargon administratif, est quelquefois plus beau sur papier qu'en réalité: la multiplicité des intervenants et la rigidité des règles et routines inévitables dans quelque institution que ce soit, à plus forte raison dans les plus grandes, jouent en défaveur de l'attention personnalisée et continue, base de tout soin optimal. En fait, l'hôpital n'est vraiment qu'une tentative expérimentale du XXe siècle et il est grandement temps d'évaluer les résultats individuels et collectifs de ce projet-pilote! La maison offre la possibilité pour le père et les autres personnes présentes d'aller se reposer dans une pièce retirée quand le travail est plus long, de manger la nourriture qu'ils aiment (celle qui soutient vraiment quand on travaille fort), de prendre une douche quand c'est le temps de rafraîchir les énergies. Tout cela peut être reproduit dans un autre endroit, mais le climat particulier de la maison est unique. Toute tentative d'humaniser la naissance à l'hôpital ne peut qu'essayer de reproduire les conditions d'intimité de l'accouchement à la maison… sans jamais vraiment y parvenir puisque, par définition, l'hôpital n'est pas la maison! ❖

# Les avantages de l'accouchement à la maison

### L'intimité et la liberté

L'intimité et la liberté sont des conditions primordiales d'une issue heureuse. L'atmosphère chaleureuse et familière, loin d'être un luxe, compte pour une large part dans le fait que l'accouchement se déroule spontanément, sans obstacles, donc sans dommages à la mère ou au bébé. La reconnaissance des besoins affectifs de la mère est la base du confort et de la confiance nécessaires pour que les hormones de l'accouchement puissent accomplir leur travail au mieux. À la maison, la liberté de mouvement et l'intimité sont toutes naturelles et contribuent au bon déroulement du travail. Les femmes y auront droit à un soin personnel et continu de la part d'une sage-femme qui les connaît, qui a suivi attentivement la grossesse afin de dépister les problèmes qui pourraient survenir et qui restera à leurs côtés pendant tout le travail. *Roxane: « Malgré un début de travail semblable à mon premier accouchement, qui s'était soldé en césarienne (membranes rompues sans contractions), pour mon deuxième accouchement, mon travail s'est déclenché naturellement à la maison. J'avais passé un moment au salon avec ma sage-femme après son arrivée, et mes contractions ne commençaient pas, du moins pas sérieusement. Elle nous a laissés tous les deux. Aussitôt que j'ai été seule avec mon chum, dans l'intimité et la sécurité de notre chambre à coucher, dans notre « nid », le travail a commencé, et de façon très intense. Quand j'y ai réfléchi par la suite, je me suis dit que si j'avais eu besoin d'autant d'intimité pour que commence mon travail, il n'était pas étonnant qu'il ne se soit pas amorcé à l'hôpital, la première fois… »*

### La qualité de l'accueil du bébé

Quand la mère et le bébé sont tous les deux prêts, elle peut l'allaiter aussi longtemps qu'ils le désirent, et le bébé ne quittera ses bras que pour dormir tout près d'elle, là où elle peut constamment le voir, le toucher et le prendre. Voilà ce qui rend l'accueil du bébé à la maison plus doux et, surtout, plus personnel. Personne ne peut accueillir un bébé comme ses parents. Dès le départ, il est tenu, nourri et soigné exclusivement par les personnes qui auront une relation durable avec lui ou elle. La famille est ensemble, dans son propre milieu, à partager une expérience extraordinaire, de celles qui marquent l'existence et qui tissent des liens pour toujours. *Laurent: « Le matin, j'ai conduit notre puce de 16 mois à sa gardienne. Le travail avait commencé pendant la nuit. J'ai dit "au revoir" à notre fille unique, la sage-femme est arrivée entre-temps et notre seconde fille est arrivée en douceur dans la matinée. Nous l'avons choyée des heures… puis, je suis allé rechercher la grande sœur à l'heure habituelle, et nous étions quatre à la maison. Tout simplement. La vie qui continue, en mieux. »*

### La responsabilité

L'autonomie est un besoin adulte primordial. La naissance appartient aux familles et non pas aux institutions. Les parents veulent donc se sentir les maîtres d'œuvre de cet événement si important de leur vie. Les femmes qui accouchent à la maison en prennent la responsabilité et refusent d'être des patientes qui se conforment aux règles. Elles sont des femmes adultes qui, appuyées par leur compagnon, entreprennent de mettre leur enfant au monde dans le nid qu'elles ont préparé. *Magali: « Cela n'a pas toujours été une évidence pour nous, mais ça l'est devenu avec le temps. Je trouvais cela complètement inconscient avant mon premier accouchement, car je ne connaissais pas. Et l'inconnu, c'est bien connu, fait peur et effraye. Aujourd'hui, je peux dire qu'un accouchement à la maison est un acte réfléchi en toute connaissance de cause et qu'on y vient parfois après un cheminement de pensée propre à chacun. »*

Accoucher chez soi n'est pas qu'une question de confort: c'est aussi et surtout une vision différente de la responsabilité et de la sécurité. Ce ne sont pas les professionnels, ni l'institution qui « s'occupent de tout »: ce sont d'abord et avant tout les parents. Et ils n'assument une pareille responsabilité qu'après s'être informés très sérieusement et préparés en profondeur. Non pas qu'on puisse faire une équation simpliste qui affirme qu'accoucher à l'hôpital rime avec « ne pas être adéquatement préparé », loin de là. C'est pour ça que j'écris ce livre… et que vous le lisez! Mais il reste que la majorité des

### L'accouchement « non assisté »

C'est ainsi que l'on nomme un accouchement où, par choix, la femme accouche à la maison sans présence professionnelle à ses côtés. Plusieurs femmes qui ont fait ce choix préfèrent l'appellation «accouchement autonome», qui fait plutôt ressortir le côté positif de la liberté qu'elles réclament et qu'elles assument. *Myriam: «Pour moi, donner naissance de façon autonome s'ancre dans l'idée du respect de la vie et de la nature. C'est une immense expérience de confiance en la Vie, de confiance en soi, en son corps. On y trouve quelque chose d'enfoui depuis des lustres, qui tient de notre animalité. Certains récits de femmes inuites, qui ont connu à la fois les naissances sur la banquise et celles à l'hôpital, sont très révélateurs du clash entre les deux. Mais bien sûr, je n'aurais pas hésité à aller chercher une aide médicale si j'avais pensé que la santé de mon bébé était menacée.»*

On peut s'inquiéter de la sécurité d'un tel choix, en critiquer l'«irresponsabilité» ou la naïveté. Dans les faits, il est à ce point marginal qu'il n'existe pas, à ma connaissance, d'études qui les cautionnent. Mais on ne peut pas croire sincèrement à la capacité des femmes et des couples de décider pour eux-mêmes et leur contester ce choix. Il me semble révélateur d'un désir profond de retour aux sources, après plusieurs années d'imposition d'une vision médicale qui, justement, présente l'accouchement médicalisé comme étant «la» chose à faire, malgré les risques documentés qu'il fait courir aux mères et aux bébés. J'ai connu des femmes qui ont préféré accoucher seules avec leur compagnon plutôt que de se rendre dans un centre hospitalier dont elle connaissait la rigidité face à leurs demandes. D'autres qui, n'ayant pas pu trouver de sage-femme, y voyaient la seule possibilité d'accoucher quand même à la maison. Et quelques femmes enfin qui, malgré d'autres choix possibles, ont délibérément fait celui d'accoucher sans aide professionnelle. Je ne peux que souhaiter, dans un avenir rapproché, une multiplication des ressources pour toutes les femmes et le développement de liens entre celles et ceux qui voient la naissance autrement. J'y vois la possibilité, pour chacune, de s'entourer comme elle le désire pour mettre au monde son petit.

femmes qui accouchent à l'hôpital y vont encore pour confier la naissance de leur bébé à «ceux qui s'y connaissent». Et bien qu'on ne puisse nier l'expérience et les connaissances des professionnels, qu'ils soient médecins de famille, obstétriciens ou sages-femmes, la femme qui accouche a potentiellement accès à une connaissance intime du processus complètement inaccessible aux gens qui y sont extérieurs. C'est cette connexion primordiale que veulent protéger les parents qui choisissent d'accoucher à la maison, en y adjoignant la vigilance respectueuse d'une sage-femme qui saura agir au besoin tout en considérant les parents comme des acteurs centraux. Nulle intervention n'aura lieu si le couple ne la juge pas raisonnable et nécessaire. Car les parents qui font le choix de l'accouchement à la maison ne refusent pas la technologie. Ils en redéfinissent l'à-propos, ce qui est bien différent! Ils pensent que la technologie n'est efficace qu'à sa place, dans les cas exceptionnels! Ils sont prêts à aller à l'hôpital si un problème se présente. C'est d'ailleurs pour s'occuper des problèmes que les hôpitaux existent.

### La sécurité

La sécurité est la préoccupation majeure des parents qui veulent accoucher à la maison. Plusieurs ne se sentent pas en sécurité à l'hôpital parce qu'on y fait beaucoup trop d'interventions inutiles et souvent nuisibles. Cela peut être surprenant pour ceux qui ne font pas ce choix! L'un des facteurs importants de sécurité à la maison réside dans l'attention soutenue au déroulement du travail par une professionnelle qui vous connaît bien et qui sait comment et quand il faut réagir. Plusieurs petits détails s'accumulent pendant la grossesse et le travail, quelquefois sans lien apparent entre eux, comme des petites taches de couleur qui à la longue se rejoignent, remplissent la feuille et forment une image, celle de votre accouchement. La sage-femme est attentive à tout cela et peut déceler à l'avance ce qui pourrait devenir... une tache sombre. Si le temps ou les actions entreprises pour corriger les déviations ne donnent pas l'effet voulu, un transfert à l'hôpital peut généralement être fait avant que le problème ne se transforme en crise.

Ce dépistage précoce tout au long de la grossesse et du travail est la clé d'une sélection minutieuse et continue des femmes qui peuvent accoucher à la maison. Les professionnels qui travaillent en centre hospitalier, à quelques mètres d'une salle d'opération, n'ont jamais eu besoin de développer cette expertise particulière qui consiste à déceler, avant qu'elles ne deviennent des complications, les déviations du normal qui annoncent une augmentation des risques pour la mère ou pour son bébé. Elle permet de redoubler de vigilance, de corriger la situation, parfois, ou encore de transférer à l'hôpital avant que la complication ne s'installe. Elle exige de la professionnelle qui l'exerce une présence alerte... et non pas alarmée. En aucun cas cette vigilance ne devrait être une source indue de stress pour celle qui accouche, au contraire. Si vous relisez les sections qui parlent de l'impérieuse nécessité

---

#### Sécurité et... sécurité

Deux définitions se côtoient, qu'on a avantage à clarifier: la sécurité objective et la sécurité subjective. Objective? Pour être sécuritaire, un accouchement à la maison doit réunir quelques conditions. Entre autres: avoir déterminé que la grossesse est normale, avoir l'équipement médical nécessaire présent et prévoir des modalités claires et efficaces en vue ou pour un transfert éventuel. Cela est mesurable et vérifiable, y compris par des gens qui ne sont pas d'accord avec le choix du lieu d'accouchement. Et tous les accouchements à la maison assistés par des sages-femmes au Québec remplissent ces critères objectifs. La sécurité subjective? Celle-là est infiniment personnelle et non transférable. «Tu es bien courageuse d'accoucher à la maison», s'entendent dire bien des femmes qui ont envie de répondre: «Tu es bien courageuse d'accoucher à l'hôpital»... parce qu'on parle ici du sentiment, de l'affect. Le sentiment de sécurité ne s'impose pas. Les obligations objectives, oui.

### L'accouchement à la maison et la loi au Québec

Au Québec, les parents détiennent depuis toujours le droit d'accoucher à la maison; ils ont cependant la responsabilité de s'entourer de «soins raisonnables». Par ailleurs, on n'a jamais imposé de contraintes quant au lieu où les médecins peuvent «pratiquer» un accouchement. Mais leur formation exclusivement hospitalière ne les prépare guère au suivi particulier et à l'accompagnement d'un accouchement à la maison. De plus, bien peu d'entre eux sont disposés à les assister, sachant que cette pratique est décriée et même condamnée par leurs collègues et par leur ordre professionnel!

Dans les faits, ce sont les sages-femmes qui, très majoritairement, accompagnent les parents dans ce choix. Ceux et celles qui se sont longtemps battus pour obtenir que l'accouchement à la maison sorte de l'ombre, qu'il soit assisté par des professionnelles et que les mères et les bébés aient accès à tous les services du système de santé qui pourraient s'avérer nécessaires, ont enfin de quoi se réjouir. Dès 1999, la Loi sur la pratique des sages-femmes y a inclus l'accouchement à la maison et l'adoption d'un règlement d'encadrement finalement adopté en 2005 et qu'on peut consulter sur le site Internet de l'Ordre des sages-femmes du Québec. Depuis lors, les familles du Québec qui choisissent de donner naissance à la maison peuvent le faire avec toute l'assistance nécessaire et la collaboration des services de santé et du corps médical. À condition d'avoir accès à une sage-femme, ce qui n'est pas toujours facile, vu la demande grandissante et la pénurie de ces dernières.

---

de laisser les hormones remplir pleinement leur fonction pour favoriser le bon déroulement du travail, vous verrez la logique de choisir la maison comme lieu privilégié... quand on s'y sent à l'aise pour accoucher!

*Sophie: « Pour choisir un accouchement à la maison, il faut ressentir la sécurité du domicile tout au long du travail et de l'accouchement. Tous étaient avisés qu'à n'importe quel moment je pouvais changer d'idée. J'étais bien et en sécurité chez moi. J'étais bien dans mon travail qui évoluait sans monitoring électronique. J'avais le bonheur de pouvoir appeler les sages-femmes quand j'avais besoin qu'elles soient là. Le bonheur de ne pas faire de bagages pour les trois autres enfants, de ne pas les réveiller pendant la nuit pour les envoyer chez une gardienne, de les laisser s'éveiller d'eux-mêmes au son de la naissance de leur petit frère. Et le bonheur de se retrouver à six dans le même lit pour faire connaissance. »* ❖

# Pourquoi l'accouchement à la maison est essentiel… pour les parents qui ne veulent pas y accoucher

L'ACCOUCHEMENT à la maison est une option parmi d'autres, que seul un conditionnement soigneusement entretenu nous a amenés à prendre pour une folie. La possibilité de choisir le lieu de la naissance est extrêmement importante parce qu'elle oblige chaque lieu à offrir des conditions de sécurité et de soutien comparables aux autres. Si le droit d'accoucher à la maison devait disparaître, ce sont toutes les femmes qui en souffriraient. Cette disparition trancherait avec la longue chaîne ininterrompue de femmes qui ont mis leurs enfants au monde et qui continuent aujourd'hui encore de montrer que l'accouchement est un acte naturel qui fait partie de la vie quotidienne.

L'accouchement à la maison sera probablement toujours le choix d'une minorité de parents. À cause de cela, la lutte qui a eu lieu au Québec et qui continue de se faire en France pour qu'il soit offert comme option dans le système de santé peut paraître aux yeux de plusieurs comme un peu secondaire. Il n'en est rien! Cette bataille signifie beaucoup plus qu'un combat marginal. Le droit d'accoucher à la maison est un rempart contre la disparition du pouvoir de choisir pour *toutes* les femmes.

Le choix des femmes doit demeurer le principe de base de l'accessibilité aux différents lieux de naissance. C'est le seul principe qui reconnaît que la naissance appartient aux femmes, à leur famille. Je signale que dans cette discussion sur le choix du lieu de naissance, le mot «femme» comprend aussi son compagnon. Tous les soins en périnatalité doivent se développer sur ce principe. Sinon les institutions tendent à reprendre les rênes (lentement mais sûrement), à dicter des façons de faire (subtilement ou non), à s'approprier l'événement de la naissance de nos enfants et à détourner le sens même de son déroulement, selon leurs intérêts et leurs contraintes propres. Parce que c'est dans la nature même des institutions d'être plus imposantes que les individus; même celles qui tentent d'être chaleureuses et près des femmes qui les fréquentent.

Quand une femme accouche à l'hôpital ou à la maison de naissance, ce sont les professionnels qui sont sur leur territoire, pas elle. C'est l'autre raison pour laquelle l'accouchement à la maison est indispensable dans le paysage de la périnatalité. Au Québec, les maisons de naissance ont été conçues par des sages-femmes qui avaient une longue expérience de l'accouchement à la maison. Elles y ont transposé, le plus fidèlement possible, les modalités de cette pratique. Pourquoi? Parce que c'est celle qui vient directement des femmes et de leurs compagnons. Je ne sais plus combien de fois je me suis fait demander par des intervenants du système

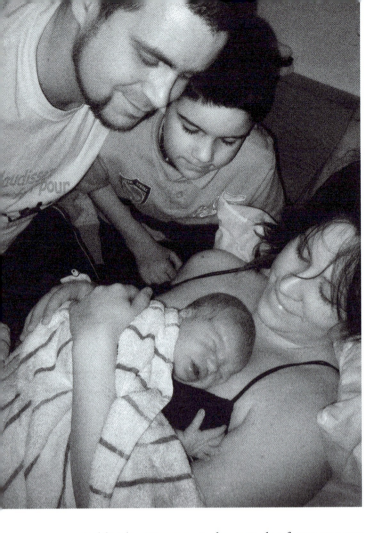

médical : « Comment places-tu les femmes pour la poussée ? » Les femmes qui ont accouché chez elles éclateraient de rire à cette question ! Elles accouchent chez elles justement pour faire les choses à *leur* manière ! Ce sont nous, les sages-femmes, qui sommes chez elles. Comment pourrions-nous interdire à quelqu'un de manger dans sa propre cuisine ? Ou lui dire qui inviter chez elle, et à quelle heure ? Dans la chambre même où le bébé a été conçu, les sons, les odeurs, les objets familiers rappellent à chaque instant à cette femme que cet accouchement fait partie de sa vie à elle, alors qu'elle cherche une position, un souffle, un appui sur son compagnon. Elle ne se déplacera pas avec ses bagages, ni pendant le travail ni quelques heures après, avec un petit bébé tout neuf : ce sont les sages-femmes qui viendront la retrouver dans le nid qu'elle s'est fait pour accoucher.

Dans leur diversité, dans leur simplicité, et à cause de leur concordance parfaite avec les désirs et les choix des parents eux-mêmes, les accouchements à la maison doivent être la source d'inspiration de la pratique des sages-femmes, de l'organisation des maisons de naissance et de la réorganisation des départements d'obstétrique *normale*. Si nous voulons que la naissance de nos enfants demeure cet événement extraordinaire qui nous appartient, où qu'il se déroule, il est vital que l'accouchement à la maison soit *le* modèle pour les professionnels. Que la façon d'être présents à un accouchement (normal, il va de soi), l'équipement à y apporter, l'organisation des services, que tout cela prenne modèle sur l'accouchement à la maison. Attention : je ne veux pas dire que celles qui accouchent chez elles sont dans une classe au-dessus des autres, ou que ces accouchements-là sont nécessairement les plus beaux. Mais l'accouchement à la maison doit demeurer la référence en termes de déroulement quand les parents et le bébé sont au centre des décisions et des responsabilités. C'est pour cela que les femmes (et les hommes qui les aiment) doivent se battre pour l'accouchement à la maison... même si elles ne comptent pas y accoucher elles-mêmes. ❖

# Les risques de l'accouchement à la maison

Il y a des risques à accoucher à la maison, comme il y en a à l'hôpital et dans une maison de naissance. En fait, l'accouchement en soi comporte des risques, rares, il est vrai, mais quand même. Ni l'un ni l'autre de ces endroits n'est cependant risqué en soi. Les parents devraient connaître les caractéristiques des trois endroits pour choisir en toute connaissance de cause celui qui leur convient et sentir qu'ils pourront vivre avec les conséquences de leur choix, quel qu'il soit.

Les recherches faites pour comparer la sécurité des accouchements à l'hôpital et à la maison arrivent toutes à des conclusions semblables: un accouchement à la maison, assisté par un professionnel, ne présente pas plus de risques qu'un accouchement à l'hôpital pour une femme en bonne santé. Pour des accouchements dont les conditions sont comparables, les taux de mortalité et de morbidité de la mère et du bébé sont égaux ou légèrement inférieurs à la maison. C'est pour cette raison d'ailleurs que les provinces et territoires canadiens qui ont légalisé la pratique des sages-femmes encadrent aussi l'accouchement à la maison: ses preuves sont faites!

Les vraies urgences pendant un accouchement, celles qui se présentent sans avertissement, existent, mais elles sont rares. Toute sage-femme ou médecin qui assiste des accouchements à la maison doit être en mesure de répondre à des urgences comme des problèmes respiratoires du bébé ou une hémorragie maternelle. Cela suppose d'avoir à la fois l'équipement requis (ballon de réanimation, oxygène, médicaments injectables, etc.) et la formation pour s'en servir à bon escient. On doit être capable de stabiliser leur condition par les gestes appropriés avant de transférer la mère ou le bébé à l'hôpital. C'est aussi ce qu'on fait à l'hôpital, lorsque le spécialiste n'est pas sur place et qu'il faut l'attendre, ou quand il faut transférer la mère ou le bébé vers un centre spécialisé.

Il peut arriver qu'une complication grave se présente à la maison et entraîne des conséquences sérieuses pour la vie ou la santé de la mère ou de son bébé. On peut peut-être, en rétrospective, juger que ces conséquences auraient peut-être pu être évitées à l'hôpital. Mais comment expliquer que les taux de mortalité périnatale soient équivalents entre l'hôpital et le domicile? La façon la plus logique est de reconnaître que l'inverse peut aussi se produire. Autrement dit, le niveau de risques est semblable, mais la *nature* de ces risques est différente d'un endroit à l'autre. Il sera cependant toujours beaucoup plus difficile de démontrer qu'une issue malheureuse à l'hôpital aurait pu être évitée si on avait préparé et accompagné l'accouchement différemment. De la même manière que les pratiques de prévention ne permettent jamais de pointer du doigt *la* personne qui n'a pas eu de cancer du poumon parce qu'elle a arrêté de fumer.

Même le choix d'accoucher dans un hôpital régional plutôt que dans un hôpital universitaire engendre des différences significatives dans la disponibilité immédiate de certains soins très spécialisés parfois nécessaires dans des situations graves. Dans un hôpital régional, aussi appelé « de première ligne », le chirurgien n'est pas sur place à quatre heures du matin pour faire une césarienne d'urgence, contrairement à l'hôpital universitaire où une équipe est toujours présente. Le chirurgien, l'anesthésiste et les infirmières de garde pour la salle d'opération doivent être appelés chez eux et venir à l'hôpital de toute urgence. Mais la réalité incontournable, c'est que tout le monde n'habite pas à côté d'un centre hospitalier universitaire. Les parents doivent le savoir et comprendre que chaque lieu de naissance compose avec ses ressources et ses limites.

Aux Pays-Bas, près de 25 % des accouchements ont lieu à la maison. Or, les taux de mortalité et de morbidité périnatales y sont comparables à ceux du Canada, de la France et d'autres pays où l'accouchement à la maison est absolument marginal en nombre. On ne peut que conclure que le dépistage des complications possibles effectué par les sages-femmes pendant la grossesse et le travail est efficace et que les accouchements à risque sont transférés à temps en centre hospitalier, pour que les femmes et les bébés puissent recevoir les soins que leur condition exige.

À la Maternité de Puvirnituq, au Nouveau-Québec, à plus de 1 500 kilomètres au nord de Montréal, comme à celles de Inukjuak et de Salluit, les sages-femmes doivent utiliser un système de dépistage minutieux. En effet, ces villages inuits se trouvent à plusieurs heures de vol du plus proche hôpital qui peut faire une césarienne ou tout autre traitement spécialisé. Elles transfèrent en fin de grossesse environ 10 % des femmes à cause de leur risque plus élevé d'avoir besoin de soins spécialisés, et assistent les accouchements de toutes les autres femmes de la côte de la Baie d'Hudson. Leurs statistiques sont comparables à celles des centres hospitaliers nordiques du Canada, voire meilleures, malgré la distance à parcourir quand un transfert s'avère nécessaire pendant un accouchement ou après la naissance[1]. ❖

# Prendre une décision éclairée

Choisir d'accoucher à la maison est une décision «responsabilisante»: ce ne sont pas les autres qui décideront pour vous, mais vous-même! Alors informez-vous, cherchez, lisez, questionnez. Rencontrez des parents qui ont vécu un accouchement à la maison et, si vous le pouvez, suivez des cours prénatals qui en parlent. Lisez, lisez revues et livres, tout ce que vous pouvez trouver. C'est en étant bien informée que vous saurez poser les bonnes questions.

L'accouchement à la maison sous-entend une telle responsabilité qu'il doit nécessairement être le fait d'une décision partagée. Mais il arrive, bien sûr, qu'une femme soit très intéressée par ce choix... mais que son compagnon soit plus réticent ou carrément opposé. J'ai aussi vu l'inverse, un peu plus facile à régler, il me semble, puisque c'est la femme qui accouche. Cette méfiance est d'abord un signe positif: les hommes manifestent vigoureusement leur rôle de protection envers leur compagne et leur bébé à naître. C'est une expression de leur instinct paternel, en quelque sorte. C'est donc une bonne chose en soi, dans laquelle il faudra cultiver une curiosité pour le désir de l'autre et une volonté d'en arriver à une décision confortable et sereine pour les deux. Le rôle de la sage-femme sera de répondre aux questions, de faciliter une communication ouverte entre les deux en rappelant au couple que, même si c'est la femme qui doit être confortable pour accoucher, cela lui sera pratiquement impossible si son conjoint est mort d'inquiétude!

La plupart des sages-femmes souhaitent que la décision d'accoucher à la maison soit claire plusieurs semaines avant la date prévue. Ce délai permet aux parents de préparer matériellement l'accouchement, mais surtout de vivre quelque temps avec leur décision pour s'assurer qu'elle demeure la bonne pour eux. Cela leur laisse aussi le temps de discuter avec le professionnel choisi de tous les aspects de son organisation: le matériel requis, les critères et modalités de transfert, et toute autre question qu'ils pourront se poser dans le cours des dernières semaines. Plusieurs professionnels ont des exigences pratiques spécifiques, comme la distance maximale d'un hôpital ou le fait d'avoir suivi une préparation particulière.

Doit-on parler de cette décision à l'entourage? C'est une question que les gens se posent souvent. Cela dépend, évidemment, de ce que vous prévoyez être leur réaction. Certains trouvent inutile et même harassant de susciter des débats passionnés avec des membres de l'entourage qui sont figés dans leur position «contre». Les échanges ne serviront qu'à bouleverser tout le monde de part et d'autre. Par contre, si vous sentez une ouverture chez quelqu'un qui se sent inquiet, vous pourriez prendre la peine d'expliquer ce que vous avez envisagé comme possibilités d'action si quelque chose de difficile devait se présenter et lui offrir des références à consulter s'il le désire. Heureusement, à mesure que des parents font ce choix reconnu et encadré par les lois du Québec, il paraît de moins en moins marginal, farfelu et «risqué».

J'aime ce que dit de l'accouchement à la maison Sheila Kitzinger, une anthropologue anglaise qui écrit sur la maternité depuis plus de 40 ans: «Si un marin passait son temps à lire des histoires de naufrages et de désastres, il ne serait peut-être jamais capable d'amasser assez de courage pour aller en mer! Mais nous sommes d'accord qu'il serait bien imprudent de partir sans connaître l'art de la navigation et les tumultes dont la mer est capable!» ❖

# L'organisation d'un accouchement à la maison

### Le partage des tâches

Pendant les dernières semaines de la grossesse, vous aurez le temps de discuter avec votre sage-femme des rôles et tâches de chacun pendant votre accouchement. Au Québec, comme dans plusieurs pays maintenant, la norme est qu'il y ait toujours deux sages-femmes lors d'un accouchement. La deuxième arrive généralement quand la naissance est imminente... à une ou deux heures près. L'organisation pratique devrait être claire et vous devriez vous sentir à l'aise et prêts à ce que le bébé arrive quand son temps sera venu. Voici quelques exemples de ce que vous aurez clarifié.

- Quand devez-vous l'appeler? Quand vient-elle?
- Quel matériel devez-vous préparer avant son arrivée?
- Comment voit-elle son rôle pendant l'accouchement?
- Quelles sont les indications de transfert vers l'hôpital?
- Comment se prennent les décisions en cours de travail?
- Comment se fait un transfert, d'un point de vue pratique?
- À quel moment arrive la deuxième sage-femme?
- Combien de temps restent-elles après l'accouchement?
- Si vous avez invité des proches, veut-elle les rencontrer?

### Le matériel nécessaire pour un accouchement à la maison

Habituellement, les parents ne doivent rassembler que peu de matériel pour accoucher à la maison... mais le bon! Votre sage-femme vous fournira une liste de ce qu'elle attend de vous, ce qui varie légèrement d'une pratique à l'autre. Réunissez ce qui est nécessaire au moins trois semaines à l'avance, puisque dès cette date votre accouchement pourrait se dérouler à la maison. La plupart de ces objets sont déjà chez vous et vous vous procurerez les autres aisément. À titre d'exemple, pour l'organisation pratique, vous devrez penser à ce qui suit.

- Une liste des numéros de téléphone importants: les sages-femmes, les gardiennes et, le cas échéant, l'ambulance, l'hôpital où se ferait un transfert éventuel, le tout bien en vue.
- Un véhicule disponible, en bon état de marche et avec le réservoir d'essence plein.
- Une source rapide de chaleur pour ajuster la température ambiante au besoin.

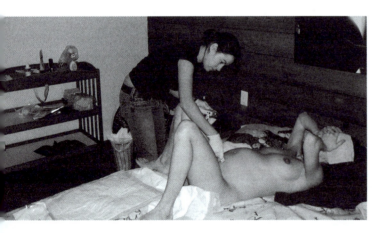

- Une ou plusieurs sources d'éclairage.
- Nourriture et boissons pour toutes les personnes présentes.
- Deux contenants à large ouverture avec grands sacs de plastique, l'un qui servira de poubelle et l'autre pour le linge souillé.
- Des «alèses» jetables (en pharmacie, dans la section des «soins à domicile»).

### L'organisation pratique en vue d'un transfert éventuel

Comme avec les accouchements en maison de naissance, les ententes de transfert avec un centre hospitalier ainsi que leurs modalités sont organisées préalablement. Elles sont révisées régulièrement et améliorées pour en assurer l'efficacité et le respect des intervenants en cause, y compris les parents.

La raison la plus fréquente d'un transfert vers l'hôpital est une progression trop lente du travail, un constat qui vient après qu'on a apporté les mesures correctives appropriées. Dans ce cas, la plupart du temps, le transfert est tout à fait adéquat en auto. Emportez avec vous des coussins, quelques serviettes ou une alèse plastifiée pour protéger le siège, ainsi qu'une couverture. L'ambulance ne s'avère nécessaire que les rares fois où il s'agit vraiment d'une urgence ou lorsque la mère devrait rester à l'horizontale, comme après une perte de sang importante.

### La trousse de la sage-femme

La sage-femme a l'obligation de tenir dans sa trousse les médicaments et l'équipement nécessaires à l'exercice de son travail lors d'un accouchement à la maison. Au Québec, la liste du matériel nécessaire est stipulée dans la Loi sur la pratique des sages-femmes. Cette liste est constamment remise à jour selon les meilleures pratiques en urgences obstétricales et néonatales. Le matériel comprend entre autres :

- le nécessaire à la surveillance de la mère et du bébé ;
- le nécessaire à l'accouchement, y compris les instruments stériles ;
- le nécessaire à réanimation néonatale ;
- le nécessaire à suture du périnée ;
- le nécessaire aux prélèvements sanguins, aux injections et aux perfusions intraveineuses ;
- les médicaments à utiliser dans certaines situations, dont l'ocytocine (pour l'hémorragie), l'anesthésique local, l'oxygène, l'épinéphrine (en cas de réanimation) ainsi que la prophylaxie ophtalmique et la vitamine K pour le bébé. ❖

---

### Pour protéger votre lit

Faites d'abord votre lit avec un drap-contour propre. Couvrez-le avec un protège-matelas de plastique ou tout autre tissu plastique (un rideau de douche bon marché, du plastique vendu au mètre). Par-dessus le plastique, mettez un autre drap-contour propre (pas votre plus beau : il pourrait se retrouver taché de sang). Fixez le tout avec quelques épingles de sûreté pour que rien ne bouge. Ayez des oreillers et coussins en quantité. Recouvrez-en au moins deux avec des sacs plastique avant de les mettre dans les couvre-oreillers, pour vous en servir sans crainte de les tacher.

# L'accompagnement et la vigilance

Chaque accouchement se déroule selon sa propre trajectoire. Peu à peu, la mère apprend à s'abandonner à cette énergie qui se manifeste en elle. De la même façon, la sage-femme qui l'assiste apprend à reconnaître les forces en jeu et leur interaction dans cet accouchement particulier. Elle observe humblement les voies que la nature emprunte pour pouvoir au besoin la seconder. La sage-femme prend le temps d'être avec la femme dans ses contractions. Elle l'aide à trouver les positions, les mouvements, les sons, les respirations qui favorisent la plus grande détente possible. Elle aide son conjoint à trouver la place qui lui est confortable. Tout ce j'ai décrit déjà du soutien prend place ici, doucement, au rythme de l'accouchement, dans un mélange de discrétion et de disponibilité.

Les femmes qui accouchent ont besoin d'intimité, d'obscurité, d'être dans un endroit familier. Quand on sait cela, on devine aisément comment les examens et procédures doivent s'insérer en douceur dans l'événement qui, lui, se passe entièrement dans le corps, le cœur et l'esprit de cette femme qui accouche. Tout ce qui se vit dans la maison est au rythme, au service de la naissance qui s'y déroule.

La sage-femme doit veiller au bien-être de la mère, à celui du bébé et à la progression du travail. Les uns et les autres sont intimement liés: si le travail ne progresse pas, tôt ou tard, la mère et le bébé en souffriront. Si la mère est épuisée ou en détresse, son bébé la suivra bientôt. C'est en exerçant une grande vigilance qu'elle pourra veiller à ce que ce passage se fasse sans encombres

Ce que la surveillance du travail a de particulier, à la maison, c'est l'attention avec laquelle elle s'exerce et le fait qu'elle soit faite par les mêmes personnes du début à la fin. Il n'y a pas que les données objectives, comme le rythme du cœur du bébé, qui sont prises en considération, mais aussi les observations subjectives comme l'énergie dans la pièce, la fatigue de la mère, etc. Peu à peu, ces informations s'organisent et finissent par donner une image précise du déroulement de l'accouchement et par indiquer s'il y a lieu d'intervenir pour en faciliter l'issue.

Chaque sage-femme a sa façon d'être présente à chaque couple, basée sur son expérience et surtout sur leurs demandes à eux. Mais dans les grandes lignes, la surveillance du travail consiste à écouter le cœur du bébé aux 15 à 30 minutes, pendant le travail actif, ce qui donne une bonne idée de son état de santé. Pendant la poussée, on l'écoute plus souvent, soit aux cinq minutes environ, et parfois même après chaque contraction. On fait un minimum d'examens vaginaux, surtout si les membranes sont rompues, et seulement s'ils sont nécessaires pour s'assurer que le travail progresse bien. Parfois, le seul fait d'observer la mère, les positions qu'elle prend et les sons qu'elle émet, est suffisant pour renseigner sur sa dilatation.

La sage-femme tient toujours un dossier pendant l'accouchement, où elle consigne les signes vitaux de la mère et du bébé, les gestes qu'elle pose, les examens qu'elle effectue et la progression du travail. C'est d'ailleurs une obligation professionnelle. Elle y notera aussi votre activité («elle marche, elle se repose sur le côté, elle dort un peu entre les contractions »), votre position, votre état d'esprit et votre niveau d'énergie (« détendue, prend bien ses contractions, fatiguée »), les sensations de pression, les envies de pousser, etc. Ces observations sont précieuses pour évaluer la situation et constituent aussi une sorte de journal de bord de l'accouchement. Vous aimerez le parcourir un peu plus tard et compléter ainsi les souvenirs qui vous sont restés.

### Lorsqu'il y a transfert à l'hôpital

Certains signes de complications pendant le travail sont sans équivoque et indiquent clairement la nécessité d'aller à l'hôpital: des variations inquiétantes du cœur du bébé, des saignements importants, par exemple. Mais ils sont rares. Il est bien plus fréquent d'observer des signes mineurs de déviation du normal qui ne sont pas, à eux seuls, une indication immédiate de transfert. Cependant, ils réclament une vigilance redoublée et une action conjointe de la mère et de la sage-femme pour les corriger: redémarrer les contractions, activer le progrès, changer de position pour normaliser la fréquence cardiaque du bébé ou pour faciliter sa descente dans le bassin. Pour corriger, somme toute, ce qui ne tourne pas rond. Si la situation ne se corrige pas, il viendra un moment où il faudra discuter de la pertinence d'aller à l'hôpital pour avoir accès aux interventions appropriées. La décision relève alors de l'analyse qu'en fait la sage-femme et d'une discussion ouverte avec les parents sur les alternatives possibles, le délai raisonnable d'attente, les risques potentiels ainsi que les moyens médicaux qui seront offerts à l'hôpital. On pourrait au besoin choisir de consulter aussi un autre professionnel.

Avant de partir, la sage-femme téléphone à l'hôpital pour avertir le personnel du transfert, en expliquer les raisons et leur donner le moment probable de l'arrivée. Elle apportera avec elle une copie du dossier de la grossesse pour faciliter la transmission des informations. À l'occasion, la sage-femme peut être appelée à poser certains gestes avant de partir, pour stabiliser la condition physique de la mère ou du bébé qui doit être transféré, comme poser un soluté contenant des médicaments, par exemple. Loin de retarder indûment le transport à l'hôpital, ces gestes sont essentiels à la sécurité du transfert. Les transferts urgents constituent l'exception. Ils exigeront une prise de décision rapide et probablement une discussion minimale.

C'est toujours une décision sensible que celle de se transporter à l'hôpital. Surtout pendant un long travail, où les parents sont fatigués, déçus de devoir abandonner leur projet initial et peut-être même inquiets. Si vous devez vous rendre à l'hôpital pendant le travail, restez calmes et centrés. Rappelez-vous votre intention première dans cet accouchement, mis à part « que ça aille bien et que le bébé soit en santé ». Vous vouliez être proches l'un de l'autre? Rester en contact

> ### Partir pour l'hôpital... juste parce que !
>
> À n'importe quel moment du travail, une femme pourrait souhaiter aller à l'hôpital. C'est son droit le plus strict et elle n'a aucune raison « objective » à fournir. Si elle n'est plus confortable à la maison, ou si elle ne se sent plus en sécurité, tout le travail s'en ressentirait. Et la mère a accès à une intuition très intime qu'elle est la seule à détenir. Il faut l'écouter !

*Liberté, intimité et sécurité*

avec votre bébé? Aller au bout de vous-même? Emportez avec vous vos désirs d'harmonie, de paix et d'amour pour cette naissance! Restez branchée sur votre bébé qui vit ce changement de projet avec vous. Prenez quelques minutes avant de partir pour vous recentrer avec votre compagnon, vous sentir ensemble, laisser venir vos émotions alors que les circonstances de la vie bousculent votre scénario idéal.

L'arrivée à l'hôpital est souvent un changement difficile à vivre pour la mère. Elle a encore plus besoin de soutien constant pendant ses contractions, d'amour et de confiance. Les gens auprès d'elle devraient s'efforcer de rester calmes, centrés et souples dans leurs rapports avec le personnel de l'hôpital. Cela facilitera la tâche des intervenants qui doivent aussi vivre une situation stressante: travailler rapidement avec une femme ou un bébé qu'ils ne connaissent pas et qui a besoin de soins immédiats. Si l'accueil n'est pas très chaleureux dans un premier temps, appréciez tout de même la préoccupation sincère des gens envers votre santé et offrez toute votre coopération. ❖

# Les invités lors d'un accouchement à la maison

Accoucher à la maison donne le privilège d'y inviter ses proches ou de choisir la plus stricte intimité. Certains parents choisissent de partager ce moment précieux avec quelques-uns de leurs proches. D'autres préfèrent former un petit noyau avec leur sage-femme et son assistante, chacun occupé à faciliter l'arrivée d'un être nouveau sur la Terre. Quel que soit le choix, après quelques heures ensemble, les gestes viendront aisément, les paroles se feront rares, les mains se joindront dans une même caresse, le silence se fera complice. J'ai vu des accouchements avec un seul invité et d'autres avec plusieurs. Ce n'est pas le nombre qui détermine la qualité de l'atmosphère, mais l'attention, la conscience que chacun y met. Parfois, l'ambiance est très intime malgré les nombreuses personnes présentes, et parfois une seule personne suffit à déranger le flot d'énergie.

Aujourd'hui, la très grande majorité des adultes n'ont jamais assisté à une naissance (sinon celles de leurs propres enfants). Vers la fin de la grossesse, vous recevrez peut-être plusieurs demandes de la part d'amis qui se sentent attirés par la magie de la naissance. Mais cela prend plus que cet attrait pour leur ouvrir votre porte. Invitez des gens qui viennent pour donner d'eux-mêmes: vous offrir un soutien émotif, prendre soin de vos enfants, cuisiner pour tout le monde, vous faire des massages, etc. Les gens qui ne sont qu'observateurs à un accouchement finissent par trouver le temps long et par devenir eux-mêmes une présence encombrante. Si quelqu'un pense que les accouchements devraient toujours se passer à l'hôpital et s'il a peur, sa peur va remplir la chambre et déranger le processus. L'énergie des parents est probablement tellement concentrée sur le travail qu'ils risquent de ne pas s'en rendre compte sur le moment, mais ils le ressentiront quand même. Si quelqu'un dans la maison devient inquiet, il devrait discrètement en parler à la sage-femme: ses explications pourraient le rassurer. Elle pourra l'aider à trouver comment se rendre utile, et le seul fait d'être occupé devrait calmer son anxiété. Sinon, il pourrait choisir de quitter les lieux pour ne pas en déranger la sérénité. Ne vous donnez pas une mission à remplir, surtout si c'est votre premier accouchement! N'invitez pas quelqu'un qui vient pour régler ses peurs ou ses mauvais souvenirs! Que vos invités viennent pour vous aider d'abord. Leur présence aura peut-être l'effet secondaire de guérir leurs craintes ou leurs peines, mais cela ne devrait pas en être le but premier.

Au début du travail, la femme apprend à s'abandonner à ses contractions et traverse des transformations très profondes qui la rendent extrêmement vulnérable. Le regard des autres, même si ce sont des amis, peuvent la maintenir dans un état de conscience d'elle-même qui nuit à son abandon. Une chambre remplie de gens qui «attendent» peut sérieusement ralentir ce travail. Il en est de même d'un photographe dont la lentille suit de trop près le déroulement de l'événement. C'est peut-être alors une bonne idée de demander à tout le monde de quitter pour une heure ou deux et d'attendre qu'on les rappelle. Quand le travail sera bien enclenché et la mère plus à son aise, ils pourront revenir sans problème.

## Pour inviter un proche à votre accouchement

Voici quelques questions que vous pourriez vous poser au sujet des gens que vous pensez inviter à votre accouchement.

- Pourquoi veulent-ils être à votre accouchement? Pour eux? Pour vous et l'enfant? Quelle est la part de curiosité et d'intérêt véritable?
- Pourquoi voulez-vous qu'ils soient présents à votre accouchement?
- Quelle est leur expérience préalable des accouchements? Était-ce satisfaisant? Comment se sont-ils sentis? Comment feront-ils pour que cette expérience soit positive cette fois-ci?
- Que comptent-ils faire avant l'accouchement? Pendant? Après? S'il y a transfert à l'hôpital?
- Qu'attendez-vous d'eux exactement, en pratique et dans leur attitude?
- Vous sentez-vous à l'aise de vous laisser aller devant eux? D'être nue? De gémir, de pleurer, de vomir (toutes choses possibles). De vivre les émotions qui pourraient vous submerger?
- Quelle sorte d'engagement veulent-ils prendre envers vous et l'enfant? Seront-ils présents dans les premières semaines, quand vous aurez besoin d'aide?

Plusieurs parents organisent une rencontre entre ceux qui sont susceptibles d'être présents à l'accouchement. C'est une excellente idée. Cela permet de clarifier les attentes de chacun, la sage-femme peut répondre aux questions sur ses gestes ou sur le rôle de chacun, les parents peuvent exprimer ce qu'ils voudraient créer comme atmosphère et comme rituel d'accueil.

Si vous avez l'intention d'inviter votre mère ou celle de votre compagnon, soyez consciente que leurs expériences d'accouchement ont sans doute été très différentes de ce que sera la vôtre. Leurs attentes étaient probablement tout autres, également. Assurez-vous de bien clarifier avec elles comment vous voyez l'accouchement ainsi que ce que vous attendrez d'elles pendant le travail. La grossesse vient remuer à plusieurs égards la relation que nous avons avec notre mère, au présent comme au passé. Certaines femmes se sentent menacées de laisser leur propre fille devenir mère à son tour. J'ai vu à quelques reprises des femmes modifier complètement leur façon de vivre leurs contractions dès que leur mère est entrée dans la chambre en s'exclamant: «Oh, ma pauvre petite fille!» Tout d'un coup, la femme qui accouchait avait disparu, remplacée par une petite fille... Et les petites filles ne peuvent pas accoucher! Si vous sentez encore ce lien «maman-petite fille» entre votre mère et vous, vous devriez peut-être accoucher dans les bras de votre conjoint et apprivoiser avec lui la personne en vous qui devient une femme. Dans d'autres accouchements, la présence de la mère a été une merveilleuse occasion de rapprochement et de transmission de la capacité à donner la vie.

C'est aussi une sage précaution d'avertir vos invités que vous pourriez changer d'avis à la dernière minute. Si vous n'en avez plus envie, ne vous obligez pas à inviter quelqu'un à qui vous l'aviez promis par peur de le décevoir! Si votre travail commence par des contractions rapprochées et des vomissements, vous ne voudrez peut-être voir personne! Quelle que soit la raison, donnez-vous l'espace pour décider de ce qui vous conviendra lorsque votre travail débutera. Sans être présente pour l'accouchement, cette amie pourrait être la première arrivée, dans les minutes qui suivent, lorsque le bébé est encore sur vous, tout frais de sa naissance. Avertissez-la d'arriver sur la pointe des pieds! L'atmosphère d'une maison où vient de naître un bébé est tellement vibrante! ❖

# Les premières heures après la naissance à la maison

Après l'expulsion du placenta, votre sage-femme vérifie que votre utérus est bien contracté et que vous et votre bébé êtes confortables. Puis elle vous laissera sans doute un moment tous les trois ensemble, dans l'intimité au besoin, pour vous découvrir mutuellement. Vous aimerez peut-être y inclure les proches qui étaient présents à la naissance, mais réservez-vous un moment à trois pendant qu'ils apprécient le café qu'on partage à la cuisine, à rappeler les moments forts de l'accouchement et à s'émerveiller du miracle renouvelé! C'est aussi, bien sûr, le moment où votre bébé se rapprochera du sein pour commencer à téter. Périodiquement, votre sage-femme vient s'assurer que votre bébé va bien, que votre utérus est bien contracté, et elle reste disponible, à portée de voix.

Vous pouvez vous déplacer comme bon vous semble, mais la première fois que vous vous levez, assurez-vous d'avoir un appui solide. Assoyez-vous d'abord sur le bord du lit et prenez quelques instants pour éprouver vos forces. L'effort fourni à l'accouchement et les transformations métaboliques causées par la perte de liquide

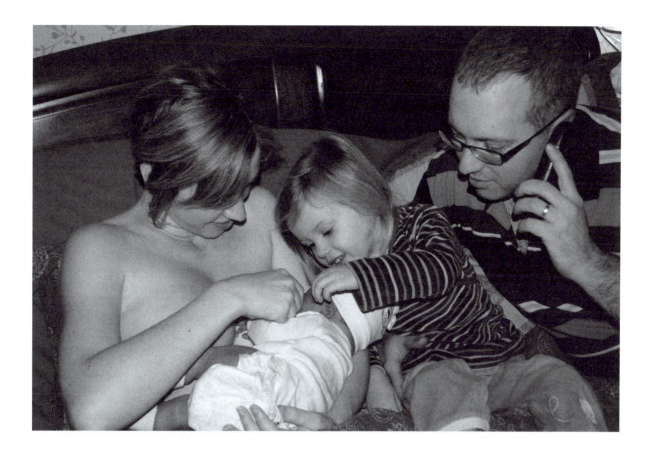

font parfois que les jambes sont moins solides, sans pour autant que ce soit alarmant. Si vous vous sentez étourdie, recouchez-vous. Avec un peu d'astuce, on peut changer votre lit complètement sans vous en sortir et vous donner un bain-éponge. Videz votre vessie le plus tôt possible, ce qui favorise une contraction efficace de l'utérus. Si vous avez de petites éraflures à la vulve, versez-y de l'eau tiède en même temps que vous urinez, pour éviter la sensation de brûlure. Quand vous serez prête, vous pourrez aller prendre une douche ou un bain. Si vous optez pour la douche, n'y allez pas seule. Votre conjoint pourra vous y accompagner et vous en sortirez tous les deux rafraîchis. Si vous choisissez le bain, pourquoi ne pas y emmener votre bébé avec vous: ces premiers moments de contact dans l'eau sont absolument merveilleux.

Une fois les premiers moments de découverte et la première tétée passés, quand vous y serez prêts tous les trois, votre sage-femme examinera votre bébé de la tête aux pieds. Cet examen systématique se fait sur votre lit, en votre présence, et vous permettra d'observer les caractéristiques si fascinantes d'un nouveau-né, de votre nouveau-né. Elle répondra à toutes vos questions concernant son apparence, sa santé, ainsi que les soins et les gestes tout simples des premiers jours.

Elle examinera soigneusement votre périnée pour voir s'il y a une déchirure et si elle nécessite une suture. La suture sert essentiellement à rapprocher les tissus qui doivent se cicatriser

*Liberté, intimité et sécurité*

ensemble. Quand la déchirure est peu importante et que les tissus sont bien rapprochés, la suture n'est pas essentielle à la guérison. À vous de choisir, après avoir bien regardé au miroir et discuté avec votre sage-femme. Si la déchirure est plus profonde et surtout si des muscles sont touchés, une suture sera sans doute nécessaire.

La sage-femme reste environ trois heures après l'accouchement, le temps de veiller à ce que la mère et le bébé se portent bien, que chacun ait reçu les soins nécessaires, ait bien mangé, bien bu, que la chambre et le lit soient propres et que tout le monde soit en amour. Plusieurs parents ont une sorte de papillon dans l'estomac en pensant au moment où ils se retrouveront seuls, quelques heures après la naissance, avec un nouveau-né dans les bras! Ce trac bien légitime est aussi ressenti par tous les parents d'un premier bébé quand ils sortent de l'hôpital après la naissance. Le nombre de jours ne fait pas de différence: l'attention que vous devrez porter à votre bébé est la même!

Les soins à donner au bébé, pendant les premières heures de vie, sont très simples: il a besoin de téter, d'être dans des bras affectueux et d'être changé de couche quelquefois. C'est tout! La plupart des bébés passent les deux ou trois premières heures très éveillés, puis s'endorment paisiblement, souvent pour plusieurs heures d'affilée. Ne vous inquiétez pas: eux aussi doivent récupérer de tant d'émotions! Certains bébés peuvent être un peu incommodés par un

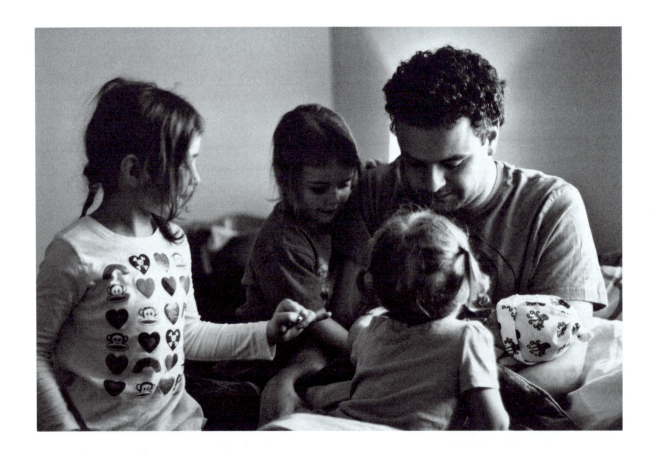

surplus de sécrétions qui remontent de leur estomac et dont ils se débarrassent généralement tout seuls, en toussant et en éternuant. On doit quand même les coucher sur le dos: ils ont tous les réflexes nécessaires pour éternuer ou cracher leurs sécrétions.

*Véronique: «Ce que j'ai trouvé extraordinaire après avoir accouché à la maison, c'est la récupération postnatale. C'est fou combien j'ai récupéré plus vite en étant dans mes propres affaires et en n'étant pas tout le temps dérangée par le va-et-vient d'un hôpital!»*

Dans les jours qui suivent, votre sage-femme reviendra vous visiter à quelques reprises, au moins trois fois la première semaine, pour vérifier que vous allez bien et suivre l'évolution normale des premiers jours. Le rythme de ces rencontres varie selon les régions et les distances à parcourir, mais il vous sera déjà connu, ainsi que les autres ressources que vous pourriez consulter au besoin. Elle effectuera aussi le test de dépistage de maladies métaboliques héréditaires (PKU) fait à tous les bébés du Québec dans leur première semaine de vie. Elle sera disponible par téléphone pour répondre à vos questions à n'importe quelle heure du jour et de la nuit. Elle vous remettra les papiers officiels de « déclaration de naissance » qui vous permettront d'enregistrer votre bébé auprès du Registre de l'État civil du Québec.

Vous voilà chez vous, dans votre lit, et votre bébé est arrivé! La vie éclate à nouveau, elle

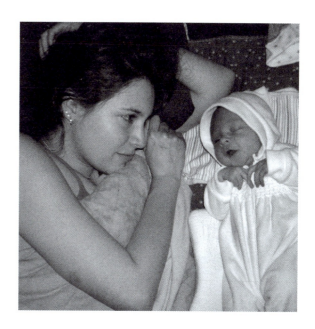

continue! Et c'est si simple! L'accouchement terminé, on réchauffe un petit plat déjà cuisiné ou on se fait un petit déjeuner, peut-être des crêpes comme le dimanche matin. Les autres enfants se réveillent ou vont se coucher ou reviennent de l'école. *Isabelle: « Une chose qui m'a marquée lors de mes accouchements à la maison et dont personne ne parle jamais: le déjeuner du lendemain matin!! Au lieu de manger la bouffe impersonnelle de l'hôpital, un café exactement comme je l'aime, les œufs que mon amoureux me fait à la perfection, mon journal, notre bébé endormi entre nous deux... Juste la vie qui continue!»* ❖

# En guise d'épilogue

À QUOI PENSE un bébé quand il sent que le vent se lève, le grand vent qui le poussera à traverser sa mère, de vague en vague, vers sa nouvelle vie?

Mon travail m'amène à être une témoin privilégiée de ce voyage et à accueillir ce petit humain, après des heures, parfois des jours de périple. Après avoir accompagné sa mère au moment où elle plonge dans ce travail immense de la mise au monde, dans l'intensité des sensations, des émotions.

Je pense au bébé dans son vaisseau vivant qu'il quittera bientôt pour ce qui lui semblera peut-être une autre planète, ou certainement un autre continent. Comment sait-il que la vie, sa vie, se trouve au bout de ce long couloir obscur qui l'enserre pour une dernière étreinte?

Le bébé participe complètement à sa naissance: il n'est pas un petit passager passif qui se ferait pousser sur la grève, inerte et démuni.

Il bouge, il tourne sur lui-même selon une trajectoire et des angles dessinés depuis la nuit des temps. Il est à la fois déterminé et flexible, dans la direction comme dans le mouvement. Il cherche dans le corps de sa mère les signes indicateurs du chemin à suivre: ici un endroit plus moelleux qui le laisse s'enfoncer un peu plus, là un espace qui l'invite à pivoter doucement sa tête. Et il avance ainsi, sans carte, sans «lumière au bout du tunnel», entièrement tourné vers sa vie qui ne peut continuer qu'en sortant de ce ventre qui l'a pourtant porté et nourri jusqu'ici, en renonçant au seul monde qu'il connaisse.

Je suis encore et toujours émerveillée du travail généreux des mères qui s'ouvrent du mieux qu'elles le peuvent pour laisser naître leur bébé. Je le suis tout autant des bébés eux-mêmes, de leur confiance indéfectible dans ce que la vie leur réserve.

Que leur courage nous inspire!

# Notes

### CHAPITRE 1
## Le début du voyage extraordinaire

**1.** Paris, G., *L'enfant, l'amour, la mort*, Québec, Nuit Blanche Éditeur, 1990.

**2.** Fisher-Rasmussen W., S.K. Kjær, C. Dahl, U. Asping. « Ginger treatment of hyperemesis gravidarum », *Eur J Obstet Gynecol Reprod Biol* 1990 ; 38:19-24. Dans « Prise en charge des nausées et vomissements pendant la grossesse », SOGC, 2002.

**3.** « Prise en charge des nausées et vomissements pendant la grossesse », SOGC, 2002.

**4.** Il s'agit d'un programme québécois, unique au Canada, « Pour une maternité sans danger », qui vise à retirer de leur travail les femmes enceintes qui pourraient être exposées à des facteurs de risque.

**5.** Voir les recommandations de Santé Canada, dans la section Grossesse/Santé de la mère.

**6.** *Ibid.*

**7.** Allez voir en particulier l'excellent livre de Bernadette de Gasquet : *Bien-être et maternité*, Albin Michel, 2009.

**8.** Voir le site de Santé Canada, dans la section Grossesse/Santé de la mère.

**9.** *Idem.*

**10.** Voir la section sur les analyses sanguines dans le chapitre sur le suivi de grossesse.

**11.** Le petit guide de la grossesse sur la sécurité des médicaments et autres produits utilisés. CHU Sainte-Justine et Université de Montréal, 2008.

**12.** Voir le site de Motherisk (en anglais seulement).

**13.** Voir le site Internet de La guilde des herboristes du Québec

### CHAPITRE 2
## Les grands préparatifs

**1.** Klein, M. *et al.* « The Attitudes of Canadian Maternity Care Practitioners Towards Labour and Birth: Many Differences but Important Similarities », *J Obstet Gynaecol Can*, 2009.

**2.** Fichier MED-ECHO, Ministère de la Santé et des Services sociaux, Québec, 2010.

**3.** Klaus, M.H., *et al.*, *Mothering the Mother: How a Doula Can Help You Have a Shorter, Easier, and Healthier Birth*, Cambridge, Da Capo Press, 1993.

**4.** Hodnett, E.D., S. Gates, G.J. Hofmeyr, C. Sakala, J. Weston, « Continuous support for women during childbirth », *Cochrane review*. 2011 Issue 2. Chichester (UK), John Wiley & Sons, Ltd, 2011.

**5.** *Rapport final et recommandations. Conseil d'évaluation des projets-pilotes sages-femmes*, Gouvernement du Québec, Ministère de la Santé et des Services sociaux, 1997.

**6.** *Bilan de l'expérience des femmes et des hommes ayant bénéficié des services des sages-femmes dans le cadre des projets-pilotes en Maisons de naissance*, Groupe Maman, 1998, disponible sur le site Internet de Groupe Maman.

**7.** *Droits des femmes, grossesse et accouchement*, Association pour la santé publique du Québec, 2011. Disponible sur le site Internet de l'ASPQ.

**8.** J'aime beaucoup *Bien vivre l'allaitement* de Madeleine Allard et Annie Durocher, Montréal, Éditions Hurtubise, 2010.

CHAPITRE 3
# La vigilance partagée

**1.** Voir le site Internet de Santé Canada dans la section Plantes médicinales, ainsi que sur le site Internet de La Guilde des herboristes du Québec.

**2.** *Dépistage du diabète sucré gestationnel*, Directives clinique, SOGC, novembre 2002 (dernière mise à jour).

**3.** Voir les recommandations de Santé Canada dans la section Grossesse/Santé de la mère.

**4.** *Prévention de l'infection néonatale à Streptocoques du groupe B*, Directives clinique, SOGC, septembre 2004.

**5.** *Évaluation prénatale du bien-être fœtal*, Directives clinique, SOGC, juin 2000.

**6.** *Tenue systématique d'un examen échographique obstétrical au cours du deuxième trimestre: Contenu d'un examen et d'un rapport exhaustifs*, Directives clinique, SOGC, mars 2009.

**7.** *Idem.*

**8.** *Effets biologiques et innocuité de l'échographie obstétricale*, Directives clinique, SOGC, juin 2005.

**9.** *Idem.*

**10.** *Utilisation non médicale de l'échographie fœtale*, Directives clinique, SOGC, avril 2007.

**11.** *Effets biologiques et innocuité de l'échographie obstétricale*, Directives clinique, SOGC, juin 2005.

**12.** Voir le site Internet du Programme québécois de dépistage prénatal de la trisomie 21.

**13.** *Idem.*

**14.** *Taux de perte fœtale associée à l'amniocentèse menée au cours du deuxième trimestre*, Directives clinique, SOGC, juillet 2007.

**15.** Janvier, A., *et al.* « The Experience of Families With Children With Trisomy 13 and 18 in Social Networks », *Pediatrics peds*, NCBI, 2012-0151.

CHAPITRE 6
# Le prélude invisible

**1.** Voir les recommandations de Santé Canada dans la section Plantes médicinales, ainsi que sur le site Internet de La Guilde des herboristes du Québec.

**2.** Voir la section sur le monitorage électronique continu dans le chapitre sur les interventions obstétricales.

CHAPITRE 7
# Confiance, l'intimité et le soutien

**1.** Voir le site Internet de l'Association canadienne de sophrologie.

**2.** Voir le site Internet du Centre international de recherche et de développement de l'haptonomie ainsi que de l'Association pour la préparation affective à la naissance.

**3.** Voir le site Internet de la Méthode Bonapace.

**4.** Voir le site Internet de Penny Simkin

**5.** *Healthy beginnings, guidelines for care during pregnancy and childbirth*, p. 52, SOGC, 1998. La SOGC a publié de multiples mises à jour, à mesure que les recherches et pratiques évoluent, mais n'a pas changé celle-ci.

**6.** De Gasquet, B. (Dre), *Bien-être et maternité*, Paris, Albin Michel, 2009.

**7.** *Healthy beginnings, guidelines for care during pregnancy and childbirth*, *op. cit.*, p. 53, SOGC, 1998.

**8.** *Healthy beginnings, guidelines for care during pregnancy and childbirth*, chapitre 6, *op. cit.*, SOGC, 1998.

**9.** Caldeyro-Barcia, R. « The influence of maternal bearing down effects during second stage on fetal well being », Birth, 6:17-22; 1979.

**10.** *Healthy beginnings, guidelines for care during pregnancy and childbirth*, *op. cit.*, p. 53, SOGC, 1998.

CHAPITRE 8
# La grande rencontre

**1.** Prise en charge active du troisième stade du travail. Directive clinique, SOGC, octobre 2009.

**2.** Klaus, M.H., *et al.*, *Bonding*, Boston, Addison-Wesley, 1995.

**3.** Adapté et librement traduit de Michel Odent, « The first hour following birth : don't wake the mother », *Midwifery Today*, Issue 61, Spring 2002.

**4.** Directive clinique de la SOGC, novembre 2009.

**5.** Voir le site Internet d'Héma-Québec.

**6.** Klaus, M.H., J.H. Kennell, *Maternal-infant bonding*, The C.V. Mosby Company, Saint Louis, 1976.

**7.** Klaus, M.H., *et al.*, *Bonding*, Boston, Addison-Wesley, 1995.

**8.** Les pays occidentaux présentent des taux comparables à ceux du Québec.

CHAPITRE 9
# Intensité et apprentissages

**1.** *L'engagement des pères, le rapport 2007-2008 sur la situation des familles et des enfants*, Conseil de la famille et de l'enfance, juin 2008, Conseil de gestion de l'assurance parentale.

**2.** *La Politique de périnatalité 2008-2018*, Direction générale des services de santé et médecine universitaire, Bibliothèque et Archives nationales du Québec, 2008.

**3.** Voir le site Internet : cododo.free.fr

**4.** McKenna, J.J et T. McDade, « Why babies should never sleep alone : A review of the co-sleeping controversy in relation to SIDS, bedsharing and breast feeding », *Pædiatric Respiratory Reviews*, (2005). http://www.nd.edu/~jmckenn1/lab/index.html

**5.** Voir le site Internet de Santé Canada dans la section Enfants

**6.** *Des recommandations pour créer des environnements de sommeil sécuritaires pour les nourrissons et les enfants*, Société canadienne de pédiatrie, janvier 2012.

**7.** *Partager un lit avec votre bébé. Un guide pour les mères qui allaitent*, UNICEF UK, (2005). Voir le site Internet de Unicef UK, « The baby friendly Initiative », pour le dépliant en français.

**8.** Voyez aussi *Mieux vivre avec notre enfant*, que vous pouvez télécharger gratuitement sur Internet.

**9.** Les consultantes en lactation doivent suivre une formation rigoureuse avant d'être diplômées et accréditées. L'accréditation « IBCLC » est la seule certification mondialement reconnue pour les consultantes en lactation.

**10.** Voir sur le site Internet de *The Birth Trauma Association*, en anglais

**11.** Voir l'article du Dr Jack Newman traduit en français sur l'excellent site d'allaitement Mamancherie : http://www.mamancherie.ca/fr/info/articles_dr_newman.htm.

CHAPITRE 10
## Réflexion sur la douleur, le courage et la tendresse

**1.** Levine, S., *Who Dies, An Investigation into Conscious Living and Conscious Dying*, New York, Anchor Books, 1982. Traduction de l'auteure.

**2.** Weiss-Rouanet, J., «En avoir ou pas», *Maternité en mouvement*, Grenoble et Montréal, Presses universitaires de Grenoble et Éditions Saint-Martin, 1986.

CHAPITRE 11
## Quand la nature a besoin d'alliés

**1.** Institut canadien d'information sur la santé, Ottawa, juin 2012.

**2.** Hannah M.E., et coll., *Lancet*, vol. 356, 2000, p. 1375-83.

**3.** *Droits des femmes, grossesse et accouchement.* Association pour la santé publique du Québec, 2011. Disponible sur le site Internet de ASPQ.

**4.** Agence de la santé publique du Canada. *Ce que disent les mères: l'Enquête canadienne sur l'expérience de la maternité.* Ottawa, 2009.

**5.** Société des obstétriciens et gynécologues du Canada. *Surveillance du bien-être fœtal: Directive consensus d'antepartum et d'intrapartum.* Directive clinique, SOGC, septembre 2007.

**6.** *Idem.*

**7.** *Idem.*

**8.** Agence de la santé publique du Canada. *Ce que disent les mères: l'Enquête canadienne sur l'expérience de la maternité.* Ottawa, 2009, p. 140.

**9.** Fawole, B., G.J. Hofmeyr, «Maternal oxygen administration for fetal distress», *Cochrane Database of Systematic Reviews* 2003, Review content assessed as up-to-date: June 29, 2007.

**10.** Fichier Med-Echo, Québec et Agence de la santé publique du Canada, Ottawa, 2009.

**11.** Ennen, C.S., *et al.*, «Risk factors for Cesarean delivery in preterm, term and post-term patients undergoing induction of labor with an unfavorable cervix», *Gynecol Obstet Invest*, 2009;67(2):113-7.

**12.** AMPRO$^{OB}$, corporation Salus Global, 2012.

**13.** Directive clinique sur la prise en charge de la grossesse entre la 41$^e$+0 et la 42$^e$+0 semaine de gestation, Directives clinique, SOGC, septembre 2008.

**14.** Kotaska, A., (MD FRCSC), Clinical Director Obstetrics, Stanton Territorial Hospital, Yellowknife NT, Canada. Communication écrite dans le cadre du Forum MCDG, du Collège des médecins de famille du Canada, 8 mars 2011. Traduction libre de l'auteure.

**15.** Fichier Med-Echo, Ministère de la Santé et des Services sociaux, Québec, 2010.

**16.** SOGC, *Partir du bon pied. Guide de grossesse et d'accouchement*, 3$^e$ éd., Ottawa, 2005.

**17.** «Antenatal perineal massage for reducing perineal trauma», The Cochrane Collaboration. John Wiley & Sons, 2008.

**18.** Points saillants sur certains indicateurs de 2010-2011 relatifs à l'accouchement au Canada, Institut canadien d'information sur la santé, 2012, et Fichier Med-Echo, Ministère de la Santé et des Services sociaux, Québec, 2010.

**19.** Anim-Somuah, M., R.M. Smyth, L. Jones, «Epidural versus non-epidural or no analgesia in labour». Editorial Group: Cochrane Pregnancy and Childbirth Group. Published Online, décembre 2011.

**20.** Kennel, J., *et al.*, «Continuous Emotional Support during Labor in a US Hospital», *JAMA*, mai 1991, vol. 265, n° 17.

**21.** «La césarienne: pratique courante, mais non sans risque» sur le site Internet des Instituts de recherche en santé du Canada.

**22.** Voir sur le site de QUARISMA: QUAlité des soins, gestion du RISque obstétrical et du Mode d'Accouchement au Québec. https://www.cpass2.umontreal.ca/quarisma/

**23.** Ministère de la Santé et des Services sociaux, *Fichier Med-Écho*, Direction de l'évaluation, Québec, janvier 2011.

**24.** *Politique de périnatalité*, Ministère de la Santé et des Services sociaux, Gouvernement du Québec, Bibliothèque nationale du Québec, 1993.

**25.** La *Politique de périnatalité 2008-2018*, La Direction des communications du ministère de la Santé et des Services sociaux du Québec, Bibliothèque et Archives nationales du Québec, 2008.

**26.** Statistiques du Ministère de la Santé et des Services sociaux, 2011.

**27.** AMPRO[OB]. Corporation Salus Global. 2012.

**28.** *Accouchement du siège par voie vaginale*, SOGC, juin 2009.

**29.** Directive clinique sur la prise en charge du virus de l'herpès simplex pendant la grossesse, SOGC, juin 2008.

**30.** Dr Andrew Kotaska, obstétricien, Yellowknife, sur le forum MCDG, avril 2011.

**31.** *Directive clinique sur l'accouchement vaginal chez les patientes ayant déjà subi une césarienne*, SOGC, février 2005.

**32.** *Directive clinique sur l'accouchement vaginal chez les patientes ayant déjà subi une césarienne*, SOGC, février 2005.

**33.** Bujold E., S.H. Mehta, C. Bujold, R. Gauthier, « Interdelivery interval and uterine rupture », *Am J Obstet Gynecol*, vol. 187, 2002, p. 1199-202.

**34.** Chauhan, S.P., J.N. Martin, C.E. Henrichs, J.C. Morrison, E.F. Magann, « Maternal and perinatal complications with uterine rupture in 142 075 patients who attempted vaginal birth after Cesarean delivery: a review of the literature », *Am J Obstet Gynecol*, vol. 189, 2003, p. 408-17. Dans SOGC, *Directive clinique sur l'accouchement vaginal chez les patientes ayant déjà subi une césarienne*, février 2005.

**35.** SOGC, *Directive clinique sur l'accouchement vaginal chez les patientes ayant déjà subi une césarienne*, février 2005.

**36.** « L'administration systématique de vitamine K aux nouveau-nés », Déclaration de principe de la Société canadienne de pédiatrie et du Collège des médecins de famille du Canada, 1997, révisée en février 2011.

**37.** Voir La circoncision : De l'information pour les parents, sur le site Internet de la Société canadienne de pédiatrie.

**38.** Société canadienne de pédiatrie, *La circoncision néonatale revisitée*, 1996, révision en cours en février 2009.

CHAPITRE 12
## Liberté, intimité et sécurité

**1.** Van Wagner, V., *et al.*, « Reclaiming Birth, Health, and Community: Midwifery in the Inuit Villages of Nunavik, Canada », *J Midwifery Womens Health*, 2007.

# Index

## A

**Accompagnante ou doula**   66, 67, 73, 76, 81, 83-86, 112, 167, 217, 224, 250, 280, 283, 294, 361, 411, 412, 439, 450, 454, 491, 513
   choisir une   86
**Accompagnement**   78, 79, 84, 85, 86, 89, 94, 224, 270, 274, 295, 345, 373, 411, 426, 435, 436, 438, 444, 448, 514, 533, 546, 554
**Accouchement**
   à la maison   92, 93, 94, 463, 537, 539-553, 556
      *et la loi au Québec*   546
      *risques de l'*   549
   à l'hôpital   80, 86, 94, 111, 494, 540, 549
      *arrivée*   218, 454, 465, 489, 503, 556
      *choisir un hôpital*   90
   vaginal après césarienne   494, 503, 510
**Alcool**   44, 45, 229, 401, 416, 529
**Alimentation**
   pendant la grossesse   51, 52
**Allaitement**   56, 75, 78, 88, 90, 92, 98, 102, 104-107, 166, 167, 194, 344, 350-353, 364, 383, 386-399, 406, 408, 412, 415, 416, 418, 419, 482, 491, 501, 506, 507, 530, 532, 533, 566, 568
   colostrum   106, 388, 392, 393, 414
   engorgement   80, 105, 383, 394, 395, 418
   Ligue La Leche   105, 388, 397
   mastite   80
   montée de lait   391, 393, 394, 398, 529
   Nourri-Source   105, 397
   première tétée   90, 349, 350, 353, 358, 519, 559
   préparations lactées   90, 104, 391, 416
   soutien à l'   105, 388, 397
**Amniocentèse**   134, 135, 141, 146, 148, 150, 153, 158-164, 513, 566
**Analgésie**   83, 480, 486, 487, 493, 503
**Analyses**
   de sang   122, 131, 132
      *hémoglobine*   52, 132-134, 417
      *hyperglycémie provoquée*   137, 138
      *immunité à la rubéole*   132
      *protéines et glucose*   123
   d'urine   122

**Anémie**   52, 133, 134, 348, 501
**Anesthésie**   242, 243, 326, 327, 426, 431, 433, 456, 481, 484, 487-489, 492, 493, 494, 495, 500
   bloc honteux   487, 488
   générale   242, 243, 456, 488, 489, 494, 495
   locale   326, 484, 487, 488, 489
   péridurale   77, 85, 94, 224, 225, 228, 238, 242, 249, 261, 269, 274, 283, 284, 286, 293, 294, 297, 315, 326, 327, 352-354, 364, 425-429, 431, 435-438, 447, 448, 456, 459, 467, 475, 476, 478, 480, 481, 484, 486-495, 499, 506, 530
**Anomalies**   45, 132, 147, 148, 149, 151-153, 157, 160-164, 166, 410, 460, 465, 471, 479
   chromosomiques
      *trisomie 18 ou 21*   147, 156-164, 566
   congénitales   152, 374
**Antibiotiques**
   onguent pour les yeux   520, 521
   pendant la grossesse   140
   pendant le travail   140, 141
**APGAR**   501, 524, 525, 526

**Aspiration des sécrétions** 345, 519, 526
**Asynclitisme**
   *voir* **Présentation du bébé**
**AVAC** *voir* **Césarienne**
**Avortement** 20, 33, 34, 135, 145, 148, 152, 161-164, 256, 430, 473

## B

**Babinski** *voir* **Réflexes**
**Bain** 95, 141, 200, 204, 207, 209, 215-217, 228, 245, 276, 287, 288, 310, 312, 384, 407, 415, 416, 459, 462, 468, 480, 491, 529, 539, 559
   de siège 415
   pendant le travail 204
**Banc de naissance** 308
**Bassin** 47, 80, 125, 127, 129, 134, 139, 174, 181-189, 194-198, 202, 205, 207, 211, 214, 220, 221, 229, 232, 237, 242, 243, 244, 246, 247, 254, 259, 262-264, 266, 279, 282, 291, 295, 297, 299, 300, 303, 304, 306, 307-310, 312, 313, 316, 320, 322-329, 342, 345, 382, 438, 463, 465, 466, 472, 480, 483, 484, 490, 492, 498, 501, 502, 527, 531, 555
**Bilirubine** *voir* **Jaunisse et Photothérapie**
**Bloc honteux** *voir* **Anesthésie**
**Bosse sérosanguine** 527
**Bouchon muqueux** 78, 129, 198, 201, 209, 215, 237
**Braxton-Hicks** *voir* **Contractions**

## C

**Caféine** 52, 53
**Cathéter** 488, 493, 519
**Céphalhématome** 527
**Césarienne** 73, 74, 77, 83, 85, 90, 91, 95, 147, 150, 166, 184, 204, 228, 231, 238, 257, 263, 266, 269, 270, 274, 283-285, 299, 300, 304, 307, 313, 320, 321, 343, 351, 359, 360, 364, 367, 370, 383, 384, 394, 414, 427, 444, 447, 449, 455, 456, 459-461, 466, 470-472, 474, 478, 479, 483, 484, 487-516, 518, 520, 530, 543, 550, 569
   accouchement vaginal après une césarienne (AVAC) 85, 90, 269, 270, 503, 509-514
   de répétition ou itérative 498, 503, 509
   pour détresse fœtale 460
   pour dystocie 503
   pour herpès 505
**Chlamydia** 136
**Col de l'utérus** 186, 324, 432
   bande de col 264, 311, 312
   dilatation 58, 129, 186, 217, 324
   effacement 196, 204
   élancements 196
   indice de Bishop 472
   maturation 197, 211, 217, 472, 478
**Colostrum** *voir* **Allaitement**
**Congés parentaux** 19, 40
**Conjoint** *voir* **Père**
**Constipation** 52, 133, 314
**Contractions** 57, 58, 73, 78, 101, 102, 109, 129, 142, 172, 173, 182-189, 194-197, 200-220, 222, 223, 226, 228, 229, 232, 237, 239, 240, 242-246, 248, 250, 253, 254-256, 258, 259, 261-265, 267-269, 275, 276, 278, 280-284, 286, 287, 289, 290, 292, 293, 294, 295, 297-299, 301, 303, 304, 307, 309, 311-313, 315, 316, 318, 319, 322, 327, 328, 334, 336, 338, 339, 343, 347, 354, 371, 396, 411, 414, 415, 426, 427, 429, 430, 432, 435, 454, 455, 458, 460, 462-466, 468-480, 485-493, 498, 501, 506, 507, 509, 515, 517-519, 539, 540, 543, 554-558
   de Braxton-Hicks 142, 195, 196
   de grossesse 195, 211
   durée des 215, 458
**Cordon ombilical** 163, 348, 416, 452
   procidence du 465, 498
**Couple**
   changements dans la vie de 26

**Cours prénatals** 57, 75, 85, 87, 95, 96, 100-102, 106, 551
**Cytologie** 128

## D

**Date**
   prévue pour l'accouchement 50
**Déchirure** *voir* **Périnée**
**Déclenchement du travail**
   artificiel 468
**Dépression postnatale** 408, 444
**Déshydratation** *voir* **Travail**
**Détresse fœtale** 142, 322, 363, 460, 465, 475, 484, 485, 498, 508, 513
**Deuil** 28, 29, 163, 256, 368, 369, 371-373, 375, 398, 399, 407, 430
**Diabète** 73, 137-139, 142, 146, 165, 474, 512, 566
**Diabète de grossesse** 137
**Diagnostic prénatal**
   *voir* **Amniocentèse et Échographie**
**Dilatation** *voir* **Col de l'utérus**
**Douche** *voir* **Bain**
**Doula** *voir* **Accompagnante**
**Douleur** 8, 35, 47, 95, 100, 103, 112, 135, 184, 196, 197, 211, 213, 215, 222, 223, 225, 228, 237, 238, 249, 256, 258, 263, 270, 272-276, 278-284, 286, 287, 293, 294, 298, 312, 319, 321, 326, 348, 351, 366, 367, 369-371, 395, 405, 407, 411, 414, 423, 425-439, 452, 465, 478, 480, 482, 483, 486-489, 492, 493, 503, 506, 507, 508, 509, 514, 523, 528, 568 *voir* **Anesthésie, Interventions, et Hormones**
   réflexion sur la 423
   répondre à la 238
**Dystocie** *voir* **Travail**

## E

**Échographie** 19, 30, 117, 118, 125, 128-131, 141, 143-161, 163, 203, 446, 473, 476-478, 512, 515, 516, 566
**Effacement** *voir* **Col de l'utérus**

**Émotions** 9, 15, 19, 20, 22, 23, 27, 28, 30, 33, 36, 37, 39, 49, 57, 58, 61, 75, 84, 94, 97, 100, 101, 107, 166, 171, 176, 181, 182, 183, 186, 193, 224, 225, 248, 249, 254-257, 277, 284, 289, 295, 301, 321, 334, 335, 339, 341, 345, 356, 358, 361, 363, 370, 379, 380, 381, 390, 396, 398, 402, 403, 410, 412, 429, 431, 432, 435, 486, 493, 507, 556, 557, 560, 563

**Endorphines** 223, 237, 238, 240, 258, 273, 278, 283, 288, 319, 326, 336, 354, 488, 489, 492

**Énergie** 7, 8, 22, 23, 36-38, 40, 45, 48, 49, 50, 57, 58, 61, 76, 84, 87, 97, 98, 100, 173, 174, 200, 202, 211-213, 216, 218, 221, 223, 225, 228, 237, 238, 239, 242, 243, 246, 248-251, 255, 257-259, 261, 274, 275, 280, 283, 284, 289, 292, 295, 297, 299, 301, 304, 317-319, 324, 340, 361, 362, 366, 374, 383-385, 392, 394, 396, 405, 413, 436, 449, 453, 460, 479, 492, 520, 532, 554-557

**Engagement** 26, 68, 69, 72, 75, 91, 101, 196, 244, 253, 387, 405, 472, 557, 567

**Épisiotomie** *voir* **Périnée**

**Examen**
    du nouveau-né 526, 532
    prénatal 119
    vaginal 201, 206, 263, 463, 464, 504

**Exercices**
    postnatals 404
    prénatals 46, 48, 58

## F

**Fatigue** *voir* **Repos**
**Fausse couche** 33, 134, 135, 145, 157, 158, 161, 163, 373, 430
**Fer** 23, 52, 131, 133, 134
**Fièvre** 135, 140, 269, 287, 310, 452, 460, 490, 491
**Fœtoscope** 120, 152, 456, 457, 458

**Fœtus** 22, 30, 43, 45, 52, 53, 56, 108, 118, 121, 122, 132, 133, 138, 139, 141, 143, 145, 147-152, 156, 157, 159, 160, 194, 333, 341, 343, 460, 461, 499, 501, 505, 506, 513
**Fontanelles** 263
**Forceps et ventouses** 73, 74, 77, 83, 184, 263, 266, 270, 304, 320, 326, 363, 437, 461, 471, 474, 475, 481-486, 488, 490, 491, 499
**Frères et sœurs** 109, 375
    présence à l'accouchement 109

## G

**Gonorrhée** *voir* **Maladies**
**Grossesse** *voir* **Émotions, Couple**
    «à risques» 165, 167
    deuxième grossesse 29, 98
    ectopique 145
    post-terme 77, 143
    suivi de 71, 72, 80, 132, 371, 521, 565

## H

**Hématocrite** *voir* **Analyses de sang**
**Hémoglobine** *voir* **Analyses de sang**
**Hémorragie** 93, 146, 336, 338, 467, 468, 473, 484, 494, 500, 501, 505, 507, 513, 515, 522, 549, 553 *voir* **Sang**
**Hémorroïdes** 413
**Herpès** 505
**Hôpital** *voir* **Accouchement**
**Hormones**
    de grossesse 136
    de stress 341, 352
    de travail 281
    endorphines 223, 237, 238, 240, 258, 273, 278, 283, 288, 319, 326, 336, 354, 488, 489, 492
    prostaglandine 205, 206
    synthétiques
        ocytocine 83, 140, 196, 197, 206, 207, 214, 217, 228, 295, 297, 315, 319, 327, 337, 364, 418, 459, 463, 465, 467, 470-473, 476, 479, 480, 485, 489, 491, 505, 511, 513, 530, 553
        *Syntocinon ou pitocin* 470

**Hydramnios** *voir* **Liquide amniotique**
**Hyperglycémie provoquée** *voir* **Diabète de grossesse**
**Hypertension** *voir* **Tension artérielle**
**Hypertonie** 471, 475, 476
**Hypoglycémie** 242, 243, 456

## I

**Incubateur** 522
**Indice de Bishop** *voir* **Col de l'utérus**
**Induction** *voir* **Déclenchement du travail**
**Infection** 52, 123, 133, 135, 136, 139-141, 158, 230, 231, 232, 452, 455, 460, 465, 466, 470, 474, 482, 490, 491, 494, 500, 501, 505, 520-522, 529, 532, 541, 566 *voir* **Fièvre et Liquide amniotique**
**Infirmière** 34, 86, 87, 89, 216, 247, 251, 283, 301, 307, 313, 323, 325, 339, 345, 351, 358, 360, 361, 387, 395, 397, 411, 436, 439, 452-454, 459, 462, 520, 532, 533, 541
**Insomnie** 21, 38, 41, 49, 198, 359, 408, 411
**Intimité** 9, 13, 24, 27, 33, 42, 57, 59, 65, 69, 91, 94, 101, 104, 109, 176, 182, 200, 217, 218, 220, 235, 240-242, 250, 251, 270, 272, 274, 290, 291, 315, 318, 350, 353, 358, 360, 366, 400, 406, 419, 430, 431, 432, 449, 483, 491, 508, 514, 517, 537, 539, 542, 543, 554, 556, 558, 567, 570
**Intraveineuse** 140, 141, 338, 466, 467, 468, 470, 471, 484, 490

## J

**Jaunisse** 417, 418, 419, 484, 526
    d'allaitement 418
    pathologique 418
    physiologique 417

**Jumeaux** 126, 145, 158, 161, 165, 467

# K

**Kegels** *voir* **Périnée**

# L

**Lampe chauffante** *voir* **Incubateur**
**Lavement** 455
**Ligue La Leche** *voir* **Allaitement**
**Liquide amniotique** 53, 57, 108, 125, 126, 128, 143, 145, 146, 160, 161, 173, 186, 215, 229, 230, 232, 269, 346, 452, 460, 465, 477, 515, 518, 521 *voir* **Membranes** et **Profil biophysique**
    hydramnios 145
    infection du 452
    méconium dans le 269, 460, 465, 521
**Lochies** 414

# M

**Maison de naissance** *voir* **Accouchement**
**Maladies** *voir* **Analyses de Sang**
    héréditaires
        *Tay-Sachs* 160
        *thalassémie* 134, 160
    transmissibles sexuellement
        *chlamydia* 128, 136, 520, 521, 523
        *gonorrhée* 128, 136, 520, 521, 523
        *hépatite B* 132, 133
        *herpès* 505, 569
        *sida* 131, 132
        *syphilis* 132, 133
**Mal de dos** 46
**Malformations** *voir* **Anomalies**
**Mamelons** 21, 105, 205, 206, 214, 319, 383, 395, 398
    *voir* **Allaitement**
    stimulation des 205, 206, 319
**Massage**
    du périnée 483
**Mastite** *voir* **Allaitement**

**Matériel**
    à emporter à l'hôpital 227
    pour accoucher à la maison 552
    trousse de la sage-femme 553
**Méconium** 231, 269, 392, 416, 452, 460, 464, 465, 521, 524, 531
**Médecin** 15, 34, 39, 46, 54, 56-58, 65-67, 71-73, 75-78, 80, 81, 83, 84, 86, 88, 89, 91, 103, 105, 109, 111, 119, 120, 131, 135, 136, 139, 142, 143, 146, 152, 163, 196, 197, 201-204, 206, 217, 219, 229-232, 241, 247, 268, 300, 301, 304, 307, 309, 313, 315, 316, 317, 334, 338, 344, 345, 354, 360, 361, 370, 372, 398, 407, 408, 412, 414, 415, 419, 444, 446, 450, 451, 452, 457, 462, 464, 469, 470, 472, 474, 475, 477, 478, 479, 480, 484, 485, 492, 494, 499, 500, 504, 507-509, 511-516, 519, 523, 529, 531, 532, 539, 541, 549
    changer de 75, 76
    choisir un 77
**Médecines douces** 136
    acupuncture 38, 39, 127, 205, 293, 478
    homéopathie 205, 293, 409, 478
    plantes 56, 205, 210
**Médicaments** 39, 56, 85, 92, 93, 147, 228, 229, 283, 338, 352, 374, 401, 418, 443, 446, 462, 467, 468, 478, 486, 487, 491, 493, 511, 549, 553, 555, 565
**Membranes**
    décollement des 206, 470, 476
    rupture artificielle des 265, 464-466
    rupture spontanée des 229
**Mère** *voir* **Émotions** et **Couple**
    devenir 255, 403, 404
**Mongolisme** *voir* **Anomalies**
**Monitoring fœtal** 499
    continu 499
**Moro** *voir* **Réflexes**
**Mort** *voir* **Deuil**
    syndrome de mort subite du nourrisson 162

# N

**Nausée** 21, 39, 53, 57, 229, 490
**Nitrate d'argent** 523
**Nouveau-né** *voir* **Émotions, Examen, Réflexes**

# O

**Œdème** 123
**Oligohydramnios** *voir* **Liquide amniotique**
**Oxygène** 58, 93, 133, 142, 171, 173, 174, 301, 311, 324, 325, 342, 343, 360, 460, 463, 464, 466, 471, 476, 491, 513, 514, 519, 520, 521, 549, 553
    apport d' 324, 465
    manque d' 142, 464, 513, 514

# P

**Palpation du ventre** 151
**Père** *voir* **Émotions** et **Couple**
    début du travail pour le 224
    devenir 25
    rôle du 350
**Péridurale** *voir* **Anesthésie**
**Périnée** 57, 68, 93, 175, 183, 187, 188, 297, 299, 303, 304, 306, 308, 309, 316, 317, 318, 322, 325, 328, 329, 333, 338, 351, 354, 383, 407, 414, 415, 427, 474, 480, 481, 482, 483, 487-490, 553, 559
    déchirure du 93, 351
    épisiotomie 68, 77, 322, 324, 354, 363, 413, 415, 445, 480-483
    étirement du 481
    Kegel 415, 483
    massage du 483
    points de suture 413-415, 483, 487
**Photothérapie** 419
**Placenta** 53, 56, 108, 122, 134, 141-143, 145-147, 156, 160, 171, 176, 185, 188, 189, 194, 196, 324, 325, 336, 338-340, 344, 346, 349, 365, 414, 415, 460, 463, 476, 489, 491, 492, 494, 498, 500, 511, 515, 518, 533, 558

décollement prématuré du 498
expulsion du 185, 189, 196, 336, 338, 558
prævia 146, 498, 511, 515
**Poche des eaux** *voir* **Membranes**
**Poids du bébé** 143, 189, 197, 308, 474, 478, 524
**Points de suture** *voir* **Périnée**
**Positions** 30, 47, 57, 74, 77, 84-86, 93, 95, 101, 108, 181, 183, 185, 186, 198, 214, 220, 227, 244, 245, 247, 257, 262, 264, 265, 282, 299, 300, 303, 304, 306, 307, 313, 316, 317, 322, 323, 324, 325, 327, 345, 349, 362, 417, 462, 465, 480, 482, 490, 554 *voir* **Présentation du bébé et Travail**
du bébé 126, 146, 186, 195, 204, 244, 263, 265, 313, 320, 400, 480
**Postnatal** 380, 386, 387, 408, 420, 501, 533
**Pouponnière** 351, 358, 359, 362, 364, 373, 532, 533
**Poussée** 72, 77, 80, 87, 109, 110, 174, 175, 185, 187, 188, 239, 264, 270, 274, 295, 297, 298, 299, 300, 301, 303, 304, 306, 307, 308, 309, 311-319, 321-329, 333, 338, 342, 345, 362, 446, 459, 463, 464, 478-480, 482-485, 487, 490, 491, 493, 503, 527, 532, 548, 554
début de la 314, 315, 318, 321, 327
durée de la 298, 299
positions pour la 306
réflexe de 297, 299, 312-317, 322, 490
vision obstétricale de la 324
**Pré-éclampsie** 121-123, 142, 165, 451, 473-475, 498
**Préhension** *voir* **Réflexes**
**Prématurité** 133, 139, 194, 201, 202, 266, 267, 373, 408, 446, 515
**Préparations lactées** *voir* **Allaitement**
**Présentation du bébé** 165, 259, 262, 322, 498

asynclitisme 266, 312
par le siège 165
**Profil bio-physique** 142, 143, 516

# R

**Rasage** 455
**Rayons X** 139
**Réflexes** 68, 188, 245, 295, 297, 299, 312-318, 322, 326, 349, 352, 487, 490, 519, 528, 532
Babinski 531
de marche 532
de poussée 297, 299, 312-317, 322, 490
de succion 352, 487, 519, 532
Moro 531
neurologiques 531
Préhension 531
**Relations sexuelles** 57, 201, 203, 230, 232, 240, 277, 405, 407, 482
**Relaxine** *voir* **Hormones**
**Repos**
relaxation 39, 48, 100, 102, 171, 224, 229, 275-279, 282, 293, 294, 295, 486
visualisation 98, 145, 171, 281, 294
yoga 46, 48, 49, 95, 102, 276, 277
**Respiration** 42, 49, 93, 96, 102, 109, 171-174, 221, 241, 242, 245, 255, 268, 276-279, 289, 291, 310, 313, 317, 322, 324, 329, 334, 341, 344-347, 349, 356, 359, 361, 400, 443, 475, 483, 518, 525, 526, 528, 529
du bébé 346, 518, 529
**Retard de croissance intra-utérine** 125, 136, 142
**Rétention d'eau** *voir* **Œdème**
**Révision utérine** 494
**Rhésus** *voir* **Facteur Rhésus**
**Rythme cardiaque** *voir* **Monitoring fœtal**
du bébé 310, 519

# S

**Sage-femme** 7, 9, 10, 13-15, 34, 39, 57, 58, 65-67, 74-81, 83, 85, 86,

92, 96, 97, 102, 103, 105, 109, 119-121, 129-131, 135, 136, 139, 142, 143, 167, 196, 197, 200, 203, 204, 206, 216, 217-219, 222, 224, 229-232, 250, 257, 261, 268, 269, 280, 283, 287, 290, 301, 309, 315, 317, 334, 338, 339, 344, 345, 354, 361, 364, 379, 386, 395, 397, 398, 407, 412, 414, 438, 439, 444, 447, 451, 452, 454, 457, 459, 464, 470, 472, 474, 475, 478, 479, 480, 496, 511, 513, 514, 516, 519, 520, 531, 539, 543, 544-546, 549, 551-561
choisir une 81
rôle de la 224, 438, 551
**Sang** *voir* **Analyses, Lochies et Hémorragie**
saignement 135, 145, 196, 206, 338, 414, 460, 494, 522
**Sécurité** 23, 24, 33, 56, 57, 68, 69, 82, 84, 88, 89, 92, 93, 94, 100, 101, 148, 182, 187, 240, 255, 258, 274, 275, 285, 291, 317, 350, 353, 387, 399-401, 432, 450, 454, 461, 466, 468, 497, 533, 537, 539, 540, 541, 543-547, 549, 555, 565, 570
**Seins** *voir* **Mamelons et Allaitement**
**Sexualité** *voir* **Relations sexuelles**
**Siège** *voir* **Présentation du bébé**
**Signes d'appel** 147, 148, 156, 161
**Signes de danger** 182, 452
**Soluté** *voir* **Intraveineuse**
**Soutien** *voir* **Douleur, Sage-femme et Accompagnante**
pendant l'allaitement 397
pendant la poussée 301
**Streptocoque B** 140, 229
**Stress** 21, 23, 40, 42, 50, 102, 121, 124, 131, 141, 144, 152, 153, 159, 163, 171, 188, 198, 203, 231, 253, 269, 272, 275, 277, 323, 341, 343, 352, 361, 402, 411, 412, 446, 449, 460, 464, 471, 500, 519, 545
**Succion** *voir* **Réflexes**
**Surveillance du travail** 72, 73, 86, 554 *voir* **Sage-femme**
**Syndrome de Down** *voir* **Anomalies**

## T

**Tabac**  43, 44, 400, 401
**Température**  130, 230, 231, 287, 310, 344, 388, 430, 473, 520, 529, 530, 552
**Tension artérielle**  75, 121, 123, 325, 487, 490, 491
   hypertension  73, 121, 122, 142, 146, 165, 460
**Test de réactivité fœtale**  141, 142, 143
**Toxémie de grossesse**  *voir* **Pré-éclampsie**
**Travail** *voir* **Contractions, Douleur et Induction**
   dans l'eau  309
   début du  92, 129, 172, 185, 191, 195, 201, 204, 208, 210, 214, 218, 219, 223, 224, 226, 244, 262, 264, 276, 298, 300, 306, 447, 452, 466, 470, 478, 503, 557
   déshydratation  38, 242, 419, 456, 467, 468
   dystocie  475, 479, 498, 499, 503
   manger pendant le  90, 242, 456
   phase active  480, 491
   phase de latence  185, 210, 211, 213, 214, 215, 216, 217, 218, 228, 287, 300, 314, 459, 466, 480, 486, 487, 503
   plateaux et transitions  40, 248, 253
   positions pendant le
     *accroupie*  77, 127, 247, 255, 266, 279, 304, 307, 308, 317, 325–327, 335, 338, 430
     *à genoux*  77, 127, 244, 245, 282, 303, 306–308, 316, 317, 335, 430
     *assise*  43, 47, 75, 77, 129, 189, 195, 202, 220, 244, 245, 247, 265, 304, 316, 323, 325, 336, 386, 466, 493
     *couchée sur le côté*  220, 243, 265, 290, 316, 349
     *debout*  198, 202, 220, 227, 245, 246, 248, 266, 279, 282, 304, 306, 307, 316, 357, 503, 517
     *penchée vers l'avant*  195, 204, 220, 316
     *semi-assise*  129, 189, 244, 245, 247, 304, 323, 325
     *sur le dos*  70, 152, 195, 262, 306, 316, 324, 325, 364, 400, 401, 417, 457, 561
   stimulation du  72, 206, 459, 479, 480, 499, 511
**Trisomie 18 ou 21** *voir* **Anomalies**
**Trousse** *voir* **Matériel**

## U

**Ultrasons** *voir* **Échographie**
**Urgence** *voir* **Signes de danger**
**Urine** *voir* **Analyses**
**Utérus**  22, 30, 53, 57, 121, 124, 125, 128, 129, 134, 139, 141, 143, 145–147, 155, 160, 171–173, 176, 181, 183, 185–189, 194–196, 206, 211, 222, 232, 244, 295, 317, 324, 325, 334, 336, 338, 339, 340–342, 346, 347, 351, 355, 383, 412, 414, 427, 432, 467, 470–473, 475, 476, 481, 494, 495, 498, 500, 501, 509, 511, 513–515, 518, 526, 558, 559 *voir* **Col de l'utérus et Contractions**
   hauteur utérine  125

## V

**Vagin**  35, 57, 129, 136, 140, 141, 143, 163, 171, 174, 175, 181, 186, 187, 188, 189, 194, 197, 206, 229, 230, 231, 237, 295, 297, 303, 311, 317–319, 321, 324, 326, 328, 329, 334, 354, 380, 407, 414, 415, 427, 432, 452, 455, 456, 458, 465, 471–473, 483, 484, 487, 488, 501, 505, 518, 520, 527, 529 *voir* **Périnée, Examens et Sang**
**Vaginite**  136
**Valise** *voir* **Matériel**
**Ventouse** *voir* **Forceps**
**Vernix**  108, 232, 334, 342, 526
**Version externe**  504, 514–516
**Vitamines**  39, 54, 395, 522, 523, 553, 570
   vitamine K  522, 523, 553
**Vomissements** *voir* **Nausée**

# Table des matières

7   *Avant-propos*
13  *Remerciements*

CHAPITRE 1
## Le début du voyage extraordinaire
17
*Grossesse et bouleversements*

19  Être enceinte : les premières réactions
21  Les chavirements de la grossesse
30  Regards vers l'intérieur
37  Prendre soin de soi
45  Un temps pour grandir
57  Un temps pour nourrir le cœur

CHAPITRE 2
## Les grands préparatifs
63
*Les choix à faire pendant la grossesse*

65  Comment voulez-vous vivre votre accouchement ?
71  Le choix d'un professionnel de la santé
88  Le choix du lieu d'accouchement

| | |
|---|---|
| 95 | La préparation pour l'accouchement |
| 103 | Le plan de naissance : un ambassadeur sur papier |
| 104 | Se préparer pour l'allaitement |
| 106 | La préparation en vue de la période postnatale |
| 107 | Préparer les autres enfants à l'arrivée du bébé |
| 112 | Choisir, préparer... puis couler avec la vie |

CHAPITRE 3

## 115 La vigilance partagée
*Le suivi prénatal*

| | |
|---|---|
| 120 | Les visites prénatales |
| 130 | Les tests et examens prénatals |
| 132 | *En début de grossesse* |
| 137 | *En cours de grossesse* |
| 139 | *En fin de grossesse* |
| 165 | Réflexion sur le terme « grossesses à risques » |

CHAPITRE 4

## 169 L'accouchement vu de l'intérieur
*L'histoire intime d'une naissance*

CHAPITRE 5

## 179 La fabuleuse traversée
*Physiologie de l'accouchement*

| | |
|---|---|
| 181 | L'incroyable voyage de chair et d'os |

CHAPITRE 6

## 191 Le prélude invisible
*La fin de grossesse et le début du travail*

| | |
|---|---|
| 193 | Le temps de la préparation |
| 200 | Les signes précurseurs du travail |
| 203 | Chaque chose en son temps |

| | |
|---|---|
| 208 | Le début du travail |
| 222 | La rencontre avec la douleur |
| 228 | Des situations particulières |

CHAPITRE 7

## 235 Confiance, intimité et soutien
*Le travail et l'accouchement*

| | |
|---|---|
| 239 | Participer au travail |
| 253 | Les pauses et les nœuds du coeur |
| 259 | Les situations particulières |
| 270 | Soutien et intimité |
| 276 | Ce qu'une femme peut faire pour elle-même |
| 283 | Ce que les autres peuvent faire pour celle qui accouche |
| 295 | La poussée |
| 298 | Apprivoiser la poussée |
| 301 | Le soutien pendant la poussée |
| 306 | Les positions physiologiques |
| 311 | Quand ça ne coule pas si simplement |
| 311 | Les résistances du corps |
| 319 | Les retranchements du cœur |
| 322 | Les contraintes hospitalières |
| 328 | Laisser passer, laisser ouvrir |

CHAPITRE 8

## 331 La grande rencontre
*L'accueil du bébé et les premiers jours*

| | |
|---|---|
| 333 | La naissance |
| 339 | Les émotions de l'accueil |
| 341 | La transition pour le bébé |
| 346 | Couper le cordon |
| 349 | La première tétée |
| 354 | Le périnée et la suture |
| 355 | Comment les parents « tombent en amour » avec leur bébé |
| 359 | Ce qui peut déranger la rencontre |
| 366 | Pour guérir un attachement difficile |

| | |
|---|---|
| 369 | La chambre vide |
| 373 | Les bébés malades, très prématurés ou handicapés |

CHAPITRE 9
## 377 Intensité et apprentissage
*Les lendemains de la naissance*

| | |
|---|---|
| 379 | La naissance d'une mère |
| 381 | La naissance d'un père |
| 383 | Transition extrême : l'expérience des premiers jours |
| 386 | Le soutien et la solidarité |
| 388 | L'allaitement |
| 392 | Les premiers jours d'allaitement |
| 397 | Le soutien pendant l'allaitement |
| 399 | Dormir avec son bébé… pour le confort et la sécurité |
| 402 | Les premières semaines |
| 405 | La sexualité après l'accouchement |
| 408 | Quand le postnatal est plus difficile |
| 410 | Guérir d'une expérience difficile |
| 412 | Les soins physiques des premiers jours : quelques repères |
| 420 | Et la vie continue ! |

CHAPITRE 10
## 423 Réflexion sur la douleur, le courage et la tendresse

| | |
|---|---|
| 425 | Douleur, souffrance et culture |
| 429 | L'apprentissage de la douleur |
| 432 | Trouver un sens à la douleur |
| 436 | L'accompagnement : en avoir ou pas |

CHAPITRE 11
### 441 Quand la nature a besoin d'alliés
*Les interventions médicales autour de la naissance*

- 445 L'usage approprié de la technologie
- 449 Pour éviter les interventions inutiles
- 453 Les interventions obstétricales
- 517 Accoucher avec ou sans interventions ?
- 518 **Les interventions auprès du nouveau-né**
- 532 La cohabitation mère-bébé

CHAPITRE 12
### 537 Liberté, intimité et sécurité
*L'accouchement à la maison*

- 539 Pourquoi accoucher à la maison ?
- 542 Les avantages de l'accouchement à la maison
- 547 Pourquoi l'accouchement à la maison est essentiel... pour les parents qui ne veulent pas y accoucher
- 549 Les risques de l'accouchement à la maison
- 551 Prendre une décision éclairée
- 552 L'organisation d'un accouchement à la maison
- 554 L'accompagnement et la vigilance
- 556 Les invités lors d'un accouchement à la maison
- 558 Les premières heures après la naissance à la maison

- 563 *En guise d'épilogue*
- 565 *Notes*
- 571 *Index*

Impression & reliure **sepec** - France
Numéro d'impression : 01692170502 - Dépôt légal : septembre 2017

*IMPRIM'VERT®*